시 대 에 듀

독학사
4단계

— 간호학과 —

간호윤리와 법

머리말

학위를 얻는데 시간과 장소는 더 이상 제약이 되지 않습니다. 대입 전형을 거치지 않아도 '학점은행제'를 통해 학사학위를 취득할 수 있기 때문입니다. 그중 독학학위제도는 고등학교 졸업자이거나 이와 동등 이상의 학력을 가지고 있는 사람들에게 효율적인 학점인정 및 학사학위취득의 기회를 줍니다.

간호학과는 4단계 학위취득과정만 합격하면 4년제 간호학사 학위를 취득할 수 있어 더 효율적인 방법이라 할 수 있습니다. 최근 정부의 간호인력개편의 일환으로 3년제 간호학과가 4년제로 대부분 개편이 되었습니다. 이제 3년제 출신 간호사들의 4년제 학위취득은 직장에서의 승진과 경쟁력 강화를 위해 선택이 아니라 필수가 되었습니다.

독학사 간호학과는 타 제도에 비해 일과 병행하여 더 낮은 비용과 한 번의 시험으로 4년제 간호학사학위를 취득할 수 있는 가장 효과적인 제도라고 할 수 있습니다.

본 저자는 독학사 시험에 응시하는 수험생들에게 단기간에 효과적인 학습을 할 수 있도록 다음과 같이 저술하였습니다.

》 출제영역표 반영
이 책은 출제영역표에 맞추어 수험생들이 꼭 학습해야 할 필수사항들을 수록하였습니다.

》 색인(★)
수험생들이 학습하는 동안 놓치지 말아야 할 부분들은 다시 한번 강조하여 색으로 표시하였고 중요 빈도를 색인(★)으로 표시하였습니다.

》 주관식 레벨 UP & 실제예상문제
특히 주관식 문제의 배점이 큰 부분을 염두에 두고 단원이 끝나는 부분에 주관식 레벨 UP을 수록하여 주관식 문제를 풀 때의 감을 익히도록 하였으며, 실제예상문제를 통해 핵심이론의 내용을 문제로 풀어보면서 4단계 객관식과 주관식 문제를 충분히 연습할 수 있게 구성하였습니다.

》 최종모의고사
마지막으로 실력 점검을 할 수 있도록 실제 시험과 같은 문제 수와 기출동형 문제로 최종모의고사를 수록하였습니다. 실제 시험을 보듯이 시간을 재면서 OCR 답안지로 풀어보고, 정답 및 해설을 통해 오답 내용과 본인의 약점을 최종 파악하여 실제 시험장에서는 실수하지 않도록 구성하였습니다.

》 핵심요약집
별책 부록인 <핵심요약집>은 시간이 부족한 수험생들이 꼭 알아야 할 부분들을 다시 한번 정리할 수 있도록 구성하였습니다.

이 교재를 통해 학습한 많은 수험생들이 부디 그간에 있던 각고의 수고를 보상받을 수 있기를 바라며 모두의 앞날이 계획한대로 이루어지고 눈부시기를 간절히 바랍니다. 이 자리를 빌어 늘 묵묵히 응원해 주시는 친정 부모님과 시부모님, 육아에 늘 수고가 많은 남편에게 감사와 고마움을 전합니다. 또 언제나 격려의 말씀을 아끼지 않으시는 여러 병원 관계자분들과 동고동락해온 동료들, 나의 지도 교수님께 특별한 감사를 전합니다. 끝으로 사랑하는 나의 두 아들 준기, 민기에게 이 책을 바치며 늘 행복하고 건강하기를 소망합니다.

편저자 씀

독학학위제 소개

독학학위제란?

「독학에 의한 학위취득에 관한 법률」에 의거하여 국가에서 시행하는 시험에 합격한 사람에게 학사학위를 수여하는 제도

- ✓ 고등학교 졸업 이상의 학력을 가진 사람이면 누구나 응시 가능
- ✓ 대학교를 다니지 않아도 스스로 공부해서 학위취득 가능
- ✓ 일과 학습의 병행이 가능하여 시간과 비용 최소화
- ✓ 언제, 어디서나 학습이 가능한 평생학습시대의 자아실현을 위한 제도
- ✓ 학위취득시험은 4개의 과정(교양, 전공기초, 전공심화, 학위취득 종합시험)으로 이루어져 있으며 각 과정별 시험을 모두 거쳐 학위취득 종합시험에 합격하면 학사학위취득

독학학위제 전공 분야 (11개 전공)

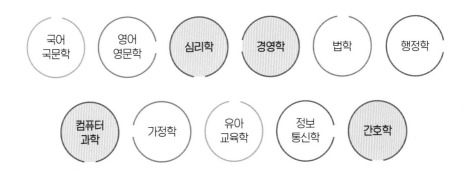

국어국문학 · 영어영문학 · 심리학 · 경영학 · 법학 · 행정학
컴퓨터과학 · 가정학 · 유아교육학 · 정보통신학 · 간호학

※ 유아교육학 및 정보통신학 전공 : 3, 4과정만 개설
※ 간호학 전공 : 4과정만 개설
※ 중어중문학, 수학, 농학 전공 : 폐지 전공으로 기존에 해당 전공 학적 보유자에 한하여 응시 가능

※ 시대에듀는 현재 4개 학과(심리학, 경영학, 컴퓨터과학, 간호학과) 개설 중

독학학위제
시험안내

과정별 응시자격

단계	과정	응시자격	과정(과목) 시험 면제 요건
4	학위취득	• 3년제 전문대학 간호학과를 졸업한 자 • 4년제 대학교 간호학과에서 3년 이상 교육과정을 수료한 자 • 4년제 대학교 간호학과에서 105학점 이상을 취득한 자	없음(반드시 응시)

응시 방법 및 응시료

• 접수 방법 : 온라인으로만 가능
• 제출 서류 : 응시자격 증빙 서류 등 자세한 내용은 홈페이지 참조
• 응시료 : 20,200원

독학학위제 시험 범위

• 시험과목별 평가 영역 범위에서 대학 전공자에게 요구되는 수준으로 출제
• 시험 범위 및 예시문항은 독학학위제 홈페이지(bdes.nile.or.kr) - 학습정보-과목별 평가영역에서 확인

문항 수 및 배점

과정	일반 과목(간호학과)			예외 과목		
	객관식	주관식	합계	객관식	주관식	합계
전공심화, 학위취득 (3~4과정)	24문항×2.5점 =60점	4문항×10점 =40점	28문항 100점	15문항×4점 =60점	5문항×8점 =40점	20문항 100점

※ 2017년도부터 교양과정 인정시험 및 전공기초과정 인정시험은 객관식 문항으로만 출제

합격 기준

• 4과정(학위취득 종합시험) 시험 : 총점 합격제 또는 과목별 합격제 선택

구분	합격 기준	유의 사항
총점 합격제	• 총점(600점)의 60% 이상 득점(360점) • 과목 낙제 없음	• 6과목 모두 신규 응시 • 기존 합격 과목 불인정
과목별 합격제	• 매 과목 100점 만점으로 하여 전 과목(교양 2, 전공 4) 60점 이상 득점	• 기존 합격 과목 재응시 불가 • 기존 합격 과목 포함하여 총 6과목 초과하여 선택할 수 없음 • 1과목이라도 60점 미만 득점하면 불합격

시험 일정 및 간호학과 4단계 시험 시간표

※ 시험 일정 및 시험 시간표는 반드시 독학학위제 홈페이지(bdes.nile.or.kr)를 통해 확인하시기 바랍니다.

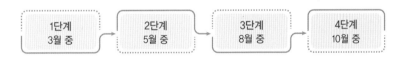

1단계	2단계	3단계	4단계
3월 중	5월 중	8월 중	10월 중

• 간호학과 4단계 시험 과목 및 시험 시간표

구분(교시별)	시간	시험 과목명
1교시	09:00~10:40 (100분)	**국어, 국사**, 외국어 중 택2 과목 (외국어를 선택할 경우 **실용영어**, 실용독일어, 실용프랑스어, 실용중국어, 실용일본어 중 택1 과목)
2교시	11:10~12:50 (100분)	• 간호연구방법론 • 간호과정론
중식	12:50~13:40 (50분)	
3교시	14:00~15:40 (100분)	• 간호지도자론 • 간호윤리와법

※ 입실시간 : 08:30까지 완료, 합격기준 : 6과목 합격(교양 2과목, 전공 4과목)

※ 시대에듀에서 개설된 과목은 빨간색으로 표시

독학사 간호학과 시험 예시문제 I - 간호윤리와 법

> ※ ※ 아래는 국가평생교육진흥원에서 발표한 간호학과의 예시문제를 분석한 것으로 본 기본서를 학습하기 전에 참고용으로 활용하시기 바랍니다.

객관식

01 간호사의 기본 임무가 <u>아닌</u> 것은?

① 건강 증진

② 질병 치료

③ 건강 회복

④ 고통 경감

정답 ②

해설 국제간호윤리강령(1973)에 따르면 간호사는 건강증진, 질병예방, 건강회복, 고통경감에 대한 주요 임무를 가진다고 하였다. 이러한 책임을 수행하고 달성하는 과정에서 간호사는 윤리적 갈등을 경험할 수 있고 자신의 윤리적 지식을 상황에 적용하여 행동을 결정하게 된다. 따라서 질병치료는 틀린 답이다.

교수님 코칭 간호사의 주요임무가 건강증진, 질병예방, 건강회복, 고통경감이라는 것을 꼭 기억하자!

02 대학생 김 양은 교통사고로 뇌사 상태에 빠졌다. 이 학생의 아버지는 의사에게 딸의 장기를 기증할 의사를 밝혀 3명의 환자에게 장기이식을 하였다. 그러나 사고가 일어나기 전에 환자가 자신의 장기 기증 의사를 표현한 적이 없었다. 〈보기〉의 내용 중, 이 상황에서 법적 문제와 관련하여 제기될 수 있는 윤리적인 가치들을 묶은 것은?

> ── 보기 ──
> ㄱ. 선행의 원칙 ㄴ. 정의의 원칙
> ㄷ. 자율 결정권의 원칙 ㄹ. 신체에 대한 권리

① ㄱ, ㄴ ② ㄴ, ㄷ

③ ㄷ, ㄹ ④ ㄱ, ㄷ

정답 ④

해설 사례는 생명윤리의 4가지 원칙 중 선행의 원칙 및 자율성 존중(자율결정권)의 원칙과 관련이 있다. 선행의 원칙은 타인의 선을 적극적으로 증진시키는 윤리원칙으로서 타인에게 해를 입히지 말아야 하는 소극적인 의무와 타인을 도와주어야 하는 적극적인 의무가 있다. 또 자율성 존중의 원칙은 인간이 자신의 자율성뿐 아니라 타인의 자율적인 자기결정을 존중해야 한다는 윤리원칙이다. 장기이식과 관련하여 자율성 존중의 원칙을 적용하면 충분한 설명에 의해 동의가 이루어 져야 하는 문제와 미성년자에 대해 장기기증과 관련된 의사결정을 부모 또는 법적 대리권자가 대리로 결정하게 하는 것은 해악을 일으킬 가능성이 있다는 문제가 있다. 또한, 선행의 원리와 관련한 윤리적 문제는 적절한 기증자의 선택과 선별이 정확하도록 하고 기증과 이식의 결과가 최상이 될 수 있도록 해야 한다는 것이 적용될 수 있다.

교수님 코칭 본 교재 제1편 제7장 장기이식 관련 윤리적 문제를 참고하자!

03 다음 경우에 해당하는 안락사의 유형은?

> 서울의 한 대학 병원 중환자실에 뇌 손상을 입어 식물인간이 된 22세의 여자가 2년여 동안 유동식과 산소호흡기의 도움으로 생명을 유지하고 있었는데, 환자 간호에 지친 가족들이 환자의 생명은 하느님이 주관하시는 것이므로 하느님께 맡기고 산소호흡기를 제거해 달라고 주치의에게 요구한 후 퇴원을 강행하였다.

① 적극적 안락사　　　　　　　② 소극적 안락사
③ 자의적 안락사　　　　　　　④ 자비적 안락사

정답 ②

해설 법학 영역에서는 안락사를 적극적 안락사, 간접적 안락사, 소극적 안락사의 세 가지 유형으로 분류한다. 적극적 안락사는 불치의 병으로 극심한 고통을 받고 있는 환자가 고통 제거를 위해 환자의 생명을 단절시키는 것으로 가령 혈관에 공기를 주입하여 공기색전을 일으켜 사망하게 하는 경우가 있다. 소극적 안락사는 죽음에 직면한 환자가 죽도록 내버려 두는 것을 말한다. 예로 말기 환자에게 정맥을 통한 수액 공급이라는 생명연장 처치를 중단하여 환자가 사망하는 경우를 들 수 있다. 사례에서 산소호흡기 즉 생명연장처치를 중단하여 환자를 사망에 이르게 했으므로 이는 소극적 안락사에 해당한다. 자의적 안락사는 생명주체의 자발적 의사에 따르는 안락사를 말하며 자비적 안락사는 고통을 견디어 나가는 것이 일과의 전부가 되는 상태에서의 생명이란 무의미하기 때문에 이 경우의 생명은 단축시키는 것이 오히려 자비로운 행위라는 의미에서의 안락사다.

교수님 코칭 본 교재 제1편 제8장 안락사 · 존엄사 부분을 참고하자!

04 같은 상황에서 통상의 신중한 사람이라면 수행할 방식으로 행위하지 못한 것을 법률적 용어로 표현한 것은?

① 주의의무 태만
② 범죄적 과실
③ 전단적 의료
④ 간호 책임

정답 ①

해설 문제는 간호사고와 관련된 법적 용어와 관련이 있다. 주의의무 태만이란 책임과 의무를 이행해야 할 사람이 책임과 의무를 이행해야 할 상황에서 할 일을 하지 않거나 또는 하지 말아야 할 일을 함으로써 남에게 손해를 입히는 것을 말한다. 범죄적 과실이란 대상자의 안전 · 생명 · 안녕에 개의치 않는 악의적 과실을 말한다. 전단적 의료는 의료인이 어떤 위험성이 있는 의료행위를 실시하기 전에 환자의 동의 없이 의료행위를 시행한 것을 말하며 간호 책임은 간호업무를 수행함에 가지는 법적인 책임을 말한다.

교수님 코칭 본 교재 제1편 제1장 법적 이슈와 용어를 참고하자!

독학사 간호학과 시험
예시문제 II - 간호윤리와 법

05 간호사의 기본 업무는 대상자에게 이익을 주는 것은 물론 해를 입혀도 안 된다. 나이팅게일 선서에 제시된 "간호사는 해로운 약인 줄 알고는 자기나 남에게 쓰지 않겠다."라고 하는 서약의 원리는?

① 정의의 원리 　　　　　　　　　② 신의의 원리
③ 선행의 원리 　　　　　　　　　④ 악행 금지의 원리

정답 ④

해설 생명윤리의 4가지 원칙에 관한 문제이다. 악행금지의 원칙은 타인에게 의도적으로 해를 입히거나 타인에게 해를 입히는 위험을 초래하는 것을 금지하는 것을 의미한다. 간호사들은 "나는 인간의 생명에 해로운 일은 어떤 상황에서도 하지 않겠습니다."라고 나이팅게일 선서를 하였다.

교수님 코칭 제2편 제1장 간호윤리의 이해에서 윤리의 원리 부분을 참고하자!

06 가족과 환자의 의견이 다르다. 환자의 주장에 따라 심폐 소생술을 적용하지 않기로 결정하였다. 이러한 결정을 적용할 수 있는 환자는?

① 정신지체인 성인 　　　　　　　② 의식이 명료한 성인
③ 초등학교 3학년 어린이 　　　　④ 불안 정도가 높은 응급실 환자

정답 ②

해설 본 문제는 심폐소생술 금지(DNR)에 대한 환자의 자율성 존중과 간호사가 윤리적으로 고려해야 할 사항과 관련이 있다. 자율성 존중의 원칙에서 파생된 사전동의는 대상자의 의사소통, 이해력, 자발성, 능력 등으로 조건으로 하고 있다. 또한, DNR의 결정은 환자의 상태를 가장 정확히 파악하고 있는 의료진에 의하여 판단되어야 하며, 심정지가 발생되기 전에 환자의 DNR 결정이 의학적, 도덕적으로 적합한지를 검증되어야 한다. 그러므로 정신지체인 성인이나 미성년자, 불안도가 높은 경우의 환자 동의는 진정한 동의라도 보기 어렵다.

교수님 코칭 본교재 제1편 제3장과 제8장의 내용을 참고하자!

주관식

07 간호사의 불법행위로 인하여 환자가 피해를 입었을 때 환자가 그 피해에 대한 배상을 민사법정에 청구한 경우, 원고 측(환자)이 법정에서 증명해야 하는 사항들을 나열하시오.

정답

민사소송의 경우 원고는 법정에서 ① 환자-간호사의 관계가 있었다는 것, ② 간호사의 과실이 있었다는 것, ③ 그 과실로 인하여 손해를 입었는데 그 과실이 직접적 원인이 되었다는 것, ④ 배상받을 구체적인 손해가 있는 것 등을 증명해야 한다.

해설 본 문제는 간호과오와 관련한 불법행위 책임의 구성요건에 대한 문제로 ① 가해자의 고의 또는 과실에 의한 행위가 있어야 하고, ② 가해자는 자기 행위의 결과가 위법한 것이어서 법률상의 비난을 받는 것임을 인식할 수 있는 능력을 갖추어야 하며, ③ 가해자의 행위가 사회가 보호하는 권리를 침해하는 것이어야 한다. 또한, ④ 손해가 발생해야 하고, ⑤ 가해행위와 손해 발생 간의 인과관계가 성립해야 한다.

교수님 코칭 본 교재 제1편 제2장 2. 불법행위의 책임을 참고하자!

08 다음 판례를 읽고 간호사가 간호과오를 범한 부분들을 찾아 지적하시오.

> 호흡기 장애 문제로 기관지경 검사를 시행했던 환자가 몇 시간 후 오심을 호소하고 가쁜 숨을 몰아쉰다고 환자의 부인이 여러 번 간호사에게 알렸으나 아무도 응답하지 않았다. 그 후 환자는 계속하여 구토를 하고 극심한 통증을 호소하였으며 5시부터 6시까지 부인이 계속 호출기를 통해 간호사에게 알렸으나 간호사는 오지 않았고, 결국 환자는 6시에 호흡 장애와 심정지로 사망하였다. 그리고 5시에서 6시 사이에 간호사나 의사가 환자를 관찰했다는 기록이 환자의 차트 어디에도 없었다.

정답

① 간호사가 보호자와 환자의 호출에 응답하지 않은 점

② 기록하지 않은 점

③ 관찰하지 않은 점

④ 의사에게 보고하지 않은 점

해설 의료법상 간호사의 의무에는 기본임무수행의 의무, 품위유지의 의무, 신고 및 보수교육 이수의무, 요양방법의 지도의무, 기록 작성 및 보존의무 등이 있으며 그 외에도 주의의무와 확인의무, 설명 및 동의의 의무, 확인의무, 비밀유지의 의무를 다해야 한다.

교수님 코칭 본 교재 제1편 제2장 간호과오편을 참고하자!

09 투약사고를 예방하기 위하여 약 준비과정에서 지켜야 할 점들을 나열하시오.

정답

① 정확한 투약을 위한 다섯 가지 기본 원칙(정확한 약, 정확한 용량, 정확한 시간, 정확한 경로, 정확한 대상자)을 항상 기억한다.

② 의심이 가는 처방은 반드시 재확인한다.

③ 의사의 처방을 약 카드에 옮겨 적을 때 두 번씩 확인한다.

④ 병동에서 약을 준비할 때는 반드시 세 번(약장에서 약을 꺼낼 때, 준비할 때, 다시 약장에 약병을 넣을 때) 확인하는 절차를 거치도록 한다.

⑤ 약을 준비할 때는 여러 환자 약을 동시에 준비하지 않고 한 사람씩 차례로 준비한다.

⑥ 약 준비 전에 반드시 유효기간을 확인하고 기간이 지났으면 철저히 폐기한다.

⑦ 응급상황일 때를 제외하곤 모든 투약은 의사의 기록처방에 한한다.

해설 투약사고를 예방하기 위해서는 정확한 투약을 위한 다섯 가지 기본 원칙(정확한 약, 정확한 용량, 정확한 시간, 정확한 경로, 정확한 대상자)을 지키는 것이 가장 중요하다.

교수님 코칭 본 교재 제1편 제5장 간호과실과 법적 책임 부분을 참고하자!

이 책의
구성과 특징

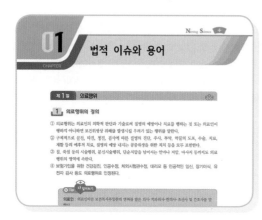

1 시험에 나오는 내용
중심으로 쏙쏙

독학사 시험의 출제 경향에 맞춰
시행처의 평가영역을 바탕으로
과년도 출제문제와 이론을
빅데이터 방식에 맞게 선별히여
가장 최신의 이론과 문제로
시험에 출제되는 영역 위주로 정리되었다.

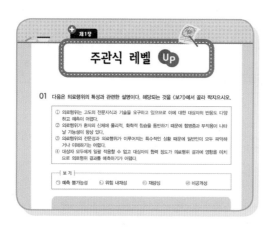

2 4단계 주관식을 공략하는
주관식 레벨 UP

본 교재는 4단계 합격의 분수령인 주관식 문
제를 완벽 대비할 수 있도록 〈주관식 레벨
UP〉 코너를 구성하였다. 독학사 주관식의 여
러 기출 유형 중 부분 배점이 가미된 키워드
형 문제와 해당 정답 내용을 약술하는 약술문
제를 다수 수록하여 수험생들이 실제 독학사
주관식 유형을 접할 수 있도록 하였다.

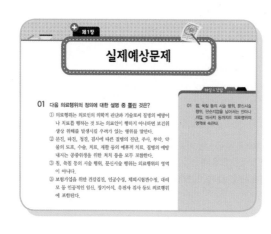

3 4단계 시험에 특화된
객관식과 주관식으로 구성된
실제예상문제

본서는 최근 실시된 독학사 간호학과 기출문제
와 각종 간호 관련 시험 및 간호사 국가고시의
해당 기출문제를 선별하여 독학사 간호학과의
수준에 맞게 변형하여 수록하였다. 특히 합격을
좌우하는 40점 배점의 주관식 문제의 경우 다양
한 형식의 문항 유형을 수록했으며 실제 문항 수
에서도 국내 어느 교재보다 풍부하게 수록하여
충분한 학습 대응이 가능하도록 구성했다.

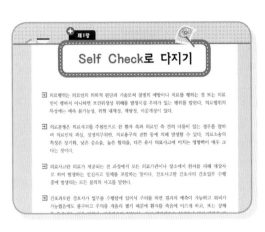

4 교재의 이론과 문제를
학습한 후 한 번 더 정리하는

Self Check로 다지기

하나의 장 내용이 끝날 때마다 각 장의 핵심 내
용들을 빠르고 정확하게 복습할 수 있는 〈Self
Check로 다지기〉를 구성하였다. 각 장의 이론들
과 문제들을 공부한 후 이 코너를 통해 다시 한
번 더 정리하고 학습한다면 시험에 합격하는 점
수 향상에 큰 도움이 될 것이다.

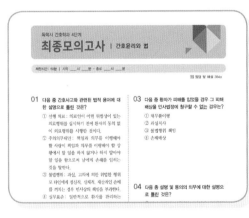

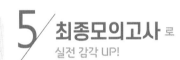

5 # 최종모의고사 로
실전 감각 UP!

〈핵심이론〉을 공부하고, 〈주관식 레벨 UP〉과
〈실제예상문제〉를 풀어보았다면 이제 남은 것
은 실전감각 기르기와 최종 점검이다. 〈최종
모의고사〉를 실제 시험처럼 시간을 두고 OCR
답안지를 이용해서 풀어보고, 정답과 해설을
통해 복습한다면 좋은 결과가 있을 것이다.

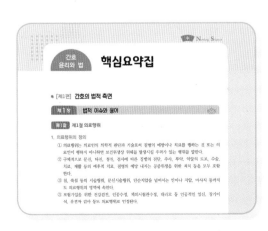

6 시험장에 가져가는
핵심요약집 제공!

전체 기본서의 과정을 중요부분 위주로 정리한
핵심요약집을 통해 무엇이 중요하며 강조해서
학습해야 하는지를 파악하고 틈틈이 학습할 수
있도록 하였으며 최종 마무리 정리용으로 학습
의 효과를 극대화할 수 있도록 하였다.

Contents

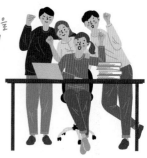

당신의 합격을 기원합니다!

목 차

핵심이론 +
실제예상문제

제 **1** 편

간호의
법적 측면

제 **1** 장

–

법적 이슈와 용어

–

시대에듀

www.**sdedu**.co.kr

자격증 · 공무원 · 취업까지
BEST 온라인 강의 제공

(주)시대고시기획
(주)시대교육

www.**sidaegosi**.com

시험정보 · 자료실 · 이벤트
합격을 위한 최고의 선택

I wish you the best of luck!

01 법적 이슈와 용어

CHAPTER

제1절 의료행위

1 의료행위의 정의

① 의료행위는 의료인의 의학적 판단과 기술로써 질병의 예방이나 치료를 행하는 것 또는 의료인이 행하지 아니하면 보건위생상 위해를 발생시킬 우려가 있는 행위를 말한다.
② 구체적으로 문진, 타진, 청진, 검사에 따른 질병의 진단, 주사, 투약, 약물의 도포, 수술, 치료, 재활 등의 예후적 치료, 질병의 예방 내지는 공중위생을 위한 처치 등을 모두 포함한다.
③ 침, 쑥침 등의 시술행위, 문신시술행위, 단순지압을 넘어서는 안마나 지압, 마사지 등까지도 의료행위의 영역에 속한다.
④ 보험가입을 위한 건강검진, 인공수정, 체외시험관수정, 대리모 등 인공적인 임신, 장기이식, 유전자 검사 등도 의료행위로 인정된다.

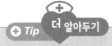

> **+ Tip** 더 알아두기
>
> **의료인** : 의료인이란 보건복지부장관의 면허를 받은 의사·치과의사·한의사·조산사 및 간호사를 말한다.

2 의료행위의 특성 중요 ★

(1) 예측 불가능성

① 사람의 신체는 복잡하고 다양하며 신체구조 기능과 의학적인 특이성에 대해 개인차가 존재한다.
② 대상자 모두에게 일괄 적용할 수 없고 대상자의 협력 정도가 의료행위 결과에 영향을 미치므로 의료행위 결과를 예측하기가 어렵다.

(2) 위험 내재성

의료행위가 환자의 신체에 물리적, 화학적 침습을 동반하기 때문에 합병증과 부작용이 나타날 가능성이 항상 내재되어 있다.

(3) 재량성

① 의료행위는 고도의 전문지식과 기술을 요구하고 있으므로 이에 대한 대상자의 반응도 다양하고 예측이 어렵다.

② 자유재량의 범위는 윤리적 문제로 대상자에 대한 위험과 이익을 잘 가늠해 보아 대상자의 생명과 건강에 유익하도록 행사해야 한다.

(4) 비공개성

① 의료행위의 전문성과 의료행위가 이루어지는 특수적인 상황 때문에 일반인이 의료행위를 모두 파악하거나 이해하기는 어렵다.

② 의료행위의 비공개성은 의료진과 대상자 사이의 신뢰와 밀접하게 관련되며 의료행위에 대한 법적 추궁을 어렵게 만드는 부분이 될 수 있다.

제 2 절 의료분쟁

1 정의

(1) 의료분쟁(medical dispute)

의료사고를 주원인으로 한 환자 측과 의료인 측 간의 다툼이 있는 경우를 말한다.

(2) 의료분쟁은 일반적인 의료인의 과실, 설명의무위반, 의료용구의 결함 등에 의해 발생할 수 있다.

> **의료사고 피해구제 및 의료분쟁 조정 등에 관한 법률**
>
> 제2조(정의) 이 법에서 사용하는 용어의 뜻은 다음과 같다.
> 1. '의료사고'란 보건의료인(의료법 제27조 제1항 단서 또는 약사법 제23조 제1항 단서에 따라 그 행위가 허용되는 자를 포함한다)이 환자에 대하여 실시하는 진단, 검사, 치료, 의약품의 처방 및 조제 등의 행위(이하 '의료 행위 등'이라 한다)로 인하여 사람의 생명, 신체 및 재산에 대하여 피해가 발생한 경우를 말한다.
> 2. '의료분쟁'이란 의료사고로 인한 다툼을 말한다.
> ...

2 의료분쟁의 증가 요인

(1) 의료수요의 양적 증가

1989년에 전국민 건강 보험이 실시된 이래로 의료서비스 수요자가 급격히 많아져 의료사고도 증가하게 되었다.

(2) 국민의 권리의식 신장

국민의 생활수준이 향상되고 건강에 대한 국민의 관심과 권리가 높아졌을 뿐만 아니라 환자와 의료진이 대등한 입장에서 자신의 진료 및 처치 과정에서 의사결정에 참여할 권리를 갖게 되었다.

(3) 과학적이고 객관적인 치료방법의 발전

환자를 전인적으로 보기보다는 질병을 인간과 분리하여 하나의 사물로 취급하는 결과를 낳았다.

(4) 의료기관의 대형화로 인한 경쟁

의료진의 윤리의식을 약화시키게 되었다.

(5) 의료진의 상대적인 법률지식의 부족

의료진의 법적 부담이 많아지는 오늘날의 환경 속에서 의료진의 법률 지식이 무지할 때 의료분쟁을 증가시킬 수 있다.

(6) 사회적 보상제도의 부재

의료인의 과오 때문이 아니면서 환자에게 예측 불가능한 유해한 결과가 나타난 경우 이를 보상해 줄 사회적 보상제도가 없다.

3 의료소송의 특성 중요 ★

(1) 장기화

의료의 전문성과 비공개성이 의료과오에 대한 법관의 판단을 어렵게 하여 소송이 장기화되는 경향이 많다.

(2) 낮은 승소율

현행법에서는 환자가 의료과오를 입증해야 하기 때문에 전문지식이 없는 환자는 의료과오에 대한 증거를 대기가 쉽지 않아 승소율이 저조하다.

(3) 높은 합의율

대부분의 의료과오에 대한 쟁점은 환자 측이 의료진을 위협하는 수단으로 시작하는 경우가 많으므로 합의나 화해로 끝나는 경우가 많다.

(4) 다른 유사 의료사고에 미치는 영향력

의료소송에 대한 판결은 당해 사건에 있어서의 책임의 유무에 관한 판단의 결론임과 동시에 유사한 의료행위 및 의료사고 처리에 미치는 영향이 매우 크다.

4 간호업무와 법적 중요성 중요 ★

① 간호의 역할이 확대되어 의사와의 업무영역과 책임에서 그 경계가 모호하다.
② 의료인의 전체 과실 사례 중 30% 이상이 '기본적환자관리상의 과실'로 가장 많은 부분을 차지한다는 점은 기본적인 환자관리에 직접적으로 관여를 많이 하는 간호사의 의무가 강조되며 간호업무 수행의 법적 중요성이 커지고 있음을 보여준다.
③ 최근 의료분쟁은 많은 경우 병원이 직접 나서서 손해배상을 책임지는 민사소송보다 형사소송으로 번지는 경향이 늘고 있어 간호사가 피고인으로 법정에 서야 할 경우를 대비해야 한다.

제 3 절 간호사고와 관련된 법적 용어

1 법적 용어

(1) 의료사고

① 의료사고(medical accident)란 의료가 제공되는 전 과정에서 모든 의료기관이나 장소에서 환자를 피해 대상자로 하여 발생하는 인신사고 일체를 포괄하는 말이다.
② 주사, 수혈, 투약의 잘못이나 오진처럼 의료인의 과실로 환자에게 상해나 사망 따위의 사고를 일으키는 일. 그 상황에 따라서 민사·형사상의 문책을 당할 수 있다.

(2) 간호사고 중요 ★

① 간호사고(nursing accident)란 간호사의 간호업무 수행 중에 발생되는 모든 불의의 사고를 말한다.
② 간호사가 간호업무를 수행할 때 고의 또는 태만, 기타 원인으로 인하여 환자의 상해, 사망 또는 건강상의 변화 등 예측되지 않은 부정적 결과가 발생되는 것이다.

③ 이 때 간호사고가 간호사의 의무에 반하여 발생된 업무상 과실로 인정되면 기소되어 법적인 책임을 지게 된다. 따라서 간호사고는 불법행위, 업무상 과실, 주의의무태만, 부정행위, 전단적(專斷的) 의료행위와 밀접한 관계를 가지고 있다.

④ 간호사고의 유형에 대해 미국 간호협회는 환자의 안전을 보장하지 못함, 부적절하거나 부주의한 처치, 환자의 관찰 또는 의미 있는 발견을 보고하지 못함, 투약과오, 해당기관의 정책과 절차를 따르지 못함 등으로 분류하고 있다.

(3) 간호과오 중요 ★★

① 간호과오(nursing malpractice)란 간호사가 업무를 수행함에 있어서 주의를 하면 결과의 예측이 가능하고 회피가 가능했음에도 불구하고 주의를 게을리 했기 때문에 환자를 죽음에 이르게 하고, 또는 상해를 주게 되는 것을 말한다.

② 간호과오가 있었다는 것이 객관적으로 인정되어 법적 판단을 받으면 간호과실(nursing negligence)이 된다.

(4) 주의의무 태만

① 주의의무 태만이란 책임과 의무를 이행해야 할 사람이 책임과 의무를 이행해야 할 상황에서 할 일을 하지 않거나 또는 하지 말아야 할 일을 함으로써 남에게 손해를 입히는 것을 말한다.

② 주의의무는 전문가와 상관없이 타인에게 유해한 결과가 발생되지 않게 정신을 집중할 의무이다.

(5) 불법행위

① 과실, 고의에 의한 위법한 행위로 타인에게 정신적·신체적·재산적인 손해를 끼치는 경우 민사상의 책임을 부과한다.

② 고의에 의한 불법행위와 과실에 의한 불법행위 등으로 구분할 수 있다.

(6) 범죄적 과실

① 대상자의 안전·생명·안녕에 개의치 않는 악의적 과실이다.

② 민사상의 주의의무보다 기준이 엄격하여 과실치상·과실치사·공해법 등이 해당된다.

(7) 실무표준

① 일반적으로 환자를 관리하는 많은 기관에서 실제로 관찰될 수 있는 실무를 말한다.

② 민사사례에서 과실이나 과오 여부를 결정하는 법적 기준이 될 수 있다.

(8) 손해배상

① 잘못된 행동으로 손해를 입힌 자에게 법원이 지불하도록 명령한 금전적 보상이다.

② 손해배상에는 징벌적 손해배상과 보상적 손해배상이 있다.

    ㉠ 징벌적 손해배상 : 가해자가 피해자에게 악의로 또는 무분별한 행동으로 재산이나 신체 상의 피해를 입힐 경우 가해자에게 징벌수단으로 부과되는 손해배상제도

    ㉡ 보상적 손해배상 : 피해자가 입은 재산 또는 신체상의 손해에 보상적 수단으로 부과되 는 손해배상

(9) 책임

① 간호업무를 수행함에 가지는 법적인 책임을 말한다.

② 의료법 및 각 병원의 업무기술서와 간호방법 지침서에 제시된 각급 직원의 임무 및 업무 내용이다.

(10) 전단적 의료 중요 ★

① 의료인이 어떤 위험성이 있는 의료행위를 실시하기 전에 환자의 동의 없이 의료행위를 시행한 것이다.

② 전단적 의료행위(unauthorized medical care)는 불법이므로 형사 및 민사상의 모든 책 임을 지게 된다.

제 4 절 간호사와 법

1 법의 개념

① 사회질서를 유지하기 위하여 지켜야 할 인간 행위의 최저 수준이며 이 수준이 지켜지지 않을 때 법적 권위를 발휘하는 형식적 규정이다. 그리고 인간의 사회적 행위를 통제하는 인간이 만든 표준이다.

② 법은 헌법을 기본으로 공법, 민사법, 형사법, 사회경제법 등으로 나누어진다.

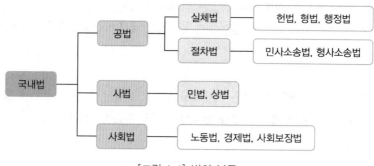

[그림 1-1] 법의 분류

2 법의 위계

(1) 헌법

우리나라 조직과 통치에 관한 근본법이자 최고의 법규이다.

(2) 법률

국회가 헌법상 입법절차에 따라 제정한 법률이다.

(3) 명령

국회 이외의 국가 권력에 의해 제정되는 법규정으로 법규명령과 행정명령으로 구분한다.

(4) 법규명령

3행정부가 소관사무에 관하여 상위법의 위임을 받거나 직권으로 필요한 사항을 제정하는 것이다.

(5) 행정명령

행정부가 내부의 규율과 지침 등을 정할 목적으로 제정한다.

(6) 자치법규

지방자치단체가 제정하는 법령을 말한다.

(7) 조약

국제법상 국가 간의 문서에 의한 합의로 국내법과 같은 효력이 있다.

3 간호실무와 관련된 법 중요★

(1) 헌법

① 제36조 제3항에서 국민의 건강권을 「헌법」상 보호받아야 할 기본권으로 천명하였으며 「헌법」의 건강권 규정은 건강관리자의 존재 의미와 가치를 천명하는 가장 상위법이다.
② 간호사의 건강, 보호, 증진 등을 보장하기 위한 각종 건강관리활동의 근거를 제공한다.

(2) 형법

① 환자에게 심각한 손상 및 사망을 야기한 간호사는 현업에 의한 업무상 과실치상 또는 업무상 과실치사죄가 적용이 된다.

② 과실

정상의 주의를 태만함으로 인하여 죄의 성립요소인 사실을 인식하지 못한 행위는 법률에 특별한 규정이 있을 경우에 한해 처벌한다.

③ 과실치사

과실로 인하여 사람을 사망에 이르게 한 자는 2년 이하의 금고 또는 700만원 이하의 벌금에 처한다.

④ 과실치상

과실로 인하여 사람의 신체를 상해에 이르게 한 자는 500만원 이하의 벌금, 구류 또는 과료에 처한다.

> **🔖 형법**
> - 제14조(과실) 정상의 주의를 태만함으로 인하여 죄의 성립요소인 사실을 인식하지 못한 행위는 법률에 특별한 규정이 있는 경우에 한하여 처벌한다.
> - 제266조(과실치상) ① 과실로 인하여 사람의 신체를 상해에 이르게 한 자는 500만원 이하의 벌금, 구류 또는 과료에 처한다.
>   ② 제1항의 죄는 피해자의 명시한 의사에 반하여 공소를 제기할 수 없다.
> - 제267조(과실치사) 과실로 인하여 사람을 사망에 이르게 한 자는 2년 이하의 금고 또는 700만원 이하의 벌금에 처한다.
> - 제268조(업무상 과실·중과실 치사상) 업무상 과실 또는 중대한 과실로 인하여 사람을 사상에 이르게 한 자는 5년 이하의 금고 또는 2천만 원 이하의 벌금에 처한다.

(3) 민법 중요 ★

① 간호사의 불법행위로 환자가 피해를 입었을 경우 환자가 그 피해 배상을 민사법정에 청구할 수 있다. 간호사는 변호사를 채용하거나 직접 반증을 들어 방어할 수 있으나 이 방어에서 지면 손해를 배상해야 한다.

② 채무불이행과 손해배상, 이행보조자의 고의 및 과실, 불법행위의 책임, 손해배상의 범위 등이 관련 있다.

> **🔖 민법**
> - 제390조(채무불이행과 손해배상) 채무자가 채무의 내용에 좇은 이행을 하지 아니한 때에는 채권자는 손해배상을 청구할 수 있다. 그러나 채무자의 고의나 과실 없이 이행할 수 없게 된 때에는 그러하지 아니하다.
> - 제391조(이행보조자의 고의, 과실) 채무자의 법정대리인이 채무자를 위하여 이행하거나 채무자가 타인을 사용하여 이행하는 경우에는 법정대리인 또는 피용자의 고의나 과실은 채무자의 고의나 과실로 본다.
> - 제393조(손해배상의 범위) ① 채무불이행으로 인한 손해배상은 통상의 손해를 그 한도로 한다.
>   ② 특별한 사정으로 인한 손해는 채무자가 그 사정을 알았거나 알 수 있었을 때에 한하여 배상의 책임이 있다.
> - 제394조(손해배상의 방법) 다른 의사표시가 없으면 손해는 금전으로 배상한다.

(4) 의료법

① 의료인의 자격정지나 면허취소 등 행정상의 징벌처분에 적용되는 법규이다.

② 간호행위가 형법이나 민법상으로 문제가 되지 않을지라도 비윤리적인 간호행위로 인정될 시 윤리적, 도덕적 책임이 있으며 해당 기관이나 간호 전문직 단체의 처벌을 받을 수 있다.

(5) 의료나 간호행위를 규정하는 유형의 법

① 의료행위나 간호행위의 정의 규정 : 국민의 건강 요구를 충족하고자 행위를 구분하여 역할과 기능을 제한하려는 것이다.

② 독점권

직업의 특성에 따라 완전한 특권을 면허에 부과한다.

③ 행정

전문 의료인에게 부여된 법적 자격, 권한, 책임, 의무 등의 수행에 관한 내용을 취급하는 관리행위이다.

④ 형사상 처벌의 문제

법 집행에서 형사적인 제재를 통하여 이루어지는 처벌 법규이다.

(6) 의료법 시행규칙에 규정되어 있는 관계법규

① 의료법, 의료법 시행령, 의료법 시행규칙

② 의료보험법. 의료보험법 시행령, 의료보험법 시행규칙

③ 전염병 예방법, 전염병 예방법 시행령, 전염병 예방령 시행규칙

④ 마약법, 마약법 시행령, 마약법 시행규칙

⑤ 검역법, 검역법 시행령, 검역법 시행규칙

⑥ 응급의료에 관한 법률, 응급의료에 관한 법률 시행령, 응급의료에 관한 법률시행규칙

⑦ 향정신성 의약품관리법, 향정신성 의약품관리법 시행령, 향정신성 의약품 관리법 시행규칙

⑧ 후천성면역결핍증 예방법, 후천성면역결핍증 예방법 시행규칙, 후천성면역결핍증 예방법 시행령

⑨ 지역보건법, 지역보건법 시행령, 지역보건법 시행규칙 등

(7) 기타

① 학교보건법

학교의 보건관리, 환경관리, 학교인구의 건강보호와 증진을 하는 보건교사의 업무와 보건교사가 수행할 수 있는 의료행위를 규정하고 있다.

② 산업안전보건법

산업장 근로자들의 건강보호, 작업능률 향상, 근로에 따른 건강위해의 예방을 주 업무로 하는 산업간호사의 업무의 범위 및 산업간호사가 수행할 수 있는 의료행위를 규정하고 있다.

③ 모자보건법

모자보건 사업에 임하거나 모성, 영유아를 대상으로 건강간호 사업을 하는 간호사에게 사업운영의 기준이 된다.

④ 농어촌 보건의료를 위한 특별조치법

일차보건의료의 효과적 사업수행을 위한 내용을 포함하며 보건진료원의 직무를 구체적으로 규정하고 있다.

⑤ 정신보건법

정신질환의 예방과 정신질환자의 의료 및 사회복귀에 관하여 필요한 사항을 규정하는 법으로 정신보건전문 요원인 정신보건간호사의 업무의 범위 및 한계, 자격기준 등을 규정하고 있다.

⑥ 노인장기요양보험법

고령이나 노인성 질병 등으로 목욕이나 집안일 등 일상생활을 혼자하기 어려운 노인들에게 신체활동, 가사활동지원 등의 서비스를 제공하여 노후생활의 안정과 그 가족의 부담을 덜어 주어 국민의 삶의 질을 높여주기 위한 것이다. 노인장기요양보험제도를 규정한 법(일부개정 2009.5.21, 법률 제9693호)이 있다.

⑦ 국민건강증진법

국민의 건강을 증진시키기 위해 제정한 법률(1995.1.5, 법률 제4914호)로 국민에게 건강에 대한 가치와 책임의식을 함양하도록 건강에 관한 바른 지식을 보급하고 스스로 건강생활을 실천할 수 있는 여건을 조성함으로써 국민의 건강을 증진함을 목적으로 한다.

⑧ 기타

복지관련법이나 여성 관련법 등도 간호전문직 수행에 광범위하게 포괄해야 할 법이다.

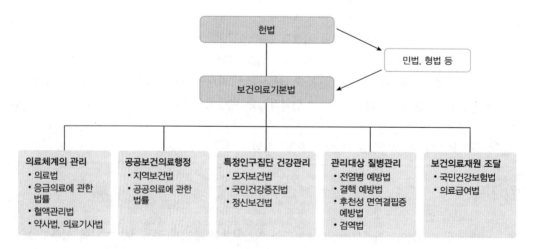

[그림 1-2] 보건의료관련 법제

주관식 레벨 UP

01 다음은 의료행위의 특성과 관련한 설명이다. 해당되는 것을 〈보기〉에서 골라 짝지으시오.

① 의료행위는 고도의 전문지식과 기술을 요구하고 있으므로 이에 대한 대상자의 반응도 다양하고 예측이 어렵다.

② 의료행위가 환자의 신체에 물리적, 화학적 침습을 동반하기 때문에 합병증과 부작용이 나타날 가능성이 항상 있다.

③ 의료행위의 전문성과 의료행위가 이루어지는 특수적인 상황 때문에 일반인이 모두 파악하거나 이해하기는 어렵다.

④ 대상자 모두에게 일괄 적용할 수 없고 대상자의 협력 정도가 의료행위 결과에 영향을 미치므로 의료행위 결과를 예측하기가 어렵다.

┤ 보 기 ├

㉠ 예측 불가능성   ㉡ 위험 내재성   ㉢ 재량성   ㉣ 비공개성

정답 ①-㉢ 재량성, ②-㉡ 위험 내재성, ③-㉣ 비공개성, ④-㉠ 예측 불가능성

해설 의료행위의 특성은 예측 불가능성, 위험 내재성, 재량성, 비공개성이다.

- 예측 불가능성 : 환자의 구체적 증상에 따른 치료법이나 의료적 침습에 대한 생체반응이 개인차로 인한 반응이 달리 나타날 수 있다.
- 위험 내재성 : 의료행위가 환자에게 부작용과 합병증을 유발할 수 있다.
- 재량성 : 의료행위 자체가 고도의 전문지식과 기술을 필요로 하기 때문에 진단이나 치료방법에 있어서 의사들 간에 미묘한 견해의 차이가 생길 수 있다.
- 비공개성 : 의료행위가 이루어지는 특수적인 상황으로 인해 일반인이 모두 파악하거나 이해하기가 어려우며 의료진과 대상자 사이의 신뢰와 밀접하게 관련되어 있다.

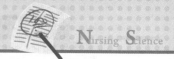

02 다음은 간호사고와 관련된 법적 용어이다. 〈보기〉에서 관련 있는 것을 골라 짝지으시오.

① 의료인이 어떤 위험성이 있는 의료행위를 실시하기 전에 환자의 동의 없이 의료행위를 시행한 것이다.
② 책임과 의무를 이행해야 할 사람이 책임과 의무를 이행해야 할 상황에서 할 일을 하지 않거나 또는 하지 말아야 할 일을 함으로써 남에게 손해를 입히는 것을 말한다.
③ 과실, 고의에 의한 위법한 행위로 타인에게 정신적·신체적·재산적인 손해를 끼치는 경우 민사상의 책임을 부과한다.
④ 일반적으로 환자를 관리하는 많은 기관에서 실제로 관찰될 수 있는 실무를 말한다.

┤ 보 기 ├

㉠ 실무표준   ㉡ 불법행위   ㉢ 주의의무 태만   ㉣ 전단적 의료

정답 ①-㉣ 전단적 의료, ②-㉢ 주의의무 태만, ③-㉡ 불법행위, ④-㉠ 실무표준

해설 • 전단적 의료 : 의료인이 어떤 위험성이 있는 의료행위를 실시하기 전에 환자의 동의 없이 시행한 의료
• 주의의무 태만 : 책임과 의무를 이행하지 않아 남에게 손해를 입히는 것
• 불법행위 : 과실, 고의에 의한 위법한 행위로 타인에게 정신적·신체적·재산적인 손해를 끼쳐 민사상의 책임을 부과받게 되는 것
• 실무표준 : 일반적으로 환자를 관리하는 많은 기관에서 실제로 관찰될 수 있는 실무로 민사사례에서 과실이나 과오 여부를 결정하는 법적 기준이 될 수 있음

실제예상문제

01 다음 의료행위의 정의에 대한 설명 중 **틀린** 것은?

① 의료행위는 의료인의 의학적 판단과 기술로써 질병의 예방이나 치료를 행하는 것 또는 의료인이 행하지 아니하면 보건위생상 위해를 발생시킬 우려가 있는 행위를 말한다.

② 문진, 타진, 청진, 검사에 따른 질병의 진단, 주사, 투약, 약물의 도포, 수술, 치료, 재활 등의 예후적 치료, 질병의 예방 내지는 공중위생을 위한 처치 등을 모두 포함한다.

③ 침, 쑥침 등의 시술 행위, 문신시술 행위는 의료행위의 영역이 아니다.

③ 보험가입을 위한 건강검진, 인공수정, 체외시험관수정, 대리모 등 인공적인 임신, 장기이식, 유전자 검사 등도 의료행위에 포함된다.

02 〈보기〉는 의료행위의 특성을 설명한 것이다. 다음 〈보기〉와 관련 있는 것을 고르면?

┤ 보 기 ├

• 사람의 신체는 복잡하고 다양하며 신체구조 기능과 의학적인 특이성에 대해 개인차가 존재한다.
• 대상자의 협력 정도가 의료행위 결과에 영향을 미친다.

① 예측 불가능성
② 위험 내재성
③ 재량성
④ 비공개성

03 의료분쟁의 증가 요인에는 의료수요의 양적 증가, 국민의 권리의식 신장, 과학적이고 객관적인 치료방법의 발전, 의료기관의 대형화로 인한 경쟁, 의료진의 상대적인 법률지식의 부족, 사회적 보상제도의 부재가 있다. 즉, 의료기관의 대형화는 의료진의 윤리의식을 약화시켜 의료분쟁을 증가시키는 요인이 된다.

04 의료소송의 특성은 장기화, 낮은 승소율, 높은 합의율, 다른 유사 의료사고에 미치는 영향력이 크다는 것이다.
환자 측이 의료진을 위협하는 수단으로 의료소송이 시작된다는 것은 맞지만 합의나 화해로 끝나는 경우가 많아 대개 승소한다는 것은 틀린 설명이다.

05 간호과오는 간호사가 간호행위를 행함에 있어서 전문직으로서의 표준행위를 충족하지 못하고 평균 수준의 간호사에게 요구되는 업무상의 주의의무를 게을리하여 환자에게 인신 상의 손해를 발생하게 한 것이다. 간호과오로 인한 책임이 있어 인과관계가 성립되면 간호과실이 된다.

03 다음 중 의료분쟁의 증가 요인이 <u>아닌</u> 것은?

① 의료수요의 양적 증가
② 의료기관의 전문화로 인한 경쟁
③ 사회적 보상제도의 부재
④ 의료진의 상대적인 법률지식의 부족

04 다음 중 의료소송에 관한 설명으로 <u>틀린</u> 것은?

① 의료의 전문성과 비공개성이 의료과오에 대한 법관의 판단을 어렵게 하여 소송이 장기화되는 경향이 많다.
② 대부분의 의료과오에 대한 쟁점은 환자 측이 의료진을 위협하는 수단으로 시작하여 대개 승소한다.
③ 의료소송에 대한 판결은 유사한 의료행위 및 의료사고 처리에 미치는 영향이 매우 크다.
④ 현행법에서는 환자가 의료과오를 입증해야 하기 때문에 전문지식이 없는 환자는 의료과오에 대한 증거를 잡기가 쉽지 않다.

05 〈보기〉의 빈칸에 들어갈 말로 알맞은 것은?

┤ 보 기 ├
- (   )는 간호사가 업무를 수행함에 있어서 주의를 하면 결과의 예측이 가능하고 회피가 가능했음에도 불구하고 주의를 게을리 했기 때문에 환자를 죽음에 이르게 하고, 또는 상해를 주게 되는 것을 말한다.
- (   )가 있었다는 것이 객관적으로 인정되어 법적 판단을 받으면 간호과실이 된다.

① 간호사고
② 주의의무 태만
③ 불법행위
④ 간호과오

06 다음 법의 분류와 법의 위계에 대한 설명 중 옳지 <u>않은</u> 것은?

① 법은 헌법을 기본으로 공법, 민사법, 형사법, 사회경제법 등으로 나누어진다.

② 공법에는 실체법과 절차법이 있으며 절차법은 헌법, 형법, 행정법을 말한다.

③ 명령은 국회 이외의 국가 권력에 의해 제정되는 법규정으로 법규명령과 행정명령으로 구분한다.

④ 자치법규는 지방자치단체가 제정하는 법령을 말한다.

07 다음은 간호실무와 관련된 법 중 형법에 관한 설명이다. 〈보기〉와 관련 있는 것은 무엇인가?

보 기

• 환자에게 심각한 손상 및 사망을 야기한 간호사는 현업에 의한 업무상 (   ) 또는 업무상 과실치사죄가 적용이 된다.
• 과실로 인하여 사람의 신체를 상해에 이르게 한 자는 500만원 이하의 벌금, 구류 또는 과료에 처한다.

① 과실치상
② 과실치사
③ 과실
④ 중과실치사

08 의료인의 자격정지나 면허취소 등 행정상의 징벌처분에 적용되는 법규는 무엇인가?

① 의료보험법
② 민법
③ 의료법
④ 형법

06 공법에는 실체법과 절차법이 있으며 절차법에는 민사소송법, 형사소송법이 속한다. 헌법, 형법, 행정법은 실체법이다.

07 과실치상은 과실로 인하여 사람의 신체를 상해에 이르게 한 것으로서 500만 원 이하의 벌금, 구류 또는 과료에 처한다.
과실치사는 과실로 인하여 사람을 사망에 이르게 한 경우를 말하며 2년 이하의 금고 또는 700만 원 이하의 벌금에 처한다.

08 의료법은 의료인의 자격정지나 면허취소 등 행정상의 징벌처분에 적용되는 법규이다. 간호행위가 형법이나 민법상으로 문제가 되지 않을지라도 비윤리적인 간호행위로 인정될 시 윤리적, 도덕적 책임이 있으며 해당 기관이나 간호 전문직 단체의 처벌을 받을 수 있다.

정답 06② 07① 08③

09 의료법 시행규칙에 규정되어 있는 관계법규에는 의료법, 의료보험법, 전염병 예방법, 마약법. 검역법, 응급의료에 관한 법률, 향정신성 의약품관리법, 후천성 면역결핍증 예방법, 지역보건법이 해당한다.

10 국민건강증진법은 국민에게 건강에 대한 가치와 책임의식을 함양하도록 건강에 관한 바른 지식을 보급하고 스스로 건강생활을 실천할 수 있는 여건을 조성함으로써 국민의 건강을 증진함을 목적으로 제정되었다.

11 간호사의 불법행위로 환자가 피해를 입었을 경우 환자는 그 피해 배상을 민사법정에 청구할 수 있다. 채무불이행과 손해배상, 이행보조자의 고의 및 과실, 손해배상의 범위 등이 관련있다.

09 다음 중 의료법 시행규칙에 규정되어 있는 관계법규가 <u>아닌</u> 것은?

① 전염병 예방법, 전염병 예방법 시행령, 전염병 예방령 시행규칙
② 검역법, 검역법 시행령, 검역법 시행규칙
③ 지역보건법, 지역보건법 시행령, 지역보건법 시행규칙 등
④ 학교보건법, 학교보건법 시행령, 학교보건법 시행규칙

10 다음의 설명과 관계있는 법은?

> 국민의 건강을 증진시키기 위해 제정한 법률(1995.1.5, 법률 제4914호)로 국민에게 건강에 대한 가치와 책임의식을 함양하도록 건강에 관한 바른 지식을 보급하고 스스로 건강생활을 실천할 수 있는 여건을 조성함으로써 국민의 건강을 증진함을 목적으로 한다.

① 정신보건법
② 모자건강법
③ 노인장기요양보험법
④ 국민건강증진법

11 간호사의 불법행위로 환자가 피해를 입었을 경우 환자가 그 피해 배상을 청구할 수 있다. 간호사는 변호사를 채용하거나 직접 반증을 들어 방어할 수 있으나 이 방어에서 지면 손해를 배상해야 한다. 이 경우 피해 환자는 어떤 법을 근거로 손해배상을 청구하는가?

① 형법　　② 민법
③ 행정법　　④ 의료법

정답　09 ④　10 ④　11 ②

12 전문 의료인에게 부여된 법적 자격, 권한, 책임, 의무 등의 수행에 관한 내용을 취급하는 관리행위를 무엇이라고 하는가?

① 독점권
② 면허
③ 행정
④ 집행

13 다음의 경우에 간호사는 어떤 법리 원칙에 의해 처벌받게 되는가?

> 미국의 덴버 포스트 사건의 경우 상급실무간호사(APN)가 선천성 매독에 감염된 신생아에게 의사가 처방한 용량의 10배에 해당하는 페니실린을 혈관주사함으로써 신생아를 사망에 이르게 하였다.

① 과실치상
② 주의의무 태만
③ 과실치사
④ 의료과실

14 다음 중 간호사의 불법행위로 환자가 피해를 입었을 경우 환자가 그 피해 배상을 민사법정에 청구할 수 <u>없는</u> 경우는?

① 채무불이행
② 손해배상
③ 불법행위 책임
④ 과실치사

12 행정은 의료관계 행정처분 규칙을 통해 관리하고 있으며 「의료법」 및 「의료기사 등에 관한 법률」의 위반에 관한 행정처분의 기준을 정함으로써 그 처분의 적정을 기함을 목적으로 한다.

13 의료업무상 과실로 인하여 사람을 사망에 이르게 한 경우 과실치사죄에 따른 형사책임이 따른다. 이 사건의 경우 신생아의 과실치사죄에 따른 형사책임과 함께 민사책임이 인정되었으며 간호사의 면허가 주면허국에 의해 정지된 바 있다.

14 환자가 피해배상을 민사법정에 청구할 수 있는 경우는 채무불이행, 손해배상, 불법행위 책임이 해당한다. 과실치사는 형법상의 책임이며 과실로 인하여 사람을 사망에 이르게 한 경우를 말한다.

정답 12 ③ 13 ③ 14 ④

주관식 문제

01 간호업무와 법적 중요성에 대해 간략히 서술하시오.

01 **교수님 코칭!**

의료환경 변화로 인하여 의료인의 법적인 의무와 규제가 강화되고 있으며 간호사 또한 의료와 간호에 대한 법 이론을 이해하고 이에 따라 간호를 수행해야 함을 잊지 말자!

정답 현대 의료 및 간호에 있어서 과거 환자가 의료인을 전적으로 신뢰하고 의뢰했던 것과는 달리 의료가 서비스업으로 전환되면서 의료 대상자는 의료소비자로서의 권리의식을 주장하며 모든 결정을 환자 스스로 하기를 원하고 있다.
이에 따라 의료인의 법적인 의무와 규제가 강화되고 있으며 특히 간호의 역할이 확대되어 의사와의 업무영역과 책임에서 그 경계가 모호해 지고 있다. 의료인의 전체 과실 사례 중 30% 이상이 '기본적환자관리상의 과실'로 가장 많은 부분을 차지한다는 점을 미루어 볼 때 기본적인 환자관리에 직접적으로 관여를 많이 하는 간호사의 의무는 더욱 강조되고 있으며 간호업무 수행의 법적 중요성을 보여준다.
아울러 최근 의료분쟁은 많은 경우 병원이 직접 나서서 손해배상을 책임지는 민사소송보다 형사소송으로 번지는 경향이 늘고 있어 간호사가 간호에 대한 법 이론을 이해하고 간호를 수행하는 것이 필수적인 것이 되었다.

해설 현대 의료 및 간호에 있어서 환자와 의료인의 관계는 환자가 모든 것을 의료인에게 맡기는 의료부권주의적 개념에서 의료와 관계되는 모든 결정은 환자가 스스로 결정하겠다는 환자 주관주의적인 개념으로 바뀌어 가고 있다. 이러한 변화로 인하여 의료인의 법적인 의무와 규제가 강화되고 있으며 간호사 또한 의료와 간호에 대한 법 이론을 이해하고 이에 따라 간호를 수행해야 한다.

02 간호사의 법적 책임에서 민사책임과 형사책임의 차이를 간략히 설명하시오.

정답 법적인 책임이란 불법 또는 위법행위를 할 경우 법률상의 불이익 또는 법률적 제재가 가해지는 것을 말하며 형사책임과 민사책임으로 나뉜다.

형사소송은 국가형벌권 남용의 방지를, 민사소송에서는 손해의 공평부담을 목적으로 하며 형사소송은 합리적인 의심이 없을 정도의 증명을 하지 못한 경우 무죄를 선고하는 반면 민사소송은 과실과 결과 사이에 50%의 개연성만 있어도 인과관계를 인정할 수 있다.

간호사가 업무상 간호행위로 인해 환자가 사망 또는 상해를 입은 경우 민사책임과 형사책임이 모두 부과될 수 있으며 같은 사건에서 형사책임은 인정되지 않았는데 민사책임이 인정되는 경우가 있다.

해설 환자에게 심각한 손상 및 사망을 야기한 간호사는 형법에 의해 현업에 의한 업무상 과실치상 또는 업무상 과실치사죄가 적용된다. 간호사의 불법행위로 환자가 피해를 입었을 경우 환자는 그 피해 배상을 민사법정에 청구할 수 있다. 간호사는 변호사를 채용하거나 직접 반증을 들어 방어할 수 있으나 이 방어에서 지면 손해를 배상해야 한다. 채무불이행과 손해배상, 이행보조자의 고의 및 과실, 손해배상의 범위 등이 관련 있다.

02 교수님 코칭!!

간호사가 업무상 간호행위로 인해 환자가 사망 또는 상해를 입은 경우 민사책임과 형사책임이 모두 부과될 수 있고 같은 사건에서 민사책임만 인정되는 경우도 있어 민사책임의 적용 범위가 더 넓다는 것을 주의하자!

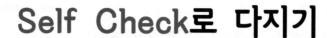

Self Check로 다지기

➡ 의료행위는 의료인의 의학적 판단과 기술로써 질병의 예방이나 치료를 행하는 것 또는 의료인이 행하지 아니하면 보건위생상 위해를 발생시킬 우려가 있는 행위를 말한다. 의료행위의 특성에는 예측 불가능성, 위험 내재성, 재량성, 비공개성이 있다.

➡ 의료분쟁은 의료사고를 주원인으로 한 환자 측과 의료인 측 간의 다툼이 있는 경우를 말하며 의료인의 과실, 설명의무위반, 의료용구의 결함 등에 의해 발생할 수 있다. 의료소송의 특징은 장기화, 낮은 승소율, 높은 합의율, 다른 유사 의료사고에 미치는 영향력이 매우 크다는 것이다.

➡ 의료사고란 의료가 제공되는 전 과정에서 모든 의료기관이나 장소에서 환자를 피해 대상자로 하여 발생하는 인신사고 일체를 포괄하는 말이다. 간호사고란 간호사의 간호업무 수행 중에 발생되는 모든 불의의 사고를 말한다.

➡ 간호과오란 간호사가 업무를 수행함에 있어서 주의를 하면 결과의 예측이 가능하고 회피가 가능했음에도 불구하고 주의를 게을리 했기 때문에 환자를 죽음에 이르게 하고, 또는 상해를 주게 되는 것을 말한다. 간호과오가 있었다는 것이 객관적으로 인정되어 법적 판단을 받으면 간호과실이 된다.

➡ 주의의무 태만이란 책임과 의무를 이행해야 할 사람이 책임과 의무를 이행해야 할 상황에서 할 일을 하지 않거나 또는 하지 말아야 할 일을 함으로써 남에게 손해를 입히는 것을 말한다.

➡ 불법행위는 과실, 고의에 의한 위법한 행위로 타인에게 정신적·신체적·재산적인 손해를 끼치는 경우 민사상의 책임을 부과한다.

➡ 실무표준은 일반적으로 환자를 관리하는 많은 기관에서 실제로 관찰될 수 있는 실무를 말하며 민사사례에서 과실이나 과오 여부를 결정하는 법적 기준이 될 수 있다.

➡ 전단적 의료(unauthorized medical care)는 의료인이 어떤 위험성이 있는 의료행위를 실시하기 전에 환자의 동의 없이 의료행위를 시행한 것이다.

제 **2** 장

—

간호과오

—

시대에듀

www.**sdedu**.co.kr

자격증 · 공무원 · 취업까지
BEST 온라인 강의 제공

(주)시대고시기획
(주)시대교육

www.**sidaegosi**.com

시험정보 · 자료실 · 이벤트
합격을 위한 최고의 선택

I wish you the best of luck!

02 간호과오

CHAPTER

제 1 절 환자와 법률관계

1 의료계약과 그 의의

① 환자가 의사에게 진료를 의뢰하고 의사가 환자의 요청에 응하여 치료행위를 하게 되는 경우 의사와 환자 사이에는 일정한 법률관계가 성립하며 의사와 환자 사이의 계약은 의료계약 또는 의사계약이라고 하기도 한다.

② 의료행위에 있어서 의사와 환자 사이에는 사법상의 권리의무관계 즉 계약관계가 성립하므로, 환자에 대한 의사의 의료행위 그 자체를 일종의 계약적 법률관계라고 말할 수 있다.

③ 의료계약에 의해 의사와 환자는 채권-채무관계에 놓이게 되며 채권이란 채권자가 채무자에 대하여 일정한 행위를 요구하는 권리이다.

④ 의료계약은 형식에 제약을 받지 않는 자유로운 계약으로 일반적으로 명시적, 묵시적 형식의 구두로 성립한다. 이는 의사와 환자 사이에는 채무와 그 불이행책임에 관한 문제보다는 본질적으로 의사와 환자 사이의 그 신뢰를 기본으로 하고 있기 때문이다.

⑤ 간호사는 환자에게 제공되어야 하는 의료채무를 이행하는 의사의 이행보조자로서 채무자에 갈음하여 독립적으로 채무의 전부 또는 일부를 이행하는 이행대행자를 의미한다.

2 의료계약의 특성

① 의료계약은 일반적으로 계약서를 작성하지 않는 묵계형식의 계약이 이루어지는데, 의사와 환자 사이에는 채무와 불이행 책임에 관한 문제보다 본질적으로 신뢰를 기본으로 하기 때문이다.

② 내용면에서도 질병을 치료하고 싶다는 환자의 희망, 즉 계약체결의 최종목적만 뚜렷할 뿐 가능성 유무, 이를 달성하기 위한 방법 등 계약의 내용은 명확하지 않다. 그러므로 계약의 내용은 결국 의료인이 결정하게 된다.

③ 의료인은 「의료법」 제15조에 의하여 정당한 이유 없이 의료행위를 거부하지 못하며, 응급환자에 대해서는 「응급의료에 관한 법률」에 따라 최선의 처치를 해야 할 의무를 부담한다. 그러므로 응급상태인 환자는 의료인의 의료계약체결의 자유가 제한할 수 있다.

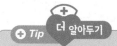

> **의료계약의 특성**
> ① 불요식계약 : 계약문서의 작성을 성립요건으로 하지 않는다.
> ② 낙성계약 : 진료신청과 접수라는 당사자 간 합의만 있으면 성립한다.
> ③ 유상계약·쌍무계약 : 의료계약의 일반적인 법적 성질은 무상의 특약이 없는 한 당사자 서로에게 대가성 있는 의무, 즉 의사의 진료의무와 환자의 진료비지급의무가 발생한다.

3 의료계약의 당사자 중요 ★

① 의료기관에서 지정 진료 시에는 병원과의 의료계약 이외에 환자와 지정의 사이에 별도의 의료계약이 성립한다.
② 미성년자의 경우 의료계약의 당사자가 될 수 없기 때문에 미성년자인 환자 자신이 아니라 그 법정대리인이 대리하여 체결하여야 한다.
③ 교통사고나 자살기도 같은 사고에 의하여 의식불명 환자에게 가족, 친지 등 동반자가 없는 경우는 의사와 환자 사이에 의료계약적 법률관계가 성립할 수 없다. 그러나 의사는 환자 또는 그 가족, 친지의 진료의뢰가 없을지라도 응급환자에 대하여 당연히 응급처치를 하여야 한다(응급의료에 관한 법률 제4조).
④ 의료계약 당사자는 의료기관의 진료계약이나 입원계약에 따라 의료기관과 환자가 계약당사자가 되며, 의료기관은 환자에게 치료행위 및 간호에 대한 채무를 계약내용에 따라 부담하여야 할 의무를 부담하게 된다.

4 의료계약의 내용

(1) 의료인의 의무(간호사의 법적 의무)

① 의료법상 간호사의 의무 중요 ★
  ㉠ 의료법상 간호사의 의무에는 기본임무수행의 의무, 품위유지의 의무, 신고 및 보수교육 이수의무, 요양방법의 지도의무, 기록 작성 및 보존의무 등이 있다.
  ㉡ 의료법 제2조 제2항 제5호에서 간호사의 임무를 명시하고 있다.
    ⓐ 환자 간호요구에 대한 관찰, 자료수집, 간호판단 및 요양을 위한 간호
    ⓑ 의사, 치과의사, 한의사의 지도하에 시행하는 진료의 보조
    ⓒ 간호 요구자에 대한 교육, 상담 및 건강증진을 위한 활동의 기획과 수행, 그 밖의 대통령령으로 정하는 보건활동
    ⓓ 제80조에 따른 간호조무사가 수행하는 업무보조에 대한 지도

ⓒ 충분한 조치를 다해야 할 의무를 부담할 뿐이지 완벽한 치유를 요구하는 것은 아니다. 그러나 어떤 질병에 대하여 일반적으로 적용되는 의료 인력이나 기술 또는 의료설비를 구비하고 있지 못할 경우 전원의 의무가 있다. 이를 위반하여 발생한 의료안전 사고의 경우 의료인은 채무불이행이나 불법행위의 책임을 진다.

ⓡ 의료인은 「의료법」에 의거하여 정당한 이유 없이 의료행위를 거부하지 못하며, 응급환자에 대해서는 「응급의료에 관한 법률」에 따라 최선의 처치를 해야 할 의무를 부담한다. 그러므로 응급상태에 있는 환자는 의료인의 의료계약체결의 자유를 제한된다. 간호사라 할지라고 응급환자에 대하여 전문의나 입원실이 없다는 이유로 진료를 거부할 수 없다.

> ### [+] 의료법 제15조(진료거부 금지 등)
>
> ① 의료인은 진료나 조산 요청을 받으면 정당한 사유 없이 거부하지 못한다.
> ② 의료인은 응급환자에게 「응급의료에 관한 법률」에서 정하는 바에 따라 최선의 처치를 하여야 한다.

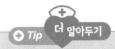

⊕ Tip 더 알아두기

의료법상 간호사의 의무(품위 유지의 의무, 신고 및 보수교육 이수의무, 요양방법의 지도의무, 간호기록부 작성 및 전자의무기록 관리)와 관련 법률

품위 유지의 의무
• 「의료법」 제66조 제1항 제1호, 동법 시행령 제32조
  학문적으로 인정되지 아니하는 진료행위, 비도덕적 진료행위, 거짓 또는 과대 광고행위, 과잉 진료행위 및 부당진료청구, 직무와 관련하여 부당한 금품수수, 영리를 목적으로 환자유인 및 유인하게 하는 행위를 했을 경우 등으로 면허자격을 정지당할 수 있다.

신고 및 보수교육 이수의무
• 「의료법」 제25조 제1항
  의료인은 대통령이 정하는 바에 따라 최초로 면허를 받은 후부터 3년마다 그 실태와 취업상황 등을 보건복지부 장관에게 신고해야 한다.
• 「의료법」 제30조 3항
  의료인은 제2항에 따른 보수교육을 받아야 한다.

요양방법의 지도의무
• 「의료법」 제24조
  의료인은 환자나 환자의 보호자에게 요양방법이나 그밖에 건강관리에 필요한 사항을 지도해야 한다.

> **간호기록부 작성 및 전자의무기록 관리**
> • 「의료법」 제22조 제1항
>   의료인은 각각 진료기록부, 조산기록부, 간호기록부, 그 밖의 진료기록에 관한 기록을 갖추어 두고 환자의 주된 증상, 진단 및 치료 내용 등 보건복지부령으로 정하는 의료행위에 관한 사항과 의견을 상세히 기록하고 서명하여야 한다.
> • 「의료법」 제23조 제3항
>   누구든지 정당한 사유 없이 전자의무기록에 저장된 개인정보를 탐지하거나 누출, 변조, 또는 훼손하여서는 아니 된다.

② 주의의무 **중요** ★

  ⊙ 의료인은 환자의 치료를 위해 현재의 의학수준에 비추어 필요하고 적절한 진료조치를 할 책임이 있다.

  ⓛ 간호사는 환자를 돌봄에 최선의 주의를 기울여야 할 의무가 있으며, 간호행위를 위임했을 경우는 간호의 내용 및 그 행위가 정확하게 이루어지는지 확인해야 할 의무가 있다.

  ⓒ 주의의무와 확인의무를 소홀히 하여 환자에게 손해가 발생하면 이것이 간호과오가 되어 그에 대한 책임을 지게 된다.

  ⓡ 주의의무는 결과예견의무와 결과회피의무로 구성된다.

    ⓐ 결과예견의무 : 간호사가 지식 부족으로 위험을 예견할 수 없는 경우에도 주의의무 위반이 된다. 다음의 경우에 예견의무가 있는 것으로 본다.

      • 발생가능성이 매우 낮은 경우라 할지라도 일반 간호사에게 알려진 상태의 것이라면 예견의무가 있다.
      • 일반 간호사에게는 알려져 있지 않은 단계라 할지라도 그 간호사가 이를 알 수 있는 위치에 있는 경우라면 예견의무가 있다.
      • 하여야 할 행위를 하지 않는 것도 주의위반으로 취급한다(㉠ 예비검사나 사전검사를 실시하여야 할 의무).

    ⓑ 결과회피의무 : 예견 가능한 위험이 발생하는 경우에 이를 회피시킬 수 있는 수단을 강구하여야 할 의무다. 결과회피의 의무는 회피 불가능한 위험에까지 의무가 있다고 해서는 안 된다.

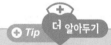

> **의료인이 위험을 피하려 했으나 불가능한 경우**
> • 위험회피를 위하여 일정한 조치를 취하였으나 예기하지 못한 유해한 결과가 야기된 경우
> • 위험을 예견하였으나 의료인의 어떤 사정(능력, 시설, 장비 또는 약물 등이 없어서)으로 이를 회피할 수 없었던 경우
> • 위험의 성질상 이를 회피하려는 조치를 취하는 것이 불가능하거나 불완전한 경우

③ 설명 및 동의의 의무 **중요** ★

 ㉠ 환자의 수술 같이 신체를 침해하는 진료행위를 하는 경우 질병의 증상, 치료방법의 내용과 필요성, 발생이 예상되는 위험 등에 대해 설명하여, 당해 환자가 필요성이나 위험성을 충분히 비교하고 진료행위를 받을지 여부를 선택하게 함으로써 진료행위 관한 동의를 받아야 한다.

 ㉡ 환자의 동의는 「헌법」 제10조에서 규정한 개인의 인격권과 행복추구권으로 보호되는 자기결정권을 보장하기 위한 것이다. 환자가 생명과 신체의 기능을 어떻게 유지할지를 결정하고 진료행위를 선택하게 되므로, 의료계약에 따라 제공되는 진료의 내용은 의료인의 설명과 환자의 동의에 의하여 구체화된다.

 ㉢ 의료행위는 「형법」 제20조에 규정된 정당행위로서 위법성이 없으나 의료에 대한 환자의 주체적 참여, 즉 환자의 자기결정권이양이 필요하여 이를 의료행위 정당성의 적극적 요소로 간주하게 되었다. 그러므로 사전동의(informed consent)는 의료에 있어 가장 중요한 조건이다.

 ㉣ 「민법」 제683조 '수임인의 보고의무' 규정에 의하면 "수임인은 위임인의 청구가 있는 때에는 위임 사무의 처리사항을 보고하고 위임이 종료한 때에는 지체없이 그 전말을 보고하여야 한다."라고 되어 있다. 즉, 의료계약은 그 법적 유형을 준 위임으로 보기 때문에 민법의 위임계약 규정이 이에 준용되며 의료인은 의료의 경과를 환자에게 설명하여야 한다.

 ㉤ 동의는 참된 동의, 즉 모든 사항과 내용에 대한 자세한 설명을 통해 환자가 충분히 납득한 후에 자유의사에 의해 이루어진 동의여야 한다. 따라서 설명이 없거나 불충분하였기 때문에 이루어진 착오동의나 그 위험성을 축소시켜 설명하여 얻은 동의, 의료인의 감정을 상할 것을 우려하여 한 동의 또는 의료의 내용을 이해하지 못하는 정신건강문제 대상자나 미성년자에게서 얻은 동의 등은 무효이며 이는 전단적 의료가 성립된다.

 ㉥ 동의의 종류에는 묵시동의, 명시동의 및 동의상해가 있다.

  ⓐ 묵시동의(implied consent) : 환자가 병원에 오거나 진찰권을 구입하는 것은 의료를 받기 위한 것이므로 진단을 위한 물리적인 진찰과 각종임상 병리검사 및 방사선 검사 등과 일반적으로 이루어지는 초보적인 의료에는 이미 동의한 묵시성이 포함되어 있으므로 일일이 동의를 얻을 필요는 없다.

  ⓑ 명시동의(express consent) : 의료에 앞서 환자에게 충분히 설명한 후에 그 시행여부를 환자 스스로 결정하도록 하여 동의를 얻는 것이다. 의료가 위험성을 내포하거나 위험을 내포하지는 않지만 몸에 불가역적인 변화를 초래하는 경우, 경제적인 부담이 클 경우 반드시 명시동의를 얻어야 한다.

  ⓒ 동의상해(consent injury) : 사회의 미풍양속 또는 사회적 상당성에 반하지 않는 한 처벌하지 않는 행위이다.

> ☑ **예**
>
> 수혈을 위한 채혈, 이식을 위한 조직이나 장기의 적출 등은 피해자의 동의 법리에 따라 적법화된다.

④ 확인의무
　　㉠ 의약품 및 기자재 사용 시의 확인
　　　ⓐ 의약품 및 기자재 사용 시 확인의무 : 간호사는 피투여자의 확인, 투여 또는 사용의 필요성 및 시기의 확인, 의약품의 확인(용량, 부위, 방법), 의약품 변질 여부를 확인하여야 한다. 단, 변색이나 혼탁, 침전물 및 점조도의 변화, 악취 또는 비정상적적인 냄새 등 눈이나 코로 확인할 수 있는 정도다.
　　　ⓑ 의료기구 및 장비사용 전 확인의무 : 의료인은 의료기구 및 장비를 사용하기에 앞서 안전성 및 정상 가동여부를 반드시 확인하여야 한다. 단, 잠재적 결함이 사고의 원인이었다면 이는 병원 당국이나 제조자에 책임을 묻게 될 수 있다.
　　㉡ 간호보조행위에 대한 확인 : 간호의 주체는 간호사이기 때문에 간호조무사나 보조 인력에게 위임한 모든 간호보조행위도 간호사가 확인하여야 한다.
⑤ 비밀유지의 의무
　　㉠ 개인의 사생활, 프라이버시 보호는 「헌법」상 보호되며(헌법 제10조), 업무상 알게 된 다른 사람의 비밀을 누설한 자는 「형법」에서 처벌하고 있다(형법 제317조).
　　㉡ 의료인이 환자의 비밀을 누설하면 의사에 대한 신뢰는 물론 의료행위에도 지장을 초래한다.
　　㉢ 법은 의료인이 환자의 비밀을 유지하도록 의무화하고 있으며 환자의 비밀누설금지에 관한 규정을 두어 이를 보장하고 있다.
　　　ⓐ 의료인은 재판상의 증언을 거부할 수 없으나 「민사소송법」 제315조 '증언거부권'으로 의료인은 업무상 알게 된 비밀사항에 관한 것에 대하여서는 증언을 거부할 수 있다.
　　　ⓑ 기록의 열람 또는 제시 한계에 관한 것으로 의료 및 간호사고가 발생했을 시 진료 및 간호기록부의 열람 또는 제시를 요구받는 경우가 있는데 규정에 의한 적절한 판단이 필요하다.

> **「의료법」 제19조**
>
> 특별히 규정된 경우 외에는 의료, 조산, 또는 간호를 하면서 알게 된 다른 사람의 비밀을 누설하거나 발표하지 못한다.

　　㉣ 이러한 법률규정에 관계없이 의료인의 비밀준수 의무는 의료계약상 당연히 발생하게 되는 것이며, 의료인은 의료행위로 알게 된 환자의 비밀을 누설해서는 안 된다.
　　㉤ 현행 규정상 예외적인 3가지의 경우에는 비밀누설이 정당행위로 인정된다.
　　　ⓐ 본인의 동의가 이루어진 경우 비밀누설은 위법이 되지 않는다.
　　　ⓑ 비밀을 유지하는 것이 공공의 이익에 반하여 법령에 의하여 비밀누설의 의무가 있는 경우이다.

> **☑ 예**
>
> 감염병의 경우 감염병 환자는 감염병을 전파시켜 공공의 복지를 해할 우려가 있으므로 의사가 환자의 병을 신고하는 것은 법에 의한 의무이다(감염병의 예방 및 관리에 관한 법률 제11조).

ⓒ 국가적으로 승인된 공공생활의 목적을 달성하기 위하여 적당한 수단이라고 인정된 정당한 업무행위의 경우 비밀누설의 죄가 되지 않는다.

> **☑ 예**
>
> 직장의 건강검진에서 결핵환자를 발견하여 그 상사에게 회신하는 것

(2) 환자의 의무

① 진료협력과 고지의무

    ㉠ 의료인이 치료하기 위해 환자에게 요구하는 행위에 환자는 협력해야 하는 의무가 있다. 질병의 증상, 기왕의 치료, 특이체질 등 해당 치료에 도움이 되는 사항을 의료인에게 고지해야 하는 의무도 부담한다.

    ㉡ 환자가 진료협력의무를 다하지 않았거나 잘못된 고지에 기초해 오진 등의 의료안전 사고 후 의료분쟁이 발생한 경우에는 의료인의 손해배상책임이 경감되거나 손해배상책임을 면할 수 있다.

② 진료비 지급의 의무

    의료인의 의료행위에 대한 반대급부로서 환자는 진료비를 지급해야 할 의무가 있다.

③ 진료권을 보호할 의무

    ㉠ 의료인은 「헌법」과 관련법률(헌법 제10조, 의료법 제12조, 응급의료에 관한 법률 제12조)에 의하여 진료권을 보호받고, 이를 침해하는 경우 관련법 등에 의해 형사적 책임은 물론 「민법」상 손해배상청구를 할 수가 있다.

    ㉡ 「의료법」 제13조에는 "의료인의 의료 업무에 필요한 기구·약품·기타 재료는 이를 압류하지 못한다."라고 규정하여 의료인이 환자를 치료하는 데 지장이 없게 하고 있다.

5 의료계약의 종료

① 의료계약은 환자의 질병이 치료되거나 환자가 사망하면 종료된다.

② 의료인은 질병이 완치될 때까지는 정당하나 이유가 없는 한 환자에게 불리한 시기에 의한 의료계약을 해지할 수 없다(민법 제689조 제2항). 그러나 환자는 강제진료를 받아야 할 특별한 사정이 없는 한 의료계약을 언제나 임의로 해지할 수는 없다.

제 2 절 　 간호사의 주의의무

1 　 주의의무의 정의와 구조

(1) 주의의무의 정의 [중요] ★

① 주의의무란 나쁜 결과 발생을 예견하고 그 결과 발생을 회피하는데 필요한 최선의 주의를 다할 의무를 말하며(대법원 1999. 3.26, 선고98다45379, 45386 판결, 대법원 2012.9.13. 선고2010다76849 판결) 주의의무를 태만히 한 경우 이를 과실이라고 한다.

② 의료인의 주의의무는 의료행위 시, 일반적인 의료인 수준의 지식과 능력을 갖춘 의료인으로서 통상 베풀어야 할 주의의무를 말한다.

(2) 주의의무의 구조

주의의무는 유해한 결과 발생을 예견할 수 있어야 하는 결과예견의무와 예견 가능한 위험을 피할 수 있는 수단을 강구해야 하는 결과회피의무로 구성된다.

① 결과예견의무 [중요] ★

　㉠ 통상의 일반적 간호사가 갖추어야 할 당시의 의학적 지식과 기술에 의하여 결과 발생을 예견할 수 있는데도 당시의 의학적 지식과 기술에 의하여 결과 발생을 회피하지 못한 과실이 있는 경우에 책임을 진다.

　㉡ 나쁜 결과에 대한 예견의무는 예견 가능성 있는 범위에서만 추궁되며 예견 가능성은 일반간호사라면 행위 때 결과 발생을 예견할 수 있는 것을 말한다.

　㉢ 간호행위상 과오의 주가 되는 것은 '무지'로, 간호사가 지식 부족으로 위험을 예견할 수 없었다면 '주의의무 위반'이 된다.

　㉣ 결과예견의무는 다음과 같은 것들이 포함되어야 한다.

　　ⓐ 해야 할 행위를 하지 않는 경우

　　ⓑ 일반간호사에게는 알려지지 않은 단계일지라도 그 간호사가 이를 알 수 있는 위치에 있는 경우

　　ⓒ 발생 가능성이 낮은 경우일지라도 일반 간호사에게 알려진 상태

② 결과회피의무 [중요] ★

　㉠ 결과회피의무는 일반적으로 예견되는 위험의 발생을 방지하거나 위험이 발생하는 경우에 이를 피할 수단을 강구해야 할 의무이다.

　㉡ 의료행위 시 위험 예견 가능성을 인식한 간호사는 최선을 다하여 회피조치를 강구하여야 하는 결과회피 의무를 부담한다.

　㉢ 결과회피의무의 위반 여부를 판단함에 있어서 종종 문제가 되는 것은 임상에서의 관례와 이 의무가 경합하는 경우이다.

ⓔ 위험 발생 가능성에 대비하여 의료인이 최선의 주의의무로서 결과회피 조치를 강구했는데도 위험이 현실화된 경우에는 주의의무를 위반한 것으로 보지 않는다.

┌─ ☑예 ───
환자의 진료에 최선을 다하였지만 오히려 환자의 질병이 악화된 경우
└──

2 환자간호에서 주의의무

(1) 주의의무의 판단기준

① 객관적, 일반적 기준

ㄱ 간호학의 수준

ⓐ 주의의무의 위반, 즉 과실은 전문간호업무에 종사하는 사람을 기준으로 하는 것이고 간호사라면 누구나 할 수 있는 주의의 정도를 표준으로 하여 과실 유무를 판단한다.

ⓑ 사고 당시의 일반적인 간호학 수준과 간호환경, 조건, 간호행위의 특수성 등을 고려하여 판단한다.

ⓒ 간호상의 주의의무는 간호학이 기준이 되며 간호학은 임상간호학을 의미한다.

ⓓ 간호 수준은 규범적으로 요구되는 수준이지 당해 간호사나 의료기관의 구체적 상황에 따르는 것이 아니다.

ㄴ 재량성

ⓐ 간호행위를 행할 때 실제로 환자에게 동등한 효과를 지닌 여러 간호 방법 중 시술자가 판단하기에 가장 적합한 방법을 우선적으로 취하거나 자신이 시술한 경험이 많은 방법을 취하는 것은 무방하다.

ⓑ 재량성의 합리적인 한계와 시술자의 판단이 객관적으로 타당해야 간호과오 발생 시 과실책임을 면할 수 있다.

② 주관적, 구체적 기준

ㄱ 객관적 기준을 현실 상황에 그대로 적용하면 위축진료 내지 방어적 진료의 경향이 유발되므로 현실적으로 판단기준에 적절한 수정이 필요하다.

ㄴ 지역성과 전문성, 긴급성과 치료요법의 유일성에 따라 주의의무의 요구가 달라져야 한다.

ㄷ 환자의 이익을 도모하고 의사와의 갈등을 해소하기 위해 일어난 과실시 긴급 혹은 특수 상황의 적극적 참작 또한 요청된다.

(2) 주의의무의 간호 적용 실례

> **[+] 민사상의 간호사의 과실인정 사례**
>
> 전환장애로 신경정신과 보호병동에 입원치료를 받던 환자가 보호병동에서 직원의 감시가 소홀한 틈을 타서 자해행위로 부상을 당한 왼쪽 손목부위의 봉합부위를 감싼 탄력붕대를 창문 철망에 묶고 목을 매달아 자살을 하려다가 직원에게 발견되어 생명은 구조되었으나 이로 인하여 저산소성 뇌손상을 입었다. 환자는 사고 이틀 전에 유리컵을 깨서 병원 직원에게 행패를 부리고 주사맞기를 거부하는 등 평소와는 달리 매우 공격적인 행동을 하였고, 혀를 깨물려고 하였으며 바둑알을 깨서 자신의 손목에 상처를 내는 등 여러 형태의 자해행위를 함과 아울러 자살을 감행할 것을 암시하는 말을 하였음에도 불구하고, 사고 당시 담당 간호사 등이 다른 환자들을 데리고 단체 산책을 나가버림으로써 원고로 하여금 자살도구로 손쉽게 사용될 수 있는 탄력붕대를 감은 채 병실에 혼자 남아 있게 되었다. 담당 병원의 의사, 간호사 등은 자살을 감행할 수도 있을 것으로 예상되는 위험한 상태에 있는 원고의 동태를 계속 주의 깊게 관찰·감독하는 등의 조치를 취함으로써 환자의 자살기도를 미리 방지하여야 할 주의의무가 있음에도 이를 게을리 한 과실이 인정되었다(대법원 1991.5.10, 선고91다5396).

제 3 절 간호과실의 유형

1 간호사고, 과오, 과실 중요 ★★

(1) 간호사고

환자가 간호사로부터 간호서비스를 제공받음에 있어 간호행위가 개시되어 종료까지의 과정이나 그 종료 후 당해 간호행위로 인하여 발생한 예상하지 못하고 원하지 않았던 인신상의 불상사가 발생한 경우를 말한다.

(2) 간호과오

간호과오는 간호사가 간호행위를 행함에 있어서 전문직으로서의 표준 행위를 충족하지 못하고 평균 수준의 간호사에게 요구되는 업무상의 주의의무를 게을리하여 환자에게 인신상의 손해를 발생하게 한 것이다.

(3) 간호과실

간호과실은 환자에 대한 간호사의 의무 태만의 결과로 손상, 상해, 손해의 발생 등 구성요건이 갖추어져 간호과오로 인한 책임에 있어 인과관계가 입증된 것이다.

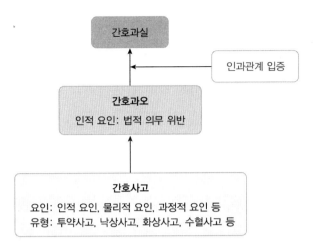

[그림 2-1] 간호사고, 간호과오, 간호과실의 관계

> **[+] 간호과실의 소송사례에서 일반적인 경우**
>
> • 환자를 감독하지 못한 경우
> • 부적절한 간호행위
> • 환자의 상태를 관찰하지 못한 경우
> • 잘못된 수혈
> • 낙상
> • 환자의 상태를 감독하지 못한 경우
> • 환자의 상태를 의사에게 보고한 시기가 지연되어 환자에게 손상이 간 경우

2 간호과오의 예방 방안

(1) 간호사고의 예방 방안

① 개인적 예방 방안

㉠ 대상자와의 좋은 인간관계, 신뢰관계를 형성한다.

㉡ 간호실무표준을 기초로 최선의 간호를 수행한다.

㉢ 사소한 내용이라도 환자 및 보호자의 호소를 가볍게 넘기지 않는다.

㉣ 근거에 의하여 충분한 설명을 제공한다.

㉤ 의료기관의 정책과 관련 규정, 지침을 적어도 1년에 한 번은 자세하게 읽는다.

② 조직적 예방 방안

㉠ 법적 의무에 대한 정기적 교육을 시행하되 사례 중심의 문제해결식 교육이 바람직하다.

㉡ 사건보고 및 의사소통체계를 마련한다. 사건보고와 인사고과를 분리시켜 불이익에 대한 두려움 때문에 간호사고를 숨기지 않도록 하여야 한다.

ⓒ 조직적으로 위험관리를 위한 전담자를 양성하여 체계적으로 위험을 분석 및 예방 전략을 수립한다.

ⓔ 누가 과오를 범하였는가보다 왜 문제가 발생되었는가를 따져 근본적인 원인을 분석한다. 근본적 원인 해결을 위하여 필요하다면 병원의 구조적 변화를 요청할 수 있어야 한다.

(2) 간호사고 시 대응 방안

① 개인적 대응 방안

㉠ 간호기록 및 기타 자료를 확보하고 진행과정을 철저히 검토한다.

㉡ 피해를 당한 환자 및 보호자 등에게 사과할 경우 진심을 다한다. 환자의 상태에 대하여 정확하고 쉽게 설명하고 최선을 다하고 있음을 이해시킨다.

㉢ 문제발생 시 자신이 법적 책임을 지겠다고 성급하게 말하지 않는다.

㉣ 다른 동료의 과실을 환자에게 대신 사과할 때 절대 동료를 비난하지 않는다.

㉤ 간호사는 환자를 보호하는 것이지 의사나 다른 동료를 보호하는 것이 아님을 명심한다.

㉥ 문제발생 시 신속히 후속 조치하고 의사나 다른 조력자에게 도움을 구한다.

㉦ 의료과오 관련 판례를 검색하거나 법률전문가의 조언을 듣고 대처한다.

㉧ 개인적 책임은 다른 사람의 지시나 명령에 따랐다고 해서 경감되지 않으며, 책임을 피하고자 '의사의 처방을 따랐을 뿐'이라는 방어는 적절하지 않다.

㉨ 간호사가 과오를 숨기기 위해 기록 위조 또는 변조, 증거를 인멸하거나 대상자에게 거짓말 등의 기만행위를 한 경우 과실이 추정되므로 절대 삼간다.

㉩ 대상자가 간호사의 지시나 주의사항을 무시하고 따르지 않아 손해가 더 커진 경우 대상자의 과실부분만큼 간호사의 책임을 면하게 된다(과실상계).

㉪ 간호사고가 발생하면 관리자에게 사건보고(incident report)할 책임이 있다.

② 조직적 대응 방안

㉠ 간호과오 발생 시 간호사를 비난하거나 벌하기보다는 과오사례를 서로 공유하여 똑같은 실수가 두 번 다시 일어나지 않도록 개선하여야 한다.

㉡ 문제의 원인을 발견하기 위하여 적극적으로 자료를 수집하고 원인을 분석한다.

㉢ 환자나 가족에게 해당 간호사보다는 위험관리자가 사실관계, 추후 치료비용 부담 등을 설명하는 것이 바람직하다. 간호사고 발생원인에 대하여 성의 있고 공손한 태도로 충분히 설명한다.

㉣ 관리자는 간호사가 병원을 위하여 잘못한 사실을 감추어야 할 책임이 있다는 가정을 심어 주어서는 안 된다.

㉤ 향후 같은 과오를 반복하지 않기 위한 추후 조치를 환자에게 확실히 설명한다.

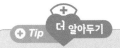

사건보고서 작성 시 유의점
- 간호사는 모든 사건을 객관적으로 기술하여야 한다.
- 이미 완성된 사건보고서에 기록해서는 안 된다.
- 사건보고서를 개인이 파일하기 위하여 복사해서는 안 된다.
  이는 사건보고서 위에 덧쓰는 것을 방지하기 위함이다. 사건보고서를 복사하거나 기관 밖으로 가져가는 것은 환자의 비밀보장을 침해하는 것이다. 사건보고서가 다른 사람의 손을 통하여 원고 측 변호사에게 입수되는 경우 병원 측의 방어에 심각한 영향을 미치게 된다.
- 의사와 상급 간호사는 사건보고서를 파일화하도록 한 지시를 기록해서는 안 된다.
  사건보고서의 존재는 원고 측 변호사의 관심의 대상이 된다.
- 비정상적, 비일상적인 발생과 사건을 기록한다.
  모든 사람이 그 문제나 사건에 대해 알고 있다고 가정하면 안 된다.

제4절 간호과오 소송에 있어서의 책임

1 의료소송

(1) 의료소송의 정의

① 법률 의료인이 환자에게 의료 행위를 수행할 때, 의학 지식이나 의료 기술의 원칙에 준하는 업무상 주의의무를 가지는데, 이러한 의무를 게을리하여 환자에게 적절하지 못한 결과가 나타난 것으로 의심되는 경우에 일어나는 소송이다.

② 간호사의 업무상 과실치상이나 과실치사를 다투는 「의료법」 위반을 다투는 행정소송도 이에 포함된다.

(2) 간호과오의 입증책임

① 의료사고 소송의 성립

의료사고 소송 시 의무, 의무위반, 원인, 피해 등이 있어야 하며 환자 측은 직무태만의 4가지 요소를 입증해야 한다. 입증되지 않으면 환자 측은 피해에 대한 보상을 받을 수가 없다.

② 간호과오 소송에서 환자 측이 입증해야 할 사항 **중요** ★

　㉠ 배상받을 구체적인 손해가 있는 것
　㉡ 간호사의 과실이 있었다는 것
　㉢ 환자와 간호사의 관계가 있었다는 것
　㉣ 간호사의 과실이 원인이 되어 손해를 입었다는 것(직접적·간접적인 원인 모두 포함)

2 의료소송 과정

(1) 의료소송의 법적과정

① 소장접수 및 심사

피해자 측이 피해나 불만사항에 대한 탄원이 원고에 의해 제기되는데, 고소장에는 다음과 같은 것이 제시된다.

㉠ 보상에 대한 요구

㉡ 손해나 상해

㉢ 표준위반에 대한 주장

㉣ 원고와 피고의 이름

② 진료기록의 제출 및 번역

진료기록은 요건사실에 입증책임을 지는 원고 측이 제출하여야 한다.

③ 신체감정의 실시

신체의 상태, 질병의 유무, 진단의 적정성, 치료방법, 경과, 후유증 등 의사의 의료과오에 대한 전체사실을 확정할 수 있을 뿐 아니라 직접적인 과실을 밝힐 수 있다. 환자의 현재 상태를 객관적으로 확정한 후에야 환자에 관한 의무기록을 중심으로 정확한 진료기록 감정을 실시할 수 있으므로 재판 초기에 실시된다.

④ 사실조회 신청

법원이 필요한 조사를 공무소, 학교, 기타 단체에 촉탁하고 공무소 등이 이에 응하여 회신서를 제출하는 증거수집의 절차이다. 연구소, 대학병원 급의 종합병원 등에 대해 조회하게 된다.

⑤ 진료기록 감정 의뢰

대학 부속병원, 국립·공립 종합병원 등에 감정을 촉탁하는 방법으로 감정이 시행된다.

(2) 의료과실소송에 대한 변호

① 의료소송에서 변호에 포함될 수 있는 내용

㉠ 시효법 : 시효법은 소송이 제기될 수 있는 시기에 관한 법령이다. 과실소송이 법에서 정한 시한 안에 제기되지 않으면 원고는 피고를 고소할 권리를 상실한다. 소송제기는 환자간호나 치료에서 오류가 있었을 때 또는 자신의 피해에 대한 의료인의 과실을 발견한 때부터 일정 기간 안에 이루어져야 한다.

㉡ 동의서 : 위험가능성 동의에 따른 변호는 환자가 건강관리제공자에 의한 조치나 치료에 동의함으로써 명백하게 예고된 위험이나 암시적인 위험을 수락했다는 것에 근거를 둔다. 이는 환자의 동의서에 근거를 둔다.

㉢ 불가피한 사건 : 사건 외에 어느 것도 원고의 피해를 유발하지 않았을 때 이용된다.

㉣ 기여과실과 비교과실 **중요** ★

ⓐ 기여과실 : 환자가 어떤 식으로든 자신이 입은 상해에 기여한 바가 있다면 원고는 보상을 받는 것이 허용되지 않는다.

> **☑ 예**
>
> 의사가 약 용량을 잘못 처방했다 해도 원고가 처방한 약 용량을 의심하지 않고 투여하여 피해가 증가되었다면 원고는 그 피해에 기여한 것이 된다.

ⓑ 비교과실 : 원고와 피고 측 둘 다에 과실이 있을 경우 과실의 비율에 바탕을 두고 보상을 결정한다.

ⓒ 변호 : 건강관리 제공자의 치료가 표준 이하가 아니라는 주장으로, 설령 표준을 위반했다 해도 원고에게 피해를 입힌 원인이 아니라는 주장이다.

> **☑ 예**
>
> 안과 수술을 받고서 오른쪽 다리 마비증상이 왔다고 고소하였을 때 이는 의학적으로 가능한 일이 아닐 경우이다.

② 증거 수집 방법

㉠ 심문조서 : 소송이 제기된 의료사고를 둘러싼 증인과 쟁점에 관해 정보를 요청하는 서면으로 된 질문서이다. 심문조서에서 요구되는 정보는 증인에 대한 반대심문에서 이용되며 변호사는 심문조서에 이의를 제기할 수 있다.

㉡ 원고조사 : 원고조사는 원고의 신체적·정신적 상태에 관한 정보를 알아내기 위해 이용된다. 피고가 선택한 의사 또는 원고와 피고가 선택한 의사를 대상으로 조사가 이루어질 수 있다.

㉢ 기록에 대한 요구 : 기록 작성 요구는 원고나 피고가 다른 편에서 단서를 얻기 위해 하는 요구로 의료기록, 병원관련서류, 병원의 정책과 절차, 보수교육기록, 인사기록, 시간표, 출력물, 메모, 병원영상필름, 위임장, 청구서, 예약기록, 사진, 의학적 실례, 예산, 차트, 목록, 회계장부, 병원정책에 대한 내규, 잡지, 노트북, 환자일지와 직원일지 등이 포함된다.

㉣ 사실인정 : 사실인정은 소송이 제기된 문제에 관한 사실의 인정 또는 부정을 묻는 서면으로 된 질의서로 재판에서 논의되어야 할 사실의 수를 제한하기 위한 것이다.

3 의료소송을 피하기 위한 방어적 간호 실무

① 환자와 환자가족과 지속적인 의사소통을 통해 신뢰관계를 유지한다.
② 본인, 의사, 다른 의료제공자들 사이에 오고 간 전화내용을 철저히 기록한다.
③ 기관에서 사용하는 약어들을 잘 알고 있어야 한다.
④ 자신이 일하는 기관과 간호단위의 정책과 과정을 알고 있어야 한다.
⑤ 요구되는 기록이나 영상 검사물(X-ray, CT) 등은 복사본을 보낸다.

⑥ 철저하고 정확한 기록을 유지한다. 특히 불순종하는 환자나 불평하는 환자에 대한 기록은 더욱 자세하고 꼼꼼하게 한다.

⑦ 환자 앞에서 의료제공자를 비방하거나 비난하지 말아야 한다.

4 간호과오 소송에 있어서의 책임

(1) 간호과오의 민사책임 [중요] ★

① 민사책임 : 의료인의 과오로 인하여 발생된 손해를 가해자로 하여금 배상하게 함으로써 피해자를 구제하는 것을 목적으로 한다.

② 형사소송은 '합리적인 의심이 없을 정도의 증명'을 하지 못한 경우 무죄를 선고하나 민사소송은 '과실과 결과 사이에 50%의 개연성'만 있어도 인과관계를 인정할 수 있다(대판 1996.11.8. 선고 95도2710 판결, 1998.9.4. 선고 96다11440 판결, 1989.7.11. 선고 99다카 26246).

(2) 간호과오의 형사책임 [중요] ★

① 의료인이 업무상 과실로 인하여 환자에게 사망, 상해 등이 발생한 경우 민사책임과 별도로 형사책임을 부담하게 된다.

② 형사책임에는 형벌, 즉 범죄자의 생명·신체·재산 등의 국가 제재가 따르기 때문에 죄가 법에 엄밀히 규정되어 있어야 하며(죄형법정주의), 주의의무 위반을 인정하는 기준이 엄격하다.

(3) 간호과오 책임의 종류

① 채무불이행 책임

　㉠ 「민법」 제390조의 규정에 의하여 계약을 근거로 발생하는 당사자 관계에서 간호사가 진료 또는 간호, 설명, 확인, 주의의무를 다하지 못하여 발생한 것이다.

　㉡ 불완전이행으로 민사책임이 발생하는 요건은 고의, 과실로 인한 불완전한 이행으로 인해 손해가 발생했으며 불완전한 이행과 손해발생 사이에 인과관계가 있어야 한다.

② 불법행위 책임

　㉠ 간호사가 업무상의 주의의무를 다하지 않아 환자에게 손해를 가하게 되면 「민법」 제750조의 불법행위 책임을 진다.

　㉡ 불법행위 책임이 성립하기 위한 구성요건은 다음과 같다.

　　ⓐ 가해자의 고의 또는 과실 및 책임능력이 있어야 한다.

　　ⓑ 가해자의 행위가 사회가 보호하는 권리를 침해하는 것(위법성)이어야 하며, 이때 정당행위와 정당방위, 긴급피난 자력구제, 피해자의 승낙이 있을 경우 위법성이 인정되지 않는다.

ⓒ 손해가 발생해야 한다. 손해는 적극적 손해, 소극적 손해, 정신적 손해(위자료)로 구분된다. 적극적 손해는 기존 이익의 상실(치료비)을, 소극적 손해는 장래 이익의 상실(일실수입)을 의미한다.

ⓓ 가해행위와 손해발생 간의 인과관계가 성립하여야 한다. 인과관계란 발생한 손해에 대한 배상책임 귀속을 결정짓기 위한 개념으로 법관의 자유 심증에서 얻어지는 법적인 가치 판단이다(대판 84.6.12. 선고 81다558).

③ 이행보조자 과실책임과 사용배상책임

㉠ 「민법」 제391조에 채무자의 법정대리인 또는 이행보조자의 고의나 과실은 채무자의 고의나 과실로 본다고 규정하고 있다.

㉡ 채무자는 이행보조자를 사용하여 자신의 활동범위를 넓힘으로써 많은 이익을 얻으므로 피용자를 사용해서 생기는 위험은 그로 인해 이익을 얻는 채무자가 부담하는 것이 공평에 맞고 채권자 보호에도 필요하기 때문이다.

> **[+] 「민법」 제756조**
>
> 타인을 사용하여 사무에 종사하게 하는 자는 피용자의 가해행위로 인하여 제3자가 입은 손해에 대하여 직접 배상해야 할 책임이 있다.

㉢ 피용자는 제750조의 일반 불법행위책임을, 사용자는 제756조의 사용자배상책임을 연대하여 부담하나 피해자는 보통 지불능력이 더 많은 사용자에게 배상을 청구하며, 이때 사용자는 피용자에 대하여 구상권(求償權)을 행사할 수 있다(제756조 제3항).

④ 업무상 과실치사상죄

㉠ 사람의 생명과 신체는 특히 중요한 법익으로서 주의의무를 태만히 하여 사람의 생명과 신체를 침해하는 경우에 형법은 이를 과실치사상의 죄에 의하여 벌하고 있다(형법 제268조).

㉡ 업무상 과실치사상죄란 업무상의 과실로 인하여 사람을 사망에 이르게 하거나 사람의 신체를 상해하는 것을 내용으로 하는 범죄로서 업무자라는 신분관계로 인하여 형이 가중되는데, 이는 일반적으로 업무자가 결과에 대한 예견 가능성이 크기 때문이다.

⊕ Tip 더 알아두기

업무의 법적 정의

업무에 대하여 대법원(1961.3.22. 형상4294)은 "사람의 사회생활 면에 있어서 하나의 지위로서 계속적으로 종사하는 사무를 말하고, 반복 계속의 의사 또는 사실이 있는 한 그 사무에 대한 각별한 경험이나 법규상의 면허를 필요로 하지 않는다고 하였으며, 면허 없이 자동차를 운전한 자, 기술자 면허 없이 자가발전기의 작동작업을 담당한 자도 본 죄의 업무자에 해당한다."라고 하였다. 따라서 간호사가 본연의 업무가 아닌 위임된 업무나 의사의 지시에 따른 업무이더라도 계속 반복적으로 하는 행위는 본 죄의 업무에 해당하며 형사상 책임을 질 수 있다.

> **[+] 형사상 간호사의 과실인정 사례**
>
> 췌장종양 제거수술을 시행한 환자가 중환자실에서 일반병실로 왔다. 담당의사는 간호사에게 환자를 1시간 간격으로 4회 활력징후(체온, 맥박, 혈압)를 측정하라고 지시하였다. 그러나 일반병실에서는 보통 2회 정도 측정하는 것이 일반적이라고 생각한 간호사는 2회만 측정하였으며, 근무교대한 다른 간호사 역시 4회차 측정을 했어야 할 시각까지 활력징후를 측정하지 않았다. 환자는 그 시각으로부터 약 10분 후 과다출혈로 인하여 심폐정지상태에 빠졌다가 사망하였다. 본 사례는 1시간 간격으로 활력징후를 측정하였더라면 출혈을 조기에 발견하여 수혈 수술 등 치료를 받고 환자가 사망하지 않았을 가능성이 충분하다고 판단되어, 의사의 지시를 이행하지 않고 활력징후를 4회차 측정하지 않은 간호사들의 주의의무 위반이 인정되었다(대법원 2010.10.28. 선고 2008도8606 판결).

(4) 보건의료관련법상의 제재

① 보건의료관련법에는 간호사의 법적 의무를 규정하고 있으며, 이를 위반하는 경우 일정한 행정상의 제재가 따른다.

② 민형사상의 책임과 달리 책임의 귀속 주체를 밝히기 위함이 아니라 행정상 의무이행을 확보하기 위한 수단으로 사용된다.

③ 주로 의무 위반에 대하여 일정한 제재를 가하는 행정벌인 행정형벌과 행정질서벌이 있으며, 면허 및 자격의 제한이 이에 속한다.

  ㉠ 행정형벌 : 행정법상 의무 위반에 대한 처벌로서 형법상의 형(징역, 금고, 자격상실, 벌금, 구류, 과료 및 몰수 등)을 과하는 경우를 말한다.

  ㉡ 행정질서벌 : 행정상의 질서 위반에 대하여 금전으로 제제를 과하는 처벌이며 주로 과태료라고 한다.

  ㉢ 면허정지 및 취소 : 의무 위반자가 받은 면허를 정지 또는 취소하는 행정행위로서 면허를 취득한 후 마약 중독, 의료법 위반으로 금고 이상의 형을 선고받거나, 면허증을 빌려준 경우 면허가 취소될 수 있으며, 진료기록부를 허위로 작성하거나 품위를 손상시키는 행위를 한 경우 면허의 효력이 1년 범위 내에서 정지될 수 있다.

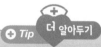

> **⊕ Tip 더 알아두기**
>
> **보건의료관련법상의 제제 실례**
>
> **태아 성감별 행위 금지(의료법 제66조)**
> 과거에는 임신기간에 관계없이 태아의 성을 알려주는 행위를 금지(의료법 제20조)하였으나, 이 규정이 의사의 직업수행의 자유 및 산모와 가족이 태아 성별 정보에 대한 접근권을 침해하고 있으므로 헌법에 위반된다(헌재 2008.7.31. 2004헌마1010, 2005헌바90)는 판결이 내려짐에 따라 의료법이 개정되어 의료인이 임신 32주 이전에 진찰과정에서 알게 된 태아의 성을 알리는 것을 금지하고 있으며 (32주 이후 알려주는 것은 적법함) 이를 위반한 경우 자격정지처분이 부과될 수 있다.

무면허의료행위 사례

의료인이 아니면 누구든지 의료행위를 할 수 없으며, 의료인도 면허된 것 이외의 의료행위를 할 수 없으며(의료법 제27조) 이를 위반한 경우 형사처벌을 부과한다(의료법 제87조). 간호사의 의약품 조제행위(대판 2007.10.25. 선고2006도4418), 간호사의 자궁질도말세포병리검사를 위한 검체 채취행위(대판 2007.7.26. 선고2005도5579)는 의사가 행하여야 할 의료행위에 해당한다.

제5절 간호과오의 민사책임

1 민법상의 간호과오 책임 중요 ★

① 의료계약은 환자 측이 의료행위에 대한 사무 처리를 위탁하고 병원이나 의료인 등이 이를 승낙함으로써 성립하는 것으로 일종의 위임이라 할 수 있다.

② 계약이 성립하면 선관주의의무라는 법적의무가 따르며 이를 이행하지 않으면 채무불이행에 따른 손해배상책임을 지게 된다.

③ 간호사는 병원 채무자의 이행보조자, 이행대행자의 위치에 있으므로 간호사의 선량한 관리자 주의의무(선관주의의무)를 다하지 않은 과실은 채무불이행의 책임을 지게 된다.

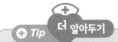

선관주의의무(善管注意義務)

선량한 관리자의 주의의무의 약칭으로서 채무자의 직업, 그 자가 속하는 사회적·경제적인 지위 등에서 일반적으로 요구되는 정도의 주의를 다하는 의무이다. 어느 특정인이 일상 자기의 물건을 관리함에 있어서 하고 있는 정도의 주의와 같은 정도의 주의(자기 재산에 관한 행위와 동일한 주의)를 해야 하는 의무와는 다르다.

법률은 특별한 경우에 한하여(민법 제922조, 제695조, 제1022조) 후자의 가벼운 의무를 인정하고 있으며 일반적으로는 전자의 무거운 의무가 과해지고 있다. 특정물의 인도채무의 경우는 인도를 할 때까지는 선관주의의무를 지니게 되나 채무자가 이행을 하려는데 채권자가 수령을 거부하고 있는 등의 경우는 자기 재산에 관한 행위와 동일한 주의의무로 경감된다. 주의의무가 개개인의 차이를 고려하지 않고, 추상적 평균인을 전제로 하는 것을 선량한 관리자의 주의의무 또는 선관주의의무라고 한다. 「민법」은 합리적·추상적 인간을 상정하고 있으므로 「민법」상의 주의의무는 선량한 관리자의 주의의무를 원칙적인 것으로도 하고 있다.

④ 간호사가 간호업무상의 주의의무를 다하지 않아서 환자에게 손해를 가하게 된다면 「민법」 제750조의 불법행위 책임을 진다.

> **➕ 민법 제750조(불법행위의 내용)**
>
> 고의 또는 과실로 인한 위법행위로 타인에게 손해를 가한 자는 그 손해를 배상할 책임이 있다.

⑤ 피해자는 가해자인 의료인의 과실을 입증해야 하는데, 과실은 사회통념상 요구되는 주의의무를 다하지 않은 것으로 주의의무의 기준은 일반적으로 의료행위 당시 평균적인 의료수준이 의료인 과실의 판단기준이 된다.

2 채무불이행 책임

(1) 의의

① 채무불이행 책임이란 「민법」 제390조의 규정에 의해 계약을 근거로 발생하는 당사자 관계에서, 채무자(간호사)에게 책임 있는 사유로 말미암아 채무의 내용에 따른 급부를 실현하지 않은 것이다.

② 의료계약에 있어 급부는 통상의 의료인이 갖는 주의의무로서, 진료 또는 간호·확인·설명·주의의무를 다하여야 하는 것인데, 이를 하지 못한 것이다.

③ 채무불이행에는 이행이 가능함에도 채무를 이행하지 않은 이행지체, 이행을 하기로 한 변제기에 이행이 불능한 경우, 이행은 있었으나 불완전하게 이행함으로써 그 침해 정도가 큰 적극적 채권침해가 있다. 간호는 주로 불완전한 이행과 관련이 된다.

> **➕ 민법 제390조(채무불이행과 손해배상)**
>
> 채무자가 채무의 내용에 좇은 이행을 하지 아니한 때에는 채권자는 손해배상을 청구할 수 있다. 그러나 채무자의 고의나 과실 없이 이행할 수 없게 된 때에는 그러하지 아니하다.

(2) 성립조건

① 불완전이행으로 인해 민사책임이 발생하는 요건은 고의·과실로 인한, 불완전한 이행으로 인해 손해를 가하고, 위 불완전한 이행과 손해발생 사이에 인과관계가 있어야 한다.

② 채무불이행 책임의 특별한 요건은 간호행위가 불완전한 이행일 것을 요한다.

③ 간호사에게 과실이 있다고 하는 판단은 개인의 주관적인 점을 판단하는 것임에 반해 간호행위가 불완전하다는 것은 간호행위 자체가 객관적인 점을 판단하는 것이다.

(3) 입증책임

간호과오를 채무불이행으로 보는 견해를 취하면, 간호과오의 귀책사유에 대한 입증책임을 채무자인 간호사 측이 져야 하므로, 이 경우 환자 측에는 유리하다.

(4) 이행보조자의 과실에 대한 책임

① 이행보조자의 과실은 주 채무자의 고의나 과실로 볼 수 있다. 그 이유는 채무자는 자신의 채무를 이행하기 위해 피용자를 사용하여 이익을 얻으므로 그로 인한 위험은 이익을 얻는 채무자에게 지우는 것이 채권자 보호를 위해 필요할 것이다.

② 의료기관에 종사하는 간호사는 이행보조자이므로 간호사의 과실은 의료기관 측의 과실로 여겨지고 그 결과 병원 측이 채무불이행 책임을 져야 한다.

3 불법행위 책임

(1) 의의

① 불법행위 책임이란 「민법」 제750조에 의해 아무런 특별한 관계가 없는 사람 사이의 가해행위에 대해 정의를 확립하기 위한 측면에서 피해자가 입은 손해를 전보한다는 점에 있어 채무불이행 책임과 차이가 있다.

② 의료과오 소송에서는 주로 불법행위 책임으로 구성하여 오다가, 최근 채무불이행 책임으로 구성하는 경향이 두드러지고 있는데, 이는 입증책임상 환자 측에게 더 유리할 수 있다는 근거에 의해서였으나 반론도 존재한다.

③ 불법행위로 보는 견해는 다음과 같다.

㉠ 간호사의 간호과오를 계약책임으로 물을 경우, 현재의 의료현장을 볼 때 계약의 당사자가 애매하다는 것이다.

㉡ 의사 또는 간호사의 과실로 계약당사자 이외의 자가 손해를 입었을 경우에, 계약책임으로 다루는 것보다 불법행위 책임으로 다루는 것이 합당하다는 것이다.

㉢ 기타 신체에 대한 침해가 불법행위라는 인식 그리고 진료채무가 수단채무인 데 따른 채무내용의 불특정 등을 내세워 불법행위로 보려는 견해이다.

(2) 성립조건

① 고의·과실로 인한 위법한 행위이어야 한다.

② 타인에게 손해를 가하고, 위의 위법한 행위와 발생된 손해 사이에 인과관계가 있어야 한다.

(3) 입증책임

① 가해자에게 고의나 과실이 있었다는 귀책사유에 대한 입증책임이 환자에게 존재하므로 환자 측은 매우 불리하다.

② 과실의 경우는 의료 및 간호행위의 전문성, 폐쇄성, 밀폐성 등으로 말미암아 그 과실을 찾아내기가 매우 어렵다.

(4) 사용자 배상책임

① 타인을 사용하여 사무에 종사하게 하는 사용자는 피용자의 가해행위로 인하여 제3자가 입은 손해에 대하여 직접 배상할 책임이 있다.

② 사용자는 「민법」 제756조의 사용자 배상책임을 지며 피용자 자신도 불법행위 책임을 진다.

4 채무불이행 책임과 불법행위 책임의 비교 종요 ★★

① 간호과오를 불법행위로 구성하려면 간호사에게 간호상 과오가 있었음을 전제로 하게 되고, 간호계약에 의한 채무불이행 책임을 지게 하려면 간호사의 간호행위가 불완전한 것임을 전제로 한다.

② 평균적 간호지식과 기술 있는 간호사로서 해야 할 간호를 다하지 못한 것은 과실이 인정되어 불법행위를 구성하게 되고, 전문 간호사가 환자 사이의 계약관계를 기초로 할 때에는 채무불이행의 하나인 불완전이행의 책임을 지게 된다.

③ 임상실무에서 간호사는 병원 내지 의사에게 고용된 피용자이므로, 실제적으로 피해자는 병원 내지 의사에 대하여 이행보조자의 과실책임(민법 제391조) 또는 사용자책임(민법 제756조)에 기하여 손해배상을 청구할 것이고, 간호사는 자신의 과실 부분에 대하여 구상책임을 지게 된다.

[표 2-1] 채무불이행과 불법행위 책임의 비교

구분	채무불이행 책임	불법행위 책임
법적 근거	민법 제390조	민법 제750조
발생요건	• 간호사의 고의, 과실 • 불완전한 이행 • 손해발생 • 불완전이행과 손해의 인과관계	• 간호사의 고의, 과실 • 위법한 간호행위 • 손해발생 • 행위와 손해 사이의 인과관계
귀책사유	고의, 과실(주의의무위반)	고의, 과실(주의의무위반)
입증 책임	간호사(채무자)	환자(피해자)
손해배상 책임주체	• 의료기관의 간호사 : 이행보조자의 고의, 과실은 채무자(개설자)의 고의, 과실과 전적으로 동일시 됨 • 간호사가 독립적 요양원 개설 : 계약상의 채무자이므로 배상책임	• 의료기관의 간호사 : 피고용인의 불법행위에 대한 사용자 책임(민법 제756조) • 의사의 진료협조에 응한 경우 : 의사가 간호사와 감독·확인관계에 있으면 의사단독 또는 간호사와 공동불법행위를 책임짐 • 간호사의 고유업무인 경우 : 간호사가 단독 책임지나 대개 기관개설자와 공동불법행위로 책임짐
법조항	민법 제391조	민법 제756조
배상범위	• 통상손해(현실로 발생한 손해) • 민법 제393·396조	• 통상손해, 위자료 • 민법 제751·752·756조
소멸시효	10년	3년

제 6절 간호분쟁의 해결과정과 조정 및 보상제도

1 간호분쟁의 해결과정

(1) 간호분쟁의 해결형태

① 우리나라 의료분쟁의 경우 환자 등은 의사에 강력하게 항의하는 경우와 소비자 단체에 호소하는 경우가 가장 많으며 변호사의 상담, 민사소송의 제기, 경찰서에 고소 등으로도 대처하고 있다.

② 의료분쟁의 대부분은 당사자 간의 화해로 종결되며 민사절차보다는 수사기관에 의지하여 형사 고소하는 비율이 높은데 이는 상대적으로 압박하기 쉽기 때문이나 형사소송의 입증 책임의 원칙이 엄격하기 때문에 민사소송보다 승소하기 어렵다.

③ 환자 측이 의료분쟁을 제기하는 이유는 의료진의 태도 불만, 사고 방지, 책임 추궁, 보상 등이다.

2 조정 및 보상제도

(1) 민사조정제도

① 민사조정이란 민사에 관한 분쟁을 법관 또는 법원에 설치된 조정위원회가 간이한 절차에 따라 당사자의 각자 주장을 듣고 관계자료를 검토한 후 여러 사정을 참작하여 당사자들이 서로 양보하고 타협하여 합의를 주선, 권고함으로써 종국적으로 화해에 이르게 하는 법적 절차이다.

② 조정이 성립하거나 조정에 갈음하는 결정에 대하여 이의신청이 없을 경우 그 조정 및 결정은 재판상 화해와 같은 효력이 있어 최종 매듭지어진다.

(2) 한국의료분쟁조정중재원의 조정 중요 ★

① 소송의 장기화와 소송비용의 과다로 인한 환자의 부담을 줄이고 의료사고 피해의 신속한 배상과 안정적인 진료환경 조성을 위하여 2011년 의료사고 피해 구제 및 의료분쟁 조정 등에 관한 법률이 제정되었고 2012년 보건복지부 산하 한국의료분쟁조정중재원이 출범하였다.

② 환자 및 의료인의 조정신청에 따라 조정위원회가 사실조사에 따른 조정안을 작성하여 양측에 권고함으로써 분쟁해결을 도모하며 당사자가 조정결정에 동의하여 조정조서를 작성한 경우 재판상 화해가 성립하며 중재합의에 따른 중재결정시 확정판결의 효력이 발생한다.

(3) 보상제도와 간호사 배상책임보험

① 의료인이 민사상의 손해배상청구를 받은 경우 손해배상의 실현을 위한 제도로서 **보험제도,** **공제제도, 공탁** 등을 들 수 있다.

　㉠ 보험제도 : 당해 전문가가 공동으로 또는 개별적으로 손해배상을 보장하는 일정액의 보험에 가입하는 방법이다.

　㉡ 공제제도 : 개별 전문가 단체에 공제기금을 설정하고 그 구성원이 이에 가입하여 기금을 조성하며, 당해 기금으로 손해배상을 담보하는 방법이다.

　㉢ 공탁 : 개별전문가의 직무수행에서 발생하는 손해배상청구 예상액의 일인당 평균액 이상을 금전이나 유가증권으로 공탁소에 임치하는 방법으로 일시적인 부담이 과중하여 주로 단기적인 사건에 이용된다.

② 우리나라는 전문가를 상대로 한 손해배상청구가 많지 않아 전문가 배상책임보험 수요가 미약한 형편이다. 우리나라도 대한간호협회에서 2009년부터 간호사 배상책임보험을 시행하고 있다.

③ 미국과 유럽 등에서는 전문가들의 '안정적 업무의 확보'의 필요에 따라 일찍부터 전문가 배상책임보험이 발달하여 일반화되어 있다. 미국은 간호과오 배상보험(nursing malpractice insurance)이 발전하였으며, 배상보험을 통하여 면허된 간호사(EN)와 상급실무전문가(APN)의 역할이 확장된다는 점 등을 이유로 간호사의 과오 배상보험 가입이 활성화되고 있다.

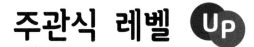

주관식 레벨 UP

01 다음은 간호사의 법적 의무에 대한 내용이다. 〈보기〉에서 관련 있는 것끼리 연결하시오.

① 충분한 조치를 다해야 할 의무를 부담할 뿐이지 완벽한 치유를 요구하는 것은 아니다. 그러나 어떤 질병에 대하여 일반적으로 적용되는 의료 인력이나 기술 또는 의료설비를 구비하고 있지 못할 경우 전원의 의무가 있다.
② 간호사는 환자를 돌봄에 최선의 주의를 기울여야 할 의무가 있으며, 간호행위를 위임했을 경우는 간호의 내용 및 그 행위가 정확하게 이루어지는지 확인해야 할 의무가 있다.
③ 간호사는 피투여자의 확인, 투여 또는 사용의 필요성 및 시기의 확인, 의약품의 용량, 적용 부위, 사용 방법 확인, 의약품 변질 여부를 확인하여야 한다.
④ 환자의 수술 같이 신체를 침해하는 진료행위를 하는 경우 환자가 필요성이나 위험성을 충분히 인지하고 진료행위를 받을지 여부를 선택하게 하여 진료행위에 관한 동의를 받아야 한다.

┤ 보 기 ├
㉠ 주의의무   ㉡ 기본임무수행의 의무
㉢ 설명 및 동의의 의무   ㉣ 확인의무

정답 ①-㉡ 기본임무수행의 의무, ②-㉠ 주의의무, ③-㉣ 확인의무, ④-㉢ 설명 및 동의의 의무

해설 간호사의 법적 의무에는 설명 및 동의의 의무, 주의의무, 확인의무, 비밀유지의 의무, 의료법상 간호사의 의무(기본임무수행의 의무, 품위유지의 의무, 신고 및 보수교육 이수의무, 요양방법의 지도의무, 기록 작성 및 보존의무)가 있다.
- 설명 및 동의의 의무 : 위험이 내포된 의료행위를 할 때 반드시 동의를 얻어야 한다는 것
- 주의의무 : 유해한 결과가 발생되지 않도록 정신을 집중할 의무
- 확인의무 : 의약품 및 기자재 사용 시 확인과 간호보조행위에 대한 확인의무가 포함됨
- 의료법상 간호사의 기본의무 : 환자의 간호요구에 대한 관찰, 자료수집, 간호판단 및 요양을 위한 간호가 명시되어 있음

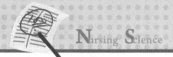

02 다음 설명에 해당하는 것을 〈보기〉에서 골라 빈칸을 채우시오.

① (　　　) : 환자가 간호사로부터 간호서비스를 제공받음에 당해 간호행위로 인하여 발생한 예상하지 못하고 원하지 않았던 인신상의 불상사가 발생한 경우를 말한다.

② (　　　) : 간호사가 간호행위를 행함에 있어서 전문직으로서의 표준 행위를 충족하지 못하고 평균 수준의 간호사에게 요구되는 업무상의 주의의무를 게을리하여 환자에게 인신상의 손해를 발생하게 한 것이다.

③ (　　　) : 환자에 대한 간호사의 의무, 환자에 대한 의무의 태만, 위험의 예견가능성, 의무 태만과 결과의 인과관계, 손상, 상해, 손해의 발생 등 구성요건이 갖추어져 간호과오로 인한 책임에 있어 인과관계가 입증된 것이다.

┤ 보 기 ├─

㉠ 간호과실　　　　　㉡ 간호과오　　　　　㉢ 간호사고　　　　　㉣ 과실치상

정답 ①-㉢ 간호사고, ②-㉡ 간호과오, ③-㉠ 간호과실

해설 • 간호사고 : 간호행위의 과정에서 예상하지 못하고 원하지 않았던 인신상의 불상사가 발생한 경우를 말한다.
• 간호과오 : 간호사에게 요구되는 업무상의 주의의무를 게을리하여 환자에게 인신상의 손해를 발생하게 한 것이다.
• 간호과실 : 환자에 대한 간호사의 의무, 환자에 대한 의무의 태만, 위험의 예견가능성, 의무 태만과 결과의 인과관계, 손상, 상해, 손해의 발생 등 구성요건이 갖추어져 간호과오로 인한 책임에 있어 인과관계가 입증된 것이다.

실제예상문제

01 다음 중 의료계약에 대한 설명으로 **틀린** 것은?

① 환자가 의사에게 진료를 의뢰하고 의사가 환자의 요청에 응하여 치료행위를 하게 되는 경우 의사와 환자 사이에는 일정한 법률관계가 성립하며 이를 의료계약이라고 한다.

② 의료계약에 의해 의사와 환자는 채권-채무관계에 놓이게 되며 이때 채권자는 의사다.

③ 의료계약은 형식에 제약을 받지 않는 자유로운 계약으로 일반적으로 명시적, 묵시적 형식의 구두로 성립한다.

④ 간호사는 의료채무를 이행하는 의사의 이행보조자로서 채무자에 갈음하여 독립적으로 채무의 전부 또는 일부를 이행하는 이행대행자이다.

01 의료계약에 의해 의사와 환자는 채권-채무관계에 놓이게 되며 채권이란 채권자가 채무자에 대하여 일정한 행위를 요구하는 권리이므로 채권자는 환자이다.

02 의료계약의 특성에 대한 설명 중 **틀린** 것은?

① 의료계약은 일반적으로 계약서를 작성하지 않는 묵계형식의 계약이 이루어진다.

② 질병을 치료하고 싶다는 환자의 희망, 즉 계약체결의 최종목적만 뚜렷할 뿐 가능성 유무, 이를 달성하기 위한 방법 등 계약의 내용은 명확하지 않은 특징이 있다.

③ 의료인은 「의료법」 제15조에 의하여 정당한 이유 없이 의료행위를 거부하지 못한다.

④ 응급상태인 환자는 의료인의 의료계약체결 자유를 제한할 수 없다.

02 의료인은 응급환자에 대해서 「응급의료에 관한 법률」에 따라 최선의 처치를 해야 할 의무를 부담한다. 응급상태인 환자는 의료인의 의료계약체결 자유를 제한할 수 있다.

정답 01 ② 02 ④

03 교통사고나 자살기도 같은 사고에 의하여 의식불명환자에게 가족, 친지 등 동반자가 없는 경우는 의사와 환자 사이에 의료계약적 법률관계가 성립할 수 없다. 그러나 의사는 환자 또는 그 가족, 친지의 진료의뢰가 없을지라도 응급환자에 대하여 당연히 응급처치를 하여야 한다(응급의료에 관한 법률 제4조).

04 「의료법」제25조 제1항에서 "의료인은 대통령이 정하는 바에 따라 최초로 면허를 받은 후부터 3년마다 그 실태와 취업상황 등을 보건복지부 장관에게 신고해야 한다."라고 명시하고 있다. 그러므로 간호사는 신고 및 보수교육 이수의 의무에 따라 최초로 면허를 받은 후부터 3년마다 그 실태와 취업상황 등을 보건복지부 장관에게 신고해야 한다.

03 다음 중 의료계약의 당사자에 대한 설명으로 **틀린** 것은?

① 의료기관에서 지정 진료 시에는 병원과의 의료계약 이외에 환자와 지정의 사이에 별도의 의료계약이 성립한다.
② 미성년자의 경우 의료계약의 당사자가 될 수 없기 때문에 그 법정대리인이 대리하여 체결하여야 한다.
③ 교통사고나 자살기도 같은 사고에 의하여 의식불명이 된 환자의 경우 가족, 친지 등 동반자가 없는 경우에도 의사와 환자 사이에 의료계약적 법률관계가 성립할 수 있다.
④ 의료계약 당사자는 의료기관과 환자가 계약당사자가 되며, 의료기관은 환자에게 치료행위 및 간호에 대한 채무를 계약 내용에 따라 부담하여야 할 의무를 부담하게 된다.

04 다음은 의료법상 간호사의 의무에 대한 설명이다. 옳은 것을 모두 고르시오.

> ㉠ 환자 간호요구에 대한 관찰, 자료수집, 간호판단 및 요양을 위한 간호는 기본임무다.
> ㉡ 영리를 목적으로 환자유인 및 유인하게 하는 행위를 했을 경우 품위유지의 의무에 따라 면허자격을 정지당할 수 있다.
> ㉢ 간호사는 요양방법의 지도의무에 따라 환자나 환자의 보호자에게 요양방법이나 그밖에 건강관리에 필요한 사항을 지도해야 한다.
> ㉣ 간호사는 신고 및 보수교육 이수의 의무에 따라 최초로 면허를 받은 후부터 5년마다 그 실태와 취업상황 등을 보건복지부 장관에게 신고해야 한다.

① ㉠, ㉡, ㉢
② ㉠, ㉡, ㉣
③ ㉠, ㉢, ㉣
④ ㉠, ㉡, ㉢, ㉣

05 주의의무에 대한 설명 중 **틀린** 것은?

① 간호사는 환자를 돌봄에 최선의 주의를 기울여야 할 의무가 있으며, 간호행위를 위임했을 경우는 간호의 내용 및 그 행위가 정확하게 이루어지는지 확인해야 할 의무가 있다.

② 주의의무와 확인의무를 소홀히 하여 환자에게 손해가 발생하면 이것이 간호과오가 되어 그에 대한 책임을 지게 된다.

③ 간호사가 지식 부족으로 위험을 예견할 수 없는 경우에도 주의의무 위반이 된다.

④ 예견 가능한 위험이 발생하는 경우에 이를 회피시킬 수 있는 수단을 강구하여야 할 의무가 있으며 이는 회피 불가능한 위험도 해당된다.

06 다음 중 설명 및 동의의 의무에 관한 설명으로 **틀린** 것은?

① 환자의 동의는 「헌법」 제10조에서 규정한 개인의 인격권과 행복추구권으로 보호되는 자기결정권을 보장하기 위한 것이다.

② 의료행위는 「형법」 제20조에 규정된 정당행위로서 위법성이 없으나 환자의 자기결정권이 필요하므로 사전동의는 의료에 있어 가장 중요한 조건이다.

③ 의료계약은 그 법적 유형을 준 위임으로 보기 때문에 민법의 위임계약 규정이 이에 준용되며 의료인은 의료의 경과를 환자에게 설명하여야 한다.

④ 설명이 없거나 불충분하였기 때문에 이루어진 착오동의나 그 위험성을 축소시켜 설명하여 얻은 동의라 할지라도 한번 동의가 이루어지면 전단적 의료가 아니다.

05 주의의무는 결과예견의무와 결과회피의무로 나눌 수 있다.
결과예견의무는 간호사가 지식 부족으로 위험을 예견할 수 없는 경우에도 주의의무 위반이 된다. 그러나 결과회피의 경우 예견 가능한 위험이 발생하는 경우에 이를 회피시킬 수 있는 수단을 강구하여야 할 의무가 있는 것이지 회피 불가능한 위험에까지 의무가 있다고 해서는 안 된다.

06 동의는 참된 동의, 즉 모든 사항과 내용에 대한 자세한 설명을 통해 환자가 충분히 납득한 후에 자유의사에 의해 이루어진 동의어야 한다. 따라서 착오동의를 포함한 참된 동의가 아닌 경우 이 동의는 무효이며 이는 전단적 의료가 성립된다.

정답 05 ④ 06 ④

07 동의의 종류에는 묵시동의와 명시동의 및 동의상해가 있다.
환자가 병원에 진료를 받으러 온 경우 진단을 위한 물리적인 진찰과 초보적인 검사 등으로 이루어진 의료에는 이미 동의를 한 묵시성이 포함되어 있는 것으로 봄으로 묵시동의가 이루어진 것이다.
③은 수혈을 위한 채혈이나 이식을 위한 조직이나 장기의 적출에 대해서는 피해자의 동의 법리에 따라 동의상해를 적용해야 한다.

08 간호사의 확인의무에는 간호보조행위에 대한 확인이 포함되며 간호의 주체는 간호사이기 때문에 간호조무사나 보조 인력에게 위임한 모든 간호보조행위도 간호사가 확인하여야 한다.

07 다음 중 동의의 종류에 대한 설명으로 틀린 것은?

① 환자가 병원에 오거나 진찰권을 구입하는 것은 의료를 받기 위한 것이므로 진단을 위한 물리적인 진찰과 검사를 포함하는 초보적인 의료는 이미 묵시동의를 얻은 것이다.
② 의료가 위험성을 내포하거나 위험을 내포하지는 않지만 몸에 불가역적인 변화를 초래하는 경우, 경제적인 부담이 클 경우 반드시 동의상해를 얻어야 한다.
③ 수혈을 위한 채혈이나 이식을 위한 조직이나 장기의 적출에 대해서는 묵시동의가 이루어진 것이다.
④ 의료에 앞서 환자에게 충분히 설명한 후에 그 시행여부를 환자 스스로 결정하도록 하여 동의를 얻는 것은 명시동의이다.

08 다음 중 간호사의 확인의무에 관한 설명으로 틀린 것은?

① 간호사는 의약품을 사용하기 전에 투여 또는 사용의 필요성 및 시기의 확인, 의약품의 용량, 부위, 방법, 의약품 변질 여부를 확인하여야 한다.
② 의약품은 변색이나 혼탁, 침전물 및 점조도의 변화, 악취 또는 비정상적인 냄새 등 눈이나 코로 확인할 수 있는 정도로만 확인한다.
③ 간호사는 의료기구 및 장비를 사용하기에 앞서 안전성 및 정상 가동여부를 반드시 확인하여야 한다.
④ 간호의 주체는 간호사이나 간호조무사나 보조인력에게 위임한 일은 이미 위임된 일이기 때문에 책임 또한 간호조무사나 보조 인력에게 있다.

정답 07 ③ 08 ④

09 다음 중 비밀누설의 의무와 관련된 설명으로 **틀린** 것은?

① 본인의 동의가 이루어진 경우 비밀누설은 위법이 아니다.

② 의사가 감염병 환자를 신고하는 것은 법에 의한 의무이므로 비밀누설죄가 성립하지 않는다.

③ 직장의 건강검진 결과 결핵환자가 발생된 경우에는 직장의 다른 사람들이 동요할 수 있으므로 해당 환자에게만 고지하여 치료받도록 함으로써 비밀누설의 의무를 지킬 수 있다.

④ 의료인은 재판상의 증언을 거부할 수 없으나 민사소송법의 증언거부권으로 업무상 알게 된 비밀사항에 대해서는 증언을 거부할 수 있다.

09 직장의 건강검진 결과 결핵환자가 발생된 경우 그 상사에게 회신하는 일은 비밀누설 위법이 아닌 경우로서 국가적으로 승인된 공동생활의 목적을 달성하기 위하여 적당한 수단이라고 인정된 정당한 업무행위다.

10 다음 〈보기〉의 예는 환자의 의무 중 어떤 의무와 관련이 있는가?

┤ 보 기 ├

A씨는 피부에 알 수 없는 발진이 생겨 피부과를 찾았다. 의사에게 진료를 받으면서 A씨는 자신이 정신과 약을 복용하고 있다는 사실을 말하지 않았다.

① 진료협력과 고지의무

② 진료비 지급의 의무

③ 진료권을 보호할 의무

④ 확인의무

10 환자의 의무로는 진료협력과 고지의무, 치료비 지급의 의무, 진료권을 보호할 의무가 있으며 〈보기〉의 예는 진료협력과 고지의무와 관련 있는 것이다. 환자는 질병의 증상, 기왕의 치료, 특이체질 등 해당 치료에 도움이 되는 사항을 의료인에게 알려야 하는 의무가 있다.

정답 09 ③ 10 ①

checkpoint 해설&정답

11 간호상의 주의의무는 간호학이 기준이 되며 간호학은 임상간호학을 의미한다. 주의의무의 간호 수준은 규범적으로 요구되는 수준이지 당해 간호사나 의료기관의 구체적 상황에 따르는 것이 아니다.

12 간호과오와 과실의 차이는 간호과오가 간호사가 간호행위를 행함에 있어서 전문직으로서의 표준 행위를 충족하지 못하고 평균 수준의 간호사에게 요구되는 업무상의 주의의무를 게을리하여 환자에게 인신상의 손해를 발생하게 한 것인데 반해 간호과실은 환자에게 발생한 손해, 손상, 상해 등의 발생이 간호간호 때문이라는 인과관계가 성립된 것을 말한다. 그러므로 보검이 틀린 정보를 말하고 있다.

11 다음 중 간호사 주의의무에 대한 판단 기준에 대한 설명으로 틀린 것은?

① 주의의무의 위반은 전문간호업무에 종사하는 사람을 기준으로 하는 것이며 간호사라면 누구나 할 수 있는 주의의 정도를 표준으로 하여 과실 유무를 판단한다.

② 간호행위를 행할 때 실제로 환자에게 동등한 효과를 지닌 여러 간호 방법 중 시술자가 판단하기에 가장 적합한 방법을 우선적으로 취하거나 자신이 시술한 경험이 많은 방법을 취하는 것은 무방하다.

③ 간호 수준은 당해 간호사나 의료기관의 구체적 상황이 있을 때 그것에 부합하는 것이어야 한다.

④ 지역성과 전문성, 긴급성과 치료요법의 유일성에 따라 주의의무의 요구가 달라져야 한다.

12 다음은 간호사고, 간호과오, 간호과실에 대한 대화이다. 틀린 정보를 말하고 있는 사람을 고르시오.

> 화사 : 간호사고는 환자가 간호사로부터 간호서비스를 제공받을 때 간호행위 때문에 발생한 예상치 못하고 원하지 않았던 인신상의 불상사가 발생한 경우를 말해.
>
> 해인 : 그럼 간호사가 평균 수준의 간호사에게 요구되는 업무상의 주의의무를 게을리 해 환자에게 인신상의 손해를 발생하게 한 것은 뭐야? 이건 간호과오지?
>
> 보검 : 아니야, 그건 간호과실이지. 간호과오는 환자에 대한 간호사의 의무, 환자에 대한 의무의 태만, 위험의 예견가능성, 의무 태만의 결과로 환자에게 발생한 손해, 손상, 상해의 등에 대해 인과관계가 입증된 것을 말해.
>
> 태연 : 아무튼 간호사고가 발생하지 않도록 해야겠구나. 간호처치나 투약, 수혈을 할 때 특히 조심해야 할 것 같아.

① 화사 ② 해인
③ 보검 ④ 태연

정답 11 ③ 12 ③

13 다음 중 간호사고의 조직적 예방 방안으로 옳은 것을 모두 고르시오.

> ㉠ 법적 의무에 대한 사례 중심의 문제해결식 교육을 정기적으로 시행한다.
> ㉡ 사건보고를 인사고과에 반영해 간호사들이 간호사고에 더욱 주의를 기울이도록 한다.
> ㉢ 조직적으로 위험관리를 위한 전담자를 양성하여 체계적으로 위험을 분석 및 예방 전략을 수립한다.
> ㉣ 누가 과오를 범하였는가를 따지기보다 왜 문제가 발생되었는가에 대한 근본적인 원인을 분석한다.

① ㉠, ㉡, ㉢
② ㉠, ㉡, ㉣
③ ㉠, ㉢, ㉣
④ ㉡, ㉢, ㉣

14 다음 중 의료소송에서 변호에 포함될 수 있는 것에 대한 설명으로 옳지 <u>않은</u> 것은?

① 시효법 : 소송이 제기될 수 있는 시기에 관한 법령으로 과실소송이 법에서 정한 시한 안에 제기되지 않으면 원고는 피고를 고소할 권리를 상실한다.

② 비교과실 : 환자가 어떤 식으로든 자신이 입은 상해에 기여한 바가 있다면 원고는 보상을 받는 것이 허용되지 않는다.

③ 불가피한 사건 : 사건 외에 어느 것도 원고의 피해를 유발하지 않았을 때 이용된다.

④ 변호 : 건강관리 제공자의 치료가 표준 이하가 아니라는 주장으로, 설령 표준을 위반했다 해도 원고에게 피해를 입힌 원인이 아니라는 주장이다.

13 간호사고를 조직적으로 예방하기 위한 방안은 사건보고 및 의사소통체계를 마련하는 것이다. 사건보고와 인사고과를 분리시켜 불이익에 대한 두려움 때문에 간호사고를 숨기지 않도록 하여야 한다. 그러므로 ㉡은 틀린 답안이다.

14 환자가 어떤 식으로든 자신이 입은 상해에 기여한 바가 있다면 원고는 보상을 받는 것이 허용되지 않는다는 것은 기여과실에 대한 설명이다. 비교과실은 원고와 피고 측 둘 다에 과실이 있을 경우 과실의 비율에 바탕을 두고 보상을 결정한다는 것이다.

정답 13 ③ 14 ②

15 불법행위 책임에 대한 설명이다. 불법행위 책임은 간호사가 주의의무를 다하지 않아 환자에게 손해를 가하게 될 때 발생하게 되는 책임으로 첫째, 가해자의 고의 또는 과실 및 책임능력이 있어야 하며 둘째, 가해자의 행위가 사회가 보호하는 권리를 침해한 위법성이 있어야 한다. 셋째, 손해가 있어야 하며, 넷째, 가해행위와 손해 발생 간에 인과관계가 성립하여야 한다.

16 사람의 생명과 신체는 특히 중요한 법익으로서 주의의무를 태만히 하여 사람의 생명과 신체를 침해하는 경우 형법은 이를 과실치사상의 죄에 의하여 벌하고 있다. 간호사 본연의 업무가 아닌 위임된 업무나 의사의 지시에 따른 업무이더라도 계속 반복적으로 하는 행위는 본 죄의 업무에 해당하여 형사상 책임을 질 수 있다.

17 소송의 장기화와 소송비용의 과다로 인한 환자의 부담을 줄이고 의료사고 피해의 신속한 배상과 안정적인 진료환경 조성을 위하여 2012년 보건복지부 산하 한국의료분쟁조정중재원이 출범하였다. 환자 및 의료인의 조정신청에 따라 조정위원회가 사실조사에 따른 조정안을 작성하여 분쟁해결을 도모하며 조정조서를 작성한 경우 재판상 화해가 성립하며 중재합의에 따른 중재결정시 확정판결의 효력이 발생한다.

정답 15 ③ 16 ② 17 ①

---

15 다음의 설명과 관련 있는 것은 무엇인가?

> • 간호사가 간호업무상의 주의의무를 다하지 않아서 환자에게 손해를 가하게 된다면 「민법」 제750조의 (   )을 진다.
> • 행위와 손해 사이의 인과관계를 따진다.
> • 의사의 진료협조에 응한 경우 의사가 간호사와 감독·확인 관계에 있으면 의사 단독 또는 간호사와 공동책임을 지게 된다.

① 이행보조자 과실책임
② 업무상 과실치사상죄
③ 불법행위 책임
④ 채무불이행 책임

16 업무상의 과실로 인하여 사람을 사망에 이르게 하거나 사람의 신체를 상해하는 것을 내용으로 하는 범죄로서 「형법」 제268조에 의해 처벌하고 있는 것은 무엇인가?

① 사용자배상책임
② 업무상 과실치사상죄
③ 불법행위 책임
④ 채무불이행 책임

17 소송의 장기화와 소송비용의 과다로 인한 환자의 부담을 줄이고 의료사고 피해의 신속한 배상과 안정적인 진료환경 조성을 위하여 출범한 보건복지부 산하 기관은 무엇인가?

① 한국의료분쟁조정중재원
② 건강보험심사평가원
③ 의료기관평가인증원
④ 한국보건산업진흥원

주관식 문제

01 불법행위 책임의 구성요건을 쓰시오.

정답 ① 가해자의 고의 또는 과실에 의한 행위가 있어야 한다.
② 가해자는 자기 행위의 결과가 위법한 것이어서 법률상의 비난을 받는 것임을 인식할 수 있는 능력을 갖추어야 한다.
③ 가해자의 행위가 사회가 보호하는 권리를 침해하는 것이어야 한다.
④ 손해가 발생해야 한다.
⑤ 가해행위와 손해 발생 간 인과관계가 성립해야 한다.

해설 의료인은 의료계약에 의하여 치료행위가 일반적으로 인정되고 안전이 보장된 의학에 따라야 한다는 것과 환자에 대하여 치료의 위험에 대해 설명하고 동의를 확보해야 하는 환자에게 두 가지 주된 의무를 지게 된다. 의료인이 이상의 의무를 하지 않은 경우 환자는 의료인에게 채무불이행이나 불법행위의 책임을 묻게 되며 원고인 환자는 의료기관에 소속된 간호사에게 불법행위로 인한 손해배상을 청구하기 위해 불법행위의 요건을 주장하고 입증해야 한다.

02 의료소송을 피하기 위한 방어적 간호 실무에서 개인적인 예방 방안을 3가지 이상 쓰시오.

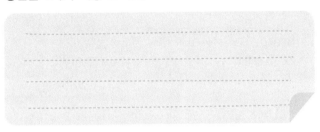

02
정답 ① 대상자와의 좋은 인간관계, 신뢰관계를 형성한다.
② 간호실무표준을 기초로 최선의 간호를 수행한다.
③ 사소한 내용이라도 환자 및 보호자의 호소를 가볍게 넘기지 않는다.
④ 근거에 의하여 충분한 설명을 제공한다.
⑤ 자신이 속한 기관의 정책과 관련 규정, 지침을 적어도 일 년에 한 번 자세하게 읽는다.

해설 의료소송을 피하기 위한 간호실무는 개인적, 조직적인 방안이 있으며 이 밖에도 간호사의 직무 태만이나 투약오류로 인한 과오가 발생하지 않도록 주의를 기울여야 한다.

checkpoint 해설 & 정답

03

정답 ① 본인의 동의가 있는 경우 비밀누설은 위법이 되지 않는다.
② 비밀을 유지하는 것이 공공의 이익에 반하여 법령에 의하여 비밀누설의 의무가 있는 경우이다.
③ 국가적으로 승인된 공공생활의 목적을 달성하기 위하여 적당한 수단이라고 인정된 정당한 업무행위의 경우 비밀누설의 죄가 되지 않는다.

03 비밀유지의 의무가 정당행위가 되는 경우를 3가지 서술하시오.

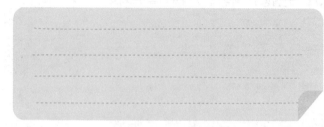

해설 비밀준수 의무는 의료계약상 당연히 발생하게 되는 것이며, 의료인은 의료행위로 알게 된 환자의 비밀을 누설해서는 안 된다. 그러나 환자의 동의가 있는 경우나 감염병을 전파시켜 공공의 복지를 해할 우려가 있는 경우처럼 비밀유지가 공공의 이익에 반하는 경우, 국가적으로 승인된 공공생활의 목적을 달성하기 위해 적당한 수단으로 인정된 경우에 한해서는 비밀누설이 정당행위가 된다.

Self Check로 다지기

➡ 환자가 의사에게 진료를 의뢰하고 의사가 환자의 요청에 응하여 치료행위를 하게 되는 경우 의사와 환자 사이에는 일정한 법률관계가 성립하며 의사와 환자 사이의 계약은 의료계약이라고 한다.

➡ 의료계약은 일반적으로 계약서를 작성하지 않는 묵계형식의 계약이 이루어지는데, 의사와 환자 사이에는 채무와 불이행 책임에 관한 문제보다 본질적으로 신뢰를 기본으로 하기 때문이다.

➡ 의료계약의 내용으로서 의료인(간호사)의 법적의무는 의료법상(간호사)의 의무, 주의의무, 설명 및 동의의 의무, 확인의무, 비밀유지의 의무가 있다.

➡ 의료법상 간호사의 의무에는 기본임무수행의 의무, 품위유지의 의무, 신고 및 보수교육 이수의무, 요양방법의 지도의무, 기록 작성 및 보존의무 등이 있다.

➡ 주의의무는 간호사의 경우 환자를 돌봄에 최선의 주의를 기울여야 할 의무가 있으며, 간호행위를 위임했을 경우는 간호의 내용 및 그 행위가 정확하게 이루어지는지 확인해야 할 의무까지 포함하고 있다.

➡ 설명 및 동의의 의무는 수술과 같이 신체를 침해하는 진료행위를 하는 경우 질병의 증상, 치료방법의 내용과 필요성, 발생이 예상되는 위험 등에 대해 사전에 설명하여, 당해 환자가 필요성이나 위험성을 충분히 인지하고 비교하여 진료행위를 받을 지 여부를 자발적으로 선택하고 동의하도록 하는 것을 말한다.

➡ 확인의무는 의약품 및 기자재 사용 시의 확인과 간호보조행위에 대한 확인의 의무가 있다.

➡ 비밀누설의 의무에 따라 의료인이 환자의 비밀을 유지하도록 의무화하고 있으며 법은 환자의 비밀누설금지에 관한 규정을 두어 이를 보장하고 있다.

➡ 환자의 법적의무로는 진료협력과 고지의무, 진료비 지급의 의무, 진료권을 보호할 의무가 있다.

➡ 주의의무의 판단기준은 객관적, 일반적 기준, 주관적, 구체적 기준으로 나뉘며 객관적 기준에 의해 주의의무의 위반, 즉 과실은 전문간호업무에 종사하는 사람을 기준으로 간호사라면 누구나 할 수 있는 주의의 정도를 표준으로 하여 과실 유무를 판단한다.

➡ 간호사고는 간호행위의 과정에서 예상하지 못하고 원하지 않았던 인신상의 불상사가 발생한 경우를 말한다. 간호과오는 간호사에게 요구되는 업무상의 주의의무를 게을리하여 환자에게 인신상의 손해를 발생하게 한 것이다. 간호과실은 환자에 대한 간호사의 의무 태만의 결과로 손상, 상해, 손해의 발생 등 구성요건이 갖추어져 간호과오로 인한 책임에 있어 인과관계가 입증된 것이다.

➡ 간호과오로 인한 소송의 책임은 민사책임과 형사책임으로 나뉘지며 민사책임에는 채무불이행 책임, 불법행위 책임, 이행보조자 과실책임과 사용배상책임이 속하며 형사책임에는 업무상 과실치사상죄가 있다.

➡ 보건의료관련법은 간호사의 법적 의무를 규정하고 있으며 민형사상의 책임과 달리 책임의 귀속 주체를 밝히기 위함이 아니라 행정상 의무이행을 확보하기 위한 수단으로 사용된다.

➡ 우리나라 의료분쟁은 환자 등이 의사에 강력하게 항의하는 경우와 소비자 단체에 호소하는 경우가 가장 많으며 변호사의 상담, 민사소송의 제기, 경찰서에 고소 등으로도 대처하고 있다.

➡ 의료조정 및 보상제도에는 민사조정제도, 한국의료분쟁조정중재원의 조정, 보상제도와 간호사 배상책임보험이 있다.

제 **3** 장

—

간호사의 설명 및
동의의 의무

—

시대에듀

www. **sdedu**.co.kr

자격증 · 공무원 · 취업까지
BEST 온라인 강의 제공

(주)시대고시기획
(주)시대교육

www. **sidaegosi**.com

시험정보 · 자료실 · 이벤트
합격을 위한 최고의 선택

I wish you the best of luck!

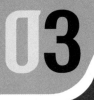

03 간호사의 설명 및 동의의 의무

CHAPTER

제1절 설명 및 동의의 의미

1 의료현장에서의 설명과 동의

① 환자에게서 동의서에 서명을 받는 것만 포함하는 단순한 의미가 아니라 환자와 시술자 간의 의사소통 방법이며 수행될 처치에 대해 서로 토의하는 과정이다.
② 환자 및 다른 사람에게 환자의 상태를 이해시키는 과정이다.
③ 현재 환자의 상태가 어떠하며 앞으로 어떤 방식으로 치료하려고 하는지, 치료의 효과와 부작용은 어떤 것이 있는지를 설명하여 환자가 그 필요성이나 위험성을 사전에 충분히 인지하고 비교하도록 하여 그 의료행위를 받을 것인지 선택하도록 하는 것이다.

2 설명 및 동의의무의 의의

(1) 설명 및 동의의무 중요 ★

① 설명 및 동의의무는 의료행위에 대한 환자의 자기결정권을 보호하는 취지로 우리나라에서는 인간의 존엄성과 행복추구권(헌법 제10조)에 근거를 두고 있다.
② 의료행위가 정당성을 갖기 위하여 의사의 설명의무는 필요조건이 되고 환자의 자기결정권 및 승낙의무는 충분조건이 된다.
③ 만일 대상자의 동의를 얻지 않으면 전단적 의료가 되며 전단적 의료란 어떤 위험성이 있는 의료행위를 실시하기 전에 환자로부터 동의를 얻지 않고 의료행위를 시행한 것이기 때문에 불법이며 형사 및 민사상의 모든 책임을 지게 된다.
④ 동의는 참된 동의, 즉 모든 사항과 내용에 대한 자세한 설명을 통해 환자가 충분히 납득한 후에 자유의사에 의해 이루어진 동의이어야 한다.
⑤ 다음의 경우에 얻은 동의는 무효로서 전단적 의료가 성립된다.
　㉠ 설명이 없거나 불충분한 가운데 이루어진 동의(착오동의)
　㉡ 위험성을 축소시켜 설명하여 얻은 동의
　㉢ 의료인의 감정이 상할 것을 우려하여 한 동의
　㉣ 의료의 내용을 이해하지 못하는 정신건강문제 대상자나 미성년자에게서 얻은 동의

(2) 설명 및 동의의무와 자기결정권

① 의료행위를 외형적으로만 관찰하면 자기 보전권에 대한 침습행위로서 형법상으로는 상해에 해당되며 민법상으로는 권리(신체권)의 침해에 해당된다. 그러므로 의료행위가 합법적 행위로 인정되기 위해서는 환자의 자기결정권 즉 동의가 필요하다.

② 설명 및 동의의무는 의료행위에 대한 환자의 자기결정권을 보호하고자 하는 취지로서 환자에게 위험이 수반되는 의료행위를 시행할 때 대상자에게 의료행위의 목적과 방법, 기대되는 결과와 이에 수반되는 위험성, 다른 치료방법 등을 사전에 필히 알려야 한다.

제 2 절 설명 및 동의의무의 법적·윤리적 근거

1 법적 근거와 의의

(1) 설명의무의 법률적 배경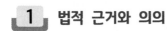

① 설명의무의 법적 근거는 「헌법」 제10조와 「민법」 제683조에 있다.

- ㉠ 「헌법」 제10조에서 인간의 존엄과 가치, 행복추구권에 대한 침해행위는 생명·건강·명예·프라이버시 침해도 포함하며, 이들에 대한 침해는 「민법」상 불법행위(제750조)를 구성하게 되어 손해배상책임을 진다.

- ㉡ 「민법」 제683조 '수임인의 보고의무' 규정에 의하면 "수임인은 위임인의 청구가 있는 때에는 위임사무의 처리상황을 보고하고 위임이 종료한 때에는 지체 없이 그 전말을 보고 하여야 한다."라고 명시하고 있다.

- ㉢ 「민법」상 의료인의 설명의무는 계약과 불법행위에 근거하고 있다. 의료인의 설명의무는 의료인과 환자 사이에 체결되는 의료계약에서 발생하는 독립적인 부수의무로 파악되며, 의료인의 설명의무위반 때문에 환자에게 손해가 발생한 때에는 불법행위를 구성하게 된다.

- ㉣ 환자의 승인없이는 타인에게 설명하는 것을 거부할 수 있도록 「형사소송법」 제149조 업무상 비밀과 증언거부로 보장하고 있다. 단 중대한 공익상 필요가 있는 때에는 예외다.

② 의료행위의 정당한 근거로서 환자의 유효한 동의가 필요하며, 그 동의의 전제로서 의사의 설명을 필요로 한다. 의료인이 설명의무를 위반하여 환자의 유효한 동의를 얻지 않고 의료행위를 한 결과가 환자의 신체에 손해가 발생한 경우에는 의료인은 그 손해에 배상책임을 진다.

> 헌법 제10조(인간의 존엄성과 기본인권보장)
> 모든 국민은 인간으로서의 존엄과 가치를 가지며 행복을 추구할 권리를 가진다. 국가는 개인이 가지는 불가침의 기본적 인권을 확인하고 이를 보장할 의무를 진다.
>
> 민법 제683조(수임인의 보고의무)
> 수임인은 위임인의 청구가 있는 때에는 위임사무의 처리 상황을 보고하는 위임이 종료한 때에는 지체 없이 그 전말을 보고하여야 한다.

(2) 동의의무의 법률적 배경

의료인이 행하는 의료행위는 「형법」 제20조에 규정된 정당행위로서 위법성이 없으나 의료에 대한 환자의 주체적 참여라는 관점에서 의료를 시행하기 전에 환자 또는 동일시되는 사람의 동의를 필요로 한다.

2 윤리적 근거

(1) 설명의무와 윤리적 근거 중요 ★

① 설명의무는 생명윤리의 원칙 중 자율성의 원칙에 근거한다.
② 의료인은 의료행위를 하기 전 환자 자신의 선택 권리를 보장하기 위하여 충분한 설명을 해야 하는 윤리적 의무가 있다.

(2) 동의의무의 윤리적 근거

① 사전동의 중요 ★
  ㉠ 사전동의는 '충분한 정보에 근거한 동의(informed consent)'라는 용어로도 사용되며 다른 말로 '고지된 동의'라고도 말한다.
  ㉡ 사전동의는 법적 및 윤리적 함축성을 지니고 있으며 환자가 승낙하는 경우 치료나 시술 절차에 동의한다는 것이다. 동의 없이 이루어지는 치료는 적절하며 부정적 효과가 없다 하더라도 법적 폭행이다.
  ㉢ Comeau(1994)는 법적 관점에서 사전 동의서가 "침습적이거나 심각한 부작용, 위험 혹은 합병증 가능성이 있는 치료에 필요하다."라고 지적하였다.

> ➕ Tip 더 알아두기
>
> **특정 사전 동의서를 요구하는 통상적인 시술 및 절차**
> • 수술, 마취를 필요로 하는 시술
> • 가벼운 해를 입히는 이상의 위험을 내포한 시술
> • 실험적 요법이나 투약

　ⓔ 사전 동의서의 3가지 요소는 다음과 같다.
　　ⓐ 치료나 수술 절차를 승인하는 결정이 반드시 자신의 상태와 가능한 치료를 이해하는 판단 능력이 있는 성인에 의해 자발적으로 내려져야 한다.
　　ⓑ 환자는 반드시 의학적 치료에 관해 합리적인 결정을 내릴 수 있고 동의를 할 수 있다는 능력을 보여 줄 수 있어야 한다.
　　ⓒ 환자의 결정은 반드시 자발적인 선택이어야 하며 의료 제공자나 가족에 의해 강요되어서는 안 된다.

> ☑ cf
>
> 미성년자를 대신해 부모가 절차에 동의해야 하는 경우는 예외

② 동의능력의 정도와 자발성 여부(문지방 요소)
　㉠ 동의자의 능력 : 동의자의 능력이란 동의자의 동의 능력과 관련된 것으로 동의자가 아래의 사항 중 한 가지 혹은 모든 사항에 해당될 경우 동의 능력이 없는 것으로 간주된다.
　　ⓐ 신호나 선택을 할 때 표현하거나 의사소통을 할 수 없다.
　　ⓑ 관련 정보를 이해할 수 없다.
　　ⓒ 선택의 이유를 표현할 수 없다.
　　ⓓ 선택에 대한 합리적 이유를 표현할 수 없다.
　　ⓔ 합당한 결정을 내릴 수 없다.
　　ⓕ 손해나 이익과 관련되어 그 이유를 표현할 수 없다.
　　ⓖ 자신의 상황과 그 결과를 이해할 수 없다.
　㉡ 자발성 : 자발성이란 정확한 지식, 심리적 강요의 부재, 외적 강제의 부재 등으로 분석된다. 자발성의 행위에는 대상에 대한 작용에 적극성이 있고, 그 행위에 대한 자기 관여가 있어서 책임을 느끼게 되며, 자기실현의 가치가 포함된다.

③ 정보요소 [중요] ★
　㉠ 정보요소 : 환자가 동의하는 데 필요한 3가지 본질적 요소들을 말한다.
　　ⓐ 정보의 내용 : 환자나 실험 대상자는 적절한 정보의 내용이 있어야 올바른 결정을 할 수 있다. 그러므로 전문인인 의료인은 반드시 핵심정보를 알려주어야 한다.
　　ⓑ 정보의 양 : 환자나 대상자에게는 실질적인 정보를 제공해야 하며 이때 실질적 정보는 전문적인 실무기준(professional practice standard), 합리적인 개인기준(reasonable person standard), 주관적인 기준(subject standard)의 세 가지 기준에 의해 분류된다.
　　ⓒ 정보의 이해 : 의료인이 환자에게 정보를 제공하였다고 하더라도 대상자가 그 정보를 제대로 이해하지 못하였다면 아무 의미가 없다. 그러므로 충분한 정보에 근거한 동의에서는 정보에 대한 이해가 매우 중요하므로 원만한 의사소통 체계뿐만 아니라 의료인과 환자가 동등한 대화자로 관심 있는 정보에 대해 충분히 이야기 할 수 있는 여건이 마련되어야 한다.

④ 대리결정 **중요** ★

환자에게 동의 능력이 없다면 대리결정의 기준이 본질적인 문제가 되며 대리결정의 기준을 세우는 견해는 대리 판단 표준, 순수 자율성 표준, 환자의 최선이익 표준의 3가지가 있다.

ㄱ 대리 판단 표준(substituted judgement standard) : 대리 판단 표준이란 가장 약한 자율성의 표준으로 다른 의사결정자가 환자를 대신하여 필요한 결정을 내리는 것이다. 환자를 가장 잘 아는 대리인을 선정해서 그 환자가 자율적 능력을 지녔다면 어떤 결정을 내렸을 지를 찾는 방법과, 그 환자와 같은 질병에 걸린 합리적인 사람들이 대부분 어떤 결정을 내리는지를 찾는 방법으로 나눌 수 있다.

ㄴ 순수 자율성 표준(the pure autonomy standard) : 자율적으로 결정을 하였거나 의사를 표명한 적이 있는 사람에게 적용되는 것이다. 즉 환자가 이전에 내렸던 자율적 결정을 받아들이는 것을 뜻한다.

> ☑ 예
>
> 사전의사결정의 하나인 생전 유언(living will)을 그대로 따르는 것

ㄷ 환자 최선이익 표준(patient's best interest standard) : 환자의 최선이익 표준은 이용 가능한 모든 대안들이 환자에게 미치는 영향과 이해득실을 따져 보고 환자에게 최선이 된다고 판단되는 점을 대리자가 결정하는 것이다.

제 3 절   설명의무의 범위 및 한계

1   설명의무의 내용

(1) 설명의무의 범위와 내용

설명의무에는 고지 설명, 조언 설명, 안전 설명, 자기결정권 설명, 처치거부 시 설명이 있다.

① 고지 설명

환자의 알 권리를 충족시키는 것으로 환자의 질병 정도 증상, 치료방법의 내용과 필요성, 예후, 발생이 예상되는 위험을 동반하거나 후유증이 남을 가능성이 있는 합병증과 빈도 등의 설명이 포함된다.

② 조언 설명

설명 대상자는 자기결정권자인 동의 능력(의사의 설명 내용과 동의 또는 거부의 의미를 이해할 수 있는 능력)이 있는 환자 본인에게 해야 함이 원칙이다.

③ 안전 설명

환자가 질병의 부작용 예방을 위하여 지키거나 조심해야 할 내용을 설명하는 것으로 의료
인은 환자에게 현재의 질병상태부터 치료내용, 요양방법, 약의 복용법, 약의 보관, 권유한
처치를 거부할 경우 위험까지 설명을 해야 한다.

④ 자기결정권 설명

환자가 의료행위에 문외한이므로 그에 대한 자기결정권을 행하는데 도움을 주는 설명으로
해당 의료행위에 관해 환자가 충분히 납득한 후에 동의하였다는 것이 포함되어야 한다.

⑤ 처치거부 시 설명

환자에게 검사나 처치의 필요성과 함께 그 처치를 하지 않음으로써 또는 지연됨으로써 올
수 있는 위험스러운 결과에 대해 충분히 설명해야 할 것이다. 이러한 설명을 하지 않을 시
환자 배려의무를 위반하게 되어 그 발생하는 손해에 배상 책임을 부담하게 된다.

(2) 설명의 시기

① 환자에게 충분히 생각하고 의논한 후 결정할 시간을 주어야 한다.
② 수술과 같은 중대한 침습인 경우 수술 바로 전에 설명해서는 안 되며 경미한 침습의 경우
   는 침습 바로 전날 밤의 설명으로 충분할 수 있다.

(3) 설명의 방법 및 입증책임

① 설명은 시술자가 직접 대상자에게 하는 것이 원칙이다.
② 간호사가 시술자 대신 서면 동의서를 받아서는 안 되며 의사가 해야 할 설명의무를 간호
   사가 대신한다고 해서 의사의 의무가 면제되는 것은 아니다.
③ 설명은 구두로 하여야 하며 정형화된 서면에 의한 설명은 구두설명을 대체할 수 없다.
④ 대상자는 설명을 이해하고 자기표현을 할 능력을 가지고 있어야 하며 그렇지 못한 경우
   법정대리인, 성년후견인이나 임의대리인에게 동의를 구하여야 한다.
⑤ 대상자가 동의서에 서명하는 과정에서 부당함이나 강요가 없어야 하고 충분한 설명을 들
   을 수 있어야 그 동의서가 법적 효력을 갖는다.
⑥ 설명의무는 그 의료행위에 따르는 후유증이나 부작용 등의 위험 발생 가능성이 희소하다
   는 사정만으로 면제될 수 없으며 그 후유증이나 부작용이 당해 치료행위에 전형적으로 발
   생하는 위험이거나 회복할 수 없는 중대한 것인 경우에는 그 발생 가능성의 희소성에도
   불구하고 설명의 대상이 된다.

(4) 설명의무의 면제 상황

① 환자가 이미 위험을 알고 있었을 경우
② 환자에게 발생할 위험이 매우 비전형적이고 발생개연성이 적을 경우
③ 설명을 하였다 하더라도 환자가 승낙할 것임을 입증할 경우
④ 환자에게 악영향을 미칠 가능성이 없는 경우

⑤ 환자가 설명청취를 포기한 경우

⑥ 위험이 중대하거나 시간적으로 급한 경우

(5) 설명의무의 효과

① 의료인이 설명하지 않고 치료하여 환자에게 중대한 결과가 발생한 경우 환자 측에서 선택의 기회를 잃고 자기결정권을 행사할 수 없었음을 입증하면 자기결정권 침해에 따른 위자료를 청구할 수 있다.

② 설명의무의 위반으로 모든 손해배상을 청구하는 경우 의료인의 설명의무 위반과 중대한 결과 사이에 상당인과관계가 존재해야 하며 의료인의 설명의무가 주의의무의 위반과 동일시 할 정도여야 한다.

2 동의의 의무

(1) 동의의 종류

① 묵시동의(implied consent)

환자가 병원에 올 때 시행되는 진단을 위한 물리적인 진찰과 각종 임상병리검사 및 방사선 검사 등과 일반적으로 이루어지는 초보적인 의료에는 이미 동의한 묵시성이 포함되어 있다.

② 명시동의(express consent)

의료에 앞서 환자에게 충분히 설명한 후에 그 시행 여부를 환자 스스로 결정하도록 하여 동의를 얻는 것이다.

> ☑ 예
>
> 의료가 위험을 내포하거나 위험을 내포하지는 않지만 몸에 불가역적인 변화를 초래하는 경우, 경제적인 부담이 클 경우

③ 동의상해(consent injury)

상해가 문화적, 윤리적 목적에 봉사하는 취지의 행위라면 사회적 상당행위로서 적법화된다는 것이다.

> ☑ 예
>
> 수혈을 위한 채혈, 이식을 위한 조직이나 장기의 적출

(2) 동의의 범위

① 의료행위가 환자의 생명 및 신체에 상당한 침해가 야기될 위험성이 있는 경우에는 반드시 자세한 설명을 하여 동의를 얻어야 한다.

② 위험을 동반하는 수술, 부작용이 있다고 알려져 있거나 그럴 가능성이 있는 주사제 또는 약물의 투여, 마취, 수혈 등과 이에 준하는 부작용이 야기될 가능성이 있는 시술 및 처치를 시행할 때에는 그 범위, 방법 등을 이해시키고 이에 동의를 얻어야 한다.

③ 환자로부터 동의서를 받을 때 반드시 포함시켜야 하는 구체적인 사항은 질병의 정도, 예후, 합병증의 종류, 위험을 동반하거나 후유증으로 남을 가능성이 있는 합병증 및 그 빈도, 해당 의료행위는 동의권자(환자)가 충분히 납득한 후에 동의하였다는 것이 포함되어야 한다.

④ 단, 응급을 요하는 환자의 경우 환자 또는 그 법정대리인으로부터 동의나 의뢰를 받을 시간적인 여유가 없기 때문에 동의가 없다 하여 의료인이 의료를 보류할 수는 없다. 이러한 경우에는 동의 없이 의료행위를 하였다 해도 「긴급피난」의 법 이론에 의하여 위법성이 있다 할 수 없다.

⑤ 행정상의 강제성을 지닌 경우(예 예방접종, 법정 감염병에 의한 강제격리수용 및 강제입원 등)에는 동의 없이 의료행위를 할 수 있다.

(3) 동의의 효과 [중요] ★

① 동의를 얻은 의료행위라 하여 의료인의 모든 책임이 면제되는 것은 아니다.
적법한 동의를 얻었으며, 환자가 모든 배상을 청구하지 않겠다고 약속을 하였더라도 의료인의 과오 또는 부주의에 기인된 의료과실이 성립되었을 때에는 의료인의 손해배상책임을 면할 수 없다.

② 동의는 자발적이어야 하며 진의의 표시이어야 한다.
 ㉠ 동의는 모든 사항과 내용을 이해한 후에 그 사람의 자유의사에 의하여 이루어진 것이어야 하며, 정신장애자 또는 미성년자 등과 같이 의료의 내용을 이해하지 못하는 자에게서 얻은 동의, 착오에 의한 동의는 그 효과가 없는 것이다.
 ㉡ 수술 전에 수술의 위험성을 고의로 축소시켜 설명하여 수술동의를 얻었거나 환자 측이 의료인의 감정이 상할 것을 염려하여 할 수 없이 한 동의 등은 무효가 된다.

③ 동의의 일반적 효과는 다음과 같다.
 ㉠ 합리적인 동의는 그 의료행위에 대하여 동의권자가 충분히 납득한 후에 승인한 것이 명백하며 동시에 의료의 범위, 예후, 예상되는 합병증 및 후유증이 명백히 납득된 것으로 후일의 분쟁을 예방할 수 있다.
 ㉡ 이러한 경우 실제로 법적인 문제가 제기되어도 의료행위에 과실이 없는 한 전단적 의료가 아니기 때문에 배상청구 등이 해당되지 않는다.

3 동의서

의료인은 치료나 수술 전에 치료방법, 치료나 수술로 발생될 위험, 합병증 등을 환자에게 설명해야 할 의무가 있으며, 이에 대한 동의를 서면으로 받아야 한다.

(1) 동의서가 법적 효력을 발휘하기 위해 갖추어야 할 조건 **중요** ★

① 환자가 자기표현을 충분히 할 수 있는 수준일 것
② 자신이 받게 될 처치에 대해 충분한 설명을 들을 수 있어야 할 것
③ 환자가 동의서에 서명하는 과정에 강요나 부당함이 없어야 할 것

> **📋 동의서에 포함되어야 할 내용**
>
> • 환자의 이름, 등록번호
> • 환자, 시술자, 입회인의 서명
> • 시술자의 이름
> • 권유받은 처치나 시술 명칭과 시술 목적 및 장점
> • 서면동의서를 받은 날짜
> • 시술과 관련된 잠재적인 위험, 부작용, 합병증 등
> • 시술과정에 걸리는 시간, 처치 후 회복되는 기간
> • 시술을 거절할 경우, 시술하지 않음으로써 올 수 있는 위험들
> • 권유받은 시술 이외의 대안적 처치 방법들

(2) 동의서를 받을 수 없는 경우

① 미성년자
② 내용을 제대로 이해하지 못한 환자
③ 강압적인 분위기에 처해 있는 환자
④ 충분한 설명을 듣지 못한 환자
⑤ 심한 통증을 겪고 있거나 심한 진정상태의 환자
⑥ 기타 자발적으로 동의서에 서명할 수 없는 환자

(3) 동의를 요하지 않는 경우

① 응급처치
② 동의로만 행할 수 없는 경우
③ 행정상의 강제성을 띤 예방접종 및 격리

> **☑ cf**
>
> 인공임신중절, 안락사 등은 동의만으로 행할 수 없고 법적 요건을 구비해야 한다.

(4) 환자가 거부권을 행사할 경우

① 환자가 거부하는데도 처치하여 문제가 제기될 경우 시술자는 법적인 책임을 짐
② 환자가 시술을 거부하였을 경우 시술하지 않음으로써 올 수 있는 위험성을 반드시 설명을 해야 함

4 설명 및 동의의 의무와 관련된 간호사고의 예방 지침

(1) 동의서와 관련한 지침

① 서면 동의서에 관한 병원정책(내용, 형식, 유효기간 등)을 알고 있어야 한다.
② 동의서를 받는 일은 위임될 수 없는 일임을 알아야 한다.
③ 충분한 설명 없이 시술을 수행한 경우는 과실의 책임이, 동의 없이 수행한 처치는 폭행의 책임이 부과될 수 있음을 인지하고 현장에서 설명 및 동의의 과정이 제대로 이루어지고 있는지 관찰, 감독한다.
④ 서면 동의서를 받은 지 여러 주일이 지났다면(병원 정책이나 실무표준에 따라) 동의서를 다시 받는다.
⑤ 실제로 각 병동에서 행하고 있는 처치와 간호활동에 대한 설명 및 동의 상황을 분석하여 이에 대한 간호표준을 마련해 둔다.
⑥ 전문 간호사가 있는 병원의 경우, 전문 간호사가 작성해야 할 동의서 형식과 내용, 서명에 대한 표준지침을 개발하여 병원정책에 반영한다.

(2) 동의서 입회인으로 참여하는 경우

① 환자의 동의서를 받는 과정에 입회인으로 참여할 경우
  ㉠ 입회인은 시술을 시행하지 않을 사람이어야 하며 환자가 서명하는 것을 직접 본 증인으로서의 자격을 갖는다.
  ㉡ 의사가 환자에게 어떤 내용을 설명하는지 환자가 그것을 충분히 이해하는지를 파악해야 하며 필요시 환자의 이해를 돕는다.
  ㉢ 당사자(또는 대리인)가 제공될 시술에 대해 이해하고 동의한 후 직접 서명하는지를 확인한다.
  ㉣ 설명을 들은 환자가 나중에 설명한 내용을 잘못 이해하고 있거나 더 많은 정보를 요구할 경우 반드시 설명한 사람에게 알린다.
  ㉤ 응급상황에서 보호자나 법적 대리인이 없어 전화로 설명 및 동의를 받아야 할 경우 간호사가 입회인으로 그 과정에 참여했을 때 간호사는 전화로 받은 동의서라는 것과 누가 어떤 내용을 설명했는지, 전화로 설명을 들은 사람의 이름과 환자와의 관계, 환자가 동의서에 서명할 수 없는 이유, 시간과 날짜 등을 반드시 기록한다.

ㅂ 전화로 동의서를 받은 후에는 가급적 빠른 시간 내에 대신 동의한 사람의 서명을 받는다.

② 환자가 시술을 거절했을 경우

ㄱ 환자가 말한 내용과 처치수행자의 반응, 환자의 반응과 행동, 정신상태, 이를 누구에게 알렸는지 등에 관한 내용을 자세히 기록한다.

ㄴ 환자가 시술을 거절한 경우 시술을 받지 않음으로써 발생할 수 있는 위험에 대해 반드시 설명을 들을 수 있도록 한다.

(3) 간호사가 환자에게 시술을 수행하는 경우

① 간호사가 환자에게 시술을 수행하는 경우, 즉 동의서를 직접 받아야 하는 경우

ㄱ 시술에 대하여 어떤 내용을 어느 정도까지 이야기 할 것인지를 먼저 정리한 다음 설명한다.

ㄴ 설명 및 동의 과정에 환자가 보호자와 함께 듣기를 원하는지 확인하고 적절한 시간을 고려한다.

ㄷ 환자의 수준에 맞는 쉬운 말로 설명해 주고 서면 동의서를 받기 전에 반드시 환자가 그 설명을 완전히 이해하였는지 확인한다.

ㄹ 설명한 후에는 반드시 환자에게 들은 내용을 말로 표현하게 해본다. 서면 동의서에 환자가 서명했더라도 설명을 들은 내용을 이해하여 말로 표현할 수 없다면 그 서명은 법적으로 유효하지 않는 것으로 간주되기 때문이다.

ㅁ 수행할 시술에 대한 설명 및 동의서 작성에 관한 일 외에도 이 과정에서 환자와 주고받은 중요한 대화와 서면 동의서를 받은 사실을 차트에 기록한다.

ㅂ 서면 동의서를 꼭 받아야 하는 경우가 아니더라도 모든 간호활동에 환자의 동의가 필요하므로 간호를 제공할 때마다 설명해 주고 동의를 구한다.

② 받아 놓은 동의서가 없어진 경우, 환자가 동의를 해놓고 취소한다고 한 경우, 환자가 이해하지 못하고 있음을 나중에 안 경우, 계속 질문이 있는 경우 즉각적이고 적절한 중재를 제공함과 동시에 담당 의사나 간호관리자에게 반드시 알린다.

제 **4** 절 설명의무 위반에 대한 입증 문제

1 설명의무 위반의 책임

(1) 위자료설

의료인이 의술의 준칙에 부합하는 의료행위를 했지만 설명의무를 위반하였다면 피해자는 그
것만으로 자기결정권 침해에 따른 정신적 고통에 대한 위자료를 청구할 수 있다.

(2) 전손해설

의료침습은 그 자체로 위법하고 환자의 승낙이 있어야만 위법성이 조각되므로 의학적 기본에
적합한 치료행위를 하였더라도 설명의무 위반이 있으면 구성요건상 신체침해에 해당하여 전
손해를 배상하여야 한다.

2 설명 및 동의의무 위반에 관한 판례

> **[+] 전손해를 인정한 판례**
>
> 소외 망 유은영은 대학입학시험을 준비 중인 고교 3년생으로서 판시 미골통 이외에는 다른 병이 없이
> 건강하여 이 사건 수술을 받으러 가면서도 스스로 걸어서 갈 정도의 상태이었고 위 미골통은 그 자체
> 로는 생명에 지장을 초래하는 중대한 질환이 아니며 위 유은영의 이모인 소외 망 최일순이 피고들로
> 부터 할로테인 마취제를 사용하여 판시와 같은 수술을 받은 후 고열 등 이상증세를 보이기 시작한 직
> 후이었음에도 불구하고 피고들은 위 유은영이나 그 부모인 원고 유영태, 최구만에게 위 미골절제술이
> 불가피한 수술이었는지 여부를 설명해주지 않았을 뿐만 아니라 앞서 본 바와 같이 할로테인의 부작용
> 에 대한 설명도 하여 주지 아니하였는바, 이러한 경우 위 유은영이나 위 원고로서는 피고들로부터
> 위와 같은 설명을 들었더라면 위 수술을 받지 않거나 위 마취방법에 동의하지 않았을 수도 있었을
> 것이므로, 피고들이 위와 같은 설명을 다하지 아니한 과실과 위 유은영의 사망과의 사이에는 상당인
> 과관계가 있다고 봄이 상당하다고 하면서 설명의무 위반에 대한 전손해배상을 인정하였다(대법원 95
> 다56095판결).

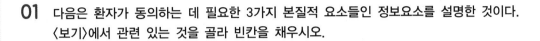

제3장

주관식 레벨 UP

01 다음은 환자가 동의하는 데 필요한 3가지 본질적 요소들인 정보요소를 설명한 것이다. 〈보기〉에서 관련 있는 것을 골라 빈칸을 채우시오.

> ① ( ) : 환자나 실험 대상자가 올바른 결정을 할 수 있도록 전문인인 의료인은 반드시 핵심정보를 알려주어야 한다.
> ② ( ) : 환자나 대상자에게는 실질적인 정보를 제공해야 하며 이때 실질적 정보는 전문적인 실무기준, 합리적인 개인기준, 주관적인 기준의 세 가지 기준에 의해 분류된다.
> ③ ( ) : 원만한 의사소통 체계를 갖추고 의료인과 환자가 동등한 대화자로 관심 있는 정보에 대해 충분히 이야기할 수 있는 여건이 마련되어야 한다.

> ┤ 보 기 ├
> ㉠ 정보의 이해   ㉡ 정보의 내용   ㉢ 정보의 양

정답 ①-㉡ 정보의 내용, ②-㉢ 정보의 양, ③-㉠ 정보의 이해

해설 정보요소는 환자가 동의하는 데 필요한 3가지 본질적 요소들을 말한다.
• 정보의 내용 : 환자나 실험 대상자는 적절한 정보의 내용이 있어야 올바른 결정을 할 수 있으므로 전문인인 의료인은 반드시 핵심정보를 알려주어야 한다.
• 정보의 양 : 환자나 대상자에게는 실질적인 정보를 제공해야 한다.
• 정보의 이해 : 의료인이 환자에게 정보를 제공하였다고 하더라도 대상자가 그 정보를 제대로 이해하지 못하였다면 아무 의미가 없으므로 관심 있는 정보에 대해 충분히 이해할 수 있도록 해야 한다.

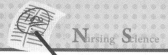

02 다음은 대리 결정의 기준을 세우는 3가지 견해에 관한 설명이다. 다음 〈보기〉를 빈칸에 채우시오.

---

① (   ) : 가장 약한 자율성의 표준으로 다른 의사결정자가 환자를 대신하여 필요한 결정을 내리는 것이다.

② (   ) : 자율적으로 결정을 하였거나 의사를 표명한 적이 있는 사람에게 적용되는 것이다. 즉 환자가 이전에 내렸던 자율적 결정을 받아들이는 것을 뜻한다.

③ (   ) : 환자가 이용 가능한 모든 대안들이 환자에게 미치는 영향과 이해득실을 따져 보고 환자에게 최선이 된다고 판단되는 것을 대리자가 결정하는 것이다.

┤ 보 기 ├

㉠ 순수 자율성 표준   ㉡ 대리 판단 표준   ㉢ 환자 최선이익 표준

정답 ①-㉡ 대리 판단 표준, ②-㉠ 순수 자율성 표준, ③-㉢ 환자 최선이익 표준

해설 환자에게 동의 능력이 없다면 대리결정의 기준이 본질적인 문제가 되며 대리결정의 기준을 세우는 견해는 대리 판단 표준, 순수 자율성 표준, 환자의 최선이익 표준의 3가지가 있다.
- 대리 판단 표준 : 환자를 가장 잘 아는 대리인을 선정하고 그 환자가 자율적 능력을 지녔다면 어떤 결정을 내렸을 지를 찾는 방법과, 그 환자와 같은 질병에 걸린 합리적인 사람들이 대부분 어떤 결정을 내리는지를 찾는 방법으로 나눌 수 있다.
- 순수 자율성 표준 : 사전의사결정의 하나인 생전 유언(living will)을 그대로 따르는 것이 해당된다.
- 환자 최선이익 표준 : 환자에게 최선이 된다고 판단되는 점을 대리자가 결정하는 것이다.

실제예상문제

해설 & 정답 checkpoint

01 다음 설명과 동의의 의무에 대한 설명 중 틀린 것은?

① 설명 및 동의 의무는 의료행위에 대한 환자의 자기결정권을 보호하는 취지로 우리나라에서는 인간의 존엄성과 행복추구권(헌법 제10조)에 근거를 두고 있다.

② 만일 대상자의 동의를 얻지 않으면 전단적 의료가 되므로 불법이며 형사 및 민사상의 모든 책임을 지게 된다.

③ 동의는 참된 동의, 즉 모든 사항과 내용에 대한 자세한 설명을 통해 환자가 충분히 납득한 후에 자유의사에 의해 이루어진 동의여야 한다.

④ 착오동의나 위험성을 축소시켜 설명하여 얻은 동의라 할지라도 이미 동의를 얻은 것이기 때문에 의료인의 의료행위는 정당하다.

01 동의는 모든 사항과 내용에 대한 자세한 설명을 통해 환자가 충분히 납득한 후에 자유의사에 의해 이루어진 동의이어야 한다. 그러므로 설명이 없거나 불충분한 가운데 이루어진 동의나 위험성을 축소시켜 설명하여 얻은 동의는 무효로서 전단적 의료가 성립된다.

02 설명과 동의의 의무가 존중하고자 하는 환자의 권리는 무엇인지 다음 설명의 빈칸에 해당하는 것을 고르시오.

> 의료행위를 외형적으로만 관찰하면 자기 보전권에 대한 침습행위로서 형법상으로는 상해에 해당되며 민법상으로는 권리(신체권)의 침해에 해당된다. 그러므로 의료행위가 합법적 행위로 인정되기 위해서는 환자의 (   ) 즉 동의가 필요하다.

① 알 권리
② 자기결정권
③ 상담·조정을 신청할 권리
④ 비밀을 보호받을 권리

02 의료는 환자의 신체 및 정신에 많은 변화를 줄 수 있으며 때로는 이러한 변화가 불가역적인 경우가 있기 때문에 자기결정권이 존중되어야 하며 설명과 동의의 의무는 환자에게 의료행위에 대한 자기결정권의 이양을 묻는 과정이다.

정답 01 ④ 02 ②

03 환자의 승인 없이는 타인에게 설명하는 것을 거부할 수 있도록 「형사소송법」 제149조 '업무상비밀과 증언거부'로 보장하고 있기는 하나 중대한 공익상 필요가 있는 때에는 예외다.

03 다음 설명의무의 법률적 근거에 대한 설명 중 틀린 것은?

① 「헌법」 제10조에서 인간의 존엄과 가치, 행복추구권에 대한 침해행위는 생명, 건강, 명예, 프라이버시 침해도 포함하며, 이들에 대한 침해는 「민법」상 불법행위(제750조)를 구성하게 되어 손해배상책임을 진다.

② 「민법」상 의료인의 설명의무는 계약과 불법행위에 근거하고 있다.

③ 중대한 공익상의 이유가 있는 경우에도 환자의 승인 없이는 타인에게 설명하는 것을 거부할 수 있도록 「형사소송법」 제149조 '업무상 비밀과 증언거부'로 보장하고 있다.

④ 의료인이 설명의무를 위반하여 환자의 유효한 동의를 얻지 않고 의료행위를 한 결과 환자의 신체에 손해가 발생한 경우 의료인은 그 손해에 배상책임을 진다.

04 사전 동의서는 침습적이거나 심각한 부작용, 위험 혹은 합병증 가능성이 있는 치료에 필요하다며 특정 사전 동의서를 요구하는 통상적인 시술 및 절차에는 수술, 마취를 필요로 하는 시술, 가벼운 해를 입히는 이상의 위험을 내포한 시술, 실험적 요법이나 투약이 포함된다.

04 다음 사전동의에 대한 설명 중 틀린 것은?

① 사전동의는 '충분한 정보에 근거한 동의(informed consent)'이며 다른 말로 '고지된 동의'라고도 한다.

② 사전동의는 법적 및 윤리적 함축성을 지니고 있으며 환자가 승낙하는 경우 치료나 시술 절차에 동의한다는 것이다.

③ 동의 없이 이루어지는 치료는 적절하며 부정적 효과가 없다 하더라도 법적 폭행이다.

④ 특정 사전 동의서를 요구하는 통상적인 시술 및 절차에 가벼운 해를 입히는 이상의 위험을 내포한 시술은 포함되지 않는다.

정답 03 ③   04 ④

05 다음 중 사전 동의서의 3가지 요소에 해당되지 <u>않는</u> 것은?

① 치료나 수술 절차를 승인하는 결정이 자신의 상태와 가능한 치료를 이해하는 판단 능력이 있는 성인에 의해 자발적으로 내려진 경우

② 미성년자를 대신해 부모가 절차에 동의해야 하는 경우

③ 환자가 의학적 치료에 관해 합리적인 결정을 내리며 동의를 할 수 있다는 능력을 보여 줄 수 있는 경우

④ 환자의 결정이 자발적인 선택이며 의료 제공자나 가족에 의해 강요되지 않은 경우

05 사전 동의서의 3가지 요소에는 치료나 수술 절차를 승인하는 결정이 판단 능력이 있는 성인에 의해 자발적으로 내려진 경우와 환자가 동의능력을 보여줄 수 있는 경우, 환자의 결정이 자발적인 것이며 강요되지 않은 경우가 해당하며 미성년자를 대신하여 부모가 절차에 동의해야 하는 경우는 예외적인 경우다.

06 다음 중 문지방 요소에 대한 설명으로 <u>틀린</u> 것은?

① 동의자의 능력이란 동의자의 동의 능력과 관련된 것이다.

② 선택에 대한 합리적 이유를 표현할 수 없다 해도 동의능력은 있는 것으로 본다.

③ 자발성이란 정확한 지식, 심리적 강요의 부재, 외적 강제의 부재 등으로 분석된다.

④ 자발성의 행위에는 대상에 대한 작용에 적극성이 있는 것이다.

06 동의능력의 정도와 자발성 여부를 문지방 요소라고 한다. 동의능력이 없는 경우는 신호나 선택을 할 때 표현하거나 의사소통을 할 수 없을 때, 관련 정보를 이해할 수 없는 경우, 선택의 이유를 표현할 수 없거나 선택에 대한 합리적 이유를 표현할 수 없는 경우가 해당된다.

07 다음 중 환자가 동의하는데 필요한 정보요소의 3가지가 <u>아닌</u> 것은?

① 정보의 해석

② 정보의 내용

③ 정보의 양

④ 정보의 이해

07 환자가 동의하는데 필요한 정보요소의 3가지는 정보의 내용, 정보의 양, 정보의 이해이며 정보의 해석은 포함되지 않는다.

정답 05 ② 06 ② 07 ①

08 고지 설명은 어떤 의료행위에 앞서 환자의 질병 정도 증상, 치료방법의 내용과 필요성, 예후, 발생이 예상되는 위험을 동반하거나 후유증이 남을 가능성 있는 합병증과 빈도 등을 환자에 고지해야 한다는 것이다.

08 다음 중 설명의무의 범위와 내용에 관한 설명으로 관련 있는 것은?

> 환자의 알 권리를 충족시키는 것으로 환자의 질병 정도 증상, 치료방법의 내용과 필요성, 예후, 발생이 예상되는 위험을 동반하거나 후유증이 남을 가능성 있는 합병증과 빈도 등의 설명이 포함된다.

① 안전 설명
② 조언 설명
③ 고지 설명
④ 자기결정권 설명

09 설명은 구두로 하여야 하며 정형화된 서면에 의한 설명은 구두설명을 대체할 수 없다.

09 다음은 설명의 방법 및 입증책임에 대한 설명이다. **틀린 것을 고르시오.**

① 설명은 시술자가 직접 대상자에게 하는 것이 원칙이다.
② 간호사가 시술자 대신 서면 동의서를 받아서는 안 되며 의사가 해야 할 설명의무를 간호사가 대신한다고 해서 의사의 의무가 면제되는 것은 아니다.
③ 정형화된 서면에 의한 설명은 구두 설명을 대체할 수 있다.
④ 대상자가 동의서에 서명하는 과정에서 부당함이나 강요가 없어야 하고 충분한 설명을 들을 수 있어야 그 동의서가 법적 효력을 갖는다.

정답 08 ③ 09 ③

10 다음은 동의의 종류에 대해 서술한 것이다. 이에 해당하는 것을 고르시오.

> • 의료에 앞서 환자에게 충분히 설명한 후에 그 시행 여부를 환자 스스로 결정하도록 하여 동의를 얻는 것이다.
> • 의료가 위험을 내포하거나 위험을 내포하지는 않지만 몸에 불가역적인 변화를 초래하는 경우, 경제적인 부담이 클 경우 반드시 필요하다.

① 묵시동의
② 명시동의
③ 동의상해
④ 고지동의

10 명시동의(express consent)는 의료에 앞서 환자에게 충분히 설명한 후에 그 시행 여부를 환자 스스로 결정하도록 하여 동의를 얻는 것이다. 구두이건 문서이건 법에 일정한 규정은 없으나 후일을 위하여 문서화하는 것이 필요하다. 구두의 경우라면 진료기록부에 그 내용을 기록해 두는 방법이 유효하다.

11 동의의 범위에 관한 설명 중 틀린 것은?

① 의료행위가 환자의 생명 및 신체에 상당한 침해가 야기될 위험성이 있는 경우에는 반드시 자세한 설명을 하여 동의를 얻어야 한다.
② 위험을 동반하는 수술, 부작용이 있다고 알려져 있거나 그럴 가능성이 있는 주사제 또는 약물의 투여, 마취, 수혈 등과 이에 준하는 부작용이 야기될 가능성이 있는 시술 및 처치를 시행할 때에는 그 범위, 방법 등을 이해시키고 이에 동의를 얻어야 한다.
③ 응급을 요하는 환자의 경우 환자 또는 그 법정대리인으로부터 동의나 의뢰를 받지 않은 경우 의료인은 의료를 보류해야 한다.
④ 법정 감염병에 의한 강제격리수용과 같이 행정상의 강제성을 지닌 경우는 동의 없이 의료행위를 할 수 있다.

11 응급을 요하는 환자의 경우 환자 또는 그 법정대리인으로부터 동의나 의뢰를 받을 수 없다고 해도 의료인은 의료를 보류할 수 없다. 이러한 경우에는 동의 없이 의료행위를 하였다 해도 「긴급피난」의 법 이론에 의하여 위법성이 있다 할 수 없다.

정답 10 ② 11 ③

12 동의서의 내용을 충분히 이해하고 자발적으로 동의서에 서명할 수 있는 환자는 동의서를 받을 수 있는 환자다. 동의서를 받을 수 없는 경우로는 충분한 설명을 듣지 못한 환자, 심한 통증을 겪고 있거나 심한 진정상태의 환자, 기타 자발적으로 동의서에 서명할 수 없는 환자의 경우가 있다.

13 서면 동의서를 꼭 받아야 하는 경우가 아니더라도 모든 간호활동에 환자의 동의가 필요하므로 간호를 제공할 때마다 설명해 주고 동의를 구해야 한다.

12 다음 중 동의서를 받을 수 없는 경우가 <u>아닌</u> 것은?

① 미성년자
② 내용을 제대로 이해하지 못한 환자
③ 강압적인 분위기에 처해 있는 환자
④ 진정상태가 해제된 환자

13 다음 설명 및 동의의 의무와 관련된 간호사고의 예방 지침 중 간호사가 환자에게 시술을 수행하는 경우에 대한 설명으로 <u>틀린</u> 것은?

① 시술에 대해 환자의 수준에 맞는 쉬운 말로 설명해 주고 서면 동의서를 받기 전에 반드시 환자가 그 설명을 완전히 이해하였는지 확인한다.
② 설명한 후에는 반드시 환자에게 들은 내용을 말로 표현하게 해본다.
③ 수행할 시술에 대한 설명 및 동의서 작성에 관한 일 외에도 이 과정에서 환자와 주고받은 중요한 대화와 서면 동의서를 받은 사실을 차트에 기록한다.
④ 서면 동의서를 꼭 받아야 하는 경우가 아니면 환자의 동의가 필요하지 않다.

정답 12 ④ 13 ④

주관식 문제

01 설명의무의 면제 상황을 3가지 이상 쓰시오.

해설 설명의무와 사전동의는 간호윤리원칙의 하나인 자율성의 원칙에 근거가 있다. 의료인은 의료행위를 하기 전 환자 자신의 선택 권리를 보장하기 위하여 충분한 설명을 해야 하는 윤리적 의무가 있으나 법적으로 예외가 되는 상황으로는 응급상황, 포기, 의사무능력자와 암묵적 동의가 있는 것으로 보이는 경우이다.

01
정답 ① 환자가 이미 위험을 알고 있었을 경우
② 환자에게 발생할 위험이 매우 비전형적이고 발생개연성이 적을 경우
③ 설명을 하였다 하더라도 환자가 승낙할 것임을 입증할 경우
④ 환자에게 악영향을 미칠 가능성이 없는 경우
⑤ 환자가 설명청취를 포기한 경우
⑥ 위험이 중대하거나 시간적으로 급한 경우

02 묵시동의와 명시동의에 대해 간략히 서술하시오.

해설 묵시동의는 환자가 병원에 올 때 이미 치료를 받기 위해서 왔으므로 일반적으로 이루어지는 의료에는 이미 동의가 포함되어 있다는 것이며 명시동의의 경우는 어떤 치료에 앞서 환자가 스스로 결정할 수 있도록 충분히 설명하고 동의를 구하는 것을 말한다.

02
정답 ① 묵시동의(implied consent) : 환자가 병원에 올 때 시행되는 진단을 위한 물리적인 진찰과 각종 임상병리검사 및 방사선 검사 등과 일반적으로 이루어지는 초보적인 의료에는 이미 동의한 묵시성이 포함되어 있다.
② 명시동의(express consent) : 의료에 앞서 환자에게 충분히 설명한 후에 그 시행 여부를 환자 스스로 결정하도록 하여 동의를 얻는 것이다.

교수님 코칭!
묵시동의와 명시동의의 용어를 반드시 구분하여 기억해 두자!

03

[정답] ① 환자가 자기표현을 충분히 할 수 있는 수준일 것
② 자신이 받게 될 처치에 대해 충분한 설명을 들을 수 있어야 할 것
③ 환자가 동의서에 서명하는 과정에 강요나 부당함이 없어야 할 것

03 동의서가 법적 효력을 발휘하기 위해 갖추어야 할 조건 3가지를 쓰시오.

[해설] 충분한 설명에 의한 자율적 동의의 최소요건은 자신의 자율적 의사를 표명할 수 있는가이다. 즉 자율적 의사결정을 위한 첫 번째 조건인 의사결정능력이 있어야 한다. 또한, 환자가 진정으로 동의한 것이어야 한다.

Self Check로 다지기

▣ 설명과 동의는 환자에게서 동의서에 서명을 받는 것만 포함하는 단순한 의미가 아니라 환자와 시술자 간의 의사소통 방법이며 수행될 처치에 대해 서로 토의하는 과정이다.

▣ 설명 및 동의 의무는 의료행위에 대한 환자의 자기결정권을 보호하고자 하는 취지로서 환자에게 위험이 수반되는 의료행위를 시행할 때 대상자에게 의료행위의 목적과 방법, 기대되는 결과와 이에 수반되는 위험성, 다른 치료방법 등을 사전에 필히 알려야 한다.

▣ 의료행위의 정당한 근거로서 환자의 유효한 동의가 필요하며, 그 동의의 전제로서 의사의 설명을 필요로 한다. 의료인이 설명의무를 위반하여 환자의 유효한 동의를 얻지 않고 의료행위를 한 결과 환자의 신체에 손해가 발생한 경우에는 의료인은 그 손해에 배상책임을 진다.

▣ 사전동의는 법적 및 윤리적 함축성을 지니고 있으며 환자가 승낙하는 경우 치료나 시술 절차에 동의한다는 것이다. 동의 없이 이루어지는 치료는 적절하며 부정적 효과가 없다 하더라도 법적 폭행이다.

▣ 환자에게 동의 능력이 없다면 대리결정의 기준이 본질적인 문제가 되며 대리결정의 기준을 세우는 견해는 대리 판단 표준, 순수 자율성 표준, 환자의 최선이익 표준의 3가지가 있다.

▣ 설명의무의 범위와 내용으로는 고지 설명, 조언 설명, 안전 설명, 자기결정권 설명, 처치 거부 시 설명이 있다.

▣ 의료진의 설명의무가 면제되는 경우는 환자가 이미 위험성을 알고 있거나 설명 청취를 포기한 경우, 설명하였다 하더라도 환자가 승낙할 것임을 입증할 수 있는 경우, 위험이 중대하거나 시간적으로 급한 경우이다.

▣ 동의의 종류에는 묵시동의, 명시동의, 동의상해가 있으며 동의는 자발적이고 진의의 표시라야 동의의 효과가 있다. 이러한 경우에도 의료인의 과오 또는 부주의에 기인된 의료과실이 성립되었을 때에는 의료인의 손해배상책임을 면할 수 없다.

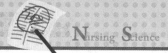

⊒ 설명 및 동의의 의무와 관련된 간호사고의 예방지침으로는 동의서와 관련한 지침을 잘 숙지하고 있어야 하며 동의서 입회인으로 참여하는 경우 의사가 환자에게 어떤 내용을 설명하는지 환자가 그것을 충분히 이해하는지를 파악할 뿐 아니라 필요 시 환자의 이해를 도와야 한다.

⊒ 간호사가 환자에게 시술을 직접 수행하는 경우에는 환자의 수준에 맞는 쉬운 말로 설명해주고 서면 동의서를 받기 전에 반드시 환자가 그 설명을 완전히 이해하였는지 확인한다.

⊒ 설명의무 위반의 책임에는 위자료설과 전손해설이 있다.

제 **4** 장

—

간호과오에 있어서 손해배상

—

시대에듀

www. **sdedu** .co.kr

자격증 · 공무원 · 취업까지
BEST 온라인 강의 제공

(주)시대고시기획
(주)시대교육

www. **sidaegosi** .com

시험정보 · 자료실 · 이벤트
합격을 위한 최고의 선택

I wish you the best of luck!

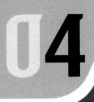

04 간호과오에 있어서 손해배상

CHAPTER

제1절 손해배상의 종류와 범위

1 손해배상의 정의

① 손해는 법익에 관하여 입은 불이익을 말한다. 즉, 위법행위(채무불이행 또는 불법행위)가 없었더라면 존재하였을 상태와 위법행위가 있는 현재의 이익 상태와의 차이이다.
② 손해배상은 위법한 행위에 의하여 타인에게 끼친 손해를 전보(塡補)하여 손해가 없었던 것과 동일한 상태로 복구시키는 일이다.
③ 불이익이 생긴 법익은 재산·신체 기타 법적으로 보호하기에 상당한 것이면 무엇이든지 상관없다.
④ 손해배상의무는 법률의 규정에 의하여 발생되는 것 외에 당사자 간의 계약, 즉 손해담보계약이나 손해보험계약 등에 의하여 발생할 수 있다.

2 손해배상의 분류 [중요] ★

(1) 재산상의 손해

① 적극적 손해

기존 재산의 멸실(destruction)이나 감소를 준 것으로 의료사고 때문에 직접 치르게 된 것이다.

ⓐ 치료비, 개호비(간병비) : 치료하는 동안 소요되는 각종 비용 즉, 입원비, 약값, 진료비 등이 포함되며 의수, 의족 등의 구매를 위한 비용도 포함된다. 상해인의 상태가 중하여 개호인의 도움이 필요한 경우의 개호비, 입·퇴원 또는 통원치료 중의 교통비, 병원 소재지에서의 숙박비, 상해로 인한 후유증을 회복하기 위한 온천비 또한 해당된다.

ⓑ 장례비 : 불법행위로 인하여 피해자가 사망한 경우에 손해로서 인정된다. 사체처리비, 주식접대비, 영구차비, 제례비, 묘지구입비 등이 있다.

② 소극적 손해

장래에 얻을 수 있던 이익을 얻지 못해 발생한 손해를 말한다.

ⓐ 일실수입 : 사고가 발생하지 않았을 경우를 가정하여 피해자가 장래에 얻을 수 있었을 것이라고 예측되는 이익 또는 소득을 의미한다.

ⓐ 일실수입은 입원, 통원 치료한 기간 동안 휴업으로 인해 발생한 휴업 손해와 그 외의 기간에 대해 노동능력 상실률에 따른 일실수입으로 나눈다.

ⓑ 일실수입의 계산방법

- 사망의 경우 : 환자가 사망한 경우에는 환자가 생존하였더라면 얻을 수 있었던 수입에서 그 사이에 필요한 생활비 등을 공제한 금액을 청구할 수 있다.

> 계산방법 : {(사망 당시의 수입액)×(수입 가능 기간)} - 생활비 공제 - 중간이자

- 상해 발생의 경우 : 신체 상해로 노동능력이 상실 및 감소된 경우에는 그러한 상해가 없었더라면 얻을 수 있었던 이익의 배상을 청구할 수 있다.

> 계산방법 : {(사고 당시의 수입액)×(노동능력 상실률)×(수입 가능 기간)} - 중간이자 공제

ⓛ 휴업보상 : 의료과오로 인해 환자가 수입을 얻을 수 없거나 감소된 경우 일실이익의 일종으로 휴업보상비 배상을 청구할 수 있다.

(2) 비재산적 손해(위자료)

① 피해자가 재산 이외에 생명, 자유, 신체, 명예 등 인격적 이익을 침해당한 경우 가해자에 대하여 비재산적 손해(정신적 손해)에 배상을 청구할 수 있다. 이와 같은 정신적 손해를 금전으로 배상하는 것이 위자료이다.

② 위자료의 기준금액은 교통사고 사망·중상해 사건 1억 원, 대형 재난사고 사망사건 2억 원, 소비자·일반시민에 대한 영리적 불법행위로 인한 사망사건 3억 원이다. 가중인자가 있는 경우에는 위 기준금액을 2배로 늘릴 수 있으며 이후 참작해야 할 일반 가중·감경사유가 있을 경우 기준금액 또는 특별가중금액에 대하여 추가로 50%까지 증액 또는 감액할 수 있다.

③ 최근 판례 동향은 설명의무 위반을 이유로 한 위자료 청구인정이 증가하고 있고, 환자 측도 의료과오에 대한 책임 추궁의 방법으로 설명의무 위반소송이 증가하고 있다.

3 손해배상의 발생과 범위

(1) 손해배상청구원의 발생

손해배상청구원의 발생은 법률행위에 의하여 발생하는 경우와 법률의 규정에 의하여 발생하는 경우로 나눈다.

① 법률행위에 의해 발생하는 경우

　보험 계약과 같이 계약 당사자 사이에 일정한 사유가 발생하면 일방이 타방에 대하여 손해를 배상하도록 하는 약정 등이다.

② 법률의 규정에 의하여 발생하는 경우

　민법 등 각종 법률의 규정에 따라 발생하게 되는 손해배상책임을 말한다.

(2) 손해배상의 일반법

손해배상의 일반법인 「민법」상 손해배상 청구권의 대표적인 발생원인은 채무불이행(민법 제390조)과 불법행위(민법 제750조)이다.

① 채무불이행 책임과 불법행위 책임

　㉠ 채무불이행 : 「민법」 제390조의 규정에 의하여 채권, 채무관계를 전제로 채무자가 그 귀책사유로 인하여 채무를 이행하지 않아 발생한 채권자의 손해를 배상하는 것

　㉡ 불법행위 : 「민법」 제750조에 의해 위법행위로 인하여 타인(피해자)에게 손해를 가한 경우 그 책임을 묻는 것

② 채무불이행, 불법행위로 인한 손해배상 범위

　㉠ 통상손해 : 채무불이행 또는 불법행위가 있으면 통상적으로 발생하는 것

> **✓ 예**
>
> 불법행위로 인하여 신체장애를 일으켜 노동능력을 상실한 피해자의 일실 수입을 산정하는 경우 장차 증가될 수익을 기준으로 산정된 일실이익 상당의 손해는 해당 불법행위에 의하여 사회관념상 통상 생기는 것으로 인정되는 통상손해에 해당한다(대판 1992.11.13. 92다14526).

　㉡ 특별손해 : 피해자에게만 존재하는 특별한 사정에 기초하여 발생하는 손해를 말하는 것

> **✓ 예**
>
> 치과의사가 환자의 눈가와 미간에 보톡스 시술을 하는 것이 치과의사의 면허 범위를 벗어난 불법행위인지 판단하여 의료법 위반으로 처벌 대상이 되는지의 여부

③ 손해배상청구권의 성질

　㉠ 손해배상청구권의 소멸시효 : 채무불이행에 기한 손해배상청구권은 10년의 소멸시효가 적용된다. 불법행위로 인한 청구권은 피해자나 법정대리인이 손해 및 가해자를 안 날로부터 3년간 이를 행사하지 않거나 불법행위를 한 날로부터 10년 내에 행사하지 않으면 시효가 소멸된다.

　㉡ 불법행위로 인한 손해배상청구권 : 환자의 배우자나 부모, 형제자매 등에게도 피해환자와는 별도로 고유의 위자료 청구권이 인정되나 채무불이행으로 인한 손해배상청구권의 경우는 인정되지 않는다.

4 간호사고의 법적 책임과 손해배상

(1) 채무불이행 책임

의료계약에 있어 급부, 즉 통상의 의료인이 갖는 주의의무로서 진료 또는 간호, 설명, 확인, 주의의무를 다하여야 하는 것인데 이를 다하지 못한 것을 말한다.

(2) 불법행위의 책임

불법행위는 간호사의 간호과오를 계약책임으로 물을 경우 또는 간호사의 과실로 계약 당사자 이외의 자가 손해를 입었을 경우 불법행위로 보는 견해가 있다.

(3) 채무불이행 책임과 불법행위의 책임비교

간호과오를 간호계약에 의한 채무불이행책임을 지게 하려면 간호사의 간호행위가 불완전한 것임을 전제로 하며 간호과오를 불법행위로 구성하려면 간호사에게 간호상 과오가 있었음을 증명해야 하기 때문에, 전문 간호사와 환자 사이의 계약관계를 기초로 할 때에는 채무불이행의 하나인 불완전이행의 책임을 지게 되고 평균적 간호지식과 기술 있는 간호사로서 하여야 할 간호를 다하지 못한 것에 대한 과실 인정은 불법행위를 구성하게 된다.

구분	법적 의미	법적 근거
채무불이행 책임	특정 당사자 사이에 이미 성립한 법률관계로부터 발생하는 특정한 주의의무 위반으로 인한 책임	민법 제390조
불법행위 책임	불특정 당사자 사이에 발생하는 일반적 주의의무 위반으로 인한 책임	민법 제750조

(4) 손해배상 범위

① 채무불이행으로 인한 손해배상은 통상의 손해를 그 한도로 하고 특별한 사정으로 인한 손해는 채무자인 간호사가 그 사정을 알았거나 알 수 있었을 때에 한하여 배상 책임을 부담한다.
② 불법행위인 경우 재산 이외의 손해에 대한 배상책임과 재산상의 손해가 없는 경우의 손해배상책임인 위자료 청구가 인정된다.

제 2 절 손해배상액의 산정

1 손해배상액의 산정방법

(1) 손해배상의 금전 배상 원칙

손해배상은 금전으로 배상하는 것이 원칙이므로 배상되어야 할 손해를 금전으로 평가하는 작업이 필요하다.

(2) 손해배상액의 기준가격

① 재산적 손해의 배상액

재산적 가치의 평가액이다.

② 비재산적 손해의 배상액

법원이 가해 당시의 상황, 피해자의 인격·사회적 지위, 쌍방 당사자의 재산상태, 쌍방 간의 관계 등을 종합적으로 고려하여 산정한다.

(3) 현재가치의 측정

① 의료사고 또는 교통사고 등의 사고로 사망한 경우

장래의 수입에 대해 일시금으로 배상하는 것이 원칙이기 때문에 피해자가 과실(이자)을 얻게 되어 실제보다 더 많은 배상을 받게 된다. 그러므로 장래의 수입에 대해 일시금으로 지급받게 되는 경우 중간이자를 공제한다.

② 중간이자 공제방식

단리계산방법인 호프만식과 복리계산방법인 라이프니츠식이 있다.

2 손익상계

(1) 손익상계의 정의

채무불이행 또는 불법행위로 인하여 손해를 받은 자가 동일한 원인으로 이익을 얻은 경우 그 손해배상액에서 그 이익을 공제해야 한다는 원칙을 말한다.

> ☑ 예
>
> 의료사고로 사망한 경우 손해배상액에서 생계비를 공제해야 하는 경우

(2) 손익상계에 있어서 공제될 이익

손익상계에 있어서 공제될 이익은 손해배상원인과 상당인과관계가 있는 것에 한정되므로 채무불이행 및 불법행위와 무관하거나 채무불이행 및 불법행위 외의 계약원인 등에 의하여 얻은 이익은 공제되지 않는다.

> ☑ **예**
>
> 환자가 사망한 경우에는 유족이 받은 향전이나 부의금, 생명보험금이나 유족연금은 손익상계의 대상에서 제외됨

3 과실상계 [중요] ★

(1) 과실상계의 정의

과실상계란 채무불이행이나 불법행위에 있어 채권자(피해자, 환자)에게 과실이 있는 때에 법원은 손해배상의 책임 및 그 금액산정에 있어 채권자의 과실을 참작하는 제도이다.

(2) 「민법」에서의 과실상계

「민법」은 채무불이행에 관하여 과실상계를 규정하고(민법 제396조) 이를 불법행위에도 준용(민법 제763조)하고 있다.

(3) 간호과오로 인한 손해 발생이나 확대 원인에서의 과실상계

간호과오로 인한 손해 발생이나 확대 원인에 환자 측의 거짓말·침묵·비협력 등 과실이 기재되었다면, 그 손해에 대해 합리적으로 분담시키는 과실상계를 고려해야 한다.

(4) 피해자(환자 측) 과실범위와 유형

① 과실상계를 위해서는 채권자 또는 피해자의 과실이 있어야 한다. 환자에게 과실이 있는 경우 과실상계를 할 수 있다.

② 환자 외에 이와 동일시할 수 있는 제3자(친권자, 후견인, 보호감독의무)의 과실이 손해 발생 또는 확대에 기여한 경우 제3자의 과실도 고려 대상에 포함된다.

③ 피해자(환자 측) 과실 유형 [중요] ★

㉠ 주요사항 불고지 : 정확한 진찰과 진단을 위해서 환자에게 자신의 가족력, 과거병력, 기왕증 등을 숨김없이 고지하여야 하며 환자 측에서 이와 같은 주요 내용을 고지하지 않거나 허위로 고지한 경우 의사는 해당 환자의 상태를 잘못 진단할 수 있으며, 잘못된 진단 때문에 환자를 제대로 치료하지 못한 경우 의사의 책임은 제한된다.

ⓛ **지시사항 등 불이행** : 진료목적을 달성하기 위해서는 의사의 진료과정에서 환자 측의 적극적 협조가 필수적이다. 의료인 측은 진료하는 과정에서 환자 측에 일정한 요청을 하는데 환자 측이 이를 거부하거나 따르지 않는 경우 환자 측 과실로 고려할 수 있다. 각종 검사, 치료, 수술을 거부하는 경우가 해당된다.

4 기타 책임

(1) 공동불법행위 책임

① 의료행위는 일련의 과정을 거치므로 각 과정에서 여러 사람이 관련되어 의료사고가 발생하는 경우가 있다. 복수의 사람이 손해 발생의 원인에 공동으로 관여된 경우에는 공동불법행위 책임을 부담하여야 한다.

② 공동불법행위가 성립하기 위한 조건
 ㉠ 각자가 독립하여 불법행위의 요건을 갖추어야 한다.
 ㉡ 불법행위자 간의 행위 관련성이 필요하다.

> **☑ 예**
>
> 의사가 투약에 있어 혼동되게 처방한 경우 간호사가 투약에러를 냈다면 의사는 처방에 대한 책임이, 간호사는 투약에 대한 책임이 있다.

③ 의료기관에 속한 의사 간 또는 의사와 간호사 등에 의해 공동불법행위가 문제시될 경우 대개의 경우 의료기관 개설자에게 사용책임을 묻기 때문에 의사나 간호사나 어느 누구의 과실행위에 의하여 손해가 발생했느냐 여부를 정확히 밝힐 필요는 없다.

(2) 국가에 대한 손해배상청구

① 국가배상책임의 요건
 ㉠ 공무원의 직무상 불법행위로 인한 손해배상책임 : 국가배상책임이 성립하려면 공무원의 행위여야 하고 공무원의 직무집행행위여야 하며 직무상 불법행위로 타인에 대한 손해가 발생한 것과 공무원의 가해행위 사이에 인과관계가 있어야 한다.

> **[+] 「헌법」 제29조 제1항**
>
> 공무원의 직무상 불법행위로 손해를 받은 국민은 법률이 정하는 바에 의하여 국가 또는 공공단체에 배상을 청구할 수 있다. 이 경우 공무원 자신의 책임은 면제되지 아니한다.
>
> **[+] 국가배상법 제2조 제1항**
>
> 국가나 지방자치단체는 공무원 또는 공무를 위탁받은 사인(이하 '공무원'이라 한다)이 직무를 집행하면서 고의 또는 과실로 법령을 위반하여 타인에게 손해를 입히거나, 「자동차손해배상 보장법」에 따라 손해배상의 책임이 있을 때는 이 법에 따라 그 손해를 배상하여야 한다.

ⓛ 영조물의 설치, 관리상의 하자로 인한 손해배상 : 도로, 하천 기타 공공의 영조물의 설치 또는 관리상의 하자로 인하여 타인에게 손해를 가하였을 때 국가 또는 지방자치단체는 그 피해자에게 손해를 배상해야 한다.

ⓒ 약해로 인한 책임 : 「약사법」 제31조에 의약품의 안정성과 유효성을 확보하고 국민보건의 향상을 목적으로 의약품의 제조업을 하고자 하는 경우에 보건복지부장관의 제조업 허가와 품목허가를 받고 특히 허가를 받고자 하는 품목이 신약인 경우에는 안정성, 유효성에 관한 임상성적서 및 관계문헌과 기타 필요한 자료를 제출하도록 하고 있다. 안정성 여부를 확보한 이후에 사람의 생명, 신체에 침해를 가한 경우 국가의 책임 여부가 문제시 된다.

② 국공립 의료기관 소속의 의료인에 의한 의료사고나 보건의료법규에서 국민에게 공법상 수진의무를 강제하는 경우 발생한 의료사고에 대해 국가배상법이나 「민법」 제756조의 규정에 의해 국가 또는 지방자치단체를 대상으로 손해배상을 청구할 수 있다.

주관식 레벨 UP

01 다음의 빈칸을 알맞게 채우시오.

채무불이행 책임	불법행위 책임
의료 계약에 있어 급부를 실현하지 않은 것은 통상의 의료인이 갖는 (①)로서 진료 또는 간호, 설명, 확인, (①)를 다하여야 하는 것인데 이를 다하지 못한 것을 말한다.	불법행위로 인한 손해배상책임의 발생요건은 (②), 과실로 인한 위법한 행위로 타인에게 손해를 가하고 이 위법한 행위와 발생된 손해 사이의 (③)가 있어야 한다.

정답 ① 주의의무 ② 고의 ③ 인과관계

해설 • 채무불이행 책임 : 「민법」 제390조의 규정에 의해 계약을 근거로 발생하는 당사자 관계에서, 채무자(간호사)에게 책임 있는 사유로 말미암아 채무의 내용에 따른 급부(주의의무, 설명의무)를 실현하지 않은 것이다. 불법행위는 간호사의 간호과오를 계약책임으로 물을 경우 또는 간호사의 과실로 계약 당사자 이외의 자가 손해를 입었을 경우이다.
• 불법행위 책임 : 「민법」 제750조에 의해 고의 또는 과실로 인한 위법행위로 타인에게 손해를 가한 자는 그 손해를 배상할 책임이 있다고 명시하고 있다. 불법행위로 인한 손해배상책임의 발생요건은 고의, 과실로 인한 위법한 행위로 타인에게 손해를 가하고 이 위법한 행위와 발생된 손해 사이의 인과관계가 있어야 한다.

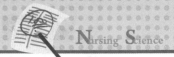

02 다음은 국가에 대한 손해배상청구에 대한 설명이다. 괄호에 알맞은 말을 채우시오.

- 공무원의 직무상 (①)로 인한 손해배상책임 : 국가배상책임이 성립하려면 공무원의 행위여야 하고 공무원의 직무집행행위여야 하며 직무상 불법행위로 타인에 대한 손해가 발생한 것과 공무원의 가해행위 사이에 인과관계가 있어야 한다.
- 영조물의 설치, 관리상의 하자로 인한 손해배상 : 도로, 하천, 기타 공공의 영조물의 설치 또는 관리상의 하자로 인하여 타인에게 손해를 가하였을 때 국가 또는 (②)는 그 피해자에게 손해를 배상해야 한다.
- 약해로 인한 책임 : 「약사법」 제31조에 의약품의 안정성과 유효성을 확보하고 국민보건의 향상을 목적으로 의약품의 제조업을 하고자 하는 경우에 (③)의 제조업 허가와 품목허가를 받고 특히 허가를 받고자 하는 품목이 신약인 경우에는 안정성, 유효성에 관한 임상성적서 및 관계문헌과 기타 필요한 자료를 제출하도록 하고 있다. 안정성 여부를 확보한 이후에 사람의 생명, 신체에 침해를 가한 경우 국가의 책임 여부가 문제 시 된다.

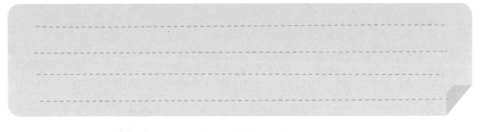

정답 ① 불법행위 ② 지방자치단체 ③ 보건복지부장관

해설 국가 또는 지방자치단체의 공무원이 그 직무를 집행함에 있어 고의 또는 과실로 법령에 위반한 행위로 타인에게 손해를 가하거나 도로, 하천, 기타 영조물의 설치 또는 관리상의 하자로 인하여 타인에게 손해를 가한 때에도 국가 또는 지방자치단체가 그 손해를 배상해야 한다(국가배상법 제5조, 제1항).
의약품의 경우 허가를 받으려는 품목이 신약 또는 식품의약품안전청장이 지정하는 의약품인 경우에는 안전성·유효성에 관한 시험성적서·관계 문헌, 그 밖에 필요한 자료를 보건복지부령으로 정하는 바에 따라 제출하여야 하기 때문에 허가한 의약품이 사람의 생명, 신체에 침해를 가한 경우 국가의 책임 여부가 문제 시 된다.

실제예상문제

01 다음 중 손해배상과 관련한 설명으로 틀린 것은?

① 손해는 법익에 관하여 입은 불이익을 말한다.

② 위법행위는 채무불이행 또는 불법행위를 말한다.

③ 불이익이 생긴 법익은 재산·신체 기타 법적으로 보호하기에 상당한 것이면 무엇이든지 상관없다.

④ 손해배상의 의무는 법률의 규정에 의하여야만 발생한다.

02 다음 손해배상의 분류 중 재산상의 적극적 손해에 속하는 것이 **아닌** 것은?

① 치료비

② 개호비

③ 일실수입

④ 장례비

03 다음은 손해배상의 재산상의 적극적 손해와 관련한 설명이다. 이 중 **틀린** 것은?

① 통원치료 중의 교통비는 치료비에 포함되지 않는다.

② 장례비는 불법행위로 인하여 피해자가 사망한 경우에 손해로서 인정된다.

③ 상해로 인한 후유증을 회복하기 위한 온천비는 치료비에 포함이 된다.

④ 장례비에는 사체처리비, 주식접대비, 영구차비, 제례비, 묘지구입비 등이 있다.

해설 & 정답 checkpoint

04 일실수입이란 사고가 발생하지 않았을 경우를 가정하여 피해자가 장래에 얻을 수 있었을 것이라고 예측되는 이익 또는 소득을 의미하며 입원, 통원 치료한 기간 동안 휴업으로 인해 발생한 휴업 손해와 그 외의 기간에 대해 노동능력 상실률에 따른 일실수입으로 나눈다.

05 위자료의 기준금액은 가중인자가 있는 경우에는 기준금액을 2배로 늘릴 수 있으며 참작해야 할 일반 가중·감경사유가 있을 경우 기준금액 또는 특별가중금액에 대하여 추가로 50%까지 증액 또는 감액할 수 있다.

06 손해배상청구원이 법률행위에 의해 발생하는 경우는 보험 계약과 같이 계약 당사자 사이에 일정한 사유가 발생하면 일방이 타방에 대하여 손해를 배상하도록 하는 약정 등이다.

04 재산상의 소극적 손해 중 사고가 발생하지 않았을 경우를 가정하여 피해자가 장래에 얻을 수 있었을 것이라고 예측되는 이익 또는 소득을 무엇이라고 하는가?

① 세외수입 ② 일실수입
③ 임대수입 ④ 사업수입

05 다음 위자료에 관한 설명 중 틀린 것은?

① 피해자가 재산 이외에 생명, 자유, 신체, 명예 등 인격적 이익을 침해당한 경우 가해자에 대하여 비재산적 손해에 배상을 청구할 수 있으며 이를 금전으로 배상하는 것이 위자료이다.
② 위자료의 기준금액은 가중인자가 있는 경우에는 기준금액을 2배로 늘릴 수 있다.
③ 최근 설명의무 위반을 이유로 한 위자료 청구인정이 증가하고 있다.
④ 참작해야 할 일반 가중·감경사유가 있을 경우 기준금액 또는 특별가중금액에 대하여 추가로 70%까지 증액 또는 감액할 수 있다.

06 다음 중 손해배상청구원의 발생과 관련한 내용으로 틀린 것은?

① 손해배상청구원은 법률행위에 의하여 발생하는 경우와 법률의 규정에 의하여 발생하는 경우로 나눈다.
② 법률행위에 의해 발생하는 경우는 민법 등 각종 법률의 규정에 따라 발생하게 되는 손해배상책임을 말한다.
③ 손해배상의 일반법인「민법」상 손해배상 청구권의 대표적인 발생원인은 채무불이행(민법 제390조)과 불법행위(민법 제750조)이다.
④「민법」제390조의 규정에 의하여 채권, 채무관계를 전제로 채무자가 그 귀책사유로 인하여 채무를 이행하지 않아 발생한 채권자의 손해를 배상하는 것은 채무불이행이다.

정답 04 ② 05 ④ 06 ②

07 다음 〈보기〉의 설명은 무엇인가?

┤ 보 기 ├

「민법」 제750조에 의해 위법행위로 인하여 타인(피해자)에게 손해를 가한 경우 그 책임을 묻는 것

① 채무불이행
② 불법행위
③ 과실치상
④ 과실치사

07 손해배상의 일반법인 「민법」상 손해배상 청구권의 대표적인 발생원인은 채무불이행(민법 제390조)과 불법행위(민법 제750조)이며 불법행위는 「민법」 제750조에 의해 위법행위로 인하여 타인(피해자)에게 손해를 가한 경우 그 책임을 묻는 것을 말한다.

08 다음은 채무불이행, 불법행위로 인한 손해배상 범위에 관한 설명이다. 〈보기〉의 괄호에 들어갈 말은?

┤ 보 기 ├

불법행위로 인하여 신체장애를 일으켜 노동능력을 상실한 피해자의 일실 수입을 산정하는 경우 장차 증가될 수익을 기준으로 산정된 일실이익 상당의 손해는 해당 불법행위에 의하여 사회관념상 통상 생기는 것으로 인정되는 (   )에 해당한다(대판 1992.11.13. 92다 14526).

① 통상손해
② 특별손해
③ 보험손해
④ 휴업보상

08 채무불이행, 불법행위로 인한 손해배상 범위는 통상손해와 불법손해로 나뉘게 되며 통상손해는 채무불이행 또는 불법 행위가 있으면 통상적으로 발생하는 것을 말한다.

정답 07 ② 08 ①

09 채무불이행, 불법행위로 인한 손해 배상 범위는 통상손해와 불법손해로 나뉘게 되며 피해자에게만 존재하는 특별한 사정에 기초하여 발생하는 손해는 특별손해다.

09 채무불이행, 불법행위로 인한 손해배상 범위 중 피해자에게만 존재하는 특별한 사정에 기초하여 발생하는 손해를 무엇이라고 하는가?

① 통상손해
② 특별손해
③ 휴업보상
④ 계약손해

10 채무불이행, 불법행위로 인한 손해 배상 범위는 채무불이행 또는 불법 행위가 있을시 사회통념상 통상으로 생기는 것으로 인정되는 통상손해와 피해자에게만 존재하는 특별한 사정에 기초하여 발생하는 손해는 특별 손해가 있다.
〈보기〉의 예는 치과의사가 환자의 눈가와 미간에 보톡스 시술을 하는 것이 통상적인 것이라고 보기 어려우므로 특별손해의 여부를 따져야한다.

10 다음 〈보기〉의 예와 관련 있는 손해는 무엇인가?

> ┤ 보 기 ├
>
> 치과의사가 환자의 눈가와 미간에 보톡스 시술을 하는 것이 치과의사의 면허 범위를 벗어난 불법행위인지 판단하여 의료법 위반으로 처벌 대상이 되는지의 여부

① 통상손해
② 계약손해
③ 특별손해
④ 휴업보상

11 불법행위로 인한 손해배상청구권은 환자의 배우자나 부모, 형제자매 등에게도 피해환자와는 별도로 고유의 위자료 청구권이 인정되나 채무불이행의 손해배상청구권의 경우는 인정되지 않는다.

11 다음 중 손해배상 청구권의 성질에 관한 내용으로 틀린 것은?

① 채무불이행에 기한 손해배상청구권은 10년의 소멸시효가 적용된다.
② 불법행위로 인한 청구권은 피해자나 법정대리인이 손해 및 가해자를 안 날로부터 3년간 이를 행사하지 않거나 불법행위를 한 날로부터 10년 내에 행사하지 않으면 시효가 소멸된다.
③ 불법행위로 인한 손해배상청구권은 환자의 배우자나 부모, 형제자매 등에게도 피해환자와는 별도로 고유의 위자료 청구권이 인정된다.
④ 채무불이행의 손해배상청구권의 경우 환자의 부모에게 별도의 위자료를 청구할 수 있다.

정답 09 ② 10 ③ 11 ④

12 다음 중 채무불이행과 불법행위를 비교하여 서술한 것으로 틀린 것은?

① 채무불이행은 의료 계약에 있어 급부를 실현하지 않은 것으로 통상의 의료인이 갖는 주의의무를 다하지 않은 것이다.
② 간호사의 간호과오를 계약책임으로 물을 경우 채무불이행이 일어난다.
③ 채무불이행의 경우 의료계약의 불완전이행과 손해의 인과관계가 있다.
④ 불법행위는 과실행위와 손해 사이의 인과관계가 있다.

12 간호사의 간호과오를 계약책임으로 물을 경우 이를 채무불이행으로 보는 것이 아니라 불법행위로 본다.

13 채무불이행 또는 불법행위로 인하여 손해를 받은 자가 동일한 원인으로 이익을 얻은 경우 그 손해배상액에서 그 이익을 공제해야 한다는 원칙을 무엇이라고 하는가?

① 손익상계
② 과실상계
③ 공동불법행위
④ 손해공제

13 손익상계는 채무불이행 또는 불법행위로 인하여 손해를 받은 자가 동일한 원인으로 이익을 얻은 경우 그 손해배상액에서 그 이익을 공제해야 한다는 원칙을 말한다. 가령 의료사고로 사망한 경우 손해배상액에서 생계비를 공제해야 하는 경우가 있다.

14 채무불이행이나 불법행위에 있어 환자에게 과실이 있는 때에는 법원은 손해배상의 책임 및 그 금액산정에 있어 의료인의 과실을 참작하는 제도를 무엇이라고 하는가?

① 정상참작
② 계약공제
③ 손익상계
④ 과실상계

14 간호과오로 인한 손해 발생이나 확대 원인에 환자 측의 과실이 기재되었다면, 그 손해의 과실상계를 고려해야 한다.

정답 12 ② 13 ① 14 ④

checkpoint 해설 & 정답

15 과실상계의 적용 시 환자 외에 이와 동일시할 수 있는 제3자(친권자, 후견인, 보호감독의무)의 과실이 손해 발생 또는 확대에 기여한 경우 제3자의 과실도 환자 과실 고려 대상에 포함한다.

15 다음은 과실상계가 적용되는 환자 측의 과실에 대한 설명이다. 옳은 것을 모두 고르시오.

> ㉠ 환자는 치료를 위한 자신의 관련 정보를 의료진에 고지하여야 하며 환자 측에서 이와 같은 주요 내용을 고지하지 않았거나 허위로 고지한 경우 과실로 인정된다.
> ㉡ 의료진이 환자를 위해 필요하다고 판단되는 각종 검사, 치료, 수술을 거부하는 경우 과실로 인정된다.
> ㉢ 진료목적을 달성하기 위해서는 의사의 진료과정에서 환자 측의 적극적 협조가 필수적이나 이를 따르지 않은 경우 과실로 인정된다.
> ㉣ 환자와 동일시 할 수 있는 친권자나 후견인의 과실이 손해 발생 또는 확대에 기여한 경우 이러한 제3자의 과실은 고려 대상에 포함되지 않는다.

① ㉠, ㉡, ㉢
② ㉠, ㉡, ㉣
③ ㉡, ㉢, ㉣
④ ㉠, ㉡, ㉢, ㉣

16 국공립의료기관 소속의 의료인에 의한 의료사고나 보건의료법규에서 국민에게 공법상 수진의무를 강제하는 경우 발생한 의료사고에 대해서는 국가배상법이나 「민법」 제756조의 규정에 근거하여 국가 또는 지방자치단체를 대상으로 손해배상을 청구할 수 있다.

16 다음 중 국가에 대한 손해배상청구에 관한 설명으로 **틀린** 것은?

① 국가에 대한 손해배상을 청구할 수 있는 경우는 공무원의 직무상 불법행위로 타인에 대한 손해가 발생한 것과 공무원의 가해행위 사이에 인과관계가 있어야 한다.
② 도로, 하천, 기타 공공의 영조물의 설치 또는 관리상의 하자로 인하여 타인에게 손해를 가하였을 때 국가 또는 지방자치단체는 그 피해자에게 손해를 배상해야 한다.
③ 국공립의료기관 소속의 의료인에 의한 의료사고는 해당 국공립의료기관을 대상으로 손해배상청구를 하는 것이지 국가에 대한 손해배상청구와는 무관하다.
④ 보건의료법규에서 국민에게 공법상 수진의무를 강제하는 경우 국가 또는 지방자치단체를 대상으로 손해배상을 청구할 수 있다.

정답 15 ① 16 ③

✎ 주관식 문제

01 과실상계의 적용 시 환자 측의 과실이 인정되는 두 가지 경우를 쓰고 간략히 서술하시오.

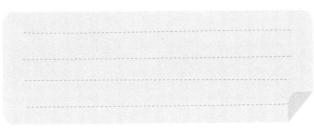

해설 환자가 의사에게 진료를 의뢰함에 있어 주요사항을 불고지 한 경우나 진료목적을 달성하기 위해 치료에 협조해야 하나 이를 위한 지시사항을 불이행하는 경우 환자의 과실이 인정된다.

01

정답 ① 주요사항 불고지 : 환자는 정확한 진찰과 진단을 위해 필요한 자신의 정보를 의료진에 고지하여야 하며 환자 측에서 이와 같은 주요 내용을 고지하지 않거나 허위로 고지한 경우 의사의 책임은 제한된다.
② 지시사항 등 불이행 : 의료인 측은 진료하는 과정에서 환자 측에 일정한 요청을 하는데 환자 측이 이를 거부하거나 따르지 않는 경우 환자 측 과실로 고려할 수 있다.

02 공동불법행위의 정의와 성립하기 위한 조건 두 가지를 쓰고 예를 한 가지 드시오.

해설 의료행위는 일련의 과정을 거치므로 각 과정에서 여러 사람이 관련되어 의료사고가 발생하는 경우가 있다. 복수의 사람이 손해 발생의 원인에 공동으로 관여된 경우에는 공동불법행위 책임을 부담하여야 한다.

02

정답 의료사고가 발생했을 때 복수의 사람이 손해 발생의 원인에 공동으로 관여된 경우에는 공동불법행위의 책임이 발생한다. 공동불법행위가 성립하기 위한 조건 2가지는 다음과 같다.
① 각자가 독립하여 불법행위의 요건을 갖추어야 한다.
② 불법행위자 간의 행위의 관련성이 필요하다.
예로 의사가 투약에 있어 혼동되게 처방한 경우 간호사가 투약에러를 냈다면 의사는 처방에 대한 책임이, 간호사는 투약에 대한 책임이 있다.

checkpoint 해설 & 정답

03

정답 ① 통상손해 : 채무불이행 또는 불법 행위가 있으면 통상적으로 발생하는 것

㉮불법행위로 인하여 신체장애를 일으켜 노동능력을 상실한 피해자의 일실수입을 산정하는 경우 장차 증가될 수익을 기준으로 산정된 일실이익 상당의 손해는 해당 불법행위에 의하여 사회관념상 통상 생기는 것으로 인정되는 통상손해에 해당한다(대판 1992. 11.13. 92다 14526).

② 특별손해 : 피해자에게만 존재하는 특별한 사정에 기초하여 발생하는 손해를 말하는 것

㉮치과의사가 환자의 눈가와 미간에 보톡스 시술을 하는 것이 치과의사의 면허 범위를 벗어난 불법행위인지 판단하여 의료법 위반으로 처벌 대상이 되는지의 여부를 보는 것.

03 채무불이행, 불법행위로 인한 손해배상 범위의 통상손해와 특별손해에 대해 쓰고 예를 각각 드시오.

해설 통상손해는 민법상 예상되는 손해를 말하며 그 상황에서 특별한 사유로 인해 발생한 특별손해와는 구별된다. 채무불이행으로 인한 손해배상은 통상의 손해를 그 한도로 한다. 특별손해는 그 상황에서 특별한 사유로 인해 발생한 확대 손해를 말한다. 예에서와 같이 치과의사가 통상적으로 눈가의 보톡스 시술은 하지 않기 때문에 면허 범위를 벗어난 불법행위로 판단하는 것이다. 비슷한 사례로 갑이 을을 말다툼 중 밀쳐서 골절상을 입고 병원에 입원했을 때 을은 갑에게 통상손해를 주장할 수 있지만 평소에 앓고 있던 과민성대장염이 악화되었다는 이유로 고급 보약의 비용을 청구한다면 이는 특별손해를 주장하는 것이 된다.

Self Check로 다지기

⮑ 손해배상은 위법한 행위에 의하여 타인에게 끼친 손해를 손해가 없었던 것과 동일한 상태로 복구시키는 일이며 손해배상의무는 법률의 규정에 의하여 발생되는 것과 당사자 간의 계약, 즉 손해담보계약이나 손해보험계약 등에 의하여 발생하는 것이 있다.

⮑ 손해배상의 분류에서 재산상의 손해 중 적극적 손해는 의료사고 때문에 직접적으로 기존 재산의 멸실이나 감소를 준 것으로 치료비, 개호비, 장례비 등이 해당된다.

⮑ 손해배상의 재산상의 손해 중 소극적 손해는 장래에 얻을 수 있던 이익을 얻지 못해 발생한 손해를 말하며 일실수입과 휴업보상이 있다.

⮑ 피해자가 재산 이외에 생명, 자유, 신체, 명예 등 인격적 이익을 침해당한 경우 가해자에 대하여 비재산적 손해배상을 청구할 수 있으며 이와 같은 정신적 손해를 금전으로 배상하는 것이 위자료이다.

⮑ 「민법」상 손해배상 청구권의 대표적인 발생원인은 채무불이행(민법 제390조)과 불법행위(민법 제750조)이다.

⮑ 의료계약에 있어 채무불이행의 책임은 통상의 의료인이 갖는 주의의무로서 즉, 진료 또는 간호, 설명, 확인, 주의의무를 다하지 못한 것을 말한다.

⮑ 불법행위로 보는 견해는 간호사의 간호과오를 계약책임으로 물을 경우 또는 간호사의 과실로 계약 당사자 이외의 자가 손해를 입었을 경우이다.

⮑ 채무불이행으로 인한 손해배상은 통상의 손해를 그 한도로 하고 특별한 사정으로 인한 손해는 채무자인 간호사가 그 사정을 알았거나 알 수 있었을 때에 한하여 배상책임을 부담한다.

⮑ 불법행위인 경우 재산 이외의 손해에 대한 배상책임과 재산상의 손해가 없는 경우의 손해배상책임인 위자료 청구가 인정된다.

⮑ 손익상계는 채무불이행 또는 불법행위로 인하여 손해를 받은 자가 동일한 원인으로 이익을 얻은 경우 그 손해배상액에서 그 이익을 공제해야 한다는 원칙을 말한다.

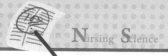

⊒ 과실상계란 채무불이행이나 불법행위에 있어 채권자 즉, 환자에게 과실이 있는 때에는 법원은 손해배상의 책임 및 그 금액산정에 있어 채권자의 과실을 반영하는 제도다.

⊒ 과실상계를 위해서는 채권자 또는 피해자의 과실이 있어야 하며 채권자(환자 측) 과실 유형에는 주요사항 불고지와 지시사항 등 불이행이 있다.

⊒ 의료사고가 발생 시 복수의 사람이 손해 발생의 원인에 공동으로 관여된 경우에는 공동불법행위 책임을 부담하여야 한다.

⊒ 공무원의 직무상 불법행위로 인한 손해배상책임은 국가가 배상책임을 지게 되며 공무원의 직무상 불법행위로 타인에 대한 손해가 발생한 것과 공무원의 가해행위 사이에 인과관계가 있어야 한다.

고득점으로 대비하는 가장 똑똑한 대비서!

제 **5** 장

–

간호과실과 법적 책임

–

시대에듀

www.**sdedu**.co.kr

자격증 · 공무원 · 취업까지
BEST 온라인 강의 제공

(주)시대고시기획
(주)시대교육

www.**sidaegosi**.com

시험정보 · 자료실 · 이벤트
합격을 위한 최고의 선택

I wish you the best of luck!

05
CHAPTER

간호과실과 법적 책임

제1절 부적절한 관찰, 의사소통 및 기록

1 의료인의 경과 관찰의무

(1) 환자에 대한 관찰의무

환자에 대한 관찰의무는 환자 개개인의 상태에 따라서 관찰의 내용과 방법이 달라지지만 간호에서 환자관찰의 가장 기본적인 방법은 활력징후를 측정하는 것이다.

(2) 특별히 주의하여 관찰해야 하는 경우

간호사가 특히 주의하여 관찰해야 하는 경우는 마취 후의 회복실(수술 후 환자)에 머무는 환자나 응급환자, 중환자, 분만징후가 나타나는 산모 등이다.

(3) 자기파괴 경향이 있는 환자의 경우

간호사는 자기파괴 경향이 있는 환자들이나 약에 대한 심각한 반응이 예상되는 환자를 세심히 관찰해야 할 의무가 있다.

(4) 자살의도가 있거나 자살을 수행하려는 환자의 관찰

특히 자살의도가 있거나 자살을 수행하려는 환자를 관찰, 감시하는 활동은 의사의 처방지시에 상관없이 간호사의 독자적인 판단 아래 수행해야 할 의무로 인정하고 있음을 판례 결과로 알 수 있다.

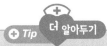

+ Tip 더 알아두기

자기파괴 경향(자살 등)의 고위험군에 속하는 그룹
① 우울증이 있는 사람
② 조현병 환자
③ 약물이나 알코올 중독에 빠진 청소년
④ 우울증에 시달리는 노인 인구층

> **정신질환자(자살 고위험환자)에 관한 주의의무**
> 자기 스스로의 통제력, 현실감을 상실한 상태이므로 자살·자해 등의 사고가 발생할 개연성이 상당히 높다. 이들의 감시·감독을 철저히 함으로써 그들의 생명·신체를 보호해야 할 주의의무가 존재한다.
> ① 환자의 충동행위나 탈출 가능성을 예견하고 그에 대비하여야 한다.
> ② 입원환자의 동태를 살필 수 있도록 입원실의 조명을 밝게 하고 마약중독자와 같이 정신질환의 상태가 위중한 환자를 관리할 때는 감시카메라를 설치할 수 있다.
> ③ 입원실과 환자 주변의 위험요소를 사전에 제거할 위험예방 의무가 존재한다.
> ④ 입원 시 신체검사 및 소지품검사를 통해 자해 등의 도구가 될 만한 물건을 사전에 제거한다.
> ⑤ 환자의 동태를 주의 깊게 관찰·감독하여 자살기도 등을 미리 방지할 수 있어야 한다.

2 간호사의 보고 및 알림의무와 의사소통

간호사의 보고 및 알림의무는 매우 중요한 법적 의무이다.

(1) 간호실무법과 알림의무

미국 캘리포니아의 간호실무법에서는 간호업무를 질병의 증상과 징후, 치료에 대한 반응, 일반적인 신체적 상태를 관찰하여 그런 증상과 징후, 반응, 행태, 외형의 상태가 정상적인지 아닌지의 여부를 결정하고 관찰된 이상증상에 기초하여 적절한 보고를 하고 의뢰 및 표준화된 간호과정을 수행하는 것으로 규정하고 있다.

(2) 간호실무표준과 의사소통

워싱턴 주의 간호실무표준에서 간호사는 대상자 상태의 심각한 변화에 대해 간호관리팀의 구성원에게 알려주어야 하고 대상자가 돌봄이 필요한 바로 그 시기에 의사소통이 이루어져야 하는 것으로 되어 있다.

(3) 보건의료팀 구성원 간의 의사소통

① 보건의료팀 구성원 간의 환자관리 정보에 대한 의사소통은 모든 병원, 진료소, 기타 보건의료기관의 중요한 관심분야이다.
② 의사소통에서의 실패는 환자에게 심각한 결과를 가져올 수 있고 간호사의 책임을 묻게 되는 결과를 가져올 수 있다.
③ 마땅히 보고해야 할 사항을 보고하지 않은 경우 이외에도 해당 기관의 정책에서 정한 명령체계를 따르지 않는 경우 의사소통과 관련된 소송이 제기될 수 있다.

3 관찰 소홀 및 부적절한 의사소통으로 인한 간호사고의 예방

(1) 관찰 소홀로 인한 간호사고 예방지침

① 아무리 사소한 내용이라도 환자 및 보호자의 호소를 가볍게 넘기지 않는다. 환자들이 자신들의 호소를 진지하게 들어주지 않은 것에 대한 불만을 느끼는 경우 법적인 투쟁에 들어가는 경우가 많다.

② 자신의 근무하는 병동에 입원하는 환자의 질병과 이에 대한 간호를 평소에 공부해 두는 것이 필요하다.

③ 환자의 상태에 대한 경과의 관찰은 간호사의 전문적인 판단을 필요로 하는 자율적인 간호영역임을 명심하고 있어야 한다.

④ 관찰한 내용은 환자의 상태와 관련지어 해석할 수 있어야 한다.

⑤ 관찰한 내용은 반드시 기록하고 필요 시에는 의사에게 알린다.

⑥ 관리자로서 혹은 동료로서, 환자에게 동료의 과실을 대신 사과할 때 절대로 동료를 비난하지 않는다.

⑦ 소송이 발생했을 때 기준을 제시할 수 있는 간호실무표준이 있어야 한다.

(2) 자살 고위험환자의 관찰 소홀로 인한 간호사고 예방지침

① 자살기도의 과거력이나 자살의도가 있는 환자의 행동·사고·기분 등은 상세하고 정확하게 관찰·기록한다.

② 평소 환자에게 진심에서 우러나오는 관심을 가져 상호 신뢰관계를 형성할 수 있도록 한다.

③ 근무 교대 시간이나 병동이 바쁠 때, 밤 동안에도 감독하고 있다는 것을 환자가 인지하도록 한다.

④ 투약할 때 약을 모두 복용한 것을 확인하도록 한다.

⑤ 자살 고위험환자에 대한 철저한 관찰이 이루어질 수 있도록 인력을 충분히 확보할 수 있도록 한다.

(3) 부적절한 의사소통의 예방지침

① 환자가 불편 호소 시 망설이지 말고 의사에게 알려야 한다.

② 환자가 의사를 불러 달라고 청할 경우, 우선적으로 환자 상태를 직접 관찰하고 의사에게 관찰한 내용과 환자가 말한 내용을 알려야 한다.

③ 상황이 파악되는 대로 즉시 의사에게 알리고 환자의 상태를 알린 시각과 알린 내용 등을 상세하게 기록하도록 한다.

④ 원활한 의사소통이 이루어질 수 있도록 평소 함께 일하는 동료들(의사 포함)과 원만한 인간관계를 형성하도록 한다.

⑤ 담당의사와 연락이 되지 않거나 반응이 없을 경우 병원 내의 정책에 따라 다른 보고 계통으로 보고하고 기록한다.

4 법적인 측면에서 간호기록

(1) 기록의 「의료법」상 규정

① 의료인은 각각 진료기록부, 조산기록부 또는 간호기록부를 비치하여 그 의료행위에 관한 사항과 소견을 상세히 기록하고 서명해야 한다.
② 간호기록부에는 체온, 맥박, 호흡, 혈압과 투약에 대한 사항, 섭취 및 배설물, 처치와 간호에 대한 사항이 기록되어야 한다.
③ 조산기록부와 간호기록부에는 해당 사항을 한글과 한자로 기재하되, 다만 질환명, 검사명, 환자명, 약제명 등 의학용어는 외국어로 기재할 수 있고 보존기간은 5년이다.
④ 기록부 작성법에 관해 컴퓨터로 진료기록을 작성하여 의료인이 출력된 진료기록을 확인한 후에 서명 또는 도장을 찍어 보관하면 진료기록으로 인정될 수 있다.

(2) 간호기록의 정의와 중요성 중요 ★

① 간호기록이란 환자의 입원 시 사정에서부터 퇴원 시의 평가에 이르기까지 계속되는 간호과정의 타당성 및 결과를 확인할 수 있는 정확하고 완전한 내용을 조직적이고 체계적으로 기록한 문서다.
② 기록은 정확한 내용과 필수적인 정보를 제공할 수 있는 도구이며 법적 문제가 야기되는 경우에는 증거자료가 된다.
③ 간호사가 간호활동을 정확하고 사실대로 기록하는 일은 직접간호를 하는 것만큼이나 중요하다.
④ 모든 간호사는 법적 소송에서 스스로 보호할 수 있도록 미리 준비해야 하며 자신을 가장 잘 보호하는 방법은 정확하고 시의적절한 기록을 남기는 것이다.

(3) 간호기록의 목적

① 치료의 연속성 유지 : 의료행위를 담당하는 이들이 환자의 상태와 치료의 경과에 대한 정보를 빠뜨리지 않고 정확하게 기록하여 이를 그 이후에 계속되는 환자 치료에 이용하도록 함에 있다.
② 의료인 간의 의사소통 수단 : 환자기록은 이전의 병력을 알 수 있게 할뿐 아니라 의료인 간 정확하고 원활한 의사소통을 가능하게 하는 수단이 된다.
③ 간호계획 : 간호사들은 간호기록을 통해 대상자의 입원 시 수집한 간호력이나 신체사정을 통해 정보를 얻을 수 있고, 대상자가 시행한 간호계획에 어떻게 반응하는지를 알 수가 있으며, 잘못된 계획은 기록된 자료에 의해 수정할 수 있다.
④ 보험상환액 청구 : 건강보험 공단으로부터 의료비 상환액을 청구할 때도 환자기록이 이용된다. 병원 내 보험청구부서는 환자기록을 지속적으로 검토함으로써 환자에게 제공되는 병원의 의료서비스가 적절한지를 판단한다.

⑤ 법적 근거자료 : 환자 기록은 환자의 치료를 위한 전문적인 판단과 결정 및 환자에게 제공되는 서비스의 질 평가를 위한 근거자료로 이용될 뿐만 아니라 의료행위가 종료된 이후 그 의료행위의 적정성을 판단하는 자료로 사용할 수 있다. 사실대로 정확하게 기록하는 것이 가장 안전하며 의료과실 소송에 연루되었을 경우 절대로 의무기록의 내용을 바꾸지 않도록 한다.

⑥ 기록내용의 비밀 유지 : 제3자에게 환자관련 기록내용을 보여 주어야 할 때 반드시 환자의 승낙을 받아야 한다. 「의료법」 제20조는 환자나 보호자가 의무기록을 열람할 수 있는 권리가 있음을 명시하고 있다.

(4) 간호기록의 원칙 중요 ★

① 정확성
  ㉠ 기록의 표기가 올바르고 정확해야 한다는 것이다.
  ㉡ 사실 또는 관찰한 것만 적어야 하며, 의견이나 관찰내용을 해석하여 기록하면 안 된다.

② 적합성
  ㉠ 환자의 건강문제와 간호에 관계되는 정보만을 기록해야 하며 환자의 다른 개인적인 정보는 기록하기에 부적합하다.
  ㉡ 부적절한 정보를 기록한다면 환자의 사생활 침범이거나 명예훼손에 해당한다.

③ 완전성
  ㉠ 기록된 정보는 완전하고 환자, 의사, 타 간호사나 다른 건강요원에게 도움을 줄 수가 있어야 한다.
  ㉡ 불완전한 기록은 법정에서 환자가 기준미달의 간호제공 증거로 사용할 수가 있다.

④ 간결성
  기록은 의사소통의 시간을 절약하기 위해 간결해야 한다.

⑤ 적시성
  ㉠ 기록을 남기지 않은 것은 직무유기로 볼 수 있다.
  ㉡ 각 기록은 간호행위가 일어난 직후에 해야 하며, 사전에 해서는 안 된다.

(5) 일반적인 간호기록 작성법

① 간호기록은 완전무결하고 정직해야 하며 빈칸을 남겨두거나 전술한 정보가 누락되지 않도록 주의한다.

② 일단 기록한 내용은 수정하지 않도록 한다. 이는 간호의 질과 신뢰감을 위해 중요하며 수정한 내용이 사실이라 할지라도 간호사를 방어하는데 도움이 되지 못하는 경우가 많다.

> **［＋］간호기록 사항**
>
> ⓐ 투약이나 처치에 대한 환자의 반응
> ⓑ 모든 간호활동과 관찰한 사항
> ⓒ 환자나 보호자와 구두 혹은 전화로 나눈 이야기
> ⓓ 환자 보호를 위해 취한 예방 조치
> ⓔ 의사에게 연락하려고 노력한 사실
> ⓕ 누락된 처치와 절차 및 일상적이지 않은 모든 사건

③ 시간적인 순서에 따라 연속적으로 기록한다.

④ 기록은 개인적인 견해나 해석보다는 관찰한 내용을 사실 그대로 적는다.

⑤ 기록자는 기록마다 서명하는 것을 잊지 않는다.

⑥ 간호나 처치를 시행하기 전에 미리 기록하지 않도록 한다.

⑦ 동료가 기록을 부정확하게 또는 누락했을 때는 대리교정하지 않고 잘못 기록한 내용을 알려주어 직접 수정하도록 한다.

⑧ 모호한 용어사용을 피한다.

⑨ 어떤 처치를 수행할 수 없었을 경우에 수행하지 못한 처치의 내용과 수행할 수 없었던 이유를 기록한다.

(6) 간호기록 시 유의사항 중요 ★

① 환자의 상태나 행동을 기술할 때 있는 사실을 그대로 기록한다.

② 동료의 문제를 기록하지 않는다.

③ 실수로 '우연히', '어쩐지' 등과 같은 용어를 사용하지 않는다.

④ 환자에 대한 부정적 태도를 암시하는 언어나 인격에 반하는 표현은 명예훼손이나 모욕죄로 소송에 걸릴 수 있다.

⑤ 환자의 호소가 근거가 없음을 암시하거나 환자 상태를 과소평가하는 표현은 태만으로 평가될 수 있다.

⑥ 피해 환자의 차트에 다른 환자의 이름을 기록해서는 안 되며 이는 다른 환자의 사생활을 침범하는 일이다.

(7) 법적 소송을 피할 수 있는 방법

① 간호사의 첫 번째 의무는 의사를 보호하는 것이 아니라 환자를 보호하는 것임을 기억하고 환자의 상태가 안 좋을 때 의사를 부르는 것을 주저하지 말아야 한다.

② 의사의 처방지시에 의문이 있거나 읽을 수 없을 때, 이해할 수 없을 때, 의사의 처방지시가 환자에게 위해를 가져올 수 있다고 판단될 때는 반드시 의사에게 문의하도록 한다.

③ 간호진단을 내리고 이에 근거한 간호수행을 제공하는 데 간호학적 지식을 최대한 활용하도록 한다.

④ 간호업무의 위임은 현명하게 처리하도록 하고 위임받은 직원들이 자신의 업무한계에서 그 일을 수행하는지 면밀히 관찰하고 지도해야 한다.

⑤ 자신이 수행하는 간호활동과 관련된 기관의 정책과 간호표준을 잘 알고 있어야 한다.

⑥ 환자와 가족들에게 친절한 태도와 존경하는 마음으로 대하도록 한다.

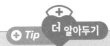

임상에서 간호사를 상대로 제기되는 소송의 일반적 원인
- 환자가 호소하는 불평에 대한 무시
- 환자상태의 변화에 대한 알림 및 보고 지연
- 정맥주입 환자의 관리 소홀
- 투약과오

일반적으로 발생되는 간호기록상의 과오
- 잘못 기록한 내용의 부적절한 수정
- 틀린 철자
- 알아볼 수 없는 글씨
- 부적당한 약어 사용
- 즉시 기록하지 않음
- 자세하지 않은 일반적인 기록(예 잘 지냄)
- 간호사 개인의 주관적인 견해 기록
- 관찰내용이나 수행한 간호활동의 누락
- 부적절한 서명

제 2 절 투약사고 및 수혈사고

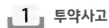 **투약사고**

(1) 병원에서 일어나는 투약사고의 주요원인

① 단순히 한 가지 원인으로 발생한다기보다 약물에 대한 지식 부족, 투여과정에서의 실수, 안정체계의 부족, 의료인 사이 의사소통의 실패 등 여러 가지 구조적·상황적 문제가 복합적으로 연루되어 발생한다.

② 단순히 약을 투여한 간호사에게만 책임을 지우는 징계를 주기보다는 오히려 그들을 지지하고 보호하며, 약물에 대해 더욱 철저하게 교육함과 동시에 투약업무와 관련된 환경을 체계적으로 분석하여 문제점을 찾아내는 것이 중요하다.

(2) 투약사고의 유형

① 잘못된 약을 투여하는 경우
  ㉠ 잘 모르는 약을 확인 없이 스스로 판단하여 투여한 경우
  ㉡ 약명을 제대로 확인하지 않고 약을 준비한 경우
  ㉢ 의심이 가는 의사 처방을 확인하지 않고 투약한 경우
② 환자를 잘못 알고 투여한 경우
③ 약 용량, 투약방법, 투여시간을 잘못 알고 투여한 경우
④ 투약의 필요성, 주의사항, 약의 종류, 부작용, 투여방법 등을 환자에게 충분히 설명하지 않은 경우

(3) 간호사 투약행위의 법적 책임

① 간호사의 투약행위는 의사의 처방을 수행하는 행위이며, 의사로부터 위임된 업무라 볼 수 있다. 최근 판례에서 간호사의 주사 관련 과오에 대해 적극적으로 책임을 지운다.
② 간호사의 투약행위 중 혈맥주사에 대한 보건복지부(1985)의 유권해석이나 사법부의 태도를 보면, 진료 보조업무로 보고 의사 책임 아래 주사하도록 원칙을 정하고 있다.

(4) 투약사고 예방지침

① 간호사는 투약의 5원칙(5R) 및 정확한 설명, 정확한 기록을 지켜야 한다.

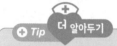

> **Tip 더 알아두기**
>
> **정확한 투약을 위한 다섯 가지 기본원칙(5 right)**
> 정확한 약(right drug), 정확한 용량(right dose), 정확한 시간(right time), 정확한 경로(right route), 정확한 대상자(right client)

② 투약 전뿐만 아니라 투약 후에도 대상자의 상태를 주의 깊게 관찰하여 투약으로 인한 다양한 부작용과 합병증 등을 조기에 사정하고 사전에 예방해야 한다.
③ 약은 투약시간 직전에 준비하며, 단위와 약어를 정확히 알고 준비한다.
④ 1회 용량이 상용량 이상인 경우는 처방전을 확인하고 필요 시 의사와 협의해야 한다.
⑤ 약물의 색깔, 냄새 등이 변한 약과 유효기간이 경과한 약, 라벨이 불분명할 때에는 사용하지 않는다.
⑥ 투여하는 약의 작용과 부작용, 특성을 잘 알고 있어야 한다.

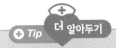

투약 안전관리지침

1. **경구투약 안전관리**
   ① 투약 준비 전에 반드시 손을 씻는다.
   ② 투약 처방을 확인한 다음 약을 준비한다.
   ③ 대상자 자신이 약을 소지한 경우에는 의사의 처방란에 기록해야 하며 투약할 수 있다는 판명이 난 후 투약한다.
   ④ 약은 준비한 간호사가 투약하며 대상자가 약을 먹는 것을 확인하도록 한다.
   ⑤ 투약 시 대상자가 자리에 없는 경우에는 침상 테이블에 놓지 않는다.
   ⑥ 물약, 특히 침전이 생기는 약물은 반드시 투약 전에 흔들어 투약한다. 또한, 액체의 약은 원래의 병에서 다른 병으로 옮겨 담지 않는다.
   ⑦ 니트로글리세린(nitroglycerine), 구강 함수약 등의 약물은 대상자 침상 곁에 보관하여 투약할 수 있다.

2. **주사투약 안전관리**
   ① 정맥주사 주입 중 팽윤이 생겼을 때 즉시중단하며, 조직에 괴사를 일으킬 수 있는 약물은 주입 시 새는 일이 없도록 주의한다.
   ② 수액주입 시에는 각 수액마다 점적 속도를 준수해야 한다. 특히 심장질환, 신장질환대상자인 경우에는 세심한 주의를 요한다.
   ③ 다음의 약물투여 시에는 특별히 주의를 기울인다.
      ㉠ 아미노필린(aminophylline) : 주입 시 용량을 정확히 기재한 후, 천천히 주입하면서 빈맥(tachycardia)·구토(vomiting)·불안정(irntablility) 등 증상을 관찰하며, 부작용 발생 시에는 즉시 중단하고 보고한다.
      ㉡ 강심제(digitalis) : 투약 직전에 심박동수가 60회/분 이상이어야 하며, 오심, 구토 등의 부작용을 보일 때는 즉시 중단하고 보고한다.
      ㉢ 항응고제(heparin) : 출혈성 경향을 나타내는 임상 증상을 관찰하고, 치료계획에 따라 혈액응고 시간을 수시로 측정하면서 용량을 조절해야 한다.
      ㉣ 인슐린(insulin) 제제 : 저혈당 쇼크 증상을 주의하며, 단위 계산을 정확히 하고, 반드시 1cc 주사기를 이용하여 처방된 인슐린 단위와 주사기 단위를 맞추어 사용하며, 대상자가 금식하는 경우는 투여를 중단하고 주치의와 상의한다.
      ㉤ 항생제 주사 시에는 시작 전 처음에 한 번 또는 매회 피부반응검사를 시행해야 하며, 이상반응 시 보고하고 대상자 기록지에는 알레르기 표기를 하여 누구나 알 수 있도록 한다.

⑦ **약품관리 및 보관**
  ㉠ 투약준비가 끝나면 약품장은 항상 잠그며, 열쇠는 담당 간호사가 보관하도록 한다.
  ㉡ 약명이나 라벨이 비슷할 경우는 혼돈을 피하기 위해 누구나 쉽게 구분할 수 있는 다른 표식 방법으로 구별한다.
  ㉢ 수간호사는 부서에서 흔히 사용되는 약의 투여경로와 용량, 약리작용, 부작용 등에 관하여 매뉴얼을 만들어 비치하도록 하고 주기적으로 간호사를 교육하도록 한다.

(5) 투약사고 후 지침

① 투약과오 발생 후 환자의 상태를 자주 관찰·기록한다.

② 부서장인 수간호사나 주치의 혹은 당직의에 즉시 보고하고 해당 기관의 정책이나 간호부서, 병동의 정책에 따라 사건보고서를 상세히 작성한다.

③ 투약사고가 발생한 과정을 철저히 조사하고 그 원인을 조직 차원에서 체계적으로 분석하여 유사한 사고 발생이 잠재적 가능성을 제거하도록 한다.

④ 투약사고를 일으킨 간호사를 비난하지 말고 가능하면 과오를 일으킨 간호사가 환자나 보호자와 직접 만나는 것을 피하도록 한다.

⑤ 환자에게 해가 큰 투약사고의 경우 위험관리 부서의 한사람이 환자나 가족을 만나 투약사고에 대해서 사실대로 알려주고 과오와 손해 또는 상실에 대해 정중히 사과한다. 추후 유사한 형태의 투약사고를 방지하기 위해 어떠한 조치를 취할 지를 환자와 가족에게 설명해주고 피해당사자 또는 변호사와 투약과오로 인한 손해나 상실에 대해 금전이나 의료서비스 같은 보상에 대해 논의하고 합의하도록 한다.

2 수혈사고

(1) 수혈사고에 대한 의료인의 주의의무

수혈사고의 주의의무로는 수혈혈액의 적합성, 수혈량·수혈방법·수혈시기·수혈기록의 적정성이 있다.

① 수혈혈액의 적합성

의료인은 혈액형의 일치 여부는 물론이고 완전하고 깨끗한 혈액을 환자에게 수혈할 주의의무가 있다.

② 수혈량의 적정성

환자의 질병상태를 잘 판단하여 수혈하는 혈액의 양이 과소해서도 안 되고, 과량의 수혈로 환자의 상태를 악화시켜도 안 된다.

③ 수혈방법의 적정성

수혈은 정맥혈관을 통하여 주입하는데 올바른 방법으로 주입해야 한다.

④ 수혈시기의 적정성

의료인은 환자에게 꼭 필요한 시기에 혈액을 수혈해야 한다.

⑤ 수혈기록의 적정성

환자가 수혈 후 부작용이 발생했다고 변호사를 찾은 경우에는, 환자의 혈액형과 같은 혈액형이 수혈되었고 모든 정책과 절차에 맞게 수행된 것이 확실하더라도 다른 기록이 부실하면 수혈과 직접적인 관련이 없어도 그러한 요소를 근거로 소송이 제기될 수 있다.

(2) 간호사와 수혈과오

① 수혈과오는 투약이나 다른 치료방법을 사용할 때보다도 즉각적인 부작용 내지는 환자의 생명까지 위협하기 때문에 세심한 업무상의 주의의무가 요구된다.

② 수혈 전에는 환자 또는 보호자에게 수혈의 필요성, 예상 수혈량 수혈의 위험과 부작용 등을 설명한 후 환자의 동의를 받아야 하며, 수혈준비와 수혈과정에서도 고도의 집중력과 세심한 기술 및 관찰이 필요하다.

③ 간호사는 수혈사고를 예방하기 위해 세심한 주의와 능력을 갖추어야 함은 물론 이와 관련되는 사례에 대해 비판적으로 사고할 수 있는 힘을 길러야 한다.

(3) 수혈사고 예방지침

① 준비과정

　㉠ 수혈동의서를 확인하고, 수혈확인서에 의사 서명을 확인한다.

　㉡ 혈액은행에서 혈액을 가져올 때 혈액과 수혈기록표를 대조하여 혈액번호, 혈액형, 혈액이 채취된 날짜를 확인하도록 한다.

　㉢ 혈액은행에서 가져온 혈액과 수혈기록표를 의료진 2명이 차트와 대조하여 확인하고 각각 서명한다.

　㉣ 가능한 한 수혈은 낮에 실시하도록 하는데 환자가 자신의 상태를 즉시 보고할 수 있고, 응급상황이 발생했을 때 전문가들의 도움을 받을 수 있기 때문이다.

② 수혈과정

　㉠ 수혈 시 대상자의 이름·혈액형·혈액번호 등을 다시 한 번 확인하도록 한다.

　㉡ 수혈 시작 후 첫 1시간 동안은 15분 간격으로 활력징후를 측정·기록하고, 그 후에는 1시간 간격으로 측정·기록하도록 한다.

　㉢ 수혈의 점적속도는 첫 15분 동안은 천천히 주입하다가 부작용이 관찰되지 않으면 처방된 속도로 주입하는데, 주입속도에 관한 특별한 처방이 없을 경우 일반적으로 분당 20～40방울 정도로 유지하도록 한다.

　㉣ 수혈이 시작된 후 최소 10～15분 동안은 환자 곁에서 수혈 부적합반응이 나타나지 않는지 세밀히 관찰하도록 한다.

　㉤ 수혈 도중 환자가 이상증세를 호소하면 수혈을 즉시 중단하고 의사에게 알림과 동시에 새로운 수액세트에 생리식염수로 정맥라인을 확보하도록 한다.

　㉥ 수혈부작용(발열, 두드러기, 오한, 소양증 등등)이 발생하면 수혈하고 남은 혈액과 사용하지 않은 혈액, 환자의 혈액과 소변을 혈액은행으로 보내어 일치여부를 확인하도록 한다.

　㉦ 수혈의 전 과정과 대상자의 반응을 간호기록지에 자세하게 기록하도록 한다.

3 투약 및 수혈사고에 대한 판례

잘못된 주사방법으로 인한 신경손상 사례

급성위장관염 환자에게 간호사가 지사제, 해열제를 둔부근육주사했는데 주사 직후 좌비골 신경마비 증상을 보여 현재 좌측족배골 운동쇠약 및 신경병변으로 물리치료를 요하는 상태이다. 원고가 주사를 맞은 직후 쓰러져 좌비골 신경마비 증세를 보였고 달리 위 증세를 일으킬 만한 다른 사정이 존재하지 않은 점, 원고의 증세가 주삿바늘이 비골신경을 손상한 결과 나타나는 전형적인 증세인 점을 등을 비추어 보면 원고가 몸부림치는 바람에 안전한 주사부위를 벗어나 주삿바늘이 신경을 찌르게 한 과실로 인하여 발생한 것으로 의사에게 사용자 배상책임을 인정하였다(대구지법 1994.9.7, 93가합10198).

업무상 과실치사 : 간호사가 다른 환자에게 수혈할 혈액을 당해 환자에게 잘못 수혈하여 환자가 사망한 사안

간경화, 식도정맥류 출혈 등으로 치료받던 피해자 안○○(남, 57세)의 주치의인 1심 공동피고인 정○○을 보좌하여 피해자의 치료를 맡은 자인바, 수혈을 할 때에는 직접 혈액봉지를 확인하여야 할 뿐 아니라 수혈 도중에 부작용이 발생하는 등 만일의 사태에 대비하여야 하고 간호사로 하여금 수혈을 하게 하더라도 그 환자에게 수혈할 혈액 봉지가 맞는지 여부를 확인하여야 할 업무상의 주의의무가 있음에도 간호사인 1심 공동피고인 최○○으로 하여금 단독으로 수혈을 하도록 내버려 둠으로써 혈액형이 b형인 피해자에 대하여 다른 환자에게 수혈할 a형 농축적혈구 약 60cc를 수혈하여 피해자로 하여금 급성 용혈성 수혈부작용 등으로 사망에 이르게 하였다는 것이다(대법원 1998.2.27, 97도2812).

제 3 절 부적절한 간호처치

1 부적절한 간호처치와 예방지침

(1) 간호사의 간호처치

① 간호사의 활동은 의사의 처방에 따른 간호중재와 간호사의 독자적인 간호계획에 따른 간호중재의 두 범주로 나뉜다.

② 간호중재에서 중요한 부분을 차지하는 처치는 환자에게 직접적인 신체적 돌봄을 가하는 행위로서 실수나 과실이 생겼을 경우 그 손상이 대부분 가시적이다.

③ 간호사의 독자적 간호계획에 의한 간호처치의 책임은 간호사에게 있으며 의사의 처방에 의하는 경우라도 처치행위 자체에 대한 책임을 진다.

(2) 부적절한 간호처치와 관련되어 소송이 제기되는 이유

① 과학적 근거 없는 과거 경험에 의존
② 응급상황
③ 업무과중으로 인한 과로
④ 학교 및 병원에서 배운 간호중재 과정을 철저히 따르지 않은 경우
⑤ 환자 및 보호자들의 호소를 무시하는 경우
⑥ 부적절한 자존심

(3) 간호처치의 과오 예방지침

① 병동 내 간호활동 프로토콜이나 간호실무표준에 제시된 절차와 방법을 준수한다.
② 병동마다 간호실무표준을 개발하여 간호활동의 수준을 동일하게 유지시키고 법적인 소송 발생 시 간호활동의 근거자료로 제시한다.
③ 모든 간호처치는 항상 원칙을 준수해야 한다.
④ 환자나 가족들의 상태에 따라 적극 대처하며 필요한 정보를 주고 문제를 해결해주는 노력이 필요하다.
⑤ 간호현장에서 간호실무행동이 개선될 수 있게 간호실무에 필요한 연구를 지속적으로 한다.
⑥ 변화·발전하는 실무경향에 맞추어 간호실무표준을 지속적으로 수정·보안해 나가야 한다.
⑦ 수행하는 간호활동이 법적인 소송의 표적이 될 수 있음을 늘 기억해야 한다.

제 4 절 병원감염

1 병원감염과 예방지침

(1) 병원감염의 정의

① 병원감염(hospital acquired infection)은 입원 당시에는 감염의 증상이나 잠복상태도 아니었던 사람에게 입원 후 또는 퇴원 후에 발생하는 경우를 말하는 것으로, 병원서비스의 질과 직결되는 영역이다.
② 병원감염은 '병원 환경에서 얻은 감염'이란 의미로 그리스어에서 병원을 의미하는 nosocomia를 붙여 'nosocomial infection(병원감염)'이라고도 한다.
③ 미국보건협회의 정의 : 입원할 당시 잠복기에 있었거나 또는 불현성 감염이어서 증상이 나타나지 않은 즉, 입원 전에 감염을 갖지 않았던 사람들이 입원 후에 감염되어 감염증을 일으키는 상태 및 병원에서 퇴원한 후에 증상을 일으키는 상태를 병원감염이라고 한다.

④ 감염균은 환자 자신이 원래 가지고 있던 정상적인 미생물일 수도 있고 병원 내에 존재하는 미생물일 수도 있다.

(2) 병원감염의 원인

① 처치 및 시술 과정의 불결
② 기구의 부적절한 소독의 결과
③ 의료인들에 의해 옮겨진 균
④ 의료기관과 이를 둘러싸고 있는 제도적인 문제와 정책의 부재

(3) 감염관리 전문간호사의 역할과 간호사의 감염관리 이점

① 감염관리 전문간호사의 역할

㉠ 전염병 역학, 감염학, 미생물학, 간호학, 의사소통학 등의 전문지식을 갖추고 감염관리 프로그램을 일선에서 직접 담당하는 실무자로서 집중적인 감염감시를 통해 감염유행조사, 병원 내에서 발생하는 모든 감염관련 문제에 대한 상담과 자문, 적절한 관련문헌을 소개하는 업무를 담당한다.

㉡ 감염관리 전문간호사는 병원 내 감염을 예방하고 관리하기 위해 감염 여부를 조사하고 예방계획을 수립, 실시하며 감염관리 규정, 지침, 정책 등을 마련한다.

㉢ 감염 유행, 직원의 감염원 노출, 병원환경 관리 시 역학조사를 실시하고 관리대책을 강구한다.

② 간호사의 감염관리 이점

㉠ 환자의 건강 유지와 의료비용의 감소를 가져온다.
㉡ 병원의 감염률 저하로 불필요한 지출을 줄여준다.
㉢ 침상가동률이 높아진다.
㉣ 병원감염관리를 통해 병원의 이윤창출에 기여한다.
㉤ 환자의 건강유지와 의료비용의 감소를 가져온다.
㉥ 국가적 차원에서 국가 전체 의료비를 절감시킨다.

(4) 병원감염 관리 및 감염과 관련된 법적 소송예방을 위한 지침

① 의료인 개개인의 철저한 손 씻기가 제일 중요하다.
② 환자에게 수행하는 중재마다 필요한 소독술 및 무균술을 준수하도록 한다.
③ 환자의 이상 증상을 철저하게 살핀다.
④ 감염방지 활동들에 대해 정확하고 자세하게 기록하도록 한다.
⑤ 병원감염 조사를 실시하여 병원감염의 실상을 파악한 뒤 우선순위를 결정하도록 한다.
⑥ 병원감염 관리사업이나 교육을 진행하는 등의 병원감염발생 감시체계를 구축한다.
⑦ 전담하는 감염관리 전문간호사를 배치하여 병원감염의 감시와 감염관리에 대한 교육을 담당하도록 한다.

2 병원감염과 관련된 판례

﹢ 미숙아의 MRSA 감염사례

김씨 부부는 임신 32주 만에 몸무게 1.984Kg인 아들을 출산하였다. 아들을 입원시킨 9일 만에 MRSA에 감염되어 패혈증성 관절염 및 골수염 후유증으로 왼쪽무릎 부위 등이 손상돼 성장이 부실한 장애를 입자 병원 측을 상대로 1억여 원의 손해배상 청구소송을 냈다.

재판부는 판결문에서 "김군은 출생 당시 감염증세가 없었지만 신생아 중환자실로 옮겨 치료를 받다 목 주위의 피부발진 등 감염증세가 나타났고 일반 신생아실로 옮긴 뒤 감염 사실이 확인됐다며 미숙아는 쉽게 감염되고 MRSA는 병원 내 감염이 가장 흔한 병원체 중 하나라는 점 등을 감안하면 병원 측이 무균조작을 철저히 할 주의의무를 위반해 감염된 것으로 볼 수가 있다."라고 하고 병원 측은 김씨 부부에게 3,000만원을 지급하라고 일부승소 판결을 내렸다(서울지방법원 2000.11).

﹢ 세균성 뇌막염으로 사망사례

B 대학병원에 피부병치료를 위해 입원한 뒤, 살모넬라균 감염(세균성 뇌막염)으로 숨진 이씨 유족에게 원심을 깨고 병원이 유족에게 2,800만원의 위자료를 지급하라고 판결하였다. 비록 감염경로를 입증하지 못해 감염 자체에 대한 배상판결은 할 수 없지만, 병원 측이 감염을 예방할 수 있는 설명의 의무가 부족했다고 판결을 내렸다(서울고등법원 2000.5).

제 5 절 ‌ 환자의 안전사고 : 낙상, 장비사고 등

1 낙상

(1) 낙상과 간호관리

① 낙상은 넘어지거나 떨어져서 몸을 다치는 것으로 노인들에게 특히 많이 일어나는 사고이며 간호사고의 70%를 차지할 만큼 큰 비중을 차지하고 있다.

② 약물을 투여 받고 있는 환자이거나 의식이 혼미한 환자, 캐스트 등으로 장기간 누워 있었다가 일어날 때 갑작스러운 어지럼증을 예상하지 못하는 경우, 낯선 환경에서의 혼돈을 느끼는 경우 간호사는 환자를 잘 보호해야 한다.

③ 간호사는 환자의 안전을 위해서 적절한 교육과 환경관리, 도움, 또는 제한 조치를 할 의무가 있다.

(2) 병원낙상의 고위험군

① 노인이나 어린이

② 낙상의 경험이 있는 자

③ 체위성 저혈압 환자

④ 의식이 저하되거나 혼미된 환자

⑤ 활동량이 많은 젊은 간질환자

⑥ 소변양상의 변화를 경험하고 있는 환자

⑦ 의사소통 장애가 있는 환자

⑧ 운동감각 장애가 있는 환자

⑨ 수술환자

⑩ 3가지 이상의 약물을 투여 받고 있는 환자

(3) 낙상예방을 위한 지침

① 생활공간의 정비

 ㉠ 주변에 흩어진 줄이나 전선, 방석이나 양탄자를 치운다.

 ㉡ 전화기, 의자나 탁자 등 조그만 가구는 되도록 벽 쪽 익숙한 장소에 둔다.

 ㉢ 바닥재는 덜 미끄럽고, 탄성이 있어 충격을 흡수할 수 있는 재질을 사용한다.

 ㉣ 위험과 연결되는 장애물, 턱 등에 대하여 단차를 적게 한다.

 ㉤ 가구는 모서리가 둥근 형태의 것을 사용하고, 벽 및 가구 표면에는 뾰족한 못 등 날카로운 것이 없어야 한다.

 ㉥ 누워있거나, 잠든 동안에는 침대난간을 올려 고정한다.

 ㉦ 낙상위험이 높은 환자의 경우 낙상 고위험 안내문이나 스티커를 부착한다.

 ㉧ 고혈압이나 심혈관질환이 있는 환자는 어지러움증이 유발될 수 있기 때문에 앉고 일어설 때 천천히 움직이도록 지도한다.

 ㉨ 바닥에 물이 엎질러진 경우에는 즉시 닦는다.

② 의복 및 신발 착용

 ㉠ 날씨가 추울 때는 가벼운 옷을 여러 겹 입고 몸을 움츠려 균형 감각이 저하되지 않도록 한다(적정온도 및 습도 : 18℃ ~ 22℃ / 40% ~ 70%).

 ㉡ 굽이 낮고, 폭이 넓으며, 미끄럽지 않은 고무바닥, 뒤가 막힌 신발을 신도록 한다.

 ㉢ 보행에 어려움이 있을 경우, 보행(보조)차나 지팡이 등을 사용한다.

③ 조명활용

 ㉠ 실내 적정조도를 200 ~ 300Lux로 유지한다(편하게 책을 읽을 수 있고, 그림자가 생기지 않을 정도의 밝기).

 ㉡ 거실과 계단, 현관, 화장실은 항상 환하게 밝혀 두거나 센서등을 설치한다.

④ 화장실

 ㉠ 벽과 변기 근처에 안전손잡이를 설치한다.

ⓛ 욕조 안, 욕실 바닥에 미끄럼방지 방수용 테이프를 붙이거나, 미끄럼 방지액을 도포한다.

(4) 낙상과 신체보호대 사용(육체적 구속)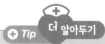

① 대부분의 의료기관에서는 환자가 낙상하는 것을 방지하기 위해 신체보호대 사용에 대한 규정을 가지고 있으나 신체보호대 사용을 포함한 신체적 제약은 피부손상, 호흡기 곤란, 심지어 죽음의 원인이 될 수도 있다.

② 환자에게 신체보호대를 사용할 때 피해와 법적, 윤리적 문제를 막기 위해 환자 상태를 판단하고 다음의 사항을 차트에 기록해야 한다.

    ㉠ 신체보호대 사용에 관한 병원의 정책과 절차를 어떻게 따랐는지에 관한 사항, 환자를 얼마나 자주 점검하였으며 얼마나 자주 신체보호대를 풀어 주었는지 및 신체보호대를 제거한 후의 간호

    ㉡ 신체보호대에 대한 환자의 반응

    ㉢ 신체보호대와 환자를 관찰한 횟수

    ㉣ 신체보호대가 적용된 시간과 날짜

    ㉤ 신체보호대를 사용하는 이유, 환자의 구체적인 행동과 사용되는 억제대의 종류에 대한 설명

    ㉥ 환자 점검 : 피부보존, 호흡상태, 순환, 환자의 언어적인 반응, 환자의 행위에 근거를 둔 지속적인 신체보호대 사용에 대한 이유, 의사의 처방

> **⊕ Tip 더 알아두기**
>
> **신체보호대에 관한 지침**
> • 신체보호대 적용 및 안정 조치는 환자의 안전과 치료에 필요한 경우 의사의 처방에 의해 적용이 된다. 구두 처방인 경우 신체보호대 적용 후 추가 처방을 받는다.
> • 육체적 구속 관찰 기록을 반드시 작성하도록 한다.
> • 흉부억제의 경우 호흡에 지장이 없는지 확인한다.
> • 소아의 경우 피부가 연하고 뼈가 가늘며 관절이 약하다는 것을 고려하도록 한다.
> • 혀를 깨물 가능성이 있을 경우 airway를 사용한다.
> • 신체보호대가 필요하지 않은 경우에는 즉시 제거하도록 한다.

(5) 낙상 시 대처방법

① 환자가 넘어진 경우 환자의 신체적·정신적 상황에 대해 평가하고 중재한 후 담당의에게 알린다.

② 낙상사고가 발생하면 우선 본인과 가족에게 이를 조사하고 있음을 알려주고 더 큰 다른 손상이 없도록 환자를 보호한다.

③ 당시 상황에 대해 신중하게 조사하고 객관적으로 간호기록과 사건보고서에 기록한 후 간호 관리자에 보고한다.

④ 현장 종사자는 낙상 사실을 담당 관리자 또는 기관장에게 즉시 보고한다.

(6) 낙상관련 판례

> **[+] 절대안정 환자의 화장실 출입을 방치함으로 인해 낙상하여 사망한 사례**
>
> 두개골 골절에 의한 뇌출혈로 신경외과에 입원한 후 중환자실에 절대안정을 취하던 환자가 혼자 소변을 보러가는 것을 중환자실 간호사가 제지하지 않고 방치하고 있다가 환자가 화장실에서 소변을 보다가 넘어져 급성뇌경막하혈종 및 뇌부종으로 사망한 사건이 발생했다. 법원은 중환자실 간호사들이 환자에 대한 간호의무를 소홀히 한 과실이 있다고 보아 병원의 관리책임을 인정한다고 판결하였다.

2 장비사고

(1) 간호사의 장비관리

① 간호사의 의무에는 올바른 장비를 선택, 유지, 사용해야 한다는 의무가 포함된다.

② 새로운 장비나 새로 수선한 장비를 사용하는 사람은 적절한 사용방법에 관한 교육을 받아야 한다.

③ 대부분 장비로 인한 피해는 무지보다는 성급함, 부주의, 사용방법의 오류 등에서 비롯되므로 세심하게 주의를 기울인다.

④ 기관 측에서 허락한 경우가 아니라면 장비 수선을 해서는 안 되며 본래의 사용용도대로 이용해야 한다.

⑤ 환자 간호에 참여하는 모든 간호사는 병동 내 시설점검이나 장치나 기구의 자동 상태와 적합성 여부를 관찰해야 한다.

(2) 장비사고와 관련된 판례

> **[+] 고장난 호흡기를 달았던 환자가 마비 상태에 빠진 사례**
>
> 22세의 한 환자는 출산을 한 후 마비상태에 빠졌다. 분만 후 회복실에서 호흡기를 달고 있었는데, 그 호흡기는 제대로 작동하지 않는 고장난 호흡기였음에도 간호사가 이를 확인하지 않고 적용하여 환자는 저산소증에 빠졌고 결국에는 뇌손상과 관련되어 마비상태를 초래하였다. 법원은 의사가 지속적으로 환자의 침상 곁을 지켜야 할 의무가 없으며 병원에 고용된 면허간호사라면 충분히 그 소임을 다할 수 있을 것이라고 일반적으로 추측되기 때문에 간호사를 고용한 병원이 사고의 책임을 져야한다고 판결을 내렸다.

3 안전사고

(1) 화상 예방

① 화상은 온수 팩, 뜨거운 목욕물이나 샤워물, 뜨거운 물을 사용하는 관장이나 좌욕, 전기장비, 열 치료 램프에 의해 일어날 수 있다.

② 수술실에서의 화학적 화상이나 담배로 인한 화상도 흔히 있다.

③ 말을 하지 못하거나 마취상태에 있는 어린이, 노인 환자들이 자주 화상의 피해자가 되므로 세심히 관찰해야 한다.

> **🔋 부적절한 더운물 주머니 처치로 인한 화상**
>
> 정상 분만된 신생아의 체온보호를 위해 더운물 주머니를 적용하였으나, 간호사가 손상 여부를 확인하지 않고 설치하여 더운물이 새어나와 신생아의 어깨에서 엉덩이까지 체표면 15% 심부 2도 화상을 입게 되었다. 더운물 주머니의 손상 여부를 사전에 검토하지 못한 점에 대하여 하급심 법원이 의사와 간호사의 공동책임을 인정한 사례이다. 그러나 더운물 주머니를 직접 설치한 간호사의 책임은 밝히는 반면 의사의 책임 인정에 대해서는 그 근거를 구체적으로 판시하지는 않았다 (서울지법 1995.7.20, 94가합9587).

(2) 화재 예방

① 간호사실과 다인병실에는 소화기가 구비되어 있어야 하고 특히 발화성, 폭발성, 인화성, 가연성 물질에 대한 관리계획을 수립해야 한다.

② 위급 시 대피를 위한 비상구를 나타내는 표지판은 환자나 보호자가 위치를 잘 알 수 있도록 잘 보이는 곳에 부착되어 있어야 한다.

③ 평상시에 화재를 대비한 소방훈련에 전원이 적극적으로 참여하도록 하고, 화재가 발생할 경우에는 환자 및 보호자를 신속히 대피시키는 계획과 절차를 훈련하도록 해야 한다.

(3) 자살 예방

① 환자가 자살을 위해 뛰어내릴 수 있으므로 병실이나 간호사실의 문, 창문 등의 시설을 수시 점검하고 비상구의 문으로 환자가 드나들지 않도록 한다.

② 자살 위험이 예견되는 환자가 있을 경우에는 예리한 칼, 가위 등에 대해 각별한 주의가 요구된다.

(4) 도난 예방

① 병원에서 입원환자, 외래환자뿐만 아니라 직원을 대상으로 한 도난사고가 빈번하게 발생한다.

② 도난 예방을 위해서는 도난 방지 교육이 필요하고 CCTV, 환자용 개인 사물함에 도난방지장치 등 물리적 시설도 갖추어야 한다.

제 6 절 기타(환자안전법)

〈환자안전법(시행 2016.7.29) [법률 제13113호, 2015.1.28, 제정]〉

제1조(목적)

이 법은 환자안전을 위하여 필요한 사항을 규정함으로써 환자의 보호 및 의료 질(質) 향상에 이바지함을 목적으로 한다.

제2조(정의)

이 법에서 사용하는 용어의 뜻은 다음과 같다.

1. '환자안전사고'란 「보건의료기본법」 제3조 제3호의 보건의료인(이하 '보건의료인'이라 한다)이 환자에게 보건의료서비스를 제공하는 과정에서 환자안전에 보건복지부령으로 정하는 위해(危害)가 발생하였거나 발생할 우려가 있는 사고를 말한다.

2. '환자안전활동'이란 국가, 지방자치단체, 「보건의료기본법」 제3조 제4호의 보건의료기관(이하 '보건의료기관'이라 한다), 보건의료인, 환자 및 환자의 보호자가 환자안전사고의 예방 및 재발 방지를 위하여 행하는 모든 활동을 말한다.

제3조(국가와 지방자치단체의 책무)

① 국가와 지방자치단체는 환자안전 및 의료 질 향상을 위한 시책을 마련하여 추진하여야 한다.

② 국가와 지방자치단체는 환자안전활동에 필요한 제도적 기반을 마련하여야 한다.

③ 국가와 지방자치단체는 보건의료기관, 보건의료인, 환자 및 환자의 보호자가 행하는 환자안전활동에 필요한 행정적·재정적 지원을 할 수 있다.

④ 국가와 지방자치단체는 환자안전활동에 환자의 참여를 촉진하기 위하여 노력하여야 한다.

제4조(보건의료기관의 장과 보건의료인의 책무)

① 보건의료기관의 장과 보건의료인은 환자안전 및 의료 질 향상을 위하여 국가와 지방자치단체의 시책을 따라야 한다.

② 보건의료기관의 장과 보건의료인은 환자안전사고가 발생하지 아니하도록 시설·장비 및 인력을 갖추고, 필요한 의무를 다하여야 한다.

③ 보건의료기관의 장과 보건의료인은 환자안전활동에 환자와 환자의 보호자가 참여할 수 있도록 노력하여야 한다.

제5조(환자의 권리와 책무)

① 모든 환자는 안전한 보건의료(보건의료기본법 제3조 제1호의 보건의료를 말한다. 이하 같다)를 제공받을 권리를 가진다.

② 환자와 환자의 보호자는 환자안전활동에 참여하여야 한다.

제6조(다른 법률과의 관계)

① 환자안전에 관하여 다른 법률에 특별한 규정이 있는 경우를 제외하고는 이 법에서 정하는 바에 따른다.

② 환자안전에 관한 다른 법률을 제정하거나 개정할 때에는 이 법의 취지에 부합하도록 하여야 한다.

제7조(환자안전종합계획의 수립 등)

① 보건복지부장관은 환자안전 및 의료 질 향상을 위하여 관계 중앙행정기관의 장과 협의하여 환자안전종합계획(이하 이 조에서 '종합계획'이라 한다)을 5년마다 수립하고 이를 시행하여야 한다.

② 종합계획에는 다음 각 호의 사항을 포함하여야 한다.

  1. 환자안전활동의 기본 목표 및 추진방향
  2. 환자안전활동의 추진계획 및 추진방법
  3. 환자안전활동의 실태 파악, 제16조에 따른 보고·학습시스템의 운영 및 관리
  4. 환자안전활동을 위한 기술의 연구·개발, 전문인력의 양성 및 지원
  5. 제9조에 따른 환자안전에 관한 기준
  6. 환자와 환자 보호자의 환자안전활동 참여 방안
  7. 그 밖에 보건복지부령으로 정하는 환자안전활동에 필요한 사항

③ 보건복지부장관은 종합계획을 수립하기 위하여 관계 기관·법인·단체의 장에게 종합계획의 수립에 필요한 자료의 제출을 요청할 수 있다. 이 경우 관계 기관·법인·단체의 장은 정당한 사유가 없으면 이에 따라야 한다.

④ 보건복지부장관은 종합계획을 확정한 후 지체 없이 국회에 보고하여야 한다.

⑤ 보건복지부장관은 5년마다 환자안전에 관한 백서를 발간하여 공표하여야 한다.

⑥ 종합계획은 「보건의료기본법」 제15조에 따른 보건의료발전계획과 연계하여야 한다.

제8조(국가환자안전위원회)

① 환자안전에 관한 다음 각 호의 사항을 심의하기 위하여 보건복지부에 국가환자안전위원회(이하 이 조에서 '위원회'라 한다)를 둔다.

  1. 환자안전 및 의료 질 향상을 위한 주요 시책
  2. 환자안전사고 예방 및 재발 방지에 관한 사업계획 및 추진방법
  3. 제14조제1항에 따른 환자안전사고 보고내용의 분석 결과 활용 및 공개
  4. 그 밖에 환자안전에 관한 중요사항으로 위원장이 심의가 필요하다고 판단한 사항

② 위원회는 위원장 1명을 포함한 15명 이내의 위원으로 구성한다.

③ 위원회의 위원장은 보건복지부차관으로 하고, 위원회의 위원은 다음 각 호의 사람 중에서 보건복지부장관이 임명 또는 위촉한다.

제9조(환자안전기준)
① 보건복지부장관은 대통령령으로 정하는 바에 따라 보건의료기관의 시설·장비·관리체계, 보건의료인의 환자안전을 위한 준수 사항 등 환자안전에 관한 기준(이하 이 조에서 '환자안전기준'이라 한다)을 정하여야 한다.
② 보건의료기관의 장과 보건의료인은 환자안전활동 시 환자안전기준을 준수하여야 한다.

제10조(환자안전지표)
① 보건복지부장관은 환자안전 및 의료 질 향상과 관련한 수행 정도를 측정·점검할 수 있는 평가기준 등을 제시하는 지표(이하 '환자안전지표'라 한다)를 개발하여 보급하여야 한다.
② 환자안전지표의 개발 및 보급에 필요한 사항은 보건복지부령으로 정한다.

제11조(환자안전위원회)
① 보건복지부령으로 정하는 일정 규모 이상의 병원급 의료기관은 환자안전 및 의료 질 향상을 위하여 환자안전위원회(이하 이 조에서 '위원회'라 한다)를 설치·운영하여야 한다.
② 위원회는 다음 각 호의 업무를 심의한다.
    1. 환자안전사고의 예방 및 재발 방지를 위한 계획 수립 및 시행
    2. 제12조에 따른 환자안전 전담인력의 선임 및 배치
    3. 보건의료기관의 의료 질 향상 활동 및 환자안전체계 구축·운영
    4. 제14조제1항에 따른 보고를 한 보고자 및 보고내용의 보호
    5. 환자와 환자 보호자의 환자안전활동 참여를 위한 계획 수립 및 시행
    6. 그 밖에 보건복지부령으로 정하는 환자안전활동에 필요한 사항
③ 위원회의 구성·운영과 그 밖에 필요한 사항은 보건복지부령으로 정한다.

제12조(전담인력)
① 보건복지부령으로 정하는 일정 규모 이상의 병원급 의료기관은 환자안전 및 의료 질 향상에 관한 업무를 전담하여 수행하는 환자안전 전담인력(이하 '전담인력'이라 한다)을 두어야 한다.
② 전담인력은 다음 각 호의 업무를 수행한다.
    1. 환자안전사고 정보의 수집·분석 및 관리·공유
    2. 환자안전사고 예방 및 재발 방지를 위한 보건의료인 교육
    3. 환자와 환자 보호자의 환자안전활동을 위한 교육
    4. 그 밖에 보건복지부령으로 정하는 환자안전활동
③ 보건복지부장관은 전담인력을 두고 있는 보건의료기관에 그 운영에 필요한 경비를 지원할 수 있다.
④ 전담인력의 자격 및 배치기준 등은 보건복지부령으로 정한다.

제13조(환자안전활동에 관한 교육)
① 전담인력은 환자안전활동에 관한 교육을 정기적으로 받아야 한다.
② 보건복지부장관은 제1항에 따른 정기 교육 외에 환자안전을 위하여 필요한 경우에는 전담인력이나 보건의료인에게 환자안전활동에 관한 교육을 받을 것을 명할 수 있다.
③ 보건복지부장관은 제1항 및 제2항에 따른 교육을 관계 전문기관 등에 위탁하여 실시할 수 있다.

④ 제1항부터 제3항까지에 따른 교육의 방법·시간·내용, 위탁 등에 필요한 사항은 보건복지부령으로 정한다.

제14조(환자안전사고의 자율보고 등)

① 환자안전사고를 발생시켰거나 발생한 사실을 알게 된 보건의료인이나 환자 등 보건복지부령으로 정하는 사람(이하 '보고자'라 한다)은 보건복지부장관에게 그 사실을 보고할 수 있다.

② 제1항에 따른 보고(이하 '자율보고'라 한다)를 환자안전사고를 발생시킨 사람이 한 경우에는 「의료법」 등 보건의료 관계 법령에 따른 행정처분을 감경하거나 면제할 수 있다.

③ 자율보고에 포함되어야 할 사항과 보고의 방법 및 절차 등은 보건복지부령으로 정한다.

제15조(환자안전지표 개발을 위한 자료의 요청)

① 보건복지부장관은 환자안전지표의 개발을 위하여 보건복지부령으로 정하는 자료를 다음 각 호의 기관의 장에게 요청할 수 있다.

1. 「국민건강보험법」에 따른 국민건강보험공단
2. 「국민건강보험법」에 따른 건강보험심사평가원
3. 「의료사고 피해구제 및 의료분쟁 조정 등에 관한 법률」에 따른 한국의료분쟁조정중재원
4. 「소비자기본법」에 따른 한국소비자원
5. 그 밖에 환자안전에 관한 자료를 보유하고 있는 대통령령으로 정하는 기관

② 제1항에 따른 요청을 받은 기관의 장은 정당한 사유가 없으면 이에 협조하여야 한다.

제16조(환자안전사고 보고·학습시스템 등)

① 보건복지부장관은 환자안전을 위하여 자율보고가 된 환자안전사고에 관한 정보 및 제15조에 따라 수집한 자료의 조사·연구와 그 공유에 필요한 환자안전사고 보고·학습시스템(이하 이 조에서 '보고학습시스템'이라 한다)을 구축하여 운영하여야 한다.

② 보건복지부장관은 환자안전사고가 새로운 유형이거나 환자안전에 중대한 위해가 발생할 우려가 있는 등 보건복지부령으로 정하는 사유가 발생한 경우에는 주의경보를 보건의료기관에 발령하여야 한다.

③ 보건복지부장관은 제2항에 따른 주의경보 발령을 위하여 자율보고를 한 보고자가 아닌 다음 각 호의 자에게 자료의 제출이나 의견의 진술 등 필요한 협조를 요청할 수 있다.

1. 의약품 또는 의료기기를 제조·수입 또는 판매하는 자
2. 보건의료기관의 시설이나 장비의 설치자 및 관리자
3. 보건의료인 또는 보건의료기관의 개설자

④ 제3항에 따라 자료의 제출이나 의견의 진술 등을 요청받은 자는 이에 따라야 한다.

⑤ 보건복지부장관은 보고학습 시스템의 운영을 대통령령으로 정하는 바에 따라 전문기관에 위탁할 수 있다.

⑥ 보건복지부장관은 보고학습 시스템의 운영을 위탁받은 전문기관에 대하여 대통령령으로 정하는 바에 따라 그 운영에 필요한 경비의 전부 또는 일부를 지원할 수 있다.

⑦ 보고학습 시스템의 구축·운영과 위탁 및 경비지원 등에 필요한 사항은 보건복지부령으로 정한다.

제17조(자율보고의 비밀 보장 등)

① 보건복지부장관은 자율보고를 한 보고자의 의사에 반하여 그 보고자의 정보를 공개할 수 없으며, 자율보고를 한 환자안전사고가 발생한 보건의료기관의 경우에는 그 보건의료기관의 장의 의사에 반하여 해당 보건의료기관의 정보를 공개할 수 없다.

② 자율보고가 된 환자안전사고에 관한 정보 및 제15조에 따라 수집한 자료는 보건복지부령으로 정하는 검증을 한 후에는 반드시 개인식별이 가능한 부분을 삭제하여야 한다.

③ 환자안전사고의 정보 수집·분석 및 주의경보 발령 등의 업무에 종사하거나 종사하였던 사람은 직무상 알게 된 비밀을 다른 사람에게 누설하거나 직무 외의 목적으로 사용하여서는 아니 된다.

④ 보건의료기관의 장은 해당 보건의료기관에 속한 자율보고를 한 보고자에게 그 보고를 이유로 해고, 전보나 그 밖에 신분이나 처우와 관련하여 불리한 조치를 할 수 없다.

제18조(벌칙)

① 제17조제3항을 위반하여 비밀을 누설하거나 직무 외의 목적으로 사용한 사람은 3년 이하의 징역 또는 3천만 원 이하의 벌금에 처한다.

② 제17조제4항을 위반하여 자율보고를 한 보고자에게 불리한 조치를 한 사람은 2년 이하의 징역 또는 2천만 원 이하의 벌금에 처한다.

부칙 〈법률 제13113호, 2015. 1. 28.〉

이 법은 공포 후 1년 6개월이 경과한 날부터 시행한다.

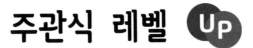

주관식 레벨 UP

01 다음은 간호기록의 목적에 대한 설명이다. 이 중 알맞은 내용을 〈보기〉에서 골라 빈칸을 채우시오.

- 기록은 의료팀 간에 환자정보를 정확하게 교환할 수 있는 (①)이 된다.
- 간호기록을 통해 대상자의 입원 시 수집한 간호력이나 신체사정을 통해 정보를 얻을 수 있고, 대상자가 시행한 (②)에 어떻게 반응하는지를 알 수가 있다.
- 환자기록은 환자의 치료를 위한 전문적인 판단과 결정 및 환자에게 제공되는 서비스의 질 평가를 위한 (③)로서 이용된다.
- 사실대로 정확하게 기록하는 것이 가장 안전하며 (④)에 연루될 시 절대로 의료기록의 내용을 바꾸지 않아야 한다.

┤ 보 기 ├
㉠ 근거자료　　　　㉡ 의료과실 소송　　　㉢ 의사소통의 수단　　㉣ 간호계획

정답 ①-㉢ 의사소통의 수단, ②-㉣ 간호계획, ③-㉠ 근거자료, ④-㉡ 의료과실 소송

해설 간호기록의 목적은 의료인 간의 정확한 의사소통, 간호계획, 법적증거로의 활용이다. 간호사는 사실대로 정확하게 기록하는 것이 가장 안전하며 의료과실 소송에 연루될 시 절대로 의료기록의 내용을 바꾸지 않아야 한다.

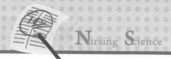

02 다음은 수혈과정에 대한 설명이다. 이 설명의 내용을 순서대로 나열하시오.

> ㉠ 수혈 도중 환자가 이상증세를 호소하면 수혈을 즉시 중단하고 의사에게 알림과 동시에 새로운 수액세트에 생리식염수로 정맥라인을 확보하도록 한다.
> ㉡ 수혈 시 대상자의 이름·혈액형·혈액번호 등을 다시 한 번 확인하도록 한다.
> ㉢ 수혈이 시작된 후 최소 10 ～ 15분 동안은 환자 곁에서 수혈 부적합반응이 나타나지 않는지 세밀히 관찰하도록 한다.
> ㉣ 수혈 시작 후 첫 1시간 동안은 15분 간격으로 활력징후를 측정·기록하고, 그 후에는 1시간 간격으로 측정·기록하도록 한다.
> ㉤ 수혈의 점적속도는 첫 15분 동안은 천천히 주입하다가 부작용이 관찰되지 않으면 처방된 속도로 주입하는데, 주입속도에 관한 특별한 처방이 없을 경우 일반적으로 분당 20 ～ 40방울 정도로 유지하도록 한다.

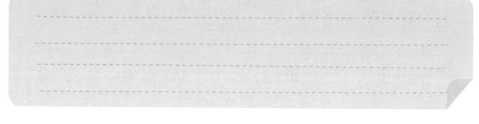

정답 ㉡－㉣－㉤－㉢－㉠

해설 [수혈의 과정]
① 수혈 시 대상자의 이름·혈액형·혈액번호 등을 다시 한 번 확인하도록 한다.
수혈 시작 후 첫 1시간 동안은 15분 간격으로 활력징후를 측정·기록하고, 그 후에는 1시간 간격으로 측정·기록하도록 한다.
② 수혈의 점적속도는 첫 15분 동안은 천천히 주입하다가 부작용이 관찰되지 않으면 처방된 속도로 주입하는데, 주입속도에 관한 특별한 처방이 없을 경우 일반적으로 분당 20 ～ 40방울 정도로 유지하도록 한다.
③ 수혈이 시작된 후 최소 10 ～ 15분 동안은 환자 곁에서 수혈 부적합반응이 나타나지 않는지 세밀히 관찰하도록 한다.
④ 수혈 도중 환자가 이상증세를 호소하면 수혈을 즉시 중단하고 의사에게 알림과 동시에 새로운 수액세트에 생리식염수로 정맥라인을 확보하도록 한다.
⑤ 수혈부작용(발열, 두드러기, 오한, 소양증 등등)이 발생하면 수혈하고 남은 혈액과 사용하지 않은 혈액, 환자의 혈액과 소변을 혈액은행으로 보내어 일치여부를 확인하도록 한다.
⑥ 수혈의 전 과정과 대상자의 반응을 간호기록지에 자세하게 기록하도록 한다.

실제예상문제

01 다음 중 의료인의 경과 관찰의무와 관련한 설명으로 <u>틀린</u> 것은?

① 간호에서 환자관찰의 가장 기본적인 방법은 활력징후를 측정하는 것이다.

② 특히 주의하여 관찰해야 하는 환자는 수술 후 환자나 응급환자, 중환자, 분만징후가 나타나는 산모 등이다.

③ 자살의도가 있거나 자살을 수행하려는 환자를 관찰, 감시하는 활동은 의사의 처방 지시 아래에서 수행해야 한다.

④ 간호사는 자기파괴 경향이 있거나 약에 대한 심각한 반응이 예상되는 환자를 세심히 관찰해야 할 의무가 있다.

01 자살의도가 있거나 자살을 수행하려는 환자를 관찰, 감시하는 활동은 의사의 처방지시에 상관없이 간호사의 독자적인 판단 아래 수행해야 할 의무로 인정된다.

02 다음 중 정신질환자에 관한 주의의무로서 해당되지 <u>않는</u> 경우는?

① 환자의 충동행위나 탈출 가능성을 예견하고 그에 대비하여야 한다.

② 정신질환의 상태가 위중한 환자를 관리할 때 감시카메라를 설치된 방에 두는 것은 인권침해에 해당하므로 불가능하다.

③ 입원실과 환자 주변의 위험요소를 사전에 제거해야 한다.

④ 입원 시 신체검사 및 소지품검사를 통해 자해 등의 도구가 될 만한 물건을 사전에 제거한다.

02 입원환자의 동태를 살필 수 있도록 입원실의 조명을 밝게 하고 마약중독자와 같이 정신질환의 상태가 위중한 환자를 관리할 때는 감시카메라를 설치할 수 있다.

정답 01 ③ 02 ②

03 의사소통과 관련된 소송은 마땅히 보고해야 할 사항을 보고하지 않은 경우뿐만 아니라 해당 기관의 정책에서 정한 명령체계를 따르지 않는 경우를 포함한다.

03 다음 중 간호사의 보고 및 알림 의무와 의사소통에 관한 설명으로 잘못된 것은?

① 보건의료 팀 구성원 간의 환자관리 정보에 대한 의사소통은 모든 의료관련기관의 중요한 관심분야이다.
② 환자와 관련한 의사소통 실패는 환자에게 심각한 결과를 가져올 수 있고 간호사에게도 책임을 묻게 될 수 있다.
③ 마땅히 보고해야 할 사항을 보고하지 않은 경우 의사소통과 관련된 소송이 일어날 수 있다.
④ 간호사가 해당 기관의 정책에서 정한 명령체계를 따르지 않는다고 해서 의사소통과 관련한 소송을 신청할 수는 없다.

04 관리자로서 혹은 동료로서, 환자에게 동료의 과실을 대신 사과할 때 절대로 동료를 비난하지 않는다.
ⓒ은 오히려 동료의 잘못을 정확하게 지적하여 환자의 신뢰를 얻는다고 설명하고 있어 이는 틀린 것이다.

04 다음은 관찰 소홀로 인한 간호사고 예방지침에 대한 설명이다. 옳은 것을 모두 고르시오.

ⓐ 아무리 사소한 내용이라도 환자 및 보호자의 호소를 가볍게 넘기지 않는다.
ⓑ 환자에게 동료의 과실을 대신 사과할 때 동료의 잘못을 정확하게 지적함으로서 신뢰를 얻는다.
ⓒ 관찰한 내용은 반드시 기록하고 필요시에는 의사에게 알린다.
ⓓ 소송이 발생했을 때 기준을 제시할 수 있는 간호실무표준이 있어야 한다.

① ⓐ, ⓑ, ⓒ
② ⓐ, ⓑ, ⓓ
③ ⓐ, ⓒ, ⓓ
④ ⓐ, ⓑ, ⓒ, ⓓ

정답 03 ④ 04 ③

05 다음 중 자살 고위험환자 관찰 소홀로 인한 간호사고 예방지침에 대한 설명으로 **틀린** 것은?

① 자살기도의 과거력이나 자살의도가 있는 환자의 행동·사고·기분 등을 상세하고 정확하게 관찰하고 기록한다.

② 평소 환자에게 진심에서 우러나오는 관심을 가져 상호신뢰관계를 형성할 수 있도록 한다.

③ 근무 교대 시간이나 병동이 바쁠 때, 밤 동안에는 주로 CCTV의 감독에 의지하여 환자를 관찰한다.

④ 투약할 때 약을 모두 복용한 것을 확인하도록 한다.

05 근무 교대 시간이나 병동이 바쁠 때, 밤 동안에도 자살 고위험환자의 감독을 소홀히 해서는 안 되며 감독하고 있다는 것을 환자가 인지하도록 한다.

06 다음 중 부적절한 의사소통의 예방지침에 대한 설명으로 **틀린** 것은?

① 환자가 불편을 호소할 때는 망설이지 말고 의사에게 알려야 한다.

② 환자가 의사를 불러 달라고 청할 경우, 우선적으로 환자 상태를 직접 관찰하고 간호사가 의사에게 환자 상태를 전달할 필요가 없다고 판단되는 경우 의사의 업무가 가중될 것을 배려하여 의사에게 알리지 않는다.

③ 상황이 파악되는 대로 즉시 의사에게 알리고 환자의 상태를 알린 시각과 알린 내용 등을 상세하게 기록하도록 한다.

④ 원활한 의사소통이 이루어질 수 있도록 평소 함께 일하는 동료들(의사 포함)과 원만한 인간관계를 형성하도록 한다.

06 환자가 의사를 불러 달라고 청할 경우, 우선적으로 환자 상태를 직접 관찰하고 의사에게 관찰한 내용과 환자가 말한 내용을 알려야 한다.

정답 05 ③ 06 ②

07 간호기록의 원칙은 정확성, 적합성, 완전성, 간결성, 적시성이다. 완전성은 기록된 정보는 완전하고 환자, 의사, 타 간호사나 다른 건강 요원에게 도움을 줄 수가 있어야 함을 의미하며 불완전한 기록은 법정에서 환자가 기준미달의 간호제공 증거로 사용할 수가 있다.

07 다음 중 간호기록의 원칙에 대한 설명으로 **잘못된** 것은?

① 정확성 : 사실 또는 관찰한 것만 적어야 하며, 의견이나 관찰 내용을 해석하여 기록하면 안 된다.

② 적합성 : 환자의 건강문제와 간호에 관계되는 정보만을 기록해야 하며 환자의 다른 개인적인 정보는 기록하기에 부적합하다.

③ 완전성 : 불완전한 간호 기록은 환자가 증거로 제시해도 법정에서 채택하지 않는다.

④ 적시성 : 기록을 남기지 않은 것은 직무유기로 볼 수 있다.

08 피해 환자의 차트에 다른 환자의 이름을 기록해서는 안 되며 이는 다른 환자의 사생활을 침범하는 일이다.

08 다음은 간호기록할 때의 유의사항이다. 옳은 것을 모두 고르시오.

> ㉠ 환자의 상태나 행동을 기술할 때 있는 사실을 그대로 기록한다.
> ㉡ 실수로 '우연히', '어쩐지' 등과 같은 용어를 사용하지 않는다.
> ㉢ 환자에 대한 부정적 태도를 암시하는 언어나 인격에 반하는 표현은 명예훼손이나 모욕죄로 소송에 걸릴 수 있다.
> ㉣ 다른 환자에 의해 피해를 입은 환자의 차트에 그 다른 환자의 이름을 명시함으로서 추후 법적 문제에 대처한다.

① ㉠, ㉡, ㉢

② ㉠, ㉡, ㉣

③ ㉡, ㉢, ㉣

④ ㉠, ㉢, ㉣

정답 07 ③ 08 ①

09 다음 중 간호사가 법적 소송을 피할 수 있는 방법에 대한 설명으로 **틀린** 것은?

① 간호사의 첫 번째 의무는 의사를 보호하는 것이 아니라 환자를 보호하는 것임을 기억하고 환자의 상태가 안 좋을 때 의사를 부르는 것을 주저하지 말아야 한다.

② 의사의 처방지시에 의문이 있거나 읽을 수 없을 때, 이해할 수 없을 때, 의사의 처방지시가 환자에게 위해를 가져올 수 있다고 판단될 때는 의사에게 확인 없이 수행하지 않는다.

③ 간호진단을 내리고 이에 근거한 간호수행을 제공하는 데 간호학적 지식을 최대한 활용하도록 한다.

④ 간호업무의 위임은 현명하게 처리하도록 하고 위임받은 직원들이 자신의 업무한계에서 그 일을 수행하는지 면밀히 관찰하고 지도해야 한다.

> **09** 의사의 처방지시에 의문이 있거나 의사의 처방지시가 환자에게 위해를 가져올 수 있다고 판단될 때는 반드시 의사에게 문의하도록 한다.

10 다음은 투약사고 예방지침에 대한 설명이다. 옳은 것을 모두 고르시오.

> ㉠ 의심이 가는 처방은 반드시 재확인하도록 한다.
> ㉡ 약 준비 전에 반드시 유효기간을 확인하고, 기간이 지났으면 철저히 폐기하도록 한다.
> ㉢ 약을 준비할 때는 시간을 줄이기 위해 여러 환자의 약을 동시에 준비한다.
> ㉣ 모든 투약은 의사의 기록처방에 한하여 시행한다. 단 응급상황일 경우 구두처방이나 전화처방을 받되, 투약 후 가능한 한 빠른 시간 안에 기록처방을 받도록 한다.

① ㉠, ㉡, ㉢
② ㉠, ㉡, ㉣
③ ㉡, ㉢, ㉣
④ ㉠, ㉢, ㉣

> **10** 약을 준비할 때 투약에러를 방지하기 위해 여러 환자의 약을 동시에 준비하지 않고 한 사람씩 차례로 준비하도록 한다.

정답 09 ② 10 ②

11 정맥주사 때는 2가지 이상의 약물을 함께 섞어서 투약하지 않는다.

11 다음 중 약 투여과정에서의 예방지침에 대한 설명으로 **틀린** 것은?

① 약을 투여하기 전에 환자의 이름을 확인하고 환자 본인임을 확인한 후 투여하도록 한다.

② 약을 준비한 간호사가 해당 환자에 투여하며, 환자가 약을 먹을 때까지 관찰한다.

③ 혈관 외로 주입될 경우 조직괴사를 일으키는 약물은 특별한 주의를 기울인다.

④ 정맥주사 때는 2가지 이상의 약물을 환자의 편의를 위해 함께 섞어서 투약한다.

12 가능한 한 수혈은 낮에 실시하도록 하는데 환자가 자신의 상태를 즉시 보고할 수 있고, 응급상황이 발생했을 때 전문가들의 도움을 받을 수 있기 때문이다.

12 다음 중 수혈사고 예방지침에 대한 설명으로 **틀린** 것은?

① 준비과정에서 수혈동의서를 확인하고, 수혈확인서에 의사 서명을 확인한다.

② 수혈 시 대상자의 이름, 혈액형, 혈액번호 등을 다시 한 번 확인하도록 한다.

③ 가능한 한 수혈은 밤에 실시하도록 한다.

④ 수혈이 시작된 후 최소 10 ~ 15분 동안은 환자 곁에서 수혈 부적합반응이 나타나지 않는지 세밀히 관찰하도록 한다.

정답 11 ④ 12 ③

13 다음은 간호처치 과오 예방지침이다. 옳은 것을 모두 고르시오.

> ㉠ 병동 내 간호활동 프로토콜이나 간호실무표준에 제시된 절차와 방법을 준수한다.
> ㉡ 병동마다 간호실무표준을 개발하여 간호활동의 수준을 동일하게 유지시키고 법적인 소송 발생 시 간호활동의 근거자료로 제시한다.
> ㉢ 모든 간호처치는 항상 원칙을 준수해야 한다.
> ㉣ 간호현장에서 간호실무행동이 개선될 수 있게 간호실무에 필요한 연구를 지속적으로 한다.

① ㉠, ㉡, ㉢
② ㉠, ㉢, ㉣
③ ㉠, ㉡, ㉣
④ ㉠, ㉡, ㉢, ㉣

14 다음 중 병원감염 관리 및 감염과 관련된 법적 소송예방을 위한 지침으로 틀린 것은?

① 의료인 개개인의 손 씻기보다 중요한 것은 병원감염 조사를 실시하여 병원감염의 실상을 파악한 뒤 우선순위를 결정하는 일이다.
② 환자에게 수행하는 중재마다 필요한 소독술 및 무균술을 준수하도록 하고 환자의 이상 증상을 철저하게 살핀다.
③ 감염방지 활동들에 대해 정확하고 자세하게 기록하도록 한다.
④ 전담하는 감염관리 전문간호사를 배치하여 병원감염의 감시와 감염관리에 대한 교육을 담당하도록 한다.

13 문제에서 제시된 모든 항목이 간호처치 과오 예방지침이다. 또 다른 예방지침으로는 환자나 가족들이 불안해하면 안심시키고, 분노하면 진정시키며, 선택의 기로에서 갈팡질팡할 때 선택할 수 있게 정보를 주고 문제를 해결해주는 노력이 필요한 것과 변화, 발전하는 실무경향에 맞추어 간호실무표준을 지속적으로 수정, 보완해 나가야 한다.

14 병원감염을 예방하기 위해서는 의료인 개개인의 철저한 손 씻기가 제일 중요하다. 그러므로 의료인 개개인의 손 씻기보다 병원감염 조사를 실시하여 병원감염의 실상 파악 뒤 우선순위를 결정하는 일이 더욱 중요한 것으로 보고 있으므로 오답이다.

정답 13 ④ 14 ①

15 신체보호대 사용 시 신체보호대 사용에 관한 병원의 정책과 절차를 어떻게 따랐는지에 관한 사항, 환자를 얼마나 자주 점검하였으며 얼마나 자주 신체보호대를 풀어 주었는지 및 신체보호대를 제거한 후의 간호에 대해 기록해야 한다.

16 만약 낙상한 상황을 눈으로 확인하지 못했다면 환자가 의사를 표현할 수 있는 경우 상황을 묻고, 무리하지 않고 가장 편안한 상태로 있게 한 후 조치를 취해야 한다. 환자의 낙상상황을 눈으로 직접 확인하지 못했다고 하여 구제 및 책임회피가 가능하다는 것은 틀린 설명이다.

17 장비 사용 시 기관 측에서 허락한 경우가 아니라면 장비 수선을 해서는 안 되며 본래의 사용용도대로 이용해야 한다.

---

15 다음은 환자에게 신체보호대를 사용할 때 피해와 법적, 윤리적 문제를 막기 위해 간호기록에 기록해야 하는 사항이다. 해당사항이 <u>없는</u> 것은?

① 신체보호대에 대한 환자의 반응
② 신체보호대와 환자를 관찰한 횟수
③ 신체보호대가 적용된 시간과 날짜
④ 신체보호대 적용 시 환의 착용 여부

16 다음 중 낙상 시 대처방법에 대한 설명으로 <u>틀린</u> 것은?

① 환자가 넘어진 경우 환자의 신체적·정신적 상황에 대해 평가하고 중재한다.
② 만약 낙상한 상황을 눈으로 확인하지 못했다면 직접 확인을 한 것이 아니기 때문에 구제의 어려움이 있으며 이러한 경우 간호사는 책임 회피가 가능하다.
③ 현장 종사자는 낙상 사실을 담당 관리자 또는 기관장에게 즉시 보고한다.
④ 당시 상황에 대해 신중하게 조사하고 사건을 객관적으로 차트와 사건보고서에 기록한다.

17 다음 중 간호사의 장비 관리에 대한 설명으로 <u>틀린</u> 것은?

① 간호사의 의무에는 올바른 장비를 선택, 유지, 사용해야 한다는 의무가 포함된다.
② 새로운 장비나 새로 수선한 장비를 사용하는 사람은 적절한 사용방법에 관한 교육을 받아야 한다.
③ 환자 간호에 참여하는 모든 간호사는 병동 내 시설점검이나 장치나 기구의 작동 상태와 적합성 여부를 관찰해야 한다.
④ 기관 측에서 허락한 경우가 아니라 하더라도 필요에 의해서 장비를 수선할 수 있으며 적절한 시기에 이용 가능여부가 중요하다.

정답 15 ④ 16 ② 17 ④

주관식 문제

01 간호기록의 중요성을 3가지 이상 쓰시오.

_____

_____

_____

_____

01

정답 ① 간호기록은 환자에 대한 간호과정의 타당성 및 결과를 알 수 있는 조직적이고 체계적인 문서이다.
② 간호기록은 증거자료가 될 수 있다.
③ 간호기록은 직접간호만큼이나 중요하다.
④ 간호기록은 간호사를 보호할 수 있다.

해설 간호기록은 환자의 입원 시 사정에서부터 퇴원 시의 평가에 이르기까지 계속되는 간호과정의 타당성 및 결과를 확인할 수 있는 정확하고 완전한 내용을 조직적이고 체계적으로 기록한 문서. 간호기록은 정확한 내용과 필수적인 정보를 제공할 수 있는 도구이며 법적 문제가 야기되는 경우에는 증거자료가 된다. 간호사가 간호활동을 정확하고 사실대로 기록하는 일은 직접간호를 하는 것만큼이나 중요하다. 모든 간호사는 법적 소송에서 스스로 보호할 수 있도록 미리 준비해야 하며 자신을 가장 잘 보호하는 방법은 정확하고 시의적절한 기록을 남기는 것이다.

02 수혈사고에 대한 의료인의 주의의무 5가지를 쓰시오.

_____

_____

_____

02

정답 ① 수혈혈액의 적합성 : 혈액형이 일치해야 하고 완전하고 깨끗한 혈액을 환자에게 수혈할 주의의무가 있다.
② 수혈량의 적정성 : 환자의 질병상태를 잘 판단하여 수혈하는 혈액의 양이 과소해서도 안 되고, 과량의 수혈로 환자의 상태를 악화시켜도 안 된다.
③ 수혈방법의 적정성 : 수혈은 정맥혈관을 통하여 주입하며 올바른 방법으로 주입해야 한다.
④ 수혈시기의 적정성 : 의료인은 환자에게 꼭 필요한 시기에 혈액을 수혈해야 한다.
⑤ 수혈기록의 적정성 : 수혈기록이 부실하면 수혈과 직접적인 관련이 없어도 그러한 요소를 근거로 소송이 제기될 수 있다.

교수님 코칭!
수혈과 관련한 의료인의 주의의무를 꼭 기억하자!

해설 수혈과 관련한 간호사의 주의의무로는 수혈 전에 환자 또는 보호자에게 수혈의 필요성, 예상 수혈량, 수혈의 위험과 부작용 등을 설명한 후 환자의 동의를 받아야 한다. 수혈과 관련한 소송이 일어난 경우 수혈이 모든 정책과 절차에 따라 이루어졌다 해도 기록이 부족하거나 수혈과 직접적인 관련이 없는 요소를 근거로도 소송이 제기될 수 있다.

03

정답 ① 감염관리 전문간호사는 병원 내 감염을 예방하고 관리하기 위해 감염 여부를 조사하고 예방계획을 수립, 실시하며 감염관리 규정, 지침, 정책 등을 마련한다.
② 감염 유행, 직원의 감염원 노출, 병원환경 관리 시 역학조사를 실시하고 관리대책을 강구한다.

해설 감염관리 전문간호사는 전염병 역학, 감염학, 미생물학, 간호학, 의사소통학 등의 전문지식을 갖추고 감염관리프로그램을 일선에서 직접 담당하는 실무자로서 집중적인 감염감시를 통해 감염유행조사, 병원 내에서 발생하는 모든 감염관련 문제에 대한 상담과 자문, 적절한 관련 문헌을 소개하는 업무를 담당한다.

03 감염관리 전문간호사의 역할에 대해 쓰시오.

Self Check로 다지기

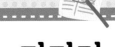

→ 환자에 대한 관찰의무는 환자 개개인의 상태에 따라서 관찰의 내용과 방법이 달라지나 간호에서 환자관찰의 가장 기본적인 방법은 활력징후를 측정하는 것이다.

→ 간호사가 특히 주의하여 관찰해야 하는 경우는 수술 후 회복실에 있는 환자나 응급환자, 중환자, 분만징후가 나타나는 산모 등이다.

→ 간호사는 자기파괴 경향이 있는 환자들이나 약에 대한 심각한 반응이 예상되는 환자를 세심히 관찰해야 할 의무가 있으며 특히 자살의도가 있는 환자를 관찰, 감시하는 활동은 의사의 처방지시에 상관없이 간호사의 독자적인 판단 아래 수행해야 할 의무로 보고 있다.

→ 간호사의 보고 및 알림의무는 매우 중요한 법적 의무이다. 간호사는 대상자 상태의 심각한 변화에 대해 간호관리팀의 구성원에게 알려주어야 하고 대상자가 돌봄이 필요한 바로 그 시기에 의사소통이 이루어져야 하는 것으로 되어 있다.

→ 관찰 소홀로 인한 간호사고 예방지침으로는 환자 및 보호자의 호소를 가볍게 넘기지 않는 것과 환자의 상태에 대한 경과의 관찰은 간호사의 전문적인 판단을 필요로 하는 자율적인 간호영역임을 인식하는 것이다.

→ 자살기도의 과거력이나 자살의도가 있는 환자의 행동, 사고, 기분 등은 상세하고 정확하게 관찰 및 기록하도록 하고 환자와의 상호신뢰관계 형성, 정확한 투약확인, 관찰을 위한 충분한 인력 확보 등이 이루어지도록 한다.

→ 간호기록은 환자의 입원 시 사정에서부터 퇴원 시의 평가에 이르기까지 계속되는 간호과정의 타당성 및 결과를 확인할 수 있도록 조직적이고 체계적으로 기록한 문서이며 법적 문제가 야기되는 경우에는 증거자료가 된다. 그러므로 법적 소송에서 스스로 보호할 수 있도록 정확하고 시의적절한 기록을 남기는 것이 중요하다.

→ 간호기록의 원칙은 정확성, 적합성, 완전성, 간결성, 적시성이다.

→ 간호사의 투약행위는 의사의 처방을 수행하는 것이며 의사로부터 위임된 업무라 볼 수 있으므로 간호사의 투약업무에 대한 책임이 높아지고 있다.

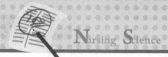

➡ 투약사고의 예방지침은 투약 시 투약의 5원칙을 지키고 투약안전 관리지침에 따르는 것이다.

➡ 수혈사고에 대한 의료인의 주의의무는 수혈혈액의 적합성, 수혈량의 적정성, 수혈방법의 적정성, 수혈시기의 적정성, 수혈기록의 적정성을 따르는 것이다.

➡ 간호사의 간호처치 활동은 의사의 처방에 따른 간호중재와 간호사의 독자적인 간호계획에 따른 간호중재의 두 범주로 나뉜다. 간호사의 독자적 간호계획에 의한 간호처치의 책임은 간호사에게 있으며 의사의 처방에 의하는 경우라도 처치행위 자체에 대한 책임을 진다.

➡ 간호처치의 과오 예방지침으로는 병동 내 간호활동 프로토콜이나 간호실무표준에 명시된 절차와 방법을 준수하고 병동마다 간호실무표준을 개발하여 간호활동의 수준을 동일하게 유지시킬 뿐만 아니라 법적인 소송 발생 시 간호활동의 근거자료로 제시하는 것이 있다.

➡ 병원감염 관리 및 감염과 관련된 법적 소송예방을 위한 지침은 의료인 개개인의 철저한 손씻기, 환자에게 수행하는 중재마다 필요한 소독술 및 무균술을 준수하는 것, 전담하는 감염관리 전문 간호사를 배치하여 병원감염의 감시와 감염관리에 대한 교육을 담당하도록 하는 것이 있다.

➡ 간호사고의 70%를 차지할 만큼 큰 비중을 차지하고 있는 낙상사고의 예방을 위해 간호사는 약물을 투여 받고 있는 환자이거나 의식이 혼미한 환자, 캐스트 등으로 장기간 누워 있었다가 일어날 때 갑작스러운 어지럼증을 예상 하지 못한 환자, 낯선 환경에서의 혼돈을 느끼는 환자를 안전하게 보호해야 한다.

➡ 낙상예방을 위해 조명을 비롯한 생활공간의 안전성을 확보하고 의복 및 신발 착용을 적절하게 하도록 한다. 특히 낙상방지를 위해 신체보호대를 적용했을 때 법적, 윤리적 문제를 막기 위해 신체보호대 사용에 관한 병원의 정책과 절차를 준수하고 환자 간호에 대한 사항들을 정확하게 기록하도록 한다.

➡ 간호사의 의무에는 올바른 장비를 선택, 유지, 사용해야 하는 의무가 포함되며 환자 간호에 참여하는 모든 간호사는 병동 내 시설점검이나 장치나 기구의 자동 상태와 적합성 여부를 관찰해야 한다. 또 장비사고가 주로 성급함, 부주의, 사용방법의 오류 등에서 비롯되므로 세심하게 주의를 기울인다.

➡ 화상, 화재, 자살, 도난 등 기타 안전사고가 발생하지 않도록 간호사의 주의의무를 다한다.

고득점으로 대비하는 가장 똑똑한 대비서!

제 **6** 장

—

AIDS의 법률문제

—

I wish you the best of luck!

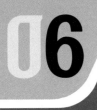

AIDS의 법률문제

CHAPTER

제1절 AIDS의 정의와 특징 및 치료

1 AIDS의 정의와 특징

(1) AIDS의 정의와 기원

① 에이즈(AIDS : Acquired Immune Deficiency Syndrome)는 '후천성면역결핍증'으로 병원체인 HIV(Human Immunodeficiency Virus), 즉 '인간면역결핍바이러스'에 감염돼 체내의 면역 기능이 저하되어 사망에까지 이르는 일종의 전염병이다.

② 1981년 미국 로스앤젤레스에서 남성동성애자들에게 처음으로 발생하였으며 뉴모시티스 폐렴 및 카포시육종이 집단으로 발생했다.

③ 1983년에 프랑스 파스퇴르 연구소의 몽따니에 박사팀이 에이즈 바이러스를 처음으로 분리하는데 성공하였고 1985년에 에이즈 감염여부를 가려내는 HIV 항체 검사법이 개발되었다.

(2) HIV 감염증의 경로와 특징

① HIV 감염의 주된 경로는 성행위(구강성교 포함), HIV에 오염된 혈액의 수혈, HIV 감염 모친이 신생아를 감염시키는 모자감염이다.

② 바이러스가 몸에 들어오면 바이러스의 세포막에 있는 gp120이라고 부르는 단백질이 수지상세포외막에 있는 CD4 수용체에 결합한다. 수지상세포에 있는 바이러스가 들어오면 활성화되어 림프절로 이동한다.

> **☑cf**
>
> 수지상세포(dendritic cell)는 주위에 나뭇가지 모양의 돌기를 내고 있으며 피부조직, 비강점막, 기관지 점막, 위장관 점막, 질 상피, 입속의 편도선, 아데노이드 등에 분포되어 바이러스 침입 경로가 된다.

③ HIV에 감염된 수지상세포가 림프절로 이동하면 주요조직복합체(MHC) 분자를 통해 CD4 림프구에 HIV 항원을 제시한다. 이와 동시에 HIV가 CD4 림프구와 단구, 매크로파지(대식세포)에도 감염을 일으키며 감염 후 2일 이내에 국소 림프절에서 증식을 시작한다. 그 후 3일 정도가 지나면 혈액 중에 HIV가 나타나며 중추신경 비장, 전신 림프절, 위장관 점막으로 퍼져나간다.

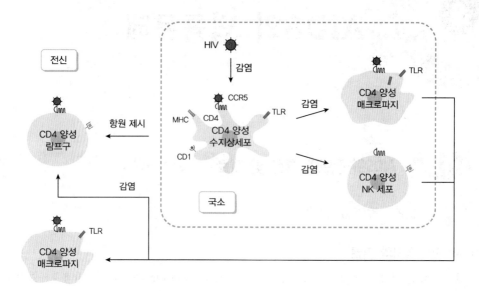

[그림 6-1] HIV 감염의 병태와 진행

④ 감염이 진행되면 HIV가 CD4 세포를 파괴하여 세포 수가 점차 감소하며 세포면역이 저하
   된다.
⑤ 급성감염기 : HIV에 감염되고 2～4주가 지나면 몸 안에서 HIV가 폭발적으로 증식되어 감
   염자에게 발열, 림프절의 부어오름, 인두염, 피부발진, 설사 등이 나타난다.
⑥ 무증후기 : 감염이 되어도 약 3년～10년까지는 지각 증상이 거의 없는 무증후기이나 매일
   100억 개의 HIV가 만들어져 CD4 림프구를 감염시켜 파괴하는 과정을 반복하고 있다.
⑦ 증후기 : 혈액 속의 CD4 세포수가 계속 감소하여 200/㎕이하가 되면 HIV-RNA 양이 증
   가하며 HIV와 관련된 에이즈 지표 질환 증상이 시작된다.

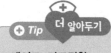

에이즈 지표질환
A. 진균증
   1. 칸디다증(식도, 기관, 기관지, 폐)
   2. 크립토콕쿠스증(폐 이외)
   3. 콕시디오이데스증
   4. 히스토플라스마증
   5. 뉴모시스티스폐렴

B. 원충증
   6. 톡소플라스마 뇌증(생후 1개월 이후)
   7. 크립토스포리듐증(1개월 이상 계속되는 설사동반)
   8. 이소스포라증(1개월 이상 계속되는 설사동반)

C. 세균감염
9. 화농성세균감염
10. 살모넬라균혈증(재발을 반복하는 것으로 티푸스균에 의한 것을 제외)
11. 활동성 결핵
12. 비정형 항산균증

D. 바이러스 감염
13. 사이토메갈로바이러스 감염(생후 1개월 이후 간, 비장, 림프절 제외)
14. 단순 헤르페스바이러스 감염
15. 진행성 다소성 백질뇌증

E. 종양
16. 카포시육종
17. 원발성 뇌림프종
18. 비호지킨 림프종
19. 침윤성 자궁경부암

F. 기타
20. 반복성 폐렴
21. 림프성 체액성 간질성 폐렴/폐 림프 과형성
22. HIV 뇌증
23. HIV 소모성 증후군

2 AIDS의 치료와 간호

(1) AIDS의 치료제

① 케모카인 보조수용체 저해제

CCR5를 억제하는 약이며 마라비록(MVC : maraviroc)이 있다.

② 융합저해제

융합저해제는 HIV가 CD4에 결합하여 융합하는 것을 억제하는 약이며 엔푸비르티드(enfuvirtide)
가 있다.

③ 핵산계 역전사효소 저해제

세포 안에서 HIV의 DNA 합성에 필요한 핵산과 경쟁하여 DNA를 만들지 못하게 한다.

④ 비핵산계 역전사효소 저해제

역전사 효소의 촉매 부위에 직접 결합하여 그 기능을 억제하는 약이다. 에파비렌츠(EFV : efavirenz)가 대표적이다.

⑤ 인테그라제 저해제

HIV-DNA가 사람의 DNA 조합에 필요한 인테그라제를 억제한다.

독학사 동영상 강의 시대에듀(www.sdedu.co.kr)

⑥ 프로테아제 저해제

HIV의 프로테아제에 작용하여 HIV 구조를 만드는 단백질이나 효소생산을 막아 미성숙하여 감염성이 없는 HIV를 만든다. 아타자나비르(ATV : atazanavir), 다루나비르(DRV : darunavir) 등이 있다.

(2) AIDS 환자의 간호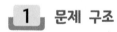

① 대상자가 HIV 감염사실을 모르고 있을 때 구체적인 간호사정을 통하여 조기에 문제를 파악하고 간호문제를 확인한다.

② HIV 감염관련 간호진단에 따른 간호중재는 대상자로 하여금 약물처방을 고수하도록 하고 기회감염질환을 예방하며 HIV 감염으로부터 다른 사람들을 보호하게 할 뿐만 아니라 건강하고 지지적인 관계를 유지·발전시키도록 한다.

[+] HIV 감염환자를 위한 유용한 중재

• 적절한 비타민과 무기질 공급 등 영양지지로 체중을 유지시킴
• 알코올, 흡연, 약물사용 금지
• 적절한 휴식과 운동
• 스트레스 감소
• 새로운 감염원에 노출을 피하도록 함
• 정신건강 상담
• 지지그룹 및 지역사회 활동 참여 격려

제 2 절   AIDS의 의료법상의 법률문제

1   문제 구조

(1) 규제이념 : 치료와 예방

① AIDS는 간헐적으로 유행할 가능성이 있어 계속 그 발생을 감시하고 방역대책의 수립이 필요한 제3군의 감염병이다.

②「AIDS 예방법」제1조가 제시하는 '후천성면역결핍 예방, 관리' 그리고 '감염인의 보호, 지원'의 목적은 예방과 치료의 이념에 각각 상응하는 것이다.

③ AIDS 문제에서 '치료'란 일차적으로는 HIV 감염여부의 진단 그리고 이차적으로는 AIDS로의 발병률을 낮추는 것을 의미한다.

④ AIDS의 '예방'은 비감염인을 HIV의 감염으로부터 보호하는 것으로 HIV 감염자의 전파매
개행위를 차단하고 감염되었을 위험이 있는 자들을 관리하고 감염위험가능성에 대해 고지
하며 예방대책을 교육하는 것 등을 의미한다.

(2) 이념의 갈등

① 국가적 강제와 환자의 자율성
  ㉠ 의료에서 치료의 기본원리는 설명과 동의에 기초한 자율성의 실현이나 예방은 국가권
    력에 의한 강제를 본질로 삼는다.
  ㉡ 환자의 치료에 지향된 법 정책은 감염인의 자율성을 훼손하기 쉽다.
② 정보공개와 의사의 비밀유지의무
  ㉠ AIDS를 예방하기 위해서는 국가차원에서 HIV 감염인이나 그 감염경로 등에 대한 정보
    를 수집하고 더 나아가 감염위험이 있는 사람들의 정보를 알려줌으로써 감염 위험을
    차단하는 조취를 취할 수 있도록 해야 한다. 하지만 이러한 정보공개는 비밀유지의무와
    는 정면으로 배치된다.
  ㉡ 환자에 관한 정보를 공개하는 것은 환자의 동의가 전제된 경우에 한해 혹은 공개가 허
    용된 특정인에게만 가능함으로 의사는 HIV 감염인에 관한 어떤 정보도 공개해서는 안
    된다.

(3) 인권 침해의 위험

① 감염위험이 높다고 판단되는 환경에 있는 자들을 강제적으로 검진하여 보건정책의 효율성
  을 도모하려하거나 감염인의 출입국을 제한하고 강제적으로 격리하는 조치를 취할 경우
  개인의 신체의 자유, 거주이전의 자유, 자기결정권의 침해를 필연적으로 수반한다.
② 감염예방을 위해 금지하는 전파매개행위 또한 성적 접촉이라는 지극히 사적인 영역에 속
  하므로 이에 대한 국가의 개입은 개인의 성적 자유 그리고 사생활의 비밀을 유지할 권리
  를 침해할 수 있다.

2 후천성 면역결핍증 예방법

(1) 예방 이념의 실현

① 신고의무
  ㉠ 의사 또는 의료기관의 신고
    ⓐ 감염인을 진단하거나 감염인의 사체를 검안한 의사 또는 의료기관은 24시간 이내에
      진단, 검안한 사실을 관할 보건소장에게 신고하고 감염인과 그 배우자(사실혼 포함)
      및 성 접촉자에게 후천성면역결핍증 전파 방지에 필요한 사항을 알리고 이를 준수
      하도록 지도하여야 한다.

ⓑ 감염인이 사망한 경우 이를 처리한 의사 또는 의료기관은 24시간 이내에 관할 보건
소장에게 신고하여야 한다.

ⓛ 연구 또는 검사기관의 신고

학술연구 또는 혈액제제에 대한 검사에 의하여 감염인을 발견한 사람이나 해당 연구
또는 검사를 한 기관장은 24시간 이내에 보건복지부장관에게 신고하여야 한다.

② 보고의무

신고를 받은 보건소장은 특별자치시장, 특별자치도지사, 시장, 군수 또는 구청장에게 이를
보고하여야 하고 보고를 받은 특별자치시장, 특별자치도지사는 보건복지부장관에게 시장,
군수, 구청장은 특별시장, 광역시장 또는 도지사를 거쳐 보건복지부장관에게 이를 보고하
여야 한다(AIDS 예방법 제5조 제4항).

③ 고지의무

AIDS 예방법은 제3자에의 고지의무와 관련하여 감염인을 진단하거나 감염인의 사체를 검
안한 의사 또는 의료기관은 감염인과 그 배우자(사실혼 포함) 및 성 접촉자에게 후천성면
역결핍증의 전파방지에 관해 필요한 사항을 알리고 이를 준수하도록 지도하여야 한다.

(2) 치료 이념의 실현

① 감염인 의사의 고려

㉠ 감염 위험군에 대해 감염인의 감염사실을 고지함에 있어 가능하면 감염인의 의사를 참
고로 하여야 한다.

㉡ 감염인과의 상담 등을 통해 고지의 방식 등을 결정할 것을 의무화 하는 것은 아니지만
비록 그 정도가 약할지라도 감염인의 삶의 상황에 대한 고려의 필요성을 인지했다는
상징적 의미가 있다.

② 정보보호

㉠ AIDS 예방법에서는 감염인에 대한 정보가 예방 목적을 위해 필요한 경우를 제외하고는
공개되지 않아야 한다는 점을 규정하고 있어 감염인의 프라이버시권을 보호하고자 한다.

㉡ AIDS의 예방, 관리와 감염인의 보호, 지원에 관한 사무에 종사하는 사람, 감염인의 진
단, 검안, 진료 및 간호에 참여한 사람, 감염인에 관한 기록을 유지, 관리하는 사람은
동법에 따른 명령이나 다른 법령으로 정하고 있는 경우 또는 본인의 동의가 있는 경우
를 제외하고는 재직 중에는 물론 퇴직 후에도 감염인에 대하여 업무상 알게 된 비밀을
누설해서는 안 된다고 규정하고 있다(AIDS 예방법 제7조). 위반한 경우 3년 이하의 징
역 또는 3천만 원 이하의 벌금에 처한다.

(3) 검진과 검사제도

① 필수검진과 임의적 검진

㉠ 군중과 접촉이 많은 업소에 종사하는 사람으로서 감염인의 배우자 및 성접촉자, 그밖에
후천성면역결핍증의 예방을 위하여 보건복지부장관이 필요하다고 인정하는 사람에 대

하여 정기 또는 수시검진을 실시하여야 하며 1년에 2회 시행한다.

ⓒ 후천성면역결핍증에 감염되었다고 판단되는 충분한 사유가 있는 자 또는 후천성면역결핍증에 감염되기 쉬운 환경에 있는 사람은 검진을 실시할 수 있다.

② 익명검진

ⓐ 후천성면역결핍증에 관한 검진을 하는 자는 검진 전에 검진대상자에게 이름, 주민등록번호, 주소 등을 밝히지 아니하거나 가명을 사용하여 검진할 수 있다는 사실을 알려준다.

ⓒ 검진결과 감염인으로 밝혀진 경우에도 감염인의 정보는 익명으로 관리한다.

(4) 감염인의 보호 및 지원

① 진료기관 및 요양시설 등의 설치

ⓐ 보건복지부장관은 후천성면역결핍증의 예방, 관리와 그 감염인의 보호, 지원 또는 치료를 위하여 필요한 전문진료기관 또는 연구기관을 설치, 운영할 수 있다.

ⓒ 보건복지부 장관 또는 시 도지사는 감염인의 요양 및 치료 등을 위한 시설과 감염인에 대한 정보제공, 상담 및 자활 등을 위한 시설을 설치, 운영할 수 있다.

② 치료권고

검진결과 감염인으로 판명된 자로서 검진을 받아야 할 업소에 종사하거나 종사할 가능성이 높은 감염인, 주의능력과 주위환경 등으로 보아 타인에게 감염시킬 우려가 있다고 인정되는 감염인, 생계유지능력이 없고 타인에 의하여 부양 또는 보호를 받고 있지 아니한 감염인에 대해 전문진료기관 또는 요양시설에서 치료 또는 요양을 받도록 권고할 수 있도록 하였다.

(5) 예방치료기술 확보

보건복지부장관은 후천성면역결핍증의 예방과 치료를 위한 의약품 및 기술을 확보하기 위하여 노력하여야 한다.

3 AIDS와 관련된 비밀유지의무와 진료의무

(1) HIV 감염에 대한 비밀유지의무

① 법에 따라 본인의 동의가 있는 경우를 제외하고는 재직 중에는 물론 퇴직 후에도 감염인에 대하여 업무상 알게 된 비밀이라도 누설하여서는 안 된다.

② 환자의 동의가 있으면 비밀누설금지 의무가 면제된다(형법 제24조).

③ 공공의 건강 윤리 증진을 위하여 비밀누설 금지의무가 면제될 수 있다.

④ 간호사는 그 업무상 알게 된 사실로서 타인의 비밀에 관한 것은 증언을 거부할 수 있다.

> **+ HIV 증언 거부 예외**
>
> • 환자 본인의 승낙이 있는 경우
> • 전염병 환자의 신고
> • 중대한 공익상의 필요가 있어 법원에서 증인으로 증언한 경우
> • 배우자가 요구한 경우

(2) HIV 감염자 진료의무

① 의료인이 AIDS 환자로부터 전염될 위험이 없지 않으나, 이러한 위험은 AIDS뿐 아니라 결핵이나 B형 간염 같은 질병에서도 존재함으로 의료인의 직업상 위험하다는 이유로 AIDS 환자의 진료를 거부하는 것은 허용될 수 없다.

② AIDS나 HIV 감염증의 치료를 요구하는 환자에 대해서 그 분야의 비전문의는 HIV 감염증을 치료할 수 있는 전문의에게 의뢰해야 한다.

4 감염인의 행위 규제

(1) 전파매개행위 금지

① HIV 감염은 수혈, 수직감염, 혈액 노출 등 의료행위, 성행위 등을 통해 이루어지기 때문에 AIDS 예방법은 HIV가 혈액이나 성적 접촉 등을 통해 감염되는 것을 방지하기 위해 감염인의 전파매개 행위를 직접 규율하는 규정을 두고 있다(AIDS예방법 제19조).

② 전파매개행위 위반은 형법적 제재의 대상으로 위반 시 3년 이하의 징역에 처해진다.

(2) 혈액관리법과 AIDS

① 혈액원은 보건복지부령으로 정하는 바에 따라 채혈 전에 헌혈자에 대하여 신원 확인 및 건강진단을 하여야 한다(제7조 제1항).

② 혈액원은 보건복지부령으로 정하는 감염병 환자 및 건강기준에 미달하는 사람으로부터 채혈을 하여서는 아니 된다(제7조 제2항).

③ 보건복지부장관은 보건복지부령으로 정하는 바에 따라 채혈금지 대상자의 명부를 작성, 관리할 수 있다(제7조의 2, 제1항).

④ 보건복지부장관은 채혈금지대상자 명부에 있는 사람에게 명부의 기재 사항 등을 대통령령으로 정하는 바에 따라 개별적으로 알릴 수 있다(제7조의 2, 제3항).

⑤ 채혈금지대상자의 명부를 작성, 관리하는 업무에 종사하는 사람 또는 종사하였던 사람은 업무상 알게 된 비밀을 정당한 사유없이 누설하여서는 아니된다(제7조의 2, 제5항).

(3) 혈액에 의한 HIV 감염방지와 법적 책임

① 혈액관리법에서 규정하는 혈액원은 채혈된 모든 혈액에 대해 HIV 감염 여부를 검사하고 감염이 의심되는 혈액은 확인검사기관의 장에게 검사를 의뢰하여 확인검사를 받아야 한다 (AIDS 예방법 제9조 제1항 및 동법 시행규칙 제8조 제1항).

② 검사결과 HIV에 감염된 것으로 나타난 혈액, 수입혈액제제, 장기, 조직, 정액, 매개체의 유통 및 판매 또는 사용이 금지되며 위반 시 3년 이하의 징역에 처한다(AIDS 예방법 제9조 제3항, 제25조 제1호).

③ 의료인이 환자에게 HIV 감염 위험을 설명하지 않거나 불충분하게 설명함으로써 환자의 선택권이 박탈되어 HIV에 감염된 경우에 그에 대한 손해배상책임을 진다. 의료인이 병원에 고용되어 근무하고 있다면 고용주인 병원이 사용자 책임을 지게 된다.

④ 국가가 HIV 감염 위험을 방지하기 위한 직무상의 의무를 부담하는 경우에는 그 피해자에게 대한 손해배상책임을 지게 되며, 이러한 국가의 배상책임은 국가의 「약사법」에 의하여 행사하는 품목의 허가나 검정 및 사후의 감시, 감독 조치가 공권력의 행사에 해당하는 점에서 「국가배상법」에 의한 책임이다.

5 AIDS와 기타 법률상의 문제

(1) AIDS와 헌법상의 문제

① AIDS 확산을 방지하기 위한 의료적, 사회 강제적 조치가 필요하나 이는 AIDS 환자나 고도위험계층의 헌법상의 권리를 침해할 수 있으며 AIDS 환자의 개인적인 권리를 제한하는 경우 헌법상으로 문제될 수 있다.

② 「후천성면역결핍예방법」 제14조에서 AIDS의 이환을 방지하기 위해 HIV 감염자를 특정한 장소에서 격리보호하고 치료받도록 규정하고 있다. 그러나 격리 치료는 헌법이 보장하는 신체의 자유나 인간의 존엄과 가치가 무시될 수 있으므로 각별히 주의를 기울여야 한다.

(2) AIDS와 형법상의 문제

① AIDS 환자가 예방조치 없이 성행위 등에 이해 타인에게 HIV를 감염시키는 행위는 「형법」상 상해죄, 살인죄가 성립된다.

② 본인이나 배우자가 대통령령으로 정하는 전염성 질환이 있는 경우 모자보건법 제 14조에 의거 임신중절수술이 허용되므로 「형법」상 낙태죄는 적용이 배제된다.

(3) AIDS와 민법상의 문제

① HIV는 배우자와 그 출생자에게 전염시킬 수 있으므로 경우에 따라서 HIV의 감염은 혼인을 계속하기 어려운 중대한 사유에 해당되어 재판상 이혼의 원인 가능성이 될 수 있다.

② HIV 감염자의 고의, 과실로 인한 위법행위로 타인에게 HIV를 감염시켜 손해가 발생할 경우 불법행위책임이 성립될 수 있다.

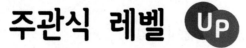
주관식 레벨 UP

01 다음은 AIDS의 의료법상의 법률문제이다. 빈칸에 들어갈 말을 쓰시오.

> ㉠ HIV 감염인을 진단하거나 감염인의 사체를 검안한 의사 또는 의료기관은 (　　) 이내에 진단, 검안한 사실을 관할 보건소장에게 신고한다.
> ㉡ 학술연구 또는 혈액제제에 대한 검사에 의하여 HIV 감염인을 발견한 사람이나 해당 연구 또는 검사를 한 기관장은 24시간 이내에 (　　)에게 신고하여야 한다.
> ㉢ 군중과 접촉이 많은 업소에 종사하는 사람으로서 감염인의 배우자 및 성접촉자, 그 밖에 후천성면역결핍증의 예방을 위하여 보건복지부장관이 필요하다고 인정하는 사람에 대하여 정기 또는 수시검진을 실시하여야 하며 1년에 (　　)회 시행한다.

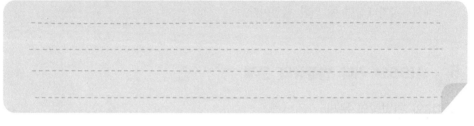

정답 ㉠: 24시간, ㉡: 보건복지부장관, ㉢: 2회

해설 HIV 감염인을 진단한 의사는 24시간 이내에 진단 검안한 사실을 관할 보건소장에게 신고해야 한다. 학술연구 또는 혈액제제에 대한 검사에 의해 HIV 감염인을 발견한 경우 보건복지부 장관에 신고한다. 후천성면역결핍증의 예방을 위하여 보건복지부장관이 필요하다고 인정하는 사람에 대하여 정기 또는 수시검진을 실시하여야 하며 1년에 2회 시행한다.

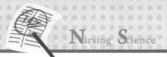

02 다음은 AIDS와 법률상의 문제이다. 빈칸을 〈보기〉에서 골라 채우시오.

- 임산부 또는 배우자가 HIV에 감염된 경우 인공임신중절이 허용이 되므로 (①)상 낙태죄 는 성립이 되지 않는다.
- AIDS 확산을 방지하기 위한 의료적, 사회 강제적 강제조치가 필요하나 이는 AIDS 환자나 고 도위험계층의 (②)상의 권리를 침해할 수 있다.
- (③)상 HIV는 배우자와 그 출생자에게 전염시킬 수 있으므로 경우에 따라서 HIV의 감 염은 혼인을 계속하기 어려운 중대한 사유에 해당되어 재판상 이혼의 원인 가능성이 될 수 있다.

│ 보 기 ├

㉠ 헌법　　　　　　　　㉡ 민법　　　　　　　　㉢ 형법

정답 ①-㉢ 형법, ②-㉠ 헌법, ③-㉡ 민법

해설 「후천성면역결핍증예방법」 제14조에서 AIDS의 이환을 방지하기 위해 HIV 감염자를 특정한 장소에서 격 리보호하고 치료받도록 규정하고 있다. 그러나 격리 치료는 헌법이 보장하는 신체의 자유나 인간의 존엄 과 가치가 무시될 수 있으므로 각별히 주의를 기울여야 한다. 또 형법상 임산부 또는 배우자가 HIV에 감염된 경우 인공임신중절이 허용되며, HIV의 감염은 혼인을 계속하기 어려운 중대한 사유에 해당되어 재판상 이혼의 원인 가능성이 될 수 있다는 것은 민법상의 문제이다.

실제예상문제

01 HIV감염의 주된 경로는 성행위(구강성교 포함), HIV에 오염된 혈액의 수혈, HIV 감염 모친이 신생아를 감염시키는 모자감염이다. HIV 감염자와 포옹, 터치, 마사지 같은 행동들에 의해서는 HIV 감염이 되지 않는다.

02 무증후기에 대한 설명이 잘못되었다. 감염이 되어도 약 3년~10년까지는 지각 증상이 거의 없는 무증후기이나 매일 100억 개의 HIV가 만들어져 CD4 림프구를 감염시켜 파괴하는 과정을 반복하고 있다.

01 다음 중 HIV 감염의 주경로에서 해당사항이 <u>없는</u> 것은?

① HIV에 오염된 혈액의 수혈, HIV 감염 모친이 신생아를 감염시키는 모자감염

② HIV 감염 모친이 신생아를 감염시키는 모자감염

③ 구강성교를 포함하는 성행위

④ HIV 감염자와 포옹

02 다음 중 HIV 감염 시 병태와 진행에 대한 설명으로 <u>틀린</u> 것은?

① 감염 진행 : 감염이 진행되면 HIV가 CD4 세포를 파괴하여 세포 수가 점차 감소하게 되며 세포면역이 저하된다.

② 급성감염기 : HIV에 감염되고 2~4주가 지나면 몸 안에서 HIV가 폭발적으로 증식되어 감염자에게 발열, 림프절의 부어오름, 인두염, 피부발진, 설사 등이 나타난다.

③ 무증후기 : 감염이 되어도 약 3년~10년까지는 지각 증상이 거의 없는 무증후기이며 이 기간 동안 HIV 바이러스는 휴지기를 가진다.

④ 증후기 : 혈액 속의 CD4 세포수가 계속 감소하여 200/㎕이하가 되면 HIV-RNA 양이 증가하며 HIV와 관련된 에이즈 지표 질환 증상이 시작된다.

정답 01 ④ 02 ③

03 주위에 나뭇가지 모양의 돌기를 내고 있으며 피부조직, 비강 점막, 기관지 점막, 위장관 점막, 질 상피, 입속의 편도선, 아데노이드 등에 분포되어 바이러스 침입 경로가 되는 세포는 무엇인가?

① T 세포
② 수지상세포
③ 기저세포
④ 대식세포

03 수지상세포(dendritic cell)는 포유동물 면역계의 항원제시세포이다. 주기능은 항원물질을 처리하여 이를 세포표면에 발현하게 하여 T세포에게 제시하는 것이다. HIV 바이러스가 몸에 들어오면 바이러스의 세포막에 있는 gp120이라고 부르는 단백질이 수지상세포외막에 있는 CD4 수용체에 결합한다.

04 다음 중 AIDS와 관련된 의료인의 법적 책임에 대한 설명으로 틀린 것은?

① 의료인이 불충분하게 설명함으로써 HIV에 감염된 경우에는 그에 대한 손해배상책임을 지게 된다.
② 혈액 제공 예정자에게 HIV 항체를 검사 과정에 응하도록 통지해야 한다.
③ 의료인은 전파의 위험이 있으므로 AIDS 환자의 진료를 거부할 수 있다.
④ 의료인은 수혈을 통하여 환자를 수술하는 경우에는 그 수혈에 의하여 HIV에 감염될 수 있다는 사실을 환자에게 설명해야 한다.

04 감염 및 전파의 위험은 AIDS뿐 아니라 결핵이나 B형 간염 같은 질병에서도 존재함으로 의료인의 직업상 위험하다는 이유로 AIDS 환자의 진료를 거부하는 것은 허용될 수 없다.

05 다음 중 HIV 감염에 대한 비밀유지의무와 관련된 설명으로 틀린 것은?

① 환자의 동의가 있으면 「형법」 제 24조에 의해 비밀누설금지 의무가 면제된다.
② 공공의 건강 윤리 증진을 위하여 비밀 누설 금지 의무가 면제될 수 있다.
③ 간호사는 그 업무상 알게 된 사실로서 타인의 비밀에 관한 것은 증언을 거부할 수 있다.
④ HIV 감염사실은 환자의 배우자가 요청하더라도 알려서는 안 된다.

05 HIV 증언 거부의 예외는 환자 본인의 승낙이 있는 경우, 전염병 환자의 신고, 중대한 공익상의 필요가 있어 법원에서 증인으로 증언한 경우, 배우자가 요구한 경우가 있다. 그러므로 HIV 감염사실은 환자의 배우자가 요청할 시에는 알려야 한다.

정답 03 ② 04 ③ 05 ④

06 후천성 면역결핍증 예방법의 예방 이념의 실현과 관련 있는 의무는 신고의무, 보고의무, 고지의무가 있다. 감염인 의사의 고려는 치료 이념의 실현과 관련 있다.

06 다음은 후천성 면역결핍증 예방법이 예방 이념의 실현을 위해 가지는 의무에 대한 설명이다. 이 중 해당 <u>없는</u> 것을 고르면?

① 신고의무 : 감염인이 사망한 경우 이를 처리한 의사 또는 의료기관은 24시간 이내에 관할 보건소장에게 신고하여야 한다.

② 고지의무 : AIDS 예방법은 제3자에의 고지의무와 관련하여 감염인을 진단하거나 감염인의 사체를 검안한 의사 또는 의료기관은 감염인과 그 배우자(사실혼 포함) 및 성 접촉자에게 후천성면역결핍증의 전파방지에 관해 필요한 사항을 알리고 이를 준수하도록 지도하여야 한다.

③ 감염인 의사의 고려 : 감염위험군에 대해 감염인의 감염사실을 고지함에 있어 가능하면 감염인의 의사를 참고로 하여야 한다.

④ 보고의무 : 신고를 받은 보건소장은 특별자치시장, 특별자치도지사, 시장, 군수 또는 구청장에게 이를 보고하여야 하고 보고를 받은 특별자치시장, 특별자치도지사는 보건복지부장관에게 시장, 군수, 구청장은 특별시장, 광역시장 또는 도지사를 거쳐 보건복지부장관에게 이를 보고하여야 한다.

07 보건복지부장관은 채혈금지대상자 명부에 있는 사람에게 명부의 기재 사항 등을 대통령령으로 정하는 바에 따라 개별적으로 알릴 수 있다(제7조의 2, 제3항).

07 다음 중 혈액관리법과 AIDS에 관한 설명으로 <u>틀린</u> 것은?

① 혈액원은 보건복지부령으로 정하는 바에 따라 채혈 전에 헌혈자에 대하여 신원 확인 및 건강진단을 하여야 한다.

② 혈액원은 보건복지부령으로 정하는 감염병 환자 및 건강기준에 미달하는 사람으로부터 채혈을 하여서는 아니 된다.

③ 보건복지부장관은 보건복지부령으로 정하는 바에 따라 채혈금지 대상자의 명부를 작성, 관리할 수 있다.

④ 보건복지부장관은 채혈금지대상자 명부에 있는 사람에게 명부의 기재 사항 등을 대통령령으로 정하는 바에 따라 대한적십자사에 공개한다.

정답 06 ③ 07 ④

08 다음은 혈액으로 인한 HIV 감염에 대한 의료진의 법적 책임에 대한 설명이다. 옳은 것을 모두 고르시오.

> ㉠ 의료인이 환자에게 HIV 감염 위험을 설명하지 않거나 불충분하게 설명함으로써 환자의 선택권이 박탈되어 HIV에 감염된 경우에 그에 대한 손해배상책임을 진다.
> ㉡ 환자의 HIV 감염이 의료인의 책임인 경우 그 의료인의 고용주인 병원은 사용자 책임을 지지 않는다.
> ㉢ 국가가 HIV 감염 위험을 방지하기 위한 직무상의 의무를 부담하는 경우에는 그 피해자에게 대한 손해배상책임을 지게 된다.
> ㉣ 국가의 배상책임은 국가의 「약사법」에 의하여 행사하는 품목의 허가나 검정 및 사후의 감시, 감독 조치가 공권력의 행사에 해당하는 점에서 「국가배상법」에 의한 책임이다.

① ㉠, ㉡, ㉢
② ㉠, ㉢, ㉣
③ ㉡, ㉢, ㉣
④ ㉠, ㉡, ㉢, ㉣

09 다음 중 AIDS와 기타법과 관련한 문제를 설명한 것으로 <u>틀린</u> 것은?

① AIDS 확산을 방지하기 위한 의료적, 사회 강제적 조치가 필요하나 이는 AIDS 환자나 고도위험계층의 「헌법」상의 권리를 침해할 수 있다.
② AIDS를 이유로 이혼을 할 경우 자녀들의 면접교섭권은 부모에 대한 자녀의 결합의 정도를 고려하여 결정하여야 한다.
③ 임산부 또는 배우자가 HIV에 감염된 경우의 임신중절수술은 「형법」상 낙태죄에 해당된다.
④ HIV 감염에 관한 정보를 제3자에게 함부로 누설하여서는 아니 되며, 누설할 경우 프라이버시의 권리를 침해하는 것이 되므로 「민법」에 의해 손해배상책임을 지게 된다.

해설 & 정답 checkpoint

08 의료인이 환자에게 HIV 감염 위험을 설명하지 않거나 불충분하게 설명함으로써 환자의 선택권이 박탈되어 HIV에 감염된 경우에 그에 대한 손해배상책임을 진다. 의료인이 병원에 고용되어 근무하고 있다면 고용주인 병원이 사용자 책임을 지게 된다. 그러므로 ㉡의 의료인이 근무 중인 해당 병원이 책임이 없다는 설명은 틀린 것이다.

09 형법에서는 제 269조 제1항과 제2항, 제270조 제1항에서 낙태죄를 명시하고 있으나 모자보건법에 의거하여 본인이나 배우자가 대통령령으로 정하는 전염성 질환(예 AIDS)이 있는 경우 임신중절수술을 허용하며 이 경우 형법이 적용 배제된다.

정답 08 ② 09 ③

checkpoint **해설&정답**

01

정답 HIV 감염환자를 위한 유용한 중재
- 적절한 비타민과 무기질 공급 등 영양지로 체중을 유지시킴
- 알코올, 흡연, 약물사용 금지
- 적절한 휴식과 운동
- 스트레스 감소
- 새로운 감염원에 노출을 피하도록 함
- 정신건강 상담
- 지지그룹 및 지역사회 활동 참여 격려

02

정답
① 법에 따라 본인의 동의가 있는 경우를 제외하고는 재직 중에는 물론 퇴직 후에도 감염인에 대하여 업무상 알게 된 비밀이라도 누설하여서는 안 된다.
② 환자의 동의가 있으면 비밀누설 금지 의무가 면제된다(형법 제24조).
③ 공공의 건강 윤리 증진을 위하여 비밀누설 금지 의무가 면제될 수 있다.
④ 간호사는 그 업무상 알게 된 사실로서 타인의 비밀에 관한 것은 증언을 거부할 수 있다.

✎ **주관식 문제**

01 HIV 감염환자를 위한 간호중재를 3가지 이상 쓰시오.

해설 HIV 감염관련 간호진단에 따른 간호중재는 대상자로 하여금 약물처방을 고수하도록 하고 기회감염질환을 예방하며 HIV 감염으로부터 다른 사람들을 보호하게 할 뿐만 아니라 건강하고 지지적인 관계를 유지 발전시키도록 한다.

02 HIV 감염에 대한 비밀유지의무에 대해 3가지 이상 쓰시오.

해설 의료인은 직무상 알게 된 환자에 대한 정보를 공개하지 않을 비밀유지 의무를 진다. 간호사는 HIV 감염인에 대해서도 법에 따라 본인의 동의가 있는 경우를 제외하고는 비밀을 누설해서는 안 된다. 다만 공공의 건강 윤리 증진을 위한 일에서는 비밀누설 금지 의무가 면제될 수 있다.

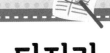

Self Check로 다지기

➡ 에이즈는 '후천성면역결핍증'으로 병원체인 HIV(인간면역결핍바이러스)에 감염돼 체내의 면역 기능이 저하되어 사망에까지 이르는 일종의 전염병으로 HIV 감염의 주된 경로는 성행위(구강성교 포함), HIV에 오염된 혈액의 수혈, HIV 감염 모친이 신생아를 감염시키는 모자 감염이다.

➡ AIDS 환자를 간호할 때 간호사는 구체적인 간호사정을 통하여 조기에 문제를 파악하고 간호문제를 확인해야 한다. HIV 감염관련 간호진단에 따른 간호중재는 대상자로 하여금 약물처방을 고수하도록 하고 기회감염질환을 예방하며 HIV 감염으로부터 다른 사람들을 보호하게 할 뿐만 아니라 건강하고 지지적인 관계를 유지·발전시키도록 하는 것이다.

➡ 의료인은 환자에게 HIV 항체 검사 전 설명 의무가 있으며, 환자의 동의를 받아야 하는 의무, 환자의 병력에서 HIV 감염이 의심될 경우 HIV 항체 검사를 행할 의무가 있다. 또한, 의료인의 감염 보호를 위해 환자에게 HIV의 감염에 관하여 문의할 권리가 있다.

➡ 의료인은 혈액 제공 예정자에게 HIV 항체를 검사 과정에 응하도록 통지해야 한다. 수혈을 통하여 환자를 수술하는 경우에 그 수혈에 의하여 HIV에 감염될 수 있다는 사실을 환자에게 설명해야 한다. 의료인이 불충분하게 설명함으로써 HIV에 감염된 경우에는 그에 대한 손해배상책임을 지게 된다.

➡ HIV 감염에 대한 비밀유지의무의 경우 환자의 동의가 있으면 비밀누설금지 의무가 면제된다. 또 공공의 건강 윤리 증진을 위하여 비밀누설금지 의무가 면제될 수 있다.

➡ 의료인이 AIDS 환자로부터 전염될 위험이 없지 않으나, 이러한 위험은 AIDS뿐 아니라 결핵이나 B형 간염 같은 질병에서도 존재함으로 의료인의 직업상 위험하다는 이유로 AIDS 환자의 진료를 거부하는 것은 허용될 수 없다.

➡ 수혈, 혈액제제에 의한 HIV의 감염을 예방하기 위해 의료인은 공혈자에게 B형 간염 항원이나 HIV 항체를 검출하는 선별검사 과정에 응할지를 통지할 것을 요구한다. 또 수혈자에게는 혈액제제를 수혈하여 환자를 수술하는 경우 그 수혈에 따라 HIV에 감염될 수 있음을 환자에게 설명하여 환자가 자기결정권에 따라 계획된 의료처치 동의 여부를 결정하도록 한다.

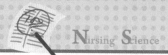

→ 의료인이 HIV에 감염된 혈액이나 혈액을 원료로 하여 제조되는 혈장제제 등의 혈액제제를 과오 투입하여 HIV를 감염시키는 경우 이에 대한 법적 책임이 제기된다. 또한, 이 경우 혈액을 보관하는 혈액은행이나 혈액제제를 제조한 제약회사에 HIV에 오염된 혈액이나 혈액제제를 제조·판매한 것에 대한 제조물 책임 등이 성립한다.

→ AIDS 확산을 방지하기 위한 의료적, 사회강제적 강제조치가 필요하나 이는 AIDS 환자나 고도위험계층의 헌법상의 권리를 침해할 수 있으며 AIDS 환자의 개인적인 권리를 제한하는 경우 헌법상으로 문제될 수 있다.

→ AIDS 환자가 예방조치 없이 성행위 등에 의해 타인에게 HIV를 감염시키는 행위는 「형법」상 상해죄, 살인죄가 성립되며 임산부 또는 배우자가 HIV에 감염된 경우 인공임신중절이 허용되어 「형법」상 낙태죄는 성립이 되지 않는다.

제 **7** 장

–

뇌사와 장기이식의
법적 측면

–

제1절 뇌사의 법적 문제
제2절 장기이식의 법적 문제
실제예상문제

I wish you the best of luck!

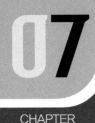

뇌사와 장기이식의 법적 측면

CHAPTER

제1절 뇌사의 법적 문제

1 뇌사의 정의

(1) 뇌사(brain death)

사고 또는 질환으로 뇌간을 포함한 뇌 전체가 비가역적으로 손상을 받아 모든 기능이 상실되어 어떤 의료적 시술 및 치료를 하더라도 회복이 불가한 경우를 말한다.

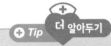

뇌사의 주요 원인
- **뇌손상** : 교통사고, 낙상, 총기사고
- **뇌질환** : 동맥류, 뇌졸중, 뇌종양
- **기타 산소 미공급에 의한 뇌사** : 질식, 익사, 심장마비

(2) 뇌사와 뇌의 상태

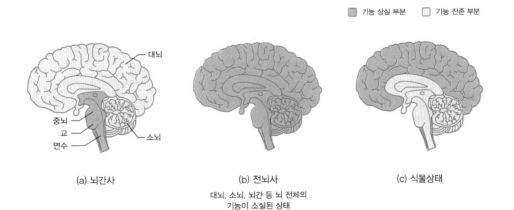

■ 기능 상실 부분   □ 기능 잔존 부분

(a) 뇌간사

대뇌

중뇌
교
연수

소뇌

(b) 전뇌사
대뇌, 소뇌, 뇌간 등 뇌 전체의
기능이 소실된 상태

(c) 식물상태

[그림 7-1] 뇌간사와 전뇌사, 식물상태

(3) 뇌사진단의 필수전제조건 중요 ★

① 급성의 심각한 비가역적 뇌손상을 일으키는 원인이 병력, 진찰, 혈액검사, 뇌 영상검사에서 확인되어야 한다.

② 전제조건이 충족된 상태에서 혼수, 뇌간(숨골, 뇌줄기)에서 기원하는 모든 반사의 소실, 무호흡 증상이 모두 확인될 때 뇌사를 진단할 수 있다.

③ 깊은 혼수상태로서 자발 호흡이 없고 인공호흡기로 호흡이 유지되고 있어야 한다.

④ 치료 가능한 급성 약물 중독(마취제, 수면제, 진정제, 근육이완제 등), 또는 뇌사상태와 비슷한 증상을 유발할 수 있는 각종 대사성 또는 내분비성 질환(저체온증, 간성혼수, 저혈당성 뇌증 등)이 없어야 한다.

(4) 뇌사판정의 기준 중요 ★

① 외부자극에 전혀 반응이 없는 깊은 혼수상태

② 자발호흡의 불가역적 소실

③ 양안 동공의 확대고정

④ 뇌간반사의 완전 소실

광반사, 각막반사, 안구-두부반사, 전정-안구반사, 모양체-척수반사, 구역반사. 기침반사의 7가지 소실이 나타난다.

ⓐ 광반사(light reflex) 소실 : 양쪽 눈에 강한 빛을 가하여 동공의 반사(축소여부)를 확인한다. 뇌간 기능이 없을시 외부의 빛과 같은 자극에도 동공의 크기가 변화하지 않는다.

ⓑ 각막반사(coneal reflex) 소실 : 각막은 가벼운 깃털로 자극을 해도 반사적으로 눈꺼풀을 덮게 되는데 뇌사 시에는 눈을 깜빡이지 않는다.

ⓒ 안구-두부반사(oculo-cephalic reflex) 소실 : 눈꺼풀을 열고 머리를 좌우상하로 흔들면 인형의 눈같이 눈동자가 반대로 움직여야 하지만 뇌사 시에는 이런 반응이 없고 머리의 움직임과 함께 있어 고정된 것처럼 보인다.

ⓓ 전정-안구반사(vestibular-ocular reflex) 소실 : 냉각수를 귀의 고막에 주입하여 전정기관을 자극하면 정상적으로는 찬물을 넣은 쪽으로 눈이 움직였다가 즉시 정상위치로 돌리려는 안구의 이동이 심하게 나타난다. 뇌사 시에는 이런 이동이 없다.

ⓔ 모양체-척수반사(cilio-spinal reflex) 소실 : 얼굴이나 목 부위를 심하게 압박하면 같은 쪽의 동공이 커지지만 뇌사 시에는 변화가 없다.

ⓕ 구역반사(gag reflex) 소실 : 설압자로 목의 안 부분을 자극했을 때 정상인에게 나타나는 구역질 반응이 없다.

ⓖ 기침반사(cough reflex) 소실 : 솜털로 콧구멍 안을 자극하면 기침이 나는데 뇌사 시는 이런 반응이 일어나지 않는다.

---

⑤ 자발운동, 제뇌강직, 제피질강직, 경련 등이 나타나지 않는다.

⑥ 뇌파검사 : 뇌파 검사 시 뇌파가 30분 이상 평탄한 것을 확인한다.

⑦ ①~⑥의 검사를 실시하고 6시간 경과 후 재확인한다.

⑧ 소아에서 판정 기준

ⓐ 생후 2개월~1년 사이의 소아는 48시간 간격으로 2회의 판정기준 검사와 뇌파검사를 한다.

ⓑ 생후 1세에서 5세 사이는 성인에서와 같이 2회의 판정기준 검사와 1회의 뇌파검사를 하되 24시간 간격을 둔다.

ⓒ 6세 이상의 소아는 성인과 같다.

(5) 뇌사자와 식물인간의 차이

① 식물인간은 호흡과 심장박동 등 생명현상을 주관하는 뇌간의 기능이 살아있어 본인 스스로 호흡이 가능하고 때로는 회생 가능성도 있는 상태의 환자를 말한다.

② 뇌사자는 뇌간의 기능이 완전히 정지되어 있어 호흡, 순환, 대사체온 등의 생명유지에 필요한 필수기능 등이 자발적으로 이루어지지 않는 상태를 의미한다.

[표 7-1] 뇌사상태와 식물인간의 구분

구분	뇌사상태	식물인간
손상부위	뇌간을 포함한 뇌 전체	대뇌의 일부
정신상태	심한 혼수상태	무의식 상태
기능장애	심장박동 외 모든 기능이 정지됨	기능, 사고 등 대뇌 장애
운동능력	움직임 전혀 없음	목적 없는 약간의 움직임 가능함
호흡상태	자발적 호흡이 불가함	자발적 호흡이 가능함
경과내용	필연적으로 심정지하여 사망	수개월~수년 후 회복가능성이 있음
기타	장기기증 대상이 됨	장기기증 대상이 될 수 없음

(6) 심폐사와 뇌사에 대한 사회문화적 논란

① 과거 오랫동안 죽음을 기준으로 사용되어 온 심폐사의 기준은 일반인이 환자의 죽음을 느끼고 공감하기 때문에 죽음을 판정하는 데 큰 문제는 없었다.

② 뇌사 기준은 심장이 뛰고 호흡이 유지되는 환자를 사망으로 판정하고 인공호흡기를 제거하여 장기이식을 시행하는 것의 타당성이 사회문화적 차원에서 의문이 제기되었다.

2 뇌사의 입법 배경

(1) 1967년 남아프리카 공화국의 외과의사 크리스틴 버나드 박사가 교통사고로 뇌사상태에 빠진 사람의 심장을 이식하여 장기이식의 새 장을 열었다.

(2) 미국의 하버드 대학교 의과대학은 1969년 특별위원회를 만들고 장기이식을 가능하게 하는 뇌사 기준을 정의하였다.

(3) 1969년 호주 시드니에서 제22차 세계의사대회가 개최되었고 뇌간을 포함한 전체 뇌의 모든 기능이 불가역적으로 멈춘 전뇌사 상태를 근거로 '시드니 선언'에서 하버드 기준에 기초한 뇌사판정 기준을 선언했다.

(4) 1987년 미국소아과학회는 유·소아를 위한 뇌사판정 기준을 추가하게 되었다.

(5) 1971년 미국 미네소타 대학, 1972년 코넬 대학에서 뇌사판정기준에서 뇌를 제외하고 뇌간만 기준하는 뇌간설을 제시하였고 이는 이후 영국과 대만에 도입되었다.

(6) 우리나라는 뇌사를 인정하고 장기이식을 합법화하는 「장기 등 이식에 관한 법률」을 제정하여 2000년부터 뇌사자로부터 장기를 공여받는 합법적인 장기이식이 가능해졌다.

■「장기 등 이식에 관한 법률」 제21조 별표1 관련 내용

1. 뇌사판정의 법률
6세 이상인 자에 대한 뇌사판정기준으로 다음의 선행조건 및 판정기준에 모두 적합하여야 한다.

(1) 선행조건
　① 원인질환이 확실하고 치료될 가능성이 없는 기질적인 뇌병변이 있어야 할 것
　② 깊은 혼수상태로서 자발호흡이 없고 인공호흡기로 호흡이 유지되고 있어야 할 것
　③ 치료 가능한 약물중독(마취제, 수면제, 진정제, 근육이완제 또는 독극물 등에 의한 중독)이나 대사성 또는 내분비성 장애(간성 혼수, 요독성 혼수 또는 저혈당성 뇌증 등)의 가능성이 없어야 할 것
　④ 저체온상태(곧 창자 온도가 섭씨 32도 이하)가 아니어야 할 것
　⑤ 쇼크 상태가 아니어야 할 것

(2) 판정기준
　① 외부자극에 전혀 반응이 없는 깊은 혼수상태일 것
　② 자발호흡이 되살아날 수 없는 상태로 소실되었을 것
　③ 두 눈의 동공이 확대, 고정되어 있을 것
　④ 뇌간반사가 완전히 소실되어 있을 것(다음에 해당하는 반사가 모두 소실된 것을 말한다)
　　㉠ 빛반사(light reflex)
　　㉡ 각막반사(corneal reflex)
　　㉢ 안구-두부반사(oculo-cephalic reflex)

    ② 전정-안구반사(vestibular-ocular reflex)

    ⑩ 모양체-척수반사(cilio-spinal reflex)

    ⑭ 구역반사(gag reflex)

    ⑭ 기침반사(cough reflex)

  ⑤ 자발운동, 제뇌경직, 제피질경직 및 경련 등이 나타나지 아니할 것

  ⑥ 무호흡 검사 결과 자발호흡이 유발되지 아니하여 자발호흡이 되살아날 수 없다고 판정될 것

> ✪ 무호흡 검사
> 자발호흡이 소실된 후 자발호흡의 회복가능여부를 판정하는 임상검사로서 그 검사방법은 다음과 같다.
> 100% 산소(O_2) 또는 95% 산소(O_2)와 5% 이산화탄소(CO_2)를 10분 동안 인공호흡기로 흡입시킨 후 인공호흡기를 제거한 상태에서 100% 산소(O_2) 6L/min를 기관내관을 통하여 공급하면서, 10분 이내에 혈압을 관찰하여 혈액의 이산화탄소 분압($PaCO_2$)이 50torr 이상으로 상승함을 확인하였음에도 불구하고 자발호흡이 유발되지 아니하면 자발호흡이 되살아날 수 없다고 판정하고, 검사가 불충분하거나 중단된 경우에는 혈류검사로 추가 확인하여야 한다.

  ⑦ 재확인 : ① 내지 ⑥에 의한 판정결과를 6시간이 경과한 후에 재확인하여도 그 결과가 동일할 것

  ⑧ 뇌파검사 : ⑦에 의한 재확인 후 뇌파검사를 실시하여 평탄뇌파가 30분 이상 지속될 것

  ⑨ 기타 필요하다고 인정되는 대통령령이 정하는 검사에 적합할 것

6세 미만인 소아에 대한 뇌사판정기준

제1호의 선행조건 및 판정기준에 적합하여야 하되, 연령에 따라 재확인 및 뇌파검사를 다음과 같이 실시한다.

㉠ 생후 2월 이상 1세 미만인 소아

  제1호 (2) 항목 ⑦에 의한 재확인을 48시간이 경과한 후에 실시하고, 제1호 (2) 항목 ⑧에 의한 뇌파검사를 재확인 전과 후에 각각 실시한다.

㉡ 1세 이상 6세 미만인 소아

  제1호 (2) 항목 ⑦에 의한 재확인을 24시간이 경과한 후에 실시한다.

3 뇌사와 법률문제

(1) 뇌사판정 절차

① 판정신청

법령에 정해진 서식에 의해 신청서 접수하고 신청자가 뇌사자 가족인지 여부를 확인하여 가족이 없는 경우 진료담당의가 신청 가능하다.

② 뇌사조사

전문 의사 2인 이상과 진료담당의가 뇌사판정 기준에 따라 실시하고 정해진 서식의 뇌사조사서를 작성한 후 위원회에 판정을 요청한다.

③ 뇌사판정

출석위원 전원이 서명한 뇌사판정서 및 회의록을 작성하고 뇌사판정 기관장에게 제출한다. 뇌사판정 기관장은 그 사본을 국립 장기이식 관리기관에 송부하고 뇌사판정 신청자에게 뇌사판정서 사본을 송부한다.

④ 기록보존

뇌사판정 신청자료, 뇌사판정서, 뇌사조사서, 회의록, 뇌파기록 등 검사자료는 15년간 보존한다.

(2) 뇌사자의 장기적출 요건 중요 ★

① 뇌사자의 장기적출은 본인의 뇌사 또는 사망 전에 장기 등의 적출에 동의한 경우 가능하며 가족이나 유족이 거부한 경우 불가능하다.

② 본인이 뇌사나 사망 전에 장기 등의 적출에 동의 또는 반대했다는 사실이 확인되지 않는 경우 가족이나 유족이 동의한 때에 장기기증을 승낙할 수 있는 유족의 범위와 순위는 1순위 배우자, 2순위 성인인 직계비속, 3순위 직계존속, 4순위 성인인 형제자매이다.

③ 본인이 16세 미만인 경우에는 부모가 장기 등의 적출에 동의한 때에만 적출 가능하다. 장기기증에 대한 본인의 동의는 기증문서 등 당사자의 서명이 있는 서면 또는 민법의 규정에 따른 유언방식을 원칙으로 하며 본인의 의사를 확인할 수 없을 때는 유족의 증언을 따른다.

④ 서면 승낙을 원칙으로 하며 구두 승낙을 예외적으로 채택한다. 동의한 사람은 장기 등의 적출술이 시작되기 전까지는 언제든 의사표시를 철회할 수 있다.

⑤ 장기기증자 또는 유족의 장기적출 승낙의 전제조건으로 의사는 생전의 본인 또는 사후의 유족에게 왜 장기적출이 요구되는지를 설명할 의무가 있다. 특히 뇌사자의 경우 장기적출 전에 본인이 장기적출에 반대하지 않았고 유족도 이의 없음을 확인해야 한다.

⑥ 뇌사판정 후 뇌사자에 대한 뇌사조사서를 작성한 전문의와 진료를 담당한 의사, 뇌사판정 위원회에 출석한 의사는 장기 등을 적출하거나 이식하는 수술에 참여해서는 안 된다.

[표 7-2] 뇌사자의 장기적출 요건

구분	요건
적출 가능 장기	이식 가능한 모든 장기
적출요건	• 본인의 동의, 단 가족이나 유족이 명시적으로 거부하는 경우 적출 불가 • 본인의 동의 또는 반대사실이 확인되지 않는 경우 : 가족, 또는 유족의 동의
적출금기	• 뇌사자가 정신질환자나 정신지체인으로서 본인의 사전 동의가 없는 경우 • 해부 또는 검시가 필요한 경우
동의요건	• 본인의 동의 : 본인이 서명한 문서 또는 유언의 방식 • 가족 또는 유족의 동의 : 선순위자 2인의 서명에 의한 동의, 단 선순위자가 모두 미성 년자인 경우에는 당해 미성년자의 동의 외에 미성년자가 아닌 차순위의 가족 또는 유족 1인이 함께 동의 • 가족이나 유족의 거부의사 표시는 선순위자 2인 중 1인이 해야 함 ❂ 가족 또는 유족의 범위 및 순위(14세 미만자 제외) : 배우자, 직계비속, 직계존속, 형제 자매, 위에 해당하는 자가 없는 경우 4촌 이내 친족

제 2 절 장기이식의 법적 문제

1 장기이식의 정의 및 현황

(1) 정의

① 이식이란 신체 조직이나 장기의 한 부분, 또는 전부를 절제하여 자신이나 다른 개체의 체
표면이나 체내에 옮겨주는 것을 말한다. 장기 또는 조직을 주는 쪽을 공여자(donor)라 하
며 장기제공 상태에 따라 공여자가 생체일 때를 생체 공여자(living donor), 사체일 때를
사체 공여자(cadaver donor)라고 한다.

② 장기는 '사람의 내장, 그 밖에 손실되거나 정지된 기능회복을 위하여 이식이 필요한 조직'으로
써 '고형장기 7종(신장, 간장, 췌장, 심장, 폐, 소장, 췌도)과 조직 2종(골수, 안구)이 해당된다.

③ 장기이식은 '환자의 장기가 망가져 더 이상 제 기능을 하지 못해 기존의 치료법으로 회복
이 어려워 생명을 잃을 수도 있는 상황에 놓인 각종 말기질환자의 장기를 건강한 다른 사
람의 장기로 대체·이식하여 그 기능을 회복시키는 의료행위로써 새 생명을 얻게 하는 치
료법'이다. 불치의 병으로 장기가 훼손되어 죽음에 이를 수밖에 없는 환자들에게 유일하게
희망을 주는 최첨단 의학적 치료법이다.

(2) 현황

① 1999년 「장기 등 이식에 관한 법률」이 제정되어 장기이식에 대한 사회적 활동이 활발하게
진행되고 있다. 아직 한국인의 정서에는 장기이식이 부정적인 관점으로 남아있어 아직까지
현실적으로 원활하지 않은 실정이다.

② 만성 신장질환 환자들 같이 장기이식을 기다리고 원하는 자들은 상당히 많은 반면, 장기기증자들은 상대적으로 적어 국내에서의 이식수술을 포기하고 의료비가 싼 중국에서 수술을 받아 검증받지 못한 장기이식으로 인한 부작용도 심각하다.

③ 정부가 제정한 장기이식법이 뇌사자의 장기기증 절차를 너무 엄격하게 제한하고 있어 이로 인해 장기기증이 줄어든다는 비판도 제기되고 있지만, 뇌사에 대한 판단기준과 장기기증에 따른 사회 윤리적 논쟁이 심각하기 때문에 엄격한 기준을 제시할 수밖에 없다.

2 장기이식과 관련된 용어와 종류 및 제한

(1) 장기이식 관련 용어

① 자가이식(Syngeneic transplant)

본인이 자기조직을 스스로 몸에 이식하는 것을 지칭하는 것이다.

예 자가조혈모세포, 자가피부이식, 자가골이식

② 동조직이식(Isogeneic transplant)

자신의 조직이나 장기는 아니지만 유전적으로 일치하는 장기나 조직을 이식하는 것이다.

예 일란성 쌍생아의 장기나 조직을 이식하는 것

③ 이종이식(Xenogeneic transplant)

다른 종의 장기나 조직을 이식하는 것

예 동물의 장기를 사람에게 이식하는 것

④ 동종이식(Allogeneic transplant)

같은 종이지만 유전학적으로는 일치하지 않는 타인의 장기나 조직을 이식하는 것

예 생체이식, 뇌사자 이식

[표 7-3] 장기이식 용어와 내용

명칭	최근 전문용어	기증자 수혜자의 관계	예
자가이식	Syngeneic graft	동일인	• 자가 조혈모세포 • 자가피부이식 • 자가골이식
동조직이식	Isogeneic graft	동종이며 유전학적으로도 일치	일란성 쌍생아의 장기나 조직 이식
이종이식	Xenogeneic graft	이종	동물 장기를 사람에게 이식
동종이식	Allogeneic graft	동종이지만 유전학적으로 불일치	• 생체이식 • 뇌사자 이식

(2) 장기기증의 종류

① 뇌사기증

뇌혈관질환·교통사고 등으로 인한 뇌사자의 장기를 가족 또는 유족의 신청에 의하여 기증하는 경우이다.

② 사후기증

사망한 후 안구기증을 할 수 있다.

③ 살아있는 자 장기기증

살아있는 사람의 장기기증은 신장은 정상적인 것 2개 중 1개, 간장, 골수, 췌장, 췌도 및 소장은 의학적으로 인정되는 범위 안에서 그 일부를 기증할 수 있다.

(3) 장기기증을 할 수 없거나 제한되는 경우

① 16세 미만인 사람(골수예외)

② 임신한 여성과 해산한 날로부터 3개월이 지나지 않은 자

③ 정신질환자와 지적장애인(단, 정신건강의학과 전문의가 본인 동의 능력을 증명한 경우 제외)

④ 마약, 대마 또는 항정신성의약품에 중독된 사람

3 장기기증 절차와 방법

(1) 뇌사자의 장기기증 절차

① 뇌사자는 뇌사상태에 빠지기 전에 자신이 뇌사자가 되면 장기기증을 하겠다는 장기기증 희망등록을 할 수 있다.

② 「장기이식에 관한 법률」 제15조 및 제22조 제3항 1조에서 뇌사자 본인이 뇌사 전에 장기기증에 동의하여 장기기증 희망등록을 한 경우 그 가족이 거부하지 않을 경우 뇌사판정 후 장기를 적출할 수 있다.

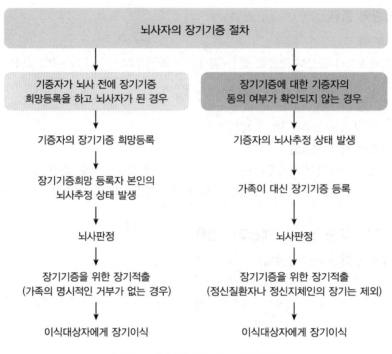

[그림 7-2] 뇌사자의 장기기증 절차

(2) 사후기증 절차

장기기증자 본인은 자신이 사망하면 장기기증을 희망한다는 서약을 하는 장기기증 희망등록을 할 수 있으며 사망 후 안구기증을 할 수 있다.

(3) 살아있는 자의 장기기능 절차

살아있는 사람은 본인이 장기기증에 동의하여 장기기증 등록을 하면 장기기증할 수 있다.

(4) 장기기증자 발생 이후 장기구득까지의 과정

① 우선 환자가 진료를 받고 있는 병원(현재 전국 86개 이식의료기관)의 의사 및 간호사 등 의료진과 사회복지사의 상담을 거쳐 뇌사자 또는 살아있는 자 간의 장기이식을 받을 수 있도록 이식대기자로 등록신청을 하면 이로서 질병관리본부 장기이식관리센터(KONOS)의 전산프로그램인 장기이식정보시스템(K-net)에 등록되게 된다.

> ☑ 예
>
> 환자 등록신청 → 이식의료기관(코디네이터) → K-net 프로그램에 입력

② 발생의료기관에서 뇌사기증자(donor)가 발생하면 장기구득기관(OPO)이나 뇌사판정대상자 관리전문기관(HOPO)에서 뇌사자를 관리할 수 있는 의료기관으로 이송하여 '혈액형 및

HLA검사를 포함한 신체검사 결과, 뇌사조사, 뇌사판정 등' 일련의 절차를 KONOS의 장기이식정보 시스템(K-net)에 입력하게 된다.

③ KONOS의 이식선정기준에 의해 이식대상자가 선정·확정되면, 뇌사자관리 의료기관에서 수술실 제공, 이식의료기관에서 정해진 시간에 출장, 장기를 적출·이송해 가서 수술실에서 이식을 대기하고 있는 환자에게 신속하게 이식하여 장기이식을 완료시킨다.

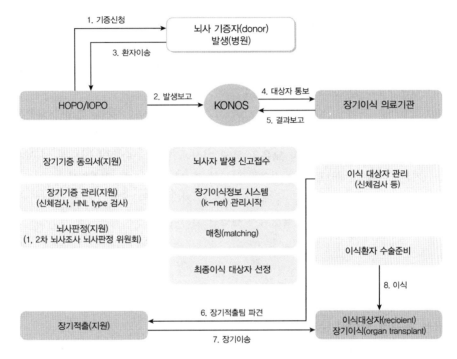

[그림 7-3] 뇌사 장기기증·이식의 업무처리 절차

4 장기적출 시 주의사항과 장기이식 코디네이터의 역할

(1) 장기 등의 적출 시 의사가 준수해야 할 사항

① 장기기증의 동의사실을 반드시 확인해야 한다.
② 장기기증자의 건강상태를 설명해야 한다.
③ 장기 등 적출수술의 내용과 건강에 미치는 영향, 장기적출 수술 전에 행해지는 검사에 수반하는 위험, 수혜자에 대한 거부반응 여부 확인 위한 면역학적 검사 등 검사목적, 검사방법 및 검사수반 방법 등 상세한 설명과 장기적출 수술 자체의 위험에 대한 설명이 반드시 필요하다.
④ 적출 후 치료계획, 장기적출 수술 후에 발생하는 위험 및 장기제거로 인한 위험에 대한 설명을 제공해야 한다.
⑤ 사전에 적출과 관련된 사항을 충분히 설명해야만 한다.

(2) 장기이식 코디네이터의 역할

① 장기이식 코디네이터(transplant coordinator)는 장기이식의 전 과정이 원활하게 이루어지도록 기증자와 수혜자 및 가족에게 이식에 관한 정보와 직접적인 간호 및 교육, 상담, 지지를 제공하고 그 제반 절차를 중재, 조정하여 국민을 대상으로 장기기능의 활성화를 위한 역할을 하는 전문간호사이다.

② 장기이식 코디네이터의 업무

　㉠ 뇌사추정자의 발생을 파악하여 연락을 받고 기증자 가족을 설득하여 장기기능 동의서를 받는다.

　㉡ 뇌사자 이송 및 관리에 참여하며 뇌사장기 기증자의 검사와 처치에 대해 장기기증에 필요한 기본검사와 처치를 수행한다.

　㉢ 장기적출 과정을 조정하고 참여하며 장기보존, 장기이송 등을 참여·담당하고 기증 및 이식과 관련된 제반 문제를 조정하며 관련된 각종 기록을 관리한다.

　㉣ 이식 수혜자에게 상담 및 교육을 통해 이식에 관한 전반적인 정보를 제공하며 필요한 기본검사를 시행하고 검사 결과를 확인한 후 이식대기자를 결정한다.

③ 장기이식 코디네이터의 업무 중에서 중요도가 가장 높은 것은 기증자 관리이며 난이도가 가장 높은 업무는 장기기증 활성화에 관련된 업무다.

5 장기이식 관련 윤리적 문제

(1) 자율성 존중과 관련된 문제들

① 충분한 설명에 의한 동의

기증자에게 기증과정과 기증 이후의 상태 및 환자의 상태 등에 관하여 충분한 정보가 제공되어야 하며 기증자나 기증자 가족은 강제 또는 강압이 없는 상태에서 자발적으로 동의한 것이어야 한다.

② 장기 등의 매매행위 금지조항

　㉠ 「인체조직안전 및 관리 등에 관한 법률」 제5조 제1항에서는 "누구든지 금전 또는 재산상의 이익 기타 반대급부를 주고받거나 주고받을 것을 약속하는 행위를 해서는 안 된다."라고 규정하여 장기의 상업화를 막고 있다.

　㉡ 특히 뇌사자 또는 사망한 사람의 조직을 제3자에게 주거나 제3자에게 주려고 받는 행위나 이를 약속한 행위, 자신의 장기를 타인에게 주거나 타인의 장기 등을 자신에게 이식하기 위해 받는 행위 혹은 약속하는 행위도 금지하고 있다(「인체조직안전 및 관리 등에 관한 법률」 제33조 제1항, 제2항).

③ 미성년자 및 의사 무능력자의 동의

　㉠ 미성년자에 대해 장기기증과 관련된 의사결정을 부모 또는 법적 대리권자가 대리로 결정하게 하는 것은 해악을 일으킬 가능성이 있다.

ⓛ 기증자의 의사 : 옵트 인 방식과 옵트 아웃 방식 **중요** ★
　　ⓐ 옵트 인(opt in) 방식 : 기증을 하려는 자가 생전에 분명히 자신의 의사표시를 하여
　　　　놓은 경우에 한하여 기증을 할 수 있도록 하는 것
　　ⓑ 옵트 아웃(opt out) 방식 : 사후에 장기기증을 하지 않겠다고 분명하게 의사표시를
　　　　한 경우를 제외하고 장기기증이 가능하도록 하는 것
　　ⓒ 옵트 아웃 방식의 경우 기증자 본인의 자율적 결정이 아닐 수 있다.

(2) 악행 금지 원칙과 관련된 문제들

① 본인의 의사가 기증을 원하는 것이라 할지라도 본인의 의사에 따라 장기를 적출했을 경우
　　사망이나 후유증이 예상된다면 기증자가 원한다고 할지라도 적출을 시행해서는 안 된다.
② 기증자로부터 받은 장기로 인해 기증자가 보유하고 있는 에이즈 등의 감염성 질환이나 암
　　등 다른 질병을 옮겨 받는다면 오히려 해를 받는 것이다.

(3) 선행의 원칙과 관련된 문제들

① 장기기증자들의 기증행위가 진정으로 가치 있는 것이 되기 위해서는 무엇보다도 기증자의
　　안전에 만전을 다해 장기 적출로 인한 부작용이나 후유증이 없도록 해야 한다.
② 적절한 기증자의 선택과 선별이 정확하도록 하고 기증과 이식의 결과가 최상이 될 수 있
　　도록 해야 한다.

(4) 정의의 원칙과 관련된 문제들

① 장기이식에 있어 기증자와 수혜자의 선정은 적절한 기준과 투명한 과정을 거쳐 이루어져
　　야 한다.
② 장기이식의 이론과 기술은 사적 이익을 위해서 그 지식과 기술을 독점해서는 안 되는 사
　　회의 공유자산이다. 따라서 이식 전문의와 의료기관은 이식의학 발전을 위해 희생한 사람
　　들을 존중하며 지식과 시설을 이식 대상자들에게 공정하게 사용해야 할 사회적인 책임을
　　다해야 할 의무가 있다.

6 뇌사와 장기이식의 기록 작성 및 보존

(1) 진료기록부, 간호기록부, 조산기록부 등을 비치하여 의료행위에 관한 사항과 소견을 상세하게
　　기록·서명해야 하고 기록부를 5년간 보존해야 한다. 그리고 뇌사판정과 장기적출 및 장기이식의
　　결과에 대하여 기록을 남기는 것은 중요하다.

(2) 「장기 등 이식에 관한 법률」에서 뇌사판정과 장기적출 및 장기이식에 관한 기록은 15년간 보존
　　하게 되어 있다.

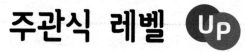

주관식 레벨 UP

01 다음은 뇌사 판정 시 시행하는 뇌간반사 검사이다. 관련 있는 것을 〈보기〉에서 고르시오.

> (①) : 양쪽 눈에 강한 빛을 가하여 동공의 반사(축소여부)를 확인한다. 뇌간 기능이 없을 시 외부의 빛과 같은 자극에도 동공의 크기가 변화하지 않는다.
>
> (②) : 각막은 가벼운 깃털로 자극을 해도 반사적으로 눈꺼풀을 덮게 되는데 뇌사 시에는 눈을 깜빡이지 않는다.
>
> (③) : 냉각수를 귀의 고막에 주입하여 전정기관을 자극하면 정상적으로는 찬물을 넣은 쪽으로 눈이 움직였다가 즉시 정상위치로 돌리려는 안구의 이동이 심하게 나타난다. 뇌사 시에는 이런 이동이 없다.
>
> (④) : 설압자로 목의 안 부분을 자극했을 때 정상인에게 나타나는 구역질 반응이 없다.

보기

ㄱ 전정−안구반사(vestibular−ocular reflex) 소실
ㄴ 광반사(light reflex) 소실
ㄷ 구역반사(gag reflex) 소실
ㄹ 각막반사(coneal reflex) 소실

정답 ①−ㄴ 광반사 소실, ②−ㄹ 각막반사 소실, ③−ㄱ 전정−안구반사 소실, ④−ㄷ 구역반사 소실

해설 뇌간(brainstem)은 뇌줄기라고도 부르는 부위로 뇌의 뒷부분에 위치하고 있으며 척수로 이어진다. 뇌간에는 머리와 목의 운동과 감각을 담당하는 뇌신경핵이 위치하고 있으며 심혈관 기능과 호흡기능을 조절하는 중추 역시 뇌간에 위치하고 있다. 또한, 뇌간은 신체의 상태에 관한 말초의 정보가 모여 중추로 전달되는 중요한 길목이다. 그러므로 뇌간반사의 완전 소실은 뇌사판정의 기준이며 뇌간반사는 7가지 검사, 즉 빛반사(light reflex), 각막반사(corneal reflex), 안구−두부반사(oculo−cephalic reflex), 전정−안구반사(vestibular−ocular reflex), 모양체−척수반사(cilio−spinal reflex), 구역반사(gag reflex), 기침반사(cough reflex)의 반응유무로 판단한다.

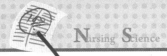

02 다음은 장기이식 관련 윤리적 문제에 대한 설명이다. 생명윤리의 4가지 원칙 중 해당하는 것을 〈보기〉에서 골라 알맞게 연결하시오.

---

① 기증자에게 기증과정과 기증 이후의 상태 및 환자의 상태 등에 관하여 충분한 정보가 제공되어야 하며 기증자나 기증자 가족은 강제 또는 강압이 없는 상태에서 자발적으로 동의한 것이어야 한다.

② 장기기증자들의 기증행위가 진정으로 가치 있는 것이 되기 위해서는 무엇보다도 기증자의 안전에 만전을 다해 장기 적출로 인한 부작용이나 후유증이 없도록 해야 한다.

③ 본인의 의사가 기증을 원하는 것이라 할지라도 본인의 의사에 따라 장기를 적출했을 경우 사망이나 후유증이 예상된다면 기증자가 원한다고 할지라도 적출을 시행해서는 안 된다.

④ 장기이식에 있어 기증자와 수혜자의 선정은 적절한 기준과 투명한 과정을 거쳐 이루어져야 한다.

| 보 기 |

㉠ 선행의 원칙　　　　　　　　　　㉡ 자율성 존중의 원칙
㉢ 악행 금지의 원칙　　　　　　　　㉣ 정의의 원칙

정답 ①–㉡ 자율성 존중의 원칙, ②–㉠ 선행의 원칙, ③–㉢ 악행 금지의 원칙, ④–㉣ 정의의 원칙

해설 장기이식은 생명윤리의 4가지 원칙의 측면에서 윤리적인 문제들이 고려되어야 한다.
　　　장기이식과 관련한 충분한 설명에 의한 동의와 장기 등의 매매행위 금지, 미성년자나 의사 무능력자의 동의는 자율성 존중의 원칙과 관련이 있다. 본인이 기증의사를 밝히는 경우라 할지라도 본인의 의사에 따라 장기를 적출했을 경우 사망이나 후유증이 예상된다면 기증자가 원한다고 할지라도 적출을 시행해서는 안 된다는 점, 기증자로부터 받은 장기로 인해 기증자가 보유하고 있는 에이즈 등의 감염성 질환이나 암 등 다른 질병을 옮겨 받는다면 오히려 해를 받는 것이라는 측면은 악행 금지의 원칙과 관련이 있다.
　　　장기기증자의 부작용이나 후유증 없도록 하는 문제는 선행의 원칙과 관련이 있으며 장기이식에 있어 기증자와 수혜자의 선정은 적절한 기준과 투명한 과정을 거쳐 이루어져야 한다는 것과 장기이식의 이론과 기술은 사적 이익을 위해서 사용되어서는 안 되는 문제는 정의의 원칙과 관련이 있다.

실제예상문제

01 급성 비가역적 뇌손상의 전제조건이 충족된 상태에서 혼수, 뇌간(숨골, 뇌줄기)에서 기원하는 모든 반사의 소실, 무호흡 증상이 모두 확인될 때 뇌사를 진단할 수 있다.

01 다음 중 뇌사판정의 필수전제조건에 대한 설명으로 틀린 것은?

① 급성의 심각한 비가역적 뇌손상을 일으키는 원인이 병력, 진찰, 혈액검사, 뇌 영상검사에서 확인되어야 한다.

② 혼수, 뇌간에서 기원하는 모든 반사의 소실만 확인되면 뇌사를 진단할 수 있다.

③ 깊은 혼수상태로서 자발 호흡이 없고 인공호흡기로 호흡이 유지되고 있어야 한다.

④ 치료 가능한 급성 약물 중독 또는 뇌사상태와 비슷한 증상을 유발할 수 있는 각종 대사성 또는 내분비성 질환이 없어야 한다.

02 뇌사상태는 자발적 호흡이 불가능하나 식물인간은 자발적 호흡이 가능하다.

02 다음 중 뇌사상태와 식물인간의 차이에 대해 설명한 것으로 틀린 것은?

① 뇌사상태는 뇌간을 포함한 뇌 전체가 손상된 것이며 식물인간은 대뇌의 일부만 손상된 것이다.

② 뇌사상태의 경우 움직임이 전혀 없으나 식물인간의 경우 약간의 목적 없는 움직임이 가능하다.

③ 뇌사상태와 식물인간 모두 자발적 호흡이 불가능하다.

④ 뇌사상태는 심한 혼수상태이며 식물인간은 무의식상태이다.

정답 01 ② 02 ③

03 다음 중 뇌사판정 절차에 대해 설명한 것으로 틀린 것은?

① 판정신청 : 법령에 정해진 서식에 의해 신청서를 접수하고 가족이 없는 경우 진료담당의가 신청 가능하다.

② 뇌사조사 : 전문 의사 1인 이상과 진료담당의가 뇌사판정 기준에 따라 실시하고 정해진 서식의 뇌사조사서를 작성한 후 위원회에 판정을 요청한다.

③ 뇌사판정 : 출석위원 전원이 서명한 뇌사판정서 및 회의록을 작성하고 뇌사판정 기관장에게 제출한다.

④ 기록보존 : 뇌사판정 신청자료, 뇌사판정서, 뇌사조사서, 회의록, 뇌파기록 등 검사자료는 15년간 보존한다.

03 뇌사조사는 전문 의사 2인 이상과 진료담당의가 뇌사판정 기준에 따라 실시한다.

04 다음은 뇌사자의 장기적출 요건이다. 옳은 것을 모두 고르시오.

> ㉠ 뇌사자의 장기적출은 본인의 뇌사 또는 사망 전에 장기 등의 적출에 동의한 경우 가능하며 가족이나 유족이 거부한 경우 불가능하다.
> ㉡ 본인이 뇌사나 사망 전에 장기 등의 적출에 동의 또는 반대했다는 사실이 확인되지 않는 경우 장기기증을 승낙할 수 있는 유족의 범위와 순위는 1순위 배우자, 2순위 성인인 직계비속, 3순위 직계존속, 4순위 성인인 형제자매이다.
> ㉢ 본인이 16세 미만인 경우에는 부모가 장기 등의 적출에 동의한 때에만 적출 가능하다.
> ㉣ 뇌사판정 후 뇌사자에 대한 뇌사조사서를 작성한 전문의와 진료를 담당한 의사, 뇌사판정위원회에 출석한 의사는 장기이식 수술에 필수적으로 참여해야 한다.

① ㉠, ㉡, ㉢
② ㉠, ㉡, ㉣
③ ㉠, ㉢, ㉣
④ ㉠, ㉡, ㉢, ㉣

04 뇌사판정 후 뇌사자에 대한 뇌사조사서를 작성한 전문의와 진료를 담당한 의사, 뇌사판정위원회에 출석한 의사는 장기 등을 적출하거나 이식하는 수술에 참여해서는 안 된다. 그러므로 ㉣은 틀린 설명이다.

05 장기는 '사람의 내장, 그 밖에 손실되거나 정지된 기능회복을 위하여 이식이 필요한 조직'으로써 고형장기 7종(신장, 간장, 췌장, 심장, 폐, 소장, 췌도)과 조직 2종(골수, 안구)이 해당된다.

06 동조직이식은 유전적으로 일치하는 장기나 조직을 이식하는 것으로서 일란성 쌍생아의 장기나 조직을 이식하는 것이 있다.

07 사망한 후 안구기증을 할 수 있다.

05 다음 중 장기이식에 관한 설명으로 <u>틀린</u> 것은?

① 이식이란 신체 조직이나 장기의 한 부분, 또는 전부를 절제하여 자신이나 다른 개체의 체표면이나 체내에 옮겨주는 것을 말한다.

② 장기 또는 조직을 주는 쪽을 공여자(donor)라고 한다.

③ 장기이식은 불치의 병으로 장기가 훼손되어 죽음에 이를 수밖에 없는 환자들에게 유일하게 희망을 주는 최첨단 의학적 치료법이다.

④ 장기는 사람의 내장, 그 밖에 손실되거나 정지된 기능회복을 위하여 이식이 필요한 조직으로 고형장기 5종과 조직 2종을 말한다.

06 자신의 조직이나 장기는 아니지만 유전적으로 일치하는 장기나 조직을 이식하는 것을 무엇이라고 하는가?

① 자가이식
② 동조직이식
③ 이종이식
④ 동종이식

07 다음 중 장기기증의 종류에 대한 설명으로 <u>틀린</u> 것은?

① 뇌사기증 : 뇌혈관질환, 교통사고 등으로 인한 뇌사자의 장기를 가족 또는 유족의 신청에 의하여 기증하는 경우이다.

② 사후기증 : 사망한 후 피부와 뼈 등을 기증할 수 있으며 안구기증은 불가능하다.

③ 살아있는 자의 장기기증 : 살아있는 사람의 장기기증은 신장은 정상적인 것 2개 중 1개 기증이 가능하다.

④ 살아있는 자의 장기기증 : 간장, 골수, 췌장, 췌도 및 소장은 의학적으로 인정되는 범위 안에서 그 일부를 기증할 수 있다.

정답 05 ④ 06 ② 07 ②

08 다음 중 장기기증 관련 윤리적 문제에 대한 설명으로 **틀린** 것은?

① 기증자나 기증자 가족에게 기증과정과 기증 이후의 상태 및 환자의 상태 등에 관하여 충분한 정보가 제공되어야 하며 기증이 강제 또는 강압이 없는 상태에서 자발적으로 동의한 것이어야 한다.

② 기증자가 옵트 아웃 방식으로 생전에 자신의 의사 표시를 한 경우 명백히 장기이식이 가능하다.

③ 뇌사자 또는 사망한 사람의 조직을 제3자에게 주거나 제3자에게 주려고 받는 행위나 이를 약속한 행위는 법률로 금지되어 있다.

④ 장기기증과 관련된 의사결정을 부모 또는 법적 대리권자가 대리로 결정하게 하는 것은 미성년자나 의사무능력자에게 해악을 일으킬 가능성이 있다.

08 기증을 하려는 자가 생전에 분명히 자신의 의사표시를 하여 놓은 경우에 한하여 기증을 할 수 있도록 하는 것이 옵트 인(opt in) 방식이다. 사후에 장기기증을 하지 않겠다고 분명하게 의사표시를 한 경우를 제외하고 장기기증이 가능하도록 하는 것이 옵트 아웃(opr out) 방식이다. 옵트 아웃 방식의 경우 기증자 본인의 자율적 결정이 아닐 수 있기 때문에 윤리적 논란이 따른다.

✎ **주관식 문제**

01 뇌사판정의 기준을 쓰시오.

01

정답 ① 외부자극에 전혀 반응이 없는 깊은 혼수상태
② 자발호흡의 불가역적 소실
③ 양안 동공의 확대고정
④ 뇌간반사의 완전 소실
⑤ 자발운동·제뇌강직, 제뇌피질강직, 경련 등이 나타나지 않음
⑥ 무호흡검사 시 자발호흡 유발 안 됨
⑦ ①~⑥ 검사를 실시하고 6시간 이후 재확인 한 후 뇌파 검사를 실시하여 평탄파가 30분 이상 지속되는 것을 확인함

해설 뇌사판정의 기준은 「장기 등 이식에 관한 법률 시행령」 제21조 별표1에 구체적으로 명시되어 있다.

정답 08 ②

02

정답 ① 16세 미만인 사람(골수예외)
② 임신한 여성과 해산한 날로부터 3개월이 지나지 않은 자
③ 정신질환자와 지적장애인(단, 정신건강의학과 전문의가 본인 동의 능력을 증명한 경우 제외)
④ 마약, 대마 또는 향정신성의약품에 중독된 사람

해설 장기기증을 할 수 없거나 제한되는 사람은 「장기이식에 관한 법률」 제11조 3항에 명시되어 있다.

03

정답 ① 뇌사추정자의 발생을 파악하여 연락을 받고 기증자 가족을 설득하여 장기기능 동의서를 받는다.
② 뇌사자 이송 및 관리에 참여하며 뇌사장기기증자의 검사와 처치에 대해 장기기증에 필요한 기본검사와 처치를 수행한다.
③ 장기적출 과정을 조정하고 참여하며 기증 및 이식과 관련된 제반 문제를 조정하며 관련된 각종 기록을 관리한다.
④ 이식 수혜자에게 상담 및 교육을 통해 이식에 관한 전반적인 정보를 제공하며 필요한 기본검사를 시행하고 검사 결과를 확인한 후 이식대기자를 결정한다.

02 장기기증을 할 수 없는 경우를 쓰시오.

03 장기기증 코디네이터의 역할을 3가지 이상 쓰시오.

해설 장기이식 코디네이터(transplant coordinator)는 장기이식의 전 과정이 원활하게 이루어지도록 기증자와 수혜자 및 가족에게 이식에 관한 정보와 직접적인 간호 및 교육, 상담, 지지를 제공하고 그 제반 절차를 중재, 조정하여 국민을 대상으로 장기기능의 활성화를 위한 역할을 하는 전문간호사이다.

Self Check로 다지기

➜ 뇌사(brain death)는 사고 또는 질환으로 뇌간을 포함한 뇌 전체가 비가역적으로 손상을 받아 모든 기능이 상실되어 어떤 의료적 시술 및 치료를 하더라도 회복이 불가한 경우를 말한다.

➜ 뇌사판정의 기준은 외부자극에 전혀 반응이 없는 깊은 혼수상태로서 자발적인 호흡의 불가역적 소실이 나타나고 양안 동공이 확대 고정되며 7가지 뇌간반사가 완전히 소실되어 자발운동, 제뇌강직, 제피질강직, 경련 등이 나타나지 않는 것, 뇌파 검사 시 뇌파가 30분 이상 평탄한 것을 확인한 경우 이를 6시간 후에 재확인했을 때도 변화가 없는 경우 뇌사로 판정한다.

➜ 식물인간은 호흡과 심장박동 등 생명현상을 주관하는 뇌간의 기능이 살아있어 본인 스스로 호흡이 가능하고 때로는 회생 가능성도 있는 상태의 환자를 말하나 뇌사자는 뇌간의 기능이 완전히 정지되어 있어 호흡, 순환, 대사체온 등의 생명유지에 필요한 필수기능 등이 자발적으로 이루어지지 않는 상태를 의미한다.

➜ 뇌사판정의 절차는 전문 의사 2인 이상과 진료담당의가 뇌사판정 기준에 따라 실시하고 정해진 서식의 뇌사조사서를 작성한 후 위원회에 판정을 요청한다. 출석위원 전원이 서명한 뇌사판정서 및 회의록을 작성하고 뇌사판정 기관장에게 제출한다. 뇌사판정 기관장은 그 사본을 국립장기이식관리기관에 송부하고 뇌사판정 신청자에게 뇌사판정서 사본을 송부한다.

➜ 뇌사자의 장기 적출은 본인의 뇌사 또는 사망 전에 장기 등의 적출에 동의한 경우 가능하며 가족이나 유족이 거부한 경우 불가능하다. 본인의 의사가 확인되지 않는 경우 가족이나 유족이 동의한 때에 장기기증을 승낙할 수 있는 유족의 범위와 순위에 따라야 하며 미성년자의 경우 부모가 장기 등의 적출에 동의한 때에만 적출 가능하다.

➜ 장기이식이란 신체 조직이나 장기의 한 부분, 또는 전부를 절제하여 자신이나 다른 개체의 체표면이나 체내에 옮겨주는 것을 말한다. 장기 또는 조직을 주는 쪽을 공여자(donor)라 하며 생체 공여와 사체 공여자가 있다.

➜ 장기이식에는 자가이식, 동조직이식, 이종이식, 동종이식이 있으며 뇌사자의 장기를 가족 또는 유족의 신청에 의하여 기증하는 뇌사기증, 사후의 안구기증, 살아있는 사람이 신장 1개, 간장, 골수, 췌장, 췌도 및 소장의 일부를 기증하는 것이 있다.

➔ 장기기증을 할 수 없거나 제한이 되는 경우는 미성년자, 임신한 여성이나 해산한 날로부터 3개월이 지나지 않은 자, 정신질환자와 지적장애인, 마약, 대마 또는 항정신의약품에 중독된 사람의 경우이다.

➔ 의료진은 공여자의 장기기증의 동의사실을 반드시 확인해야 하며 장기 등 적출 수술의 내용과 건강에 미치는 영향, 장기적출 수술 전에 행해지는 검사에 수반하는 위험, 수혜자에 대한 거부반응 여부를 확인하기 위한 면역학적 검사 등 검사목적, 검사방법 및 검사수반 방법 등 상세한 설명과 장기적출 수술 자체의 위험에 대한 설명이 반드시 필요하다. 또 적출 후 치료계획, 장기적출 수술 후에 발생하는 위험 및 장기제거로 인한 위험에 대한 설명을 충분히 제공해야 한다.

➔ 장기이식 코디네이터는 장기이식의 전 과정이 원활하게 이루어지도록 기증자와 수혜자 및 가족에게 이식에 관한 정보와 직접적인 간호 및 교육, 상담, 지지를 제공하고 그 제반 절차를 중재, 조정하는 역할을 하는 전문 간호사이다.

➔ 장기이식과 관련된 윤리적 문제로 기증자나 기증자 가족은 강제 또는 강압이 없는 상태에서 자발적으로 동의한 것이었는지의 여부, 기증자의 의사를 옵트 인 방식과 옵트 아웃 방식에 따라 확인하는 것, 부모나 대리권자가 대리로 결정하는 경우 미성년자나 의사무능력자에게 해악을 일으킬 가능성이 있는지를 면밀히 살피는 것이 해당된다.

➔ 장기매매 행위의 금지조항으로 상업적인 목적으로 장기를 주고 받아서는 안된다고 규정하고 있으며 특히 뇌사자 또는 사망한 사람의 조직을 제3자에게 주거나 제3자에게 주려고 받는 행위나 이를 약속한 행위, 또 자신의 장기를 타인에게 주거나 타인의 장기 등을 자신에게 이식하기 위해 받는 행위 혹은 약속하는 행위도 금지하고 있다.

➔ 뇌사판정과 장기적출 및 장기이식의 결과에 대하여 기록을 남기는 것은 중요하며 「장기 등 이식에 관한 법률」에서 뇌사판정과 장기적출 및 장기이식에 관한 기록은 15년간 보존하게 되어 있다.

제 **8** 장

—

안락사·존엄사

—

시대에듀
www. **sdedu**.co.kr
자격증 · 공무원 · 취업까지
BEST 온라인 강의 제공

(주)시대고시기획
(주)시대교육
www. **sidaegosi**.com
시험정보 · 자료실 · 이벤트
합격을 위한 최고의 선택

I wish you the best of luck!

08 안락사·존엄사

제 1 절 안락사의 개념 및 분류

1 안락사의 개념

(1) 정의 중요 ★

① 안락사라는 의미는 그리스어에서 파생된 단어로 '편안한 죽음'(eu thanatos), '고요한 죽음', '아름다운 죽음'이라는 뜻이다.

② 안락사의 개념은 19세기 말 ~ 20세기 초에 걸쳐 '불치병으로 견디기 어려운 고통을 당하는 말기환자의 죽음을 앞당겨 편안하게 하는 행위'로 처음에는 의료계, 법조계, 종교계 및 윤리학자들 간에만 논의되던 것이 점차적으로 일반인들에게도 주목받게 되었다.

③ 극도의 고통을 종식시키기 위함이거나 가족과 사회에 너무 무거워 짐을 지울 수도 있는 정실질환 및 불치병에 걸린 인간에게 비참한 생명의 연장을 중단하기 위해서 행하는 안락살해(mercy killing)를 흔히 안락사라는 말로 사용하고 있다.

④ 안락사는 합리주의에 의하여 발생되어 어떤 개체의 죽음을 인위적으로 조정하려는 행위로서 죽음을 합리적으로 관리하려는 주장에서 출발된 것이다.

⑤ 현대에는 회복할 수 없는 병으로 참을 수 없는 고통을 계속적으로 받고 있는 환자들과 노인 환자들을 그들이 원해서거나 또는 가족 및 다른 사람들이 원해서 의사들의 개입으로 죽게 하는 것을 말한다.

⑥ 과학의 발전과 식물인간 상태에도 생명을 연장할 수 있어 이것이 또 다른 사회문제로 대두되고 있으며 무의미한 생명연장에 대한 거부와 함께 인간답게 죽겠다는 요구 또한 일고 있어 윤리·도덕적인 문제점을 안고 있다.

(2) 역사 속의 안락사

① 고대 그리스 스파르타에서는 아이들이 태어나면 훌륭한 전사가 될 수 있는지를 평가하기 위해 갓난아기를 깊은 산 속에 방치했고 생존력이 강한 아이들만 살아남게 했다.

② 기원전 3세기 케아 섬 사람들은 시민과 합의하고 자신의 목숨을 끊을 수 있었다. 그리스와 로마 사회에서도 공적인 불명예를 회피하기 위한 방법으로 조력자살이 있었다.

③ 독일의 나치스가 사회적으로 무가치하다고 판단되는 생명을 말살하는 행위를 '안락 살해'라는 명칭으로 부르면서 안락사에 대해 많은 불신을 갖게 되었다.

④ 북극권의 이누이트 족에서는 노인이나 병에 걸린 이가 부족에게 짐이 되지 않으려고 스스로 얼음황무지로 걸어 들어갔다.

(3) 안락사와 관련된 개념

① 무의미한 치료

무의미한 치료(futile treatment)란 의학적으로 환자의 예후나 삶의 질에 도움이 되지 않는 치료들을 말한다.

   ㉠ 의학적 무의미함 : 표준 진료지침에 근거해 치료행위가 환자의 회복에 도움이 되지 않는다고 판단하는 것으로 우리나라의 경우 보험공단이 의학적 무의미함의 여부를 판별하기도 한다.

   ㉡ 심리적 요인 : 어떤 치료행위가 의학적으로 무의미하더라도 환자나 보호자들에게 특정한 심리적 효과를 일으킬 수 있는 것을 말한다.

   ㉢ 예후 요인 : 중증장애 환자의 경우 치료를 하더라도 중증 정신장애나 신체장애 후유증이 남게 된다면 예후인자(prognostic factor)와 삶의 질까지 모두 포함하여 '무의미'를 이해해야 한다.

② 가망 없는 퇴원

   ㉠ 가망 없는 퇴원(hopeless discharge)이란 치료를 계속해도 환자에게 더 이상 도움을 줄 수 없다는 판단을 내리고 환자를 퇴원시키는 것으로 의사, 환자 본인, 보호자가 결정한다.

   ㉡ 환자가 자유의사로 퇴원을 결정하는 것은 환자 본인의 '자기결정권'에 의해 정당화될 수 있으나 보호자의 결정은 때로 환자 본인의 의사와 최선의 이익을 반영하지 않을 수 있어 문제가 된다.

2 안락사의 분류 중요 ★★

(1) 생명주체 의사에 따른 분류

① 자의적 안락사(voluntary euthanasia)

생명주체의 자발적 의사에 따르는 안락사를 말한다.

   ㉠ 의뢰적 안락사 : 어떤 생명주체의 명령, 의뢰 또는 신청 등의 적극적 요구에 의하여 이루어지는 것

   ㉡ 승인적 안락사 : 적극적으로 원하는 것은 아니나 안락사를 승낙하여 이루어지는 경우

② 비임의적 안락사(nonvoluntary euthanasia)

생명주체가 의사를 표시할 수 없거나 그 결정이 불가능한 경우 또는 표현이 가능하다 할지라도 외부에서 이를 이해할 수 없을 때 시행되는 것을 말하며 다음의 경우에 해당한다.

   ㉠ 신생아와 중증의 정신불구자로 안락사에 동의할 수 있는 능력이 처음부터 없는 사람들

   ㉡ 혼수상태에 빠져서 의사소통이 불가능한 사람들

③ 타의적 안락사(involuntary euthanasia)

생명주체가 적극적으로 반대하는 데도 불구하고 이에 반하여 통치권력이나 시행자가 실시하는 것으로 강제적 안락사라고도 한다.

(2) 행위자의 행동에 따른 분류

① 소극적 안락사(passive euthanasia)

생명체가 어떤 원인으로 죽음의 과정에 들어선 것이 확실할 때 시행자가 그 진행을 일시적이나마 저지하거나 지연시킬 수 있음에도 불구하고 이를 방관하는 것으로 일명 부작위적 안락사라고도 한다.

㉠ 연명의료 유보 : 연명의료를 시작하지 않는 것이다(예 중증의 기형 신생아를 수술하지 않고 방치하여 사망케 하는 것 등).

㉡ 연명의료 중단 : 이미 시행하고 있는 연명의료를 중지하는 것이다(예 인공호흡기에 의존해 호흡하고 있는 환자에게서 인공호흡기를 제거하는 것).

② 간접적 안락사(indirective euthanasia)

의도적 행위가 죽음을 초래하는 것을 알면서도 이를 행하여 죽음이 야기되는 것으로 일명 결과적 안락사라고 표현한다(예 동통 감소를 위한 모르핀 증량).

③ 적극적 안락사(active euthanasia)

행위자가 어떤 생명주체의 죽음을 단축시킬 것을 처음부터 목적으로 하여 이루어지는 것을 말하며 작위적 안락사라고 표현하기도 한다(예 치사량의 약물을 주사하여 환자를 안락사시키는 경우).

㉠ 의사 조력자살 : 환자의 요청에 의해 의사가 환자에게 치사량의 약물을 처방하여 편안하게 죽을 수 있게 돕는 것을 말한다.

㉡ 비의료인 조력자살 : 환자의 요청으로 가족이나 지인이 환자의 생명을 끊는 것이나 가족 등의 타인이 환자에게 자살할 수 있는 무기나 약물을 가져다주는 것을 말한다.

[표 8-1] 소극적 안락사와 적극적 안락사의 비교 및 법적 허용여부

안락사의 형태		설명	법적허용
소극적 안락사	연명의료 유보	연명의료를 시작하지 않는 것	• **유럽 국가들 및 미국 허용** 영양 공급 및 수액공급을 포함한 모든 연명의료의 유보 및 중단 허용 • **우리나라 허용** 심폐소생술, 혈액 투석, 항암제 투여, 인공호흡기 착용만 유보 및 중단 허용. 영양공급 및 수액공급 유보 및 중단은 불가
	연명의료 중단	이미 시행하고 있는 연명의료를 중단하는 것	
적극적 안락사	의사 조력자살	환자의 요청에 의해 치사량의 약물을 처방하여 환자의 죽음을 돕는 것	네덜란드 등 유럽 6개국과 미국 일부 허용
	비의료인 조력자살	환자의 요청으로 가족이나 지인이 환자의 생명을 끊는 것	• 세계적으로 불가 • 법적 처벌대상

(3) 생존의 윤리성에 따른 분류

① 자비적 안락사(beneficient enthanasia)

고통을 견디어 나가는 것이 일과의 전부가 되는 상태에서의 생명이란 무의미하기 때문에 이 경우의 생명은 단축시키는 것이 오히려 자비로운 행위라는 것이다.

② 존엄적 안락사(euthanasia with dignity)

비이성적인 즉, 의식이 없어 정신적인 활동이 전혀 불가능한 '산송장'으로서의 인간은 그 생존이 의미가 없으므로 인격의 존엄을 지키기 위해서라도 생명을 단축시켜야 한다는 것으로 존엄사라고 표현하기도 한다.

③ 도태적 안락사(selective euthanasia)

사회 집단의 한 구성원인 어떤 생명체가 때로는 질병이나 사고로 심신의 상태가 극도로 약화되어 집단에게 많은 부담이 되며 공동체가 그 희생을 더 인내할 수 없는 경우로 포기적 안락사라고도 한다.

3 안락사에 대한 논쟁

(1) 자의적·자발적 안락사

당사자가 생명권을 포기할 경우 본인이 스스로 간절하게 요청하기 때문인지 혹은 주변의 엄청난 압력을 받기 때문에 요청한 것인지를 구분할 필요가 있다.

① 안락사가 입법화된 나라의 경우 환자가 온전히 자유로운 의사로 안락사를 요청한 때에 두 사람의 의사가 불치병이라는 진단을 내려야 하고, 안락사 시행 30일 전 두 사람의 독립된 증인 앞에서 안락사를 하고자 하는 서면동의를 받아야 한다.

② 안락사는 반드시 의사가 시행해야 하며 담당의사는 수시로 '지금'도 안락사할 의사가 있는지 질문하여 언제든지 본인이 거부하면 받아들이도록 한다.

(2) 비임의적 안락사

인간이 날 때부터 불구이거나 결격사항이 있으며 자발적인 의지를 가지지 못하는 경우와 질병이나 사고에 의해 자유의지를 잃는 경우이다.

① 날 때부터 불구의 경우

㉠ 지진아 부모의 태도 : 중증 지진아 부모의 삶의 고통, 척추가 갈라진 척추이분증(Spina Bifida)의 경우로 하반신이 마비된 경우(500명 중 1명 꼴)

㉡ 중증 혈우병 환자 : 어머니의 태 속에 있을 때 이미 확인되며 태아의 안락사 문제에 봉착한다. 이 질병은 여성에게 잠재되어 있고 50%가 남성에게 온다.

    ⓒ 다운증후군 : 35세 이상 여성이 임신할 경우 양수검사를 하여 감별하게 되며 이러한 경우에 안락사가 논의의 대상이 된다.

    ⓛ 질병이나 사고로 인한 자발성 상실

        ⓐ 치매에 걸린 노인이 정상적인 사고를 할 수 없는 경우 안락사 시킬 수 있는가?

        ⓑ 식물인간의 경우 안락사가 정당한가?(예 토니 블렌드의 사례)

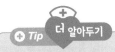

Tip 더 알아두기

토니 블렌드의 사례

1989년 4월 15일 인파로 가득 찬 셰필드 축구 경기장에서 펜스가 무너지면서 96명이 사망하고 700여명이 부상을 당하는 끔찍한 사고가 벌어졌다. 이때 군중 속에 깔린 수백 명 중 하나였던 토니 블렌드의 삶은 사고 이후로 완전히 변해 버렸다. 토니는 그날 사망하지는 않았지만 심각한 상처를 입었고 뇌의 산소 공급이 끊겼던 탓에 그 뒤 의식을 회복하지 못했다. 토니의 가족은 수개월 동안 병상을 지키면서 토니의 의식이 회복되기를 기도했다. 신경과 의사들은 토니의 뇌가 영구적인 손상을 입었으며 전혀 제 기능을 하지 못한다고 진단했다. 토니는 식물인간 상태로 분류되어 인공적으로 영양을 공급받고 전문적인 간호를 받으며 신체적으로는 생명을 유지할 수 있었다.

토니가 회복되거나 호전될 가능성이 없어 토니의 주치의는 토니의 가족들과 그들이 바라는 바에 대해 상담했다. 토니의 가족은 그의 생명을 유지시키던 영양과 물 공급을 중단하기로 결정했다. 그러나 주치의가 살인죄로 기소될 가능성도 있었기 때문에 병원은 법원에 이 사건에 대한 판단을 내려 달라고 요청했다. 토니가 자신의 의사를 표현할 수 없는 상황이었기 때문에 법원은 보호자를 대변인으로 지정했다. 법원은 병원이 치료를 중단해도 좋다는 판결을 내렸다. 하지만 사안의 중대성을 감안하여 정부 측의 항소를 받아들였다. 증언대에 선 의사들은 토니가 회복 가능성이 없다고 증언했고 결국 최고 법원은 원판결을 유지했다. 토니는 의사들이 생명 유지 장치들을 제거한 날로부터 10일 뒤인 1994년 3월 3일 세상을 떠났다. 토니의 사례는 영국 법률 역사상 법정에서 치료를 포기함으로써 죽음을 허용한 최초의 판례가 되었다. 1994년부터 2000년 사이, 영국과 웨일스에서 이와 유사한 소송이 18건 있었다.

(3) 타의적 안락사

시행자의 행위로 분류할 때는 적극적 안락사로 불리며 행위자가 어떤 생명주체의 죽음을 단축시킬 것을 처음부터 의도하여 이루어지는 것을 말한다. 직접적으로 약물주입을 하거나 치료를 중단하여 직접적인 죽음을 초래하게 하는 것으로 본인의 의사와는 무관하게 이루어지는 형태이다.

4 안락사와 각 국가의 입장

(1) 안락사를 법으로 허용하는 국가들

① 네덜란드

네덜란드 대법원에서는 1984년 이후 안락사를 용인하고 있으며, 2006년에 안락사를 합법화하는 법안을 승인했다. 수행할 수 있는 방향을 다음과 같이 설정해 놓고 있다.

㉠ 안락사를 요청하는 환자가 자발적인 결정을 내릴 것

㉡ 신중하게 숙고하여 요청하여야 한다는 것

㉢ 지속적인 죽음의 요청(a durable death wish)이 있어야 함

㉣ 참을 수 없는 고통이 지속되어야 함

㉤ 가족들과 충분한 상의가 있어야 함

② 미국 오리건 주

1997년 존엄사법을 통해 '의사 조력자살'을 허용함으로써 미국 지방정부 최초로 안락사를 허용했다. 오리건 주의 존엄사법은 6개월 이내에 사망할 수 있다는 진단을 받은 불치병 환자에게 다음의 경우 안락사를 허용한다.

㉠ 환자는 우울증이나 정신질환이 없다는 의학적 판정을 받아야 함

㉡ 환자의 안락사 요청을 확인할 증인 두 명이 있어야 함. 두 명 중 한 명은 환자와 아무런 관련이 없는 사람이어야 함

㉢ 환자의 의료기록은 주치의가 아닌 다른 의사에게 검증받아야 함

㉣ 안락사 요청이 접수된 이후 15일간의 유예기간을 거친 후 구두로 다시 한 번 요청해야 함

③ 호주

1996년 9월 노던 준주(Northern Territory)에서 세계 최초로 적극적 안락사를 합법화했다. 2013년에는 VEP(Voluntary Euthanasia Party)라는 안락사 정당이 창당되었으며 2017년 11월 호주 빅토리아 주는 안락사 법을 제정했다.

④ 기타

영국은 1935년에 시작된 'EXIT'라는 협회가 있고, 오스트레일리아에 4개, 벨기에 2개, 인도에 1개의 모임을 비롯하여 20개 국가에 30개 이상의 자발적인 안락사 협회(voluntary euthanasia society)가 있어 활발한 모임을 가지며 법적으로 안락사가 허용될 수 있도록 많은 로비활동을 하고 있다. 특히 스위스의 경우 외국인 조력 자살을 허용하고 있다.

(2) 안락사를 반대하거나 일부 허용하는 국가들

① 미국

주 별로 차이는 있으나 소극적 안락사는 일반적으로 인정하는 편이며 적극적 안락사나 조력자살의 경우 오리건 주에서만 허용이 되고 다른 주에서는 금지되어 있다.

② 일본

적극적인 안락사를 인정하지 않는다. 1962년 나고야 판결에서는 적극적인 안락사를 인정할 수 있는 6가지 요건을 들었다. 그 6가지 요건은 다음과 같다.

㉠ 현대의학에 비추어 불치병에 걸려 있고 죽음에 근접해 있을 것

㉡ 환자의 고통이 심하여 누구도 보아 넘기기 어려울 것

㉢ 오로지 환자의 고통을 완화하기 위한 목적으로 행하여 질 것

㉣ 환자의 의식으로 의사를 표명할 수 있는 경우 본인의 명시적인 촉탁 또는 승낙이 있을 것

㉤ 방법이 윤리적으로 타당할 것

③ 독일

독일의 안락사 논쟁은 국가사회주의 시대의 '도태적 안락사' 주장으로 인해 안락사는 인간 존엄성을 침해하는 것으로 생각하게 되었다. 따라서 어떤 이유에서도 사람을 죽일 수 없다고 형법에 명시되어 있으며 고의로 안락사를 시행할 경우 최고 종신형까지 처벌할 수 있다. 단, 소극적 안락사의 경우에는 환자의 자기결정권에 근거해 예외적으로 처벌을 부정한다.

④ 우리나라

우리나라에서도 안락사는 허용되고 있지 않으며 환자의 촉탁을 받아 고통을 경감시키기 위해 생명을 단축시키는 행위를 하게 되면 촉탁살인죄나 자살방조죄로 형사처벌을 받게 된다.

5 안락사 문제가 된 주요 사건들

(1) 카렌 앤 퀸란 사건(Karen ann Quinian Case)

1975년 미국 뉴저지에서 발생한 사건으로 환자의 죽을 권리에 대한 논란이 된 사건이며, 자기결정권을 존중하여 개인의 권리를 인정한 판결로 세계적으로 알려지게 되었다.

> 1974년 4월 당시 21세의 여성 퀸란(Quinian)은 친구의 생일파티에서 술과 약을 섞어 마신 뒤 호흡정지가 온 후 혼수상태에 빠졌다. 이후 퀸란은 뉴저지 성 글라라 병원에서 6개월간 정맥주사와 인공호흡기로 연명하는 식물인간 상태를 유지하게 되었다. 그녀의 주치의는 '의식이 회복될 가능성이 없으며, 인공호흡기를 제거하면 생명의 지속은 오래가지 않을 것'이라고 진단했다. 퀸란의 아버지 조셉 퀸란은 "카톨릭 전통에서는 희망이 없는 환자에게 인공호흡기를 수단으로 사용하여 생명을 연명해야 할 윤리적 의무가 없다."라는 본당 신부의 윤리·신학적 해석에 힘입어 퀸란에게 자연스러운 죽음을 맞이할 기회를 주겠다고 결심하였다. 퀸란의 아버지는 의사에게 생명유지장치를 제거할 것을 요청하였으나 거절당하자, 법원에 생명유지장치의 제거를 허가해 달라는 소송을 내었다.
> 뉴저지 고등법원(1975.11.10. 판결)은 생명유지장치의 제거는 의료적인 문제이므로 주치의의 결정에 맡겨야 한다는 판결을 내리고 퀸란의 아버지가 낸 신청을 기각하였으나, 1976년 3월 31일 대법원에서 아버지의 주장을 인정하며 다음과 같이 판결을 하면서 3가지 요건을 전제로 안락사를 인정하였다.
> "① 후견인과 가족이 같은 의견이고, ② 다른 의사가 혼수상태에서 인식이 있는 지적 상태로 회복할 가능성이 없다는 판정을 하고 생명유지장치를 정지시켜야 한다는 결론을 내린다면, ③ 입원한 병원의 윤리위원회 승인을 얻어 장치를 제거해도 된다."
> 법원의 판단에 따라 생명유지장치를 떼었으나 퀸란은 예상과는 달리 스스로 호흡을 회복하여 지속적인 식물인간 상태를 9년 동안 유지하다 1985년 6월 11일 폐렴으로 사망하였다.

(2) 포스트마 사건(Postma Case)

1971년 네덜란드에서 발생한 사건으로 네덜란드는 이 사건을 계기로 1973년 자발적 안락사 협회가 발족되었다.

> 1971년 네덜란드 의사였던 포스트마(Geertruida Postma)의 어머니는 뇌일혈로 부분적으로 마비되었고 귀가 멀었으며 심한 언어장애에 시달린 채 양로원에서 떨어지지 않도록 의자에 묶여서 살아야 했다. 포스트마는 어머니로부터 죽게 해달라는 끊임없는 요청을 받은 후 어머니에게 모르핀을 주사하여 의식불명이 되게 유도한 뒤 큐라레(curare)를 주사하여 사망하게 하였으며, 이 사실을 양로원 원장에게 알리고 원장은 경찰을 불렀다. 포스트마는 "한 인간으로서 인간 이하의 모습으로 살아가는 어머니를 더 지켜보는 것이 견딜 수 없었다."라고 하였다. 그는 유죄판결을 받았으나 형량은 1주일의 형 집행정지와 1년의 집행유예로 미미하였다.

(3) 케보키언 사건(Jack Kevokian Case)

미국 미시간에서 일어난 사건으로 의사인 케보키언이 고통에 신음하는 환자들의 자살을 돕거나 직접 독극물을 주입하여 사망하게 하였으며, 법정은 이를 살인행위로 판단하여 징역형을 선고하였다.

> 1990년 안락사 옹호자인 케보키언(Kevorkian)은 자살기계를 발명하여 불치병 환자 100여 명의 자살을 도와주며 절망에 빠진 환자들이 자신의 생을 마감하도록 돕기 시작하였다. 자살기계는 환자들이 스스로 스위치를 누르면 일산화탄소가 관을 타고 환자 머리 위에 씌워진 주머니 안으로 흘러들어 가도록 고안되었다. 케보키언은 회복될 가능성이 전혀 없고 고통이 계속되며, 환자 본인이 원한다면 안락사를 돕는 것이 의사의 의무라고 생각하였다. 그는 이 때문에 감옥에 간다 하더라도 조금도 두렵지 않다고 하면서 환자들의 자살을 돕는 것을 멈추지 않았다. 케보키언은 매년 10여 명씩 불치병 환자의 자살을 도와주면서 네 번이나 기소되고 풀려나게 되었는데 이는 자살을 도와주는 것을 금지하고 있는 미시간 주에서 일어나 더 많은 논쟁이 되었다.
> 케보키언 박사를 찾는 환자들이 늘어날수록 정신과 전문의들과 생명윤리학자들은 환자가 심각한 우울증으로 일시적으로 자살을 원하는 것일 수도 있다는 의견을 냈고 의사들도 도덕성 여부가 불투명하다고 경고하면서 반대 시위를 펼치기도 하였다. 1998년 11월 케보키언은 루게릭병에 걸린 남성환자 토마스 유크의 안락사 과정을 촬영하여 CBS 방송국에 내보냈고 미국 사회의 뜨거운 논쟁을 불러일으키게 되었다. 이로 인해 케보키언은 살인죄로 기소되어 2급 살인죄를 적용받았다. 이후 케보키언은 미시간 주의 한 교도소에서 복역하다 2007년 6월 질병을 이유로 가석방되었다.
> 케보키언의 죽을 권리를 위한 투쟁은 미국 전역에 걸쳐 반향을 일으켜 1994년 오리건 주에서는 의사 조력자살을 허용하는 법안이 통과되었으며, 1996년에는 두 개의 연방 항소법원이 이 같은 권리는 합법하다고 인정하였다.

(4) 보라매병원 사건

1997년에 우리나라에서 발생하였던 사건으로 뇌사환자의 치료에 관한 의료인의 법적 책임에 대한 판례가 되었다.

> 1997년 12월 보라매병원 응급실로 58세의 남자 김○○이 119 구급차에 실려 내원하였다. 그는 우측 측두부와 두정부의 경막하외혈종으로 진단받고 응급수술을 시행하였다. 수술은 성공적으로 끝났으나 수술 중 저혈압과 다량의 수혈로 인한 합병증이 발생하였고 환자의 의식도 회복되지 않아 의료진은 회복의 가능성이 매우 낮은 것으로 판단하였다. 그날 오후 환자의 부인은 경제적인 이유를 들어 더 이상 치료할 수 없다며 퇴원을 요구하였고 담당 전공의는 퇴원을 만류하였다. 담당 전문의 역시 입원 초기의 비용은 많이 들지만 이후로는 그렇지 않다며 퇴원을 만류하였으나, 부인은 막무가내로 퇴원을 요구하였다. 더 합의가 불가능하다고 판단한 담당 전문의는 전공의에게 현재의 상황, 즉 퇴원 시 사망가능성이 있다는 것을 환자와 보호자에게 다시 한 번 주지시킨 다음 귀가서 약서에 서명을 받고 환자를 퇴원시켰다. 퇴원 당시 환자는 간이형 인공호흡기의 도움으로 자가 호흡을 하고 있었으나 부인의 요청에 의해 이를 제거하였으며 얼마되지 않아 김씨는 사망하였다. 그런데 며칠 후 환자의 형제들이 전공의와 전문의, 부인을 상대로 법원에 소송을 제기하였고 법원은 이들 모두에게 실형을 선고하였다.

(5) 김할머니 사건

본 사건을 계기로 우리나라에서도 존엄사에 대해 관심을 가지게 되었고 병원윤리위원회가 활성화되었다.

> 2008년 2월 18일 김○○ 할머니는 폐암을 확인하기 위하여 세브란스병원에서 조직검사를 받다가 과다출혈로 인한 뇌손상으로 식물인간 상태에 빠졌다. 가족들은 평소 김할머니가 인공호흡기에 연명하는 것을 바라지 않았다며 무의미한 연명치료를 중단하고 품위있게 죽을 수 있도록 해달라고 병원 측에 요구하였으나 병원이 이를 거부하여 가족은 소송을 제기하였다.
> 2009년 5월 2일 대법원은 회복 불가능한 사망의 단계에 이른 환자에게 인간으로서의 존엄과 가치에 기초하여 자기결정권을 행사하는 것으로 인정되는 경우에는 연명치료를 중단할 수 있다고 판결을 내렸으며, 그해 6월 23일 환자의 인공호흡기를 제거하였다. 그러나 그 후 김할머니는 특별한 투약없이 자발호흡을 유지하다 2010년 1월 인공호흡기를 제거한 지 201일 만에 가족이 지켜보는 가운데 사망하였다. 세브란스병원 측은 김할머니의 경우 인공호흡기만 떼었을 뿐 항생제와 유동식은 계속 공급하였으므로 연명치료를 중단한 것이 아니며 따라서 존엄사가 아니라는 입장이다. 김할머니의 사례는 존엄사의 판결에 따라 '무의미한 연명치료'의 범위가 어디까지인지에 대한 과제를 남기게 되었다.

제 2 절 안락사의 윤리적 문제

1 안락사 찬성입장 중요 ★

(1) 결과주의 윤리설과 안락사

① 결과주의는 어떠한 행동의 도덕성을 그 행동이 추구하는 결과에 따라 판단해야 한다고 본다. 그러므로 어떤 환자에게 죽음이 최선의 결과가 될 수 있다는 점을 인정한다.

② 결과주의자는 '자비 중시' 관점에서 환자의 고통과 괴로움에 주목하며 환자의 고통과 괴로움을 막는 것이 윤리적인 선택이라고 주장할 수 있다.

③ 환자의 입장에서 보면 계속되는 고통과 회복의 희망이 없는 병에 시달릴 때 자신의 생명을 끊는 것은 개인의 기본적 자유이고 자율적인 결단이라고 할 수 있다고 주장한다.

(2) 자발성과 선택의 권리

자발성이란 어떤 선택이 비록 실수처럼 보인다 해도 그것을 존중해 주어야 한다는 것이다. 선택의 권리에는 죽음을 선택할 권리, 즉 죽을 권리도 포함되어 있다고 주장하며 타인이 그 사람의 결정에 대해 방해하지 말아야 한다고 본다.

(3) 존엄성의 상실과 존엄성을 유지할 권리

① 환자들은 지속적인 고통 속에서 자아존중감을 침해받기 쉬우며 자신이 다른 사람의 짐이 된다는 것에 자존감이 저하됨을 느낀다. 이러한 상황에서 죽음을 선택하도록 허락되지 않는다는 것은 미개하고 비인간적인 처사라고 본다.

② 안락사 찬성론자는 병든 노인들에게 언제 죽을지 선택할 수 있는 권리를 주어야 한다고 말한다.

③ 조산아의 생존율이 점차적으로 높아져 가지만 심각한 장애를 후유증으로 안고 살아가는 유아들의 존엄성이 존중되는 삶을 살아 갈 수 있을지 의문을 제기한다.

④ 식물인간 상태에 빠진 환자를 단지 인공적으로 산소나 영양을 공급해 신체가 생명을 유지한다는 것은 오히려 환자의 존엄성과 삶의 질을 해치고 가족 역시 큰 고통을 겪는다.

(4) 고통의 감소

① 환자의 고통이 매우 심하여 참을 수 없는 정도이고 치유되기 어려운 경우 죽음은 고통으로부터 해방되기 위한 수단으로 정당화될 수 있다.

② 이 경우는 안락사가 '잔혹성의 금지' 혹은 '자비'의 이름으로 정당화된다.

2 안락사 반대입장 중요 ★

(1) 의무론적 윤리설과 안락사

① 의무론적 윤리설은 절대적인 규칙과 의무를 기반으로 사회가 유지되고 있다는 것을 기본 전제로 한다. 즉, 의무론적 관점에서는 명확한 규칙이 제시되어야 하며 "의사는 환자가 무엇을 원하든 결코 환자의 생명을 앗아가는 행위를 하지 말아야 한다."라고 규칙을 정했다면 이를 따라야 한다고 본다. 그러므로 안락사나 조력자살은 그 어떤 경우에도 허용될 수 없다.

② 의무론자는 '생명중시'의 관점을 가지고 있으며 의사는 언제나 환자에게 최선을 다해야 하며(선행의 원칙) 환자에게 해가 되는 행위를 하지 말아야 한다(해악 금지의 원칙). 그러므로 의사는 항상 환자를 살리기 위해 치료해야 한다.

③ 미끄러운 비탈길 이론

안락사를 일단 허용하게 되면 미끄러운 비탈길(slippery slope) 이론이 적용되어 남용으로 이어지게 된다고 주장한다. 아무리 제한적인 상황에서만 안락사를 허용한다고 하여도 자칫 나치 치하의 독일처럼 집단 학살을 불러 올 수도 있다.

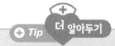

Tip 더 알아두기

미끄러운 비탈길(slippery slope) 이론
주로 처음 제기된 어떤 문제를 해결하지 않아서 점점 더 큰 문제가 발생하거나 대수롭지 않다고 여겼던 것들이 완전히 망가질 때까지 중단하기 힘들다고 보는 이론이다. 의무론자의 윤리관에 기반을 두고 있으며 어떤 상황에서도 규칙은 절대 깨어져서는 안 되며 한번 깨진 규칙은 필연적으로 남용으로 이어진다는 주장이다. 예를 들어 어떤 의사가 불치병에 걸린 환자가 고통스러운 삶을 이어가는 것 대신 죽을 수 있도록 마지못해 치료를 중지하는 데 동의를 했다고 할 때 한번 이런 결정을 내린 의사는 다른 유사한 상황에서도 환자에게 죽음을 가져올 결정을 선택할 확률이 높아질 수 있다. 영국의 죽음의 의사로 불리는 가정의학과 의사 해럴드 시프먼은 치사량에 달하는 모르핀을 주사해 200명이 넘는 노인과 여성 환자들을 죽게 했으며 이는 영국 사회에 큰 충격을 일으킨 적이 있다.

(2) 삶의 존엄성

삶은 신성하고 불가침한 것이므로 참을 수 없고 치유할 수 없는 고통을 포함한 그 어떤 이유로도 안락사를 정당화할 수 없다고 주장한다.

(3) 회복 가능성

의사들이 실수나 오류를 범할 수 있으며 환자들이 지속적으로 혹은 새로운 치료방법의 개발 등으로 회복될 수 있는 가능성이 있다.

(4) 남용과 차별의 위험

① 장애인 사회운동에 적극적인 사람들은 안락사를 법적으로 허용하거나 용인하는 데 반대한다.

② 불가피한 개인적 사례를 제외하고 노인, 빈자 및 장애자 등의 취약 인구에 대한 조력자살이 남용될 가능성이 높다.

(5) 비이성적이거나 경솔한 선택

① 안락사를 요구하는 사람들 중의 일부는 이성적이고 신중한 선택을 하는 것이 아니므로 안락사에 대한 요구를 수용해서는 안 된다는 것이다.

② 1980년 바티칸 교황청에서는 안락사에 대한 선언을 하면서 안락사가 '사랑과 구원을 구하는 고뇌에 한 간청'이라고 말하며 매우 아픈 사람들의 안락사 요구가 진정으로 원한다는 의미로 해석되어서는 안 된다고 말했다.

(6) 완화 치료법의 발전

① 완화치료법은 회복보다는 고통을 덜어주고 삶의 질을 향상시키는 데 중점을 두고 있다. 완화치료법의 목적은 환자가 편안하게 생활할 수 있게 도와주면서 가족이 환자의 죽음을 준비할 수 있도록 한다.

② 완화치료는 병원과 요양소, 양로원뿐만 아니라 환자의 집에서도 많이 이루어지고 있다.

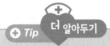

Tip 더 알아두기

안락사의 강력한 반대자 Kubler Ross

미국의 심리학자이며 호스피스 운동가인 E. Kubler Ross는 『On death and dying』의 저자이자, 안락사의 강력한 반대자이다. 그녀는 오랫동안 임종환자들을 돌보고 연구해 오는 동안 환자들로부터 진정한 의미의 안락사 요청은 없었다고 진술하였으며 다음과 같은 이유로 안락사 반대를 주장하였다.

- 죽음의 과정(process)을 지켜보는 것은 '엄숙하고 소중한 과정'을 경험하는 것으로 인간 삶에 있어서 가장 숭고한 순간이다. 이 죽음의 대면은 인간에게 있어서 마지막 싸움이며 이 싸움을 생략한다는 것은 너무나 엄숙한 순간을 빼앗는 것이다. 즉, 안락사는 그러한 과정을 생략하겠다는 것이다.
- 호스피스의 정신으로 환자를 정성껏, 애정을 가지고 최선을 다하여 돌본다면 그가 정말로 안락사를 선택할 것인가? 대부분 안락사를 원하는 사람의 경우 삶의 의미를 찾지 못한 경우와 자기 자신이 무가치하고 무의미한 존재로 느껴져 다른 이들에게 부담만 된다고 생각하는 데에서 발생되는 것이다. 즉, 인간이 소외되고 고독하게 버려지기 때문에 안락사를 원하게 되는 것이라고 주장했다.

제 3 절 | 안락사의 형법상 문제

1 법적 개념

(1) 법적 개념에서 안락사의 분류

법학 영역에서는 안락사를 적극적 안락사, 간접적 안락사, 소극적 안락사의 세 가지 유형으로 분류한다.

① 적극적 안락사

불치의 병으로 극심한 고통을 받고 있는 환자가 고통 제거를 위해 환자의 생명을 단절시키는 것이다.

> ☑ 예
>
> 혈관에 공기를 주입하여 공기색전을 일으켜 사망하게 하는 경우

② 간접적 안락사

생명을 단축시킬 염려가 있음에도 불구하고 고통완화 목적의 처치를 한 결과 의도하지 않았으나 예상된 부작용으로 인해 환자가 사망하는 것을 의미한다.

> ☑ 예
>
> 환자의 고통을 감소시키기 위해 모르핀을 증량하여 사용함으로써 결과적으로 환자가 사망하는 경우

③ 소극적 안락사

죽음에 직면한 환자가 죽도록 내버려 두는 것을 말한다.

> ☑ 예
>
> 말기 환자에게 정맥을 통한 수액 공급이라는 생명연장 처치를 중단하여 환자가 사망하는 경우

(2) 안락사 개념의 불일치

안락사의 법적 개념은 안락사의 일상적 개념 또는 의료실무적 개념과는 일치하지 않는다. 의료실무에서는 소극적 안락사의 개념 범위가 법적 안락사의 개념보다 더 확장되어 있다.

2 이익형량적 사고와 절차적 정당화

(1) 이익형량적 사고

① 법적 안락사의 유형별로 현행법에 적용 시 환자의 자기결정권이나 환자가족의 이익을 환자의 생명이나 의사의 생명유지의무와 형량하여 그 정당화 여부를 결정한다.

② 적극적 안락사 → 간접적 안락사 → 소극적 안락사의 순서로 환자의 생명, 의사의 생명 유지의무는 점점 덜 중요하고 환자의 자기결정권, 가족의 처분권은 점점 더 중요하게 평가된다.

③ 적극적 안락사의 경우 환자의 집요한 요구가 있었던 경우에 한해 촉탁, 승낙살인죄가 성립되며 안락사라는 살인 동기는 양형에서만 고려된다.

④ 간접적 안락사는 다음의 경우에 정당행위(형법 제20조)로서 위법성이 인정되지 않는다고 본다.
  ㉠ 환자가 불치의 질병으로 죽음에 임박한 경우
  ㉡ 고통이 극심한 경우
  ㉢ 환자가 의식이 명료한 상태 하에서 진지하게 요구한 경우
  ㉣ 오로지 환자의 고통 제거 또는 완화를 위해 의사가 윤리적으로 타당성이 인정되는 방법으로 시술된 경우

(2) 절차적 정당화

① 법은 안락사 시술의 실체적 요건을 말하는 것이 아니라 관련 당사자들이 서로의 관점을 교환하고 성찰하면서 합리적 결정을 내릴 수 있는 의사소통의 통로를 마련해 주는 역할을 해야 한다.

② 환자의 고통과 불치에 대한 주치의를 포함한 다수 의사들의 협의에 기초한 진단, 환자와 의사·가족·관련 종교인 등과의 대화, 환자·담당의사·가족 관련 종교인이 펼치는 병원 생명윤리위원회에서의 의견교환, 환자의 자율적 의견 표명 등이 이루어지는 절차가 마련되어야 한다.

3 관련 법률

(1) 적극적 안락사 중요★

① 우리나라 「형법」은 살인의 죄에 관한 장에서 자연적인 죽음 이전에 죽음을 앞당기는 행위를 금지하고 있다.

②「형법」제250조 제1항에서는 "사람을 살해한 자는 사형, 무기 또는 5년 이상의 징역에 처한다."라고 되어 있으며 제2항에서는 자기 또는 배우자의 직계존속을 살해한 자를 가중처벌하고 있다.

③「형법」상 적극적 안락사는 살인죄에 해당하며, 특히 환자의 부탁이나 승낙을 받아 살해한 경우에는 촉탁·승낙 살인죄(제252조 제1항)에 해당하고, 말기 환자의 자살을 도운 경우에도 자살방조죄(제252조 제2항)를 적용해야 한다는 것이 다수의 의견이다.

④「형법」은 목적과 수단의 비례성을 요구하는데, 아무리 고통제거의 목적을 달성하기 위한 것이라 할지라도 그것을 위해 투입되는 수단이 적극적인 생명단절이라는 형태로 나타난다면 적합성, 균형성이 없어 정당하다고 할 수 없다고 본다.

⑤ 「형법」 제24조는 피해자의 승낙이라는 표제 하에 "처분할 수 있는 자의 승낙에 의하여 그 법익을 훼손한 행위는 법률에 특별한 규정이 없는 한 벌하지 아니한다."라고 규정하고 있는데, 이 규정에 의해서 안락사 문제를 해결하자는 견해도 있으나 일단 생명이 처분할 수 있는 것인지 여부에 대한 논란이 우선적으로 제기된다.

(2) 소극적 안락사

① 구성요건 조각설 중요 ★

ㄱ 연명치료중단은 더 이상 치료방법이 없어서 치료를 중단하는 것이기 때문에 단순 부작위든 작위를 통한 부작위든 간에 의사에게는 더 이상의 치료의 의무가 존재하지 않으므로 의사에게는 보증인 지위가 없고 이로 인해 구성요건 해당성의 행위주체에 해당하지 않는다고 한다.

ㄴ 「형법」 제252조 제1항에서 동의살인 및 자살관여행위를 말하는 규정을 두고 있다. 따라서 안락사 행위는 원칙적으로 동의살인죄, 또는 경우에 따라서 자살관여죄의 구성요건을 충족하기 때문에 그 범죄성이 문제될 수 있다. 그런데 이에 대하여 '사인의 전환' 이론을 들어 안락사는 처음부터 동의살인죄 또는 자살관여의 구성요건에 해당하지 않는다는 견해가 있다. 즉, "질병에 기인한 극심한 고통을 수반하는 죽음이 안락사에 의하여 고통이 없는 죽음으로 치환되는 것으로써, 이것은 단지 사인만 바뀐 것뿐이며 법률상 살인적인 요소는 전혀 없다."라는 것이다.

② 위법성 조각설

ㄱ 피해자의 승낙에 의한 위법성 조각 중요 ★

환자는 의료행위에 있어 대상이 아닌 주체로서 치료의 방법, 내용, 범위 등을 스스로 결정할 권리가 있고 이러한 환자의 자기 결정권의 범위 내에 속하는 결정은 의사가 존중할 필요가 있기 때문에 의사에게 그 책임을 귀속시킬 수 없다는 것이다.

> ☑ 예
> 여호와의 증인이 수혈을 거부하는 경우 환자의 자기결정권에 의한 의료행위로 피해자의 승낙으로 볼 수 있다.

ㄴ 추정적 승낙에 의한 위법성 조각

추정적 승낙이란 피해자의 현실적 승낙이 없었다 할지라도 행위 당시의 모든 객관적 사정에 비추어 피해자가 이를 알았더라면 당연히 승낙했을 것이라고 추정되는 경우의 승낙을 말한다.

ㄷ 정당행위에 의한 위법성 조각

환자의 생명과 자기결정권을 비교형량하기 어려운 특별한 사정이 있다고 인정되는 경우에 의사가 자신의 직업적 양심에 따라 환자의 양립할 수 없는 두개의 가치 중 어느 하나를 존중하는 방향으로 행위 하였다면 이러한 행위는 처벌할 수 없다.

제4절 **존엄사**

1 존엄사와 임종과정의 환자간호 및 형법상 문제

(1) 존엄사의 정의

① 존엄사(death with dignity)란 최선의 의학적 치료를 다하였음에도 회복 불가능한 사망의 단계에 이르렀을 때, 질병의 호전을 목적으로 하는 것이 아니라 오로지 현 상태를 유지하기 위하여 이루어지는 무의미한 연명치료(기계호흡, 심폐소생술 등)를 중단하고 질병에 의한 자연적 죽음을 받아들임으로써 인간으로서 지녀야 할 최소한의 품위를 지키며 생을 마감하도록 하는 것이다.

② 존엄사와 안락사는 안락사가 질병에 의한 자연적 죽음이 아니라 인위적 행위에 의한 죽음이라는 점에서 다르다. 다만 '소극적 안락사'를 존엄사와 동일시하는 견해도 있다.

③ 우리나라에는 세브란스병원 김할머니의 재판에서 2009년 5월 21일 대법원이 무의미한 연명치료장치 제거 등을 인정하는 판결을 내려 존엄사에 대한 논란이 일었다. 이 판결에 따르면, 식물인간 상태인 고령의 환자를 인공호흡기로 연명하는 것에 대하여 질병의 호전을 포기한 상태에서 현 상태만을 유지하기 위하여 이루어지는 연명치료는 무의미한 신체침해행위로서 오히려 인간의 존엄과 가치를 해하는 것이며, 회복 불가능한 사망의 단계에 이른 환자가 인간으로서의 존엄과 가치 및 행복추구권에 기초하여 자기결정권을 행사하는 것으로 인정되는 경우에는 연명치료 중단을 허용할 수 있다고 하였다. 연명치료가 무의미하고 환자의 의사가 추정되는 경우로 제한하기는 하였으나 사실상 존엄사(또는 소극적 안락사)를 인정한 첫 판례이다.

> **⊕ 죽음이 임박한 환자의 권리**
>
> 첫째, 환자의 권리 존중은 환자를 단지 '수단'으로만이 아니라 '목적'으로 대해야 한다는 것이다. 환자의 권리에는 진실을 알 권리와 진실을 들을 권리가 있다. 이 권리에는 치료를 받을지 거부할지에 대해 '사전 동의'를 얻는 것이 포함된다.
> 둘째, 치료를 받을 권리이다. 이는 존경받을 권리에서 도출되며, 어떤 특별한 건강상의 돌봄을 받을 권리이다.
> 셋째, 환자가 모든 치료를 거절하거나 중단할 권리이다. 이는 특히 자신의 문제를 결정할 수 있는 환자에게 중요한 권리이다. 그러나 이 권리는 의료인이 치료를 중단하기 원하는 환자의 죽음과 관련된 법적·도덕적 책임을 기꺼이 질 수 있다고 가정할 때 성립된다.
>
> 앞에서 임종을 맞이하는 환자의 3가지 권리가 의미하는 것은 임종하는 환자는 홀로 방치되어서는 안 되고, 편안하게 돌봄을 받을 권리가 있으며, 살아 있는 동안 최대의 안녕을 제공하고, 존엄한 죽음을 맞을 수 있게 도와야 한다는 것이다.

(2) 존엄사와 임종과정의 환자 간호

① 간호사는 임종 과정에 있는 간호대상자에게 안위를 제공하고 동반자 역할을 수행함으로써 간호대상자의 존엄성을 유지하도록 한다.

② 간호사는 연명의료를 결정한 간호대상자나 가족, 대리인이 호스피스, 완화 간호를 요구할 때 이를 제공하여야 한다.

③ 간호사는 임종과정에 있는 간호대상자에게 다음과 같이 돌보아 주어야 한다.

    ㉠ 자연스러운 죽음을 유지 : 부자연스러운 연명과 죽음을 서두르는 이 두 가지를 피함으로써 자연스러운 죽음을 맞이하도록 한다.

    ㉡ 불쾌한 신체 증상의 완화 : 통증을 비롯하여 오심, 구토, 호흡곤란, 전신 권태감 등 말기 증상을 조절해준다.

    ㉢ 전인적 치료 : 신체증상의 조절뿐 아니라 정신적, 사회적, 정서적 측면도 중시하여 환자를 전인적으로 돌보아야 한다.

    ㉣ 가족의 치료 : 환자의 임종 시부터 사별 후까지 가족의 슬픔 치료도 중요하다.

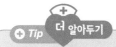

> **연명의료 유보 및 중지에 대한 간호사의 윤리적 행동에 대한 지침(미국 호스피스 완화 케어 간호사 협회의 입장문)**
> - 연명의료는 유보되거나 중단될 수 있다. 이롭지 않은 의료처치를 시작하지 않겠다고 결정하는 유보와 이롭지 않은 의료처치 또는 더 원치 않는 의료처치를 그만 받겠다고 결정하는 중단에는 윤리적, 법적 관점 모두에서 차이가 없다.
> - 모든 사람에게는 합리적으로 이롭다고 생각되는 의료처치를 받기 시작할 권리가 있는 동시에 어떤 의료처치든 유보하거나 거절할 권리가 있다.
> - 환자들은 자신이 스스로 의사결정을 할 수 없을 때를 대비하여 의사결정 대리인을 지정할 권리가 있다.

(3) 존엄사의 형법상의 문제

① 존엄사는 환자의 고통이 그다지 문제되지 않으며, 환자 자신이 의식불명으로 인하여 자기결정권을 행사할 수 없다는 점에서 안락사와 구별이 된다. 우리나라에서는 사람의 사망 시기에 관하여 호흡정지설, 뇌사설, 맥박정지설이 대립하고 있으나 통설은 맥박정지설이라고 할 수 있다.

② 의사의 연명조치 거부나 식물인간의 연명장치 제거는 살인행위에 해당하나, 뇌사자의 연명장치 제거 행위는 사회상규에 위배되지 않는 행위로서 위법성이 배제된다.

③ 뇌사가 법적으로 인정되지 않은 경우에는 뇌사자도 살인죄의 객체임은 틀림이 없다. 그러나 식물인간, 뇌사자의 사전 동의가 있는 경우에는 그들의 자기결정권을 존중하여 존엄사 인정이 타당하며, 이 경우에는 의사의 행위는 적법하다.

2 연명의료 중단

(1) 연명의료의 정의

① 연명의료(LST : Life-Sustaining Treatments)란 의학적으로 죽음을 초래하는 질환을 회복시키지 못한 채 생명현상만을 유지해 인위적으로 생명을 연장하는 의료적 조치를 말한다.

② 연명의료는 환자의 영양 공급과 호흡 및 혈압 등을 유지하기 위한 인공영양, 인공호흡기, 수액 및 혈압상승제뿐 아니라 신장투석, 항생제 등의 각종 치료행위를 광범위하게 포함한다.

③ 연명의료의 대상 **중요** ★

연명의료를 적용해야 하는 대상은 2명 이상의 의사가 회복 가능성이 없다고 판단한 말기환자 또는 지속적 식물상태의 환자

㉠ 지속적 식물상태 환자 : 식물상태로 6개월 이상이 지났고 회복 가능성이 없는 경우

㉡ 말기 암 환자 : 수술, 항암 화학요법 등의 적극적인 치료가 효과가 없거나 미약한 경우이다.

㉢ 말기 후천성면역결핍증 환자 : 인간 면역결핍 바이러스에 감염된 뒤 치명적 감염증 등 합병하여 적극적인 치료에 반응이 없거나 미약한 경우이다.

㉣ 만성질환의 말기 상태 환자 : 심장, 폐, 간, 신장, 근육, 뇌 등의 만성질환이거나 진행성 질환의 말기 상태로 치료 방법이 없거나 효과가 미약한 경우이다.

㉤ 뇌사 상태 환자 : 법률에 정의된 뇌사로 진단, 뇌사 판정 기준 가운데 무호흡 검사 등 일부 기준을 제외한 나머지 기준이 충족되어 2인 이상의 전문의사가 이에 준한다고 판정한 경우다.

㉥ 임종 환자 : 위중하여 여러 계통의 기능이 매우 저하되거나 상실된 상태에서 적극적 치료를 하여도 죽음이 임박하여 짧은 시간에 사망할 것을 예상되는 경우이다.

④ 연명의료의 종류

㉠ 일반 연명의료 : 생명유지에 필수적이지만 전문적인 의학 지식이나 의료 기술, 특수한 장치가 필요하지 않은 치료

> ☑ 예
>
> 관을 이용한 영양 공급, 수분·산소 공급, 체온 유지, 배변과 배뇨 도움, 욕창 예방, 진통제 투여, 일차 항생제 투여 등

㉡ 특수 연명의료 : 생명유지를 위해 고도의 전문적인 의학지식과 의료 기술, 특수 장치가 반드시 필요한 치료

> ☑ 예
>
> 심폐소생술, 인공호흡기 적용, 혈액투석, 장기이식, 수혈, 항암제 투여, 고단위 항생제 투여 등이 있다. 심폐소생술은 심장 마사지, 강심제나 승압제 투여, 인공호흡, 제세동기 적용 등을 포함한다.

(2) 연명의료 결정 방법

① 의식이 있을 때

　㉠ 연명의료계획서 : 환자와 담당의사가 함께 작성하여야 하며 환자에게 질병상태와 진행 과정이 어떤지, 의료행위를 어떻게 할 것인지, 진료의 효과가 어떻게 나타날 수 있는지 등을 설명할 수 있고 환자는 담당의사에게 원하는 것을 말할 수 있다.

　㉡ 사전의료의향서 : 죽음이 임박하였을 때 치료여부 의사를 미리 밝혀두는 문서로서 다음 의 내용을 포함할 수 있다.

　　ⓐ 마지막 날들을 보내고 싶은 장소

　　ⓑ 스스로 결정을 내릴 수 없는 경우 누구를 대리인으로 지명할 지의 문제

　　ⓒ 간병인이 통증, 영양공급 및 대소변 관리 등을 할 때 어떻게 해주길 바라는지의 문제

　　ⓓ 심폐소생술 시행 여부

　　ⓔ 임종치료에 대한 재정적 준비

② 의식이 없을 때

　㉠ 사전의료의향서가 있을 경우 : 환자가 회복 불가능한 단계에 이르렀을 경우 자신의 연 명의료 거부 내지 중단에 관한 의사를 밝혔다면 자기결정권을 행사한 것으로 간주한다.

　㉡ 사전의료의향서가 없는 경우 : 가족(배우자, 직계비속, 직계존속에 한함) 2인 이상이 환 자의 평상시 의사(과거 행적, 소신 등)에 대하여 일치하는 진술을 하고 이를 1명의 담 당의사와 1명의 해당분야 전문의 판단 후 환자의 의사를 추정하여 인정할 수 있다.

　㉢ 의사추정이 불가할 때 : 법정대리인이나 성년 후견인 등 적법한 대리인 그리고 가족 (배우자, 직계비속, 직계존속에 한함) 전원이 합의하여 대리결정하고 1명의 담당의사 와 1명의 해당분야 전문의가 결정이 합리적인지 확인한다.

[표 8-2] 연명의료 결정방법

의식이 있을 때	의식이 없을 때	의사추정이 불가할 때
연명의료계획서 + 사전의료의 향서	• 사전의료의향서가 있을 때 의사 2명 확인 • 사전의료의향서가 없을 때 가족 2인 이상 진술 일치 시 의 사 2명이 확인 　㉑ 가족(배우자, 부모, 자녀, 형 제, 자매) 중 1명이라도 진술 이 다를 경우 중단 불가	• 미성년자 : 친권자 결정 • 성인 : 가족 전원 합의 + 의사 2 명 확인

(3) 연명의료의 유보, 중지 절차

① 연명치료 중지에 관한 지침(연명치료 중지에 관한 지침 제정 특별위원회, 2009.10.13.)은 회복 가능성이 없는 환자 본인의 결정과 의사의 의학적 판단에 의하여 무의미한 연명의료 를 중지할 수 있으며 환자의 자기결정권에 따른 결정을 의료인이 존중해야 한다고 기술하 고 있다.

② 의도적으로 환자의 생명을 단축하거나 환자의 자살을 돕는 행위는 허용하지 않는다.

③ 담당의사는 연명의료의 적용 여부와 범위, 의료 내용의 변경 등을 환자와 그 가족에게 설명하고 협의하여야 하고 연명의료에 관한 의학적 판단은 반드시 다른 전문의사 또는 병원윤리위원회에 자문하도록 규정하고 있다.

④ 연명의료 중단대상과 결정주체

군	회복가능성	사례	본인의사 결정능력	결정주체
1군	없음	뇌사 혹은 임종환자	없음	환자 가족과 의료진
2군	없음	말기환자	있거나 없음	환자, 환자가족, 의료진
3군	없음	지속식물상태로서 특수연명의료가 필요하거나 받는 환자	없음	병원윤리위원회
4군	없음	일반 연명의료로서 유지되는 지속식물상태 환자로서 특별한 가족의 요청이 있는 경우	없음	법원

⑤ 연명의료 적용 또는 중지에 관한 절차

　㉠ 제1단계 : 임종환자 또는 뇌사 상태 환자

　㉡ 제2단계 : 의사결정 능력이 없으며 특수 연명의료를 적용해야 할 환자

　㉢ 병원윤리위원회는 담당의사 이외에 2명 이상의 전문의사가 환자의 의학적 상태를 판단하도록 해야 하며, 환자의 추정적 의사는 포괄적인 사전 의료지시, 환자의 나이, 직업, 경력 신념이나 생활 태도 등을 고려하여 판단하여야 한다.

　㉣ 위의 사항 외에 가족의 동의, 환자로 인한 가족의 정신적 고통, 이미 지출하였거나 앞으로 지출할 비용 등 경제적인 어려움 등을 고려할 수 있다. 병원윤리위원회는 당해 의료기관에서 연명의료 중지 여부뿐만 아니라 다른 의료기관으로 전원 여부도 결정할 수가 있다.

⑥ 연명의료 중단 시 고려할 점

　㉠ 환자와 환자 가족

　　ⓐ 환자나 환자의 가족은 환자의 상태, 치료 방법과 효과, 예후, 연명의료 등에 대하여 담당의사에게 자세한 정보를 받고 설명을 들을 권리가 존재한다.

　　ⓑ 환자가 스스로 결정할 수 없을 때에는 환자의 대리인 또는 후견인이 대신할 수 있다.

　　　• 환자 가족은 환자의 자기결정이 없을 때에는 환자의 추정적 의사를 존중하여 환자에게 최선의 의료를 결정하여야 할 것이다.

　　　• 환자와 환자의 가족은 의사표시를 수정할 수 있다.

　㉡ 담당 의료진

　　ⓐ 담당 의료진은 환자가 합리적으로 결정할 수 있도록 도와야 하며 그 결정을 명시적으로 남기도록 환자에게 권유한다.

ⓑ 담당 의료진은 환자의 통증이나 다른 불편한 증상에 대한 최선의 의학적인 조치를 하여야 할 것이며, 회복 가능성을 객관적으로 검토하고, 환자의 결정에 대해 진정성 여부를 확인하여야 한다. 환자의 결정이 진정이 아니거나 의학적으로 비합리적이면 이를 거부할 수도 있다. 의학적 이유로 거부하였음에도 환자의 결정이 확고하다면 담당 의료진은 다른 의료인 또는 병원윤리위원회에 환자의 상태와 환자의 요구 사항을 알려 타당성을 재평가하여야 할 것이다.

ⓒ 연명의료에 관한 일체의 결정은 의무기록으로 보관하여야 한다.

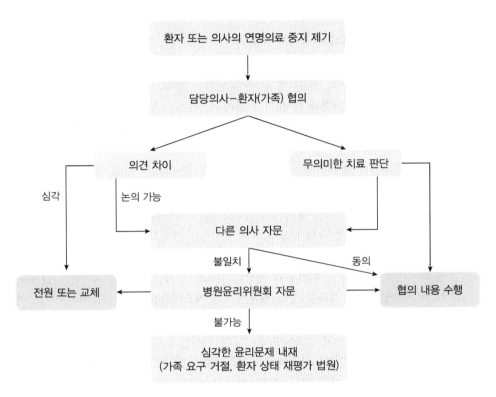

[그림 8-1] 연명의료에 관한 의견 조정 절차

제 5 절 심폐소생술 금지

1 심폐소생술 금지(DNR)의 윤리적 쟁점

(1) 심폐소생술 금지(DNR)의 정의 중요 ★

① 심폐소생술 금지(DNR : Do Not Resuscitate)는 환자의 요구로 호흡정지 등 위급한 상황이 와도 심폐소생술 등의 조치를 취하지 않는 것을 말한다. 이는 환자가 무의미한 생명연장을 거부할 수 있는 권리이다.

② 1976년 DNR의 개념이 처음 공식으로 발표되었고 대부분 중환자실에 입원한 환자를 대상으로 의사의 판단 하에 결정되었다.

③ DNR의 개념은 문명이 발달하면서 인류가 삶의 질을 중요시하고 CPR(cardiopulmonary resuscitation)을 시행했을 때 환자가 받을 수 있는 고통을 줄이고, CPR의 낮은 성공률과 실패한 CPR 후에 환자의 고통을 고려하여 불필요한 의료 자원의 낭비를 줄이기 위한 배경에서 도입되었다.

④ DNR은 생명연장 기술이 발전하면서 회복이 불가능한 환자들에 대한 생명 연장이 오히려 고통을 지속시키고 인간의 죽음에 대한 권리를 침해할 수 있다는 자각에서 시작되었다.

⑤ 좁은 의미의 DNR은 심폐 정지가 일어났을 때 심폐소생술을 하지 않는 것을 의미하며 넓게는 적극적인 치료를 하지 않는 소극적 안락사의 개념으로 보기도 한다.

⑥ DNR의 진정한 의미는 심폐정지 전까지 최대로 적극적인 의학적 처치를 하는 것이고, 현재 하고 있는 치료를 멈추거나 그 이상의 치료를 하지 않는 것을 의미하지 않는다.

⑦ 사전의사결정서에는 죽음을 앞둔 상황에서 심폐소생술을 시행하기 원하는지의 여부를 환자가 결정하도록 하고 있다.

⑧ 근래에 환자의 자율성이 강조되면서 생명의 존엄성과 관련한 논란이 많고, 또한 의학적으로 남용될 소지가 있기에 아직까지 보편화되지 못하고 있는 실정이며 법적·윤리적으로 타당할만한 지침 또한 아직 없는 실정이다.

(2) 심폐소생술 금지에 따른 윤리적 문제 중요 ★

① 구제될 수 없는 생명과 구제될 가치가 없는 생명의 구별이 어렵다. 의사는 환자나 가족의 관점을 고려해야 할 것이다.

② CPR 실시가 의사에게는 의미가 없어 보이거나 해로운 것으로 보일지라도 환자나 가족에게는 유익하고 이익이 되는 것으로 보일 수 있다.

③ DNR 결정과정에 있어서 환자의 자기결정권이 충분히 보장되지 않고 있으며, 의사의 판단에 합리적 근거나 객관성이 결여되어 법적 및 윤리적 쟁점의 소지가 있다.

④ 환자의 의사에 반하여 CPR을 내리는 경우 의료윤리의 원칙 중 자율성의 원칙과 선행의 원칙이 상충되는 것이다.

(3) DNR 환자 간호 시 간호사가 윤리적으로 고려해야 할 사항 중요 ★

① 환자의 상태를 가장 정확히 파악하고 있는 의료진에 의하여 판단되어야 하며, 심정지가 발생되기 전에 환자의 DNR 결정이 의학적, 도덕적으로 적합한지를 검증하여야 한다.

② 의료진은 환자 및 환자가족에게 환자의 질환과 심폐소생술에 의한 소생가능성에 대하여 정확히 알려줌으로써, 심정지가 발생하기 이전에 심폐소생술의 수용여부를 미리 판단하도록 하여야 한다. 따라서 치유될 수 없는 만성질환의 환자는 DNR을 결정하기 이전에 충분한 시간을 두고 반복하여 의료진과 상의하도록 한다.

③ 의학적 이익, 심폐소생술 후의 삶의 질, 심폐소생술 이전의 삶의 질에 의해 결정하는데 여기에서 삶의 질을 결정하는데 사용될 가치들은 의사의 가치가 아니라 환자의 가치이어야 한다.

④ DNR 결정이 환자의 소망과 일치되지 않는 경우에는 환자의 권리를 침해하는 것일 수 있다.

⑤ DNR 지시가 내려진 환자에게 간호사는 환자가 필요로 하는 기본간호를 제공해야 한다. 특히 호스피스 환자는 DNR 지시가 내려진 환자로 본다. 그러므로 호스피스 환자에게는 단순한 생명 연장을 위한 CPR은 금지한다.

주관식 레벨 UP

01 다음은 안락사와 관련된 개념에 대한 설명이다. 이 중 알맞은 내용을 〈보기〉에서 골라 빈칸에 채우시오.

① (　　　)는 의학적으로 환자의 예후나 삶의 질에 도움이 되지 않는 치료들을 말한다.
② (　　　)은 치료를 계속해도 환자에게 더 이상 도움을 줄 수 없다는 판단을 내리고 환자를 퇴원시키는 것으로 의사, 환자 본인, 보호자가 결정한다.
③ 환자가 자유의사로 퇴원을 결정하는 것은 환자 본인의 (　　　)에 의해 정당화될 수 있으나 보호자의 결정은 때로 환자 본인의 의사와 최선의 이익을 반영하지 않을 수 있다.
④ 표준 진료지침에 근거해 치료행위가 환자의 회복에 도움이 되지 않는다고 판단하는 것으로 우리나라의 경우 보험공단이 (　　　)의 여부를 판별하기도 한다.

┤ 보 기 ├
㉠ 의학적 무의미함　　　　　　　　　　㉡ 무의미한 치료
㉢ 가망 없는 퇴원　　　　　　　　　　　㉣ 자기결정권

정답 ①-㉡ 무의미한 치료, ②-㉢ 가망 없는 퇴원, ③-㉣ 자기결정권, ④-㉠ 의학적 무의미함

해설 무의미한 치료는 의학적으로 환자의 예후나 삶의 질에 도움이 되지 않는 치료로서 의학적 무의미함, 심리적요인, 예후요인으로 분류한다. 가망 없는 퇴원은 환자에게 치료가 더 이상 도움이 되지 않을 경우 퇴원시키는 것이며 자기결정권에 의해 정당화될 수 있다.

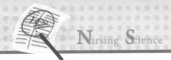

02 다음은 안락사를 생존의 윤리성에 따라 분류한 것이다. 이 중 알맞은 것을 〈보기〉에서 골라 서로 연결하시오.

---

① 고통을 견디어 나가는 것이 일과의 전부가 되는 상태에서의 생명이란 무의미하기 때문에 이 경우의 생명은 단축시키는 것이 오히려 자비로운 행위다.

② 의식이 없어 정신적인 활동이 전혀 불가능한 인간의 생존이 의미가 없으므로 인격의 존엄을 지키기 위해서라도 생명을 단축시켜야 한다.

③ 사회 집단의 한 구성원인 어떤 생명체가 질병이나 사고로 심신의 상태가 극도로 약화되어 집단에게 많은 부담이 되며 공동체가 그 희생을 더 인내할 수 없는 경우 선택한다.

┤ 보 기 ├

㉠ 존엄적 안락사　　㉡ 적극적 안락사　　㉢ 도태적 안락사　　㉣ 자비적 안락사

정답 ①-㉣ 자비적 안락사, ②-㉠ 존엄적 안락사, ③-㉢ 도태적 안락사

해설 • 자비적 안락사 : 고통을 견디는 것이 일과의 전부가 되는 경우 죽음이 도리어 자비라는 간접의 안락사

• 존엄적 안락사 : 의식이 없어 정신적인 활동이 불가능한 경우 인간으로서의 생존 의미가 없으므로 인간의 존엄성을 지키기 위해서라도 안락사를 선택해야 한다는 입장

• 도태적 안락사 : 어떤 생명체가 질병이나 사고로 심신의 상태가 극도로 약화되어 집단에게 많은 부담이 되며 한 사회집단에게 많은 부담이 되는 경우 도태적 안락사를 선택해야 할지의 여부는 항상 윤리적인 논란을 안고 있다.

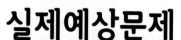

실제예상문제

01 생명주체가 의사를 표시할 수 없거나 그 결정이 불가능한 경우 또는 시행되는 것은 비임의적 안락사이다. 신생아와 중증의 정신불구자로 안락사에 동의할 수 있는 능력이 처음부터 없는 사람들에 대해 실시될 수 있는 안락사를 말한다.

01 다음은 생명주체 의사에 따른 안락사의 분류이다. 〈보기〉에 해당하는 것은 무엇인가?

┤ 보 기 ├

생명주체가 의사를 표시할 수 없거나 그 결정이 불가능한 경우 또는 표현이 가능하다 할지라도 외부에서 이를 이해할 수 없을 때 시행되는 것을 말한다.

① 자의적 안락사
② 비임의적 안락사
③ 타의적 안락사
④ 소극적 안락사

02 적극적 안락사는 행위자가 어떤 생명주체의 죽음을 단축시킬 것을 처음부터 목적하여 이루어지는 것을 말하며 작위적 안락사라고도 한다. 동통 감소를 위해 모르핀을 증량하는 것은 간접적 안락사의 예이다.

02 다음 중 행위자의 행동에 따른 안락사의 분류에 대한 설명으로 틀린 것은?

① 소극적 안락사는 생명체가 어떤 원인으로 죽음의 과정에 들어선 것이 확실할 때 시행자가 그 진행을 일시적이나마 저지하거나 지연시킬 수 있음에도 불구하고 이를 방관하는 것을 말한다.
② 소극적 안락사의 예로는 중증의 기형 신생아를 수술하지 않고 방치하여 사망케 하는 것 등이 해당된다.
③ 간접적 안락사는 의도적 행위가 죽음을 초래하는 것을 알면서도 이를 행하여 죽음이 야기되는 것으로 결과적 안락사라고도 한다.
④ 적극적 안락사의 예로는 환자의 동통 감소를 위해 모르핀을 증량하는 것이다.

정답 01② 02④

03 다음은 안락사와 관련한 논쟁에 대한 설명이다. 옳은 것을 모두 고르시오.

> ㉠ 자의적·자발적 안락사의 경우 당사자가 생명권을 포기할 경우 본인이 스스로 간절하게 요청하기 때문인지 혹은 주변의 엄청난 압력을 받기 때문에 요청한 것인지를 구분할 필요가 있다.
>
> ㉡ 안락사가 입법화된 나라의 경우 환자가 온전히 자유로운 의사로 안락사를 요청한 때에 두 사람의 의사가 불치병이라는 진단을 내려야 하고, 안락사 시행 30일 전 두 사람의 독립된 증인 앞에서 안락사를 하고자 하는 서면동의를 받아야 한다.
>
> ㉢ 비임의적 안락사는 직접적으로 약물주입을 하거나 치료를 중단하여 직접적인 죽음을 초래하게 하는 것으로 본인의 의사와는 무관하게 이루어지는 형태이다.
>
> ㉣ 비임의적 안락사의 경우 치매에 걸린 노인이 정상적인 사고를 할 수 없는 경우 안락사 시킬 수 있는가의 윤리적 문제에 봉착한다.

① ㉠, ㉡, ㉢

② ㉠, ㉡, ㉣

③ ㉠, ㉢, ㉣

④ ㉠, ㉡, ㉢, ㉣

03 ㉢은 타의적 안락사에 대한 설명이다. 시행자의 행위로 분류할 때는 적극적 안락사로 불리며 행위자가 어떤 생명주체의 죽음을 단축시킬 것을 처음부터 의도하여 이루어지는 것을 말한다.

04 다음 중 안락사를 허용하는 국가와 각 국의 입장에 대한 설명으로 틀린 것은?

① 네덜란드 대법원에서는 1984년 이후 안락사를 용인하고 있으며 안락사를 요청하는 환자가 자발적인 결정을 내릴 것, 지속적인 죽음의 요청이 있을 것 등의 안락사를 수행할 수 있는 방향을 설정해 놓고 있다.

② 미국 오리건 주의 존엄사법은 6개월 이내에 사망할 수 있다는 진단을 받은 불치병 환자에게 안락사를 허용하며 특히 만성우울증이나 기타 정신질환으로 고통 받는 자의 안락사 의견을 존중하고 있다.

③ 호주는 1996년 9월 세계 최초로 적극적 안락사를 합법화했으며 2013년에는 안락사 정당이 창당되었다.

④ 스위스의 경우 외국인 조력자살을 허용하고 있다.

04 미국 오리건 주는 1997년 존엄사법을 통해 '의사 조력자살'을 허용함으로써 미국 지방정부 최초로 안락사를 허용했다. 그러나 안락사 허용 조건에서 우울증이나 정신질환이 없다는 의학적 판정을 받아야 함을 명시하고 있다.

정답 03 ② 04 ②

05 어떠한 행동의 도덕성을 그 행동이 추구하는 결과에 따라 판단해야 한 다고 보므로 어떤 환자에게 죽음이 최선의 결과가 될 수 있다는 점을 인 정하는 것은 결과주의의 관점이다. 간섭주의는 관계가 없다.

05 다음은 안락사를 찬성하는 입장에 대한 설명이다. 이 중 옳은 것을 모두 고르시오.

> ㉠ 간섭주의는 어떠한 행동의 도덕성을 그 행동이 추구하는 결과에 따라 판단해야 한다고 보므로 어떤 환자에게 죽음이 최선의 결과가 될 수 있다는 점을 인정한다.
> ㉡ 자발성이란 어떤 선택이 비록 실수처럼 보인다 해도 그 것을 존중해 주어야 한다는 것이며 죽을 권리도 포함되어 있다고 주장한다.
> ㉢ 환자들은 지속적인 고통 속에서 자아존중감이 침해받기 쉬우며 자신이 다른 사람의 짐이 된다는 것에 자존감이 저하됨을 느낀다. 이러한 상황에서 죽음을 선택할 수 없다는 것은 미개하고 비인간적인 처사라고 본다.
> ㉣ 고통의 감소를 위한 안락사는 '잔혹성의 금지' 혹은 '자비'의 이름으로 정당화된다.

① ㉠, ㉡, ㉢
② ㉠, ㉡, ㉣
③ ㉡, ㉢, ㉣
④ ㉠, ㉢, ㉣

06 미끄러운 비탈길(slippery slope) 이 론은 주로 처음 제기된 어떤 문제를 해결하지 않아서 점점 더 큰 문제가 발생하거나 대수롭지 않다고 여겼던 것들이 완전히 망가질 때까지 중단 하기 힘들 때 적용된다. 의무론자의 윤리관에 기반을 두고 있으며 어떤 상황에서도 규칙은 절대 깨어져서는 안 되며 한번 깨진 규칙은 필연적으 로 남용적으로 이어지기 때문이라고 주장한다. 즉, 안락사 반대론자들은 안락사를 제한적인 상황에서만 허용 하게 된다고 해도 결국 남용으로 이 어질 수 있음을 주장한다.

06 다음은 무엇에 대해 말하고 있는가?

> 안락사를 일단 허용하게 되면 남용으로 이어지게 된다는 주 장으로 아무리 제한적인 상황에서만 안락사를 허용한다고 하여도 자칫 나치 치하의 독일처럼 집단 학살을 불러 올 수 도 있다.

① 미끄러운 비탈길 이론
② 문지방 이론
③ 스위스 치즈모델 이론
④ 상대성 이론

정답 05 ③ 06 ①

07 다음 중 연명의료의 대상에 대한 설명으로 **틀린** 것은?

① 지속적 식물상태 환자 : 식물상태로 6개월 이상이 지났고 회복 가능성이 없는 경우

② 말기 암 환자 : 수술, 항암 화학요법 등의 적극적인 치료가 효과가 없거나 미약한 경우

③ 뇌사 상태 환자 : 법률에 정의된 뇌사로 진단, 뇌사 판정 기준 가운데 무호흡 검사 등 일부 기준을 제외한 나머지 기준이 충족되어 1인 이상의 전문의사가 이에 준한다고 판정한 경우

④ 임종 환자 : 위중하여 여러 계통의 기능이 매우 저하되거나 상실된 상태에서 적극적 치료를 하여도 죽음이 임박하여 짧은 시간에 사망할 것을 예상되는 경우

07 뇌사 상태 환자는 법률에 정의된 뇌사로 진단, 뇌사 판정 기준 가운데 무호흡 검사 등 일부 기준을 제외한 나머지 기준이 충족되어 2인 이상의 전문의사가 이에 준한다고 판정한 경우를 말한다.

08 다음 중 일반 연명의료에 해당되지 <u>않는</u> 것은?

① 관을 이용한 영양 공급

② 체온 유지

③ 욕창 예방

④ 심폐소생술

08 일반 연명의료에는 관을 이용한 영양 공급, 수분과 산소 공급, 체온 유지, 배변과 배뇨 도움, 욕창 예방, 진통제 투여, 일차 항생제 투여 등이 있다. 심폐소생술은 특수 연명의료에 해당한다.

09 다음 중 사전의료의향서에 포함되는 내용으로 해당되지 <u>않는</u> 것은?

① 마지막 날들을 보내고 싶은 장소

② 대리인의 지명 문제

③ 심폐소생술 시행 여부

④ 유산증여의 문제

09 사전의료의향서에 포함되는 내용으로는 마지막 날들을 보낼 곳, 대리인 지명, 심폐소생술 시행의 여부, 간병의 문제, 임종치료에 대한 재정적 준비 문제가 포함되며 유산 증여의 문제는 포함되지 않는다.

정답 07 ③ 08 ④ 09 ④

10 환자의 의사 추정이 불가능할 때는 법정대리인이나 성년 후견인 등 적법한 대리인 그리고 가족(배우자, 직계비속, 직계존속에 한함) 전원이 합의하여 대리결정하고 1명의 담당의사와 1명의 해당분야 전문의가 결정이 합리적인지 확인한다.

10 다음 중 연명의료 결정 시 환자가 의식이 없을 경우에 대한 설명으로 틀린 것은?

① 환자가 회복 불가능한 단계에 이르렀을 때 자신의 연명의료 거부 내지 중단에 관한 의사를 밝혔다면 자기결정권을 행사한 것으로 간주한다.

② 사전의료의향서가 없는 경우는 가족과 1명의 담당의사 및 1명의 해당분야 전문의가 판단 후 환자의 의사를 추정하여 인정할 수 있다.

③ 환자의 의식추정이 불가할 때는 법정대리인의 의견이 가장 중요하다.

④ 연명의료 결정에 참여하는 가족은 배우자, 직계비속, 직계존속에 한한다.

11 2군의 경우 말기환자에 해당되며 의사결정주체는 환자와 환자가족 및 의료진이다. 지속식물상태로서 특수연명의료가 필요하거나 받는 환자는 3군의 환자이며 병원윤리위원회가 의사결정 주체가 된다.

11 다음은 연명의료 중단대상과 결정주체에 대한 설명이다. 연결이 잘못된 것을 고르시오.

① 1군 – 뇌사 혹은 임종환자 – 환자 가족과 의료진

② 2군 – 지속식물상태로서 특수연명의료가 필요하거나 받는 환자 – 병원윤리위원회

③ 2군 – 말기환자 – 환자, 환자가족, 의료진

④ 4군 – 일반 연명의료로서 유지되는 지속식물상태 환자로서 특별한 가족의 요청이 있는 경우 – 법원

12 병원윤리위원회는 연명의료 적용이나 중단 결정 시 담당의사 이외에 2명 이상의 전문의사가 환자의 의학적 상태를 판단하도록 해야 하며, 환자의 추정적 의사는 포괄적인 사전의료지시, 환자의 나이, 직업, 경력, 신념이나 생활 태도 등을 고려하여 판단하여야 한다.

12 다음 중 연명의료 적용 또는 중지에 관한 절차로 틀린 것은?

① 제1단계에 포함되는 환자는 임종환자와 뇌사 상태 환자이다.

② 제2단계에 포함되는 환자는 의사결정 능력이 없으며 특수 연명치료를 적용해야 할 환자이다.

③ 병원윤리위원회에서 환자의 추정적 의사를 판단할 때 가족의 진술을 토대로 판단한다.

④ 병원윤리위원회는 당해 의료기관에서 연명치료 중지 여부뿐만 아니라 다른 의료기관으로 전원 여부도 결정할 수 있다.

정답 10 ③ 11 ② 12 ③

13 다음은 연명의료 중단 시 담당 의료진이 고려하여야 할 내용이다. 옳은 것을 모두 고르시오.

> ㉠ 담당 의료진은 환자의 합리적인 결정을 돕고 그 결정을 명시적으로 남기도록 환자에게 권유한다.
> ㉡ 환자의 통증이나 다른 불편한 증상에 대한 최선의 의학적인 조치를 취한다.
> ㉢ 환자의 결정이 진정이 아니거나 의학적으로 비합리적일 경우에도 환자의 자기결정권을 존중한다.
> ㉣ 연명의료에 관한 일체의 결정은 의무기록으로 보관하여야 한다.

① ㉠, ㉡, ㉢
② ㉠, ㉡, ㉣
③ ㉡, ㉢, ㉣
④ ㉠, ㉡, ㉢, ㉣

14 다음 중 심폐소생술 금지(DNR)에 대한 설명으로 틀린 것은?

① DNR의 개념은 실패한 CPR 후에 환자의 고통을 고려하여 불필요한 의료 자원의 낭비를 줄이기 위한 배경에서 도입되었다.
② 좁은 의미의 DNR은 심폐 정지가 일어났을 때 심폐소생술을 하지 않는 것을 의미하며 넓게는 적극적 안락사의 개념으로 보기도 한다.
③ 사전의사결정서에는 죽음을 앞둔 상황에서 심폐소생술을 시행하기 원하는지의 여부를 환자가 결정하도록 하고 있다.
④ 근래에 환자의 자율성이 강조되면서 생명의 존엄성과 관련한 논란이 많고, 또한 의학적으로 남용될 소지가 있다.

13 담당 의료진은 환자의 연명의료 중단 결정에 대해 진정성 여부를 확인하여야 한다. 환자의 결정이 진정이 아니거나 의학적으로 비합리적이면 이를 거부할 수도 있다. 의학적 이유로 거부하였음에도 환자의 결정이 확고하다면 담당 의료진은 다른 의료인 또는 병원윤리위원회에 환자의 상태와 환자의 요구 사항을 알려 타당성을 재평가해야 한다.

14 DNR은 심폐 정지가 일어났을 때 심폐소생술을 하지 않는 것을 의미하며 넓게는 적극적인 치료를 하지 않는 소극적 안락사의 개념으로 본다.

정답 13 ② 14 ②

15 환자의 의사에 반하여 CPR을 내리는 경우 의료윤리의 원칙 중 자율성의 원칙과 선행의 원칙이 상충되는 것이다.

15 다음 중 심폐소생술 금지에 따른 윤리적 문제에 대한 설명으로 틀린 것은?

① CPR 실시가 의사에게는 의미가 없어 보이거나 해로운 것으로 보일지라도 환자나 가족에게는 유익하고 이익이 되는 것으로 보일 수 있다.

② DNR 결정과정에 있어서 환자의 자기결정권이 충분히 보장되지 않을 수 있다.

③ 의사의 판단에 합리적 근거나 객관성이 결여되어 법적 및 윤리적 쟁점의 소지가 있다.

④ 환자의 의사에 반하여 CPR을 내리는 경우 의료윤리의 원칙 중 자율성의 원칙과 존엄성의 원칙이 상충되는 것이다.

✏️ 주관식 문제

01 피해자의 승낙에 의한 위법성 조각에 대해 쓰고 예를 서술하시오.

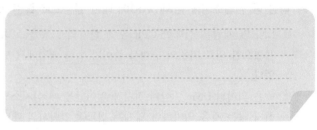

해설 연명의료 중단에 대한 의사의 의료행위를 위법성 단계에서 찾는 견해가 있으며 피해자의 승낙에 의한 위법성 조각, 추정적 승낙에 의한 위법성 조각, 정당행위에 의한 위법성 조각의 3가지 견해가 있다.

01

정답 환자는 의료행위에 있어 대상이 아닌 주체로서 치료의 방법, 내용, 범위 등을 스스로 결정할 권리가 있고 이러한 환자의 자기결정권의 범위 내에 속하는 결정은 의사가 존중할 필요가 있기 때문에 의사에게 그 책임을 귀속시킬 수 없다는 것이다. 예로는 여호와의 증인이 수혈을 거부하는 경우 환자의 자기결정권에 의한 의료행위로 피해자의 승낙으로 볼 수 있다. 즉, 환자의 수혈거부에 따른 위험성 발생과 증대는 환자의 자율적인 자기위태화의 결과인 동시에 자기결정권의 범위에 속하는 것으로 의사로서는 환자의 결정을 존중할 필요가 있고 의사에게 그 책임을 전가할 수 없다.

교수님 코칭! 위법성 조각설은 환자의 자기결정권의 범위 내에 속하는 결정은 의사가 존중할 필요가 있기 때문에 의사에게 책임을 귀속시킬 수 없다는 것임을 기억하자!

정답 15 ④

02 임종과정의 환자 간호에 대해 쓰시오.

해설 간호사는 임종과정에 있는 간호대상자에게 안위를 제공하고 동반자 역할을 수행함으로써 간호대상자의 존엄성을 유지하도록 한다.

03 DNR 환자 간호 시 간호사가 윤리적으로 고려해야 할 사항을 3가지 이상 쓰시오.

해설 간호사는 실무에서 심폐소생술 금지의 지시를 수행할 때 윤리적인 논의를 해야 하는데 DNR 결정이 환자의 소망과 일치되지 않아서 환자의 권리를 침해하지는 않는지, 불분명한 DNR 지시를 수행하는 것에 대한 법적, 윤리적, 전문적 문제는 없는지에 대한 윤리적 정당성을 고려해야 한다.

02

정답 간호사는 임종과정에 있는 간호대상자에게 다음과 같이 돌봐 주어야 한다.
① 자연스러운 죽음을 유지 : 부자연스러운 연명과 죽음을 서두르는 이 두 가지를 피함으로써 자연스러운 죽음을 맞이하도록 한다.
② 불쾌한 신체 증상의 완화 : 통증을 비롯하여 오심, 구토, 호흡곤란, 전신 권태감 등 말기 증상을 조절해준다.
③ 전인적 치료 : 신체증상의 조절뿐 아니라 정신적, 사회적, 정서적 측면도 중시하여 환자를 전인적으로 돌보아야 한다.
④ 가족의 치료 : 환자의 임종 시부터 사별 후까지 가족의 슬픔 치료도 중요하다.

03

정답 ① 환자의 상태를 가장 정확히 파악하고 있는 의료진에 의하여 판단되어야 하며, 심정지가 발생되기 전에 환자의 DNR 결정이 의학적, 도덕적으로 적합한지를 검증하여야 한다.
② 의료진은 환자 및 환자가족에게 환자의 질환과 심폐소생술에 의한 소생가능성에 대하여 정확히 알려줌으로써, 심정지가 발생하기 이전에 심폐소생술의 수용여부를 미리 판단하도록 하여야 한다. 따라서 치유될 수 없는 만성질환의 환자는 DNR을 결정하기 이전에 충분한 시간을 두고 반복하여 의료진과 상의하도록 한다.
③ 의학적 이익, 심폐소생술 후의 삶의 질, 심폐소생술 이전의 삶의 질에 의해 결정하는데 여기에서 삶의 질을 결정하는데 사용될 가치들은 의사의 가치가 아니라 환자의 가치이어야 한다.
④ DNR 결정이 환자의 소망과 일치되지 않는 경우에는 환자의 권리를 침해하는 것일 수 있다.
⑤ DNR 지시가 내려진 환자에게 간호사는 환자가 필요로 하는 기본 간호를 제공해야 한다.

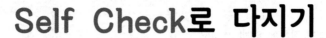

Self Check로 다지기

➡ 안락사는 극도의 고통을 종식시키기 위함이거나 가족과 사회에 너무 무거워 짐을 지울 수도 있는 정신질환 및 불치병에 걸린 인간에게 비참한 생명의 연장을 중단하기 위해서 행하는 안락 살해(mercy killing)를 말한다.

➡ 무의미한 치료(futile treatment)란 의학적으로 환자의 예후나 삶의 질에 도움이 되지 않는 치료들을 말한다.

➡ 가망 없는 퇴원(hopeless discharge)이란 치료를 계속해도 환자에게 더 도움을 줄 수 없다는 판단을 내리고 환자를 퇴원시키는 것으로 의사, 환자 본인, 보호자가 결정한다.

➡ 안락사에는 생명주체 의사에 따른 분류에 따라 자의적 안락사, 비임의적 안락사, 타의적 안락사가 있으며 행위자의 행동에 따른 분류로서 소극적 안락사, 간접적 안락사, 적극적 안락사가 있다. 생존의 윤리성에 따라 자비적 안락사, 존엄적 안락사, 도태적 안락사로 분류한다.

➡ 자의적, 자발적 안락사의 경우 당사자가 생명권을 포기할 경우 본인이 스스로 간절하게 요청하기 때문인지 혹은 주변의 엄청난 압력을 받기 때문에 요청한 것인지를 구분할 필요가 있다.

➡ 인간이 날 때부터 불구이거나 결격사항이 있으며 자발적인 의지를 가지지 못하는 경우나 질병이나 사고에 의해 자유의지를 잃는 경우에 시행할 수 있는 비임의적 안락사와 행위자가 어떤 생명주체의 죽음을 단축시킬 것을 처음부터 의도하여 이루어지는 타의적 안락사의 경우 윤리적인 쟁점이 있다.

➡ 안락사는 찬성하는 입장은 결과주의 윤리설, 죽음을 선택할 권리, 존엄성의 상실할 상황에서 존엄성을 유지할 권리, 고통 감소의 근거를 가진다.

➡ 안락사를 반대하는 입장은 의무론적 윤리설, 미끄러운 비탈길 이론, 삶의 존엄성, 회복 가능성, 남용과 차별의 위험, 비이성적이거나 경솔한 선택, 완화 치료법의 발전을 근거로 한다.

➡ 법학 영역에서는 안락사를 적극적 안락사, 간접적 안락사, 소극적 안락사의 세 가지 유형으로 분류하고 있으며 의료실무에서는 소극적 안락사의 개념 범위가 법적 안락사의 개념보다 더 확장되어 있다.

→ 이익형량적 사고는 법적 안락사의 유형별로 현행법 적용 시 환자의 자기결정권이나 환자가족의 이익을 환자의 생명이나 의사의 생명유지의무와 형량하여 그 정당화 여부를 결정하는 것이다.

→ 절차적 정당화란 법이 안락사 시술의 실체적 요건을 말하는 것이 아니라 관련 당사자들이 서로의 관점을 교환하고 성찰하면서 합리적 결정을 내릴 수 있는 의사소통의 통로를 마련해주는 역할을 해야 한다는 것을 말한다.

→ 우리나라 「형법」상 적극적 안락사는 살인죄에 해당하며, 특히 환자의 부탁이나 승낙을 받아 살해한 경우에는 촉탁 및 승낙 살인죄에 해당하고, 말기 환자의 자살을 도운 경우에도 자살방조죄를 적용해야 한다는 것이 다수의 의견이다.

→ 구성요건 조각설은 연명치료중단이 더 치료방법이 없어서 치료를 중단하는 것이기 때문에 의사에게는 더 이상 치료의 의무가 존재하지 않으므로 의사에게는 보증인 지위가 없고 이로 인해 구성요건 해당성의 행위 주체에 해당하지 않는다고 보는 것이다.

→ 위법성 조각설은 피해자의 승낙에 의한 위법성 조각, 추정적 승낙에 의한 위법성 조각, 정당행위에 의한 위법성 조각이 있다.

→ 존엄사란 최선의 의학적 치료를 다하였음에도 회복 불가능한 사망의 단계에 이르렀을 때, 무의미한 연명치료를 중단하고 질병에 의한 자연적 죽음을 받아들임으로써 인간으로서 지녀야 할 최소한의 품위를 지키며 생을 마감하도록 하는 것이다.

→ 간호사는 임종과정에 있는 간호대상자에게 안위를 제공하고 동반자 역할을 수행함으로써 간호대상자의 존엄성을 유지하도록 한다.

→ 연명의료란 의학적으로 죽음을 초래하는 질환을 회복시키지 못한 채 생명현상만을 유지해 인위적으로 생명을 연장하는 의료적 조치를 말하며 연명의료의 대상은 2명 이상의 의사가 회복 가능성이 없다고 판단한 말기 환자 또는 지속적 식물상태의 환자이다.

→ 연명의료의 결정방법은 의식이 있을 때 연명의료계획서와 사전의료의향서를 통해 환자 스스로가 의사를 표명하게 되며 의식이 없을 때는 법정대리인이나 성년 후견인 등 적법한 대리인이나 그 가족, 담당의사와 해당 분야 전문의가 결정이 합리적인지 확인하게 된다.

→ 연명의료는 적용 또는 중지의 절차에 따라서 시행되며 연명의료 중단 시의 고려점을 반영하여 결정한다.

➡ 심폐소생술 금지(DNR : Do Not Resuscitate)는 환자의 요구로 호흡정지 등 위급한 상황이 와도 심폐소생술 등의 조치를 취하지 않는 것을 말한다. 이는 환자가 무의미한 생명연장을 거부할 수 있는 권리이다.

➡ DNR 결정은 환자의 상태를 가장 정확히 파악하고 있는 의료진에 의하여 판단되어야 하며, 심정지가 발생되기 전에 환자의 DNR 결정이 의학적, 도덕적으로 적합한지를 검증하여야 한다.

제 2 편

간호의
윤리적 측면

시대에듀

독학사

간호학과 4단계

제 **1** 장

—

간호윤리의 이해

—

시대에듀
www.**sdedu**.co.kr

자격증 · 공무원 · 취업까지
BEST 온라인 강의 제공

(주)시대고시기획
(주)시대교육

www.**sidaegosi**.com

시험정보 · 자료실 · 이벤트
합격을 위한 최고의 선택

I wish you the best of luck!

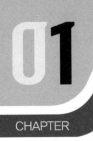

간호윤리의 이해

Nursing Science

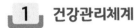 **제 1 절** **건강관리체계의 변화**

1 건강관리체계

(1) 건강관리체계의 개념과 유형

① 개념

건강관리체계란 각 의료기관 간에 확실하고 구체적인 기능의 분담을 전제로 모든 국민에게 동등한 수준의 의료를 동등한 기회에 구체적으로 제공하기 위한 일련의 조치로 가용 의료자원을 더 효율적으로 활용함으로써 필요한 때에 시의적절한 의료기관에서 적합한 의료인에게 정적 서비스를 받도록 제도화하는 것이다.

② 유형

우리나라의 보건의료체계는 보건의료제도, 국가보건체계, 보건체계, 보건의료전달체계, 의료전달체계, 지역사회보건체계, 건강관리전달체계 등으로 불린다.

③ 크렉즈코브스키(Kleczkowski)의 국가보건 체계모형 중요 ★

세계보건기구가 제시한 것으로 국가의 건강관리전달체계 구성요소를 보건의료자원의 개발, 자원의 조직화, 보건의료의 전달, 경제적 지원, 관리의 다섯 가지 하부 구성요소로 보았다.

④ 이러한 요소는 직·간접적으로 인구집단이나 가족, 개인을 대상으로 환경과의 상호작용을 통해 의료서비스를 제공하므로 의료서비스의 원활한 제공을 위해서는 자원을 개발하여 조직화하고 경제적 지원과 효율적인 관리 기법의 도입이 중요하다.

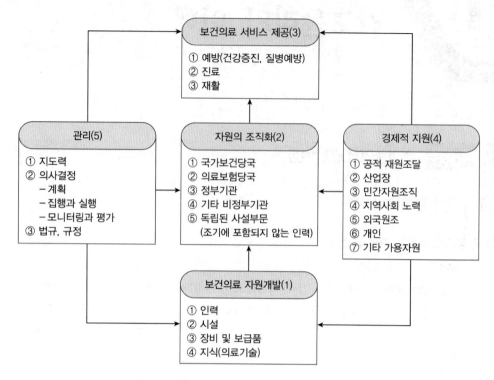

[그림 1-1] 크렉즈코브스키의 국가보건 체계모형

2 건강관리 환경의 변화

(1) 저출산, 고령화 사회

① 저출산과 고령화는 이미 세계 최고 수준에 도달하여 보건의료 및 사회 전반적으로 매우 심각한 문제와 영향을 미칠 수 있다.

② 초저출산은 합계 출산이 1.3명 이하일 경우를 의미하는데 우리나라는 2001년부터 이미 초저출산 사회에 돌입하였다.

③ 전체 인구 중 65세 이상 노인 인구 비율이 7% 이상이 되면 고령화 사회, 14% 이상일 경우 고령사회, 20% 이상일 경우 초고령사회로 분류하며 우리나라는 2016년 말 이미 65세 이상의 노인 비중이 13.5%를 기록했다.

④ 소득과 교육수준의 향상으로 급성질환의 치료보다 예방적 건강관리에 더 많은 관심을 기울이고 있다.

⑤ 개인 중심의 가치관이 확산되고 핵가족화, 이혼 및 여성의 사회 참여의 증가로 인한 가족구조의 변화로 가족 내 환자 및 노인 부양기능이 약화되고 있다.

⑥ 노인의 건강관리, 가정간호사, 호스피스 간호, 장기요양서비스 수요의 증가가 예측되며, 노인간호 요양원, 양로원, 가정간호센터 등의 복지시설에서 활동하는 간호사가 점점 많아지고 있다.

(2) 질병 양상의 변화와 건강위해요인의 증가

① 사회구조 및 생활환경이 다양화됨에 따라 건강위해요인이 증가하고 흡연, 음주, 결핵 등 전통적인 건강위해요인 뿐만 아니라 신종 감염병, 환경질환 등 새로운 건강위해요인이 빠르게 증가하고 있다.

② 급성질환에서 만성질환자의 증가로 이에 대한 의료서비스 요구가 증가하고 있으며 의료서비스 수요의 다양화, 통증, 비만 클리닉 등 전문화된 서비스에 대한 수요가 증가하고 있다.

③ 고령화에 따른 만성 퇴행성 질환자의 증가로 재가간호 서비스, 가정간호 서비스 등 제반 관련 사업들에 대한 수요도 증대되고 있다.

④ 교통수단의 비약적인 발전 및 지구촌 세계화로 코로나, 메르스, 조류인플루엔자, 구제역 등의 바이러스 전파에 국경이 없게 되었다.

(3) 의료보장성 강화

① 최근 10년간 건강보험 보장률이 60% 초반 수준에서 정체하고 있어 국민이 직접 부담하는 의료비가 OECD 평균대비 1.9배(2014년 기준)로 높아 의료보장성 강화가 필요했다.

② 미용과 성형처럼 비급여를 제외한 모든 의학적 비급여가 급여화 대상으로 MRI나 초음파 등 치료에 필수적인 비급여는 모두 급여화하고 3대 비급여(선택진료비, 상급병실료, 간병비)의 부담을 해소하고 새로운 비급여 발생을 차단하기 위해 신포괄수가 적용의료기관을 확대할 예정이다.

(4) 병원 중심에서 지역사회 중심으로 변화

① 건강관리 중심이 병원 중심 의료제도보다 일차 건강관리(건강유지 및 증진, 질병 예방 1차 진료)를 중심으로 전환되고 3차 건강관리를 강화하는 사업으로 변화될 것이다.

② 대형 종합병원보다는 전문병원으로, 입원에서 외래로, 외래에서 지역사회와 가정으로 의료서비스를 지속할 수 있도록 변화하여 무병상 형태의 병원이 출현하여 앞으로는 노인간호사업소, 가정간호사업소, 통원치료센터, 응급치료센터, 정신건강센터 등 중간보건의료시설이 많이 생기고 발전하게 될 것이다.

(5) 건강 불평등 해소

① 우리나라는 전반적인 기대여명, 건강수명은 과거에 비해 늘어났지만, 교육수준이 낮을수록 건강수명도 낮고 남성에 비해 여성의 건강수명이 더 낮다.

② 직업별로는 관리, 전문직군이 건강수혜집단이며 저소득, 저학력, 낮은 직업적 위치에 있는 인구집단과 여성, 노인, 아동 등의 취약계층은 낮은 기대여명과 높은 유병률을 보이고 있어 사회계층에 따른 맞춤형 건강 증진 정책 추진과 건강 불평등 해소 정책을 시행해야 한다.

(6) 첨단의료기술의 발달과 4차 산업혁명

① 사물인터넷, 빅데이터 등을 활용한 인공지능으로 대표되는 4차 산업혁명은 진단부터 치료에 이르는 모든 단계의 데이터를 다각도로 분석해 질병에 대한 예방과 예측, 개인별 맞춤 치료를 제공하게 된다.

② 간호사는 간호 분야에서 인공지능과 4차 산업혁명의 발전으로 맞춤 간호가 현실화될 수 있도록 노력해야 한다.

(7) 보건의료서비스 국제협력

① 의료서비스의 국가 간 교역을 확대하여 우수한 인적 자원과 높은 기술력을 지닌 Medical Korea의 글로벌화를 촉진하고 있다.

② 국제 진료 의료 관광 코디네이터, 의료 통역사 등의 전문인력 양성과 외국인 환자 유치 활성화를 지원하고 의료기술 해외진출 활성화를 도모하고 있다.

③ IT융합 첨단 의료기기에 대한 기술개발 지원을 확대하고 웰빙형 의료기기 산업을 육성하고 산업 경쟁력 강화를 유도하고 있다.

3 새로운 건강관리체계

(1) 건강 패러다임의 변화

보건의료환경의 변화와 더불어 20세기 초기의 의료 패러다임을 거쳐 21세기에는 사회·환경적 패러다임으로 변화하고 있다. 이 패러다임의 중심철학은 건강문제와 경제, 환경문제 간의 중요한 관계이다.

[표 1-1] 건강 패러다임의 변화

의료 패러다임	공중보건 패러다임	사회 환경적 패러다임
• 성으로 전염되는 질환 • 심장질환 • 고혈압 • 당뇨병 • 비만 • 정신질환 • 기아(급성 영양실조) • 전염병 • 간염 • 곤충매개질환 • 관절염 • 사고(외상) • AIDS	• 흡연 • 약물 남용 • 알코올 남용 • 물질 남용 • 운동부족(잘못된 식습관) • 스트레스 관리 부실 • 불완전 성생활 • 부모역할 기술 불량 • 자살 • 10대 임신	• 가난 • 실직 • 스트레스 • 오염 • 핵 위험 • 무주택/무주택자 • 인구의 노령화 • 가정폭력 • 위험한 주거 및 작업 • 환경 • 배우자 구타 • 고독(독립)

(2) 미래의 건강관리체계

① 새로운 건강관리체계의 두 가지 접근 방향
  ㉠ 첨단의료기술과 장비를 이용한 중증 환자에 대한 집중치료와 질병별 전문화된 특수치료 : 임상 중심의 전문간호사의 역할과 기능 요구
  ㉡ 건강유지와 증진에 초점을 두는 방향 : 지역사회 중심의 1차 건강관리 역할과 기능 요구
② 미래의 보건환경은 건강유지와 건강증진 중심의 축으로 이동하고 있으므로 1차 건강관리에 초점을 맞추고 있으며 개인, 가족, 지역사회 전체가 그들 자신의 건강관리에 참여하도록 건강관리체계가 고안되어야 한다.

(3) 건강관리체계의 변화와 간호사의 역할

① 간호사는 보건의료환경과 건강관리체계의 변화로 과거 어느 때보다도 다양한 장소에서 전문간호사, 교육자, 연구자로서 상담, 교육, 간호를 제공하는 확대된 역할을 제공해야 하며 보건정책 개발과 보건의료의 질 관리를 담당하게 될 것이다.
② 간호의 수준은 기능적 간호의 수준을 넘어 사례관리와 같은 개인적 특성을 중요시하는 전인적인 간호로 이행해야 한다.

제 2 절   윤리적 접근법

1   윤리학의 기본 개념

(1) 윤리의 정의

① 윤리는 사람이 이 세상을 사는데 마땅히 하여야 할 도리를 뜻하며 인도, 도의, 인의, 예의 등으로 구성된다.

② 도덕은 사람이 사람으로서 행하여야 할 기본이자 그것을 자각하여 실천하는 행위다.

③ 도덕과 윤리라는 말은 그리스어의 Ethos 또는 라틴어의 Mores에서 유래한 것으로 ethos 는 오래 살아 정든 장소, 주거지, 고향을 의미하며, 집단의 관습이나 관행을 의미하기도 하며 개인의 도덕의식, 도덕적인 심정이나 태도, 성격 내지는 도덕성 그 자체를 의미한다.

④ 윤리는 전통윤리, 기독교 윤리와 같이 특정 직업인들 사이에 적용되는 규약이라는 의미로 사용되기도 한다.

(2) 윤리와 관련된 개념 [중요] ★

① 도덕적인 & 부도덕한(moral & immoral)

㉠ 도덕적(moral)이라는 것은 '올바른, 도덕적 기준이나 규범에 맞는'이라는 의미이다. 그 반대어는 부도덕한, 또는 비도덕적(immoral)이며 '올바르지 않은, 도덕적 기준이나 규범 에 맞지 않는'이라는 의미이다.

> ☑ 예
>
> "A는 비도덕적인 사람이다."라고 한다면 그 사람이 도덕적 기준이나 규범에 맞지 않는다는 의미 이다.

㉡ '도덕관념이 없는(amoral)'이라는 것은 '옳고 그름을 인식하지 못하는'이라는 의미이다.

> ☑ 예
>
> 아기들이나 반사회성 인격장애 환자의 경우 도덕관념이 없는 상태라고 볼 수 있다.

㉢ '도덕과 무관한(nonmoral)'이란 도덕적인 가치판단과 무관한 것을 말한다.

> ☑ 예
>
> 외출할 때 회색코트를 입을지 검은색 코트를 입을지 결정하는 것은 도덕과 무관한 행동이다.

② 옳음 & 그름(right & wrong)

㉠ 옳음은 행위, 과정, 태도 등이 객관적으로 완성된 일정한 원리, 규칙, 규범 등과 일치 하는 경우에 부여되는 가치이다.

      ⓛ 로스(Ross) : 윤리적 용어 가운데 가장 기본적인 것을 옳음(right), 좋음(good), 착함(morally good)의 셋으로 보고 '옳음'의 뜻을 밝힘으로써 윤리학적 출발점을 삼고자 하였다.

      ⓒ 프라이스(Price, 1948) : 옳음과 그름은 윤리에서 가장 중요한 개념이며 옳음과 그름의 구별이 그것을 구별하는 사람의 욕구나 감정에 근거를 준 주관적 심리작용이 아니라 인간의 인식 능력으로 파악되는 객관적 성질이라고 하였다.

      ⓡ 무어(Moore, 1956) : 어떤 행동이 옳은가 그른가를 밝히기 위한 정당한 방법은 그 행동이 일어나는 결과를 인과율적으로 관찰하는 길이라고 하였다.

③ 좋음 & 나쁨(good & bad)

      ⊙ '좋다'는 말은 도구적 선으로 쓰일 경우와 본래적 뜻으로 쓰일 경우가 있으며 본래적 의미로 좋은 것은 다음의 4가지다.

        ⓐ 유덕한 의향 및 유덕한 행동

        ⓑ 쾌락

        ⓒ 유덕한 자에게는 기쁨이, 부덕한 자에게는 괴로움이 각각 분배

        ⓓ 지식 및 올바른 의견 등

      ⓛ 착함이란 인격에 깃들인 좋음을 말하며 도덕적 선을 주로 동기에 달려있다.

④ 권리 & 의무(right & duty)

      ⊙ 권리와 관련한 문제가 관심을 끌게 된 것은 17세기부터이며 이때부터 개인의 자각과 존중심으로 권리라는 개념이 부각되기 시작했다.

      ⓛ 권리에 근거한 이론들에서 자연권 이론에 의하면 인간은 실정법을 초월하는 자연법에 따라 생명, 자유, 재산에 대한 권리를 갖는다.

      ⓒ 현대의 많은 윤리학자들은 권리를 주장(claim)이라는 말로 정의되어야 한다고 말하며 법적인 차원의 권리와 도덕적 차원의 권리를 갖는다고 말한다.

      ⓡ 환자의 경우 특수한 권리를 갖게 되는데 정의의 측면에서 양질의 간호와 치료를 평등하게 받을 권리, 자율성과 정직의 측면에서 간호와 치료를 받는 동안 인격으로서 대우받을 권리를 가진다. 환자의 두 가지 측면을 고려할 때 건강관리 전문가들은 양질의 간호와 치료를 제공할 의무와 치료와 간호할 때 환자를 한 인격으로 대우할 의무를 가진다.

⑤ 도덕적 딜레마(ethical dilemma) 중요 ★

      ⊙ 윤리적 딜레마 혹은 도덕적 딜레마는 도덕적인 이유와 갈등이 내재해 있는 상황에서 그 이유가 도덕적일 때 도덕적 갈등이 된다.

      ⓛ 도덕적 딜레마가 일어나는 상황은 다음과 같다.

        ⓐ 행위자가 두 가지 행위 중 하나를 선택해야 하는 도덕적인 요구사항이 있을 때

        ⓑ 도덕적인 요구사항이 도덕적으로 관련된 다른 요소들에 의해서 간과될 수 없을 때

        ⓒ 행위자가 두 가지 선택사항을 동시에 선택할 수 없을 때

        ⓓ 행위자가 각 사항을 따로 분리하여 다른 시기에 선택할 수 없을 때

2 도덕발달이론

(1) 콜버그(Kohlberg, 1971)의 도덕발달이론

① 콜버그는 도덕적 옳음과 그름을 이해하는 서로 다른 방식들에 의해 특징지어지는 '단계 (stage)를 통한 이동'으로서 도덕발달을 해석하고 있다. 이에 따라 그는 인간의 도덕발달에 있어서 3수준과 6단계 이론을 제시하고 있다.

㉠ 인습 이전 수준 : 이 수준에 있는 아동은 처벌과 보상이라는 물리적 결과의 입장에서 혹은 규칙들을 설정하고 그것들을 적용하는 사람들의 물리적 힘의 입장에서 선과 악을 고려한다.

제1단계 처벌과 복종의 지향	• 어떤 행위의 결과들은 그러한 결과들이 지니고 있는 인간적 의미나 가치와는 상관없이 그 행위의 선악을 결정함 • 처벌을 피하고 무조건적으로 복종하는 것을 자신의 입장에서 볼 때 가치 있는 것으로 평가함
제2단계 도구주의적·상대주의적 지향	올바른 행위는 자신의 욕구, 때로는 다른 사람들의 욕구를 수단적으로 충족시켜주는 것

㉡ 인습 수준 : 순응주의를 의미한다. 개인이 속해 있는 가족, 집단, 국가의 기대와 규칙들을 유지하는 것이 자신의 입장에서 볼 때 가치 있는 것으로 여겨진다.

제3단계 상호 간의 조화 지향	다른 사람들을 즐겁게 하거나 도와주는 것이며, 그들에 의하여 인정을 받는 것으로 불화는 회피됨
제4단계 권위에 대한 복종 지향	그들 자신을 위하여 또 사회질서를 목적으로 하는 현상 유지를 위해 권위나 규칙들에 복종함

㉢ 인습 이후 수준 : 집단들이나 인간들이 가지고 있는 인격적 혹은 법적 권위와는 별도로, 아울러 개개인들이 그러한 인간들이나 집단들을 동일시하는 것과는 별도로, 보편적 타당성 및 적용성을 지니는 자율적 도덕 원리들에 대한 주요한 믿음들에 의하여 특징지어진다.

제5단계 사회 계약 지향	• 올바르게 행동하는 것은 사회 구성원들 전체가 의견을 같이해 온 일반적 권리들과 기준들의 입장에서 정의되는 경향이 있음 • 그러므로 인간적 가치들이 다양하게 존재한다는 사실을 분명하게 인식하고 합의에 도달하기 위해 절차적 규칙들에 따를 것을 강조함
제6단계 보편적인 윤리적 원리 지향	• 올바른 것은 논리적 통합성, 보편성, 일관성에 호소하고 자기 스스로 선택한 윤리적 원리들과 일치하는 양심에 따르는 결정으로서 정의됨 • 인간에 대한 정당성과 존엄성이 포함되어 있음 • 보편적인 윤리적 원리를 확립하기는 어려우므로 6단계 도덕발달 단계에 속한 사람은 드물다고 봄

(2) 길리건(Carol Gilligan)의 도덕발달이론

① 길리건은 도덕적 이해에 있어서 남녀 사이에 차이가 있다는 점을 제기하면서 콜버그의 이론이 성적 편견을 지니고 있다고 비판하였다.

② 길리건은 남성과 여성들은 본질적으로 서로 다른 도덕적 지향으로부터 삶의 도덕적 문제들을 해석하고 판단한다고 보았다.

③ 권리와 정의의 윤리는 남성들에게 지배적으로 나타나며, 공정성과 평등이라는 추상적 원리의 도덕성이다. 이와는 달리 따뜻한 배려와 책임감의 윤리는 여성들에게 지배적으로 나타나며, 이것은 도덕성에 대한 상황적 해석을 나타내고 있다.

④ 여성들에게 있어서 도덕적 문제들은 경쟁적인 권리보다는 오히려 갈등적인 책임감으로부터 나오는 것이며, 그것의 해결을 위한 사고의 형식도 추상적이고 형식적인 것이 아니라 상황적이고 화술적인 것을 요구하는 것이다. 그러므로 여성들은 남성들과 뚜렷하게 구분되는 도덕적 언어를 지니고 있으며 여성들이 사용하는 도덕적 언어의 문법과 어휘는 남성들의 것과는 차이가 있다.

⑤ 길리건은 도덕성이 정의(justice)와 따뜻한 돌봄(care)이라는 두 가지 상호의존적인 요소들로 이루어져 있다고 보았으며 여성의 도덕발달 단계를 3수준 2과도기로 설명하고 있다.

제1수준 자기이익지향단계	자신의 생존을 위한 돌봄 수준이고 자기중심적인 수준
제1수준과 제2수준 사이의 제1과도기	이기심과 책임감이 동시에 존재하는 단계
제2수준	책임감과 자기희생의 수준에 도달하는 단계
제2수준과 제3수준 사이의 제2과도기	동조를 하면서 내면적 성찰을 하게 되는 단계
제3수준	자신과 타인 간의 역동적 인식단계로 인간관계가 상호적임을 인식하고 자아와 타아의 연결에 대한 새로운 이해를 통해 이기심과 책임감 사이의 대립이 해소되는 수준

제 3 절   윤리이론

1 윤리이론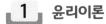

(1) 공리주의(Utilitarianism) 중요 ★

① 이 이론은 19세기 영국의 철학자 벤담(Bentham, 1748 ~ 1832)과 밀(Mill, 1806 ~ 1873)에 의해 주장되었던 이론으로 새로운 형태의 쾌락설이라고도 부른다.

② 결과 이전의 원인이나 의도보다는 결과적으로 나타난 선의 유무가 윤리행동의 척도가 된다는 것으로 공리주의자들은 결과론자들이고 어떤 것도 그 자체로서 옳거나 그 자체로서 그르지 않다고 믿으며, 수단은 중요시되지 않고 행위의 결과만이 중요하다고 생각한다.

ㄱ 선호 공리주의 : 선택이 가능한 행위 중 그 행위들에 영향을 받을 모든 사람들이 선호하는 정도를 극대화하는 행위 선택이 도덕적 의무라는 것이다.

ㄴ 행위 공리주의 : 유용성의 원칙이 특정한 상황 아래에서 개별 행위에 적용되어야 한다는 주장으로, 어떤 선택 가능한 행위 중 다른 행위보다 영향을 받는 모든 사람에게 최고의 유용성을 생산할 수 있는 경우가 옳다고 하는 이론이다.

ㄷ 규칙 공리주의 : 도덕적인 규칙을 강조하며 특정 행위가 최선의 결과를 가져온다는 것보다 최선의 결과를 가져오는 규칙에 따른 행위가 옳은 행위라고 강조한다. 어떤 규칙이 모든 사람들에게 최대의 일반적인 선을 가지고 오는지에 따라 규칙이 결정된다.

③ 공리주의적인 입장을 간호윤리에 적용시킨다면 다수의 행복을 위해서는 소수의 고통받는 사람이 희생되어도 좋다는 논리를 합리화시킬 수 있으며 식물인간의 생사에 관해서도 쉽게 생각하는 오류를 범할 수 있다.

(2) 의무론(Deontological Theory)

① 의무론의 의미는 그리스어의 'Deon' 즉, 책임(duty)에 유래된 것이며 전통적으로 법치주의라고도 한다.

② 의무론은 행위 의무론(act deontology)과 규칙 의무론(rule deontology)으로 세분할 수 있으며 규칙 의무론자들은 도덕적 논거에는 선택, 판단, 논거를 위한 기준이 있어 규칙과 같은 기능을 한다고 보았다.

③ 가장 전형적이고 전통적인 것은 칸트의 윤리이론인 칸트주의(kantism)로 흔히 구별 없이 사용된다. 칸트주의가 갖는 문제점을 현실적으로 해결하려고 노력한 로스의 의무주의도 사용이 되고 있다.

ㄱ 칸트의 의무론 **중요** ★

ⓐ 칸트의 의무론은 윤리적인 문제를 초래하는 상황에서는 반드시 존중되고 지켜져야 할 절대가치가 있다고 보고 행위의 결과보다는 행동의 형태나 본질을 더 중요하게 보는 이론이다.

ⓑ '어떤 상황에서든 거짓말하는 것이 나쁘다'는 것은 윤리의 원칙 중 정직의 원칙과 관련이 있다.

ⓒ '우리가 인간을 대할 때 목적(ends)으로 대해야지 수단(means)으로 대하면 안 된다'는 측면은 인간의 존엄성과 자율성의 원칙과 관련 있다.

ⓓ 한 행동이 정언명법(categorical imperative)을 충족시킬 때 옳은 것이 된다. 즉, 정언명령은 절대적으로 따라야 하는 기본원칙이다.

ⓔ 칸트의 의무론을 의무주의 윤리라고도 한다. 의무론적 관점에서는 어떤 행동을 해야 하는가는 도덕적 규범들에 의해 통제되어야 한다고 보며 그 행동의 결과는 고려하지 않는다.

ⓕ 칸트의 이론은 복잡하고 모순적이기도 하나 의무론적 입장을 간호윤리 이론에 적용하기가 더 적절한 이유는 임상에서 일어날 수 있는 윤리적 문제를 초래하는 모든 상황에서 반드시 존중되고 지켜져야 할 절대 가치가 있으며 행위의 결과보다는 행동의 형태나 본질을 더 중요하게 보는 이론이기 때문이다.

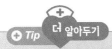

칸트의 정언명법(定言命法)

칸트의 도덕법칙은 명령의 형식을 취하고 나타나는데, 이 명령의 형식을 '명법(Imperative)'이라고 불렀다. 이 명법에는 두 가지 종류가 있으며 그 하나는 정언명법이며, 나머지 하나는 '가언명법(假言命法)'이다.

정언명법은 무조건적인 명령이며 그 자체가 절대적인 명령(완전한 의무)이다. 가언명법은 일정한 목적을 달성하기 위한 적당한 수단을 충고해 주는 지시하는 조건적 명령(불완전한 의무)이다. 칸트는 정언명법이 가언명법에 앞선 의무라고 규정하고 있으나 이를 적용 시 문제점이 발생하기도 한다.

◉ 친구와 함께 영화관에 가기로 약속이 되어 있으나 약속장소로 가는 도중에 뺑소니차에 치어 신음하고 있는 사람을 발견했다. 이 경우 약속을 지켜야 한다는 완전한 의무와 타인에게 온정을 베풀어야 한다는 불완전한 의무가 충돌하고 있다. 칸트의 이론체계에 따르는 경우 뺑소니차에 치여 신음하고 있는 사람을 방치한 채 친구와의 약속장소로 향해야 할 것이다. 그러나 이 경우 뭔가 옳지 않다는 것을 인식하게 될 것이다.

ⓛ 로스의 의무론 중요 ★

ⓐ 영국의 철학자인 로스는 조건부 의무론을 제시하여 칸트의 이론체계와 공리주의가 결합된 양상을 띤다.

ⓑ 옳고 그름이 행위의 결과에 따라 결정지어지지 않는다는 점은 칸트와 비슷하나 도덕적 사고에 결과를 배제시킬 수 없음을 인정함으로써 칸트와 구별이 된다.

ⓒ 칸트와 달리 어떤 행위가 나쁜 동기에 의해 행하여졌더라도 그 행위가 옳을 수 있을 뿐만 아니라 좋은 동기에 행하여졌다 하더라도 옳지 않을 수 있음을 인정하며, 그 이유는 어떤 행위를 하려는 동기는 우리 의지로 결정할 수 있는 성질의 것이 아니라고 하였다.

ⓓ 로스는 '프리마 파시(prima facie)'라는 새로운 용어를 만들어 제시했는데 이는 조건부 의무를 말한다. 즉, 프리마 파시의 의무란 절체절명의 무조건적인 의무가 아니라 윤리적으로 더 큰 의무와 충돌을 일으키지 않는 한 절대적 윤리의무가 될 수 있다는 것이다.

ⓔ 조건부 의무의 성격을 띠고 있는 의무로는 신의와 보상의 의무, 보은의 의무, 정의의 의무, 자기계발의 의무, 선생의 의무, 악행 금지의 의무를 예로 들었다.

ⓕ 프리마 파시를 적용하면 환자 개인의 자율성을 존중해야 한다는 자율성 존중의 원칙과 해를 입히면 안 된다는 해악 금지의 원칙이 있을 때 자율성 존중의 원칙을 프리마 파시로 볼 수 있다.

> ☑ 예
>
> 자살을 하고자 하는 환자가 있을 때 간호사는 환자의 자살을 막아야 한다. 왜냐하면, 해악 금지의 원칙이 더 중대한 의무이기 때문에 자율성 존중의 원칙은 순위를 뒤로 한다.

(3) 덕 윤리(virtue ethics) 중요 ★

① 아리스토텔레스는 덕(virtue)이란 사물이나 사람이 자신의 존재 목적에 맞게 이룰 수 있는 최고의 수준, 즉 탁월함(excellence)이라고 했으며 행동, 감정, 욕망, 태도 등의 양극단 사이에서 적절한 조화로움에 도달하기 위한 습관을 형성함으로써 획득될 수 있다고 보았다.

② 덕 윤리는 행위의 결과나 의무와 관련하여 옳고 그름이 무엇인지 판단하는 것에 관심을 두기보다는 사람의 성품, 어떤 종류의 사람이 되길 원하는 지에 주목한다.

③ 덕 윤리는 어떤 사람의 도덕적 행위를 가능하게 하는 것은 인격, 혹은 마음의 성향, 습관, 품성의 덕목으로 보았다.

④ 덕 윤리는 행위 중심적이기보다는 행위의 주체 중심적이므로 합리적인 이성적 사고에 근거하여 도덕적 원칙을 자율적으로 규정하고 그 원칙에 따라 행위에 대한 가치 판단이 이루어지는 공리주의나 의무주의의 입장과 대조를 이룬다.

⑤ 덕 윤리의 관점에서 돌봄의 윤리를 볼 때 덕 윤리는 간호의 본질인 돌봄(caring)의 윤리와 관련이 있다.

2 윤리의 원리

간호윤리 분야에서 윤리적 의사결정을 할 때 가장 많이 적용하는 윤리원칙은 보챔과 칠드래스(Beauchamp & Childless)가 생명의료윤리학의 원칙으로 제안한 4가지 원칙, 즉 자율성 존중의 원칙, 악행금지의 원칙, 선행의 원칙, 정의의 원칙이다.

(1) 자율성 존중의 원칙(the principle of respect for autonomy)

① 개인이 스스로 선택한 계획에 따라 행동과정을 결정하는 행동자유의 한 형태이다.

② 개인의 독립성, 자립성, 결정 과정에서의 자주성 등을 의미하며 인격존중의 원리도 자율성에 속한다.

③ 자율성에는 두 가지가 있다.

ㄱ 자신이 원하는 행동은 무엇이든 다 할 수 있는 자율이며 스스로 결정하여 선택하는 행동은 무엇이든 다 할 수 있는 자율이며 스스로 결정하여 선택하는 행동은 방해받거나 장애가 없이 독자적이어야 한다.

ㄴ 자신이 선택해서 행한 행동이 존중되어야 함을 의미한다.

③ 권리는 이 원리에서부터 나오며 긍정적인 권리는 각자가 무엇인가 해야 할 의무를 가졌다는 것이고 부정적인 권리는 각자가 무엇을 하는 데 있어서 참고 억제하는 의무를 말한다.

④ 전통적인 서양 철학은 윤리나 법에서 자율성이 최상의 가치이고 칸트도 인간의 자율성은 도덕적인 절대성으로 존중되어야 한다고 하였다. 자율성 존중의 원칙은 의무주의 이론과 관련된다.

⑤ 한국 간호사 윤리강령 제4항은 "간호사는 대상자가 정확한 정보에 의해 의사결정을 하거나 제공되는 간호를 선택하고 거부할 권리가 있음을 존중한다."라로 명시되어 있어 개정된 윤리강령에서도 자율성을 강조한 것을 알 수 있다.

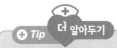

● Tip

사전동의(informed consent)
사전동의는 자율성의 원칙에 근본적인 근거를 두고 파생된 원칙이며 충분한 설명에 의한 동의이다. 사전동의를 윤리적이라고 말할 수 있는 기본요소는 첫째, 대상자의 동의를 표명하는데 요구되는 충분한 지적능력이 있어야 하며, 외부의 간섭이나 강요됨이 없어야 한다. 둘째, 주어져야 할 정보 요소로서 대상자에게 알려주어야 할 내용은 전문직에서 시행되는 모든 내용이다.

(2) 해악금지의 원칙(the principles of nonmaleficence)

① 해악금지의 원칙은 남에게 피해를 주지 말라는 원리로 고대의 정의에 관한 이론이나 자연법이론으로부터 유래된 아주 오래된 원칙이다.

② 해악금지의 원칙 안에는 인간의 행위 중에는 의도한 효과나 결과뿐만 아니라 의도하지 않은 효과나 결과도 존재한다는 이중효과의 원리도 포함된다.

③ 윤리적으로는 유익하나 신체적 손상 효과가 동시에 예측되는 행동일 때 다음의 4가지 조건이 관련된다.

ㄱ 행위 그 자체가 선해야만 하고 적어도 도덕적으로 무관해야 한다.

ㄴ 예측되는 유익한 영향은 예측되는 손상효과보다 크거나 같아야 한다.

ㄷ 행위자의 의도가 유익한 효과는 성취하도록 하고 손상효과는 가능한 한 피하도록 한다.

ㄹ 손상효과가 유익한 효과를 위한 수단이 되어서는 안 된다.

> **☑ 예**
> 임신한 여성이 암으로 인해 어머니의 생명과 태아의 생명이 모두 위험하여 임신중절을 해야 할 경우 이 원칙이 적용될 수 있다.

(3) 선행의 원칙(the principle of beneficence)

① 선행은 남을 이롭게 하는 행위이며 타인을 돕기 위해 적극적이고 긍정적인 단계를 요구하기 때문에 해악금지보다는 이타적이고 포용적인 것이다.

② 선행은 선을 행하는 하나의 의무이자 긍정적인 윤리로 친절과는 구분된다.

③ 선행의 원칙은 선을 행할 것을 원하거나 의욕적일 뿐 아니라 실제로 그러한 행위를 하도록 요구한다.

④ 선행 원칙의 4가지 요점은 다음과 같다.
  ㉠ 우리는 해나 악을 가해서는 안 된다.
  ㉡ 해나 악을 방지해야 한다.
  ㉢ 악을 제거해야 한다.
  ㉣ 우리는 선을 행하고 증진해야 한다.

⑤ 선행의 원칙 속에 포함된 다른 사람의 이익을 증진시키는 것은 선의의 간섭주의(paternalism) 근거가 되기도 한다.

⑥ 선의의 간섭주의가 정당화될 수 있는 경우는 다음과 같다. 중요★
  ㉠ 결과가 대상자나 자녀에게 이익이 된다는 것이 확실할 때
  ㉡ 대상자가 문제되는 행위와 자신의 이익 사이의 연관을 이해할 능력이 없을 때
  ㉢ 대상자가 부모나 행위자의 목적이나 논리를 이해할 수 있는 시기가 되면 그 행위를 인정하고 동의할 것이라고 추측하는 것이 합리적일 때

(4) 정의의 원칙(the principle of justice) 중요★

① 정의의 원칙은 주로 사회적 정의(social justice)를 의미하며 사회적 정의는 주로 한 사회에서 희소하게 존재하는 자원을 어떻게 배분하는 것이 타당한지의 문제를 다룬다.

② 정의의 원리로부터 고려의 평등(equality of consideration)이나 법 앞의 평등 같은 것들이 도출된다.

> ☑ 예
> 장애를 가진 사람들, 사회적 약자에게 특별히 배려해 줄 것을 요구하는 것, 부족한 의료자원의 할당 문제

③ 의료 혜택을 받을 최소한의 권리를 정해야 하며 이는 의무론자들의 관점에서 접근해야 한다.

④ 환자의 신분이 낮고 경제적 능력이 없다고 하더라도 방치해서는 안 되며 가난하고 힘없는 사람을 위한 의료분야의 국가구조 제도를 국가가 실현해야 한다.

3 윤리규칙

(1) 정직(veracity) 중요 ★

① 정직은 진실을 말해야 하는 의무로 정직의 규칙이 포함해야 하는 것은 다른 사람을 존중하고 선을 위해 진실을 말해야 하는 것이다.

② 타인에게 정직해야 하는 이유는 정직함으로써 타인들을 존중할 수 있기 때문이다.

③ 정직하기 위해서는 선한 것(beneficence)과 무해한 것(nonmaleficence), 정의와 같은 독립적인 원리가 함께 행해져야 하며 이 원리는 또한 인간 존중의 원리와 성실의 규칙이 함께 행해져야 한다.

(2) 신의(confidentiality)

① 이 규칙은 간호사를 비롯한 보건의료계 종사자들이 환자의 개인의료 비밀을 보장하기 위해 최선을 다해야 한다는 것이다.

② 환자의 사생활을 유지시킬 의무와 환자의 비밀을 지킬 의무는 오랫동안 간호윤리와 의학윤리의 한 부분이 되어 왔다.

③ 이 규칙으로부터 환자의 개인차와 독자적인 인격을 존중하며 성실히 돌보고 그의 사생활을 비밀 및 간호하는 중에 얻게 되는 정보를 보호하는 의무가 도출된다.

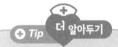

> **⊕ Tip 더 알아두기**
>
> **신의의 규칙 명시**
> - 나이팅게일 서약문 : "간호하면서 알게 된 개인이나 가족의 사정은 비밀로 한다."
> - 한국 간호사 윤리강령 3번째 항목 : " 간호사는 간호와 관련된 대상자의 정보에 대하여 신의를 지키고 정보를 공유하여야 할 때는 전문적인 판단을 한다."
> - 국제 간호사 윤리강령의 '간호사와 인간'의 3번째 항목 : "간호사는 알게 된 개인의 비밀을 은밀히 간직해야 하며 그러한 비밀을 다른 사람에게 알려야만 할 때는 판단을 해야 한다."
> - 「의료법」 제19조 '비밀누설 금지' : 의료인은 그 의료, 조산 또는 간호에 있어서 취득한 타인의 비밀을 누설하거나 발표하지 못한다.

(3) 성실(fidelity)

① 성실의 규칙은 약속을 이행해야 한다는 규칙이다.

② 보챔과 칠드레스는 성실이 자율성의 원리와 독자성으로부터 기인되는 도덕적 법이라고 하였다.

③ 메이(May)는 성실을 윤리원리보다 더 중요한 것으로 이해하였으며 그것은 존재의 한 방법(a way of being)이라고 하였다.

④ 특히 계약관계에서 더욱 기본적인 윤리규칙이며 약속이행과 동일하게 사용한다. 현대의 의료인-대상자의 관계가 의료인-환자 간 계약모델로서 설명되고 있음을 고려할 때 의료인은 특히 성실의 규칙에 주의를 기울여야 한다.

4 윤리적 의사결정

(1) 윤리적 의사결정의 모형

① 결의론적 모형(casuistic model)

　㉠ 자율성 존중과 같은 대체적인 원리가 맞지 않거나 정확하지 않은 특별한 경우에 내리는 의사결정이다.

　㉡ 결의론적 의사결정은 서로 연결되는 것으로 해석되는 범례, 비범례, 이미 정해진 사례를 포함하는 일련의 사례에 의존하기 때문에 임상사례의 특정한 상황에 대해 적용가능하다.

② 분석적 모형(analystic model)

　㉠ 윤리이론과 규칙의 연역적 응용에 의존하며 연역적 모형이라고도 하고 간호윤리 교육에 큰 관심을 가지고 있는 모형이다.

　㉡ 보챔과 칠드레스(Beauchamp & Childress, 1994)의 생의 윤리원칙은 윤리이론과 원리, 규칙에 의존한 윤리적 판단과 분석으로 특징지어지는 분석적 모형으로서 윤리적 의사결정에 관한 많은 간호학 문헌들이 이 연역적 방법을 따르고 있고 이 방법은 윤리이론과 그 자체보다는 분석과 판단을 결합한 원리와 규율에 초점을 두고 있다.

(2) 간호사와 윤리적 의사결정

① 의사결정은 전문직 간호사의 중요한 특성이며 전문직 간호의 보증이다.

② 간호사들은 윤리적 측면에서의 책임이 기술적인 측면에서 더 크며 윤리적 의사결정 과정에서 중심이 되어야 한다.

③ 간호사들은 윤리적 의사결정을 하기 위한 지식을 갖추고 준비되어 있어야 한다.

④ 병원이나 기관 내에서의 사회적인 지위와 의사결정 과정에서의 간호사의 역할의 범위가 명확히 규명되어야 한다.

⑤ 간호사는 의사결정 참여자로서의 위치가 인정되어야 하며 의사결정 과정을 통하여 환자를 격려하고 도와주고 지지해 주는 위치에 있어야 한다.

5 윤리적 사고의 단계

(1) 윤리적 사고의 4단계

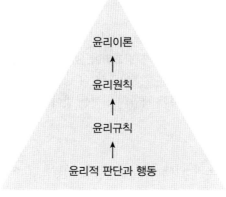

[그림 1-2] 윤리적 사고의 단계

① 보챔과 칠드레스는 윤리적 사고의 접근방법과 그 단계를 4단계로 보았다.

② 4단계의 윤리적 사고체계 **중요** ★

ㄱ 첫째 수준 : 특정한 상황에 처해서 선택해야 할 행동의 결정을 위한 판단은 도덕적 규칙에 의해 합리화된다.

ㄴ 둘째 수준 : 규칙은 원리에서 나오며 한 가지 원리에서 많은 규칙이 나올 수 있고 더 구체적인 성격을 띤다.

> ☑ 예
>
> "환자에게 거짓말을 하는 것은 옳지 않다."라는 한 가지 원리에서 여러 가지 규칙이 나온다.

ㄷ 셋째 수준 : 원칙은 규칙에 비해 좀 더 일반적이고 기본적이다.

> ☑ 예
>
> "인간은 존중되어야 한다."라는 원리는 여러 가지 규칙에 의해서 지켜진다.

ㄹ 넷째 수준 : 윤리이론은 가장 이론적이며 보편적인 수준의 윤리적 판단, 사고로서 규칙과 원리의 모체가 되며 개인이나 집단의 도덕규범이나 규범이론을 말하기도 한다.

제 4 절 간호전문과 윤리

1 간호전문직과 간호윤리의 변천

(1) 간호전문직과 윤리

① 간호전문직은 그 직업적 목적과 기능, 이념이 인간을 중심으로 이루어지는 만큼 역사적으로 볼 때 어느 직업보다 직업윤리가 강조되어 왔다.

② 전문직의 기본특성 중 하나가 윤리강령(code of ethics)을 가지고 있다는 것이다. 이 규약은 법은 아니나 전문직이 부여한 책임과 신뢰를 받아들인다는 것이 된다.

(2) 간호윤리 변천사

프라이(Fry, 2004)는 간호의 역사 안에서 초점을 바꿔온 간호윤리의 변천사를 다음과 같이 정리하고 있다.

① 나이팅게일 시대

전문직으로서 간호의 근대적 교육의 시작 시기라 할 수 있는 나이팅게일 시대에서 '좋은 간호사'는 충직하고 협조적인 조력자를 의미했다. 간호사에게는 조직과 의사에 대한 충성, 겸손, 절제, 정직, 진실함, 신뢰, 복종과 같은 성품이 강조되었다.

② 제2차 세계대전 후

간호사의 역할이 의료진에게 복종하는 협력자가 되는 것에서 독립적인 실무가로 변화되었다. 간호사의 새로운 역할은 간호를 제공하는 과정에서 행해지는 모든 행위에 대한 도덕적 책임을 지는 것이었다.

③ 20세기 후반

'좋은 간호사'는 환자와 함께 하는 돌봄의 전문가로 이해된다. 돌봄(caring)이 간호의 본질이며 간호사와 환자 관계의 특성임을 반영한 것으로 간호사가 지녀야 할 성품으로 간주되기도 한다.

④ 21세기 중요 ★

21세기의 '좋은 간호사'에는 앞서 언급한 3가지의 윤리적 특성인 협력(cooperation), 책무(accountability), 돌봄(caring)에 옹호(advocacy)의 개념이 추가된다. 옹호의 개념은 간호대상자들이 경험하게 되는 다양하고 복잡한 쟁점을 다루는 과정에서 간호대상자 편에 서서 지지하고 돕는 역할이다.

2 간호윤리학

(1) 간호윤리의 정의와 개념

① 간호윤리란 '선함과 악함에 대한 도덕적 이상에 토대를 둔, 간호사들의 행동규범'이라고 할 수 있다.

② 간호윤리는 간호사들이 도덕적으로 문제를 직면할 때, 어떤 행동을 해야 하는가의 기준이 되는 것이다. 이때의 도덕적 문제들은 건강, 치유, 돌봄과 같은 간호의 기본 개념들과 관련된 문제들을 말하는 것이다.

③ 직업윤리란 '직업생활에서 윤리를 말하는 것으로 사회에서 직업인에게 요구하는 직업적 양심, 사회적 규범과 관련된 것'이다. 즉, 간호윤리의 기능은 간호사들에게 윤리적 행동의 기준을 제시하며, 더 나아가 간호사들이 다양한 윤리적 문제를 직면할 때, 이를 분석하고 판단하여 옳은 행동을 할 수 있도록 돕는 것이다.

(2) 윤리학과 간호윤리학의 관계

① 윤리학은 크게 메타 윤리학과 규범 윤리학으로 나눈다.

　㉠ 메타 윤리학 : '도덕이란 무엇인가'와 같이 도덕적 본질을 탐구하는 분야이다.

　㉡ 규범 윤리학 : 도덕적 개념과 원칙을 실제 문제에 적용하는 분야이다.

② 규범윤리학은 다시 순수규범 윤리학과 응용규범 윤리학으로 나눈다. 간호윤리학은 응용규범 윤리학에 속한다.

　㉠ 순수규범 윤리학 : 공리주의와 칸트의 의무론과 같이 도덕적 문제를 이해할 수 있는 이론적 체계 및 관점을 제시하는 분야를 말한다.

　㉡ 응용규범 윤리학 : 간호윤리학, 생명윤리학, 의료윤리학, 직업윤리학, 환경윤리학, 기업윤리학 등과 같이 사회의 특정 분야에 적용할 수 있는 윤리적 분석방법 및 대안, 행동규범 등을 제시하는 분야를 말한다.

③ 간호윤리학은 다음의 영역들을 포함한다.

　㉠ 간호윤리학은 간호전문직의 윤리적 가치와 표준을 제시한다.

　㉡ 간호윤리학은 간호실무에서의 윤리적 문제들을 윤리이론을 이용하여 분석한다.

　㉢ 간호윤리학은 실제 연구 자료(통계자료, 면담자료 등)를 이용하여 간호와 관련된 윤리적 주제들을 설명한다.

　㉣ 간호윤리학은 간호교육과정에서의 간호윤리교육의 내용과 구성에 대해 연구한다.

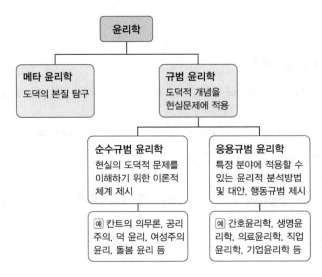

[그림 1-3] 윤리학과 간호윤리학의 관계

(3) 간호윤리의 중요성 ^{중요} ★

① 간호의 기본적 덕목은 윤리이다. 간호의 역사를 살펴보면 윤리적 규범, 도덕적 원칙에 대한 진술, 높은 이상의 표현, 도덕적 문제에 관한 논의 등을 찾아볼 수 있다.

② 간호윤리는 간호의 규범체계에서 가장 기본적인 역할을 해왔으며 특정 간호 상황에서 간호행위가 윤리적으로 근거가 확실한 선한 행위가 되도록 안내하고 이를 평가하기 위한 일반적인 원칙이 되며 전문적인 간호와 관련된 책임을 수행할 수 있도록 기본적인 틀을 제공한다.

③ 오늘날 인간의 신념이나 삶의 가치 또는 직업적 신념 등은 사회 변화와 과학기술의 급격한 발달로 인해 많은 변화를 초래하였다. 이는 또한 인간생명의 존엄과 개인의 특성 등 인간에 대한 가치까지 변화시키고 있다. 특히 생명과학과 의료기술의 눈부신 발전으로 삶과 죽음의 문제에 대해 과거에는 생각지도 못한 새로운 윤리 문제들이 제기되었다.

④ 나이팅게일의 선서, 윤리강령 및 지켜야 할 덕목들이 간호사들에게 강조되어 왔으나 산업의 발달 등에 따른 현대사회의 복잡함으로 인해 현존하는 선서나 윤리강령 자체만으로는 여러 난제를 해결할 수 없는 상황이 자주 일어난다. 이에 따라 도덕적 사고와 판단을 강조하는 철학적 윤리학에 관심을 가지게 되었다. 따라서 전통적으로 실시해오던 덕목교육과 더불어 자율적인 사고를 통한 건전한 판단을 유도하도록 간호윤리를 새롭게 다듬어야 할 것으로 지적되고 있다.

⑤ 윤리문제가 그 범위와 본질에서 큰 변화를 맞고 있는 상황에서 간호인들은 전에는 예상치 못했던 새로운 환경과 직무상 딜레마에 직면하게 됨에 따라서 간호윤리의 정립에 대한 필요성이 더욱 커지고 있다.

(4) 간호윤리가 새롭게 강조되는 이유

① 새로운 과학기술의 발전으로 많은 윤리적 딜레마에 직면하게 되었고 그에 따라 윤리적 갈등을 표출시키고 있다.

② 인간이 존엄성과 개별성을 유지하는 윤리적 바탕에서 간호를 수행하게 되었으며 환자의 생명에 영향을 줄 수 있는 의사결정에 참여하게 됨에 있다.

③ 현대 사회는 간호 전문성을 더욱 인정함에 따라 전문직 간호사에게 책임지는 행동을 요구한다.

④ 간호사가 환자를 돌봄에 있어서 환자의 실질적인 권리를 보호해 주는 환자의 옹호자로서의 역할이 강조되고 있다.

⑤ 간호윤리의 탐색은 간호의 근원과 본질을 밝히고 긍정적 간호행위의 근본 동기가 되며 간호의 방향을 결정해 주는 필수요건이다.

⑥ 간호윤리의 확립은 임상간호사들이 간호활동 과정에서 일어나는 복잡하고 다양하며 이해가 상반되는 문제에 직면했을 때 윤리적 가치관에 따라 임무를 수행하는 데 도움을 준다.

3 간호와 실무에서의 윤리

(1) 간호사와 대상자 사이의 윤리

① 임신중절과 윤리문제 **중요** ★

㉠ 인공임신중절(artificial abortion) : 태아가 모체 내에서 충분히 자라기 전 인위적 수단으로 모체 밖으로 축출하는 행위이다.

ⓐ 치료적 임신중절 : 임신의 지속이 산모에게 심각한 위험 또는 태아에게 중대한 결함이 있다는 의학적 판단이 있을 때 실시되는 것이다.

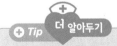

치료적 임신중절의 종류
- **직접 치료 임신중절** : 산모의 생명을 구하기 위해 태아에게 직접적인 시술을 하여 태아를 죽게 만드는 것
- **간접 치료 임신중절** : 산모의 몸에 시술을 행하나 그 결과가 태아가 사망하는 것

ⓑ 임의적 임신중절 : 아무런 의학적인 이유 없이 자의적으로 행해지는 것이다.

㉡ 인공임신중절에 대한 문제는 생명의 시작이 어디부터인가로 시작되어 개인의 자율성 및 자기결정권의 문제로 귀착될 수 있으며 인간생명 시작 이후의 임신중절은 무고한 인간을 살인하는 것이 되기 때문에 매우 중요한 의미를 지닌다.

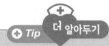

인간 생명의 출발점에 관한 입장과 시점
- 수정 : 정자와 난자가 만나는 수정 순간
- 착상 : 수정란이 여성의 자궁에 착상될 때
- 신체기관 형성 : 개체 발생에서 신체기관이 형성될 때
- 유정성 : 태아가 쾌와 고통의 감정을 느낄 때
- 체외생존 가능성 : 태아가 자궁 밖에서 생존이 가능한 시점
- 출생 : 태아가 여성의 자궁 밖으로 출생할 때

   ⓒ 임신중절에 관한 이러한 논쟁들은 태아의 생명권과 여성의 자기결정권을 중심으로 대립되고 있다.

      ⓐ 보수주의적 입장 : 태아의 생명권 수호를 주장하고 있다. 보수주의적 입장은 생명 우선론적(pro-life) 입장이며 임신된 태아는 모체의 생명이 위험한 경우를 제외하고는 어떠한 경우(예 강간에 의한 임신)에도 용인되어서는 안 된다고 주장한다.

      ⓑ 진보주의적 입장 : 여성의 권리가 태아의 생명보다 중요하다는 입장이다. 진보주의적 입장은 선택 우선론적(pro-choice) 입장이며 선택의 자유에 대한 권리가 태아의 생명권보다 우선한다는 생각이다.

      ⓒ 절충주의적 입장 : 보수주의적 입장과 진보주의적 입장 사이의 중립적인 입장으로 비극적이고 손실이 뒤따르는 경우에만 임신중절을 허용하는 것이다.

   ⓔ 우리나라의 경우 1973년 「모자보건법」이 제정되면서 인공임신중절에 대한 법적인 완화가 이루어짐으로써 합법적인 임신중절 수술을 허용하게 되어 있다.

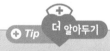

「모자보건법」 제14조(인공임신중절 수술의 허용한계)
의사는 다음 각 호의 어느 하나에 해당하는 경우에만 본인과 배우자의 동의를 받아 인공임신중절 수술을 할 수 있다.
① 본인이나 배우자가 유전학적 정신장애나 신체질환이 있는 경우
② 본인이나 배우자가 대통령령으로 정하는 전염성 질환이 있는 경우
③ 강간 또는 준강간에 의하여 임신된 경우
④ 법률상 혼인할 수 없는 혈족 또는 인척 간에 임신된 경우
⑤ 임신의 지속이 보건의학적 이유로 모체의 건강을 심각하게 해치고 있거나 해칠 우려가 있는 경우

   ⓜ 국제간호협회 윤리강령은 간호사가 대상의 생명 옹호의 권리와 선택 옹호의 권리를 모두 존중해야 함을 명시하고 있다. 간호사는 실무에서 인공임신중절의 국내 법적 허용 범위를 이해하고 대상자에게도 이를 설명할 수 있어야 한다. 법적으로 허용되는 인공임신중절에 대해서 간호사는 자신의 편견을 배제하고 대상자의 권리를 존중해야 한다.

ⓑ 간호사는 임산부와 그 가족이 동의과정에서 임산부와 태아의 현재 상황, 인공임신중절의 결과에 대해 충분히 이해할 수 있도록 도와야 하며 임산부의 충분한 정보와 근거로 한 동의 과정을 통해 자율적 결정이 이루어질 수 있도록 지지해야 한다.

② 인공수정 및 대리모와 관련된 윤리문제

　㉠ 인공수정(artificial insemination) : 자연적인 성관계를 통해 정자와 난자가 만나는 것이 아니라 인위적으로 정자와 난자를 결합시키는 것으로 자녀가 없는 부부가 남자 측의 무정자증 혹은 정자의 수가 부족한 경우, 여자 측의 난소 또는 자궁의 이상으로 배란이 잘 되지 않는 경우 자녀를 갖기 위해 선택하는 방법이다.

　㉡ 인공수정은 불임에 대한 치료적 차원에서 발전된 의학기술이지만 자연의 질서를 거스르는 인위적 조작이 개입되어 다음과 같은 문제를 발생시키고 있다.

　　ⓐ 의학적 문제 : 유전병의 문제, 임신 중독증이나 분만의 위험, 비배우자 간의 인공수정 문제

　　ⓑ 사회윤리적 문제 : 정자은행(sperm bank), 대리모(surrogate mother)

　　ⓒ 법적인 문제 : 인공수정아의 친자 여부

　㉢ 대리모와 관련된 윤리문제 : 대리모 사업은 가족과 공동체를 붕괴시킬 수 있으며 인간 본연의 고유 가치를 침해하고 비인간화된 사회를 초래할 수 있으며 여성 착취의 문제로 여성의 인권까지 침해할 수 있다. 태어난 아기의 법적 어머니의 결정문제도 발생할 수 있다.

③ 생명공학과 관련된 윤리문제

　㉠ 인간복제

　　ⓐ 1997년 복제양 돌리가 탄생된 이후 사람의 체세포를 통한 초기 배아 단계까지의 복제 연구 결과가 발표됨으로써 인간복제의 문제는 생명 윤리에 경각심을 일깨우는 결정적인 계기의 역할을 하고 있다.

　　ⓑ 정자와 난자가 수정된 후 태아로 발육되기 전의 세포분열 상태인 인간배자(胚子)를 복제, 동일한 유전자를 가진 인간을 계속 출산해 내는 것이다.

　　ⓒ 최근 인간복제 기술 및 인공수정, 장기이식, 유전자 검사 등의 첨단 기술이 실제 가능해지면서 인간복제를 기술적으로 할 수 있다고 해서 이 기술을 적용하는 것이 윤리적으로 옳은가 옳지 않은가에 대한 논쟁이 활발해지고 있다.

　　ⓓ 1997년 유네스코에서는 '인간 게놈(genome)과 인권보호에 관한 국제선언'을 채택하여 인간 게놈을 상업적 목적이나 비평화적 목적으로 이용할 수 없으며 인간복제 행위를 허용하지 않도록 규정하였다.

　㉡ 인간 장기의 생산

　　ⓐ 유전자 조작 기술의 발전으로 서로 다른 동물 간, 혹은 인간과 동물 간 유전자를 인위적으로 융합하여 새로운 개체를 만들 수 있게 되면서 부족한 이식 장기를 대체하기 위하여 동물의 체내에 인간장기를 생산하도록 하는 연구를 시도하게 되었다.

　　ⓑ 이러한 연구들은 장기를 안정적으로 확보하여 장기이식의 분배에 관한 문제를 감소시킬 것으로 기대되나 인간과 동물의 경계를 무너뜨리며 인간의 존엄성을 훼손함은 물론 생태계의 질서도 파괴할 수 있다는 비판과 논쟁을 불러일으키고 있다.

ⓒ 인간복제의 문제점

 ⓐ 과학적인 문제로 유전자의 다양성을 지속시키기 어려우므로 다양한 자손을 남길 수 없고 유전병 등을 증가시킬 수 있으며 비정상적인 사람을 생산할 가능성이 있다.

 ⓑ 사회적으로 인간복제가 대량화되었을 때 인간의 정체성에 대한 문제가 대두된다.

 ⓒ 법적인 문제는 복제된 인간을 인간이라고 부를 수 있을 것인지, 부모와 자식의 관계는 어떻게 성립이 되는지에 대한 의문을 가질 수 있다.

 ⓓ 윤리·신학적으로 부모의 가치와 결혼의 의미, 가족의 의미에 대한 문제들이 대두될 수 있다.

④ 안락사와 관련된 윤리문제

 ㉠ 안락사는 살아날 가망이 없거나 불치의 병에 걸려 죽음을 선고받고 커다란 고통을 겪고 있는 환자들이 본인의 희망이나 가족의 요청에 따라 환자의 생명을 단축시키는 행위를 말한다.

 ㉡ 최근 의학의 발전으로 인간의 수명이 연장됨에 따라 만성질환의 증가, 뇌사 등과 함께 식물인간 상태의 삶이 증가하게 되고 무의미한 생명연장에 대한 거부와 인간답게 죽겠다는 요구가 대두되고 있다.

 ㉢ 안락사는 찬반론이 여전히 팽팽하게 맞서고 있는 실정이며 안락사에 대한 각 나라의 인식과 추이에도 차이가 있다.

⑤ 뇌사 및 장기이식과 관련된 윤리문제 **중요** ★

 ㉠ 장기이식은 뇌사판정과 긴밀한 연관이 있으며 장기이식을 위해서는 뇌사판정의 조건을 충족해야 한다.

 ㉡ 뇌사를 죽음으로 인정하는 것은 많은 사회적, 윤리적 문제를 내포하고 있으며 환자의 장기이식과 관련된 행위들을 정당화하는 원칙은 자율성의 원칙, 악행금지의 원칙, 선행의 원직, 정의의 원칙 등 4가지 윤리원칙에 의해 고려되고 있다.

 ㉢ 뇌사 및 장기이식은 뇌사판정과 장기이식의 과정에서 생명조작의 가능성이나 생명경시의 위험성을 경고한다.

 ㉣ 뇌사판정을 통한 장기이식은 뇌사자의 자발적인 동의가 전제되어야 하는데 사망자의 의견을 확인할 수 없거나 미성년자의 경우 대리인의 자격이 문제될 수 있으며 대리인이 경제적인 이유로 장기를 매매하고 사례금을 받는 등 인간의 존엄성을 훼손하는 윤리적인 문제들을 발생시킬 가능성이 있다.

 ㉤ 장기를 기증한 뇌사자의 신체는 매우 훼손된 것 같은 모습일 수 있기 때문에 뇌사자의 장기가 기증된 후 시신의 처리에 관한 법적인 보호가 마련되어야 한다.

 ㉥ 장기분배는 일반적으로 의학적 유용성의 기대치와 기회균등의 관점이 기준으로 제시되나 어떤 사람에게도 명백한 우선권을 주기 어렵다.

⑥ 연구와 관련된 윤리문제

 ㉠ 연구와 관련된 윤리문제 중 가장 쟁점이 되는 것은 인간을 대상으로 하는 인체실험에서 발생할 수 있다.

ⓒ 제2차 세계대전 중 나치와 일본군들이 전쟁포로들을 대상으로 비인간적이고 잔혹한 생체실험을 진행하였고 이를 계기로 인체실험대상자의 권리에 대한 논란이 발생하였고 다시는 이와 같은 일이 재발되지 않기 위한 노력으로 뉘른베르그 강령(The Nurenberg Code), 헬싱키 선언(The Daclaration of Helsinki), 벨몬트 보고서(The Belmont Report) 등이 만들어 졌다.

ⓒ 미국에서는 1997년부터 각 기관마다 기관의 특성을 살린 연구윤리심의위원회를 조직하는 것을 법제화하여 모든 대학과 연구기관, 연구지원기관들이 연구윤리를 실천하도록 하고 있다.

(2) 간호사와 협력자 사이의 윤리 중요 ★

① 간호사와 의사 사이의 윤리적 갈등

㉠ 간호사와 의사와의 관계는 환자 간호의 질을 결정짓는 중요한 요소이며 간호사와 의사의 업무는 상호보완적이며 상승작용을 유발해야 한다.

㉡ 간호사가 의사의 일에 동의할 수 없을 때나 의사가 간호사의 일에 동의할 수 없을 때 갈등이 발생하게 된다.

㉢ 간호사는 자율적으로 활동하는 의료인으로서 지식과 경험은 물론이고 의사의 처방을 수행할 때도 독자적인 판단에 따른 법적·윤리적 책임을 지게 된다. 그러므로 의료행위에 기술적인 측면이 부족하거나 비윤리적인 불법행위가 행해질 때 간호사는 그 처방 수행을 거부할 의무가 있으며 관계윤리를 준수하여 의사와의 협력관계를 유지하는 것이 필요하다.

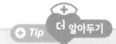

+ Tip 더 알아두기

한국 간호사 윤리지침 제32조(관계윤리의 준수)
제1항 간호사는 보건의료인으로서 고유한 역할과 직무가치를 이해하고 존중하며 직무상 상호협력적인 관계를 유지하여야 한다.
제4항 간호사는 보건의료인 등 협력자와 갈등이 있을 때 간호 대상자의 안전을 최우선으로 여겨야 한다.
제5항 간호사는 의사의 처방을 수행하기 전에 처방이 간호대상자에게 최선의 이익을 줄 수 있는 것인지를 확인해야 하며, 부적절하다고 판단되는 경우 이를 의사에게 확인하여야 한다.

② 간호사와 간호사 사이의 윤리적 갈등

㉠ 간호사는 독립적으로 업무수행을 함과 동시에 팀으로서 함께 일하기 때문에 다른 간호사를 감독하거나 혹은 감독을 받기도 하면서 간호사 간 관계갈등을 경험한다.

㉡ 관계갈등은 교대근무 사이의 의사소통 및 협력문제, 역할갈등 등에 의해 발생되며 언어폭력 등의 직장 내 괴롭힘으로도 표출된다.

ⓒ 간호사는 다른 보건의료인들과 상호 비방, 모함, 사생활 공개, 폭력 등의 언행을 삼가고 갈등 해소를 위해 노력해야 하며 상호 존중하고 신뢰하는 분위기를 형성해야 한다.

ⓔ 아울러 간호사는 자신을 포함한 의료 팀원의 무능하고 비윤리적인 처치로 인해 환자가 부정적인 영향을 받는 것을 보호할 책임이 있다. 간호사는 다른 간호사에 대한 충성과 환자에 대한 의무 사이에서 객관성을 유지해야 한다.

③ **간호사와 타 직종 구성원의 관계윤리** 중요 ★

ⓐ 이해상충(COI : Conflict Of Interest)은 개인의 사적인 이해관계가 자신이 맡고 있는 업무 또는 공공이나 타인의 이익과 서로 상충되는 상황을 뜻한다.

ⓑ 이해관계의 갈등을 겪는 것 자체를 비윤리적이라고 할 수 없으나 이해상충의 갈등 상황에서 정당하지 못한 방식으로 행동할 때 비윤리적이 된다.

ⓒ 의료 환경 내에서 발생할 수 있는 이해상충의 비윤리적인 사례는 다음과 같다.

ⓐ 의약품, 의료기구, 처치 재료 및 소모품 등의 사용대가로 받는 리베이트 수수행위
ⓑ 진료수입에 따른 인센티브를 더 받기 위해 불필요한 검사를 권하는 행위
ⓒ 상식적인 수준을 넘어선 번역 수수료나 강의 수수행위
ⓓ 약물 또는 물리치료 등을 먼저 시행하지 않고 수술요법을 권하는 행위
ⓔ 기업으로부터 스폰서를 받는 임상시험연구의 성과를 무리하게 만들어 내는 행위

4 간호 상황에서의 윤리적 딜레마

(1) 윤리적 딜레마 중요 ★

① 딜레마란 두 가지 중 하나를 선택하는 것이 정해져 있는데, 어느 쪽을 선택해도 바람직하지 못한 결과가 나오게 되는 곤궁한 상황을 뜻한다.

② 똑같이 비중 있는 대안 중에서 만족할 만한 해결책을 찾을 수 없는 상황으로, 간호사가 직면하는 문제의 윤리적인 측면으로 간호사가 전문가로서 지켜야 하는 윤리적 의무 혹은 책무가 서로 충돌하고 있어 어떠한 실천 행동을 선택하는 것이 윤리적으로 올바른 것인지 판단하기 힘든 상태를 뜻한다.

> **☑ 예**
>
> 안락사의 경우 의사의 판단과 환자의 입장은 일치하는데 간호사는 '나이팅게일 선서'에 선서한 내용처럼 어떤 상황에서도 생명을 해치지 않겠다던 신념과 대비되는 것이다. 이러한 경우 간호사만의 의견이 다르므로 윤리적 딜레마에 빠지게 되는 것이다.

(2) 윤리적 의사결정

① 4가지 주제 모델(the four topics)

Jonsen, Siegler와 Winslade(2010)는 임상 사례의 본질적인 구조를 형성하는 4가지 주제를 제시하였다.

⊙ 의학적 적응(medical indication)

ⓐ 진단적, 치료적 행위에 대한 합리적인 근거를 제공하는 환자의 신체적, 정신적 상태의 정보와 그 해석을 의미한다.

ⓑ 임상 의료에서 논의되는 모든 윤리적인 문제들을 파악하기 위해 환자의 의학적 상태, 즉 질환의 급성기 여부, 치료의 목표와 예후, 다양한 치료적 대안의 효과 등에 대한 질문을 통해 환자를 위한 매일의 임상적 돌봄이 환자에게 이득이 되는지 또는 해가 되는 행위인지를 판단한다.

ⓛ 환자의 선호(patient preference)

ⓐ 치료와 돌봄에 대한 결정을 할 때 환자 자신의 경험, 믿음, 신념과 가치를 반영하는 것으로 이는 환자의 자율성 존중이 강조된 개념이다.

ⓑ 치료나 시술 시 환자와 충분한 설명에 근거한 사전동의과정, 환자의 의사결정능력의 사정, 연명의료중단 결정 시 사전연명의료의향서의 확인, 연명의료계획서 작성과정에서 환자의 선호를 파악하는 것이 그 예다.

ⓒ 삶의 질(quality of life)

ⓐ 임상상황에서 의료적 중재를 제공하는 이유는 환자가 의료적 중재를 통해 더 나은 삶의 질을 경험하는 것과 삶의 질의 향상을 가져오기를 바라기 때문이다.

ⓑ 환자와 의료진은 치료가 성공할 경우 환자가 경험하게 될 신체적, 정신적, 사회적 손상 정도를 파악하고 환자의 삶의 질에 대한 의료진의 편견에 대한 성찰, 환자 삶의 질을 둘러싼 윤리적 쟁점 등에 대한 고찰을 통해 어떠한 삶의 질이 환자에게 바람직한지에 대해 결정을 내려야 한다.

ⓒ 이러한 결정과정에서 환자의 선호에 대한 존중, 자율성에 대한 존중의 원칙과 함께 선행의 원칙 등 윤리적 원칙을 신중하게 적용하는 것이 요구된다.

ⓔ 배경요인(contextual features)

ⓐ 배경요인은 전문적, 가족적, 종교적, 재정적, 법적, 기관적 요소들이 임상결정에 영향을 미치는 것을 말한다.

ⓑ 배경요인의 분석에서 희소자원의 공정한 분배, 이해상충의 예방과 조절, 임상결정에 관여하는 가족관계 파악, 환자의 비밀 유지 제한 등과 같은 문제를 다룰 수 있으며 이를 통해 환자와 의료진의 치료적 관계를 해치지 않고 올바른 의사결정을 내릴 수 있도록 돕는다.

② 통합적·윤리적 의사결정 모델(IEDM : The Integrated Ethical Decision-making Model)

⊙ 박은준(2012)은 1970년대 이후 최근까지 윤리적 의사결정 모델을 활용한 20여개 연구들에 대한 비판적 문헌고찰을 바탕으로 간호교육에서 활용할 수 있는 통합적 윤리적 의사결정 모델을 개발하였다.

ⓛ 통합적 윤리적 의사결정 모델은 총 6단계에 따라 진행된다.

ⓐ 1단계 : 윤리적 문제를 기술한다.

ⓑ 2단계 : 추가적인 정보를 수집하고 문제를 분석한다.

ⓒ 3단계 : 여러 가지 대안들을 찾고 대안들을 비교·분석한다.

ⓓ 4단계 : 최선의 대안을 선택하고 자신의 결정을 정당화한다.

ⓔ 5단계 : 선택된 대안을 성공적으로 적용하기 위한 전략을 세우고 행동으로 옮긴다.

ⓕ 6단계 : 의사결정 및 행동의 결과를 평가한다.

제5절 간호행위와 윤리적 개념

1 간호행위의 윤리적 개념

간호행위에서 간호사가 윤리적 의사결정을 하는데 중요시되는 윤리적 개념으로는 옹호, 책임, 협동, 돌봄 등이 있으며 이것은 간호실무에서의 중요한 의미가 있다.

(1) 옹호

① 중요한 이유를 적극적으로 지지하는 것이다.

② 간호사와 대상 간의 긍정적 관계에서 발생하며, 환자의 권리를 알리고 이해하도록 하는 일이다.

③ 환자가 자기의 신념과 가치관에 따라 선택하도록 돕는 일이다.

④ 환자가 사생활, 존엄성을 보호하는 일이다.

(2) 책임

① 대답해 줄 수 있는 능력, 책임질 수 있는 능력으로 국제간호사 윤리강령에 명시되어 있다.

② 간호사의 기본 책임은 건강증진, 질병예방, 건강회복, 고통경감의 4가지이다.

③ 최고의 지식과 능력을 가지고 대상자의 생명 연장을 안전하게 보전하는 일, 간호수행방법 설명능력, 간호 수행 시 무엇이 되었는지 안 되었는지에 대한 책임, 대상자의 상태를 확인할 책임 등이 있다.

(3) 협동

① 의료에서 팀원들 간의 협동은 환자의 이해를 위해 필수적이다.

② 간호사는 환자치료 프로그램을 계획하고 수행하는 다양한 의료진들의 협동을 촉진하는 일차적인 전문인으로 활동하고 있다.

(4) 돌봄

① 간호행위의 기본으로 윤리적 개념은 간호사와 환자의 관계에 가치를 두는 것이다.

② 인간의 특성으로서의 돌봄, 도덕적 명령이나 이상으로서의 돌봄, 대인관계로서의 돌봄, 정서로서의 돌봄, 치료 중재로서의 돌봄이 있다.

③ 대상자의 건강과 안녕을 보호하기 위해 노력하는 일, 대상자를 위해 나의 윤리적 의무를 준수하는 일, 대상자와 함께 느끼고 있어 주는 일, 간호행위를 잘할 수 있게 환경을 물리적인 환경을 조성하는 일 등이 있다.

제6절 전문직의 윤리강령

1 전문직 윤리강령

(1) 전문직의 개념과 특성 중요 ★

① 전문직을 뜻하는 영어 낱말 profession은 '서약을 하다'라는 의미로 'profes'에서 유래되었다.

② 전문직은 해당 분야의 전문조직을 갖추고, 일반 대중에 대한 봉사 신념, 자기 규제, 소명의식, 전문적 자율성, 특수한 능력과 기법, 실천, 서비스 개발 등에 관심을 가지며 전문가로서의 개인적 책임을 지는 직업이다.

③ 파발코(P.M Pavalko) 등 전문직에 관하여 연구한 학자들이 제시한 전문직의 특성에서는 전문직 구성원들이 전문단체를 결성하고 책임감 있는 업무 수행을 스스로 통제하기 위해 윤리강령을 가지고 지킨다는 것을 알 수 있다.

> **⊕ Tip** 더 알아두기
>
> **전문직의 특성**
> • 사회적 가치 추구
> • 이타적 선택 동기
> • 장기간에 걸친 교육훈련기간
> • 이론이나 지적기술을 가짐
> • 스스로 통제할 수 있는 자율성
> • 공동체 의식이 있음
> • 윤리강령이 있음
> • 직업에 대하여 헌신이 강하여 평생 또는 장기간 종사한다는 것

④ 윤리선언은 해당 전문직의 높은 윤리성을 사회적으로 선언하는 것이고 윤리강령은 전문직 종사자들이 갖추어야 하는 행동의 윤리적 책임을 명시한다. 윤리지침은 해당 전문직 종사자들이 갖추어야 할 바람직한 윤리적 자세와 실천 가능한 윤리적 행동들을 구체적인 언어로 제시한다.

2 간호사 윤리강령

(1) 간호윤리강령

① 간호윤리강령(Code for Nurses, Ethical Concepts Applied to Nursing)은 1953년 국제 간호협의회(ICN) 회원 협회 대표자 회의에서 채택된 간호사를 위한 윤리규정이다.

② 이 규정은 권리, 의무관계의 사고방식에 바탕을 두고 명확한 간호 개념을 기본으로 해서 선언된, 국제적인 전문직 조직에 맞는 윤리규정이다.

③ 간호전문직은 그 직업적 목적과 기능, 이념이 인간을 중심으로 이루어지는 만큼 어느 직업 보다 윤리적 측면이 강조되어 왔으며 간호의 전문성, 권한, 책임감, 자율성의 특징을 갖추 고 인류와 사회에 봉사해야 하므로 간호사 윤리강령이 제정된 것이다.

(2) 국제 간호사 윤리강령

① 1800년대 후반에 현대 간호가 정립되면서 간호 분야에서도 윤리에 대한 논의가 시작되었다.

② 1893년 디트로이트 간호학교의 교장인 리스트라 E. 그레터(Lystra E. Gretter)가 나이팅 게일 선서(nightingale pledge)를 작성하였고 1899년 국제간호협의회(ICN : International Council of Nurses)가 설립되면서 이후 1953년 간호사를 위한 첫 번째 윤리강령을 채택하 였다.

③ 1953년 이후 전 세계적으로 많은 국가에서 ICN 간호사 윤리강령을 바탕으로 다양한 수정 안을 채택하여 간호윤리실무에 활용하고 있다.

④ ICN 간호사 윤리강령은 간호사에게 의무론적, 규범 윤리학적 틀을 제공하고 있으며 이 틀 을 내재화한 실무, 교육, 연구, 리더십의 지침으로 이용할 수 있고 최근 개정은 2012년에 이루어졌다.

⑤ ICN 간호사 윤리강령은 서문과 본문으로 이루어져 있으며 서문에서는 건강증진 및 회복, 질병 예방, 고통 완화의 간호사 주요 임무를 명시하고 있으며 본문은 4개 영역 즉, 간호사와 간호대 상자(nurses and people), 간호사와 실무(nurses and practice), 간호사와 전문직(nurses and profession), 간호사와 협력자(nurses and co-workers)로 나뉘어 구성되어 있다.

(3) 한국 간호사 윤리강령

① 1966년 대한간호협회는 국제 간호사 윤리강령을 홍보하고 윤리의 중요성을 강조하기 위해 윤리위원회를 발족하고 국제 간호사 윤리규약을 기초로 '한국 간호사 윤리 강령(안)'을 작 성하였다.

② 1972년 대한간호협회 제39회 정기대의원총회를 거쳐 채택, 공표하였다.

③ 이후 사회적 변화에 따른 간호사의 역할 등을 반영하기 위해 총 4차례에 걸쳐 개정작업이 이루어졌다.

ⓐ 한국 간호사 윤리강령 제1차 개정(1983년) : 간호사의 역할 확대에 따른 새로운 역할과 책임을 수용하고 변화하는 사회에 부응하는 내용을 포함했다. 아울러 대상자의 주체적 참여와 자율성이 강조됨을 반영하였다.

ⓛ 한국 간호사 윤리강령 제2차 개정(1995년) : 현대사회의 변화와 의료현실의 변화에 따른 간호사가 부딪히는 윤리문제의 유형과 특성의 변화를 반영하고 간호대상자의 권리의식 변화로 권리보장에 대한 간호사의 책임을 구체화하였다.

ⓒ 한국 간호사 윤리강령 제3차 개정(2006년) : 의료관련 법규 개정, 전문 간호사 제도 및 요양시설의 확대에 따라 간호영역이 확장되었고 인구 특성의 변화, 취약계층의 확대, 환경오염 및 생명윤리의 중요성 대두 등의 사회변화에 대처하고자 했다. 간호실무현장에 적용 가능한 새로운 윤리원칙과 표준개발에 대한 간호사의 요구 증가도 반영했다.

ⓔ 한국 간호사 윤리강령 제4차 개정(2013년) : 간호사에게 요구되는 사회적 덕목을 더욱 명확하고 구체적으로 제시하였고 급변하는 의료 환경에 대처할 수 있도록 개정되었다. 정의와 신뢰의 증진을 추가했으며 개정 내용으로는 사생활 보호 및 비밀유지, 취약한 대상자 보호, 간호표준 준수, 알 권리 및 자기결정권의 존중, 전문적 활동, 안전한 간호 제공, 관계윤리가 있다.

④ 한국 간호사 윤리강령의 각론은 총 3개 영역(간호사와 대상자, 전문가로서의 간호사 의무, 간호사와 협력자) 15개 항으로 구성되어 있다.

[한국 간호사 윤리강령]

제정	1972.5.12.
개정	1983.7.21.
	1995.5.25.
	2006.2.23.
	2013.7.23.

간호의 근본이념은 인간 생명의 존엄성과 기본권을 존중하고 옹호하는 것이다.
간호사의 책무는 인간 생명의 시작으로부터 끝에 이르기까지 건강을 증진하고, 질병을 예방하며, 건강을 회복하고, 고통을 경감하도록 돕는 것이다.
간호사는 간호대상자의 자기결정권을 존중하고, 간호대상자 스스로 건강을 증진하는 데 필요한 지식과 정보를 획득하여 최선의 선택을 할 수 있도록 돕는다.
이에 대한간호협회는 국민의 건강과 안녕에 이바지하는 전문인으로서 간호사의 위상과 긍지를 높이고, 윤리의식의 제고와 사회적 책무를 다하기 위하여 이 윤리강령을 제정한다.

I. 간호사와 대상자
1. 평등한 간호 제공
   간호사는 간호대상자의 국적, 인종, 종교, 사상, 연령, 성별, 정치적·사회적·경제적 지위, 성적 지향, 질병과 장애의 종류와 정도, 문화적 차이를 불문하고 차별 없는 간호를 제공한다.

---

2. 개별적 요구 존중

간호사는 간호대상자의 관습, 신념 및 가치관에 근거한 개인적 요구를 존중하여 간호를 제공한다.

3. 사생활 보호 및 비밀유지

간호사는 간호대상자의 사생활을 보호하고, 비밀을 유지하며 간호에 필요한 정보 공유만을 원칙으로 한다.

4. 알 권리 및 자기결정권 존중

간호사는 간호대상자를 간호의 전 과정에 참여시키며, 충분한 정보 제공과 설명으로 간호대상자가 스스로 의사결정을 하도록 돕는다.

5. 취약한 대상자 보호

간호사는 취약한 환경에 처해 있는 간호대상자를 보호하고 돌본다.

6. 건강 환경 구현

간호사는 건강을 위협하는 사회적 유해환경, 재해, 생태계의 오염으로부터 간호대상자를 보호하고, 건강한 환경을 보전·유지하는 데에 참여한다.

II. 전문가로서의 간호사 의무

7. 간호표준 준수

간호사는 모든 업무를 대한간호협회 업무 표준에 따라 수행하고 간호에 대한 판단과 행위에 책임을 진다.

8. 교육과 연구

간호사는 간호 수준의 향상과 근거기반 실무를 위한 교육과 훈련에 참여하고, 간호표준 개발 및 연구에 기여한다.

9. 전문적 활동

간호사는 전문가로서의 활동을 통해 간호정책 및 관련제도의 개선과 발전에 참여한다.

10. 정의와 신뢰의 증진

간호사는 의료자원의 분배와 간호활동에 형평성과 공정성을 유지하여 사회의 공동선과 신뢰를 증진하는 데에 참여한다.

11. 안전한 간호 제공

간호사는 간호의 전 과정에서 인간의 존엄과 가치, 개인의 안전을 우선하여야 하며, 위험을 최소화하기 위한 조치를 취한다.

12. 건강 및 품위 유지

간호사는 자신의 건강을 보호하고 전문가로서의 긍지와 품위를 유지한다.

III. 간호사와 협력자

13. 관계윤리 준수

간호사는 의료와 관련된 전문직·산업체 종사자와 협력할 때, 간호대상자 및 사회에 대한 윤리적 의무를 준수한다.

14. 대상자 보호

간호사는 간호대상자의 건강과 안전이 위협받는 상황에서 적절한 조치를 취한다.

15. 생명과학기술과 존엄성 보호

간호사는 인간생명의 존엄성과 안전에 위배되는 생명과학기술을 이용한 시술로부터 간호대상자를 보호한다.

(4) 한국 간호사 윤리선언

① 한국 간호사 윤리선언은 2006년 2월에 제정되었고 2014년 2월에 1차 개정이 이루어졌다. 1972년 제정된 한국 간호사 윤리강령을 바탕으로 2006년 윤리강령 3차 개정과 함께 작성되었다.

② 한국 간호사 윤리선언의 내용은 다음과 같다.

[한국 간호사 윤리선언]

제정 2006.2.23.
개정 2014.2.19.

우리 간호사는 인간의 존엄성과 인권을 옹호함으로써 국가와 인류사회에 공헌하는 숭고한 사명을 부여받았다.

이에 우리는 간호를 통한 국민의 건강 증진 및 안녕 추구를 삶의 본분으로 삼고 이를 실천할 것을 다음과 같이 다짐한다.

우리는 어떤 상황에서도 간호전문직으로서의 명예와 품위를 유지하며, 최선의 간호로 국민건강 옹호자의 역할을 성실히 수행한다.

우리는 인간 존엄성에 영향을 줄 수 있는 생명과학기술을 포함한 첨단 과학기술의 적용에 대해 윤리적 판단을 견지하며, 부당하고 비윤리적인 의료행위에 참여하지 않는다.

우리는 간호의 질 향상을 위해 노력하고 모든 보건의료종사자의 고유한 역할을 존중하며 국민 건강을 위해 상호 협력한다.

우리는 이 다짐을 성심으로 지켜 간호전문직으로서의 사회적 소명을 완수하기 위해 최선을 다할 것을 엄숙히 선언한다.

---

(5) 한국 간호사 윤리지침

① 한국 간호사 윤리지침은 2007년에 제정되고 2014년에 개정되었다.

② 윤리선언과 윤리강령을 바탕으로 바람직한 윤리적 자세와 실천 가능한 윤리적 행동들을 구체적으로 제시한 것이다.

③ 한국 간호사 윤리지침은 총 5개의 장(총칙, 일반적 윤리, 대상자에 대한 윤리, 전문직으로서의 윤리, 협력자에 대한 윤리)으로 나누어져 있다.

[한국 간호사 윤리지침(일부 수록)]

제정 2007.2.23.
개정 2014.2.19.

제2장 일반적 윤리

제3조(간호사의 사명)
간호사는 인간의 존엄성과 인권을 존중하고 옹호하며, 간호대상자의 건강과 안녕을 증진하는 사명을 갖는다(본 윤리지침에서 간호대상자는 개인, 가족, 지역사회를 포함한다).

제4조(인권 존중)

① 간호사는 어떠한 이유에서도 인간을 수단으로 이용해서는 아니 되며 목적 자체로 대우하여야 한다.

② 간호사는 인간의 윤리적 의무, 법적 권리에 대해 알고 있어야 하며 그들의 권리를 존중하고 옹호하여야 한다.

특히 다음 각 호의 인권을 존중하여야 한다.

1. 인간은 온전한 인간으로서 존경받으며 태어날 권리를 가진다.
2. 인간은 품위 있는 죽음을 맞이할 권리를 가진다.
3. 인간은 자신의 신체에 대해 양도당하지 않을 권리를 가진다.
4. 인간은 건강한 생활을 누릴 권리를 가진다.

주관식 레벨 UP

01 다음은 윤리와 관련개념 중 '도덕적인' 것과 관련한 설명이다. 〈보기〉를 설명에 부합하는 것 끼리 짝지으시오.

① '올바른, 도덕적 기준이나 규범에 맞는'이라는 의미이다.
② 어떤 사람이 도덕적 기준이나 규범에 맞지 않는다는 의미이다.
③ 아기들이나 반사회성 인격장애 환자의 경우 도덕관념이 없는 상태라고 볼 수 있다.
④ 외출할 때 회색코트를 입을지 검은색 코트를 입을지 결정하는 것은 도덕과 무관한 행동이다.

| 보 기 |

㉠ 도덕과 무관한(nonmoral) ㉡ 도덕적인(moral)
㉢ 도덕관념이 없는(amoral) ㉣ 비도덕적인(immoral)

정답 ①-㉡ 도덕적인(moral), ②-㉣ 비도덕적인(immoral), ③-㉢ 도덕관념이 없는(amoral),
④-㉠ 도덕과 무관한(nonmoral)

해설 도덕적이라는 형용사의 뜻은 '올바른, 도덕적 기준이나 규범에 맞는'이며 이 정의와 반대되는 세 개의 형용사가 비도덕적인(immoral), 도덕과 무관한(nonmoral), 도덕관념이 없는(amoral)이다.
우리가 일상생활에서 도덕적인 기준을 생각하지 않고 하는 일들은 대부분 도덕과 무관한 일이나 도덕과 무관한 행동이 도덕적이거나 비도덕적 행동을 초래할 수 있다. 도덕관념이 없는 경우 옳고 그름에 대한 인식 자체가 없는 상태이므로 심각한 범죄를 쉽게 저지를 수 있다.

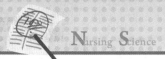

02 다음은 보챔과 칠드레스가 생명의료 윤리학의 원칙으로 제안한 4가지 원칙에 대한 설명이다. 해당하는 것을 〈보기〉에서 골라 짝지으시오.

---

① 자신이 선택해서 행한 행동이 존중되어야 함을 의미한다.
② 행위 그 자체가 선해야만 하고 적어도 도덕적으로 무관해야 한다.
③ 선을 행할 것을 원하거나 의욕적일 뿐 아니라 실제로 그러한 행위를 하도록 요구한다.
④ 주로 한 사회에서 희소하게 존재하는 자원을 어떻게 배분하는 것이 타당한지의 문제를 다룬다.

┤ 보 기 ├

㉠ 선행의 원칙　　　　　　　　　　㉡ 해악금지의 원칙
㉢ 자율성 존중의 원칙　　　　　　　㉣ 정의의 원칙

정답 ①-㉢ 자율성 존중의 원칙, ②-㉡ 해악금지의 원칙, ③-㉠ 선행의 원칙, ④-㉣ 정의의 원칙

해설 • 자율성 존중의 원칙 : 환자의 고유한 가치를 존중하고 환자가 다른 사람에게 간섭받지 않고 의사결정에 참여할 수 있도록 해야 한다는 것
　　• 선행의 원칙 : 환자를 돕고 환자에게 이익이 되도록 행동해야 한다는 것
　　• 해악금지의 원칙 : 환자에게 손상을 입히거나 해를 줘서는 안 된다는 것
　　• 정의의 원칙 : 환자들을 공정하고 공평하며 알맞게 대우해야 한다는 것

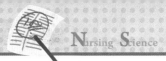

03 다음은 간호행위에서 간호사가 윤리적 의사결정을 하는데 중요시되는 윤리적 개념이다. 다음
〈보기〉를 알맞은 곳의 빈칸에 채우시오.

> ① (　　)은 간호행위의 기본으로 윤리적 개념은 간호사와 환자의 관계에 가치를 두는 것이다.
> ② 간호사는 환자치료 프로그램을 계획하고 수행하는 다양한 의료진들의 (　　)을 촉진하는
> 일차적인 전문인으로 활동하고 있다.
> ③ 간호사의 기본 (　　)은 건강증진, 질병예방, 건강회복, 고통경감의 4가지이다.
> ④ (　　)는 간호사와 대상 간의 긍정적 관계에서 발생하며, 환자의 권리를 알리고 이해하도
> 록 하는 일이다.

┤ 보 기 ├
㉠ 책임　　　　　㉡ 옹호　　　　　㉢ 돌봄　　　　　㉣ 협동

정답 ①-㉢ 돌봄, ②-㉣ 협동, ③-㉠ 책임, ④-㉡ 옹호

해설 간호행위에서 간호사가 윤리적 의사결정을 하는데 중요시되는 윤리적 개념으로는 옹호, 책임, 협동, 돌
봄 등이 있으며 이것은 간호실무에서의 중요한 의미가 있다.

실제예상문제

01 장비 및 보급품은 보건의료자원개발에 속한다.

01 다음은 크렉즈코브스키(Kleczkowski) 국가보건 체계모형의 5가지 하부 구성요소에 대한 설명이다. 이 중 **잘못** 짝지어진 것을 고르시오.

① 보건의료자원개발 – 인력, 시설, 지식
② 보건의료 서비스 제공 – 예방, 진료, 재활
③ 관리 – 지도력, 의사결정, 법규
④ 경제적 지원 – 공적 재원조달, 장비 및 보급품

02 개인 중심의 가치관이 확산되고 핵가족화, 이혼 및 여성의 사회 참여의 증가로 인한 가족구조의 변화로 가족 내 환자 및 노인 부양기능이 약화되고 있다.

02 다음은 건강관리 환경변화에 대한 설명이다. 옳은 것을 모두 고르시오.

> ㉠ 개인 중심의 가치관이 확산되고 핵가족화, 이혼 및 여성의 사회 참여의 증가로 인한 가족구조의 변화로 가족 내 환자 및 노인 부양기능이 강화되고 있다.
> ㉡ 급성질환에서 만성질환자의 증가로 이에 대한 의료서비스 요구가 증가하고 있으며 의료서비스 수요의 다양화, 통증, 비만 클리닉 등 전문화된 서비스에 대한 수요가 증가하고 있다.
> ㉢ 건강관리 중심이 병원 중심의료제도 보다 건강유지 및 증진, 질병예방 1차 진료를 중심으로 전환되고 3차 건강관리를 강화하는 사업으로 변화될 것이다.
> ㉣ 사물인터넷, 빅데이터 등을 활용한 인공지능으로 대표되는 4차 산업혁명은 진단부터 치료에 이르는 모든 단계의 데이터를 다각도로 분석해 질병에 대한 예방과 예측, 개인별 맞춤 치료를 제공하게 된다.

① ㉠, ㉡, ㉢
② ㉠, ㉡, ㉣
③ ㉡, ㉢, ㉣
④ ㉠, ㉡, ㉢, ㉣

정답 01 ④ 02 ③

03 다음은 윤리와 관련된 개념 중 옳고 그름에 대한 설명이다. 이를 주장한 학자로 옳은 것은?

> 옳음과 그름은 윤리에서 가장 중요한 개념이며 옳음과 그름의 구별이 그것을 구별하는 사람의 욕구나 감정에 근거를 준 주관적 심리작용이 아니라 인간의 인식 능력으로 파악되는 객관적 성질이라고 하였다.

① 로스(Ross)
② 프라이스(Price)
③ 무어(moore)
④ 로크(Locke)

03 프라이스는 서양근대 윤리학의 직관론자로서 모든 사람들은 윤리의 기본적인 규칙들을 직관할 수 있으며 윤리적 규칙들은 모든 사람들에게 있어서 그 자체로 맞는 형태로 있으며 이 규칙들은 어떤 근거도 없다 한들 따라야만 한다고 하였다.

04 다음 중 권리와 의무에 대한 설명으로 틀린 것은?

① 권리에 근거한 이론들에서 자연권 이론에 의하면 인간은 실정법을 초월하는 자연법에 따라 생명, 자유, 재산에 대한 권리를 갖는다.
② 현대의 많은 윤리학자들은 권리를 주장(claim)이라는 말로 정의되어야 한다고 말하며 법적인 차원의 권리와 도덕적 차원의 권리를 갖는다고 말한다.
③ 환자의 경우 정의의 측면에서 간호와 치료를 받는 동안 인격으로서 대우받을 권리를 가진다.
④ 건강관리 전문가들은 양질의 간호와 치료를 제공할 의무와 간호 시 환자를 한 인격으로 대우할 의무를 가진다.

04 환자의 경우 특별한 권리를 가지며 정의의 측면에서 양질의 간호와 치료를 평등하게 받을 권리, 자율성과 정직의 측면에서 간호와 치료를 받는 동안 인격으로서 대우받을 권리를 가진다.

정답 03 ② 04 ③

05 행위자가 두 가지 선택사항을 동시에 선택할 수 없을 때 도덕적 딜레마가 일어난다.

06 콜버그의 도덕발달이론은 인간의 도덕발달에 있어서 3수준과 6단계 이론을 제시하고 있다.
3수준은 인습 이전 수준, 인습수준, 인습 이후 수준으로 나뉘며 6단계 이론은 다음과 같다.
• 제1단계 : 처벌과 복종의 지향
• 제2단계 : 도구 주의적·상대주의적
• 제3단계 : 상호 간의 조화 지향
• 제4단계 : 권위에 대한 복종 지향
• 제5단계 : 사회 계약 지향
• 제6단계 : 보편적인 윤리적 원리 지향

즉, 제5단계인 상호 간의 조화지향은 인습 이후 수준이 아니라 인습 수준에 속하는 단계이다.

05 다음 중 도덕적 딜레마가 일어나는 상황이 <u>아닌</u> 것은?

① 행위자가 두 가지 행위 중 하나를 선택해야 하는 도덕적인 요구사항이 있을 때
② 도덕적인 요구사항이 도덕적으로 관련된 다른 요소들에 의해서 간과될 수 없을 때
③ 행위자가 두 가지 선택사항을 동시에 선택 가능할 때
④ 행위자가 각 사항을 따로 분리하여 다른 시기에 선택할 수 없을 때

06 다음 중 콜버그(Kohlberg, 1971)의 도덕발달이론에 대한 설명으로 <u>틀린</u> 것은?

① 콜버그는 도덕적 옳음과 그름을 이해하는 서로 다른 방식들에 의해 특징지어지는 '단계(stage)를 통한 이동'으로서 도덕발달을 해석하고 있다.
② 인습 이전 수준에 있는 아동은 처벌과 보상이라는 물리적 결과의 입장에서 혹은 규칙들을 설정하고 그것들을 적용하는 사람들의 물리적 힘의 입장에서 선과 악을 고려한다.
③ 사회 계약 지향은 올바르게 행동하는 것은 사회 구성원들 전체가 의견을 같이 해 온 일반적 권리들과 기준들의 입장에서 정의되는 경향이 있다.
④ 다른 사람들을 즐겁게 하거나 도와주는 것이며, 그들에 의하여 인정을 받는 것인 상호 간의 조화지향은 인습 이후 수준에 해당한다.

07 다음은 길리건(Carol Gilligan)의 도덕발달이론에 대한 설명이다. 옳은 것을 모두 고르시오.

> ㉠ 길리건은 남성과 여성들은 본질적으로 서로 다른 도덕적 지향으로부터 삶의 도덕적 문제들을 해석하고 판단한다고 보았다.
> ㉡ 권리와 정의의 윤리는 남성들에게 지배적으로 나타나며, 공정성과 평등의 윤리는 여성에게 주로 나타난다.
> ㉢ 길리건은 도덕성이 정의(justice)와 따뜻한 돌봄(care)이라는 두 가지 상호의존적인 요소들로 이루어져 있다고 보았다.
> ㉣ 길리건은 여성의 도덕발달 단계를 3수준 2과도기로 설명하고 있으며 제1수준이 자기이익 지향단계로 자신의 생존을 위한 돌봄 수준이고 자기중심적인 수준이라고 하였다.

① ㉠, ㉡, ㉢
② ㉡, ㉢, ㉣
③ ㉠, ㉢, ㉣
④ ㉠, ㉡, ㉢, ㉣

07 권리와 정의의 윤리는 남성들에게 지배적으로 나타나며, 공정성과 평등이라는 추상적 원리의 도덕성이다. 여성들에게 지배적으로 나타나는 윤리는 배려와 책임감의 윤리이다.

08 다음 윤리이론 중 공리주의에 대한 설명으로 <u>틀린</u> 것은?

① 결과 이전의 원인이나 의도보다는 결과적으로 나타난 선의 유무가 윤리행동의 척도가 된다.
② 선호 공리주의는 선택이 가능한 행위 중 그 행위들에 영향을 받을 모든 사람들이 선호하는 정도를 극대화하는 행위 선택이 도덕적 의무라는 것이다.
③ 공리주의적인 입장은 다수의 행복을 위해서는 소수의 고통받는 사람이 희생되어도 좋다는 논리를 합리화시킬 수 있다.
④ 행위 공리주의는 도덕적인 규칙을 강조하며 최선의 결과를 가져오는 규칙에 따른 행위가 옳은 행위라고 강조한다.

08 도덕적인 규칙을 강조하며 최선의 결과를 가져오는 규칙에 따른 행위가 옳은 행위라고 강조하는 것은 규칙 공리주의에 대한 설명이다.

정답 07 ③ 08 ④

09 칸트는 한 행동이 정언명법(categorical imperative)을 충족시킬 때 옳은 것이 된다고 하였다. 즉, 정언명법은 절대적으로 따라야 하는 기본원칙이다. 가언명법은 특정한 욕구가 조건이 되는 조건부 명령을 말한다.

09 다음 중 칸트의 의무론에 대한 설명으로 틀린 것은?

① 칸트의 의무론은 윤리적인 문제를 초래하는 상황에서는 반드시 존중되고 지켜져야 할 절대가치가 있다고 보고 행위의 결과보다는 행동의 형태나 본질을 더 중요하게 보는 이론이다.

② 한 행동이 가언명법을 충족시킬 때 옳은 것이 된다.

③ 칸트의 의무론을 의무주의 윤리라고도 하는데 의무론적 관점에서는 어떤 행동을 해야 하는가는 도덕적 규범들에 의해 통제되어야 한다고 보며 그 행동의 결과는 고려하지 않는다.

④ 칸트의 의무론적 입장을 간호윤리 이론에 적용하기가 더 적절한 이유는 임상에서 일어날 수 있는 윤리적 문제를 초래하는 모든 상황에서 결과와는 무관하게 반드시 존중되고 지켜져야 할 절대 가치가 있기 때문이다.

10 프리마 파시를 자율성 존중의 원칙과 해악금지의 원칙이 있을 때 자율성 존중의 원칙을 프리마 파시로 볼 수 있다. 예를 들어 자살하고자 하는 환자가 있다면 간호사는 자살을 막아야 한다. 해악금지의 원칙이 더 중대한 의무이기 때문에 자율성 존중의 원칙은 순위를 뒤로 한다.

10 다음 중 로스의 의무론에 대한 설명으로 틀린 것은?

① 옳고 그름이 행위의 결과에 따라 결정지어지지 않는다는 점은 칸트와 비슷하나 도덕적 사고에 결과를 배제시킬 수 없음을 인정한 것이 칸트와 구별된다.

② 프리마 파시의 의무란 절대 절명의 무조건적인 의무가 아니라 윤리적으로 더 큰 의무와 충돌을 일으키지 않는 한 절대적 윤리의무가 될 수 있다는 것이다.

③ 프리마 파시를 자율성 존중의 원칙과 해악금지의 원칙이 있을 때 해악금지의 원칙을 프리마 파시로 볼 수 있다.

④ 어떤 행위가 나쁜 동기에 의해 행하여졌더라도 그 행위가 옳을 수 있을 뿐만 아니라 좋은 동기에서 행하여졌다 하더라도 옳지 않을 수 있음을 인정하고 있다.

정답 09 ② 10 ③

11 다음은 덕 윤리에 대한 설명이다. 옳은 것을 모두 고르시오.

> ㉠ 아리스토텔레스는 덕(virtue)을 사물이나 사람이 자신의 존재 목적에 맞게 이룰 수 있는 최고의 수준, 즉 탁월함 이라고 했다.
> ㉡ 덕 윤리는 사람의 성품, 어떤 종류의 사람이 되길 원하는 지에 주목한다.
> ㉢ 덕 윤리는 어떤 사람의 도덕적 행위를 가능하게 하는 것은 인격, 혹은 마음의 성향, 습관, 품성의 덕목으로 보았다.
> ㉣ 덕 윤리는 공리주의나 의무주의의 입장과 대조를 이룬다.

① ㉠, ㉡, ㉢
② ㉡, ㉢, ㉣
③ ㉠, ㉢, ㉣
④ ㉠, ㉡, ㉢, ㉣

11 덕 윤리는 행위 중심적이기보다는 행위 주체 중심적이다. 덕 윤리의 관점에서 돌봄의 윤리를 볼 때 덕 윤리는 간호의 본질인 돌봄(caring)의 윤리와 관련이 있다.

12 다음과 관련 있는 윤리규칙은 무엇인가?

> • 나이팅게일 서약문 : "간호하면서 알게 된 개인이나 가족의 사정은 비밀로 한다."
> • 국제간호사 윤리강령의 '간호사와 인간'의 3번째 항목 : "간호사는 알게 된 개인의 비밀을 은밀히 간직해야 하며 그러한 비밀을 다른 사람에게 알려야만 할 때는 판단을 해야 한다."
> • 「의료법」 제19조 '비밀누설 금지' : "의료인은 그 의료, 조산 또는 간호에 있어서 취득한 타인의 비밀을 누설하거나 발표하지 못한다."

① 정직
② 신의
③ 성실
④ 선행

12 신의의 규칙은 간호사를 비롯한 보건의료계 종사자들이 환자의 개인의료 비밀을 보장하기 위해 최선을 다해야 한다는 것이다. 간호사는 환자의 개인차와 독자적인 인격을 존중하며 성실히 돌보고 그의 사생활의 비밀 및 간호하는 중에 얻게 되는 정보를 보호할 의무가 있다.

정답 11 ④ 12 ②

13 "인간은 존중되어야 한다."라는 원리
가 있을 때 여러 가지 규칙에 의해서
지켜진다. 윤리이론은 가장 이론적
이며 보편적인 수준의 윤리적 판단,
사고로서 규칙과 원리의 모체이다.

13 다음 중 윤리적 사고의 4단계를 설명한 것으로 틀린 것은?

① 첫째 수준 : 특정한 상황에 처해서 선택해야 할 행동의 결정
을 위한 판단은 도덕적 규칙에 의해 합리화 된다.
② 둘째 수준 : 규칙은 원리에서 나오며 한 가지 원리에서 많은
규칙이 나올 수 있고 보다 구체적인 성격을 띤다.
③ 셋째 수준 : "인간은 존중되어야 한다."라는 원리는 여러 가지
이론에 의해서 지켜진다.
④ 넷째 수준 : 윤리이론은 가장 이론적이며 보편적인 수준의 윤
리적 판단, 사고로서 규칙과 원리의 모체가 된다.

14 간호윤리학은 응용규범 윤리학에 속
한다. 응용규범 윤리학은 사회의 특
정 분야에 적용할 수 있는 윤리적 분
석방법 및 대안, 행동규범 등을 제시
하는 분야를 말한다.

14 다음 중 윤리학과 간호윤리학의 관계에 대한 설명으로 틀린 것은?

① 윤리학은 크게 메타 윤리학과 규범 윤리학으로 나눈다.
② 규범 윤리학은 순수규범 윤리학과 응용규범 윤리학으로 나
눈다.
③ 간호윤리학은 순수규범 윤리학에 속한다.
④ 순수규범 윤리학은 공리주의와 칸트의 의무론과 같이 도덕적
문제를 이해할 수 있는 이론적 체계 및 관점을 제시하는 분야
이다.

15 보수주의적 입장은 생명 우선론적
(pro-life) 입장이며 임신된 태아는
모체의 생명이 위험한 경우를 제외하
고는 강간에 의한 임신 임신중절이
용인되어서는 안 된다고 주장한다.

15 다음 중 임신중절에 윤리적인 논쟁들에 대한 설명으로 틀린 것은?

① 임신중절에 관한 논쟁은 태아의 생명권과 여성의 자기결정권
을 중심으로 대립되고 있다.
② 보수주의적 입장은 태아의 생명권 수호를 주장하며 모체의
생명이 위험한 경우에도 임신중절을 허용하지 않아야 한다고
본다.
③ 진보주의적 입장은 여성의 권리가 태아의 생명보다 중요하다
는 입장이다.
④ 절충주의적 입장은 비극적이고 손실이 뒤따르는 경우에만 임
신중절을 허용하는 것이다.

정답 13 ③ 14 ③ 15 ②

16 제2차 세계대전 중 나치와 일본군들이 전쟁포로들을 대상으로 비인간적이고 잔혹한 생체실험이 자행된 것과 관련해 인체실험대상자의 권리에 대한 논란이 발생하였으며 이와 같은 일이 재발되지 않기 위한 노력의 일환으로 만들어 진 것이 <u>아닌</u> 것은?

① 뉘른베르크 강령(The Nurenberg Code)
② 헬싱키 선언(The Daclaration of Helsinki)
③ 벨몬트 보고서(The Belmont Report)
④ 다보스 포럼(Davos Forum)

17 다음 중 간호사와 의사 사이의 윤리적 갈등에 대한 설명으로 <u>틀린</u> 것은?

① 간호사와 의사와의 관계는 환자 간호의 질을 결정짓는 중요한 요소이다.
② 간호사와 의사의 업무는 상호 보완적이며 상승작용을 유발해야 한다.
③ 간호사는 자율적으로 활동하는 의료인이나 의사의 처방을 수행할 시에는 독자적인 판단에 따른 업무수행이 아니므로 법적·윤리적 책임을 회피할 수 있다.
④ 의료행위에 기술적인 측면이 부족하거나 비윤리적인 불법행위가 행해질 때 간호사는 그 처방 수행을 거부할 의무가 있다.

16 • 뉘른베르크 강령 : 의료 및 심리학적 생체 실험의 준비와 진행에 있어서 핵심적인 윤리 법칙
• 헬싱키 선언 : 세계의사회가 규정한 윤리강령으로 인체를 대상으로 한 의학연구의 원칙을 담고 있다.
• 벨몬트 보고서 : 인간 피험자를 보호하기 위한 윤리원칙을 제시한 지침서
• 다보스 포럼 : 세계경제포럼으로 매년 1~2월 스위스의 다보스에서 열리는 국제민간회의로 인체실험대상자의 권리와는 무관함

17 간호사는 자율적으로 활동하는 의료인으로서 지식과 경험은 물론이고 의사의 처방을 수행할 때도 독자적인 판단에 따른 법적, 윤리적 책임을 지게 된다.

정답 16 ④ 17 ③

18 간호사는 자신을 포함한 의료 팀원의 무능하고 비윤리적인 처치로 인해 환자가 부정적인 영향을 받는 것을 보호할 책임이 있다. 그러므로 ⓒ은 틀린 지문이다.

18 다음은 간호사와 간호사 사이의 윤리적 갈등에 대한 설명이다. 옳은 것을 모두 고르시오.

> ⊙ 간호사는 독립적으로 업무수행을 함과 동시에 팀으로서 함께 일하기 때문에 다른 간호사를 감독하거나 혹은 감독을 받기도 하면서 간호사 간 관계갈등을 경험할 수 있다.
> ⓒ 관계갈등은 교대근무 사이의 의사소통 및 협력문제, 역할갈등 등에 의해 발생되며 언어폭력 등의 직장 내 괴롭힘으로도 표출된다.
> ⓒ 간호사는 자신을 포함한 의료 팀원의 무능하고 비윤리적인 처치로 인해 환자가 부정적인 영향을 받는 경우에 팀원의 구성원으로서 비밀을 유지해야 한다.
> ⓔ 간호사는 다른 간호사에 대한 충성과 환자에 대한 의무 사이에서 객관성을 유지해야 한다.

① ㉠, ㉡, ㉢
② ㉠, ㉡, ㉣
③ ㉠, ㉢, ㉣
④ ㉠, ㉡, ㉢, ㉣

19 존슨, 싱글레어, 윈슬레이드(2010)는 임상사례의 본질적인 구조를 형성하는 4가지 주제 즉, 의학적 적응, 환자의 선호, 삶의 질, 배경요인을 제시한바 있다. 배경요인은 전문적, 가족적, 종교적, 재정적, 법적, 기관적 요소들이 임상결정에 영향을 미치는 것을 말한다.

19 다음은 윤리적 의사결정에서 임상사례의 본질적인 구조를 형성하는 4가지 주제모델에 대한 설명이다. 이에 해당하는 것은 무엇인가?

> 희소자원의 공정한 분배, 이해상충의 예방과 조절, 임상결정에 관여하는 가족관계 파악, 환자의 비밀 유지 제한 등과 같은 문제를 다룰 수 있으며 이를 통해 환자와 의료진의 치료적 관계를 해치지 않고 올바른 의사결정을 내릴 수 있도록 돕는다.

① 의학적 적응
② 배경요인
③ 삶의 질
④ 환자의 선호

정답 18 ② 19 ②

✏ 주관식 문제

01 크렉즈코브스키(Kleczkowski) 국가보건 체계모형의 5가지 하부 구성요소를 쓰시오.

01

정답 보건의료자원의 개발, 자원의 조직화, 보건의료의 전달, 경제적 지원, 관리

해설 크렉즈코브스키 국가보건 체계모형은 세계보건기구가 제시한 것으로 국가의 건강관리전달체계 구성요소를 보건의료자원의 개발, 자원의 조직화, 보건의료의 전달, 경제적 지원, 관리로 보고 있다.

02 건강관리체계의 변화와 간호사의 역할에 대해 서술하시오.

02

정답 ① 간호사는 보건의료환경과 건강관리 체계의 변화로 과거 어느 때 보다도 다양한 장소에서 전문간호사, 교육자, 연구자로서 상담, 교육, 간호를 제공하는 확대된 역할을 제공해야 하며 보건정책 개발과 보건의료의 질 관리를 담당하게 될 것 이다.

② 간호의 수준은 기능적 간호의 수준을 넘어 사례관리와 같은 개인적 특성을 중요시하는 전인적인 간호로 이행해야 한다.

해설 새로운 건강관리체계의 두 가지 접근 방향은 첨단의료기술과 장비를 이용한 중증환자에 대한 집중치료와 질병별 전문화된 특수치료가 필요할 것이다. 이에 따라 임상 중심의 전문간호사의 역할과 기능이 요구된다. 또 건강유지와 증진에 초점을 두는 방향으로 나아가기 때문에 지역사회 중심의 1차 건강관리의 역할과 기능이 요구된다.

03

정답 ① 새로운 과학기술의 발전으로 많은 윤리적 딜레마에 직면하게 되었고 그에 따라 윤리적 갈등을 표출시키고 있다.
② 인간이 존엄성과 개별성을 유지하는 윤리적 바탕에서 간호를 수행하게 되었으며 환자의 생명에 영향을 줄 수 있는 의사결정에 참여하게 됨에 있다.
③ 현대 사회는 간호 전문성을 더욱 인정함에 따라 전문직 간호사에게 책임지는 행동을 요구한다.
④ 간호사가 환자를 돌봄에 있어서 환자의 실질적인 권리를 보호해 주는 환자의 옹호자로서의 역할이 강조되고 있다.
⑤ 간호윤리의 탐색은 간호의 근원과 본질을 밝히고 긍정적 간호행위의 근본 동기가 되며 간호의 방향을 결정해 주는 필수요건이다.
⑥ 간호윤리의 확립은 임상간호사들이 간호활동 과정에서 일어나는 복잡하고 다양하며 이해가 상반되는 문제에 직면했을 때 윤리적 가치관에 따라 임무를 수행하는데 도움을 준다.

교수님 코칭!
간호사가 환자의 실존적 옹호자 역할을 해야 함을 잊지 말자!

03 간호윤리가 새롭게 강조되고 있는 이유를 3가지 이상 서술하시오.

해설 오늘날 의료인들은 의료기술의 발달과 함께 삶과 죽음의 문제와 관련된 윤리적 문제들, 즉 안락사, 장기이식, 인공수정 등에 직면하여 자율적으로 도덕적 판단을 할 수 있어야 한다. 간호윤리는 간호와 관련된 윤리적 개념이나 윤리적 문제에 대한 이해를 돕고 올바른 도덕적 의사결정을 하기 위한 기반을 제공해야 한다. 아울러 간호사가 간호를 수행하는 구체적인 실무현장에서 일어나는 다양한 윤리적 문제에 비판적으로 접근하고 판단할 수 있는 윤리적 사고방식과 지침을 제공해야 한다.

Self Check로 다지기

➡ 건강관리체계란 각 의료기관 간에 확실하고 구체적인 기능의 분담을 전제로 모든 국민에게 동등한 수준의 의료를 동등한 기회에 구체적으로 제공하기 위한 일련의 조치로 가용 의료자원을 적절한 의료기관에서 적합한 의료인에게 정적 서비스를 받도록 제도화하는 것이다.

➡ 세계보건기구가 제시한 크렉즈코브스키(Kleczkowski)의 국가보건 체계모형은 국가의 건강관리전달체계 구성요소를 보건의료자원의 개발, 자원의 조직화, 보건의료의 전달, 경제적 지원, 관리의 다섯 가지로 보고 있다.

➡ 간호사는 보건의료환경과 건강관리체계의 변화로 과거 어느 때보다도 다양한 장소에서 전문 간호사, 교육자, 연구자로서 상담, 교육, 간호를 제공하는 확대된 역할을 제공해야 하며 보건정책 개발과 보건의료의 질 관리를 담당하게 될 것이다.

➡ 윤리는 사람이 이 세상을 사는데 마땅히 해야 할 도리를 뜻하며 관련 개념으로는 도덕적인 것과 부도덕함, 옳음과 그름, 좋음과 나쁨, 권리와 의무, 도덕적 딜레마 등이 있다.

➡ 콜버그는 도덕적 옳음과 그름을 이해하는 서로 다른 방식들에 의해 특징지어지는 '단계 (stage)를 통한 이동'으로서 도덕발달을 해석하고 있다. 이에 따라 그는 인간의 도덕발달에 있어서 3수준과 6단계 이론을 제시했다.

➡ 길리건은 남성과 여성들은 본질적으로 서로 다른 도덕적 지향으로부터 삶의 도덕적 문제들을 해석하고 판단한다고 보고 도덕성이 정의(justice)와 돌봄(care)이라는 두 가지 상호 의존적인 요소들로 이루어졌고 여성의 도덕발달 단계를 3수준 2과도기로 설명하고 있다.

➡ 공리주의는 결과 이전의 원인이나 의도보다는 결과적으로 나타난 선의 유무가 윤리 행동의 척도가 된다는 것으로 선호 공리주의, 행위 공리주의, 규칙 공리주의가 있다.

➡ 칸트의 의무론을 의무주의 윤리라고도 하는데 의무론적 관점에서는 어떤 행동을 해야 하는가는 도덕적 규범들에 의해 통제되어야 한다고 보며 그 행동의 결과는 고려하지 않는다. 칸트는 정언명법을 절대적으로 따라야 하는 기본원칙이라고 했으며 한 행동이 정언명법을 충족시킬 때 옳은 것이 된다고 하였다.

➡ 로스의 의무론은 칸트와 달리 어떤 행위가 나쁜 동기에 의해 행하여졌더라도 그 행위가 옳을 수 있을 뿐만 아니라 좋은 동기에 행하여졌다 하더라도 옳지 않을 수 있음을 인정하며, 그 이유가 어떤 행위를 하려는 동기는 우리 의지로 결정할 수 있는 성질의 것이 아니라고 하였다.

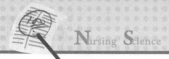

➡ 덕 윤리는 행위의 결과나 의무와 관련하여 옳고 그름이 무엇인지 판단하는 것에 관심을 두기보다는 사람의 성품, 어떤 종류의 사람이 되길 원하는지에 주목한다.

➡ 간호윤리 분야에서 윤리적 의사결정을 할 때 가장 많이 적용하는 윤리원칙은 보챔과 칠드레스가 생명의료윤리학의 원칙으로 제안한 4가지 원칙, 즉 자율성 존중의 원칙, 악행금지의 원칙, 선행의 원칙, 정의의 원칙이다. 윤리규칙에는 정직, 신의, 성실이 있다.

➡ 4단계의 윤리적 사고체계는 윤리적 판단과 행동→윤리규칙→윤리원칙→윤리이론이다.

➡ 간호윤리는 간호사들이 간호의 기본 개념(건강, 치유, 돌봄)과 관련된 도덕적 문제에 직면할 때, 어떤 행동의 기준이 되는 것이다. 윤리학은 크게 메타 윤리학과 규범 윤리학으로 나뉘며 규범 윤리학은 다시 순수규범 윤리학과 응용규범 윤리학으로 나뉘는데, 간호윤리학은 응용규범 윤리학에 속한다.

➡ 윤리문제가 그 범위와 본질에서 큰 변화를 맞고 있는 상황에서 간호인들은 전에는 예상치 못했던 새로운 환경과 직무상 딜레마에 직면하게 됨에 따라서 간호윤리의 정립에 대한 필요성이 더욱 커지고 있다.

➡ 간호사는 간호실무에서 대상자와 관련한 윤리문제로 임신중절, 인공수정과 대리모, 생명공학, 안락사, 뇌사 및 장기이식, 연구와 관련된 윤리문제에 봉착할 수 있다.

➡ 간호사와 의사와의 관계는 환자 간호의 질을 결정짓는 중요한 요소이며 간호사와 의사의 업무는 상호 보완적이며 상승작용을 유발해야 하며 다른 보건의료인들과의 관계에서 상호 존중하고 신뢰하는 분위기를 형성해야 한다.

➡ 간호사가 간호상황에 윤리적 딜레마에 빠질 때 윤리적 의사결정이 필요하며 존슨, 싱글레어, 윈슬레이드는 4가지 주제 모델에서 임상사례의 본질적인 구조를 형성하는 4가지 주제인 의학적 적응, 환자의 선호, 삶의 질, 배경요인을 제시하였다.

➡ 간호행위에서 간호사가 윤리적 의사결정을 하는데 중요시되는 윤리적 개념으로는 옹호, 책임, 협동, 돌봄 등이 있으며 이것은 간호실무에서의 중요한 의미가 있다.

➡ 간호전문직은 그 직업적 목적과 기능, 이념이 인간을 중심으로 이루어지는 만큼 어느 직업보다 윤리적 측면이 강조되어 왔으며 간호의 전문성, 권한, 책임감, 자율성의 특징을 갖추고 인류와 사회에 봉사해야 하므로 간호사 윤리강령이 제정되었으며 1953년의 국제 간호사 윤리강령을 토대로 1973년 한국 간호사 윤리강령이 공표되었다.

제 **2** 장

–

간호사의 역할

–

I wish you the best of luck!

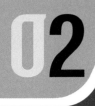

02 CHAPTER

간호사의 역할

제1절 간호사의 역할

1 간호개념의 변천과 간호사의 역할

(1) 간호개념의 변천

개념은 간호를 구성하고 있는 가장 필수적이고 기본적인 요소이며 시대와 사회 문화적 변천, 건강에 대한 사회적 요청 및 간호이론의 발달에 따라 변화되어 왔다.

① 나이팅게일 시대 이전

돌봄 제공자(care-giver)로서 보살핌, 보호함, 양육함의 개념이었다.

㉠ 인간의 모성애에서 나타나는 보살핌과 돌봄

㉡ 기독교 박애정신을 포함한 보호함(protecting)

② 1860년 나이팅게일 시대 이후 ~ 1955년 간호이론 개발 이전까지

㉠ 대상자의 환경 조절 및 유지, 안위 도모가 추가

㉡ 나이팅게일 출현으로 돕는 활동(helping behavior)의 개념이 시작

③ 간호이론 탄생 이후

갖도록 하다(to have), 제공해 주다(to provide)의 능동적인 개념으로 진화했다.

㉠ 욕구이론(need theory)에 근거 : 욕구의 사정, 충족

㉡ 상호작용이론(interaction theory)에 근거 : 생의 사건이나 질병을 경험하는 과정에서 보살핌과 조력에 의해 의미를 발견하도록 돕는 것

㉢ 결과이론(system, adaptation, environment theory)에 근거 : 균형과 안정을 회복하고 에너지를 보존하며 개인과 환경 간의 조화를 증진하도록 하는 외적 조절기전

④ 현대간호 개념

현대간호는 그 핵심이 되는 대상자의 범위 및 한계가 삶을 영위하는 모든 인간이 다 포함된다고 할 수 있다. 이는 간호가 대상자의 범위나 도움을 주는 목적 그리고 간호활동의 특징 면에서 포괄적으로 확대되었음을 의미한다.

㉠ 건강 사정, 유지 및 증진을 위한 지지

㉡ 건강 능력의 극대화

(2) 간호사의 역할과 윤리

① 나이팅게일 시대 : 충직하고 협조적인 조력자
  ㉠ 의사의 명령과 감독의 아래 활동하는 종속적인 기능자로 간주되었으며 전통적으로 집안의 아내나 어머니 역할과도 비슷한 것으로 간주되었다.
  ㉡ '종속적인 전문인'으로서 도덕적인 의무는 충성, 겸손, 절제, 정직, 진실함, 신뢰, 복종과 같은 성품이 강조되었다.

② 제2차 세계대전 후 : 독립적인 실무가
  ㉠ 간호사의 새로운 역할이 간호를 제공하는 과정에서 행해지는 모든 행위에 대한 도덕적 책임을 지는 것이었다.
  ㉡ 간호사를 향한 의료진의 협력자로서 지속적인 기대와 동시에 급변하는 의료 속에서 요구되는 다양한 책무와 관련하여 형성된 새로운 기대가 간호사에 대한 이미지 변화를 가져왔다.

③ 20세기 후반 : 환자와 함께 하는 돌봄의 전문가
  돌봄(caring)은 간호의 본질이며 간호사와 환자관계의 본질적 특징임을 반영한 것이다.

④ 21세기 : 협력, 책무, 돌봄, 옹호의 특성을 조화롭게 드러내는 전문가
  ㉠ 21세기의 간호전문가의 역할에는 협력(cooperation), 책무(accountability), 돌봄(caring)에 옹호(advocacy)라는 개념이 추가되었다.
  ㉡ 옹호의 개념은 보건의료체제 안에서 간호대상자들이 경험하게 되는 다양하고 복잡한 쟁점을 다루는 과정에서 간호대상자의 편에 서서 지지하고 돕는 역할을 하는 것이다.
  ㉢ 간호사의 전문적 지식과 기술을 바탕으로 한 비판적 사고와 윤리적 의사 결정의 능력이 필수적인 역량으로 인식되고 있다.

(3) 의료환경의 변화와 간호사의 역할

① 시대의 변화에 따른 의료환경의 변화 가운데 간호사는 새롭고 복잡한 쟁점들, 다양한 윤리적인 문제들에 직면하고 있으며 간호사의 역할을 규정하고 그 의무와 책임의 한계를 정하는 데 도전받고 있다.

② 미국의 NLN(National League of Nursing)은 21세기의 건강관리전달체계의 변화에 대비하여 간호사로서 성공적으로 부응하기 위하여 필요한 것들을 다음과 같이 제시한 바 있다.
  ㉠ 지역사회의 건강사업을 주도할 수 있는 다양한 영역에서 간호사가 리더의 기능을 발휘할 수 있도록 능력을 갖춘 상급수준의 전문 간호사의 수를 증가시켜야 한다.
  ㉡ 모든 간호교육과정에서 간호사들이 일반간호사 또는 임상 전문 간호사로서 지역사회에 기반을 둔 지역사회중심의 건강관리체계에서 기능할 수 있도록 준비시키는 과정으로 전환해야 하고 지역사회 간호센터를 간호학생의 임상실습지로 활용해야 한다.
  ㉢ 지역사회 중심의 건강관리체계에 대해 교육할 수 있는 간호학 교수 수를 늘리고 간호연구에서 집단과 지역사회의 건강증진과 질병예방에 관한 연구를 증가해야 한다.

ㄹ 다양한 문화적, 종족적, 배경을 가진 간호사, 교수, 행정가, 연구가가 일할 수 있도록 국가가 주도적으로 목표를 설정해야 한다.

2 전문직으로서의 간호사

(1) 전문직의 정의

① 전문직(profession)이란 일반적으로 다른 직업들과는 구분되는 전문적인 지식이나 기술을 요하는 직업을 뜻한다.
② 전문직은 전문가(expert), 자율성(autonomy), 권한, 책임감의 특징을 갖추고 높은 수준의 교육과 훈련 등을 통해 획득한 고도의 지식 및 기술적 차원의 능력을 갖추고 합리성에 근거한 업무수행을 통해 사회에 공헌한다.
③ 직업은 '생계를 위한 일상적인 일'을 말하는 반면 전문직은 '직업 중에서 전문기술과 특별한 능력을 요하는 봉사성과 비영리성이 강한 직업'을 말한다.

[표 2-1] Ronald M. Pavalko의 직업-전문직의 연속성 모형

차원	직업(Occupation)	전문직(Profession)
이론, 지적 기술	없음	있음
사회적 가치와 관련	낮음	높음
훈련 기간	단기	장기
훈련 방식	세분화되지 않은 훈련	세분화된 훈련
훈련 내용	중요시 하지 않음	상징에 관한 훈련
훈련 과정의 하위문화	이기적 동기	중요시함
직업동기	낮음	이타적 봉사
직업의 자율성	사물에 관한 훈련	높음
직업에의 헌신도	단기적	장기적
공동체 의식	낮음	높음
윤리규정	미발달	고도로 발달

(2) 전문직의 특성 및 분류기준

전문직 특성에 관한 사회학적 관점은 크게 3가지로 구분할 수 있다.

① 속성 접근
  ㉠ 전문직의 고유한 속성을 통해 일반직업과 전문직으로 구분하는 것으로 고전적인 전문직의 속성을 분석, 확인함으로써 일반직업과 전문직을 구분하는 기준을 제시하는 것이다.
  ㉡ 전문직의 속성은 전문적 권위, 전문직 성원의 훈련의 내용과 방식을 결정하는 권한, 윤리헌장, 전문직 문화다.

ⓒ 전문직의 특성은 두 가지 핵심적 특성과 그로부터 파생되는 여러 특성들로 나눠진다.

  ⓐ 두 가지 핵심 특성 : 장기적이고 전문적으로 세분화된 훈련을 통한 이론적 지식체계와 사회에 대한 봉사지향성이다.

  ⓑ 파생 특성

- 전문직은 자체적인 교육 훈련기준을 결정한다.
- 전문직 지망생은 다른 과정의 지망생보다 엄격한 훈련과정을 거친다.
- 전문직 기술은 면허제도의 형태로 법적으로 유지된다.
- 면허 및 자격은 전문직 성원에 의하여 유지된다.
- 전문직과 관련된 모든 입법은 그 전문직에 의해 유지된다.
- 전문직은 높은 소득, 권력, 권위를 얻게 되며 재능 있는 학생을 요구한다.
- 전문직은 문외한의 평가와 통제로부터 상대적으로 자유롭다.
- 전문직의 규범은 법적 통제보다 엄격하다.
- 전문직업인들은 다른 직업성원들보다 직업적 결속력이 강하다.
- 전문직은 최종직업이 되는 경향이 있다.

ⓓ 속성 접근은 현실적으로 이러한 속성들이 직업에 따라 다르게 나타나고 있어 완벽하게 전문직을 구분하는 데 어려움이 있다. 또한, 이러한 속성 접근은 전문직과 비전문직을 이분법적으로 구분함으로써 서로 경쟁관계에 있는 직업 간의 갈등이나 권력다툼을 간과할 수 있다는 점이 한계점이다.

② 과정 접근

  ㉠ 과정 접근은 특정 직업이 전문직으로 발전되는 과정에 중점을 두는 접근법이다.

  ㉡ 속성 접근은 전문직의 속성을 갖추고 있느냐에 대해 양극단적인 구분을 하고 있으나 과정 접근은 일반 직업들이 전문직을 추구하는 과정에 분석의 초점을 두고 있어서 이러한 직업들이 전문화 과정의 한 점을 차지한다는 연속성의 모델을 제시한다.

  ㉢ 과정 접근을 제시한 대표적인 학자는 윌렌스키(Wilensky), 카플로우(Caplow), 파발코(Pavalko) 등이 있다.

    ⓐ 윌렌스키는 전문직들의 최초의 사건들을 살펴봄으로서 보편적인 전문화 과정을 이론화하였다. 그의 전문직인 형성은 전업의 직업 활동, 전문교육기관의 설립, 전문직 단체의 설립과 발전, 국가의 보호를 받으려는 정치적·법적 운동, 공식적인 윤리헌장 제정의 단계를 통하여 이루어진다고 본다.

    ⓑ 카플로우는 전문화를 특정 전문분야에 대한 독점 과정이라고 보았고, 전문화 과정의 단계로 전문직 협회의 조직, 서비스의 독점적인 영역주장, 윤리강령의 발전, 자격과 허가를 위한 정치적 활동을 제시하고 있다.

    ⓒ 파발코는 전문직과 일반직업의 연속모형을 제시한 바 있는데 이 모형에서 그는 개별직업은 전문직과 일반직업의 두 극단을 잇는 연속선상에서 어느 한 점을 차지한다고 보았다.

ⓔ 과정 접근은 전문직이라는 궁극적인 목표를 위해 동적인 전문화 과정을 적용하여 전문
직을 역사적이고 발전적으로 고찰함으로써 전문화의 이해를 다양하게 하지만 하나의
보편적인 과정으로 설명하는 데는 다소 미흡하다는 주장이 있다.

③ 권력 접근

　　ⓐ 권력 접근은 전문직이 갖는 권력과 특권에 초점을 맞추고 있는 접근법이다.

　　ⓑ 이 접근은 하나의 직업이 전문적 권력을 획득하고 유지하게 되는 사회적 기전에 중점
을 두는 접근법으로 각 이해집단 간의 갈등에 관심을 갖는다.

　　ⓒ 권력은 '한 직업이 자신들의 권리나 특권, 임무를 획득하고 유지하는 능력'이라고 할
수 있다. 이 접근은 전문직이 자신의 권력을 확장하고 내외의 위협으로부터 특권과 지
위를 정당화하는 방법 등에 관심을 갖는다.

　　ⓓ 전문직의 형성과정을 여러 이익집단들 간의 권력 갈등과 국가와의 관계를 포함하는 역
사적 과정의 결과라고 하였으며 가장 핵심적인 특성은 자율성으로 보았다. 자율성은
'독립적이고 자유로우며 자기조절을 하는 상태나 질'을 의미하며 이는 전문직의 권위로
부터 나오는 것이라 할 수 있다.

　　　　ⓐ 전문직이 갖는 자율성은 조직화된 자율성으로 정치적 권력으로부터 어느 정도 제한
되고 지지를 받지만 시대와 장소에 따라 다르다.

　　　　ⓑ 전문직은 조직에서 우위를 차지함으로써 다른 직업의 경쟁과 규제로부터 자유로울
뿐 아니라 다른 직업을 규제하는 자유가 있다.

　　　　ⓒ 전문가들이 자신의 교육 및 훈련 기관을 만들어 스스로 교육·훈련하기 때문에 다른
부문으로부터 평가나 규제를 받지 않는다.

　　　　ⓓ 전문직은 대중의 요구에 민감하기보다는 대중을 규제하는 정당한 권리를 부여받는다.

　　ⓔ Larson(1984)은 다른 시장과 달리 전문가 시장의 특징은 전문가의 권력이라고 보면서
전문가의 권력이 배타적 특권을 기반으로 한 지식의 불균등한 분배를 통해 권력을 더
욱 강화한다고 하였다.

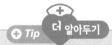

학자들이 제시한 전문직의 특성

Flexner(1915)
- 신체적이라기보다 지적인 활동에 기초
- 고도의 책임 요구
- 이론적 지식체와 연구를 기초로 활동
- 이론적이면서도 실제적인 업무 수행
- 고도의 전문교육과정을 통해 습득할 수 있는 기술
- 강한 단체의식과 참여의식
- 개인을 위하기보다는 대중에 대한 관심과 반응
- 이타주의에 의한 동기부여

Bixlers(1959)
- 고도의 학습을 통해 습득될 수 있는 잘 정의되고 조직된 전문지식에 기초한 실무
- 지식체의 지속적인 확장과 과학적 방법에 의한 교육과 서비스 기술 향상
- 고등교육기관을 통한 교육
- 전문지식을 인간적이며 사회복지에 필수적인 실무서비스에 적용
- 자율적인 전문직업적 정책형성과 활동의 통제
- 개인적 이득보다 서비스를 고귀하게 인식하는 지적·개인적 자질을 가진 개인이 평생직으로 인식하게 이끎
- 행위의 자유, 지속적인 성장의 기회, 경제적 안정을 통한 보상

Kelly(1981)
- 인간성과 사회복지에 필수적인 서비스 제공
- 연구를 통해 지속적으로 확장되는 전문지식체
- 개인적 책임이 수반되는 지적인 활동
- 고등교육기관을 통한 실무자의 교육
- 자신들의 정책과 활동의 통제
- 이타적 봉사에 의한 동기부여와 업무를 생의 중요한 과업으로 인식
- 실무자의 결정과 행위의 지침이 되는 윤리강령
- 높은 실무표준을 지지, 촉진하는 전문단체

이영복(1970)
- 이론적인 체계와 더불어 실제적인 활동
- 강한 책임감과 윤리적 요소
- 궁극적인 목적이 이타적이며 대중의 복지지향
- 기본 교육을 받은 후 일정한 전문교육과정을 거침
- 계속적으로 배우며 새로운 내용과 방법을 위한 연구
- 자율적이며 자치적인 조직적 활동과 참여의식
- 사회적 요구에 대한 계속적인 대비와 전문적 능숙성
- 일시적인 봉사가 아닌 평생직으로서의 긍지
- 정당한 보수에 의한 안정성과 지속성 유지

Pavalko(1971)
- 이론적 지적 기술
- 장기간의 훈련 또는 교육
- 평생직으로써의 약속(sense of commitment)
- 공동체 의식
- 기본적 사회가치와의 관련성
- 선택 동기와 이타적
- 자율성
- 윤리규약

전병재(1995)
- 이론적이고 체계적인 기술
- 직업조직
- 사회에 대한 봉사
- 높은 사회적 지위
- 직업윤리
- 직업문화
- 직업적 자율성

(3) 전문직의 기준 중요 ★

① 전문직의 기준은 구조 기능 접근법의 관점에서 논의되고 있다.

② 구조 기능 접근법의 관점에서 전문직이 존재하는 이유는 사회구조적으로 기능적 필요에 의해 발생되는 현상이다.

③ 전문직의 특성을 설명한 학자는 구드, 라이저, 홀 등이 있으며 이들이 제시한 전문직의 기준은 다음과 같다.

ㄱ 지식

ⓐ 전문직은 수준이 높고 정교하게 체계화된 이론에 근거하여 업무활동을 한다. 이 지식은 이론적 지식이면서도 고객에게 서비스의 형태로 제공되는 응용지식이다.

ⓑ 그린우드는 전문직의 5가지 속성을 체계적인 이론, 전문적 권위, 사회적 승인, 윤리강령, 전문적 하위문화라고 제시하면서 첫 번째 속성인 체계적인 이론은 실제적일 뿐만 아니라 지적일 수도 있고 연구에 토대를 둔 것일 수도 있다고 하였다.

ㄴ 전문적 권위

ⓐ 전문직은 전문적 지식을 바탕으로 의뢰해 오는 고객의 문제를 해결해 주는 역할을 하게 된다.

ⓑ 고객은 전문가에 대한 신념을 가지고 전문가에게 의존하게 되고 이 과정에서 전문직은 고객으로부터 전문가로서의 권위를 인정받게 된다.

ㄷ 비표준화된 업무

ⓐ 전문직의 업무는 사회생활에서 표준화하거나 기계화를 할 수가 없다.

ⓑ 전문직의 개입이 요구되는 문제가 발생할시 전문가는 상황에 따라 전문가적 지식과 경험에 의한 개별적인 사례적 접근을 하게 되고, 이것은 전문가에게 고유의 자율성을 부여하게 된다.

ㄹ 윤리규범

ⓐ 전문직의 업무활동은 사회의 공익을 위해 사용이 되도록 전문직의 행동기준을 결정하고, 전문직 구성원들이 이를 준수하도록 전문직 스스로 자율적으로 규제한다.

ⓑ 전문가의 고객 또는 동료에 대한 적절한 행위를 성문화하여 윤리헌장을 규정한다. 이는 공식적이거나 비공식적 성격을 갖게 된다.

ㅁ 전문직 문화

ⓐ 전문직은 장기간의 교육과정에서 성인 사회화 과정을 거치게 되는데 이 과정에서 구성원 간에 언어나 행동방식 등이 독특해지고 전문조직에 대한 귀속성이 강화되며 구성원들의 태도의 동질성도 증가된다.

ⓑ 전문직 문화는 구성원들에게 다른 직업으로 전환하기 어렵게 하여 전문직이 최종 직업이 되도록 한다.

ㅂ 전문직 특권에 대한 사회의 인정

ⓐ 전문직의 지식이나 업무는 사회의 공익을 위해서 중요하다고 합의되기 때문에 사회적으로 인정된 것이다.

ⓑ 사회나 국가에서는 전문직의 업무와 관련된 정책을 주장대로 인정해 주기도 하고 정책 자체가 전문직에서 제안되기도 하며 전문영역에 대한 독점적 활동을 인정하는 면허도 부여하기도 한다.

(4) 전문직으로서의 간호

① 간호의 전문직 특성

㉠ 지식, 지식체(knowledge)

ⓐ 지식은 전문직 수행의 근거를 제공하며 전문성의 핵심 요소이다. 지식은 간호와 같은 전문직을 가능하게 하며 문제와 해결 방안의 본질을 규명하고 간호 실무영역에서 자율적인 의사결정과 재량권을 행사할 수 있게 한다.

ⓑ 전문가적 지식에 근거한 임상 결정은 급성기 환자의 간호중재에 영향을 주며 생명과학에 대한 지식은 환자 치료 결과에 긍정적인 영향을 준다.

ⓒ 전문성과 교육, 지식 발전은 매우 밀접한 관련이 있으며 전문가 간 교육(IPE : Inter-Professional Education)은 전문직으로서의 간호를 증진시킨다.

ⓓ 간호지식은 다음을 포함한다.

- 이론적이고 실제적이고 임상적인 지식체
- 지식의 적용 가능성
- 이론적 또는 실무를 위한 근거로 활용
- 다양한 자원들로부터 온 정보의 종합
- 실무를 위한 간호 이외 학문들의 정보 또는 근거의 활용
- 건강관리 향상을 위해 동료, 고객, 가족 등과 지식의 나눔, 소통

㉡ 탐구정신(spirit of inquiry)

ⓐ 탐구는 이미 알려진 것들을 이해하고 검토하며 도구를 이용하여 데이터를 모으고 해석하며 해답을 제시하고 설명하는 과정으로서 다양한 정보에 대한 관찰과 질문을 포함한다.

ⓑ 간호사는 대상자 간호를 위해 중재에 대한 대상자 반응을 예상하고 현재의 실무와 잠재적인 대안들에 대한 질문을 구상한다.

ⓒ 탐구정신은 간호 실무에서 도출되는 질문에 답하기 위해 환자/대상자, 가족, 자신의 건강과 삶의 질에 대한 지식의 추구를 지속하게 한다.

ⓓ 간호의 탐구정신은 다음을 포함한다.

- 새로운 지식을 탐구하고자 하는 의지와 열린 마음
- 지식의 일반화를 위한 질문하기와 기존 지식에 대한 수정, 보완
- 대상자, 이해 당사자들로부터의 반응, 패턴을 규정하기 위한 노력
- 지속학습을 위한 몰입

ⓒ 책무(accountability)
　ⓐ 자신이 수행한 행위에 대한 응답적 책임 또는 이에 대해 책임지려는 능력과 의지를 말한다. 동시에 한 개인이 자신의 행위에 대한 일련의 과정들을 인정하고 받아들이는 것을 의미한다.
　ⓑ 간호행위에 대한 간호사의 책무에는 그들의 행위에 영향을 주는 투입요소(간호사 수, 근무번, 질적 표준 설정 등)가 포함된다.
　ⓒ 책무는 책임(responsibility), 권위(authority), 자율성(autonomy)과 밀접한 관련이 있다. 간호사가 특정 행위에 대한 자율성을 가진다면 이러한 행위에 대해 책임을 질 수 있어야 한다.
　ⓓ 간호의 책무는 다음을 포함한다.
　　• 임상실무에 있어서 자기조절에 대한 의미를 이해하는 것
　　• 수행에 대한 법과 표준의 사용, 실무 범위를 안내하고 명확하게 하기 위한 윤리 강령
　　• 원하는 결과를 얻기 위해 대상자와 그 가족에게 헌신하는 것
　　• 질적 간호 제공을 위한 적극적인 참여
　　• 발전을 위한 개인적 역량과 관련 분야에 대한 지식을 인식하는 것

ⓔ 자율성(autonomy)
　ⓐ 자율적 행위는 독립적으로 일하는 것, 그리고 실무의 범위 안에서 의사결정 할 수 있는 것을 의미한다.
　ⓑ 대상자의 이익을 옹호하기 위해 실무의 표준, 윤리강령, 조직의 정책 체계 안에서 적절한 행동을 할 수 있는 능력을 포함한다.
　ⓒ 간호사가 그들 자신의 행동을 결정할 수 있는 능력, 심사숙고하여 결정할 수 있는 능력이 포함된다.
　ⓓ 간호전문직의 자율성은 다음을 포함한다.
　　• 독립적으로 일하며 실무의 범위 안에서 의사결정하는 것
　　• 관계적 자율성과 맥락적 자율성을 인식하는 것
　　• 장애 요인의 인지, 자율성을 방해하는 요인들을 제한하는 방법을 찾고 이러한 상황에 대한 해결 방안을 찾아가는 것

ⓕ 옹호(advocacy)
　ⓐ 옹호는 어떠한 선택을 해야 하는 환자에게 선택할 수 있는 그들의 권리를 존중하고 의사결정 과정과 결과들을 통해 그들을 지지하기 위한 정보를 제공하는 것이다.
　ⓑ 간호사들은 건강관리 팀에서 옹호자 또는 촉진자 역할을 수행한다.
　ⓒ 간호사들은 환자간호에 대한 책임을 지며 건강서비스 기획과 의사결정, 건강정책 변화에 기여하고 있다.
　ⓓ 간호사 개인은 정책결정 집단에 참여, 간호에 영향을 주는 외부인들에 대한 인식 등을 통해 정책 과정의 한 부분에서 제 역할을 해야 한다.

ⓔ 간호의 옹호는 다음을 포함한다.
- 대상자의 관점을 이해하는 것
- 대상자와 그들의 학습요구를 지지하는 것
- 전문직 실무 증진과 건강관리 증진 활동에 참여하는 것
- 건강관리 전달 체계와 관련된 정책을 아는 것

ⓗ 혁신(innovation)과 미래지향(visionary)

ⓐ 간호의 혁신 모델은 자율성과 독립성, 질적 간호를 가능하게 하는 간호환경, 능숙한 임상 수행을 가능하게 하는 업무환경, 관리 구조와 혁신을 촉진시키는 프로세스, 간호사의 경력발전과 전문직에 대한 인식을 포함한다.

ⓑ 간호사들은 고객들의 욕구와 희망을 충족시키는 데 필요한 변화를 위한 최선의 아이디어를 가지고 있을 수 있기 때문에 조직에서 간호사들의 도전 정신에 대한 지원은 필수적이다.

ⓒ 혁신적인 간호리더는 변화를 유도하고 혁신적 역할 모델을 통해 직원들을 고무시킨다.

ⓓ 간호의 혁신과 미래지향은 다음을 포함한다.
- 간호실무와 환자 결과를 증진시키는 창의적인 문화를 조성하는 것
- 새로운 아이디어에 대한 계획을 보여주고 행동을 통해 참여하는 것
- 건강관리 전달 체계와 미래 간호에 영향을 주는 것

ⓢ 동료와의 협력(collegiality and collaboration)

ⓐ 간호사와 다른 건강 전문가들 간의 협력은 환자 결과에 긍정적인 영향을 미친다. 간호조직의 한 부분을 담당하는 것, 멘토링, 롤 모델링, 연구자를 돕는 것과 같은 동료들과의 협력 관계는 중요한 전문직 자질이다.

ⓑ 간호사들 간의 협력 또한 환자결과에 영향을 미치는 요소이며 간호는 협력을 통한 팀워크를 통해 임상 숙련도를 증가시켜 왔다.

ⓒ 동료와의 협력에는 다음이 포함된다.
- 협력적 파트너십을 증진시키는 것
- 간호사, 간호학생, 동료들의 전문직 성장을 위한 멘토로 활동하는 것
- 건강관리 전문가들 간의 상호 중요성에 대해 인정하는 것

ⓞ 윤리(ethic)와 가치(value)

ⓐ 간호사들의 전문직 정체성의 가치를 탐구한 질적 연구는 '인간에 대한 존엄성과 이타주의'가 간호의 가장 특징적인 도덕적 가치이며 '지적인 개별자극'이 가장 중요한 업무와 관련된 가치라고 했다.

ⓑ 간호윤리는 개인적 수준에서의 실무와 관련되며 간호윤리의 범위와 지식은 실무적 윤리 차원에 대한 이해를 필요로 하며 간호사의 윤리적 행위는 태도, 가치, 정책, 동료들의 행위로부터 영향을 받는다.

ⓒ 간호사들은 법적, 전문적 의무에 대해 알아야 하며 이러한 이슈들에 대한 이해는 조직, 지역, 국가적 수준에서의 정치, 사회, 정책들에 의해 복합적으로 영향을 받아 형성된다.

ⓓ 간호의 윤리와 가치에는 다음이 포함된다.
- 윤리적 가치, 개념, 윤리적 의사결정에 대한 지식
- 윤리적 우려, 이슈, 딜레마의 규명
- 의사결정에 간호윤리의 지식을 적용하는 것
- 윤리적 의사결정을 위해 다양한 자원으로부터 정보를 수집하고 이용하는 것
- 간호사들을 지지하고 그들의 윤리적, 전문적 책임을 존중하는 실무환경을 유지, 발전시키기 위해 동료와 협력하는 것
- 임상과 전문적 실무의 윤리적 이슈에 대한 비판적 사고

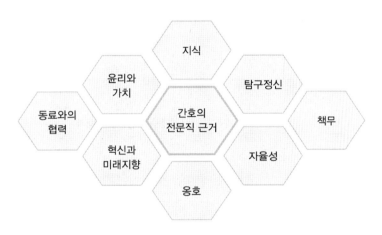

[그림 2-1] 간호의 전문직 근거

② 간호전문직관
ⓐ 간호전문직관은 간호의 가치에 직업관을 결합시킨 것으로 전문직으로서의 간호와 간호를 담당하는 간호사의 간호활동 과정 자체에 대한 직업의식적인 견해를 말한다.

ⓑ 간호사가 지닌 간호전문직관에 따라 간호 수행이 이루어지며 지각과 해석을 좌우하고 상황에 대한 의사결정 및 간호와 관련된 세상을 보는 눈을 갖게 되므로 간호전문직관 형성은 매우 중요하다.

ⓒ 간호전문직관에 영향을 주는 요인들에는 사회와 요인, 사고와 신념, 전문직 이미지, 전문직 자아개념, 행위가 있으며 인식과정과 행동과정으로 나눈다.

ⓐ 인식과정 : 사회화 요인의 영향을 받아 사고와 신념으로 형성되며 개인의 사고와 신념의 근간이 되어 전문직 자아개념과 전문직 이미지가 형성된다.

ⓑ 행동과정 : 형성된 인식과정에 따라 개인의 사회상호작용, 인지 및 정신 작용을 통해 간호사의 의사결정에 따른 행위로 나타나게 된다.

ㄹ 바람직한 간호전문직관은 간호를 가치 있는 일로 여기게 하며 간호 전문직의 미래에 희망을 갖고 간호에 대한 긍정적인 신념과 긍지를 가지게 한다.

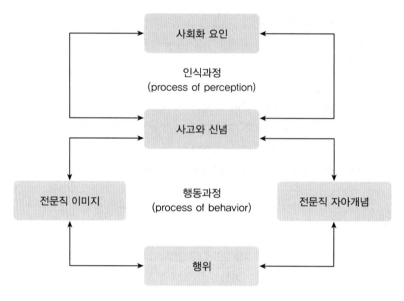

[그림 2-2] 간호전문직관 형성 체계

제 2 절 대상자의 자율성

1 대상자의 자율성과 윤리

(1) 자율성 존중의 원리

① 자율성(autonomy)이란 자신이 선택한 계획에 따라 자신이 행동을 결정할 수 있는 자기 결정권(self-determination)과 개인적 자유(freedom)가 허용되어야 함을 의미한다.

② 자율성은 자기를 규율하고 본인의 의사결정을 독립적으로 할 권리라는 의미와 자신이 선택한 행동이 존중되어야 함을 의미한다.

③ 권리는 이 원리로부터 나오며 긍정적인 권리는 각자가 무엇인가 해야 할 의무를 가졌다는 것이고 부정적인 권리는 각자가 무엇을 하는데 있어서 참고 억제하는 의무를 말한다.

(2) 대상자의 권리

① 무엇에 대해 권리가 있다는 것을 그 무엇을 이행하도록 요구할 수 있다는 것을 의미한다.

② 권리는 크게 법적 권리, 개연적 법적 권리, 인권의 세 가지 유형으로 나눠진다.

① 법적 권리(legal rights) : 사법부에서 법률에 근거하여 확실히 이행을 요구하는 권리를 말한다.

> ☑ 예
>
> 국민이 자신의 의료기록 열람이나 사본의 교부를 요청할 권리(보건의료기본법 제11조), 자신의 질병에 대한 치료방법, 의학적 연구 대상 여부, 장기이식 여부 등에 관해 충분한 설명을 들은 후 동의 여부를 스스로 결정할 권리(보건의료기본법 제12조)

① 개연적 법적 권리(probable legal right) : 사법부에서 법적 판단을 통해 이행을 요구할 개연성이 높은 권리를 말한다.

> ☑ 예
>
> 환자가 회복 불가능한 사망의 단계에 진입하였고 연명치료 중단을 원하는 환자의 의사를 추정할 수 있는 경우 연명치료의 중단을 허용할 수 있다(대판 2009.5.21. 선고 2009다17417).

© 인권(human right) : 인간의 존엄성 유지를 위해 필요하지만 아직 사법부의 이행을 요구하기에 충분히 법적으로 인식되지 못한 권리를 말한다.

③ 환자의 권리란 국가의 법률에 의해 법적 권리로 확립된 경우 외에도 사법부의 판단을 통해 권리로 인정받을 수 있는 권리, 인권의 내용으로서 환자 권리를 모두 포함하는 개념이다.

④ 미국의 간호연맹(National League for Nursing)은 1959년 처음으로 7개 조항의 환자 권리장전을 제정한 이래 1977년 15개 조항의 환자 권리 장전을 공표했다. 내용은 다음을 포함한다.

① 환자들이 현재 제공받는 의료서비스의 비용에 관한 정보를 얻을 권리

① 의료서비스에서 환자 자신의 권리에 대한 정보를 얻을 권리

⑤ 우리나라는 최근 「의료법」을 개정하여(시행 2012.8.2. 법률 제 11252호) 환자가 자신의 권리를 알지 못해 불이익을 당하지 않도록 의료기관에 환자의 권리 등을 게시할 의무를 부과했다.

(3) 대상자의 권리 보호

① 진료 받을 권리

① 환자는 자신의 건강보호와 증진을 위해 적절한 보건의료서비스를 받을 권리를 가진다(보건의료기본법 제6조 제1항).

① 성별, 나이, 종교, 신분 및 경제적 사정 등을 이유로 건강에 관한 권리를 침해받지 아니한다.

© 의료인은 진료나 조산 요청을 받으면 정당한 사유 없이 거부하지 못한다(의료법 제15조).

② 알권리 및 자기결정권

    ㉠ 환자는 담당의사, 간호사 등으로부터 질병 상태, 치료 방법, 의학적 연구대상 여부, 장기 이식 여부, 부작용 등 예상 결과 및 진료비용에 관하여 **충분한 설명을 듣고 자세히 물어 볼 수 있으며** 이에 관한 동의 여부를 결정할 권리를 가진다(보건의료기본법 제12조).

    ㉡ 의료기관 개설자는 비급여 진료비용을 환자 또는 환자의 보호자가 쉽게 알 수 있도록 고지하여야 한다(의료법 제45조).

③ 비밀을 보호받을 권리

    ㉠ 환자는 진료와 관련된 신체상, 건강상의 비밀과 사생활 비밀을 침해받지 아니하며(보건의료기본법 제13조), 의료인과 의료기관은 환자의 동의를 받거나 범죄 수사 등 법률에서 정한 경우 외에는 의료, 조산 또는 간호를 하면서 알게 된 비밀을 누설, 발표하지 못한다(의료법 제 19조).

    ㉡ 우리나라 「헌법」 제17조에서 "모든 국민은 사생활의 비밀과 자유를 침해받지 아니한다."라고 규정하고 있다.

    ㉢ 1965년 미국연방대법원의 판례를 통하여 헌법상의 권리로 인정된 프라이버시권(the rights to privacy)은 혼자 내버려 두어질 권리를 의미하며 사생활 침해는 4개의 유형으로 구분된다.

        ⓐ 환자의 신체적, 정신적 독거 또는 은둔(사생활의 평온)이 침해되는 경우

        ⓑ 사적인 영역이 대중에 노출되는 경우

        ⓒ 잘못 왜곡되어 대중에 알려지는 경우

        ⓓ 이익을 목적으로 환자의 인적 정보가 사용되는 경우

    ㉣ 환자의 의무기록에 대한 사생활 보호는 비밀사항(confidentiality)으로 다른 사적 영역과 구분하여 엄격히 보호받는다.

④ 상담, 조정을 신청할 권리

    ㉠ 환자는 의료서비스 관련 분쟁이 발생한 경우 한국의료분쟁조정중재원 등에 상담 및 조정 신청을 할 수 있다(의료사고 피해구제 및 의료분쟁 조정 등에 관한 법률 제27조).

    ㉡ 국가와 지방자치단체는 보건의료서비스로 인해 분쟁이 발생하면 그 분쟁이 신속하고 공정하게 해결되고 피해를 원활하게 구제하기 위해 필요한 시책을 강구하여야 한다(보건의료기본법 제46조).

🔖 환자의 권리(의료법 제4조, 동 시행규칙 제12조의 2)

가. 진료 받을 권리

    환자는 자신의 건강 보호와 증진을 위하여 적절한 보건의료서비스를 받을 권리를 갖고, 성별, 나이, 종교, 신분 및 경제적 사정 등을 이유로 건강에 관한 권리를 침해받지 아니하며, 의료인은 정당한 사유없이 진료를 거부하지 못한다.

나. 알권리 및 자기결정권

환자는 담당 의사, 간호사 등으로부터 질병 상태, 치료방법, 의학적 연구 대상 여부, 장기이식 여부, 부작용 등 예상 결과 및 진료비용에 관하여 충분한 설명을 듣고 자세히 물어볼 수 있으며 이에 관한 동의 여부를 결정할 권리를 가진다.

다. 비밀을 보호받을 권리

환자는 진료와 관련된 신체상, 건강상의 비밀과 사생활 비밀을 침해받지 아니하며, 의료인과 의료기관은 환자의 동의를 받거나 범죄 수사 등 법률에서 정한 경우 외에는 비밀을 누설, 발표하지 못한다.

라. 상담, 조정을 신청할 권리

환자는 의료서비스 관련 분쟁이 발생한 경우 한국의료분쟁조정중재원 등에 상담 및 조정 신청을 할 수 있다.

⊞ 환자의 권리 : 한국 간호사 윤리강령(2013.7.23. 4차 개정)

1. 평등한 간호제공 : 간호사는 간호대상자의 국적, 인종, 종교, 사상, 연령, 성별, 정치적, 사회적 경제적 지위, 성적 지향, 질병과 장애의 종류와 정도, 문화적 차이를 불문하고 차별 없는 간호를 제공한다.
2. 개별적 요구 존중 : 간호사는 간호대상자의 관습, 신념 및 가치관에 근거한 개인적 요구를 존중하여 간호를 제공한다.
3. 사생활 보호 및 비밀유지 : 간호사는 간호대상자의 사생활을 보호하고, 비밀을 유지하며 간호에 필요한 정보 공유만을 원칙으로 한다.
4. 알권리 및 자기결정권 존중 : 간호사는 간호대상자를 간호의 전 과정에 참여시키며, 충분한 정보 제공과 설명으로 간호대상자가 스스로 의사결정을 하도록 돕는다.
5. 취약한 대상자 보호 : 간호사는 취약한 환경에 처해 있는 간호대상자를 보호하고 돌본다.

⊞ 환자의 권리 : 대한간호협회 간호표준(2003)

표준	일(task)	일 요소(task element)
VI. 윤리	VI-1. 대상자 권리 지키기	1. 간호윤리강령 준수하기 2. 비윤리적 실무 보고하기 3. 대상자의 권리 알리기 4. 필요한 혜택이나 서비스에 대해 알려주기 5. 종교적, 문화적 다양성 인정하기 6. 비밀 유지하기 7. 주의의무 완수하기 8. 확인의무 완수하기 9. 설명 및 동의 의무 완수하기 10. 대상자 옹호하기

2 대상자의 자율성과 윤리적 갈등

(1) 동등한 간호의 제공

① 간호사는 대상자의 국적이나 인종, 종교, 사상, 사회경제적 배경, 질병의 종류를 불문하고 동등한 간호를 제공할 의무를 가지나(한국 간호사 윤리강령 제1항) 의료의 인력과 시설, 물품 등 제한되어 있기 때문에 현실적으로 모든 환자가 동등한 돌봄을 제공받기는 어렵다.

② 간호사는 자신이 고용된 기관의 정책을 준수하여야 하고, 환자에게는 전문인으로서 책임을 다해야 하기 때문에 갈등을 하게 된다.

(2) 대상자의 자율성 존중

① 선의의 간섭주의 간호

㉠ 간호사는 어떤 환자도 고통이나 죽음을 원하지는 않을 것이라는 가정에서 즉, 좋은 뜻에서 타인의 행동을 간섭하게 되는 데 이를 선의의 간섭주의라고 한다.

㉡ 환자의 건강 회복과 유지, 고통 경감을 도와야 하는 의무 때문에 간호사는 환자의 자율성 존중보다 결과를 중시하게 되는 경우가 있다.

㉢ 칸트는 인간을 수단으로 보는 것이지 목적으로 대우하는 것이 아니라고 하였다. 또 개인의 자유를 강력히 옹호한 밀(John Stuart Mill)은 어떤 사람의 행동이 타인에게 해를 가할 우려가 있을 때에만 타인의 행동을 간섭할 수 있다고 주장하였다.

㉣ 성인 환자를 간섭할 수 있느냐의 여부는 개인의 합리적 사고 능력 손상과 무지, 선의의 간섭주의적인 중재 없이 야기될 수 있는 상해의 크기와 가능성이라는 두 가지 조건에 의해 좌우된다.

㉤ 강제성의 정도에 따라 강한 선의의 간섭주의와 약한 선의의 간섭주의로 나뉜다.

ⓐ 강한 선의의 간섭주의 : 환자가 동의할 수 있는 능력과 관계없이 표면적으로 환자의 이익과 안녕을 위해 행하는 것을 강조하는 것이다.

ⓑ 약한 선의의 간섭주의 : 치유될 수 없는 정신 기능장애나 무지로 인하여 환자가 자기 자신을 위해 결정할 수 없을 때, 손상을 감소시키고 이익을 주려는 행위를 포함하는 것이다.

② 충분한 정보제공에 의거한 사전 동의

㉠ 임상에서 대상자의 자율성을 존중하는 방법 중 하나로 진단을 위한 검사나 수술 전에 환자나 가족동의를 구하는 것이다. 사전 동의는 연구대상자의 권리 보호 차원에서 제기된 것인데 이후 환자의 자기결정권을 보호하기 위한 장치로도 사용이 되고 있다.

㉡ 환자의 사전 동의는 '질병의 진단, 치료, 예후에 관한 완전한 정보를 충분히 이해할 수 있는 언어로 설명을 받을 권리', '선택의 권리', '거절할 권리'를 가진다는 것이다. 사전 동의는 환자의 신체에 침입적인 모든 진단과 치료에 앞서 필수적인 것이 되었다.

㉢ 사전 동의의 전제조건은 다음과 같다.

ⓐ 결정한 사람의 의사결정 능력이 갖추어져야 한다.

ⓑ 법률과 의학에서 주로 인지적인 기술과 판단의 독립성을 지닌 사람을 말한다.

ⓒ 생명의료분야에서 치료나 연구 절차를 이해할 수 있으며, 주요 위험과 이익을 검토할 수 있고, 검토를 기초로 하여 결정할 수 있을 때 의사결정능력이 있는 것으로 간주된다. 미성년자는 성인과 구별이 된다.

③ 사실대로 말하기와 기만

ㄱ 기만이란 강압이나 합리적 설득처럼 조작의 한 형태이며 간호사가 원하는 것을 환자가 하도록 유도하는 방법이다.

ㄴ 임상에서 간호사의 지시에 따르게 하기 위하여 환자에게 충격을 주지 않으려고 환자를 속이는 경우가 있는데 환자의 심리적 충격을 줄이기 위해 환자에게 거짓말을 했다가 오히려 부작용을 초래할 수 있다.

ㄷ 환자에게 직접적으로 정보를 제공할 수 없다면 적어도 가족이나 담당 의사를 통해 환자에게 정보를 사실대로 알려주는 것이 필요함을 주장할 수 있을 것이다.

④ 대상자의 간호거부 권리

ㄱ 자율성 존중은 대상자가 간호사의 권유를 '자발적으로 수용하는 것'으로 생각하기 쉬운데 그러나 자율성 존중은 환자가 '거부하는 것'도 존중함을 포함한다.

ㄴ 의료인이 대상자의 자율적인 선택과 거부를 존중한다는 것은 의학적 혹은 간호학적 근거에 대상자들이 따르기를 기대하는 것이 아니라 대상자들 가치체계와 판단 근거에 따른 결정을 존중한다는 것을 의미한다.

ㄷ 임상에서 환자가 치료와 간호를 거부할 때 있는 그대로 받아 들여 주기는 쉽지 않다. 환자가 진정한 의미에서 심사숙고하여 거부를 하기보다 자신들의 상태를 자세히 알지 못하거나 치료 과정이 험난하기 때문에 간호나 치료를 불이행하기 원하는 경우가 있기 때문이다.

⑤ 신의

ㄱ 신의(confidentiality)는 간호사를 비롯한 보건의료계 종사자들이 환자의 개인의료 비밀을 보장하기 위해 최선을 다해야 한다는 것이다.

ㄴ 「의료법」 제19조 '비밀누설 금지'에서는 "의료인은… 그 의료·조산 또는 간호에 있어서 취득한 타인의 비밀을 누설하거나 발표하지 못한다."라고 명시되어 있다.

ㄷ 한국 간호사 윤리강령의 3번째 항목에 "간호사는 간호와 관련된 대상자의 정보에 대하여 신의를 지키고 정보를 공유하여야 할 때는 전문적인 판단을 한다."라고 명시하고 있으며 국제 간호사 윤리강령의 '간호사와 인간' 3번째 항목에서도 "간호사는 알게 된 개인의 비밀을 은밀히 간직해야 하며 그러한 비밀을 다른 사람에게 알려야만 할 때는 판단을 해야 한다."로 명시하고 있다.

ㄹ 간호사, 의사 윤리강령의 기초가 되는 의무지향적 이론은 임상현장에서 얻는 정보를 보호하는 의무를 포함하고 있으며 권리지향적 이론은 신의와 사생활에 환자의 권리를 강조한다.

      ⓜ 은밀한 비밀을 지켜주는 간호사를 환자는 신뢰하게 되고 간호에 필요한 더 많은 정보를 털어 놓게 한다. 그러나 임상에서는 신의의 원칙만을 고수하기 어려운 복합적인 상황이 흔히 발생한다.

      ⓗ 법정 전염병과 같은 것은 보고하도록 법률로 정해져 있으며 이는 개인 프라이버시보다 공공성을 중시한 것이다.

⑥ 대리결정 중요 ★

   ㉠ 대리결정의 기준을 세우는 것은 어려운 문제이며 대리 판단 표준, 순수 자율성 표준, 환자의 최선이익 표준의 세 가지 견해가 있다.

      ⓐ 대리 판단 표준(substituted judgement standard)

        • 가장 약한 자율성의 표준으로 다른 의사결정자가 환자를 대신하여 필요한 결정을 내리는 것이다.

        • 환자를 가장 잘 아는 대리인을 선정해서 그 환자가 자율적 능력을 지녔다면 어떤 결정을 내렸을지를 찾는 방법과, 그 환자와 같은 질병에 걸린 합리적인 사람들이 대부분 어떤 결정을 내리는지를 찾는 방법으로 나눌 수가 있다.

      ⓑ 순수 자율성 표준(the pure autonomy standard)

        • 자율적으로 결정을 하였거나 의사를 표명한 적이 있는 사람에게 적용되는 것이다. 즉 환자가 이전에 내렸던 자율적 결정을 받아들이는 것을 뜻한다.

        • 환자가 의사표현능력을 상실하기 전에 표명한 의사를 대리인이 그대로 전달하는 방법을 말하는데, 예로 사전의사결정의 하나인 생전 유언(living will)이 대표적인 방법이라 할 수 있다.

      ⓒ 환자 최선이익 표준(patient's best interest standard)

        • 이용 가능한 모든 대안들이 환자에게 미치는 영향과 이해득실을 따져 보고 환자에게 최선이 된다고 판단되는 점을 대리자가 결정하는 것이다.

        • 그 상황에서 무엇이 환자에게 최선의 이익이 되는가를 찾아내는 삶의 질 표준을 말한다.

⑦ 이중효과의 원칙

   ㉠ 이중효과의 원칙(The principle of double effect)은 아래와 같은 조건이 충족되는 경우에 비록 그 행위가 나쁜 결과를 초래한다 하더라도 용납한다는 원칙이다.

      ⓐ 행위 자체가 선해야 하고 적어도 도덕적으로 문제가 없어야 한다.

      ⓑ 예측되는 유익한 영향은 예측되는 해로운 영향보다 크거나 또는 같아야 한다.

      ⓒ 행위자의 의도가 유익한 효과를 거두는 것이고, 같이 나타나는 손상의 효과는 가능한 피하려는 것이다. 이것은 단지 허용되거나 용납되는 것이지 의도되는 것이 아니다.

      ⓓ 손상의 효과와 유익한 효과 간에는 균형이 있어야 하며, 선과 악을 계산했을 때 선이 악을 능가해야 한다.

ⓛ 맥코르믹(McCormick)에 의하면 이중효과의 원칙을 적용하는 데 있어 균형을 맞추기 위해서는 다음의 3가지 요소가 포함되어야 한다고 하였다.

ⓐ 우리가 지지하는 가치를 보호하는 데 덜 해로운 다른 방법이 존재하지 않아야 한다.

ⓑ 중요성에 있어서 적어도 희생된 가치와 동등한 가치가 관련되어 있어야 한다.

ⓒ 우리가 어떤 일을 결정할 때 항상 행동하기에 앞서 우리의 양심을 검토해야 하는 것이 의무라는 것을 강조하였다.

(3) 자율성 존중이 원칙을 제한을 받는 경우

① 환자의 내외적인 제약에 따른 제한

환자의 내외적인 제약은 다양하며 이로 인해 자율성이 제한을 받을 수 있다.

ⓐ 환자의 내적 제약 : 정신능력, 의식수준, 연령, 질병 상태 등

ⓑ 환자의 외적 제약 : 병원환경, 자원의 이용가능성, 의사결정을 위해 제공되는 정보의 양, 금전적 자원 등

② 도덕적인 고려에 의한 제한

개인의 결정이 공공의 건강을 해친다거나 타인에게 위해를 가할 가능성이 있을 경우, 부족한 자원을 요구할 경우에 자율성을 제한하는 것이 정당화된다. 미성년자, 무능력자, 무지한 자, 강요된 자, 착취당한 자, 약물중독자, 비합리적으로 자살하려는 자 등등 자율성 존중의 원칙이 적용되지 않는다.

③ 자율성 원칙이 선의의 간섭주의와 상충하게 되는 경우

선의의 간섭주의란 개인에게 이득을 주기 위해 개인의 선택이나 의도된 행동을 무시하는 것으로 현대사회에 선의의 간섭주의가 정당화되는 경우는 현실적으로 이득이 크고 피해야 할 위험이 심각할 경우에 정당화된다.

제 3 절 간호사의 자율성과 윤리적 의사결정

1 간호사의 자율성과 윤리적 의사결정

(1) 간호사의 자율성와 윤리

① 간호직의 자율성은 간호사가 양심과 윤리, 법과 책임, 업무 표준에 따라 스스로 독립적이고 창의적으로 간호행위를 결정하고 실천하고 책임지는 것 또는 전문적 능력과 판단에 따른 자유재량권을 발휘하는 것으로 정의된다.

② 간호전문직의 자율성이란 간호행위에 대한 자율적 의사결정과 자신의 행동에 대해 윤리적 책임을 질 수 있어야 하는 것이다.

2 윤리적 의사결정

(1) 톰슨과 톰슨의 윤리적 의사결정 10단계

조이스 톰슨과 헨리 톰슨이 제시한 간호사를 위한 윤리적 의사결정 10단계는 다음과 같다.

① 1단계 : 상황을 파악하고 건강문제, 필요한 결정, 관련된 주요 인물을 명확히 한다.
② 2단계 : 상황을 명확히 할 수 있는 정보를 수집한다.
③ 3단계 : 상황에 관련된 윤리적 문제를 확인한다.
④ 4단계 : 각 이슈와 관련된 개인적, 직업적 가치를 조사한다.
⑤ 5단계 : 주요 인물들의 도덕적 입장을 명확히 한다.
⑥ 6단계 : 만일 도덕적 입장에 충돌이 있다면 확인한다.
⑦ 7단계 : 누가 최종 결정을 할지 결정한다.
⑧ 8단계 : 가능한 행동의 범위를 확인하고 각 행동으로 예상되는 결과를 기술한다.
⑨ 9단계 : 행동을 결정하고 실행한다.
⑩ 10단계 : 실행한 행동의 결과를 평가한다.

(2) 카메론의 '가치, 존재, 행동 윤리적 의사결정 모델'

① 간호윤리학자 카메론은 '가치, 존재, 행동 윤리적 의사결정 모델(Value, Be, Do Ethical Decision-Making Model)'을 제시하였는데, 이 모델은 덕 윤리, 윤리원칙에 근거한 사고, 윤리적 돌봄을 토대로 개발되었다.
② 옹호, 선행, 돌봄, 정의와 같은 윤리적 원칙들이 윤리적 문제 해결에 사용되며 윤리적 문제와 관련하여 가치, 존재, 행동에 대한 질문을 던진다.
  ㉠ 가치 : 나는 무엇에 가치를 두어야 하는가? 그 상황에서 윤리적으로 정당화될 수 있는 가치들이 무엇인지 생각해 본다.
  ㉡ 존재 : 나는 어떤 사람이어야 하는가? 윤리적으로 정당화될 수 있는 가치들을 실천하기 위해 필요한 훌륭한 성품을 발전시킨다.
  ㉢ 행동 : 가치와 존재에 대한 질문에 답하는 과정에서 발생하는 윤리적 갈등이 무엇인지 생각해보고, 이에 대한 해결책을 제시한다. 해야 옳은(right) 행동과 좋은(good) 결과를 동시에 고려하여 행동한다.

(3) 딜레마 상황의 윤리적 의사결정 모형

Bergman 등(1973)은 딜레마 상황에서 실제 의사결정을 하기 위해 거치는 과정을 단계별로 제시하였다.

① **첫째 단계** : 딜레마 사례와 면담 자료를 의미한다.
② **둘째 단계** : 제시된 딜레마가 윤리적인지 또는 어떤 점이 윤리적 쟁점이 되는지 규명한다.
③ **셋째 단계** : 딜레마가 발생한 환경을 명백히 하기 위해 사건에 개입된 장본인이 누구인지, 그 환경에 연루된 것이 무엇인지 등을 확인한다.

④ 넷째 단계 : 윤리적 의사결정에 근거가 된 가치체계와 지식을 확인한다. 즉, 양심과 종교적 원리, 윤리이론 및 윤리원리, 규칙들 중 어떤 것을 적용하여 문제 해결을 시도하였는지 확인한다.

⑤ 다섯째 단계 : 실제적인 의사결정이 이루어진다.

⑥ 여섯째 단계 : 의사결정에 따른 행동이 나온다.

⑦ 일곱째 단계 : 평가의 단계이다.

(4) 윤리적 의사결정 시 간호과정의 적용

① 사정단계 : 윤리적 문제의 규명과 자료수집

  ㉠ 이 상황에서 특별한 이슈는 무엇이며 주어진 상황에서 윤리적 문제는 무엇인가?

  ㉡ 윤리적 문제와 관련된 신념, 가치, 권리, 의무 등은 무엇이며 가장 중요한 사실은 무엇인가?

② 분석단계 : 핵심 참여자 확인 및 선택사항 확인

  ㉠ 이 딜레마에 누가 가장 영향을 받으며 어떻게 받는가?

  ㉡ 이 결정에 대한 합법적 권한은 누구에게 있으며 가장 크게 영향을 받는 사람은 누구인가?

  ㉢ 사정 과정에서 어떤 선택 사항들이 제시되는가?

  ㉣ 의사결정 참여자의 권리, 의무, 권위, 능력은 무엇인가?

  ㉤ 당사자나 모든 사람에게 수용될 수 있는 대안은 무엇인가?

③ 계획 단계 : 기대되는 결과 확인

  기대되는 결과는 무엇이며 결과에 대한 각 분야의 의견은 어떤가?

④ 수행단계 : 행동

  힘든 결정을 수용할 수 있도록 격려한다.

⑤ 평가단계 : 평가

  ㉠ 더 좋은 결과를 얻기 위해 다른 선택을 할 수 있는 여지는 없는가?

  ㉡ 행위가 목적을 달성하였다면 윤리적 딜레마는 해결된 것으로 평가하고 만약 해결되지 않고 계속 남아 있다면 추가적인 과정이 요구된다.

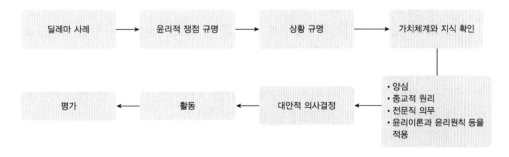

[그림 2-3] 윤리적 의사결정 모형

1 　간호사의 자율성

(1) 자율성과 간호윤리

① 전문직의 특성으로 자율성은 전문직업인이 직무수행과정에서 그들 자신이 업무기능을 스스로 통제한다는 것을 의미한다.

② 전문적 판단을 하도록 교육된 전문직 간호사는 환자와 진정한 치료적 관계를 형성하고 환자에 대한 도덕적 의무를 수행하기 위해 행동의 자유와 융통성이 필요하다.

③ 환자를 위한 옹호자로 행동하려면 간호사의 자율성이 매우 중요하다.

④ 자율성 수행에 큰 장애요인은 관료주의적 체제이다. 간호사가 부딪치는 자율성 결여는 간호사의 윤리적 간호행위를 저해하게 된다.

⑤ 절대적인 자율성은 사회적 목표 성취에 바람직하지 않다. 사회적 조화를 이루기 위해서는 사회는 자유가 다른 사람의 안녕에 미치는 영향과 인간의 자율성 권리를 끊임없이 저울질하며 균형을 유지하려 한다. 간호사도 다른 사람들과 완전히 고립되어 행동할 수 없다.

⑥ 윤리와 책임이 수반되기 때문에 간호사의 자율성도 어떤 확실한 경계에 따라 제한되어야 한다.

2 　간호사의 성숙도

(1) 자아개념의 발달

① 자아에 대한 인식은 자아개념의 기초로서 자아개념은 개인의 행위가 일정한 양상으로 발달하는 동안 조직되고 그것을 실현하기 위해 노력하게 된다.

② 자아개념은 계속 변화하며 환경에 영향을 주면서 재형성된다. 이러한 환경과의 상호작용은 자아의 관점을 형성하는 기반이 된다.

③ 자아의 발달에 있어서 도덕적 능력은 필수적인 요소로 간주되고 있다. 도덕적 능력은 다음의 4가지 요소로 구성되어 있다.

　　㉠ 도덕적 민감성은 그 자신이 어떤 일을 할 때 그것이 타인의 복지에 영향을 줄 것이라는 사실을 인지할 수 있는 능력이다.

　　㉡ 도덕적 판단력은 특정 상황에서 무엇을 해야 하는가를 판단할 수 있는 능력이다.

　　㉢ 도덕적 의도는 개인이 특정 상황에서 실제로 의도하는 것을 결정하는 능력이다.

　　㉣ 도덕적 행위는 도덕적 결정을 실행하는 것이다.

(2) 전문적 자아개념의 발달과 윤리의식

① 전문적 자아는 개인적 자아개념의 직접적인 반영이다. 인간존재는 처음에 개인적 자아가 발달하고 형성된 자아를 기초로 직업적 자아가 형성된다. 즉, 개인적 자아는 전문적 자아의 발달에 큰 영향을 준다.

② 자아의 이해와 자아를 긍정적으로 보는 관점은 보다 생산적인 전문적 자아개념의 형성을 유도한다. 부정적 자아개념은 전문적 역할을 성공적으로 수행하는 데 장애요인이 된다.

③ 간호사는 개인적 환경과 계속적인 상호작용을 하는 것과 같이 전문가로서 간호하는 전문적인 환경과 상호작용한다.

④ 윤리적 판단은 완전한 정답이 없는 경우가 많아 간호사가 환자를 간호할 때 높은 수준의 도덕적 사고를 필요로 한다.

제 5 절 간호사의 윤리적 책임

1 간호윤리의 발전과 간오 임무에 따른 윤리적 책임

(1) 간호윤리의 발전과 중요성

① 간호 실무에서 발견되는 도덕현상을 기술하기 위한 철학적 분석의 한 형태라고 볼 수 있으며 간호윤리는 생의 윤리학 내에서 발전되었다.

② 간호윤리의 기반은 본질적으로 환자와 간호사의 관계 형성에서 비롯되기 때문에 간호의 가치적 기반은 돌봄(caring)이론과 함께 도덕적 견지에서 분석되고 있는 것이다.

③ 돌봄은 인간의 존엄성을 보존하고 강화시키며 보호하기 위한 것으로 몇몇 학자들은 간호의 도덕적 이상이라 주장하고 있음을 볼 수 있으며 돌봄의 윤리(ethics of caring)를 통해 간호윤리 이론 개발을 시도하기에 이르렀다.

④ 시대가 변화하면서 급격한 사회변화와 과학기술의 발전은 인간의 신념이나 삶의 가치 또는 직업적 신념에도 많은 변화를 초래하여 인간생명의 존엄성과 인간에 대한 가치를 변화시키고 윤리적 가치와 생명 윤리에도 변화를 가져왔다.

⑤ 윤리문제는 그 범위와 본질이 크게 변화하고 있으며 간호인들은 다양한 윤리문제와 도덕적 딜레마에 직면하게 되었다.

⑥ 간호사는 도덕적 판단이 요구되는 심각한 상황에 자주 놓이게 되었고 이에 따른 법적 책임과 윤리적 책임을 분별하여 의사결정을 해야 하는 일에 자주 직면하게 된다.

⑦ 환자의 권리와 관련된 문제, 삶과 죽음, 임신중절, 안락사, 장기이식, 진실을 말하기, 신의, 제한된 자원의 할당 등의 문제는 부분적으로 도덕과 관련된 문제들이므로 개인의 윤리적 가치는 전문직의 실천과 분리할 수 없다.

⑧ 간호사는 생명의료윤리의 원칙을 임상에서 적용하고 준수하는 윤리관을 통하여 간호행위를 실천하는 것이 곧 양질의 간호를 보장하기 위한 노력이며 양질의 간호는 윤리 도덕적 가치기준에서 판단할 때 타당한 것이어야 한다.

⑨ 간호윤리는 간호사들이 간호전문직을 수행할 때 새로운 시대의 흐름에 따른 다양한 생명 의료에 관한 요구, 생명공학의 발달 및 사회윤리, 관습, 법 등 가치관의 변화에 대처하기 위한 중요한 규범적 실천 지침이다.

⑩ 전문직 간호사들이 간호업무 중 새롭고 낯선 의료윤리와 관련한 간호문제 혹은 윤리적 딜레마와 마주한 상황에서 올바른 판단에 의한 의사결정을 내릴 수 있는 책임 있는 간호실무자를 배출하는 것은 중요한 일이다.

(2) 간호사의 임무에 따른 윤리적 책임

ICN 간호윤리강령(1973)에 따르면 간호사는 건강증진, 질병예방, 건강회복, 고통경감에 대한 주요 임무를 가진다고 하였다. 이러한 책임을 수행하고 달성하는 과정에서 간호사는 윤리적 갈등을 경험할 수 있고 자신의 윤리적 지식을 상황에 적용하여 행동을 결정하게 된다.

① 건강증진

　㉠ 건강 증진을 위한 간호사의 책임은 모든 사람이 갖는 기본 인권인 건강권과 관련이 있다. 건강권이란 다른 사람의 행동에 의해 자신의 건강이 위협받지 않을 권리를 보호하는 것이다. 정부는 법령을 제정하여 이러한 권리를 보장하며, 시민들이 특정 의료서비스나 지역사회의 지원을 받을 권리, 현재의 건강상태가 어떠하든지 건강을 유지하고 증진시켜 줄 제품과 서비스에 대한 권리를 보호한다.

　㉡ 건강증진이 되도록 도울 때 간호사는 대상자의 자율적인 결정을 최대한 존중하여 대상자의 개별성을 고려한 건강증진이 되도록 해야 할 것이다.

② 질병예방

　㉠ 질병예방은 건강을 위협하는 요인이 있는 대상자를 보호하고 특정한 질병이나 합병증이 발생하지 않도록 돕는 것이다.

　㉡ 간호사는 대상자에게 질병예방을 위한 간호를 수행함에 돌봄의 원리와 선행의 원리에 입각해야 하며, 대상자의 자기결정의 권리를 침해하지 않게 유의하여야 한다.

　㉢ 간호사는 해로운 것과 악한 것을 예방하도록 하고 질병예방의무가 자기결정이라는 개인적 권리의 존중을 유린하고 있지는 않은지 확인할 수 있다.

③ 건강회복

　㉠ 건강문제를 지닌 대상자가 최적의 기능 수준을 되찾아 최상의 상태를 성취할 수 있도록 돕는 것이다.

　㉡ 간호사는 대상자가 가능한 정상적이고, 활동적인 안정된 삶을 되찾을 수 있게 간호중재를 제공할 뿐만 아니라 새로운 기술을 소개하고 치료방침 및 필요한 자에 간호를 계속 유지할 수 있도록 도와줘야 한다.

ⓒ 건강문제가 있는 대상자를 돌봄에 있어 다른 어떤 직종보다 직접적인 관계 형성을 통
하여 계속성을 유지하게 되므로 대상자나 가족의 의사를 존중하고 그들 문화에 적절하
게 간호를 제공할 수 있도록 해야 한다.

④ **고통경감**

㉠ 간호윤리에 관한 전문직 규약은 간호사의 역할로 환자의 고통을 경감시켜야 함을 언급
하고 있다.

㉡ 고통이란 신체적, 정신적, 정서적인 고통을 모두 포함한 것으로서 간호사는 단순투약을
통한 고통 경감만이 아니라 다양한 접근방법을 개발하여야 하고 고통완화를 도모해야
할 것이다.

㉢ 간호사는 대상자와 신뢰감 있는 관계를 형성하여 고통을 사정하는 데 있어 대상자 개
인의 느낌, 평가를 존중하며, 간호중재 시 대상자의 개별적 상황을 중시하는 등 대상자
중심의 접근을 해야 할 것이다.

(3) 그 외의 윤리적 쟁점

① 간호사는 그 역할과 체계의 변화에서 수많은 윤리적 갈등에 부딪히게 되는데, 동료 및 협
력자 간의 윤리문제나 연구와 관련된 윤리문제에서도 바람직한 윤리적 의사결정을 해야
한다.

② 간호사로서의 의무와 책임을 다할 수 있도록 자신의 인격형성에 주력할 뿐 아니라 자기
행동에 책임을 질 수 있도록 도덕성을 견지하기 위해 노력하고 전문직 윤리관을 확립하고
실천해야 한다.

주관식 레벨 Up

01 다음은 전문직의 기준에 대한 설명이다. 〈보기〉를 각 설명에 부합하는 것과 짝지으시오.

> ① 전문직은 수준이 높고 정교하게 체계화된 이론에 근거하여 업무활동을 한다.
> ② 고객은 전문가에 대한 신념을 가지고 전문가에게 의존하며 전문가는 이러한 과정에서 인정받는다.
> ③ 전문직의 개입이 요구되는 문제가 발생할시 전문가는 상황에 따라 개별적인 사례적 접근을 하게 된다.
> ④ 구성원들에게 다른 직업으로 전환하기 어렵게 하여 전문직이 최종 직업이 되도록 한다.

┤ 보 기 ├

㉠ 비표준화된 업무   ㉡ 전문직 문화   ㉢ 지식   ㉣ 전문적 권위

정답 ①-㉢ 지식, ②-㉣ 전문적 권위, ③-㉠ 비표준화된 업무, ④-㉡ 전문직 문화

해설 전문직의 기준을 구조기능접근법 관점에서 볼 때 지식, 전문적 권위, 비표준화된 업무, 윤리규범, 전문직 문화, 전문직 특권에 대한 사회적 인정의 기준이 있다. 전문직의 특성을 설명한 학자는 구드, 라이저, 홀 등이다.

02 다음은 자율성 존중의 원칙에 대한 설명이다. 〈보기〉의 알맞은 내용을 빈칸에 채우시오.

> • 자율성이란 자신이 선택한 계획에 따라 자신이 행동을 결정할 수 있는 (①)과 (②)가 허용되어야 함을 의미한다.
> • 자율성은 자기를 규율하고 본인의 (③)을 독립적으로 할 권리라는 의미와 자신이 선택한 (④)이 존중되어야 함을 의미한다.

┤ 보 기 ├

㉠ 의사결정   ㉡ 개인적 자유   ㉢ 자기결정권   ㉣ 행동

해설 자율성이란 자기결정권과 개인적 자유가 허용되어야 함을 말하며 본인의 의사결정을 독립적으로 할 권리와 자신이 선택한 행동이 존중되어야 함을 의미한다.

03 다음은 대리결정시의 3가지 기준에 대한 설명이다. 각 설명에 부합하는 것을 〈보기〉에서 고르시오.

① 가장 약한 자율성의 표준으로 다른 의사결정자가 환자를 대신하여 필요한 결정을 내리는 것이다.
② 환자가 이전에 내렸던 자율적 결정을 받아들이는 것을 뜻한다.
③ 이용 가능한 모든 대안들이 환자에게 미치는 영향과 이해득실을 따져 보고 환자에게 최선이 된다고 판단되는 것으로 대리자가 결정하는 것이다.

─ 보 기 ─
ⓙ 순수 자율성 표준   ⓛ 대리 판단 표준   ⓒ 환자 최선이익 표준

정답 ①-ⓛ 대리 판단 표준, ②-ⓙ 순수 자율성 표준, ③-ⓒ 환자 최선이익 표준

해설 대리결정의 기준을 세우는 것은 어려운 문제이며 대리 판단 표준, 순수 자율성 표준, 환자의 최선이익 표준의 세 가지 견해가 있다.
- 대리 판단 표준 : 환자를 대신하여 결정을 내리는 것으로 환자를 가장 잘 아는 대리인을 선정해서 그 환자가 자율적 능력을 지녔다면 어떤 결정을 내렸을 지를 찾는 방법과, 그 환자와 같은 질병에 걸린 합리적인 사람들이 대부분 어떤 결정을 내리는지를 찾는 방법으로 나눌 수가 있다.
- 순수 자율성 표준 : 자율적으로 결정을 하였거나 의사를 표명한 적이 있는 사람에게 적용되는 것이며 생전 유언(living will)이 대표적인 방법이다.
- 환자 최선이익 표준 : 무엇이 환자에게 최선의 이익이 되는가를 찾아내는 삶의 질 표준을 말한다.

실제예상문제

01 간호이론 탄생 이후에는 간호개념이 상호작용이론(interaction theory)에 근거하여 생의 사건이나 질병을 경험하는 과정에서 보살핌과 조력에 의해 의미를 발견하도록 돕는 것으로 생각되었다.

02 21세기의 간호전문가의 역할에는 협력 (cooperation), 책무(accountability), 돌봄(caring)에 옹호(advocacy)라는 개념이 추가되었다. ③은 옹호에 대한 설명이다.

01 다음 중 간호개념의 변천에 대한 설명으로 <u>잘못된</u> 것은?

① 나이팅게일 시대 이전에는 간호의 개념이 돌봄 제공자로서 보살핌, 보호함, 양육함을 의미했다.

② 나이팅게일 시대 이후로 간호이론 개발 이전까지 – 대상자의 환경 조절 및 유지, 안위 도모가 추가되었다.

③ 간호이론 탄생 이후에는 갖도록 하다(to have), 제공해 주다 (to provide)의 능동적인 개념으로 진화했다.

④ 상호작용이론에 근거해 균형과 안정을 회복하고 에너지를 보존하며 개인과 환경 간의 조화를 증진하도록 하는 외적 조절 기전으로 보았다.

02 다음 중 시대의 변화에 따른 간호사의 역할과 윤리에 대한 설명으로 <u>옳지 않은</u> 것은?

① 나이팅게일 시대에 간호사는 '종속적인 전문인'으로서 도덕적인 의무는 충성, 겸손, 절제, 정직, 진실함, 신뢰, 복종과 같은 성품이 강조되었다.

② 제2차 세계대전 후 간호사는 독립적인 실무가로서 간호를 제공하는 과정에서 행해지는 모든 행위에 대한 도덕적 책임을 지는 것이었다.

③ 협력의 개념은 보건의료체제 안에서 간호대상자들이 경험하게 되는 다양하고 복잡한 쟁점을 다루는 과정에서 간호대상자의 편에 서서 지지하고 돕는 역할을 하는 것이다.

④ 최근 간호사의 전문적 지식과 기술을 바탕으로 한 비판적 사고와 윤리적 의사결정의 능력이 필수적인 역량으로 인식되고 있다.

정답 01 ④ 02 ③

03 다음은 직업과 전문직을 비교한 표이다. 이 중 **틀린** 것을 고르시오.

	특성	직업	전문직
㉠	이론, 지적 기술	있음	있음
㉡	사회적 가치와 관련	낮음	높음
㉢	훈련 기간	단기	장기
㉣	직업동기	이기적 동기	이타적 동기

① ㉠
② ㉡
③ ㉢
④ ㉣

03 직업은 '생계를 위한 일상적인 일'을 말하는 반면 전문직은 '직업 중에서 전문기술과 특별한 능력을 요하는 봉사성과 비영리성이 강한 직업'을 말한다. 따라서 이론, 지적 기술은 전문직에만 해당된다.

04 다음은 전문직의 특성에 따른 사회학적 관점 중 속성 접근에 대한 설명이다. 이 중 **틀린** 것으로 고르면?

① 전문직의 고유한 속성을 통해 일반직업과 전문직으로 구분하는 것이다.
② 전문직의 속성을 전문적 권위, 전문직 구성원의 훈련의 내용과 방식을 결정하는 권한, 윤리헌장, 전문직 문화로 규정하고 있다.
③ 전문직의 2가지 핵심 특성은 경제적 안정과 사회에 대한 봉사지향성이다.
④ 속성 접근은 전문직과 비전문직을 이분법적으로 구분함으로써 서로 경쟁관계에 있는 직업 간의 갈등이나 권력다툼을 간과할 수 있다는 점이 한계점이다.

04 속성 접근에서 전문직의 2가지 핵심 특성은 장기적이고 전문적으로 세분화된 훈련을 통한 이론적 지식체계와 사회에 대한 봉사지향성이다.

정답 03 ① 04 ③

05 과정 접근은 특정직업이 전문직으로 발전되는 과정에 중점을 두는 접근법으로 대표적인 학자 윌렌스키는 전문직의 형성이 전업적 직업활동, 전문교육기관의 설립, 전문직 단체의 설립과 발전, 국가의 보호를 받으려는 정치적 운동, 공식적인 윤리헌장 제정의 단계를 통해 이루어진다고 보았다.

또 다른 학자 카플라우는 전문화를 특정전문분야에 대한 독점과정으로 보았으며 전문화 과정의 단계를 전문직 협회의 조직, 서비스의 독점적인 영역 주장, 윤리강령의 발전, 자격과 허가를 위한 정치적 활동으로 제시한 바 있다. 그러므로 ③은 카플라우의 단계에 속하며 윌렌스키가 제시한 단계에 속하지 않는다.

06 권력 접근은 자신의 권력을 확장하고 내외의 위협으로부터 특권과 지위를 정당화하는 방법 등에 관심을 갖는다. 가장 핵심적인 특성은 자율성이며 자율성은 '독립적이고 자유로우며 자기조절을 하는 상태나 질'을 의미하며 이는 전문직의 권위로부터 나오는 것이라 할 수 있다. 그러므로 ⓒ의 지배성은 관련이 없다.

05 다음 중 전문직의 특성에 따른 사회학적 관점 중 과정 접근으로 전문화를 연구한 윌렌스키의 전문화 과정의 단계에 속하지 <u>않는</u> 것은?

① 전업적 직업활동
② 전문 교육기관의 설립
③ 서비스의 독점적인 영역 주장
④ 공식적인 윤리헌장 제정

06 다음은 전문직의 특성에 따른 사회학적 관점 중 권력 접근에 대해 설명한 것이다. 옳은 것을 모두 고르시오.

> ㉠ 하나의 직업이 전문적 권력을 획득하고 유지하게 되는 사회적 기전에 중점을 두는 접근법으로 각 이해집단 간의 갈등에 관심을 갖는다.
> ㉡ 전문직의 형성과정을 여러 이익집단들 간의 권력 갈등과 국가와의 관계를 포함하는 역사적 과정의 결과라고 본다.
> ㉢ 권력 접근의 핵심적인 특성은 지배성이라고 보았다.
> ㉣ 전문직은 대중의 요구에 민감하기보다는 대중을 규제하는 정당한 권리를 부여받는다.

① ㉠, ㉡, ㉢
② ㉠, ㉡, ㉣
③ ㉠, ㉢, ㉣
④ ㉠, ㉡, ㉢, ㉣

정답 05 ③   06 ②

07 다음 중 간호전문직관에 대한 설명으로 **틀린** 것은?

① 간호전문직관은 전문직으로서의 간호와 간호를 담당하는 간호사의 간호활동 과정 자체에 대한 직업의식적인 견해를 말한다.

② 간호전문직관에 영향을 주는 요인들에는 사회와 요인, 사고와 신념, 전문직 이미지, 전문직 자아개념, 행위가 있다.

③ 인식과정은 내적 갈등에 영향을 받아 사고와 신념으로 형성되며 개인의 사고와 신념의 근간이 되어 전문직 자아개념과 전문직 이미지가 형성된다.

④ 행동과정은 형성된 인식과정에 따라 개인의 사회상호작용, 인지 및 정신 작용을 통해 간호사의 의사결정에 따른 행위로 나타나게 되는 것을 말한다.

08 다음은 대상자의 권리에 대한 설명이다. 설명의 예에 해당하는 것은 무엇인가?

> 환자가 회복 불가능한 사망의 단계에 진입하였고 연명치료 중단을 원하는 환자의 의사를 추정할 수 있는 경우 연명치료의 중단을 허용할 수 있다(대판 2009.5.21. 선고2009다17417).

① 개연적 법적 권리
② 법적 권리
③ 인권
④ 거부권

09 환자는 의료서비스 관련 분쟁이 발생한 경우 한국의료분쟁조정중재원 등에 상담 및 조정 신청을 할 수 있다(의료사고 피해구제 및 의료분쟁 조정 등에 관한 법률 제 27조).

09 다음 중 환자의 권리와 관련법에 대한 설명으로 틀린 것은?

① 진료 받을 권리 : 환자는 자신의 건강보호와 증진을 위해 적절한 보건의료서비스를 받을 권리를 가진다(보건의료기본법 제6조 제1항).

② 알권리 및 자기결정권 : 의료 기관 개설자는 비급여 진료비용을 한자 또는 환자의 보호자가 쉽게 알 수 있도록 고지하여야 한다(의료법 제45조).

③ 비밀을 보호받을 권리 : 모든 국민은 사생활의 비밀과 자유를 침해받지 아니한다(헌법 제17조).

④ 상담, 조정을 신청할 권리 : 환자는 의료서비스 관련 분쟁이 발생한 경우 대한의사협회에 상담 및 조정 신청을 할 수 있다(의료사고 피해구제 및 의료분쟁 조정 등에 관한 법률 제27조).

10 강한 선의의 간섭주의는 환자가 동의할 수 있는 능력과 관계없이 표면적으로 환자의 이익과 안녕을 위해 행하는 것을 강조하는 것이다. ㄹ은 약한 선의의 간섭주의에 대한 설명이다.

10 다음은 선의의 간섭주의 간호에 대한 설명이다. 옳은 것을 모두 고르시오.

┌─────────────────────────────────────┐
│ ㄱ 간호사는 어떤 환자도 고통이나 죽음을 원하지는 않을 │
│   것이라는 가정에서 즉, 좋은 뜻에서 타인의 행동을 간섭 │
│   하게 되는 데 이를 선의의 간섭주의라고 한다. │
│ ㄴ 개인의 자유를 강력히 옹호한 밀은 어떤 사람의 행동이 │
│   타인에게 해를 가할 우려가 있을 때에만 타인의 행동을 │
│   간섭할 수 있다고 주장하였다. │
│ ㄷ 환자의 건강 회복과 유지, 고통 경감을 도와야 하는 의 │
│   무 때문에 간호사는 환자의 자율성 존중보다 결과를 중 │
│   시하게 되는 경우가 있다. │
│ ㄹ 강한 선의의 간섭주의는 치유될 수 없는 정신 기능장애 │
│   나 무지로 인하여 환자가 자기 자신을 위해 결정할 수 │
│   없을 때, 손상을 감소시키고 이익을 주려는 행위를 포함 │
│   하는 것이다. │
└─────────────────────────────────────┘

① ㄱ, ㄴ, ㄷ
② ㄱ, ㄴ, ㄹ
③ ㄱ, ㄷ, ㄹ
④ ㄱ, ㄴ, ㄷ, ㄹ

정답 09 ④ 10 ①

11 다음 중 사전 동의의 전제조건이 <u>아닌</u> 경우는?

① 결정한 사람의 의사결정 능력이 갖추어져야 한다.

② 법률과 의학에서 주로 인지적인 기술과 판단의 독립성을 지닌 사람의 사전 동의가 유효하다.

③ 동의자가 치료나 연구 절차를 이해할 수 있으며, 주요 위험과 이익을 검토할 수 있는 경우이다.

④ 미성년자의 경우 치료진과 의사소통이 원활히 이루어진다면 사전 동의 대상자이다.

12 다음 〈보기〉의 빈칸에 들어갈 말은?

┤ 보 기 ├

• (   )는 간호사를 비롯한 보건의료계 종사자들이 환자의 개인의료 비밀을 보장하기 위해 최선을 다해야 한다는 것이다.

• 은밀한 비밀을 지켜주는 간호사를 환자는 신뢰하게 되고 간호에 필요한 더 많은 정보를 털어 놓게 한다. 그러나 임상에서는 (   )의 원칙만을 고수하기 어려운 복합적인 상황이 흔히 발생한다.

① 해악금지

② 신의

③ 정의

④ 알 권리

11 미성년자인 경우에는 가족이나 법적 대리인의 사전 동의를 구해야 한다.

12 신의(confidentiality)는 간호사를 비롯한 보건의료계 종사자들이 환자의 개인의료 비밀을 보장하기 위해 최선을 다해야 한다는 것으로 「의료법」 제19조 '비밀누설 금지'에서는 "의료인은… 그 의료·조산 또는 간호에 있어서 취득한 타인의 비밀을 누설하거나 발표하지 못한다."라고 명시되어 있다.

정답 11 ④ 12 ②

13 행위자의 의도가 유익한 효과를 거
두는 것이고, 같이 나타나는 손상의
효과는 가능한 피하려는 것이다. 이
것은 단지 허용되거나 용납되는 것
이지 의도되는 것이 아니다.

13 다음 중 이중효과의 원칙이 적용되는 경우가 <u>아닌</u> 것은?

① 행위 자체가 선해야 하고 적어도 도덕적으로 문제가 없어야
한다.

② 예측되는 유익한 영향은 예측되는 해로운 영향보다 크거나
또는 같아야 한다.

③ 행위자의 의도가 유익한 효과를 거두는 것이고, 같이 나타나
는 손상의 효과는 의도적으로 피하려는 것이다.

④ 손상의 효과와 유익한 효과 간에는 균형이 있어야 하며, 선과
악을 계산했을 때 선이 악을 능가해야 한다.

14 환자의 내외적인 제약으로 인해 자
율성이 제한을 받을 수 있다. 환자
의 내적 제약에는 정신능력, 의식수
준, 연령, 질병 상태 등이 해당된다.
정보의 양과 금전적 자원 등은 외적
제약에 대한 설명이므로 틀린 지문
이다.

14 다음 중 자율성 존중이 원칙의 제한을 받는 경우가 <u>아닌</u> 것은?

① 환자의 내외적인 제약은 다양하며 이로 인해 자율성이 제한
을 받을 수 있다.

② 환자의 내적 제약에는 의사결정을 위해 제공되는 정보의 양,
금전적 자원 등이 해당한다.

③ 병원환경, 자원의 이용가능성은 환자의 외적 제약이다.

④ 개인의 결정이 공공의 건강을 해친다거나 타인에게 위해를 가
할 가능성이 있을 경우 자율성의 원칙을 제한 받을 수 있다.

정답 13 ③ 14 ②

15 다음 중 카메론의 가치, 존재, 행동 윤리적 의사결정 모델에 대한 설명으로 **틀린** 것은?

① 이 모델은 덕 윤리, 윤리원칙에 근거한 사고, 윤리적 돌봄을 토대로 개발되었다.

② 옹호, 선행, 돌봄, 정의와 같은 윤리적 원칙들이 윤리적 문제 해결에 사용되며 윤리적 문제와 관련하여 가치, 존재, 행동에 대한 질문을 던진다.

③ 가치와 관련한 질문은 그 상황에서 윤리적으로 정당화될 수 있는 가치들이 무엇인지 생각해 보는 것이다.

④ 행동은 가치와 존재에 대한 질문에 답하는 과정에서 발생하는 윤리적 갈등이 무엇인지 생각해보고 해야 옳은 행동을 하는 것이다.

16 다음은 윤리적 의사결정시 간호과정의 적용에 대한 설명이다. 분석과정에서 할 수 있는 질문이 <u>아닌</u> 것은?

① 이 상황에서 특별한 이슈는 무엇이며 주어진 상황에서 윤리적 문제는 무엇인가?

② 이 딜레마에 누가 가장 영향을 받으며 어떻게 받는가?

③ 사정 과정에서 어떤 선택 사항들이 제시되는가?

④ 의사결정 참여자의 권리, 의무, 권위, 능력은 무엇인가?

17 자아의 발달에 있어서 도덕적 능력은 필수적인 요소로 간주되고 있다. 다음 도덕적 능력의 4가지 요소에 대한 설명 중 **틀린** 것은?

① 도덕적 민감성은 그 자신이 어떤 일을 할 때 그것이 타인의 복지에 영향을 줄 것이라는 사실을 인지할 수 있는 능력이다.

② 도덕적 판단력은 특정 상황에서 무엇을 해야 하는 가를 판단할 수 있는 능력이다.

③ 도덕적 의도는 개인이 특정 상황에서 실제로 의도하는 것을 결정하는 능력이다.

④ 도덕적 행위는 도덕적 의도를 실행하는 것이다.

해설 & 정답 checkpoint

15 간호윤리학자 카메론은 가치, 존재, 행동 윤리적 의사결정 모델에서 윤리적 문제와 관련하여 가치, 존재, 행동에 대한 질문을 던진다. 행동과 관련해서는 가치와 존재에 대한 질문에 답하는 과정에서 발생하는 윤리적 갈등이 무엇인지 생각해보고, 이에 대한 해결책을 제시하며 해야 옳은(right) 행동과 좋은(good) 결과를 동시에 고려하여 행동한다.
즉, 옳은 행동만 고려한다고 되어 있으면 틀린 지문이다.

16 윤리적 의사결정시 간호과정의 적용에서 분석단계에서는 핵심 참여자 확인 및 선택사항을 확인하게 된다. ①은 사정단계에서 윤리적 문제의 규명과 자료수집 시 하게 되는 질문이다.

17 도덕적 행위는 도덕적 결정을 실행하는 것이다.

정답 15 ④ 16 ① 17 ④

18 간호사는 환자의 고통경감을 도울 때 단순투약을 통한 경감만이 아니라 다양한 접근방법을 개발하여야 하고 이를 통한 고통완화를 도모해야 한다.

18 다음은 간호사의 임무에 따른 윤리적 책임이다. **잘못** 설명하고 있는 것은?

① 건강 증진을 위한 간호사의 책임은 모든 사람이 갖는 기본 인권인 건강권과 관련이 있다.

② 고통이란 신체적, 정신적, 정서적인 고통을 모두 포함한 것으로서 간호사는 의사의 지시에 따른 투약을 통해 고통경감과 고통완화를 도모해야 한다.

③ 건강회복은 건강문제를 지닌 대상자가 최적의 기능 수준을 되찾아 최상의 상태를 성취할 수 있도록 돕는 것이다.

④ 질병예방은 건강을 위협하는 요인이 있는 대상자를 보호하고 특정한 질병이나 합병증이 발생하지 않도록 돕는 것이다.

🖊 **주관식 문제**

01

정답 ① 지식, 지식체(knowledge)
② 탐구정신(spirit of inquiry)
③ 책무(accountability)
④ 자율성(autonomy)
⑤ 옹호(advocacy)
⑥ 혁신(innovation)과 미래지향(visionary)
⑦ 동료와의 협력(collegiality and collaboration)
⑧ 윤리(ethic)와 가치(value)

해설 캐나다 온타리오 주 간호사 협회는 간호의 다양한 주제에 대해 최상의 실무를 위한 가이드라인을 제시하였다. 바람직한 업무환경과 관련된 주제 중 하나로 간호에서의 전문직 근거를 체계적 문헌고찰의 결과와 관련있는 전문가의 연구를 추가하여 발간한 바 있다. 이에 간호전문직의 근거를 8가지의 영역으로 제시했다.

01 간호의 전문직 특성 8가지를 쓰시오.

정답 18 ②

02 「의료법」 제4조에서 명시하고 있는 환자의 권리를 쓰시오.

해설 의료법에서는 환자의 권리(의료법 제4조, 동 시행규칙 제12조의 2)를 명시하고 있다. 아울러 한국간호사 윤리강령에서는 환자의 권리를 평등한 간호제공, 개별적 요구 존중, 사생활 보호 및 비밀유지, 알 권리 및 자기결정권 존중, 취약한 대상자 보호로 규명하고 있다.

02

정답 ① 진료 받을 권리
② 알권리 및 자기결정권
③ 비밀을 보호받을 권리
④ 상담, 조정을 신청할 권리

03 간호윤리의 중요성을 간호전문직 측면에서 4가지 제시하시오.

해설 간호전문직의 측면에서의 간호윤리의 중요성은 간호윤리가 간호실무에서 간호행위의 표준과 규칙들을 제시한다는 것이다. 또한, 인간의 존엄성, 선, 인간의 안녕과 같은 간호가 추구하는 이상적 가치들을 제시한다. 간호윤리는 간호전문직의 발전에 기여하는데, 간호사 윤리강령은 간호사의 윤리적 행동을 규명하고 있다. 마지막으로 간호윤리는 윤리적 갈등 상황에서 문제해결절차를 제시한다.

03

정답 ① 간호윤리는 간호실무에서 간호행위의 윤리적 근거를 제시한다.
② 간호실무가 추구하는 이상적 가치를 제시하고 있다.
③ 간호전문직의 발전에 기여한다.
④ 간호실무에서의 윤리적 갈등 상황에 대한 문제 해결 방법을 제시한다.

Self Check로 다지기

➥ 간호개념은 간호를 구성하고 있는 가장 필수적이고 기본적인 요소이며 시대와 사회 문화적 변천, 건강에 대한 사회적 요청 및 간호이론의 발달에 따라 변화되어 왔다.

➥ 21세기의 간호전문가의 역할에는 협력(cooperation), 책무(accountability), 돌봄(caring)에 옹호(advocacy)라는 개념이 추가되었으며, 간호사의 전문적 지식과 기술을 바탕으로 한 비판적 사고와 윤리적 의사결정의 능력이 필수적인 역량으로 인식되고 있다.

➥ 전문직으로서의 간호사는 지식, 지식체, 탐구정신, 책무, 자율성, 옹호, 혁신과 미래지향의 동료와의 협력, 윤리와 가치의 간호 전문직 특성을 갖춘다.

➥ 간호전문직관은 간호의 가치에 직업관을 결합시킨 것으로 전문직으로서의 간호와 간호를 담당하는 간호사의 간호활동 과정 자체에 대한 직업의식적인 견해를 말한다.

➥ 간호전문직관에 영향을 주는 요인들에는 사회와 요인, 사고와 신념, 전문직 이미지, 전문직 자아개념, 행위가 있으며 인식과정과 행동과정으로 나눈다.

➥ 자율성 존중의 원칙은 대상자 자신이 선택한 계획에 따라 자신이 행동을 결정할 수 있는 자기결정권(self-determinaton)과 개인적 자유(freedom)가 허용되어야 함을 의미한다.

➥ 대상자의 권리는 무엇에 대해 권리가 있다는 것을 그 무엇을 이행하도록 요구할 수 있다는 것을 의미하며 권리는 크게 법적 권리, 개연적 법적 권리, 인권의 세 가지 유형으로 나눠진다.

➥ 환자는 진료를 받을 권리, 알 권리 및 자기결정권, 비밀을 보호받을 권리, 상담, 조정을 신청할 권리가 있다.

➥ 간호사는 대상자의 국적이나 인종, 종교, 사상, 사회경제적 배경, 질병의 종류를 불문하고 동등한 간호를 제공할 의무가 있지만, 간호사는 자신이 고용된 기관의 정책을 준수하여야 하고, 환자에게는 전문인으로서 책임을 다해야 하기 때문에 갈등하게 된다.

➥ 대상자의 자율성을 존중할 때 간호사는 선의의 간섭주의를 고려해야 한다. 강제성의 정도에 따라 강한 선의의 간섭주의와 약한 선의의 간섭주의로 나뉜다.

➡ 대상자의 자율성 존중에는 충분한 정보제공에 의거한 사전동의, 사실대로 말하기와 기만, 대상자의 간호거부 권리, 신의, 대리결정, 이중효과의 원칙이 포함된다.

➡ 간호전문직의 자율성이란 간호행위에 대한 자율적 의사결정과 자신의 행동에 대해 윤리적 책임을 질 수 있어야 하는 것이다.

➡ 윤리적 의사결정의 모델에는 톰슨과 톰슨의 윤리적 의사결정 10단계가 있으며 카메론의 '가치, 존재, 행동 윤리적 의사결정 모델', 버그만(Bergman, 1873) 등은 딜레마 상황의 윤리적 의사결정 모형이 있다.

➡ 간호사의 자율성은 전문직의 특성으로 자율성은 전문직업인이 직무수행과정에서 그들 자신이 업무기능을 스스로 통제한다는 것을 의미한다.

➡ 간호사의 성숙도는 자아개념의 발달과 관련이 있으며 전문적 자아는 개인적 자아개념의 직접적인 반영이다.

➡ 급격한 사회변화와 과학기술의 발전은 인간의 신념이나 삶의 가치 또는 직업적 신념에도 많은 변화를 초래하여 간호사는 도덕적 판단이 요구되는 심각한 상황에 자주 놓이게 되었고 이에 따른 법적 책임과 윤리적 책임을 분별하여 의사결정을 해야 하는 일에 자주 직면하게 된다.

➡ 간호사는 건강증진, 질병예방, 건강회복, 고통경감에 대한 주요임무를 가지며 이러한 책임을 수행하고 달성하는 과정에서 간호사는 윤리적 갈등을 경험할 수 있고 자신의 윤리적 지식을 상황에 적용하여 행동을 결정하게 된다.

➡ 간호사는 그 역할과 체계의 변화에서 수많은 윤리적 갈등에 부딪히게 되는데, 동료 및 협력자 간의 윤리문제나 연구와 관련된 윤리문제에서도 바람직한 윤리적 의사결정을 해야 한다. 도덕성을 견지하기 위해 노력하고 전문직 윤리관을 확립하고 실천해야 한다.

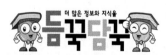

여기서 멈출 거예요? 고지가 바로 눈앞에 있어요.
마지막 한 걸음까지 시대에듀가 함께할게요!

제 **3** 장

—

간호사의 윤리적 갈등 및 의사결정

—

시대에듀

www. **sdedu**.co.kr

자격증 · 공무원 · 취업까지
BEST 온라인 강의 제공

**(주)시대고시기획
(주)시대교육**

www. **sidaegosi**.com

시험정보 · 자료실 · 이벤트
합격을 위한 최고의 선택

I wish you the best of luck!

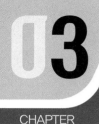

03 간호사의 윤리적 갈등 및 의사결정

Nursing Science

제1절 간호사와 대상자

1 낙태 및 관련법의 법적·생명윤리적 쟁점

> **사례**
>
> H 간호사는 외국의 한 국립의료기관에서 근무하고 있다. H 간호사의 근무지는 낙후된 환경과 인구과잉으로 과거 우리나라처럼 인구정책으로서의 가족계획이 국가적 차원에서 이루어지고 있는 지역이다. 한 자녀 이상의 출산을 하는 산모의 경우 국가에서 엄격히 통제하여 의료 혜택을 받지 못하는 것은 물론 국가로부터 여러 불이익을 받게 되어 있다. H 간호사는 자신의 업무에 충실하기 위해서라도 한 자녀를 이미 둔 임산부에게 임신중절을 권할 수밖에 없겠지만 최근 스스로 윤리적 딜레마에 빠지는 것 같은 기분이 들어 이 일을 지속해야 할지 심각하게 고민하고 있다.

(1) 낙태에 대한 입장 중요 ★

① 낙태는 산모의 자궁 밖에서 단독으로 생존할 수 없는 태아를 인공적인 수단으로 축출하여 임신을 종결시키는 것을 말한다.

② 낙태에 대한 윤리적 정당성과 법적 허용에 관한 찬반 논쟁은 태아의 기본적 권리인 생명권 보호와 프라이버시 및 선택의 권리를 지키기 위한 양측의 입장이 첨예하게 대립하고 있다.

③ 낙태에 대한 견해는 보수주의적 입장인 생명우선론과 자유주의적인 입장인 선택우선론이 있으며 온건주의적 입장이 있다.

　ㄱ) 생명우선론(pro-life) : 낙태를 강력하게 반대하는 사람들의 입장으로 임신이 산모의 생명에 직접적인 위협이 되는 경우를 제외하고 낙태는 결코 용납될 수 없다는 입장이다.

　ㄴ) 선택우선론(pro-choice) : 프라이버시와 선택의 자유에 대한 여성의 권리가 태아의 생명권보다 우선한다는 입장이다.

　ㄷ) 온건주의적 입장 : 태아가 죽임을 당하지 않을 권리를 갖지만 태아의 생명권이 이미 태어난 인간 존재보다 더 약하다는 주장이다.

(2) 낙태의 생명윤리적 쟁점

① 인격성 논쟁

㉠ 낙태와 관련된 맥락에서 철학자들 특히 여성 철학자들은 인격체와 인간존재(human being)를 구분하며 태아는 인격체가 아니기 때문에 생명권을 갖지 않는다고 주장한다.

㉡ 인격성의 기준은 다음의 3가지이나 각 기준들에 대한 윤리적 판단이 필요하다.

ⓐ 인지적 기준에 의해 인격체가 된다는 것은 생각할 수 있고 인지할 수 있어야 한다. 그러므로 태아는 이런 기준을 충족시키지 못하므로 인격체가 될 수 없다.

> **☑ cf**
>
> 윤리적 질문 : 태아가 인지적 기준을 충족하지 못하여 살해될 수 있다면 알츠하이머병을 가진 말기환자, 혼수상태의 환자, 인지능력이 없는 신생아를 죽이는 것이 용납될 수 있지 않는가?

ⓑ 인격성의 기준으로서 유전적 기준이다. 즉, 인격체가 된다는 것은 인간에만 존재하는 특수한 유전자를 갖는다는 것이다.

> **☑ cf**
>
> 윤리적 질문 : 배아는 유전자 때문에 완전한 인격체가 될 수 있는 잠재성을 갖는다. 냉동 보관 중인 배아들은 잠재성만을 가졌기 때문에 인격체를 의미하는 것은 아닌가?

ⓒ 인격체이기 위한 신경학적 기준이다. 감지 가능한 뇌파를 가졌을 때 인간으로 정의한다.

> **☑ cf**
>
> 윤리적 질문 : 이 기준에 의해 유사무뇌아들과 지속적 식물상태 성인들 모두 인격체로 간주한다. 낙태와 관련하여 신경학적 기준은 뇌파가 발달한 임신 25주 경의 태아를 인격체로 간주한다. 그러면 잠재적인 뇌파를 가진 배아는 인격체가 아닌가?

② 체외생존 가능성 논쟁

㉠ 체외생존 가능성은 태아가 산모의 자궁 밖에서 생존할 수 있는 시기를 낙태 허용여부의 구분선으로 삼는 것이다.

㉡ 태아가 산모의 자궁 밖에서 생존 가능한 임신기간은 의료기술의 발달에 따라 달라질 수 있기 때문에 체외생존 가능성이 윤리적으로 의미 있는 구분선이 되기에는 한계가 있다.

③ 경계사례 논증

㉠ 경계사례(marginal case) 논증은 낙태시킬 수 있거나 시킬 수 없는 태아를 구분하는 선을 어디에 그을 것인가의 문제이다.

㉡ 인격성과 비인격성은 연속적이기 때문에 구분될 수 없으며 임신 주수를 기준으로 하여 인격성과 체외생존 가능성의 시점으로 삼는 것은 자의적인 것이다.

④ 페미니즘 논쟁
  ㉠ 페미니즘은 자기 스스로 선택할 수 있는 여성의 권리, 즉, 여성의 삶이 남성의 지배 아래 있는 것이 아니라 남성과 동등한 위치에서 자신의 삶을 영위하고 있는 것을 의미한다.
  ㉡ 많은 페미니스트들은 낙태에 대한 윤리적 견해가 다른 것은 여성의 역할이나 여성들의 성적, 경제적 자유와 관련이 있다고 주장한다.
⑤ 응급피임논쟁
  ㉠ 2012년 4월 우리나라 정부는 사후 피임약을 의사의 처방전 없이 자유롭게 살 수 있도록 허용하는 방안을 검토한 바 있으나 약의 오남용과 윤리적인 문제 등의 문제로 의사 처방에 의해서만 구입 가능한 전문의약품으로 분류되어 오고 있다.
  ㉡ 처방전 없이 사후 피임약을 살 수 있도록 한다면 원하지 않는 임신을 막아 낙태를 줄일 수 있고 청소년들의 불행을 막을 수 있다는 주장도 있다.

(3) 낙태 반대와 찬성의 생명윤리적 쟁점

① 낙태 반대론자의 견해
  ㉠ 낙태는 무고한 생명을 죽이는 살인이며 임신 중에 있는 태아는 보통 성인과 마찬가지로 인간이다.
  ㉡ 낙태는 인간 생명에 대한 경시풍조를 확산시킨다. 원하지 않는다는 이유로 태아의 죽음을 허용하는 사회는 미끄러운 경사길 논리에 의해 사회에 필요하지 않거나 바람직하지 않은 사람들의 생명을 경시하고 차별할 수 있는 가능성이 있다.
  ㉢ 낙태를 하게 되는 경우는 비합법적인 결합 혹은 미혼여성의 임신인 경우가 많기 때문에 낙태시술을 쉽게 받을 수 있다면 가정을 파괴하고 성윤리를 타락시킬 우려가 있다.
② 낙태 찬성론자들의 견해
  ㉠ 태아는 과연 성인과 동등한 자격과 권리를 갖춘 인간인가에 대한 물음을 제기한다.
  ㉡ 여성의 삶의 질, 여성의 생식과 관련된 자기결정권은 존중받아야 한다.

(4) 낙태 관련법의 윤리적 쟁점

① 「형법」
  ㉠ 「형법」에서는 낙태만 규정하고 인공임신중절이라는 용어는 사용하고 있지 않다. 즉, 인공임신중절은 형법의 낙태죄에 대해 특별법으로 제정된 「모자보건법」에서 사용하고 있는 단어이다.
  ㉡ 「형법」 제269조, 제270조에서 낙태죄를 규정하고 있으나 낙태행위가 구체적으로 무엇을 뜻하는지를 정의하고 있지 않다. 즉, 형법상 낙태죄가 있음에도 불구하고 「모자보건법」에서는 일정한 요건에 의해 인공임신중절을 허용하고 있다.

② 「모자보건법」의 법적 차원의 문제점

　　㉠ 「모자보건법」이 정책적인 도구가 되었다는 점

　　　　ⓐ 「모자보건법」 제14조와 시행령 제15조는 낙태가 허용되는 요건으로 우생학적, 윤리적, 의학적 적응 사유 중 어느 하나에 해당하고 임부와 배우자의 동의가 있는 경우 임신 24주일 이내에 의사에 의해 낙태수술이 실행될 것을 요하며 제28조는 이에 해당할 경우 낙태를 금지하는 「형법」의 적용이 배제되어 처벌하지 않는다고 규정하고 있다.

　　　　ⓑ 「모자보건법」 제14조에는 타고난 생물학적 조건이나 사회적 조건에 따라 생명의 가치가 구분되고 기존 사회구성원들의 이익을 위해 태아의 생명이 희생되는 것이 정당화된다는 차별적 이념이 내포되어 있다.

　　　　ⓒ 본 법의 제14조는 정부의 의도적 방관과 검찰과 법원의 무관심 및 동조, 의료계의 적극적 참여를 가능하게 했으며 불법낙태가 만연하나 이를 처벌하지 않는 낙태관행을 불러온 주요원인이다.

　　㉡ 「모자모건법」 입법방식과 절차에 대한 문제

　　　　ⓐ 낙태에 대한 입법방식은 전면금지 혹은 허용하는 경우가 아니면 어떤 일정한 요건을 정해 허용하는 방식을 취하고 있다. 모자보건법은 외견상으로는 정당화 사유방식을 채택하고 있는 것 같지만 정당화 사유에 대한 판단 및 강제가 이루어지지 않고 있어 정당화 사유가 없는 것과 마찬가지이다.

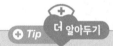

낙태의 정당화 사유

- 의학적 정당화 사유로서 임신으로 모체의 생명이 위협받는 상황이 전개될 때 모체의 생명을 구하기 위해 태아의 생명을 포기하는 경우
- 우생학적 정당화 사유로서 유전적 또는 특별한 사정에 의해 장애나 심각한 질병을 가진 아이의 출산이 예상되는 경우
- 윤리적 정당화 사유로서 강간 등 불법, 반윤리적 성행위에 의해 임신이 된 경우
- 사회적 정당화 사유로서 아이를 출산해도 양육할 만한 경제적 조건이 되지 못하거나 국가가 인구정책의 일환으로 낙태를 허용하는 경우

　　　　ⓑ 「모자보건법」은 정부시책으로 가족계획을 도모하려는 의도에서 유신체제하인 1973년 제정되었다. 「모자보건법」 제14조는 공동의 근본가치인 인간의 생명을 침해하는 행위에 관한 규정이나 정부가 공동체 구성원의 의견 수렴 등 민주적 합의절차를 거치지 않고 국가기관의 일방적인 공권력 행사로 입법과정을 진행하여 문제가 있다.

2 영유아 간호와 윤리적 쟁점

(1) 유전성 대사질환 신생아 선별검사와 관련된 윤리적 문제

> **사례**
>
> 산모 C는 34주 만에 아기를 출산하게 되었다. 아기를 낳은 지 이틀이 지난 후 산모 C는 간호사로부터 신생아 선별검사에 대한 안내를 받게 되었다. 담당간호사는 그 안내문에 대한 자세한 설명보다는, 이 검사는 출산 후의 일반적인 절차이고 6가지 항목은 보험처리가 되고 나머지 항목에 대해서는 본인부담이며, 출산 후 72시간 내에 검사 시행을 해야 하므로 본인이 원하는 검사를 표시하여 간호사실에 제출해 달라는 이야기를 남기고 병실을 떠났다. 산모 C는 아기에게 특별한 문제가 없을 것이라 확신하지만 한편으로는 자신이 조산을 했으므로 아기에게 문제가 있을까 불안감이 있었고, 선별검사가 유전질환을 검사한다는 사실은 불안을 더욱 가중시켰다. 뿐만 아니라 검사비용도 만만치 않았는데 이와 관련하여 의료진으로부터 구체적인 설명을 듣지 못한 것이 매우 못마땅했다.

① 윤리적 쟁점
  ○ 유전자 질환 검사결과는 다른 진단 검사와는 달리 검사 대상자와 가족에게 검사와 결과에 대한 정보제공과정에서 가족 상호관계에 영향을 줄 수 있다.
  ○ 사례에서 신생아 대사질환 선별검사와 관련하여 그 부모에 충분한 정보를 제공하고 동의를 얻어야 하는 역할이 부재하고 있다.

② 간호사의 역할 **중요** ★
  ○ 신생아 선별검사와 관련하여 부모에게 충분한 정보를 제공하고 동의를 얻어야 한다.
  ○ 신생아 선별 검사를 진행하는 간호사는 관련된 지식을 습득하고 대상자의 불필요한 불안 감소를 위해 필요로 되는 정보를 효과적으로 전달할 수 있는 의사소통역량을 갖추어야 한다.

(2) 예방접종과 관련된 윤리적 문제

> **사례 : 예방접종을 거부하는 부모**
>
> 20대 초반의 산모 S는 생후 1개월이 되지 않은 신생아 건강검진을 위해 퇴원 후 처음으로 해당 보건소를 방문하였다. 신생아 건강관리 담당 간호사 A는 아기에게 결핵 및 B형 간염을 예방접종을 실시할 시기가 되었음을 설명하면서 주사제를 준비했다. 그러나 간호사 A가 아기에게 주사하려는 순간 산모는 갑자기 간호사에게 멈추어달라고 호소하면서 예방접종을 하지 않겠다고 했다. 산모는 아직 태어난 지 한 달도 채 되지 않는 자신의 아이가 주사의 고통을 겪는 것이 마음이 안쓰러운 마음이 들고 또 주사부위가 덧날까봐 걱정이 된다고 했다. 산모 S는 예방접종이 통상적으로 시행되고 있는 것이지만 주변 지인들로부터 사균을 죽여 넣는 매우 위험한 행위라고 들었다는 말을 하면서 자신의 아기는 자신이 잘 돌볼 수 있으니 감염병에 걸릴 위험이 없을 거라고 말했다. A 간호사는 어떻게 해야 할지 난감해졌다.

① 예방접종과 윤리적 쟁점

   ⊙ 감염병의 수준을 결정하고 예방 가능한 감염병에 대한 국가차원의 조절을 위해 학령전기의 모든 아동들이 백신을 접종받도록 권고하며 우리나라의 경우 2015년 어린이 국가예방접종 지원사업을 통해 감염병 14종에 대하여 무료 접종을 실시하고 있다.

     미국의 경우 아동의 예방접종을 의무사항으로 규정하고 있으나 부모의 철학적, 종교적, 개인적 사유로 인해 자기 자녀의 예방접종을 거부할 권리를 법적으로 허락하기도 한다.

   ⓵ 예방접종을 거부하는 부모는 과거 경제적, 지리적, 시간적 이유로 자녀의 예방접종을 미뤘던 부모들과는 달리 예방접종의 안정성과 그 효과가 낮다고 인식하는 사회심리적인 문제로 인해 거부하고 있다.

   ⓒ 예방접종을 거부하는 경향은 현대사회의 개인의 자기결정권에 대한 존중과 밀접하게 관련성을 가지고 있다.

   ⓔ 자녀 예방접종을 거부하는 부모의 유형 3가지는 다음과 같다.

     ⓐ 제1유형(예방접종 불신형) : 백신의 유해물질이 아동에게 해를 줄 수 있으므로 예방접종보다는 자연치유력과 면역력 강화를 통해 질병을 극복하는 것이 중요하다고 생각한다.

     ⓑ 제2유형(예방접종 부작용에 대한 염려형) : 예방접종이 지닌 효과보다는 부작용을 염려하며 이러한 부작용 발생 시 우리나라에는 대처방안이나 관련 정보, 부작용을 상담할만한 신뢰 있는 전문가가 존재하지 않는다고 생각한다.

     ⓒ 제3유형(예방접종이 불필요하다고 믿는 유형) : 현대에는 대부분의 감염병 치료가 가능하기 때문에 불필요하며 예방접종 없이도 아이들이 건강하게 자랄 수 있다고 믿는다.

② 간호사의 역할 ▐ 중요 ▌★

   ⊙ 지역사회 보건인으로서 간호사는 부모의 자기 자녀들에 대한 예방접종 거부와 같은 개인의 자기결정권에 대한 존중, 자녀에 대한 부모의 대리결정, 타인에 대한 해악을 예방해야 하는 보건의료의 역할과 책임 등 다양한 윤리적 쟁점을 경험한다.

   ⓵ 예방접종 거부에 대한 의료인의 접근은 개개인이 느끼는 예방접종의 위험성에 대한 두려움을 존중하는 것에서 시작될 필요가 있다.

   ⓒ 간호사는 부모의 의견을 존중하고 부모가 예방접종에 대해 어떤 생각을 가지는지, 정보를 어디에서 얻게 되었는지에 대한 사정을 통해 구체적인 중재안을 가지고 접근해야 한다.

   ⓔ 예방접종이 단순히 개인의 건강을 지키기 위한 개별 활동으로 국한되지 않으며 공공의 이익과도 관련된 윤리적 문제라는 대중의 인식을 높이는 것도 필요하다.

(3) 학대받는 아동

> **[+] 사례 : 부모에 의한 아동학대**
>
> 정신과 병동에서 일하는 간호사 B는 초등학생 A 환자의 입원 후 신체를 사정하는 과정에서 옆구리에 심하게 멍든 자국을 발견했다. 간호사 B가 환자 A에게 물으니 '넘어져서 생긴 상처'라고 머뭇거리면서 대답했다. 간호사 B는 넘어져서 생긴 멍의 부위라기에는 왠지 석연찮은 구석이 있었고 의무기록을 통해 환자 A의 가족배경을 확인하던 중 환모가 계모라는 사실을 알게 되었다. 또한, A 환자의 남동생이 최근 허벅지 골절상을 입고 정형외과 병동에 입원했다는 정보 또한 알게 되었는데 뭔가 관련이 있을 것 같다는 강한 의심이 들었다. 그러나 간호사 B는 부모에 의한 아동학대의 정황이 의심되기는 했지만 확실하지가 않고 괜히 잘못 말을 했다가 어려운 상황 속에 빠지게 될까봐 두려워졌다.

① 아동학대와 윤리적 쟁점

    ㉠ 아동학대란 보호자를 포함한 성인이 아동의 건강 또는 복지를 해치거나 정상적 발달을 저해할 수 있는 신체적, 정신적, 성적 폭력이나 가혹행위를 하는 것과 아동을 유기하거나 방임하는 것을 의미한다(아동복지법 제3조 제7호).

    ㉡ 아동학대 가해자의 처벌 뿐 아니라 아동학대 감소, 피해아동 보호 및 아동의 복지증진을 위한 특례법이 제정되고 「아동복지법」이 개정되었다.

    ㉢ 2008년 대한간호협회는 아동학대 신고의무자 가운데 의료인에 의한 신고율(2.2%)이 낮은 것에 대한 성찰과 함께 아동학대 및 방임으로 인한 피해 아동을 예방하고 조기발견 및 포괄적 간호중재에 대한 간호사들의 윤리적 책임을 강조하는 '아동학대예방 간호사 선언문'을 발표하였다.

② 간호사의 역할 **중요** ★

    ㉠ 간호사는 아동학대 및 방임에 대한 전문적 지식을 가지는 것이 필요하다.

    ㉡ 학대를 받았다고 의심되는 아동을 보호하기 위해 적절한 방법으로 신고할 책임이 있다.

    ㉢ 아동학대 및 방임 방지를 위한 프로그램을 개발하고 피해 아동을 지지하고 효과적으로 보호하기 위한 간호중재법을 익히고 적용할 수 있어야 한다.

    ㉣ 아동학대가 의심되는 경우 간호사의 환자에 대한 비밀유지의 책임은 적용되지 않는다.

    ㉤ 학대는 의심만으로도 신고할 수 있으므로 지체 없이 신고해야 한다.

(4) 다문화가정의 어린이들

> **[+] 사례 : 의료사각지대의 다문화가정의 아동**
>
> 베트남인 K씨는 농업에 종사하는 한국인 A씨와 국제결혼을 하여 J 지방에 살면서 2살짜리 남자아이를 키우고 있다. 한국말이 서툰 데다 남편이 자신보다 20살이 많아 대화가 잘 통하지 않아 남편은 화를 자주 내고 욕설을 했으며 어려운 가정 경제 속에 치매에 걸린 늙은 시어머니까지 봉양하고 있어 K씨는 혼자 눈물로 밤을 지새우는 날이 많았다. 그러던 어느 날 어린 아들이 3일

전부터 설사를 하는 증세를 보여 지극히 간호했지만 상태는 점점 악화되어만 갔다. K씨는 남편에게 부탁해 인근도시에 위치한 종합병원 응급실을 내원할 수 있었고 급성 장염을 진단받은 아이는 이틀간의 입원 치료 후 상태가 호전되었으나 좀 더 치료가 요구되는 상태였다. 그러나 남편 A씨는 의료비를 이유로 아이를 퇴원시키자고 종용했다. 게다가 중간 의료비 정산을 하는 과정에서 K씨는 아이가 아직 A씨의 호적에 올라있지 않아 의료보험이 적용되지 않는다는 사실도 알게 되었다. 따라서 아이는 외국인으로 분류되어 상당한 의료비를 지불해야만 했다. K씨는 아직 아이가 치료를 더 받아야 하는 상황에서 집으로 데려가는 것도 무척 걱정되었지만 앞으로 어떻게 살아야 할지 모든 것이 막막하기만 했다.

① 다문화 가정의 아동과 윤리적 쟁점

 ㉠ 다문화 가정의 아동은 많은 경우에 사회·경제적으로 낮은 생활수준과 법적 절차의 미흡으로 의료사각지대에 놓이게 된다.

 ㉡ 결혼이주여성은 문화적 차이, 언어 소통의 어려움과 사회적 지지부족으로 새로운 사회로의 부적응을 경험하며 건강문제나 보건의료에 대한 요구도의 차이로 인한 어려움을 경험하기도 한다. 이에 따라 그 자녀도 영향을 받는다.

 ㉢ 다문화 가정의 아동은 부모의 특수한 상황에 대한 적극적 사정을 통해 세심한 돌봄과 관심이 요구되는 취약계층이다.

② 간호사의 역할 **중요** ★

 ㉠ 소수자에 대한 차별을 없애고 인간에 대한 존엄성을 바탕으로 사회정의 실현을 위해 다양한 문화에 대한 이해와 수용, 배려의 자세가 요구된다.

 ㉡ 보건의료 형평성, 건강한 미래세대 양성, 장래의 질병예방이라는 측면에서 다문화 가정이 보건의료에 미치는 영향력에 대한 검토와 적극적 접근이 필요하다.

3 청소년 간호와 윤리적 쟁점

(1) 비밀유지, 사생활 보호, 신뢰

> **사례 : 청소년의 비밀유지 및 사생활 보호의 한계**
>
> 개인 산부인과 의원에서 근무하는 간호사 A는 내원한 17세 B 여학생의 간호력 조사를 통해 B가 3달 전에 대학에 다니는 남자친구와 성관계를 가진 사실을 알게 되었다. 이후 생리도 하지 않고, 최근에는 울렁거리고 소화가 되지 않으면서 자꾸 졸리는 증상이 있어 임신테스트를 해 본 결과 임신으로 나왔다고 했다. 여학생 B는 이혼하고 홀로 자신을 키우는 엄마에게 절대 이 사실을 말하고 싶지 않고 남자친구 또한 헤어지자고 할 것 같아 말할 자신이 없다고 했다. 또 지금 자신은 아이를 낳아 키울 수도 없고, 학교도 다녀야 하니, 낙태수술을 해야 할 것 같다는 이야기를 했다. B는 수술비를 걱정하며 자신이 아르바이트를 하여 모은 돈이 수술비로 부족하지는 않을지 문의하면서 절대로 부모님이나 남자친구에게는 알리지 말아달라고 간호사에게 신신당부하였다. 그러는 한편 낙태수술을 한다는 것이 너무 두렵다고 하면서 급기야 눈물을 보였다.

① 윤리적 쟁점

　　㉠ 비밀유지(confidentiality)는 간호사나 의사에게 제공된 정보를 동의 없이 제3자와 공유
　　　할 수 없음을 의미한다.

　　㉡ 의료인이 자신의 취약성을 이용하지 않으리라는 믿음을 갖기 때문에 청소년은 때때로
　　　의료인에게 자신의 취약성을 드러낼 수 있는데 이러한 믿음이 지켜질 경우 의료인과
　　　청소년 사이에 신뢰관계가 형성된다.

　　㉢ 청소년은 자신의 부모나 친구들로부터 자신이 제공한 정보가 비밀로 유지되고 사생활
　　　이 보호되기를 바라지만 때로는 청소년의 비밀유지를 위해 부모나 적절한 권한을 가진
　　　다른 사람에게 알리지 않음으로서 청소년 자신이나 다른 사람에게 위험 혹은 해악이
　　　미칠 수 있다.

② 간호사의 역할

　　㉠ 간호사는 청소년들을 사정할 때 부모나 친구들로부터 청소년들의 사생활을 보호하기
　　　위한 접근 방법을 활용하는 것이 필요하다.

　　㉡ 간호사가 청소년과 돌봄의 관계형성을 시작할 때 비밀유지에 대한 확신을 줄 필요가
　　　있으나 잠재적 해악이 있을 경우 청소년 스스로가 적절한 방법으로 관여된 이들에게
　　　정보를 밝힐 수 있도록 기회를 제공해야 한다.

　　㉢ 청소년이 해악이 될 수 있는 정보를 밝히는 것을 거부할 때 간호사는 법에 따라 관련
　　　된 내용에 대해 보고할 의무를 가진다.

4 　성인간호와 윤리

(1) 응급환자 간호와 윤리적 쟁점

> **[+] 사례 : 응급실에서의 의료 지연**
>
> 토요일 새벽 3시경 P는 심한 두통을 느껴 인근 종합병원의 응급실에 내원하였다. 방사선 촬영을
> 했지만 이상 소견이 발견되지 않아서 P는 집으로 돌아갔다. 하지만 이날 아침 7시경에 또 한 차
> 례 심한 두통과 가슴 답답함을 느껴 응급실을 다시 찾았으나 3시간을 꼬박 진료순서를 기다렸는
> 데도 진료를 받을 수 없었고 그 사이 상태가 호전된 것 같기도 하여 다시 집으로 돌아왔다. 그날
> 저녁 P는 몸의 반쪽이 마비되는 증상이 나타나면서 구토를 하여 배우자와 급히 다시 응급실에
> 내원하였고 CT와 MRI 검사상 뇌경색으로 진단받게 되었다. 결국, P는 늦은 밤 인근 대학병원으
> 로 옮겨져 뇌 감압수술을 받았지만 수술받은 지 약 2주가 지난 후 병원의 중환자실에서 생을 마
> 감하였다.

① 윤리적 쟁점

　　㉠ 응급실 간호사에게 윤리적 갈등과 윤리적 고뇌를 야기하는 상황은 다음과 같이 다양
　　　하다.

ⓐ 만성질환자, 치료에 불이행하는 환자의 반복적인 응급실 내원

ⓑ 노인 대상자가 가족에 의해 방치된 경우

ⓒ 경제적 능력이 없는 환자(예 행려 환자 등)가 치료를 받지 못하는 경우

ⓓ 의료시설 부족으로 진료를 포기하는 경우

ⓔ 동료 의료진의 비윤리적인 행위(투약 오류, 거짓말 등)

ⓕ 동료 간호사의 비윤리적 행위

ⓖ 간호사의 권한이 아니어서 할 수 없는 처지들(예 제세동기 사용권한 여부)

ⓗ 임종간호를 충분히 제공하지 못하고 슬픔에 잠긴 보호자를 지지하지 못하는 경우

ⓛ 응급실 간호사는 자신이 해야 할 옳은 일을 알고 있음에도 기관의 제약이나 상사로 인해 선택할 수 없을 때 윤리적, 정서적 고뇌에 빠지게 된다.

② 간호사의 역할

ⓞ 응급실처럼 급박한 상황에서 윤리적 의사결정을 하고 이에 따른 행동을 하는 것이 어려운 일일지라도 환자나 보호자의 사생활 보호 및 비밀이 보장되어야 하며 진실 말하기와 충분한 설명에 근거한 동의가 응급실에서도 중요한 윤리적 간호라는 것을 알고 있어야 한다.

ⓛ 응급실의 신속한 업무처리를 이유로 윤리적 문제에 대하여 등한시하지 않고 환자의 치료에 적극적으로 개입하며 윤리적으로 숙고하는 것이 간호사의 의무이다.

(2) 만성질환자 간호와 윤리적 쟁점

> 📋 **사례 : 만성질환자의 고통과 삶의 질**
>
> '행복전도사'로 알려진 방송인 최씨(63세)는 평소에 다양한 방송 매체와 강연을 통해 대중에게 행복과 긍정적 마인드를 강의하며 잘 알려진 스타강사이다. 그러나 행복전도사라는 애칭을 얻은 만큼 행복과 희망을 전파하면서 살았던 최씨가 편지지 한 장의 유서를 남기고 남편과 함께 동반자살을 한 소식이 전해졌다. 유서에는 "저희는 행복하게 살았습니다. 그런데 2년 전부터 여기저기 몸에서 경계경보가 울렸습니다. 희망을 붙잡으려 노력했지만 700가지 통증에 시달려 본 분이라면 마음을 이해할겁니다. … 링거를 주렁주렁 매달고 살고 싶지는 않았습니다. 혼자 떠나려고 해남 땅끝마을에 가서 수면제를 먹었는데 남편이 119신고를 통해 추적해서 찾아왔습니다. 저는 통증이 너무 심해서 견딜 수가 없고, 남편은 그런 저를 혼자 보낼 수는 없고… 아픈데 없는 건강한 남편은 저 때문에 동반여행을 떠납니다. 평생 진실했고 성실했던 최고의 남편에게 정말 미안하고 고마워요…"란 내용이 적혀있었다.
> 최씨는 전신 홍반성 루프스(SLE : Systemic Lupus Erythematosus)를 앓고 있었고, 최근에는 폐에 물이 차고 숨쉬기가 힘든 세균성 폐렴과 심장 질환이 동반되어 힘든 투병생활을 하고 있었다.

① 윤리적 쟁점과 간호사의 역할

ⓞ 만성질환 및 가족과 관련된 윤리적 딜레마는 부적당한 통증관리, 노인이나 중증 장애 환자에 대한 학대와 방임, 초기 치매 환자의 의사결정 문제, 말기 환자의 치료 및 간호에 대한 의사결정 문제들이 있다.

　　ⓛ 미국 전문간호사협회는 만성질환자를 돌보는 간호사가 윤리적 딜레마를 해결하기 위한 역량을 다음과 같이 제시하였다.

　　　ⓐ 성숙함

　　　ⓑ 탁월한 의사소통 및 협동능력

　　　ⓒ 윤리적 딜레마를 해결할 수 있는 경험

　　　ⓓ 의료윤리원칙(자율성 존중, 선행, 해악금지, 정의의 원칙)에 대한 지식

　　　ⓔ 이전에 발생한 유사 사례와 비교하는 비판적 사고

　　　ⓕ 덕 윤리

　　　ⓖ 돌봄의 윤리

　　　ⓗ 윤리 문헌에 친숙해지기

　　　ⓘ 혼자 고민하지 않고 대안을 함께 모색해 줄 멘토 갖기 등

5 노인 대상자와 관련된 윤리적 쟁점

노인 대상자의 돌봄에서 제기되는 윤리적 쟁점에는 노인 학대, 자율성 및 자기결정권 존중(예 노인 대상자의 음식 거부 의사를 존중해야 하는지 등), 충분한 설명에 근거한 동의, 진실 말하기, 의사결정 관련 문제와 임상에서 발생하는 다양한 윤리적 딜레마가 있다.

(1) 노인학대

① '노인학대'는 노인에 대하여 신체적·정서적·성적 폭력 및 경제적 착취 또는 가혹행위를 하거나 유기 또는 방임하는 것을 말한다(노인복지법 제1조 제4항).

② 노인학대의 가해자는 사위·며느리와 손자녀를 포함한 가족(85%)이었으며 가정에서 학대받은 노인 대상자의 경우에 학대자가 주로 가족이어서 신고하지 못한 것으로 나타났다.

③ 국내 시설에서 이루어지는 노인학대는 주로 신체의 자유권을 포함한 자기결정권 침해, 사생활 및 비밀유지 권리 침해, 노인의 자존감을 해치는 언행이나 간호방법 등에서 무능력, 태만, 비윤리적 행위의 형태로 나타나기 쉽다.

④ 우리나라 노인복지법에는 노인학대를 발견했을 때 신고의무가 규정되어 있지만, 신고를 원하지 않는 노인의 자기결정권을 존중해야 하는지 윤리적 의사결정에서 딜레마 상황이 발생한다.

(2) 치매 노인의 인권

① 인구의 고령화와 더불어 치매 노인 인구도 증가하고 있으며 치매 노인은 인지 기능에 장애가 있어서 정상적인 사고 과정에 어려움이 있기에 치매 노인의 인권은 특별한 관심을 갖고서 옹호되어야 한다.

② 치매 노인을 돌보는 간호사는 치매 노인의 자율성을 존중한다는 것이 무슨 의미인지, 치매 노인 대상자에게 동의를 구한다는 것이 어떤 의미를 지니는지, 어떻게 치매 노인 대상자의 안전을 보장하면서 자율성 존중의 원칙을 실무에서 실천할 수 있을지 고민하게 된다.

③ 2009년 너필드 생명윤리위원회(Nuffield Council on Bioethics)는 실무에서 치매 노인을 돌보는 사람들을 위한 윤리적 지침서인 「Dementia : ethical issues, a guide to the report」를 발간(Nuffield Council on Bioethics, 2009)하였다. 이 지침서에서 제시한 이론적 틀은 치매 환자를 윤리적으로 대하기 위한 기본적인 태도로 이해할 필요가 있다.

④ 치매 노인 대상자의 자율성을 최대한 옹호하며 윤리적으로 간호하기 위하여, 치매 노인을 돌보는 간호사 및 간호보조 인력에게 치매 증상, 치매 노인과 의사소통하는 방법을 교육해야 한다.

⑤ 치매 노인의 욕구를 최대한 잘 이해하고 충족시키도록 노력한다. 가족에게 치매 노인 대상자가 치매에 걸리기 전에 좋아하거나 중요시 여긴 가치에 대해 이야기를 듣고 반영하는 방법이 있다.

[치매 노인을 돌보는 사람들을 위한 윤리적 지침 6가지]

- **[요소 1] 윤리적 결정에 대한 사례 기반 접근**
  윤리적 결정은 세 가지 단계로 이루어질 수 있다. 첫째, 관련된 사실들을 파악하고, 둘째, 각각의 사실에 적용 가능한 윤리적 가치를 생각하고, 셋째, 이와 유사한 사례와 비교하여 윤리적으로 유사점과 차이점이 무엇인지 생각해본다.

- **[요소 2] 치매에 대한 신념**
  치매는 뇌 장애로 발생하고, 환자에게 해를 준다.

- **[요소 3] 치매 환자의 삶의 질에 대한 신념**
  좋은 간호와 지지를 받으면, 치매 환자는 질병을 겪고 있어도 좋은 삶의 질을 가질 수 있다.

- **[요소 4] 치매 환자와 돌보는 사람 모두의 이익 증대의 중요성**
  치매 환자의 이익은 자율성과 안녕을 유지하는 것이다. 자율성을 높이기 위해서는 환자에게 중요한 관계를 유지 및 증진시키고, 환자가 자기 자신을 인식하고, 자신의 가치관을 표현하도록 격려하는 것이다. 자율성은 단순히 합리적 의사결정만을 의미하는 것은 아니다. 환자의 안녕은 매 순간 순간 만족하고 기쁜 것과 함께 좀 더 객관적으로 인지 기능수준이 나아지는 것도 포함한다. 치매 환자를 돌보는 사람의 이익도 인식하고 증대되도록 도와야 한다.

- **[요소 5] 연대성을 갖고 행동하는 것의 필요성**
  치매 환자가 시민임을 인식할 필요가 있다. 우리는 서로가 상호 의존적인 관계를 맺고 있기에, 가족과 사회 모두 치매 환자 지지에 책임감을 가져야 한다.

- **[요소 6] 인간성, 정체성, 가치 인식하기**
  치매를 가진 환자는 인지 기능이나 다른 기능과 상관없이 치매를 가지고 있더라도 그대로 똑같은 가치를 가진 인간이다.

6 정신건강문제 대상자와 윤리적 문제

(1) 강제입원

① 정신보건시설 인권교육이 제시한 불법 입원의 사례는 다음과 같다.
  ㉠ 정신과전문의 진단 없이 정신의료기관에 입원 및 입원기간 연장
  ㉡ 자의 입원 형식으로 입원시켜 계속 입원 심사절차의 고의적인 회피
  ㉢ 서류상으로만 입·퇴원 처리하여 계속 입원 심사절차 회피
  ㉣ 기관 간 임의 전원조치로 계속 입원 심사절차 회피 및 장기입원 유도
  ㉤ 정신과 전문의 진단이 없는 자를 병원으로 강제 이송
  ㉥ 보호의무자 자격이 없는 자에 의해 입원 및 입원 연장에 동의
  ㉦ 신원불상자의 입원 시 신상정보의 확인 요청 미실시 또는 퇴원명령 불이행 및 계속 입원 심사 누락
  ㉧ 입원 및 입원연장 결정 시 입원 또는 입원연장의 사유, 퇴원심사, 청구에 대한 사항에 대한 서면통지 미실시
  ㉨ 입원환자의 퇴원 및 처우개선 신청 차단 및 관련 서식 미비치
② 정신건강문제 대상자의 입·퇴원 관리는 관할 정신보건기관 소관이며 관할 정신보건기관은 입·퇴원 관리 실태를 수시 또는 정기 점검하고 위법사항 적발 시 관련 법령에 의거 조치하도록 되어 있다.

(2) 강제적 처치

① 정신과 환자에게 실시되는 대표적인 강제적 처치는 신체보호대 적용, 보호실 격리, 강제 투약 등이며 이러한 강제적 처치는 정신건강문제 대상자의 인권 및 자율성 침해와 직결된다.
② 강제적 처치는 치료목적과 자율성의 원칙, 선행의 원칙, 해악금지의 원칙 사이에서 간호사들에게 윤리적 갈등을 주며 법적인 문제로 확대될 수 있는 민감한 문제이다.
③ 대상자를 격리시키거나 강박을 실시하는 등의 신체적 제한을 가하는 것은 자해나 타해 위험이 매우 높아서 신체적 제한 외의 방법으로는 그 위험을 회피하기가 어렵다는 판단이 분명할 때, 대상자 본인의 치료 또는 보호를 도모하는 목적으로 행해져야 한다.
④ 정신의료기관 등의 장은 정신건강문제 대상자의 행동을 제한하는 경우 제한의 사유 및 내용, 제한 당시의 환자의 병명 및 증상, 제한개시 및 종료의 시간, 제한 지시자 및 수행자를 진료기록부에 기록하여야 하고 퇴원 이후에도 환자가 기록을 열람 및 복사할 수 있도록 5년 간 보존하여야 한다.

제 2 절　간호사의 실무

1　전문직 간호실무 윤리

(1) 간호실무표준 이행 관련문제 : 간호기록

> 📋 **사례 : 간호기록의 수정 압력**
>
> 내과 병동에서 일하는 간호사 A는 63세의 남자 환자가 심한 오심과 호흡곤란 등을 호소하여 주치의 B에게 이를 보고하였다. 주치의 B는 진토제인 맥페란(Macperan)을 정맥주사로 주자고 했고 A는 환자에게 즉시 약을 투여하였다. 그 후 환자는 오심과 협심증의 증세를 동반하며 쇼크에 빠졌고 A 간호사는 다시 주치의 B에게 연락했으나 주치의 B는 연결이 되지 않았다. 이에 당직 의사에게 환자상태를 보고하고 심폐소생술 등 응급처치를 시작했으며 10여 분이 지나서 주치의 B가 병동에 도착하여 환자를 중환자실로 이송했으나 환자는 이날 사망하였다. A 간호사는 사실 그대로의 내용을 시간대별로 상세하게 간호 기록하였다. 이후 주치의 B는 A 간호사의 간호기록을 보고 사고 당시 자신과 바로 연락이 되었고 제때에 도착하여 함께 심폐소생술을 시행한 것으로 기록을 수정해 줄 것을 요구하였다. A 간호사는 이를 거부하였으나 이후 주치의 B뿐만 아니라 소속 진료과의 전문의 또한 기록을 수정해달라고 요청하였고 이에 A 간호사는 물론 병동의 수간호사까지 난처한 상황에 이르게 되었다.

① 간호사는 업무수행과정에서 의료분쟁과 관련하여 기록수정을 요구받는 상황에 처할 수 있다.

② 간호사는 동료 의료인의 잘못을 덮어줄 것을 요구받은 상황에서 요구에 응할 것인지, 전문직 종사자로서 양심에 따라 사실을 있는 그대로 기록할 것인지에 대해 윤리적 갈등을 겪을 수 있다.

③ 간호사는 간호표준을 준수하여 간호를 수행하고 자신의 전문적인 판단과 의사결정에 의해 수행한 간호에 대해 그 정당성을 설명하고 책임질 수 있어야 한다.

④ 간호사는 환자를 보살피는 옹호자로서 의료행위를 수행하며 법적 책임과 경영상의 어려움을 근거로 의료진의 잘못된 행위를 숨겨서는 안 된다.

⑤ 간호기록은 법적인 기록으로서 간호사 스스로를 보호하는 가장 중요한 방법의 하나임과 동시에 법원이 사실관계를 판단할 때 중요한 근거자료이므로 직접 간호를 하는 것만큼이나 사실대로 기록하는 일은 중요하다.

(2) 간호실무 지식 및 의무 이행 문제

> 💠 **사례 : 간호사의 주의의무에 대한 지식부족**
>
> 78세의 여자 환자 L는 심한 설사로 장염 진단 하에 입원하였으며, 금식상태로 수액요법을 받고
> 있다. L은 작년에 무릎 수술을 받고 거동이 불편해 부축을 받아야만 화장실을 갈 수 있는 상태로
> 간병인의 도움을 받고 있었다. 간병인이 식사를 하러 가겠다고 잠시 자리를 비운 사이 L은 간호
> 사의 도움을 받아 화장실 출입을 하였다. L 환자가 콜 벨을 2차례 눌러 L과 함께 화장실에 동행
> 한 간호사는 L의 3번째 콜 벨을 받고 환자를 화장실까지 데려다 주면서는 '왜 이렇게 화장실을
> 자주 가는 것이냐'라며 다소 짜증스러운 어투로 불만을 표시하였고 기저귀 착용을 권유했다. 이
> 후 L은 간호사의 눈치가 보여 콜 벨을 더 이상 누르지 않고 혼자 화장실에 다시 갔다. 침상변기
> 에 앉아 볼일을 보고 일어나던 L은 갑자기 어지러움을 느끼고 바닥으로 넘어지며 머리를 심하게
> 부딪쳤다. 이후 L은 뇌혈관에 손상을 입어 응급으로 치료하였으나 사망하였다.

① 간호사는 선의를 가지고 성실하게 간호대상자를 간호하여야 하며 어떤 상황에서도 간호대
   상자에게 최선의 간호를 제공하기 위한 노력을 해야 한다.
② 간호가 필요한 상황에서 어떠한 경우라도 간호대상자를 떠나거나 방치해서는 안 되며, 간
   호할 때 소홀함, 부주의, 고의, 악의, 잘못된 정보제공 등으로 간호대상자에게 해를 끼쳐서
   는 안 된다.
③ 사례에서의 낙상사고를 예방하는데 있어 환자의 상태를 가장 가까이에서 살펴보는 간호사
   의 역할은 매우 중요하며 필요한 안전교육과 환경관리, 지속적인 관찰 등을 통해 환자를
   낙상사고로부터 보호해야 한다.

제 3 절 간호사와 사회

1 간호 사회화 과정

① 사회화 과정은 같은 역할을 수행하는 사람들과 비슷한 방법으로 사고하고 행동하는 것을 배우는
   것으로 지식, 태도, 가치관, 기술의 변화를 일으키는 것을 포함한다.
② 전문직 간호에 대한 사회화 과정은 간호사 역할수행에 적합한 자기정체성을 내면화하고, 요구되
   는 기술과 자질을 학습하는 과정이다.
③ 간호교육에서 추구하는 간호사의 자질은 다음과 같다.
   ㉠ 건강유지와 증진의 관점에서 간호대상자를 정의한다.
   ㉡ 간호사와 간호대상자와의 관계를 치료적·분석적으로 본다.
   ㉢ 지식 원칙의 관점에서 도구와 절차의 훈련에 접근한다.

ⓔ 대상자의 관심과 관련지어서 지식을 창의적으로 탐구한다.

ⓜ 환자간호에 관한 의사결정에 대한 책임을 지는 자이다.

(1) 간호의 일차적 사회화

① 직업 사회화 과정

성인의 직업에 대한 사회화 과정은 다음의 3단계로 나눌 수 있다.

ⓐ 1단계 : 개인은 관심 있는 직업을 선택하기 위해 광범위한 목표를 특수한 업무의 전문성에 대한 목표로 바꾸게 된다.

ⓑ 2단계 : 직업의 영역에서 어떤 의미 있는 사람이 준거집단이 된다.

ⓒ 3단계 : 직업 집단의 가치관을 내면화하고 그에 따른 행동을 채택한다.

② 교육 사회화 과정

ⓐ 1단계 : 학생들은 어떻게 행동하고 무엇이 되느냐라는 기대에 관한 이미지를 갖는다. 그러나 학생들은 기대한 것과는 다른 방향으로 행동하도록 기대되는 경우가 많다.

ⓑ 2단계 : 학생들이 갖는 일차적 이미지와 교육적 기대 사이의 불일치가 확인되고 표현하도록 하여 분석한다. 이 시기에 학생은 교육과정을 마칠 것인지 중단할 것인지 고민한다.

ⓒ 3단계 : 이 단계는 동일시 단계로서 교수들의 행동을 관찰함으로써 기대되는 행동을 모방하거나 동일시하게 된다.

ⓓ 4단계 : 역할 훈련을 통해 기대되는 행위를 실습하기 시작한다. 이러한 훈련을 통해 학습된 행위는 내면화되면 개인의 일부가 되나 만일 내면화되지 않을 경우 게임을 하는 것처럼 느끼게 되고, 그 자신과는 동떨어진 행위라는 느낌으로 혼란과 죄의식을 느낄 수 있다.

ⓔ 5단계 : 이 단계는 동요의 단계로서 학생은 새로운 간호전문직 이미지와 기존의 이미지 사이에서 동요하는 행동을 보인다. 이 시기에 학생은 교수의 역할모델을 동일시하거나 전문적 언어를 사용할 수 있는 능력을 증가시킴으로써 전문적 이미지를 강화하는 것이 기대된다.

ⓕ 6단계 : 마지막 단계는 전문적으로 인정된 역할의 내면화가 안정된 단계이다. 그러나 학생의 업무상황에 대한 준비는 이제 시작단계에 불과하다.

(2) 업무상황에 대한 재사회화

간호사가 된 후 취업상황에서 새롭게 사회화가 일어난다. 간호사는 일차적으로 관료적 조직 사회에서 간호전문직의 가치관을 구체적으로 정의할 필요를 느낀다.

① 달톤(Dalton)의 4단계 모형

ⓐ 1단계 : 주로 기본적인 업무이며 경험이 있는 간호사의 지시에 따라 업무를 수행하며 능숙하게 일하는 것을 배운다. 의사소통은 공식적·비공식적 의사소통 경로를 이용하며 일차적 인간관계는 주로 도제의 관계로 의존성이 주요 심리적 문제가 된다.

ⓛ 2단계 : 간호사가 독립적으로 업무를 수행함으로써 기술적인 능력을 인정받는 단계로 업무상 주요 인간관계는 동료관계로 이루어진다.

ⓒ 3단계 : 다른 직원에게 영향을 주고 지도하고 지휘하며 능력 개발의 책임을 지는 단계이다. 능력과 관심분야가 넓어지고 비공식적인 지도자, 아이디어 맨, 관리자의 역할을 담당한다. 이 시기에 다른 사람에 대해 책임지는 것을 배운다. 목표를 수립하고 위임하고 감독하고 조정하는 인간관계 기술을 학습한다.

ⓔ 4단계 : 이 단계에 돌입하는 사람은 조직의 방향을 제시하는 등 영향력을 갖게 되고 관리자, 혁신자 등의 역할을 담당한다. 조직 내의 주요 인사에 개입하고, 조직 외부의 주요 인사들과 교류를 갖는다. 저술과 출판은 이들의 전문적 활동의 주요 수단이 된다.

② 베너(Benner)의 5단계 모형

㉠ 초심자(novice) : 초심자는 기본 교육 과정 중에 있는 학생에 해당한다. 간호에 대한 경험이 없기 때문에 초심자는 간호를 행할 때 상황이 고려되지 않은 규칙과 원리에 의존한다.

㉡ 신참자(advanced beginner) : 새 졸업생은 신참자로서 의미 있는 특성을 인식할 수 있고, 전에 경험한 것을 기초로 전체적인 상황에서 의미를 파악할 수 있다. 신참자는 행위를 인도해 주는 원리를 만들어 낼 수 있으나 모든 측면이 동등하게 중요하다고 보기 때문에 우선순위의 설정에 도움이 필요하다.

㉢ 숙달자(competent) : 동일한 업무부서에서 2 ~ 3년 동안 일할 때 숙달 단계에 도달할 수 있다. 숙달자는 장기적인 간호목표를 인식하면서 분석적인 사고에 기초한 면밀한 계획으로 간호한다.

㉣ 숙련자(proficient) : 숙련단계에 이르기까지는 3 ~ 5년 정도 걸린다. 숙련단계에 이른 간호사는 여러 측면의 집합으로서가 아닌 전체로서의 상황을 인식할 수 있고 간호 상황의 의미는 장기적인 간호목표에 비추어 인식된다.

㉤ 전문가(expert) : 전문가 단계는 상당한 기간의 업무경험 후에 도달할 수 있다. 전문가는 사고와 분석의 과정 없이 직관적으로 상황을 파악하여 가장 적합한 간호를 할 수 있다.

2 간호사와 사회윤리

(1) 기관정책과 간호윤리갈등

> **사례 : 의료기관의 정책과 간호사의 가치와의 불일치**
>
> P 간호사는 내분비내과 병동에서 일한다. 78세의 독거노인 H는 심한 당뇨합병증으로 입원하였으며 오른쪽 발가락 전체가 괴사되어 절단술을 시행하여야 하나 신기능의 심각한 저하 및 불안정한 혈압상태가 지속되면서 수술이 지연되었고 입원이 장기화되었다. 결국, H는 경제적 능력이 없는 상태로 입원비를 지불하지 못하자 병원으로부터 강제퇴원을 당하다시피 하였다. 퇴원 1주일 후 H는 뇌출혈로 의식을 잃은 상태로 응급실을 통하여 다시 입원하였고 의사는 병원의 정책에 따라 환자에게 어떠한 치료도 하지 말라고 지시하였다. P 간호사는 기본적인 활력징후만을 체크하며 환자 상태를 관찰하고 있었지만 H에게 최선의 의료를 다하는 것이 아니라는 생각이 들었다.

① 간호사들이 소속기관의 특정사항을 이행하는데 부응하면서 환자 중심적이고 윤리적인 간호를 제공해야 할 때 도덕적 고뇌를 경험하고 윤리적 갈등을 겪게 된다.
② 윤리적 숙고에 의한 기관의 정책이나 지시에 대한 양심적 거부를 시도하고자 한다면 다음의 기준에 맞는지 살펴보아야 한다.
   ㉠ 개인적 도덕기준에 입각한 결정인가?
   ㉡ 그 결정이 사전에 옳고 그름에 대한 판단에 의해 결정되었는가?
   ㉢ 그 결정이 외적 통제가 아닌 개인적 동기에 의해 결정되었는가?

(2) 간호사의 단체행동(파업)과 윤리문제 [중요] ★

> **사례 : 단체행동 제안**
>
> Y 간호사는 응급실에서 일하고 있으며 원내 노조 조합원이다. 임금과 직원의 처우개선에 대한 노사협정이 지연되면서 노조는 전체 조합원 투표로 쟁의에 돌입하기로 결정했으며 최소 인원만을 근무지에 배치하고 노조 조합원 모두 농성에 참여하도록 종용하였다. Y 간호사는 노조의 결정에 찬성하는 입장이며 하루 속히 협상이 이루어져 직원과 병원 그리고 고객 모두에게 유익이 될 수 있기를 바랬다. 하지만 응급실의 특성과 현재 병원의 농성 상황으로 다른 때보다 환자가 더 응급실로 몰리고 있는 상황을 고려할 때 Y 간호사는 자신이 근무지를 이탈하여 농성에 참여하는 것이 과연 올바른 결정인지 의문스러웠고 환자 안전이 염려되었다.

① 간호사는 자신이 담당한 환자에게 양질의 간호를 제공하여 환자의 이익을 증진시키고자 하나 부적절한 인력배치를 비롯한 업무환경이 부적절할 경우 환자의 권익이 침해 받는 상황이 된다.

② 간호사는 양질의 건강관리에 대한 사회적 요구에 부응하기 위해 집단적 협상이나 파업까지 가담하게 될 수 있으며 상황을 바꾸어 보려는 목적으로 취한 간호사의 단체행동이 윤리적으로 정당화 될 수 있는지가 중요한 쟁점이다.

    ⊙ 목적론과 공리주의적 관점

        ⓐ 간호사의 단체행동은 변화를 초래하고 간호의 질을 향상시킬 수 있으므로 대상자에게 이익을 주게 되고 업무스트레스와 초과 근무를 감소시켜 간호사에게도 이익을 주게 된다.

        ⓑ 파업이 현재 입원해 있는 대상자에게 어느 정도 불편감과 해를 끼칠 수 있지만 궁극적으로는 미래의 대상자 간호에 현저한 진보를 가져올 것이라는 입장이다.

    ⊙ 의무론적 입장

        ⓐ 파업은 대상자를 불편하게 하고 해를 주며 예상에 어긋난 결과도 초래할 수 있다.

        ⓑ 대상자에게 간호와 안전을 제공하는 의무를 위반하게 되며 파업으로 해를 입게 될 대상자와 이익을 얻게 될 미래의 대상자가 서로 다르다.

제4절   간호사와 협력자들

1   간호사와 의사의 관계윤리

> **⊞ 사례 : 간호사와 의사 관계윤리**
>
> 어제 고관절 전치환술(total hip replacement) 수술을 받은 D 환자는 견디기 힘든 통증을 호소하면서 머리를 좌우로 흔들면서 울어댔다. 담당간호사는 D 환자의 통증과 활력증후를 사정하고 처방을 확인하였다. D 환자의 통증 수준은 가장 심한 10이였고 혈압과 맥박이 전보다 약간 상승하였다. 고관절 수술 1일째는 통상 3시간 간격으로 통증 완화제를 처방하는데 D 환자의 담당의사(4년차 레지던트)는 6시간마다 투여하도록 처방하여 D 환자는 고통을 참을 수밖에 없었다.
> 담당간호사는 당직 의사에게 환자의 상태와 처방에 대해 말해주면서 6시간 간격에 대한 확인을 요청하였다. 당직 의사는 갑자기 큰소리로 간호사의 말을 중단시키면서 "처방대로 6시간 간격으로 투약하세요."라고 말하고는 전화를 끊어 버렸다.
> 담당간호사는 당직 의사의 반응에 충격을 받았고 무엇을 해야 하는지에 대해 스스로에게 질문을 하며 갈등을 하게 되었다.

(1) 윤리적 쟁점

① 간호직의 전문화, 교육의 상향화, 여성의 사회지위 향상 등으로 인하여 간호사는 환자에 대해 독립적인 책임과 의무를 가지고 발전된 간호를 수행하는 자격 있는 전문가의 이미지로 변하고 있다.

② 의사와 간호사의 관계에 있어 업무의 기능적 차이는 존재하지만 업무의 성질이나 인간관계는 수평적이고 대등한 관계로 바뀌어 가면서 두 직종 간의 갈등은 오히려 빈번해지고 있다.

③ 의사는 타 직종 종사자가 자신의 말에 따르기를 바라지만 간호사는 자신의 의견을 개진하지 못하고 의사의 처방에 따라야만 하는 것에 갈등한다.

(2) 간호사의 역할

① 간호사는 항상 대상자의 안전을 최우선으로 생각하고 관계윤리를 준수하여 의사와의 협력관계를 유지하는 것이 필요하다.

② 간호사와 의사가 대상자 건강증진의 공통적 의무를 다하기 위하여 상호 보완적인 관계가 되어야 하며 이를 위해 원활한 의사소통이 필요하다. 따라서 효과적인 의사소통기술을 향상시키는 노력을 지속해야 하는 것을 전문직 윤리로도 제시하고 있다(한국 간호사 윤리지침 제27조).

2 동료 간호사와의 관계윤리

> **사례 : 선임간호사의 직장 내 괴롭힘 경험**
>
> S 간호사는 오늘도 J 선임간호사에게 '자신이 지시한 업무를 제대로 수행하지 못했다'는 공개적인 질책을 받고 사직을 심각하게 고려하게 되었다. 선임간호사 J는 바쁘다는 이유를 들며 자신이 해야 할 업무를 후임 간호사에게 은근슬쩍 지시하는 일이 많았다. 특히 밤 근무 시 J는 아래 연차의 간호사에게 자신이 담당한 환자의 간호를 하도록 지시하고 휴게시간을 연장하여 수면을 취하였다. J의 부당한 업무위임과 공격적이고 무시하는 어투의 질책을 자주 경험하는 아래 연차의 간호사들은 J 간호사의 행동이 잘못된 것임을 알고 J 간호사에 대한 불만이 매우 컸지만 수간호사의 신임을 얻고 있는 J가 병동 내에서 강한 파워를 갖고 있기 때문에 후폭풍이 두려워 참아가며 근무를 하고 있었다. S 간호사는 더 이상 참을 수만은 없다고 생각했다.

(1) 윤리적 쟁점

① 간호사는 독립적으로 업무수행을 함과 동시에 팀으로서 함께 일하고 다른 간호사를 감독하거나 혹은 감독을 받기도 하면서 간호사 간 관계갈등을 경험한다.

② 관계갈등은 교대근무 사이의 의사소통 및 협력문제, 역할갈등 등에 의해 발생되며 언어폭력, 직장 내 괴롭힘으로 표출되고 있다.

③ 직장 내 괴롭힘에 대한 잘못된 대처와 인식은 부정적인 행동을 개선시킬 수 없게 하고 간호사의 소진과 이직을 증가시키는 요인이 된다.

④ 직장 내 괴롭힘 문제는 피해자 개인뿐만 아니라 의료기관 전체에 악영향을 줄 수 있으므로 이에 대한 예방과 대책을 마련하는 것이 필요하다.

(2) 간호사의 역할

① 간호조직은 직장 내 괴롭힘을 허용하지 않는 문화를 정착하고 건강한 근무환경을 조성해야 한다.

② 직장 내 괴롭힘의 피해자는 참거나 회피하는 등의 수동적인 대응에서 벗어나 정서적 반응을 조절하고 문제 중심의 대처를 사용하여 적극적으로 문제를 해결한다.

③ 직장 내 괴롭힘을 목격한 간호사들은 피해자의 괴롭힘 현장의 증인이 되어주고 피해자를 지지해준다.

3 간호사와 타 직종 구성원의 관계윤리

> **사례 : 요양시설 관리자의 이해상충 경험**
>
> 종합병원 신경과에서 수간호사로 은퇴한 K는 W 요양시설에 스카우트 되어 시설장으로 근무하고 있다. 입소정원 100명 규모의 W 노인요양시설은 간호사를 포함하여 총 50명의 직원이 근무하고 있고, 시설장의 권한으로 납품업체를 선정한다. 최근 납품업체와의 계약기간이 만료되는 시점이 임박해지자 각 업체의 영업과장들은 K 시설장을 찾아 연장계약을 이어가려는 목적으로 K의 환심을 사고자 했다. Z 의료용품 납품업체의 영업과장은 제품설명을 하던 중에 "올해 요양시설의 송년파티를 업체에서 주관하겠으니 참석만 하라."는 말을 하면서 '판매 수익금의 10%를 시설운영비로 사용하도록 제공하겠다'고 덧붙였다. K 시설장은 사실 새로운 업체의 채택을 고려 중이었으나 좋은 제안이라는 생각이 들어 고민해보기로 했다.

(1) 윤리적 쟁점

① 사회의 신뢰를 바탕으로 전문직업성(professionalism)을 유지하는 의료인은 연구자, 교육자, 시설운영자 등 여러 역할을 수행하며 사회 관계망 안에 존재하는 연구기관의 행정가, 제약회사 관계자 등 관련 종사자들과 다양한 관계를 맺으며 이해상충을 경험하게 된다.

② 이해상충(COI : Conflict Of Interest)은 개인의 사적인 이해관계가 자신이 맡고 있는 업무 또는 공공이나 타인의 이익과 서로 상충되는 상황을 뜻한다.

③ 의료환경 내에서 발생하는 이해상충의 비윤리적인 사례는 다음과 같다.

  ㉠ 의약품, 의료기구, 처치 재료 및 소모품 등을 사용하는 대가로 받는 리베이트 수수행위

  ㉡ 진료수입에 따른 인센티브를 더 받기 위해 불필요한 검사를 권하는 행위

  ㉢ 상식적인 수준을 넘어선 번역수수료나 강의료 수수행위

  ㉣ 약물 또는 물리치료 등을 먼저 시행하지 않고 수술요법을 권하는 행위

  ㉤ 기업으로부터 스폰서를 받는 임상시험연구의 성과를 무리하게 만들어 내는 행위

④ 의료인이 개인의 이차적 목적을 우선시하여 환자에게 피해를 주는 결과를 초래하게 된 때에 특히 중요한 윤리적 쟁점이 된다.

(2) 이해상충의 윤리적 보호방안

① 미국 보건인적자원부 내 윤리담당 부서인 인간피험자보호국은 2004년에 「인간피험자를 포함하는 연구에서의 재정적 이해관계」를 발표하였다.

② 업체로부터 부당한 재정적 지원을 받는 행위는 2007년 리베이트 쌍벌제의 법규를 개정하여 기존에 부과되던 행정처분을 강화함과 동시에 형사처벌을 신설하여 리베이트를 받은 자에 대한 처벌이 강화되었다.

제 5 절 간호사와 연구

1 연구윤리 개요

(1) 연구윤리의 정의

① 연구윤리란 연구자가 정직하고 정확하며 성실한 태도로 바람직하고 책임 있는 연구를 수행하기 위해 지녀야 할 윤리적 원칙 또는 행동 양식이다.

② 바람직한 연구를 수행하기 위해서는 연구자가 절차적 투명성과 내용적 정직성을 확보해야 한다.

　ⓐ 협의의 연구윤리 : 연구 부정행위 방지를 중심으로 한 연구 진실성 또는 연구 정직성 확립을 위한 윤리를 의미한다.

　ⓑ 광의의 연구윤리 : 연구수행 전반에 대한 전문적 윤리를 의미하며 연구 진실성은 물론 연구실 문화의 민주성, 연구자의 사회적 책임, 특정 연구대상이나 연구방법에서의 윤리성 등을 포함한다.

③ 미국 연구윤리국(office of research integrity)에서 발간한 '연구윤리의 소개'에는 책임 있는 연구 수행을 위한 중요한 공통 가치를 다음과 같이 제시했다.

　ⓐ 정직성 : 정보를 정직하게 전달하고 약속을 지키는 것

　ⓑ 정확성 : 연구 결과를 정확하게 보고하고 오류를 피하도록 주의하는 것

　ⓒ 효율성 : 자원을 현명하게 사용하고 낭비를 막는 것

　ⓓ 객관성 : 사실만을 기술하며 부적절한 비뚤림(bias)를 피하는 것

(2) 생명의료 연구윤리의 논의

① 제2차 세계대전 중 독일군과 일본군에 의해 자행된 반인권적인 인체실험에 대한 교훈으로 연구대상자의 자발적 동의 등을 주요 내용으로 하는 뉘른베르크 강령(Nuremberg Code, 1947)과 헬싱키 선언(Declaration of Helsinki, 1964)에 의해서 구체화되었다.

② 20세기 중반 이후 과학기술의 산업화 및 연구환경의 경쟁 심화 등에 따른 연구윤리의 변질, 연구 부정행위 증가 등의 문제점이 발생되면서 미국의회가 '생명의학 및 행동과학연구 피실험자들의 보호를 위한 국가위원회'를 구성했으며 인간 실험대상에 대한 연구윤리의 기본원칙을 규정한 벨몬트 보고서(Belmont Report, 1979)를 발표하였다.

2 연구대상자 보호

(1) 인체연구윤리의 쟁점

① 인권보호

㉠ 제2차 세계대전 때 자행된 인체실험에 관여한 자들을 심판하기 위한 뉘른베르크 재판에서 최초로 인권보호의 지침이 제정되었다.

㉡ 인체실험에 대한 기준을 확립하기 위한 10개 조항의 뉘른베르크 강령 중 연구대상자의 충분한 설명에 근거한 자발적인 동의는 인체연구윤리의 가장 중요한 원칙으로 발표되었다.

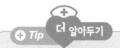

⊕ Tip 더 알아두기

뉘른베르크 강령 제1항 실험대상이 되는 사람의 자발적인 동의는 필수적이다.
"인체실험대상의 '충분한 정보에 근거한 자발적인 동의'는 절대적인 것이다. 이것은 실험대상자가 동의를 할 수 있는 법적 능력이 있어야 한다는 의미이며 어떠한 폭력, 기만, 협박, 강요, 술책이 없는 가운데 스스로 자유롭게 선택할 수 있는 권한이 주어져야 한다는 것이며, 분명한 이해와 지식에 근거하여 결정할 수 있도록 충분한 정보를 제공하여야 한다는 의미이다. 이를 위해 실험대상자에게 실험의 성격, 기간, 방법, 목적, 예상되는 불편과 위험, 건강상의 영향 등에 대해 알려 주어야 한다. 이러한 책임은 실험을 지도하고 참여하는 연구자 개개인에게 있다."

> **[뉘른베르크 강령]**
>
> 1. 인체실험에는 실험대상자의 자발적인 동의가 절대적으로 필요하다.
> 2. 사회를 위한 어떤 유효성이 그 실험 이외의 다른 방법으로는 이루어질 수 없을 때만 한다.
> 3. 동물실험에 근거하여 계획되어야 하며, 기대되는 성과가 실험의 수행을 정당화할 수 있어야 한다.
> 4. 육체적, 정신적 고통과 손상을 피할 수 있도록 수행되어야 한다.
> 5. 죽음과 불구적 손상이 예상될 때는 어떤 실험도 감행해서는 안 된다.
> 6. 실험에서 무릅써야 할 위험의 정도가 그 실험으로 해결될 수 있는 문제의 인도주의적 중요성보다 커서는 안 된다.
> 7. 실험으로 인해 손상, 불구, 죽음에 이르는 가능성이 아주 희박할지라도 정당하고 적절한 준비와 시설을 제공하여 그 가능성을 예방할 수 있도록 실험대상자를 보호해야 한다.
> 8. 과학적으로 적격한 자격자에 의해서만 실험이 수행되어야 한다.
> 9. 실험 도중 실험대상자가 육체적 또는 정신적으로 그 실험을 계속할 수 없다고 느낄 때에는 실험을 즉시 종결시킬 자유를 가져야 한다.
> 10. 책임 과학자의 양심과 우수한 기술, 용의주도한 판단에 따라 계속되는 실험이더라도 대상자에게 손상, 불구, 사망을 초래한다고 생각될 때는 어떤 경우라도 중단해야 한다.

② 인간 대상 연구 시 의료진의 지침
  ㉠ 헬싱키 선언에서는 건강한 연구대상자에 대한 실험에서 지켜야 할 윤리적 원칙을 환자를 대상을 하는 실험에서도 준수해야 한다는 점을 명시했다.
  ㉡ 헬싱키 선언은 1964년 제정된 이후 2013년 브라질 포르탈레자에서 개최한 제64차 세계의사회 총회에서 제7차 개정이 되었다.

> **[헬싱키 선언]**
>
> 1. 실험 계획과 수행은 독립적인 윤리심사위원회의 사전 심의를 거쳐야 한다.
> 2. 연구대상자의 이익에 대한 고려는 과학 발전과 사회의 이익에 앞서야 한다.
> 3. 약자의 입장에 있는 연구대상자들은 특별히 보호해야 한다.
> 4. 학술지는 이 선언을 준수하지 않는 논문을 받아들여서는 안 된다.
> 5. 연구결과를 발표할 때 연구자는 이 선언에 규정된 원칙을 따라야 한다.
> 6. 법률상 무능력자에 대해서는 국내법에 따라 법적 대리인의 동의를 얻어야 한다.
> 7. 동의는 그 연구에 참가하지 않고 독립된 위치에 있는 의료인이 받아야 한다.
> 8. 연구 자체의 목적과 방법, 예견되는 이익과 내재하는 위험성 등에 관하여 연구대상자에게 사전에 충분히 알려주어야 하며, 그들로부터 충분한 설명에 근거하여 자유로이 이루어진 동의를 받아야 한다.
> 9. 연구대상자가 연구자와 종속관계에 있는 경우 특히 주의해야 한다.
> 10. 인체를 대상으로 하는 연구는 일반적으로 승인된 과학 원칙에 따라야 하며, 연구대상자들의 건강과 권리를 보호하고자 하는 윤리적 기준에 합당해야 한다.

③ 인간 대상 연구 수행 시 윤리적인 지침 중요 ★

㉠ 인간 대상 연구를 위한 지침이 채택이 된 이후에도 미국에서는 터스키기 매독연구와 같은 비윤리적인 연구가 진행되었고 이를 계기로 인간 대상 실험에 대한 윤리적 자각이 높아짐과 동시에 의학연구의 윤리성을 심사하는 제도의 필요성을 느끼게 되었다.

㉡ 미국 '생의학 및 행동과학 연구실험대상자의 보호를 위한 국가위원회'는 1979년에 벨몬트 보고서를 발표하였고 이는 이후 여러 생명윤리위원회의 생명윤리 기본 틀이 되었다.

㉢ 벨몬트 보고서에서 제시된 벨몬트 원칙(the belmont principles)은 인간존중의 원칙, 선행의 원칙, 정의의 원칙이 있다.

㉣ 벨몬트 원칙들은 여러 가지 특정 윤리적 처방을 정당화하는 기초이자 인간 행동을 평가하기 위한 일반적인 판단 기준을 가리킨다. 이 일반적 원칙들을 연구 수행 과정에 적용하면 다음 사항들이 고려된다.

ⓐ 충분한 정보에 근거한 동의(informed consent) : 피험자의 연구 참여 이전 및 연구 수행 과정 동안 지속적으로 정보에 기초한 동의 절차가 잘 수행되고 있는지 검토하고, 연구자가 피험자의 연구 참여 철회를 상시적으로 허용하고 있는지, 각 피험자의 복지를 잘 유지하고 있는지 평가해야 한다. 그에 대한 피험자의 이해와 숙지를 확인할 의무와 오직 피험자의 자발적인 참여만으로 연구의 효력을 갖는다.

ⓑ 위험과 이득에 대한 평가 : 연구의 사회적·과학적 가치와 연구의 과학적 유효성을 평가하고, 연구가 적절한 위험 대 이득 비율을 정하고 있는지 정당화해야 한다.

ⓒ 피험자 선정 : 공정한 피험자 선정이 이루어지고 있는지 검토하고, 연구 선정 및 제외 기준과 피험자 모집 방법들이 검증되어야 한다. 따라서 연구자 자신이 선호하는 몇몇 환자만을 대상으로 잠재적인 이득이 예상되는 연구를 행해서는 안 되며, 탐탁지 않은 이들만을 골라서 위험한 연구를 행해서도 안 된다. 특정 취약 집단의 연구 참여를 단지 행정적인 편의를 이유로, 또는 그들의 질병이나 사회경제적 조건으로 인해 조정하기 쉽다는 이유로 그들을 연구에 참여시키려는 위험으로부터 그들을 보호해야만 한다.

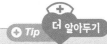

벨몬트 원칙

1. 인간 존중(respect for human)의 원칙
   자율적인 인간이 다른 사람의 강요나 부당한 영향 없이 연구 참여를 결정할 수 있는 자유를 가지고 있을 때 완전한 자율성을 가진다고 할 수 있다. 또한, 미성년자나 질병, 정신이상 등 불가피한 이유로 자기결정권을 상실한 사람도 적절한 보호를 받아야 한다.

   • 인간 존중의 원칙으로 파생된 규정
     ① 충분한 정보에 근거한 자발적 동의 취득과 관련된 규정
     ② 연구 대상자의 사생활 존중과 관련된 규정

2. 선행(beneficence)의 원칙

선행이라는 용어는 보통 친절, 자선을 의미하는 것으로 종종 이해된다. 보고서에서는 선행을 좀 더 강한 의미로 하나의 의무로서 이해하고, 선행에 대한 일반적인 규칙을 다음 두 가지의 상호보완적인 표현으로 정식화한다.

① 해를 입히지 말 것
② 가능한 한 이익을 극대화하고 가능한 한 해악을 극소화할 것

- 선행의 원칙으로부터 파생된 규정
  ① 위험을 최소화하고 이득은 최대화하는 연구 계획을 요구하는 규정
  ② 연구자들이 연구 수행하는 과정에서 생기는 위험을 충분히 관리할 수 있는지를 확인하도록 하는 규정

3. 정의(justice)의 원칙

정의의 원칙은 연구에서 생기는 이득과 부담을 동등하게 분배해야 한다는 것이다. 실험 연구자, 피험자 모두 공정한 분배를 받을 수 있도록 연구를 설계하고, 사람들을 공정하게 대할 것을 요구한다. 공공기금의 지원을 받는 연구가 치료기술이나 장치의 개발을 목적으로 할 때에는 그것들을 활용할 여유가 있는 사람에게만 편익이 되어서는 안 되며, 부당한 연구 결과 수혜를 위해 피험자를 부당하게 뽑아서는 안 된다는 것을 요구한다.

- 정의의 원칙으로부터 파생된 규정
  ① 공정하게 연구 대상자를 선정하도록 하는 규정
  ② 연구 대상이 사회적으로 취약한 특정 연구 대상자를 이용하거나 착취하지 않도록 하는 규정

(2) 연구대상자 보호 관련법

① 1995년 '의약품 임상시험 관리기준(KGCP : Korea Good Clinical Practice)'의 시행을 전후하여 대부분의 대학병원에 임상시험심사위원회가 설치되었다.

② 2004년 「생명윤리 및 안전에 관한 법률」이 제정되어 일부 기관에 한하여 기관생명 윤리위원회(IRB : Institutional Review Board) 설치가 의무화 되었다.

③ 2012년 「생명윤리법」이 전부 개정되어 인간 대상 연구와 인체유래물 연구 전체가 법적 규율의 대상으로 확대되었다.

④ 현재 인간대상의 연구와 동물실험이 포함된 연구를 계획할 때, 연구자는 연구대상자나 실험동물의 안전이 확보되고 실험이 윤리적으로 진행되도록 치밀하게 기획된 계획서를 기관생명윤리위원회에 제출하여 승인을 얻어야 한다.

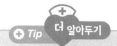

인간대상 연구에 포함되는 연구(생명윤리 및 안전에 관한 법률 제2조 제1호 및 동법 시행규칙 제2조 제1항)

1. 사람을 대상으로 물리적으로 개입하는 연구, 연구대상자를 직접 조작하거나 연구대상자의 환경을 조작하여 자료를 얻는 연구
2. 의사소통, 대인접촉 등의 상호작용을 통하여 수행하는 연구, 연구대상자의 행동관찰, 대면 설문조사 등으로 자료를 얻는 연구
3. 개인을 식별할 수 있는 정보를 이용하는 연구, 연구대상자를 직·간접적으로 식별할 수 있는 정보를 이용하는 연구

(3) 연구윤리와 간호

① 간호사는 어떠한 상황에서도 정직과 신의의 원칙을 지키며 진실하여야 하며 교육이나 연구 분야에서 정직과 진실성은 핵심적인 고려 사항이다.

② 연구대상자의 자기결정권을 보호하기 위하여 사전 동의가 이루어 졌으며 연구대상자의 자발성이 보장되었는지를 중요시해야 한다.

③ 연구수행에 있어 연구내용의 정직성과 수행과정에서의 정확성을 확보하여 연구의 진실성을 가짐으로서 책임 있는 연구수행을 하도록 한다.

주관식 레벨 Up

01 다음은 베너의 5단계 모형에 대한 설명이다. 이에 알맞은 말을 〈보기〉에서 찾아 괄호에 채우시오.

---

① ( )는 간호를 행할 때 상황이 고려되지 않은 규칙과 원리에 의존한다.

② ( )는 행위를 인도해 주는 원리를 만들어 낼 수 있으나 모든 측면이 동등하게 중요하다고 보기 때문에 우선순위의 설정에 도움이 필요하다.

③ ( )는 장기적인 간호목표를 인식하면서 분석적인 사고에 기초한 면밀한 계획으로 간호한다.

④ ( )는 사고와 분석의 과정 없이 직관적으로 상황을 파악하여 가장 적합한 간호를 할 수 있다.

┤ 보 기 ├

㉠ 숙달자   ㉡ 전문가   ㉢ 신참자

㉣ 초심자   ㉤ 숙련자

정답 ①-㉣ 초심자, ②-㉢ 신참자, ③-㉠ 숙달자, ④-㉡ 전문가

해설
- 초심자(novice) : 기본 교육 과정 중에 있는 학생에 해당한다. 임상경험이 없기 때문에 상황이 고려되지 않은 규칙과 원리에 의존한다.
- 신참자(advanced beginner) : 경험한 것을 기초로 전체적인 상황에서 의미를 파악할 수 있으나 모든 측면이 동등하게 중요하다고 보기 때문에 우선순위의 설정에 도움이 필요하다.
- 숙달자(competent) : 숙달단계에 도달하여 장기적인 간호목표를 인식하면서 분석적인 사고에 기초한 면밀한 계획으로 간호한다.
- 전문가(expert) : 사고와 분석의 과정 없이 직관적으로 상황을 파악하여 가장 적합한 간호를 할 수 있다.

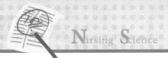

02 다음은 벨몬트 원칙에 대한 설명이다. 해당 규정에 부합하는 것을 〈보기〉에서 찾아 연결하 시오.

---

① 충분한 정보에 근거한 자발적 동의 취득과 관련된 규정으로 연구 대상자의 사생활 존중과 관련된 규정
② 위험을 최소화하고 이득은 최대화하는 연구 계획을 요구하는 규정으로 연구자들이 연구 수 행하는 과정에서 생기는 위험을 충분히 관리할 수 있는지를 확인하도록 하는 규정
③ 공정하게 연구 대상자를 선정하도록 하는 규정으로 연구 대상이 사회적으로 취약한 특정 연구 대상자를 이용하거나 착취하지 않도록 하는 규정

─┤ 보 기 ├──────────────────────────

㉠ 정의의 원칙   ㉡ 선행의 원칙   ㉢ 인간 존중의 원칙

────────────────────────────────

정답 ①-㉢ 인간 존중의 원칙, ②-㉡ 선행의 원칙, ③-㉠ 정의의 원칙

해설 • 인간 존중(respect for human)의 원칙 : 연구윤리에서 자율적인 인간이 다른 사람의 강요나 부당한 영향 없이 연구 참여를 결정할 수 있는 자유를 가지고 있을 때 완전한 자율성을 가진다고 할 수 있다.
• 선행(beneficence)의 원칙 : 가능한 한 이익을 극대화하고 해악을 극소화하는 것을 말한다.
• 정의(justice)의 원칙 : 연구에서 생기는 이득과 부담을 동등하게 분배해야 한다는 것이다.

실제예상문제

01 인격성 논쟁에서 인격체이기 위한 신경학적 기준으로는 감지 가능한 뇌파를 가졌을 때 인간으로 정의한다.

01 다음은 낙태의 생명윤리적 쟁점 중 인격성 논쟁에 관한 설명이다. 이 중 틀린 것은?

① 낙태와 관련된 맥락에서 인격체와 인간존재를 구분하며 태아는 인격체가 아니기 때문에 생명권을 갖지 않는다고 주장한다.

② 인지적 기준에 의해 인격체가 된다는 것은 생각할 수 있고 인지할 수 있어야 한다. 그러므로 태아는 이런 기준을 충족시키지 못하므로 인격체가 될 수 없다고 본다.

③ 인격체가 된다는 것은 인간에만 존재하는 특수한 유전자를 갖는다는 것이다.

④ 인격체이기 위한 신경학적 기준으로는 뇌혈관이 생성되었을 때 인간으로 정의한다.

02 경계사례 논증은 태아의 발달이 완만하고 연속적이기 때문에 인격성과 비인격성의 경계가 되는 특정한 시점을 확인하기 어렵다는 것이다.

02 다음은 낙태의 생명윤리적 쟁점에 대한 설명이다. 관련 있는 것은 무엇인가?

> • 낙태시킬 수 있거나 시킬 수 없는 태아를 구분하는 선을 어디에 그을 것인가의 문제이다.
> • 인격성과 비인격성은 연속적이기 때문에 구분될 수 없으며 임신 주수를 기준으로 하여 인격성과 체외생존 가능성의 시점으로 삼는 것은 자의적인 것이다.

① 페미니즘 논쟁

② 경계사례 논증

③ 응급피임 논쟁

④ 체외생존 가능성 논쟁

정답 01 ④ 02 ②

03 다음 중 낙태 관련법의 윤리적 쟁점에 대한 설명으로 틀린 것은?

① 「형법」에서는 「형법」 제269조, 제270조에서 낙태죄를 규정하고 있으며 낙태행위가 구체적으로 무엇을 뜻하는지를 정의하고 있다.

② 「모자보건법」 제14조와 시행령 제15조는 낙태가 허용되는 요건으로 우생학적, 윤리적, 의학적 적응 사유 중 어느 하나에 해당하고 임부와 배우자의 동의가 있는 경우 임신 24주일 이내에 의사에 의해 낙태수술이 실행될 것을 요한다.

③ 낙태의 정당화 사유에 윤리적 정당화 사유로서 강간 등 불법, 반윤리적 성행위에 의해 임신이 된 경우가 포함된다.

④ 「모자보건법」은 정부시책으로 가족계획을 도모하려는 의도에서 유신체제하인 1973년 제정되었다.

03 「형법」에서는 낙태만 규정하고 인공임신중절이라는 용어는 사용하고 있지 않다. 즉, 인공임신중절은 「형법」의 낙태에 대해 특별법으로 제정된 「모자보건법」에서 사용하고 있는 단어이다. 또한, 「형법」 제269조, 제270조에서 낙태죄를 규정하고 있으나 낙태행위가 구체적으로 무엇을 뜻하는지를 정의하고 있지 않다.

04 다음은 영유아 간호와 윤리적 쟁점에서 유전성 대사질환 신생아 선별검사와 관련된 윤리적 문제에 대한 설명이다. 옳은 것을 모두 고르시오.

> ㉠ 유전자 질환 검사결과는 다른 진단 검사와는 달리 검사대상자와 가족에게 검사와 결과에 대한 정보제공과정에서 가족 상호관계에 영향을 줄 수 있다.
> ㉡ 간호사는 신생아 대사질환 선별검사와 관련하여 그 부모에 충분한 정보를 제공하고 동의를 얻어야 한다.
> ㉢ 신생아 선별검사를 진행하는 간호사는 관련된 지식을 습득하고 대상자를 설득해 내야 한다.
> ㉣ 간호사는 대상자의 불필요한 불안 감소를 위해 필요로 되는 정보를 효과적으로 전달할 수 있는 의사소통역량을 갖추어야 한다.

① ㉠, ㉡, ㉢
② ㉠, ㉡, ㉣
③ ㉠, ㉢, ㉣
④ ㉠, ㉡, ㉢, ㉣

04 간호사는 신생아 선별검사와 관련하여 부모에게 충분한 정보를 제공하고 자의적인 동의를 얻어야 하는 것이지 관련된 지식을 설명하는 목적이 상대를 설득시켜 원하지 않는 동의를 이끌어내는 것이 아니다. 그러므로 ㉢은 잘못된 설명이다.

정답 03 ①   04 ②

05 예방접종을 거부하는 부모는 과거
경제적, 지리적, 시간적 이유로 자녀
의 예방접종을 미뤘던 부모들과는
달리 예방접종의 안정성과 그 효과
가 낮다고 인식하는 사회심리적인
문제로 인해 거부하고 있다.

06 예방접종과 관련된 윤리적 문제에
있어 지역사회 보건인으로서의 간
호사는 부모의 자기 자녀들에 대한
예방접종 거부와 같은 개인의 자기
결정권에 대한 존중, 자녀에 대한
부모의 대리결정, 타인에 대한 해악
을 예방해야 하는 보건의료의 역할
과 책임 등 다양한 윤리적 쟁점을
경험한다.
②의 자녀에 대한 부모의 대리결정
의 권리가 항상 타인에 대한 해악을
예방해야 하는 문제보다 앞서므로
존중해 주어야 한다는 것은 틀린 설
명이다.

05 다음 중 예방접종과 관련된 윤리적 문제에 대한 설명으로 **틀**
린 것은?

① 예방접종을 거부하는 경향은 현대사회의 개인의 자기결정권
에 대한 존중과 밀접하게 관련성을 가지고 있다.

② 미국의 경우 아동의 예방접종을 의무사항으로 규정하고 있으
나 부모의 철학적, 종교적, 개인적 사유로 인해 자기 자녀의
예방접종을 거부할 권리를 법적으로 허락하기도 한다.

③ 예방접종을 거부하는 부모는 대부분 경제적, 지리적, 시간적
이유로 자녀의 예방접종을 미루고 있다.

④ 예방접종을 거부하는 부모의 제3유형은 현대의 대부분의 감
염병 치료가 가능하기 때문에 불필요하며 예방접종 없이도
아이들이 건강하게 자랄 수 있다고 믿는다.

06 다음은 예방접종과 관련된 윤리적 문제에 대한 간호사의 역할
이다. 옳은 것을 모두 고르시오.

> ㉠ 지역사회 보건인으로서 간호사는 부모의 자기 자녀들에
> 대한 예방접종 거부와 같은 개인의 자기결정권을 존중해
> 야 한다.
> ㉡ 간호사는 부모의 의견을 존중하고 부모가 예방접종에 대
> 해 어떤 생각을 가지는지, 정보를 어디에서 얻게 되었는
> 지에 대한 사정을 통해 구체적인 중재안을 가지고 접근
> 해야 한다.
> ㉢ 예방접종이 단순히 개인의 건강을 지키기 위한 개별 활
> 동으로 국한되지 않으며 공공의 이익과도 관련된 윤리적
> 문제라는 대중의 인식을 높이는 것도 필요하다.
> ㉣ 자녀에 대한 부모의 대리결정의 권리가 항상 타인에 대
> 한 해악을 예방해야 하는 문제보다 앞서므로 존중해 주
> 어야 한다.

① ㉠, ㉡, ㉢
② ㉠, ㉡, ㉣
③ ㉠, ㉢, ㉣
④ ㉠, ㉡, ㉢, ㉣

07 다음 중 아동학대의 윤리적 쟁점에 관한 간호사에 역할에 대한 설명으로 틀린 것은?

① 간호사는 아동학대 및 방임에 대한 전문적 지식을 가지는 것이 필요하다.

② 학대를 당한 아동을 보호하기 위해 적절한 방법으로 신고할 책임이 있다.

③ 아동학대 및 방임 방지를 위한 프로그램을 개발하고 피해 아동을 지지하고 효과적으로 보호하기 위한 간호중재법을 익히고 적용할 수 있어야 한다.

④ 학대는 의심만으로도 신고할 수 없으므로 신중해야 한다.

07 아동학대는 의심만으로도 신고할 수 있으므로 지체 없이 신고해야 한다.

08 다음은 다문화 가정의 아동에 대한 윤리적 쟁점과 간호사의 역할에 대한 설명이다. 옳은 것을 모두 고르시오.

> ㉠ 다문화 가정의 사회경제적으로 낮은 생활수준과 법적 절차의 미흡으로 의료사각지대에 놓이게 되는 경우가 많다.
> ㉡ 결혼이주여성은 문화적 차이, 언어 소통의 어려움과 사회적 지지부족으로 새로운 사회로의 부적응을 경험하며 이에 따라 다문화 가정의 자녀도 영향을 받을 수 있다.
> ㉢ 간호사는 소수자에 대한 차별을 없애고 인간에 대한 존엄성을 바탕으로 사회정의 실현을 위해 다양한 문화에 대한 이해를 가지며 수용하고 배려해야 한다.
> ㉣ 보건의료 형평성, 건강한 미래세대 양성, 장래의 질병예방이라는 측면에서 다문화 가정이 보건의료에 미치는 영향력에 대한 검토가 필요하다.

① ㉠, ㉡, ㉢
② ㉠, ㉡, ㉣
③ ㉠, ㉢, ㉣
④ ㉠, ㉡, ㉢, ㉣

08 결혼이주여성은 문화적 차이, 언어 소통의 어려움과 사회적 지지부족으로 새로운 사회로의 부적응을 경험하며 건강문제나 보건의료에 대한 요구도의 차이로 인한 어려움을 경험하기도 한다.
이에 따라 그 자녀도 영향을 받게 되므로 다문화 가정의 아동은 부모의 특수한 상황에 대한 적극적 사정을 통해 세심한 돌봄과 관심이 요구되는 취약계층이다.

정답 07 ④ 08 ④

09 청소년이 해악이 될 수 있는 정보를 밝히는 것을 거부할 때 간호사는 법에 따라 관련된 내용에 대해 보고할 의무를 가진다.

09 다음은 청소년 간호에서 비밀유지와 사생활 보호 및 신뢰의 윤리적 쟁점과 간호사의 역할에 관련된 설명이다. 이 중 <u>틀린</u> 것을 고르면?

① 비밀유지(confidentiality)는 간호사나 의사에게 제공된 정보를 동의 없이 제3자와 공유할 수 없음을 의미한다.

② 청소년은 자신의 부모나 친구들로부터 자신이 제공한 정보가 비밀로 유지되고 사생활이 보호되기를 바라지만 비밀유지는 때로 청소년 자신이나 다른 사람에게 위험 혹은 해악이 미칠 수 있다.

③ 간호사는 청소년들을 사정할 때 부모나 친구들로부터 청소년들의 사생활을 보호하기 위한 접근 방법을 활용하는 것이 필요하다.

④ 청소년이 해악이 될 수 있는 정보를 밝히는 것을 거부할 때 간호사는 이를 존중해 환자와의 신뢰를 형성한다.

10 응급실 간호사에게 윤리적 갈등과 윤리적 고뇌를 야기하는 상황은 간호사의 권한이 아니어서 할 수 없는 처치들인 경우이다. 예로 제세동기 사용권한 여부를 들 수 있다.

10 다음 중 응급실 간호사에게 윤리적 갈등과 윤리적 고뇌를 야기하는 상황이 <u>아닌</u> 것은?

① 만성질환자, 치료에 불이행하는 환자의 반복적인 응급실 내원

② 경제적 능력이 없는 환자가 치료를 받지 못하는 경우

③ 간호사의 권한이 아니어도 할 수 있는 처치들

④ 임종간호를 충분히 제공하지 못하고 슬픔에 잠긴 보호자를 지지하지 못하는 경우

11 만성질환자와 관련한 윤리적 딜레마로는 부적당한 통증관리, 노인이나 중증 장애, 환자에 대한 학대와 방임, 초기 치매 환자의 의사결정 문제, 말기 환자의 치료 및 간호에 대한 의사결정 문제들이 있다.

11 다음 중 만성질환자 및 그 가족과 관련한 윤리적 딜레마가 <u>아</u><u>닌</u> 것은?

① 부적당한 통증관리

② 초기 치매 환자의 유산 상속 문제

③ 노인이나 중증 장애 환자에 대한 학대와 방임

④ 말기 환자의 치료 및 간호에 대한 의사결정 문제들

정답 09 ④   10 ③   11 ②

12 다음 중 간호기록의 간호실무표준 이행문제와 관련한 윤리적 쟁점에 관한 설명으로 틀린 것은?

① 간호사는 업무수행과정에서 의료분쟁과 관련하여 기록수정을 요구받는 상황에 처할 수 있다.

② 간호사는 동료의료인의 잘못을 덮어줄 것을 요구받은 상황에서 요구에 응할 것인지, 전문직 종사자로서 양심에 따라 사실을 있는 그대로 기록할 것인지에 대해 윤리적 갈등을 겪을 수 있다.

③ 간호사는 환자를 보살피는 옹호자로서 의료행위를 수행하나 병원의 법적 책임과 경영상의 어려움을 고려하는 것이 선행되어야 한다.

④ 간호사는 간호 표준을 준수하여 간호기록을 수행하고 자신의 전문적인 판단과 의사결정에 의해 수행한 간호에 대해 그 정당성을 설명하고 책임질 수 있어야 한다.

13 달톤(Dalton)은 간호사의 업무상황에 대한 재사회화를 4단계 모형으로 제시한바 있다. 다음의 단계는 어디에 속하는가?

> 간호사가 독립적으로 업무를 수행함으로써 기술적인 능력을 인정받는 단계로 업무상 주요 인간관계는 동료관계로 이루어진다.

① 1단계
② 2단계
③ 3단계
④ 4단계

14 간호사의 단체행동은 변화를 초래하고 간호의 질을 향상시킬 수 있으므로 대상자에게 이익을 주게 될 뿐만 아니라 업무스트레스와 초과 근무를 감소시켜 간호사에게도 이익을 주게 된다고 보는 입장은 목적론과 공리주의적 관점이다.

14 다음 중 간호사의 단체행동(파업)과 윤리문제에 대한 설명으로 틀린 것은?

① 상황을 바꾸어 보려는 목적으로 취한 간호사의 단체행동이 윤리적으로 정당화 될 수 있는지가 중요한 쟁점이다.

② 간호사의 단체행동은 변화를 초래하고 간호의 질을 향상시킬 수 있으므로 대상자에게 이익을 주게 되고 업무스트레스와 초과 근무를 감소시켜 간호사에게도 이익을 주게 된다는 입장은 의무론적 입장이다.

③ 간호사의 부적절한 인력배치를 비롯한 업무환경이 부적절할 경우 환자의 권익이 침해 받는 상황이 된다.

④ 파업이 현재 입원해 있는 대상자에게 어느 정도 불편감과 해를 끼칠 수 있지만 궁극적으로는 미래의 대상자 간호에 현저한 진보를 가져올 것이라는 입장은 목적론과 공리주의적 관점이다.

15 이해상충의 비윤리적인 사례는 약물 또는 물리치료 등을 먼저 시행하지 않고 수술요법을 권하는 행위다.

15 다음 중 의료환경 내에서 발생하는 이해상충의 비윤리적인 사례가 아닌 것은?

① 의약품, 의료기구, 처치 재료 및 소모품 등을 사용한 대가로 받는 리베이트 수수행위

② 진료수입에 따른 인센티브를 더 받기 위해 불필요한 검사를 권하는 행위

③ 수술보다는 약물 또는 물리치료 등을 먼저 시행하도록 하는 행위

④ 기업으로부터 스폰서를 받는 임상시험연구의 성과를 무리하게 만들어 내는 행위

정답 14 ② 15 ③

16 제2차 세계대전 시 자행된 인체실험에 관여한 자들을 심판하기 위한 재판에서 최초로 인권보호의 지침으로 제정된, 인체실험에 대한 기준을 확립하기 위한 10개 조항은 무엇인가?

① 뉘른베르크 강령(Nuremberg Code)
② 헬싱키 선언(Declaration of Helsinki)
③ 벨몬트 보고서(The Belmont Report)
④ 터스키기 강령(Tuskegee Code)

16 제2차 세계대전 시 자행된 인체실험에 관여한 자들을 심판하기 위한 뉘른베르크 재판에서 인체실험에 대한 기준을 확립하기 위해 뉘른베르크 강령이 제정되었다. 이 강령은 인체연구 윤리의 가장 중요한 원칙은 연구대상자의 충분한 설명에 근거한 자발적인 동의라고 하였다.

✏️ **주관식 문제**

01 낙태 반대와 찬성의 생명윤리적 쟁점에 대해 서술하시오.

01

정답 ① 낙태반대론자의 견해
• 낙태는 무고한 생명을 죽이는 살인이며 임신 중에 있는 태아는 보통 성인과 마찬가지로 인간이다.
• 낙태는 인간 생명에 대한 경시풍조를 확산시킨다. 원하지 않는다는 이유로 태아의 죽음을 허용하는 사회는 미끄러운 경사길 논리에 의해 사회에 필요하지 않거나 바람직하지 않은 사람들의 생명을 경시하고 차별할 수 있는 가능성이 있다.
• 낙태를 하게 되는 경우는 비합법적인 결합 혹은 미혼여성의 임신인 경우가 많기 때문에 낙태시술을 쉽게 받을 수 있다면 가정을 파괴하고 성윤리를 타락시킬 우려가 있다.
② 낙태찬성론자들의 견해
• 태아는 과연 성인과 동등한 자격과 권리를 갖춘 인간인가에 대한 물음을 제기한다.
• 여성의 삶의 질, 여성의 생식과 관련된 자기결정권은 존중받아야 한다.

해설 낙태에 대한 윤리적 정당성과 법적 허용에 관한 찬반 논쟁은 태아의 기본적 권리인 생명권 보호와 프라이버시 및 선택의 권리를 지키기 위한 양측의 입장이 첨예하게 대립하고 있다. 낙태반대론자들은 태아의 생명권 보호를 우선시 하는 생명우선론(pro-life)의 입장이며 낙태찬성론자들은 여성의 권리가 태아의 생명권보다 우선한다는 선택우선론(pro-choice)적 입장이다.

교수님 코칭!
인공임신 중절, 즉 낙태에 대한 찬반 주장은 생명에 대한 정의와 여성의 결정권에 대하여 상반된 견해를 제시하고 있다. 현행 의료법은 의료인으로서 간호사가 태아의 성감별이나 낙태시술에 참여하거나 협조를 하지 않도록 규정하고 있음을 기억하자!

정답 16 ①

02

정답 ① 성숙함
② 탁월한 의사소통 및 협동능력
③ 윤리적 딜레마를 해결할 수 있는 경험
④ 의료윤리원칙(자율성 존중, 선행, 해악금지, 정의의 원칙)에 대한 지식
⑤ 이전에 발생한 유사 사례와 비교하는 비판적 사고
⑥ 덕 윤리
⑦ 돌봄의 윤리
⑧ 윤리 문헌에 친숙해지기
⑨ 혼자 고민하지 않고 대안을 함께 모색해 줄 멘토 갖기 등

03

정답 [목적론과 공리주의적 관점]
① 간호사의 단체행동은 변화를 초래하고 간호의 질을 향상시킬 수 있으므로 대상자에게 이익을 주게 되고 업무 스트레스와 초과근무를 감소시켜 간호사에게도 이익을 주게 된다.
② 파업이 현재 입원해 있는 대상자에게 어느 정도 불편감과 해를 끼칠 수 있지만 궁극적으로는 미래의 대상자 간호에 현저한 진보를 가져올 것이라는 입장이다.

[의무론적 입장]
① 파업은 대상자를 불편하게 하고 해를 주며 예상에 어긋난 결과도 초래할 수 있다.
② 대상자에게 간호와 안전을 제공하는 의무를 위반하게 되며 파업으로 해를 입게 될 대상자와 이익을 얻게 될 미래의 대상자가 서로 다르다는 점이다.

02 미국 전문간호사협회에서 제시한 만성질환자를 돌보는 간호사가 윤리적 딜레마를 해결하기 위해 가져야 할 역량을 5가지 이상 서술하시오.

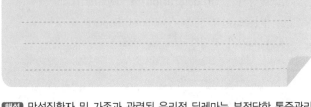

해설 만성질환자 및 가족과 관련된 윤리적 딜레마는 부적당한 통증관리, 노인이나 중증 장애 환자에 대한 학대와 방임, 초기 치매환자의 의사결정 문제, 말기 환자의 치료에 대한 의사 결정문제 등이 있으므로 만성질환자를 돌보는 간호사는 다른 환자를 돌보는 간호사와 마찬가지로 윤리적 갈등을 겪으며 윤리적 딜레마를 해결하기 위한 역량이 필요하다.

03 간호사의 단체행동(파업)과 윤리문제를 목적론과 공리주의적 관점과 의무론적 입장에서 서술하시오.

해설 간호사는 양질의 건강관리에 대한 사회적 요구에 부응하기 위해 집단적 협상이나 파업까지 가담하게 될 수 있으며 상황을 바꾸어 보려는 목적으로 취한 간호사의 단체행동이 윤리적으로 정당화될 수 있는지가 중요한 쟁점이다.

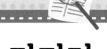
➡️ 간호사의 윤리적 갈등 및 윤리적 의사결정과 관련한 낙태에 대한 윤리적 정당성과 법적 허용에 관한 찬반 논쟁은 태아의 기본적 권리인 생명권 보호와 프라이버시 및 선택의 권리를 지키기 위한 양측의 입장이 첨예하게 대립하고 있다. 낙태의 생명윤리적 쟁점으로는 인격성 논쟁, 체외생존 가능성 논쟁, 경계사례(marginal case) 논증, 페미니즘 논쟁, 응급피임 논쟁 등이 있다.

➡️ 낙태 관련법의 윤리적 쟁점은 「모자보건법」 제14조에 타고난 생물학적 조건이나 사회적 조건에 따라 생명의 가치가 구분되고 기존 사회구성원들의 이익을 위해 태아의 생명이 희생되는 것이 정당화된다는 차별적 이념이 내포되어 있다는 것이다.

➡️ 유전성 대사질환 신생아 선별검사와 관련된 윤리적 문제는 유전자 질환 검사결과는 다른 진단 검사와는 달리 검사 대상자와 가족에게 검사와 결과에 대한 정보제공과정에서 가족 상호관계에 영향을 줄 수 있다는 것이며 간호사는 관련된 지식을 습득하고 대상자의 불필요한 불안 감소를 위해 필요로 되는 정보를 효과적으로 전달할 수 있는 의사소통역량을 갖추어야 한다.

➡️ 예방접종을 거부하는 부모는 과거 경제적, 지리적, 시간적 이유로 자녀의 예방접종을 미뤘던 부모들과는 달리 예방접종의 안정성과 그 효과가 낮다고 인식하는 사회심리적인 문제로 인해 거부하고 있다. 간호사는 부모의 의견을 존중하고 사정을 통해 구체적인 중재안을 가지고 접근하고, 예방접종이 단순히 개인의 건강을 지키기 위한 개별 활동으로 국한되지 않으며 공공의 이익과도 관련된 윤리적 문제라는 대중의 인식을 높이는 것도 필요하다.

➡️ 아동학대란 보호자를 포함한 성인이 아동의 건강 또는 복지를 해치거나 정상적 발달을 저해할 수 있는 신체적, 정신적, 성적 폭력이나 가혹행위를 하는 것과 아동을 유기하거나 방임하는 것을 의미한다. 간호사는 아동학대 및 방임에 대한 전문적 지식을 가지는 것이 필요하며 학대를 받았다고 의심되는 아동을 보호하기 위해 적절한 방법으로 신고할 책임이 있다.

➡️ 다문화가정의 아동은 많은 경우에 사회경제적으로 낮은 생활 수준과 법적 절차의 미흡으로 의료사각지대에 놓이게 된다. 간호사는 소수자에 대한 차별을 없애고 인간에 대한 존엄성을 바탕으로 사회정의 실현을 위해 다양한 문화에 대한 이해와 수용, 배려의 자세를 가져야 한다.

➡ 청소년 간호와 윤리적 쟁점은 비밀유지, 사생활 보호, 신뢰이며 간호사는 청소년과 돌봄의 관계형성을 시작할 때 비밀유지에 대한 확신을 줄 필요가 있으나 잠재적 해악이 있을 경우 청소년 스스로가 적절한 방법으로 관여된 이들에게 정보를 밝힐 수 있도록 기회를 제공해야 한다.

➡ 응급실 간호사는 응급실처럼 급박한 상황에서 윤리적 의사결정을 하고 이에 따른 행동을 하는 것이 어려운 일일지라도 환자나 보호자의 사생활 보호 및 비밀이 보장되어야 하며 진실말하기와 충분한 설명에 근거한 동의가 응급실에서도 중요한 윤리적 간호라는 것을 알고 있어야 한다.

➡ 만성질환자 및 가족과 관련된 윤리적 딜레마는 부적당한 통증관리, 노인이나 중증 장애 환자에 대한 학대와 방임, 초기 치매 환자의 의사결정 문제, 말기 환자의 치료 및 간호에 대한 의사결정 문제들이 있다.

➡ 노인학대는 노인에 대하여 신체적·정서적·성적 폭력 및 경제적 착취 또는 가혹행위를 하거나 유기 또는 방임하는 것을 말한다. 특히 치매 노인에 대한 학대와 관련해 간호사는 대상자의 자율성을 최대한 옹호하며 윤리적으로 간호하기 위하여, 치매 노인을 돌보는 간호사 및 간호보조 인력에게 치매 증상, 치매 노인과 의사소통하는 방법을 교육해야 한다.

➡ 정신건강문제 대상자와 윤리적 문제로는 강제입원과 강제처치가 있다. 관할 정신보건기관은 입·퇴원 관리 실태를 수시 또는 정기 점검하고 위법사항 적발 시 관련 법령에 의거 조치하도록 되어 있다. 정신과 환자에게 실시되는 대표적인 강제적 처치는 신체보호대 적용, 보호실 격리, 강제 투약 등이며 자해나 타해 위험이 매우 높아서 신체적 제한 외의 방법으로는 그 위험을 회피하기가 어렵다는 판단이 분명할 때, 대상자 본인의 치료 또는 보호를 도모하는 목적으로 행해져야 한다.

➡ 간호사는 간호기록과 관련한 간호실무표준 이행 문제에 있어 간호 표준을 준수하여 간호를 수행하고 자신의 전문적인 판단과 의사결정에 의해 수행한 간호에 대해 그 정당성을 설명하고 책임질 수 있어야 한다. 또한, 환자를 보살피는 옹호자로서 의료행위를 수행하며 법적 책임과 경영상의 어려움을 근거로 의료진의 잘못된 행위를 숨겨서는 안 된다.

➡ 간호사는 간호실무 지식 및 의무이행 문제에 있어 선의를 가지고 성실하게 간호대상자를 간호하여야 하며 어떤 상황에서도 간호대상자에게 최선의 간호를 제공하기 위한 노력을 해야 한다. 간호가 필요한 상황에서 어떠한 경우라도 간호대상자를 떠나거나 방치해서는 안 되며, 간호할 때 소홀함, 부주의, 고의, 악의, 잘못된 정보제공 등으로 간호대상자에게 해를 끼쳐서는 안 된다.

➡ 전문직 간호에 대한 사회화 과정은 간호사 역할수행에 적합한 자기 정체성을 내면화하고, 요구되는 기술과 자질을 학습하는 과정이다.

➡ 간호사는 직업사회화 과정과 교육사회화 과정을 거쳐 업무상황에 대한 재사회화 과정을 거친다. 달톤의 4단계 모형이나 베너의 5단계 모형은 재사회화의 단계를 설명하고 있다.

➡ 간호사는 양질의 건강관리에 대한 사회적 요구에 부응하기 위해 집단적 협상이나 파업과 같은 간호사의 단체행동이 윤리적으로 정당화될 수 있는지가 중요한 쟁점이다. 간호사의 단체행동에 대해 목적론과 공리주의적 관점과 의무론적 입장이 있다.

➡ 의사와 간호사의 관계에 있어 업무의 기능적 차이는 존재하지만 업무의 성질이나 인간관계는 수평적이고 대등한 관계로 바뀌어 가면서 두 직종 간의 갈등은 오히려 빈번해 지고 있다. 간호사는 항상 대상자의 안전을 최우선으로 생각하고 관계윤리를 준수하여 의사와의 협력관계를 유지하는 것이 필요하다.

➡ 동료간호사와의 관계윤리에서 직장 내 괴롭힘에 대한 잘못된 대처와 인식은 부정적인 행동을 개선시킬 수 없게 하고 간호사의 소진과 이직을 증가시키는 요인이 된다. 직장 내 괴롭힘의 피해자는 참거나 회피하는 등의 수동적인 대응에서 벗어나 정서적 반응을 조절하고 문제 중심의 대처를 사용하여 적극적으로 문제를 해결한다.

➡ 간호사는 연구자, 교육자, 시설운영자 등 여러 역할을 수행하며 사회 관계망 안에 존재하는 연구기관의 행정가, 제약회사 관계자 등 관련 종사자들과 다양한 관계를 맺으며 이해상충을 경험하게 되고 이때 비윤리적인 상황에 당면할 수 있다.

➡ 제2차 세계대전 중 독일군과 일본군에 의해 자행된 반인권적인 인체실험에 대한 교훈으로 연구대상자의 자발적 동의 등을 주요 내용으로 하는 뉘른베르크 강령(Nuremberg Code, 1947)과 헬싱키 선언(Declaration of Helsinki, 1964)이 발표되었다. 20세기 중반 이후 과학기술의 산업화 및 연구환경의 경쟁 심화 등에 따른 연구윤리의 변질, 또 연구부정행위 증가 등의 문제점이 발생되면서 벨몬트 보고서(Belmont Report, 1979)가 작성되었다.

➡ 간호사는 연구수행에 있어 연구내용의 정직성과 수행과정에서의 정확성을 확보하여 연구의 진실성을 가짐으로써 책임 있는 연구수행을 하도록 한다.

참고문헌

1. 금교영, 『의료과학과 생명윤리』, 한국학술정보, 2019.

2. 공병혜, 『간호윤리』, 현문사, 2018.

3. Beth Perry Black, 『간호학개론』, 현문사, 2018.

4. 정명숙, 김덕희 외 9명, 『간호학개론』, 현문사, 2018.

5. 이병숙, 『간호학개론(이해와 전망)』, 학지사 메디컬, 2019.

6. 노성신, 『간호학개론, 책과상상, 2016.

7. 김지미·고정은 외 2명, 『간호학개론』, 계푹문화사, 2017.

8. 이선옥·전화연 외 3명, 『간호학개론』, 정담미디어, 2014.

9. 이상돈·김나경, 『의료법강의』, 법문사, 2017.

10. kathleen Koering Blais, 『전문직 간호』, 정담미디어, 2016.

11. 고진강·고지운, 『간호윤리학』, 계축문화사, 2017.

12. 장종운, 『최신손해배상실무』, 진원사, 2019.

13. 이병숙, 『간호관리학』, 학지사 메디컬, 2019.

14. 김인숙·장금성 외, 『최신 간호관리학』, 2015.

15. 한국의료윤리학회, 『의료윤리학』, 정담미디어, 2015.

16. 박윤형·이백휴 편저, 『보건의료법규』, 계축문화사, 2019.

17. 안성희, 권영미 외 3명, 『생명윤리에 기초한 간호전문직 윤리』, 대한간호협회, 2018.

18. 권성복 외 4인, 『간호관리학 Ⅰ』, 수문사, 2011.

19. 이태화 외 8인, 『간호학입문』, 대한나래출판사, 2017.

20. 조형, 『호스피스 완화의료』, 계푹문화사, 2017.

21. 남문희·김요나·박효진 외 공저, 『최신 전문직과 간호윤리』, 수문사, 2019.

22. 장금성 외 8인, 『간호윤리학과 전문직』, 현문사, 2015.

23. 이상미·안성희, 『간호윤리와 법』, 한국방송통신대학교출판문화원, 2017.

24. 조현원, 『생명잇기(장기기증의 이해)』, 휴먼컬처아리랑, 2014.

25. 법제처 지음, 『장기기증 이식』, 휴먼컬처아리랑, 2015.

26. 케이 스티어만, 『세상에 대하여 우리가 더 잘 알아야 할 교양. 21 : 안락사 허용해야 할까?』, 내인생의책, 2013.

27. 다케우지 가즈오, 『뇌사란 무엇인가』, 전파과학사, 2019.

28. Ajisawa Atsyshi, 『에이즈 환자의 다양한 문제 만나기』, 군자출판사, 2018.

고득점으로 대비하는 가장 똑똑한 대비서!

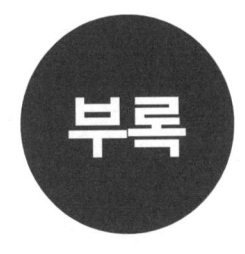

최종모의고사

—

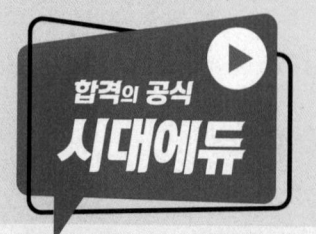

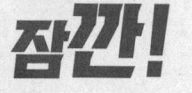

혼자 공부하기 힘드시다면 방법이 있습니다.
시대에듀의 동영상강의를 이용하시면 됩니다.
www.sdedu.co.kr ➜ 회원가입(로그인) ➜ 강의 살펴보기

최종모의고사 | 간호윤리와 법

제한시간: 50분 | 시작 ___시 ___분 – 종료 ___시 ___분

⊡ 정답 및 해설 384p

01 다음 중 간호사고와 관련된 법적 용어에 대한 설명으로 틀린 것은?

① 선행 의료 : 의료인이 어떤 위험성이 있는 의료행위를 실시하기 전에 환자의 동의 없이 의료행위를 시행한 것이다.

② 주의의무태만 : 책임과 의무를 이행해야 할 사람이 책임과 의무를 이행해야 할 상황에서 할 일을 하지 않거나 하지 말아야 할 일을 함으로써 남에게 손해를 입히는 것을 말한다.

③ 불법행위 : 과실, 고의에 의한 위법한 행위로 타인에게 정신적, 신체적, 재산적인 손해를 끼치는 경우 민사상의 책임을 부과한다.

④ 실무표준 : 일반적으로 환자를 관리하는 많은 기관에서 실제로 관찰될 수 있는 실무를 말한다.

02 간호실무와 관련된 법 중 형법에 대한 설명에서 다음 빈칸에 들어갈 말로 알맞은 것은?

> • 환자에게 심각한 손상 및 사망을 야기한 간호사는 현업에 의한 업무상 과실치상 또는 업무상 ( )죄가 적용된다.
> • ( )는 과실로 인하여 사람을 사망에 이르게 하는 경우를 말하며 2년 이하의 금고 또는 700만 원 이하의 벌금에 처한다.

① 과실
② 중과실치사
③ 과실치사
④ 불법행위

03 다음 중 환자가 피해를 입었을 경우 그 피해 배상을 민사법정에 청구할 수 <u>없는</u> 경우는?

① 채무불이행
② 과실치사
③ 불법행위 책임
④ 손해배상

04 다음 중 설명 및 동의의 의무에 대한 설명으로 틀린 것은?

① 환자의 동의는 개인의 인격권과 행복추구권으로 보호되는 자기결정권을 보장하기 위한 것으로 「헌법」 제10조에서 규정하고 있다.

② 의료계약은 그 법적 유형을 준 위임으로 보기 때문에 민법의 위임계약 규정이 이에 준용되며 의료인은 의료의 경과를 환자에게 설명하여야 한다.

③ 설명이 없거나 불충분했음에도 이루어진 착오동의나 그 위험성을 축소시켜 설명하여 얻은 동의라도 유효하기 때문에 피해 발생 시에 환자에게 귀책사유가 있다.

④ 의료행위는 「형법」 제20조에 규정된 정당행위로서 위법성이 없으나 환자의 자기결정권이 존중되어야 하므로 사전동의는 의료에 있어 가장 중요한 조건이다.

05 다음 중 간호사의 주의의무에 대한 객관적 판단 기준을 설명한 것으로 **틀린** 것은?

① 주의의무의 위반은 전문간호업무에 종사하는 사람을 기준으로 하는 것이며 간호사라면 누구나 할 수 있는 주의의 정도를 표준으로 하여 과실 유무를 판단한다.

② 사고 당시의 일반적인 간호학 수준과 간호 환경, 조건, 간호행위의 특수성을 고려하여 판단한다.

③ 간호수준은 규범적으로 요구되는 수준이며 당해 간호사나 의료 기간의 구체적 상황에 따른다.

④ 간호상의 주의의무는 간호학이 기준이 되며 간호학은 임상간호학을 의미한다.

06 다음 중 불법행위의 구성요건이 **아닌** 것은?

① 가해자의 고의 또는 과실에 의한 행위가 있어야 한다.

② 가해자의 행위가 사회가 보호하는 권리를 침해하는 것이어야 한다.

③ 가해행위와 손해 발생 간의 상관관계가 성립해야 한다.

④ 가해자는 자기 행위의 결과가 위법한 것으로 법률상의 비난을 받는 것임을 인식할 수 있는 능력을 갖추어야 한다.

07 동의의 종류에 대해 서술한 것 중 다음은 무엇에 대한 설명인가?

- 의료에 앞서 환자에게 충분히 설명한 후에 그 시행 여부를 환자 스스로 결정하도록 하여 동의를 얻는 것이다.
- 의료가 위험을 내포하거나 위험을 내포하지는 않지만 몸에 불가역적인 변화를 초래하게 되는 경우, 경제적인 부담이 클 경우 반드시 동의를 얻어야 한다.

① 동의상해
② 명시동의
③ 고지동의
④ 묵시동의

08 다음 중 설명의무의 면제 상황이 **아닌** 경우는?

① 환자에게 발생할 위험이 매우 전형적인 경우

② 설명하였다 하더라도 환자가 승낙할 것임을 입증한 경우

③ 위험이 중대하거나 시간적으로 급한 경우

④ 환자가 설명 청취를 포기한 경우

09 다음은 무엇에 관한 설명인가?

채무불이행이나 불법행위에 있어 환자에게 과실이 있는 때에는 법원은 손해배상의 책임 및 그 금액산정에 있어 의료인을 과실을 참작한다.

① 정상참작
② 계약공제
③ 손익상계
④ 과실상계

10 다음 중 채무불이행과 불법행위를 비교하여 서술한 것으로 **틀린** 것은?

① 채무불이행의 경우 의료계약의 불완전 이행과 손해 사이에 인과관계가 있다.

② 간호사의 간호과오를 계약책임으로 물을 경우 채무불이행이 일어난다.

③ 채무불이행은 의료계약에 있어 급부를 실현하지 않은 것으로 통상의 의료인이 갖는 주의의무를 다하지 않은 것이다.

④ 불법행위의 경우 과실 행위와 손해 사이의 인과관계가 있다.

11 수혈 사고에 대한 의료인의 주의의무에 대해 서술한 것으로 **틀린** 것은?

① 수혈 혈액의 적합성 : 혈액형이 일치해야 하고 완전하고 깨끗한 혈액을 환자에게 수혈할 주의의무가 있다.

② 수혈량의 적절성 : 환자의 질병 상태를 잘 판단하여 수혈하는 혈액의 양이 과소로 해서도 안 되고 과량의 수혈로 환자 상태를 악화시켜도 안 된다.

③ 수혈기록의 적정성 : 수혈기록이 부실하면 수혈과 직접적인 관련이 없이도 그러한 요소를 근거로 소송이 제기될 수 있다.

④ 수혈방법의 적정성 : 의료인은 환자에게 꼭 필요한 시기에 혈액을 수혈해야 한다.

12 다음 중 간호처치의 과오 예방지침에 대한 설명으로 **틀린** 것은?

① 병동 내 간호활동 프로토콜이나 간호실무표준에 제시된 절차와 방법을 준수해야 한다.

② 간호처치에 있어 원칙을 준수해야 하나 이유나 근거를 제시 가능한 경우는 예외로 할 수 있다.

③ 간호현장에서 간호실무 행동이 개선될 수 있도록 간호실무에 필요한 연구를 지속적으로 해나가야 한다.

④ 수행하는 간호활동이 법적인 소송의 표적이 될 수 있음을 늘 기억해야 한다.

13 다음 중 혈액관리법과 AIDS에 관한 설명으로 **틀린** 것은?

① 혈액원은 보건복지부령으로 정하는 감염병 환자 및 건강 기준에 미달하는 사람으로부터 채혈을 해서는 안 된다.

② 혈액원은 보건복지부령으로 정하는 바에 따라 채혈 전에 헌혈자에 대하여 신원확인 및 건강진단을 시행해야 한다.

③ 보건복지부장관은 채혈금지 대상자 명부의 기재 사항들을 대통령령으로 정하는 바에 따라 대한적십자사에 공개할 수 있다.

④ 혈액원은 부적격 혈액의 수혈 등으로 사고가 발생할 위험이 있거나 사고가 발생하였을 때는 이를 그 혈액을 수혈받은 사람에게 알려야 한다.

14 다음 중 HIV 감염에 대한 비밀유지의무에 대한 설명으로 **틀린** 것은?

① 법에 따라 본인의 동의가 있는 경우를 제외하고는 재직 중에는 물론 퇴직 후에도 감염인에 대하여 업무상 알게 된 비밀이라도 누설하여서는 안 된다.

② 환자의 동의가 있으면 형법 제24조에 의거해 비밀누설금지 의무가 면제된다.

③ 공공의 건강윤리 증진을 위해 비밀 누설 금지 의무가 면제될 수 있다.

④ 간호사는 그 업무상 알게 된 사실로서 타인의 비밀에 관한 것을 증언할 의무가 있다.

15 다음 중 뇌사판정의 기준으로 옳지 <u>않은</u> 것은?

① 외부자극에 전혀 반응이 없는 깊은 혼수 상태

② 뇌간반사의 완전 소실

③ 제뇌강직, 제뇌피질강직이 나타남

④ 무호흡 검사 시 자발호흡 유발 안 됨

16 다음 중 장기기증을 할 수 없는 경우가 <u>아닌</u> 것은?

① 16세 미만인 사람의 골수

② 임신한 여성과 해산한 날로부터 3개월이 지나지 않은 자

③ 정신질환자와 지적장애인

④ 마약, 대마 또는 항정신성 의약품에 중독된 사람

17 다음 중 DNR(심폐소생술 금지) 환자간호 시 간호사가 윤리적으로 고려해야 할 사항으로 **틀린** 것은?

① 환자의 DNR 결정이 의학적, 도덕적으로 적합한지 검증하여야 한다.

② 치유할 수 없는 만성질환의 환자는 DNR을 결정하기 이전에 충분한 시간을 두고 반복하여 의료진과 상의하도록 한다.

③ 의학적 이익, 심폐소생술 전후의 삶의 질에 대해 결정할 때 환자의 가치를 고려해야 한다.

④ DNR 지시가 내려진 환자에게는 기본간호를 시행하지 않는다.

18 다음 중 연명의료 결정 시 환자가 의식이 없을 경우에 대한 설명으로 **틀린** 것은?

① 환자가 회복 불가능한 단계일 때 자신의 연명의료 거부 및 중단에 관한 의사를 밝혔다면 자기결정권을 행사한 것이다.

② 연명의료 결정에 참여하는 가족은 배우자, 직계비속, 직계존속이다.

③ 환자의 의식추정이 불가할 때의 연명의료 결정 시 법정대리인의 의견이 가장 중요하다.

④ 사전의료의향서가 없는 경우 가족 1명, 담당 의사 및 1명의 전문가 판단 후 환자의 의사를 추정하여 결정한다.

19 다음 내용과 관련 있는 윤리 원칙은?

> 한국 간호사 윤리강령 제4항은 "간호사는 대상자가 정확한 정보에 의해 의사결정을 하거나 제공되는 간호를 선택하고 거부할 권리가 있음을 존중한다."라고 명시되어 있다.

① 해악금지의 원칙
② 자율성 존중의 원칙
③ 정의의 원칙
④ 선행의 원칙

20 간호사와 대상자 사이의 윤리에 관한 것으로 임신중절과 윤리의 논쟁에 대한 설명으로 **틀린** 것은?

① 임신중절에 관한 논쟁은 태아의 생명권과 여성의 자기결정권을 중심으로 대립되고 있다.
② 진보주의적 입장은 여성의 권리가 태아의 생명보다 중요하다는 입장이다.
③ 보수주의적 입장은 태아의 생명권 수호를 주장하며 모체의 생명이 위험한 경우에도 임신중절을 허용하지 않아야 한다는 것이다.
④ 절충주의적 입장은 비극적이고 손실이 뒤따르는 경우에만 임신중절을 허용하는 것이다.

21 다음 중 간호전문직관에 대한 설명으로 **틀린** 것은?

① 간호전문직관에 영향을 주는 요인들에는 사회화요인, 사고와 신념, 전문직 이미지, 전문직의 자아개념, 행위가 있다.
② 간호전문직관 인식 과정은 내적 갈등의 영향을 받아 사고와 신념으로 형성된다.
③ 간호전문직관 행동과정은 인식과정에 따라 개인의 사회상호작용, 인지 및 정신작용을 통해 간호사의 의사결정에 따른 행위로 나타나게 된다.
④ 바람직한 간호전문직관은 간호를 가치 있는 일로 여기게 한다.

22 다음 중 이중효과의 원칙이 적용되는 경우가 <u>아닌</u> 것은?

① 행위자의 의도가 유익한 효과를 거두는 것이고 같이 나타나는 손상의 효과는 용인하는 것이다.
② 손상의 효과와 유익한 효과 간에는 균형이 있어야 하며 선과 악을 계산했을 때 선이 악을 능가해야 한다.
③ 예측되는 유익한 영향은 예측되는 해로운 영향보다 크거나 같아야 한다.
④ 행위 자체가 선해야 하고 적어도 도덕적으로 문제가 없어야 한다.

23 다음 중 아동학대의 윤리적 쟁점에 관한 간호사 역할에 대한 설명으로 틀린 것은?

① 학대를 당한 아동을 보호하기 위해 적절한 방법으로 신고할 책임이 있다.

② 아동학대 및 방임 방지를 위한 프로그램을 개발하고 피해 아동을 지지하고 효과적으로 보호하기 위한 간호중재법을 익히고 적용할 수 있어야 한다.

③ 아동학대는 의심만으로는 신고할 수 없으므로 신중해야 한다.

④ 간호사는 아동학대 및 방임에 대한 전문적 지식을 가지는 것이 필요하다.

24 다음은 간호사들의 단체행동(파업)과 윤리 문제에 대한 설명이다. 목적론과 공리주의적 관점 및 의무론적 관점에 이를 바라볼 때 틀린 설명은?

① 목적론과 공리주의적 관점 : 파업으로 해를 입게 될 대상자와 이익을 얻게 될 미래의 대상자가 서로 다르다.

② 목적론과 공리주의적 관점 : 간호사의 단체행동은 변화를 초래하고 간호의 질을 향상시킬 수 있으므로 대상자에게 이익을 준다.

③ 의무론적 입장 : 대상자에게 간호와 안전을 제공하는 의무를 위반하게 된다.

④ 의무론적 입장 : 파업은 대상자를 불편하게 하고 해를 주며 예상에 어긋난 결과도 초래할 수 있다.

✏ **주관식 문제**

01 의료행위의 특성과 관련한 설명 중 해당 설명의 의료행위 특성을 쓰시오.

- (①) : 의료행위는 고도의 전문지식과 기술을 요구하고 있으므로 이에 대한 대상자의 반응도 다양하고 예측이 어렵다.
- (②) : 대상자 모두에게 일괄 적용할 수 없고 대상자의 협력 정도가 의료행위 결과에 영향을 미치므로 의료행위 결과를 예측하기가 어렵다.

02 대리 결정의 기준을 세우는 견해에 대한 설명에서 각 설명에 해당하는 표준을 쓰시오.

- (①) 표준 : 가장 약한 자율성의 표준으로 다른 의사결정자가 환자를 대신하여 필요한 결정을 내리는 것이다.
- (②) 표준 : 환자가 이용 가능한 모든 대안이 환자에게 미치는 영향과 이해득실을 따져 보고 환자에게 최선이 된다고 판단되는 것을 대리자가 결정하는 것이다.

03 간호행위에서 간호사가 윤리적 의사결정을 하는데 중요시되는 윤리적 개념 중 다음 내용의 빈칸을 채우시오.

> • (①)은 간호행위의 기본으로 윤리적 개념은 간호사와 환자의 관계에 가치를 두는 것이다.
> • (②)는 간호사와 대상 간의 긍정적 관계에서 발생하며 환자의 권리를 알리고 이해하도록 하는 일이다.

04 벨몬트 원칙에 대한 설명에서 해당 규정에 부합하는 벨몬트 윤리원칙을 쓰시오.

> ① 위험을 최소화하고 이득은 최대화하는 연구계획을 요구하는 규정으로 연구자들이 연구를 수행하는 과정에서 생기는 위험을 충분히 관리할 수 있는지를 확인하도록 하는 규정
> ② 공정하게 연구 대상자를 선정하도록 하는 규정으로 연구 대상이 사회적으로 취약한 특정 연구 대상자를 이용하거나 착취하지 않도록 규정

정답 및 해설 | 간호윤리와 법

정답

01	02	03	04	05	06	07	08	09	10	11	12
①	③	②	③	③	③	②	①	④	②	④	②
13	14	15	16	17	18	19	20	21	22	23	24
③	④	③	①	④	③	②	③	②	①	③	①

주관식 정답	
01	① 재량성 ② 예측 불가능성
02	① 대리판단 ② 환자 최선 이익
03	① 돌봄 ② 옹호
04	① 선행의 원칙 ② 정의의 원칙

01 정답 ①

의료인이 어떤 위험성이 있는 의료행위를 실시하기 전에 환자의 동의 없이 의료행위를 시행한 것을 전단적 의료라고 한다.

02 정답 ③

과실치상은 과실로 인해 사람의 신체를 상해에 이르게 한 것으로서 500만 원 이하의 벌금, 구류, 과료에 처하는 것이다. 과실치사는 과실로 인하여 사람을 사망에 이르게 한 경우로 2년 이하의 금고 또는 700만 원 이하의 벌금에 처하는 것을 말한다.

03 정답 ②

채무불이행, 손해배상, 불법행위의 책임은 환자가 피해 배상을 민사법정에 청구할 수 있는 경우이고 과실치사는 과실로 인해 사람을 사망에 이르게 한 경우로서 형법상의 책임이다.

04 정답 ③

동의는 참된 동의 즉, 모든 사항과 내용에 대한 자세한 설명을 통해 환자가 충분히 납득한 후에 자유의사에 의해 이루어진 동의어야 한다. 그러므로 착오동의를 포함한 참된 동의가 아닌 경우 이 동의는 무효이며 이는 전단적 의료가 성립된다.

05 정답 ③

간호수준은 규범적으로 요구되는 수준이지 당해 간호사나 의료기관의 구체적인 상황에 따르는 것은 아니다.

06 정답 ③

가해행위와 손해 발생 간 인과관계가 성립해야 한다.

07 정답 ②

명시동의(express consent)는 의료행위에 앞서 환자에게 충분히 설명한 후에 그 시행 여부를 환자스스로 결정하도록 하여 동의를 얻는 것을 말한다.

08 정답 ①

설명의무가 면제되는 상황은 응급상황, 초기, 의사무능력자와 암묵적 동의가 있는 것으로 보이는 경우이다. 환자에게 발생할 위험이 매우 비전형적이고 발생 개연성이 적을 경우이므로 ①은 틀린 설명이다.

09 정답 ④

간호과오로 인한 손해 발생이나 확대원인에 환자측의 과실이 기재되었다면 그 손해의 과실상계를 고려해야 한다.

10 정답 ②

간호사의 간호과오를 계약책임으로 물을 경우 불법행위로 본다.

11 정답 ④

수혈방법의 적정성은 수혈을 정맥혈관을 통하여 주입하며 올바른 방법으로 주입해야 함을 말한다.

12 정답 ②

모든 간호처치는 항상 원칙을 준수해야 한다.

13 정답 ③

보건복지부장관은 채혈금지 대상자 명부에 있는 사람에게 명부의 기재 사항 등을 대통령령으로 정하는 바에 따라 개별적으로 알릴 수 있다(혈액관리법 제7조의 2, 제4항).

14 정답 ④

간호사는 그 업무상 알게 된 사실로서 타인의 비밀에 관한 것은 증언을 거부할 수 있다.

15 정답 ③

자발운동, 제뇌강직, 제뇌피질강직, 경련이 나타나지 않을 때 뇌사판정을 내린다.

16 정답 ①

16세 미만인 경우 장기기증을 할 수 없으나 골수는 제외다.

17 정답 ④

DNR 지시가 내려진 환자에게 간호사는 환자가 필요로 하는 기본간호를 제공해야 한다.

18 정답 ③

환자의 의사 추정이 불가능할 때는 법정대리인이나 성년후견인 등 적법한 대리인과 가족 전원이 합의하여 대리 결정하고 1명의 담당의와 1명의 해당 분야 전문의가 결정이 합리적인지 확인한다.

19 정답 ②

간호윤리 분야에서 윤리적 의사결정을 할 때 가장 많이 적용하는 윤리 원칙은 보챔과 칠드레스의 생명의료 윤리원칙이다. 문제의 한국 간호사 윤리강령 내용은 자율성 존중의 원칙과 관련 있다.

20 정답 ③

보수주의적 입장은 생명 우선론적(pro-life) 입장이며 임신된 태아는 모체의 생명이 위험한 경우를 제외하고는 강간에 의한 임신중절 또한 용인되어서는 안 된다고 주장한다.

21 정답 ②

간호전문직관의 인식 과정은 사회화요인의 영향을 받아 사고와 신념으로 형성되며 이는 개인의 사고와 신념의 근간이 되어 전문직 자아개념과 전문직 이미지가 형성된다.

22 정답 ①

행위자의 의도가 유익한 효과를 거두는 것이고 같이 나타나는 손상의 효과는 가능한 피하려는 것이다.

23 정답 ③

아동학대는 의심만으로도 신고 가능하므로 지체없이 신고해야 한다.

24 정답 ①

파업으로 해를 입게 될 대상자와 이익을 얻게 될 미래의 대상자가 서로 다르다는 입장은 의무론적 입장이다.

주관식 해설

01 정답 ① 재량성
② 예측 불가능성

해설 의료행위의 특성으로는 예측 불가능성, 위험 내재성, 재량성, 비공개성이 있다. 문제의 설명에 해당하는 것은 각각 재량성과 예측 불가능성이다.

02 정답 ① 대리판단
② 환자 최선 이익

해설 환자에게 동의 능력이 없는 경우 대리 결정의 기준이 본질적인 문제가 되며 대리 결정의 기준을 세우는 견해로 대리판단 표준, 순수 자율성 표준, 환자 최선 이익 표준이 있다.

03 정답 ① 돌봄
② 옹호

해설 간호행위에서 간호사가 윤리적 의사결정을 하는데 중요시되는 윤리적 개념에는 옹호, 책임, 협동, 돌봄이 있으며 문제의 빈칸에 부합하는 것은 돌봄과 옹호이다.

04 정답 ① 선행의 원칙
② 정의의 원칙

해설 의학연구의 윤리성을 심사하는 제도의 필요성으로 발표된 벨몬트 보고서에서 제시된 벨몬트 원칙은 인간존중의 원칙, 선행의 원칙, 정의의 원칙이 있다.

년도 학위취득과정인정시험 답안지(객관식)

컴퓨터용 사인펜만 사용

★ 수험생은 수험번호와 응시과목 코드번호를 표기(마킹)한 후 일치여부를 반드시 확인할 것.

전공분야

성명

응시과목

번호	1	2	3	4
1	①	②	③	④
2	①	②	③	④
3	①	②	③	④
4	①	②	③	④
5	①	②	③	④
6	①	②	③	④
7	①	②	③	④
8	①	②	③	④
9	①	②	③	④
10	①	②	③	④
11	①	②	③	④
12	①	②	③	④
13	①	②	③	④
14	①	②	③	④
15	①	②	③	④
16	①	②	③	④
17	①	②	③	④
18	①	②	③	④
19	①	②	③	④
20	①	②	③	④
21	①	②	③	④
22	①	②	③	④
23	①	②	③	④
24	①	②	③	④

과목코드

교시코드 ① ② ③ ④

수험번호

답안지 작성시 유의사항

1. 답안지는 반드시 컴퓨터용 사인펜을 사용하여 다음 [보기]와 같이 표기할 것.
   [보기] 잘 된 표기: ● 잘못된 표기: ⊘ ⊗ ⊙ ○ ◑
2. 수험번호 (1)에는 아라비아 숫자로 쓰고, (2)에는 "●"와 같이 표기할 것.
3. 과목코드는 뒷면 "과목코드번호"를 보고 해당과목의 코드번호를 찾아 표기하고, 응시과목란에는 응시과목명을 한글로 기재할 것.
4. 교시코드는 문제지 전면 의 교시를 해당란에 "●"와 같이 표기할 것.
5. 한번 표기한 답은 긁거나 수정액 및 스티커 등 어떠한 방법으로도 고쳐서는 아니되고, 고친 문항은 "0"점 처리함.

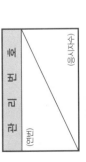

※ 감독관 확인란

관리번호

국도 학위취득과정
인정시험 답안지(주관식)

전공분야

성명

★ 수험생은 수험번호와 응시과목 코드번호를 표기(마킹)한 후 일치여부를 반드시 확인할 것.

수	험	번	호

(1)

4
―

(2)

| ① |
| ② |
| ③ ● |

과목코드

교시코드
① ② ③ ④

※ 감독관 확인란

(인)

번호	※ 1차 점수	※ 1차 채점	※1차확인	응 시 과 목	※2차확인	※ 2차 채점	※ 2차 점수
1							
2							
3							
4							
5							

좋은 책을 만드는 길
독자님과 함께하겠습니다.

도서나 동영상에 궁금한 점, 아쉬운 점, 만족스러운 점이
있으시다면 어떤 의견이라도 말씀해 주세요.
시대고시기획은 독자님의 의견을 모아 더 좋은 책으로 보답하겠습니다.

www.sidaegosi.com

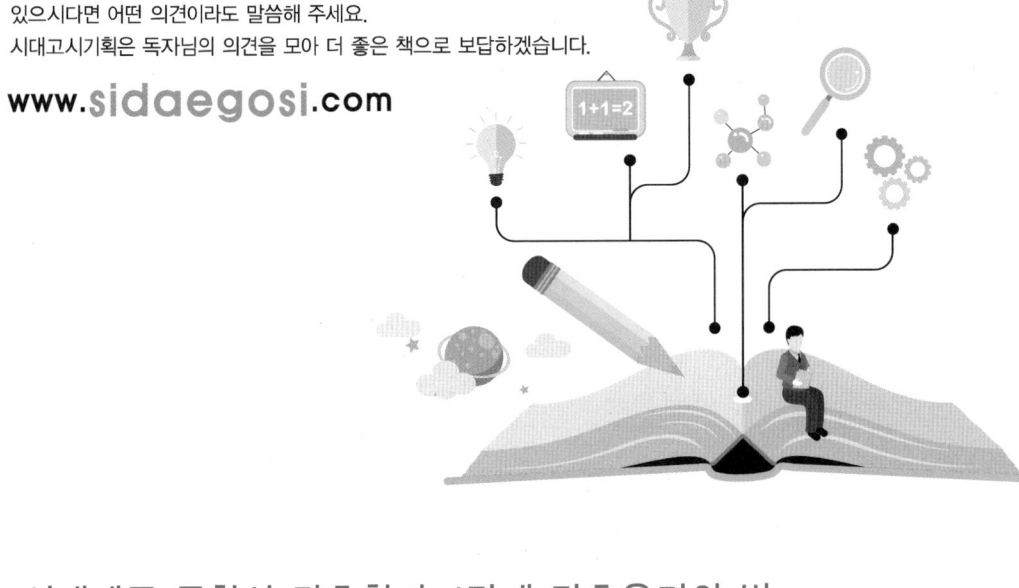

시대에듀 독학사 간호학과 4단계 간호윤리와 법

개정1판1쇄 발행	2021년 09월 24일 (인쇄 2021년 05월 12일)
초 판 발 행	2020년 05월 20일 (인쇄 2020년 02월 10일)
발 행 인	박영일
책 임 편 집	이해욱
저 자	편보경
편 집 진 행	송영진
표 지 디 자 인	박종우
편 집 디 자 인	차성미·박서희
발 행 처	(주)시대고시기획
출 판 등 록	제10-1521호
주 소	서울시 마포구 큰우물로 75 [도화동 538 성지 B/D] 9F
전 화	1600-3600
팩 스	02-701-8823
홈 페 이 지	www.sidaegosi.com
I S B N	979-11-254-9906-0 (13510)
정 가	28,000원

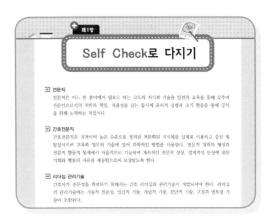

4 교재의 이론과 문제를
학습한 후 한 번 더 정리하는

Self Check로 다지기

하나의 장 내용이 끝날 때마다 각 장의 핵심내
용들을 빠르고 정확하게 복습할 수 있는 〈Self
Check로 다지기〉를 구성하였다. 각 장의 이론들
과 문제들을 공부한 후 이 코너를 통해 다시 한
번 더 정리하고 학습한다면 시험에 합격하는 점
수 향상에 큰 도움이 될 것이다.

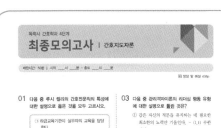

5 **최종모의고사** 로
실전 감각 UP!

〈핵심이론〉을 공부하고, 〈주관식 레벨 UP〉과
〈실제예상문제〉를 풀어보았다면 이제 남은 것
은 실전감각 기르기와 최종 점검이다. 〈최종
모의고사〉를 실제 시험처럼 시간을 두고 OCR
답안지를 이용해서 풀어보고, 정답과 해설을
통해 복습한다면 좋은 결과가 있을 것이다.

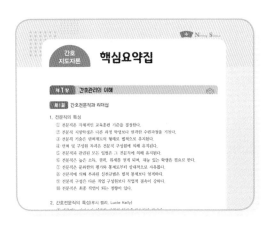

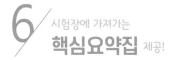

6 시험장에 가져가는
핵심요약집 제공!

전체 기본서의 과정을 중요부분 위주로 정리한
핵심요약집을 통해 무엇이 중요하며 강조해서
학습해야 하는지를 파악하고 틈틈이 학습할 수
있도록 하였으며 최종 마무리 정리용으로 학습
의 효과를 극대화할 수 있도록 하였다.

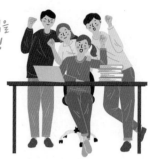

당신의 합격을
기원합니다!

Study with me

고득점으로 대비하는 가장 똑똑한 대비서!

제 **1** 장

–

간호관리의 이해

–

I wish you the best of luck!

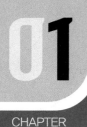

간호관리의 이해

CHAPTER

 간호전문직과 리더십

1 전문직

(1) 전문직의 정의

① 전문직이란 높은 학문적 지식체계를 바탕으로 전문적 기술을 보유함으로써 상당한 사회적 권한과 높은 사회적 지위를 가지며 실제적인 공헌을 하는 직업이다.

② 전문직에 대한 대부분의 정의에서 전문직이 지식체계를 중심으로 조직되어 있다는 것과 지적인 기술과 문화전통의 중요한 부문을 강조하고 있으며 전문직을 사회적 역할의 하나로 파악하고 있다.

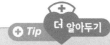

전문직의 정의
- 바커(Barker)의 정의 : 한 집단의 구성원들이 공유하면서 특정한 사회적 필요를 충족시키기 위해 사용하는 가치, 기술, 기능, 지식 및 신념의 체계
- 손더스(Saunders)와 윌슨(Wilson)의 전문직 기준 : 특별한 훈련에 의해 얻어지고 사회봉사 수행을 위한 수단이며 일반인들이 이용할 수 없는 지적인 기술(intellectual technique)

(2) 전문직의 특성

① 전문직의 특성(무어, Moore) : 전업직(full-time job)으로의 확립, 소명의식, 직업조직, 높은 교육 수준, 봉사지향성, 자율성

② 구드(Goode)의 전문직의 특성

　㉠ 전문직의 특성을 2가지 핵심적 요소와 그로부터 파생되는 여러 특성들로 구분하여 제시

　　ⓐ 첫 번째 핵심 요소 : 장기적이고 세분화된 훈련을 통한 추상적 지식체계

　　ⓑ 두 번째 핵심 요소 : 사회에 대한 봉사지향성

　㉡ 전문직의 특성(파생되는 특성들)

　　ⓐ 전문직은 자체적인 교육훈련 기준을 결정한다.

　　ⓑ 전문직 지망 학생은 다른 과정 학생보다 엄격한 수련과정을 거친다.

　　ⓒ 전문직 기술은 면허제도의 형태로 법적으로 유지된다.

ⓓ 면허 및 구성원 자격은 전문직 구성원에 의해 유지된다.

ⓔ 전문직과 관련된 모든 입법은 그 전문직에 의해 유지된다.

ⓕ 전문직은 높은 소득, 권력, 위세를 얻게 되며, 재능 있는 학생을 필요로 한다.

ⓖ 전문직은 문외한의 평가와 통제로부터 상대적으로 자유롭다.

ⓗ 전문직에 의해 부과된 실천규범은 법적 통제보다 엄격하다.

ⓘ 전문직 구성은 다른 직업 구성원보다 직업적 결속이 강하다.

ⓙ 전문직은 최종 직업이 되는 경향이 있다.

［+］ 전문직의 주요 속성(파슨즈, Parsons)

㉠ 체계적인 이론

㉡ 자율성, 즉 외적 통제로부터의 자유

㉢ 이타주의

㉣ 고객에 대한 권위 또는 고객으로부터의 신뢰

㉤ 전문적 성원의 충원 과정을 통해 전달되는 뚜렷한 직업문화

㉥ 법률과 직업단체에 의한 앞의 5가지 특성의 인정

---

2 간호전문직

(1) 간호전문직과 간호전문직관

① 전문직으로서 간호사는 여러 역할 기대자들과 상호작용을 통해 변화하고, 여러 상황에 있는 대상자들을 돕기 위해 필요한 지식과 기술 및 가치를 이용한다.

② 간호전문직관은 전문직으로서 간호에 대한 체계화된 견해, 간호사들의 간호활동과정이나 그 직분에 대한 직업적인 견해를 말한다.

③ 긍정적인 간호전문직관을 가지고 있는 간호사가 많을수록 조직 몰입도가 높으며 업무효율성이 증진될 뿐만 아니라 질 높은 간호를 제공하게 되어 병원의 경쟁력을 높일 수 있다.

(2) 간호전문직의 특성(루시 켈리, Lucie Kelly) 중요 ★★

① 제공되는 서비스가 인류와 사회의 안녕에 필수적인 것이다.

② 연구를 통해 지속적으로 확장되는 특별한 전문지식체가 있다.

③ 제공되는 서비스에는 지적활동과 그에 대한 개별적 책무가 수반된다.

④ 상급교육기관이 실무자의 교육을 담당한다.

⑤ 실무자들은 상대적으로 독립적이며 자신들의 정책과 활동을 통제한다.

⑥ 실무자들은 봉사에 대한 동기부여가 되어 있고 자신의 일을 인생의 중요한 부분으로 여긴다.

⑦ 실무자들의 의사결정과 수행에 지침이 되는 윤리강령이 있다.

⑧ 우수한 실무 표준을 제시하고 이를 지지하는 조직체가 있다.

(3) 간호전문직과 리더십 중요 ★★

① 간호사가 인정받고 경쟁력을 발휘하기 위해서는 간호 리더십과 관리기술이 개발되어야 하며 이는 간호사가 전문성을 확보하는 데 중요한 기여 요인이 된다.

② 리더십의 관리기술에는 기술적 전문성, 인간적 기술, 개념적 기술, 진단적 기술, 코칭과 멘토링 기술이 포함된다.

> **🖐 리더십의 관리기술**
>
> ㉠ 기술적 전문성 : 조직업무를 수행하는데 특정한 접근 방식을 이용하거나 도구나 기술 또는 절차를 이용하는 능력이다.
> ㉡ 인간적 기술 : 목표 달성을 위해 다른 사람들과 더불어 일하는 방법을 알고 일을 해내는 능력이다.
> ㉢ 개념적 기술 : 어떤 일이 왜 일어나는지, 환경에 따라 영향을 주고받는 조직의 복잡성을 이해하는 능력으로서, 조직을 하나의 전체로 볼 수 있는 능력이다.
> ㉣ 진단적 기술 : 분석과 조사에 따라 특정한 상태나 상황의 본질을 결정하는 능력이다.
> ㉤ 코칭과 멘토링 기술 : 코칭은 직원의 성과와 능력을 향상시킬 기회와 방법을 인식하게 돕는 매일의 실천 과정이다.

③ 새로운 간호 리더십에서 가장 중요한 과제는 현재의 시스템에 대한 지속적 비판을 통해 간호사의 의식을 일깨우는 것과 간호가 건강관리 과정에서 수행하고 있는 중심 역할과 간호의 가치를 기반으로 한 근본적인 변화에 대한 철학적·실무적 근거를 제공하는 것이다.

제 2 절 간호관리자와 간호지도자

1 관리이론

(1) 고전기 관리이론

① 과학적 관리이론

㉠ 미국의 경영학자 테일러(Taylor, 1856 ~ 1915)는 생산 방법의 체계적 관찰을 통해 작업장 운영의 효율성과 생산성을 평가함으로써 이윤의 극대화를 위해 작업과정을 과학적 방법으로 훈련시키고 조직화하였다.

ⓒ 테일러는 1911년 저서 『과학적 관리원칙』에서 근로자의 생산성을 향상시키기 위한 4가지 원칙을 제시하였다.

> **近 근로자 생산성 향상을 위한 4가지 원칙**
> - 최고의 작업을 설정한다.
> - 근로자는 역량과 능력에 기초하여 고용, 훈련, 승진시킨다.
> - 조직적 미션의 공통적인 목표와 배분을 제공함으로써 근로자가 조직생산성 기여 정도를 확인할 수 있어야 한다.
> - 조직을 철저한 직능조직으로 전환하고 근로자와 관리자는 직분에 따라 역할을 달리하나 협력적이고 상호의존적이어야 한다.

② **행정관리이론 중요 ★★**

ㄱ 행정관리이론은 1929년경 프랑스의 경영학자인 페이욜(Fayol, 1841 ~ 1925)이 광산회사에서 대기업 사장직을 수행한 경험을 토대로 전개한 관리이론이다.

ㄴ 행정관리이론은 연역적 접근을 통해 전체로서의 조직에 초점을 맞추고 관리자의 기능을 기획, 조직, 인력관리, 지휘, 통제 등의 5가지의 기본개념으로 구분하고 그 밑에 14개 관리원칙을 두었다.

ㄷ 행정관리이론은 간호관리의 개념과 과정을 이론적으로 확립하는데 많은 영향을 미쳤고 대부분의 간호관리학자나 이론가들이 간호관리를 기획에서 통제에 이르는 일련의 과정으로 설명하고 있다.

③ **관료제이론 중요 ★**

ㄱ 관료제이론은 독일의 사회학자 베버(Weber, 1864 ~ 1920)에 의해 주창된 이론이다.

ㄴ 관료제이론은 직급에 따른 권리와 의무를 명확하게 하고 업무의 분업화와 전문화로 업무능률이 극대화되고, 규정과 규칙을 구체화함으로써 행정의 객관성을 확보한다.

ㄷ 간호관리의 개념과 과정에서 직급에 따른 엄격한 책임과 권한을 강조하고 업무의 문서화 및 전문지식과 기술에 입각한 인사정책 등을 확립하는데 많은 영향을 주었다.

(2) 신고전기 관리이론

① **인간관계론 중요 ★★**

ㄱ 미국 하버드 경영대학의 임상심리학자 메이요(Mayo, 1880 ~ 1949)가 실시한 인간의 행동 유형에 관한 호손실험에서부터 시작되었다.

ㄴ 인간관계론은 조직을 단순히 공식적 구조로만 파악하고 개인을 경제적 존재로만 가정하였던 고전기 이론의 인식에서 벗어나 개인, 비공식집단 및 집단 상호 간의 관계로 형성되는 사회체계라는 사실을 수용하였다.

ㄷ 인간관계이론은 간호관리에서 활용되는 인적자원 관리제도에 영향을 미쳤으며 리더십, 동기부여, 갈등관리, 인사상담제도, 고충처리제도 및 제안제도 등의 다양한 개념이 이 이론에 기초하였다.

② 행태과학론 [중요] ★

ⓐ 행태과학은 조직의 모든 현상을 인간행동이라는 객관적 관점에서 해석하고 조직관리 상황 하에서 인간이 어떤 행동을 취하는가를 밝히며 인간의 개인행동에 영향을 줄 수 있는 동기부여이론과 리더십이론 등을 중심으로 발전하였다.

ⓑ 행태과학론은 간호조직 관리에 영향을 주었으며 조직관리에서 비공식 조직의 중요성과 활성화를 강조했다.

ⓒ 인간에 대한 긍정적인 태도와 관리훈련의 필요성, 근로자의 욕구충족 및 성취감의 향상이 필요하고, 근로자의 의사결정이나 참여기회의 확대를 위한 위원회 활동의 중요성이 강조되는 데 영향을 주었다.

(3) 현대기 관리이론

① 경영과학이론

ⓐ 제2차 세계대전을 시발점으로 사회학자, 물리학자, 공학자, 인류학자 등 여러 다른 분야의 과학자들이 모여 다양한 지식과 문제 해결방법을 종합하여 관리자가 의사결정을 잘할 수 있도록 자료에 중점을 둔 관리이론을 관리실무에 적용한 것으로 계량적 관리론 혹은 계량경영학으로도 불린다.

ⓑ 경영과학이론에 사용되는 다양한 방법이나 기술로는 의사결정의 수학적 모델인 게임이론, 퍼트 등이 있다.

② 체계이론 [중요] ★★

ⓐ 체계이론은 오스트리아의 이론 생물학자 버틀란피(Bertalanffy, 1947)가 일반체계이론을 발표한 이래 여러 학문에서 일반적으로 논의되고 적용되고 있는 이론이다.

ⓑ 체계이론에서 체계(system)는 특정 목적을 달성하기 위해 하나로 기능하는 상호 관련된 구성요소의 통합체로서 모든 체계는 투입, 산출, 변환, 피드백으로 구성된다.

ⓒ 체계적 접근은 전체 구조에 초점을 두기 때문에 간호관리 구조의 전체성을 연구하고 그 구조 내의 상이한 측면과 수준 사이의 관계 양상을 더욱 잘 이해할 수 있게 한다.

ⓓ 체계적 접근은 간호관리자에게 의사결정과 문제해결을 위한 유용한 정보를 제공하여 간호관리의 기획, 조정 시 효율성을 증가시킨다.

③ 상황이론 [중요] ★★

ⓐ 상황이론은 조직 외부의 환경이 조직과 하위 시스템에 미치는 영향을 파악함으로써 조직 전체 시스템과 하위 시스템이 어떤 관계에 있을 때 조직성과가 높아질 수 있는가의 문제를 설명하는 이론이다.

ⓑ 간호관리자는 간호조직이 속한 상황에서 간호조직의 목표와 구성원의 목표와의 균형과 성취를 위하여 가장 적합한 이론을 창의적으로 적용하는 것이 요구된다.

2 간호관리

(1) 간호관리의 개념 [종요] ★★

① 관리는 설정된 목표를 달성하기 위해 인적, 물적 자원을 활용하여 공식적인 조직체 내에서 행해지는 사회적, 기술적 과정의 상호작용적 집합이다. 즉, 조직에서 목표로 산출을 얻기 위하여 자원을 투입하여 전환을 거치는 것이다.

> ㉠ 폴리트(Follet, 1918) : 관리란 사람을 통하여 일을 성취하는 기술
> ㉡ 페이욜(Fayol, 1930) : 관리는 통제적이며 순환적인 과정

② 간호관리는 간호대상자에게 양질의 간호를 제공하기 위해 직원의 노력과 필요한 모든 자원을 활용하여 기획, 조직, 인적자원 관리, 지휘, 통제하는 과정과 기능이다.

(2) 간호관리자원

① 관리자원(management resources) : 관리 성과를 산출하는 데 소요되는 각종 투입물, 즉 인적 자원, 물적 자원, 재무적 자원, 기술적 자원, 정보적 자원을 말한다.
　㉠ 인적 자원

> • 경영자 : 자원을 배분하고 운영하여 높은 성과를 얻기 위해 각종 의사결정을 담당한다.
> • 일반 직원 : 경영자의 지시나 감독에 따라 정신적, 육체적 노동을 제공하고 그 대가로 임금을 받는다.

　㉡ 물적 자원 : 토지, 건물, 기계 같은 물리적 시설과 각종 원료를 포함한다.
　㉢ 재무적 자원 : 자본금이나 운영자금을 말한다.
　㉣ 기술적 자원 : 의료 및 간호서비스에 필요한 전문적, 기술적 역량을 말한다.
　㉤ 정보적 자원 : 기관이 가지고 있는 정보의 질적 수준과 양을 말한다.

(3) 간호관리의 필요성 [종요] ★★

① 의료기관의 조직목표를 효과적으로 달성하기 위해서 다학제(多學際) 간 팀 협력이 필요하다.
② 다양한 구성원이 참여하는 대상자 간호를 위한 활동에는 조정관리 기술이 필요하다.
③ 간호비용, 간호의 질, 법적, 윤리적인 측면에서의 균형을 유지하는 관리 기술이 필요하다.
④ 병원의 대형화, 병원 간 경쟁 가속화에 대비하여 효과적인 비용과 합리적인 관리를 위하여 간호관리 기술이 필요하다.

3 간호관리자와 지도자

(1) 관리자와 지도자의 차이 중요 ★

① 관리자 : 직무를 중심으로 일하는 사람으로서 관료적이고 현상 유지에 급급하며 계획, 조직, 통제 및 문제해결에 많은 시간을 보내는 사람이다.

② 지도자 : 나아가야 할 방향과 비전을 제시하고 사람들에게 기운을 북돋아 줄 수 있는 정신적인 조율 과정을 중시하는 사람이다.

[표 1-1] 관리자 VS 지도자

관리자	지도자
행정	혁신
유지	개발
시스템과 구조에 초점	사람에 초점
통제신봉	신뢰를 불어넣음
편협한 식견	광범위한 시야
모방	창조
안정 추구	변화 추구

(2) 관리자의 역할 중요 ★★

민츠버그(Mintzberg, 1989)는 관리자의 역할을 대인관계 역할, 정보관리 역할, 의사결정자 역할 등 3개의 주요범주로 개념화하고 수행할 작업 역할 10가지를 제시했다.

① 대인 관계 역할 : 다른 사람과의 관계를 의미하며 대표자, 지도자, 섭외자의 역할이다.

ㄱ 대표자

관리자는 조직의 얼굴이며 상징적인 기능에서 조직을 대표한다. 조직의 의식이나 법률적, 사교적, 정형적인 임무를 수행한다. 간호단위의 장으로서 관리자는 방문객의 접견, 부하직원의 결혼식 참여, 그룹의 오찬 주관 등을 담당한다.

ㄴ 지도자

지도자로서 관리자는 부하직원들의 동기유발, 고용, 훈련, 승진, 해고 등을 책임지며 효과적으로 조직의 목표를 성취할 수 있게 조직의 분위기를 조성하는 역할을 한다. 환경을 조성하고 직원의 생산성을 높이며 갈등을 감소시키고 피드백을 제공하여 개인의 성장을 돕고 격려한다.

ㄷ 섭외자

연결자의 역할로 경쟁자 및 조직 외부의 사람들을 다루는 일이다. 즉, 다른 부서의 관리자나 전문가, 타부서의 직원, 물품 공급자, 환자와 상호작용하고 교량의 역할을 한다.

② **정보관리 역할** : 관리자가 대표자와 연결자 역할을 수행하며 이루어진 많은 접촉으로 중요 정보에 접근할 수 있다. 정보적 역할로서 관리자는 감독자(모니터, monitor), 전달자, 대변인의 역할을 수행한다.

ⓐ 감독자(모니터)

계속적으로 주변 환경을 모니터하면서 직·간접적으로 정보를 수집하고 조직과 외부적 환경에 대한 완전한 지식을 얻도록 해야 한다. 또한, 부하직원과의 의사소통, 조직의 순찰을 통해 조직 내에서 일어나고 있는 일에 대한 정확한 정보를 갖고 모니터 역할을 수행한다.

ⓑ 전달자

외부로부터 얻은 사실이나 해석이 포함된 정보를 조직 내부에 전달한다. 부하직원들이 일상적으로 접할 수 없는 정보도 전달해 준다.

ⓒ 대변인

조직 외부의 사람들에게 그 조직의 공식 입장에 대한 정보를 제공한다. 또한, 부서를 외부 사람에게 대변해주고 상사에게 알리거나 조직 밖의 사람들과 의사소통을 한다.

③ **의사결정자 역할** : 관리자는 다른 사람들과 의사결정을 하거나 다른 사람들이 의사결정을 할 때 영향을 미친다. 조직에 새로운 목표와 활동을 전개할 시기와 방법을 결정하기 위해 획득한 정보를 사용한다. 의사결정자 역할로서 관리자는 기업가, 고충처리자, 자원분배자, 중재자의 역할을 한다.

ⓐ 기업가

기존 상황을 개선할 기회를 포착하고 통제된 범위에서 변화를 창출하고 시도한다.

ⓑ 고충처리자

관리자는 스케줄 문제, 장비 문제, 파업, 실패한 협상 건 및 생산성을 감소시키는 작업 환경 문제, 계약 위반, 각종 민원들을 다루기 때문에 문제해결자이다. 조직이 당면한 중요한 문제의 해결을 모색하고 조직 내외에 발생하는 분쟁들을 해결한다.

ⓒ 자원분배자

관리자는 돈, 설비, 장비, 관리자와의 접근성과 같은 자원을 누구에게 어떻게 배분할 것인가를 결정한다.

ⓓ 중재자

중재자로서의 관리자는 직원들에 대한 노동계약 중재, 노사 협정에 관한 동의, 중간관리자가 상사에게 예산의 정당성을 인정받기 위해 중재하는 역할을 한다. 또 물품 공급업자와의 계약, 조직 내에서 자원의 교환에 대해서도 중재한다.

(3) 간호관리자의 역할 중요 ★

① **간호 리더 및 관리자의 역할**

ⓐ 개인과 가족의 건강상태를 향상시킨다.

ⓑ 업무부서와 상관없이 대상자의 안전과 질 높은 간호를 수행한다.

ⓒ 간호 수행 시 간호사의 만족도를 높이고 조직의 효과성을 높이기 위해 보건의료기관 내에서 다양한 자원을 관리하고 활용한다.

ⓓ 간호전문직을 향한 시민과 법률 제정자의 태도와 기대를 충족시키기 위해 노력한다.

② 간호관리자의 유형에 따른 역할

　ⓐ 최고관리자

　　• 최고관리자는 조직의 전반적인 경영에 책임이 있으며 조직 계층상 최상층에 속하는 경영자이다.

　　• 최고관리자는 주로 조직의 활동방침을 설정하거나 조직 외부의 환경과 상호작용하는 과업을 맡는다.

　　• 간호조직에서 부원장, 간호이사, 간호(본)부장 등에 해당한다.

　ⓑ 중간관리자

　　• 중간관리자는 일선관리자를 지휘하는데 주요 책임이 있으며 작업자를 직접 지휘하는 역할을 한다.

　　• 중간관리자는 최고관리자층에서 설정한 조직의 방침과 계획을 실행하는 데 일차적인 책임이 있으며 최고관리자가 설정한 조직의 전략이나 정책을 수용하고 일선관리자가 수행해야 할 조직의 목표와 계획을 전달한다.

　　• 간호조직에서 간호차장, 간호과장, 간호팀장 등이 해당한다.

　ⓒ 일선관리자

　　• 일선관리자는 작업자의 활동을 감독하고 조정하는 관리자로 조직 내 최하위에 있는 관리자이다.

　　• 간호서비스와 간호업무를 수행하는 사람을 지휘, 감독하며, 다른 관리자의 활동은 관리하지 않는다.

　　• 간호조직에서 간호단위 관리자, 팀 관리자가 이에 해당된다.

③ 간호관리자의 관리업무

　간호사의 관리업무는 환자관리 및 운영관리로 구분한다.

　ⓐ 환자관리 : 직접적으로 제공되는 환자간호와 관련된 관리업무를 말한다.

　ⓑ 운영관리 : 간호사 간호단위관리, 환경관리, 물품관리 및 사무관리를 포함한다.

[표 1-2] 간호사의 관리업무

간호관리 과정	간호관리 진단
물품관리	• 장비나 물품을 책임있게 관리하여 경제적으로 사용함 • 의료장비, 기구, 시설의 수리, 파손, 분실을 점검하고 이를 파트장에게 보고함 • 주기적으로 응급카트(emergency cart)를 점검함 • 소독물품 및 의료소모품이 원활히 공급되도록 관리함 • 환자에게 수행한 처치, 의료소모품, 소독, 물품의뢰 등을 전산에 입력함
입·퇴원관리	• 환자의 입원, 퇴원, 전과 및 병동 이동, 환자관련 업무를 수행함 • 신환의 의사 처방을 확인하고 시행함

약품관리	• 미사용 잔여 약은 절차에 따라 반환함 • 혈액, 마약, 향정신성 의약품 및 특수 의약품은 정해진 규정에 따라 관리함
환경·안전·감염관리	• 쾌적하고 청결한 환경을 유지함 • 청소부의 업무를 지시하고 감독함 • 위험요인 예방을 위하여 안전관리 지침을 준수함 • 감염관리 지침을 준수함(손 씻기, 적출물 분리수거, 기기소독, 환자 보호자·방문객 교육) • 환자의 치료환경 조성을 위해 병실 내 방문객을 관리함 • 비상사태 발생 시 대처할 수 있도록 연락 체계를 숙지함
간호 관련 행정업무	• 환자간호와 관련된 행정업무를 수행함 • 간호단위 운영과 관련된 행정업무를 수행함
의사소통 관리	• 24시간 병동보고서를 작성함 • 간호 사고나 문제발생 시 파트장에게 신속히 보고하고, 의료사고 신고 및 보고서를 작성하며 문제해결 과정에 참여함 • 인수인계를 정확하게 수행함 • 의료진과 원활하고 협조적인 의사소통을 함 • 회진참여, 환자치료 과정을 파악하며 간호정보를 제공함
업무협조	• 타 부서와 업무협조를 함 • 보조수(원)의 업무를 지시하고 결과를 확인함 • 의무기록을 관리함
간호수가 관리	수가 산정 시 산정 착오나 산정 누락이 발생하지 않도록 관리함

④ 간호관리자의 부서 간 조정
  ㉠ 조정이란 공동의 목표를 달성하기 위하여 하위 체계 사이에 통일을 하기 위한 상위 체계의 과정이다.
  ㉡ 병원은 각각의 전문가에 의해 과업의 세분화와 전문화가 높고 각 부서 간의 상호관련성이 높으며 외부 환경요인의 변화가 심하기 때문에 다른 부서와의 조정이 더욱 활발히 일어난다.
  ㉢ 간호사는 간호업무 수행 시 조정의 역할을 잘 적용하여 대상자 중심의 간호를 수행해야 한다. 간호 실무에서 업무조정의 예는 다음과 같다.

> **[+] 업무조정의 예**
> • 기능적 간호방법, 팀 간호법, 일차 간호방법 등 간호업무 분담방법을 통한 업무의 조정, 의사와 간호사가 함께 회진하는 경우
> • 타 의료 기관에 소개하는 경우
> • 간호사가 비 의료 직원의 의견을 구하는 경우

제 3 절 기본적인 관리기술

1 관리의 기술 중요 ★★

관리의 기술은 카츠(Katz, 1974)에 의해 실무적·기술적 기술, 인간적 기술, 개념적 기술로 구분한다.

(1) 실무적 기술(Technical skill)

① 실무적 기술 또는 전문적 기술은 관리자가 전문화된 활동을 수행하는데 필요한 기술, 지식, 방법, 테크닉 및 장비 등을 사용하는 능력이다.

② 실무적 기술은 교육 훈련 및 경험을 통해 습득되는 것으로 일선관리자에게 주로 요구되는 부분이다.

③ 조직의 정책과 절차를 잘 알고 각 직원의 임상 수행 능력과 기술을 파악하여 적절히 업무를 위임하고 감독한다. 또한, 직원을 적절히 훈련시키고 가르치는 일도 포함된다.

④ 임상적 문제에 있어 상담가로 행동하고 필요하면 환자를 사정하고 조언하는 역할을 한다.

(2) 인간적 기술(Human skill)

① 인간적 기술은 조직의 내·외부 활동 가운데 가장 많은 시간을 다른 사람과 성공적으로 상호작용하고 의사소통할 수 있는 능력이다.

② 인간적 기술은 모든 계층의 관리자에게 공통적으로 요구되는 기술이며 특히 중간관리자에게 중요한 기술이다.

③ 업무와 인간관계에서 정직과 성실을 유지해야 하고 신뢰는 지도자와 관리자에게 가장 중요한 부분이다.

④ 인간적 기술은 개방적이고 위협적이지 않은 환경을 조성하고 협력적인 분위기를 구축하는 능력이다.

⑤ 인간적 기술은 주인의식과 책임의식을 갖고 구성원에게 효과적인 지도성을 발휘하고 동기부여를 시키는 능력이다.

(3) 개념적 기술(Conceptual skill)

① 개념적 기술은 상황판단 능력이며 조직의 모든 이해관계와 활동을 조정하고 통합할 수 있는 기술이다.

② 개념적 기술은 관리자가 조직을 전체로 보고 각각의 부서가 어떻게 연결되어 있고 어떻게 의존되는지를 이해하는 능력이므로 비정형적 의사결정이 중심적 역할인 최고관리자에게 가장 필요한 기술이다.

③ 개념적 기술을 가진 관리자는 조직 전체를 이해하고 전체 상황에 맞도록 구성원들의 활동을 조직 및 진행해 나갈 뿐만 아니라 문제를 규명하고 대안점을 모색하여 해결점을 찾아 수행할 수 있다.

2 간호관리자의 기술 및 자질 [중요]★

미국 간호행정기구(AONE)는 모든 간호관리 단계에서 필요한 기술과 자질을 의사소통과 관계수립 능력, 건강관리 환경 조직에 대한 지식, 리더십 기술, 전문적 직업관, 경영 기술의 5가지 영역으로 구분하였다.

(1) 의사소통과 관계수립 능력

① 간호관리자에게는 효과적인 의사소통과 관계 관리가 필요하며 행동에 영향력이 있어야 한다.

② 다양성을 갖춘 업무능력을 갖고 의사결정을 공유할 뿐만 아니라 의료진 간의 관계를 잘 수립한다.

③ 지역사회와의 연계 및 학문적 연계를 수행할 수 있어야 한다.

(2) 건강관리 환경 조직에 대한 지식

① 임상실무지식, 간호전달 모델과 업무설계의 지식, 건강관리에 대한 경제적 지식, 건강관리에 대한 정책적 지식, 질 향상 측정에 대한 지식, 위험관리에 대한 지식이 필요하다.

② 통제를 이해하고 근거 중심의 실무를 알며 성과를 측정할 수 있어야 한다.

③ 환자 안전에 대한 지식과 노력이 필요하며 사례 관리의 유용성에 대해 이해할 수 있어야 한다.

(3) 리더십 기술

① 기초적 사고기술을 바탕으로 개인 수양 능력이 있어야 한다.

② 체계적 사고를 활용하는 능력이 있으며 성공적인 기획과 변화 관리의 능력이 있어야 한다.

(4) 전문적 직업관

① 개인, 전문인의 책무, 직업경력 기획, 직업윤리에 대한 이해가 높아야 한다.

② 근거 중심 임상 및 관리능력을 갖추고 간호실무와 조직을 위한 옹호활동을 하며 전문직 단체에서 활동적인 구성원 역할을 할 수 있어야 한다.

(5) 경영 기술

① 건강관리 재정에 대한 이해를 바탕으로 인간 자원 관리 및 전략적 관리를 할 수 있어야 한다.

② 마케팅, 정보관리 및 기술의 능력이 필요하다.

제4절 간호관리 기능의 과정

1 간호관리 과정

(1) 간호관리 과정의 개념 중요 ★

간호관리 과정의 단계는 학자에 따라 기획, 조직, 통제의 세 단계 또는 계획화, 조직화, 지휘, 통제의 4단계로 구분하여 사용한다.

① 스완스버그(Swansburg, 1993)는 간호관리를 간호부서나 간호단위에 있는 간호관리자의 기획, 조직, 인적자원 관리, 지휘, 평가과정으로 보았다.
② 더글러스(Douglass, 1996)는 간호관리를 환자에게 양질의 간호를 제공하기 위해서 간호 인력과 물리적, 기술적 자원을 활용하여 기획, 조직, 통제하는 과정과 기능으로 보았다.

(2) 간호관리 체계 모형 중요 ★★

길리스(Gillis)는 간호관리를 체계이론의 관점에서 투입, 전환 과정, 산출과 피드백의 기전을 가진다고 하였다.

① 투입
　　㉠ 목표를 달성하기 위해 필요한 특정자원을 말하며 산출을 위한 물자(장비, 공급품, 테크놀로지), 인력, 자금, 시설, 건물 설계(건물 디자인, 건물 크기), 정보 등을 들 수 있다.
　　㉡ 투입요소를 크게 소비자 투입요소와 생산자 투입요소로 나누어보면, 소비자 투입요소에는 환자의 중증도(상태)나 환자간호 강도지표(간호요구도)가 속하며, 생산자 투입요소로는 간호직원의 기술, 경험, 태도, 교육 등을 들 수 있다.
② 전환과정
　　㉠ 전환과정은 투입이 사회적, 기술적 상호작용을 통하여 조직의 산출로 전환되는 것을 말한다.
　　㉡ 전환과정에는 자료수집과 함께 기획, 조직, 인사, 지휘, 통제의 단계가 속하며 동시에 각 단계에서는 의사결정, 지도성, 권력과 권한, 의사소통, 동기부여, 시간관리, 갈등관리, 정보관리 등의 관리지원 기능들이 요구된다.
③ 산출
　　㉠ 투입요소들의 관리과정에 의한 상호작용으로 조직의 산출을 말한다.
　　㉡ 환자 측면에서의 질적 간호로 간호서비스의 양(간호시간), 질(우수성의 정도), 환자만족, 사망률, 합병증 발생률 등을 들 수 있다.
　　㉢ 간호직원 측면에서의 산출에는 직원 만족, 이직률, 결근율, 인력개발 등이 해당된다.
　　㉣ 간호생산성의 향상, 연구 결과 등도 산출에 포함된다.
④ 피드백
　　㉠ 산출이 합당한지 확인하고 이에 따른 변화를 위한 정보의 환류로 되돌리는 과정이다.

ⓛ 되돌아가는 곳은 투입과 과정의 각 필요단계이며 추가적인 투입과 교정 행동으로서 관리과정이 필요하게 된다.

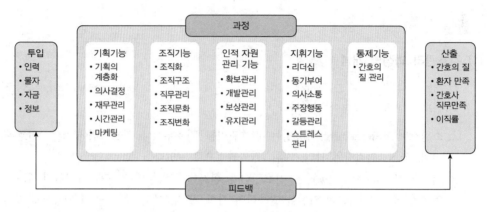

투입	과정					산출
• 인력 • 물자 • 자금 • 정보	**기획기능** • 기획의 계층화 • 의사결정 • 재무관리 • 시간관리 • 마케팅	**조직기능** • 조직화 • 조직구조 • 직무관리 • 조직문화 • 조직변화	**인적 자원 관리 기능** • 확보관리 • 개발관리 • 보상관리 • 유지관리	**지휘기능** • 리더십 • 동기부여 • 의사소통 • 주장행동 • 갈등관리 • 스트레스 관리	**통제기능** • 간호의 질 관리	• 간호의 질 • 환자 만족 • 간호사 직무만족 • 이직률
	피드백					

[그림 1-1] 간호관리 체계 모형

(3) 간호관리 과정의 5단계 [중요] ★★

① 기획관리

ⓘ 기획은 첫 번째 관리과정으로 간호관리자가 조직의 신념과 목표를 설정하고 목표달성을 위한 행동방안을 결정하는 과정이다.

ⓛ 누가, 무엇을, 언제, 어디서, 어떻게 할 것인가를 위해 사전에 행동방안을 결정하고 성과와 결과 측정을 위한 평가기준을 마련하는 단계이다.

ⓒ 성공적인 기획을 위해 간호관리자는 조직의 비전, 목적 및 철학을 이해하고 목표를 제시하며 전략적 기획과 전술적 운영기획을 하여야 한다. 또한, 자원 분배를 위한 예산 마련이 필요하다.

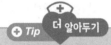

전략적 기획

전략적 기획이란 지속적으로 사정하고 계획하며 평가하여 미래를 안내하는 관점을 일컫는다. 전략적 기획의 목적은 미래상을 만들어 내고 그것을 실제화하기 위한 방법을 고안하는 것이다.

② 조직관리

ⓘ 조직의 목적을 달성하기 위해 공식적 조직을 만드는 단계이다.

ⓛ 간호관리자는 수행되어져야 할 직무내용을 분석, 평가하여 인력, 물자, 시간을 조정하고 책임과 의무를 적절히 배분 및 부여하여 타 부서와의 관계를 설정, 조정하고 공식적 조직기구를 만든다.

③ 인적 자원관리

    ㉠ 조직 내 인적 자원을 관리하는 단계로 조직에 필요한 인력을 산정하여 필요 인력을 모집, 선발, 채용하여 오리엔테이션과 배치를 하고 조직구성원의 인력 개발과 보상을 한다.

    ㉡ 간호관리자는 대상자의 간호요구도와 필요시간에 따라 인력을 배분하고 간호사의 능력에 기초한 간호업무를 분담시킨다. 간호생산성과 간호직원의 직업 만족을 높임과 동시에 질적인 간호를 대상자에게 제공할 수 있도록 한다.

④ 지휘관리

    ㉠ 조직의 목표를 달성하기 위해 조직구성원에게 영향을 미치는 단계로 업무를 지시하고 감독하며 조정하는 것이다.

    ㉡ 간호관리자는 효과적인 리더십을 발휘하고 간호 직원들에게 동기를 부여하며 구성원 간에 의사소통을 효과적으로 발휘할 수 있게 하고 갈등을 적절히 관리해야 한다.

    ㉢ 시간을 효율적으로 관리한다.

⑤ 통제관리

    ㉠ 통제결과를 다시 기획에 반영시키기 위한 단계로 조직의 목표를 달성함에 있어 질을 유지하고 향상시키는 것이다.

    ㉡ 간호관리자는 간호업무표준을 설정하고 간호업무의 성과나 결과를 측정하여 표준과 비교한다. 간호업무 성과를 위한 교정활동을 함으로써 기획의 목표 달성을 보장하려는 노력을 한다.

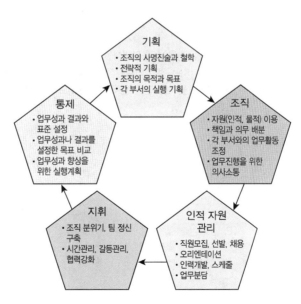

[그림 1-2] 간호관리 과정의 단계 및 기능

주관식 레벨 Up

01 다음은 전문직의 개념에 대한 설명이다. 적절한 용어를 보기에서 골라 빈칸에 쓰시오.

> 전문직이란 어느 한 분야에서 필요로 하는 고도의 (①)을 일련의 (②)을 통해 갖추며 전문인으로서의 권한과 책임, (③)을 갖는 동시에 (④)과 (⑤)을 통해 공익을 위해 노력하는 직업이다.

┤ 보 기 ├
- ㉠ 윤리적 강령
- ㉡ 조직 활동
- ㉢ 지식과 기술
- ㉣ 교육
- ㉤ 자율성

정답 ①: ㉢ 지식과 기술, ②: ㉣ 교육, ③: ㉤ 자율성, ④: ㉠ 윤리적 강령, ⑤: ㉡ 조직 활동

해설 전문직은 전문가, 권위, 책임감, 자율성, 윤리의식을 갖추고 사회와 인류에 봉사하는 직업을 말한다. 간호사가 전문직의 자아개념을 가지는 것은 의료현장에서 다양한 전문인들과 조화를 이루며 양질의 간호 서비스를 제공할 수 있어 더 효율적인 간호 업무를 수행하도록 한다.

02 다음은 간호 리더십의 관리기술에 대한 설명이다. 다음 설명에 해당하는 관리기술은 무엇인가?

> 어떤 일이 왜 일어나는지 환경에 따라 영향을 주고받는 조직의 복잡성을 이해하는 능력으로서, 조직을 하나의 전체로 볼 수 있는 능력이다.

정답 개념적 기술

해설 간호 리더십의 관리기술에는 기술적 전문성, 인간적 기술, 개념적 기술, 진단적 기술, 코칭과 멘토링 기술이 있으며 위의 설명은 개념적 기술에 대한 것이다.

03 다음 빈칸에 들어갈 내용을 쓰시오.

> 민츠버그가 제시한 관리자의 역할은 (①), (②), (③) 등 3개의 주요범주로 개념화할 수 있다. 이 중 (②)은 관리자가 대표자와 연결자 역할을 수행하며 이루어진 많은 접촉으로 중요 정보에 접근할 수 있는 역할로서 관리자는 (④), (⑤), (⑥)의 역할을 수행한다.

정답 ① 대인관계 역할 ② 정보관리 역할 ③ 의사결정자 역할 ④ 감독자 ⑤ 전달자 ⑥ 대변인

해설 정보관리는 관리자가 정보 네트워크를 개발하여 유지하면서 필요한 정보를 수집하거나 활용하는 역할을 말한다.

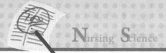

역할	역할 서술	확인된 활동
감시자	다양하고 특정한 정보를 조직과 환경에서 찾고 받음	일차적으로 정보를 받는 모든 메일을 관리하고 관리자를 관리
전달자	외부인이나 부하 직원으로부터 받은 정보를 조직의 다른 사람에게 전파	수렴한 정보를 조직에 전달하고 부하 직원에게 구두 또는 인터넷으로 의사소통 유지
대변인	외부인에게 조직의 계획, 정책, 활동 결과 등을 알리며 조직에서 전문가로서 활동	간호협회 이사회에 참석하고 정보를 외부에 알림

04 다음은 카츠(Katz)가 제시한 관리의 기술 중 무엇에 해당하는 설명인가?

> • 모든 계층의 관리자에게 공통적으로 요구되는 기술이다.
> • 개방적이고 위협적이지 않은 환경을 조성하면서 제안하고 문제해결을 할 수 있도록 직원들과 정보를 나누고 직원들을 격려한다.
> • 주인의식과 책임의식을 갖고 구성원에서 효과적인 지도성을 발휘하고 동기부여를 시킨다.

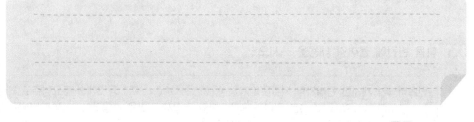

정답 인간적 기술

해설 카츠(Katz, 1974)는 관리자가 갖추어야 할 기술을 실무적 기술, 인간적 기술, 개념적 기술이라고 보았으며 인간적 기술은 조직의 내·외부 활동 가운데 다른 사람과 성공적으로 상호작용하고 의사소통할 수 있는 능력을 말한다.

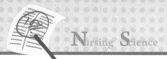

05 다음 빈칸에 들어갈 내용을 쓰시오.

미국 간호행정기구(AONE, 2011)는 모든 간호관리 단계에서 필요한 자질을 (①), (②), (③), (④), (⑤)의 5가지 영역으로 구분하였다.

정답 ① 의사소통과 관계수립의 능력 ② 건강관리 환경 조직에 대한 지식 ③ 리더십 기술
④ 전문적 직업관 ⑤ 경영기술

해설 [5가지 영역의 간호관리자 역량]

영역	역량
의사소통과 관계 형성 구축	• 효과적인 의사소통, 관계형성관리, 행위에 영향을 줌 • 다양성을 갖춘 업무능력, 의사결정공유, 지역사회 참여 • 의료 스태프와의 관계, 학문적 연계
보건의료환경에 대한 지식	• 임상실무지식, 환자업무 분담방법과 업무구조에 관한 지식 • 보건의료정책에 관한 지식, 보건의료정책에 관한 경제학적 지식 • 정치에 관한 이해, 결과 측정 • 근거기반실무의 이해, 환자안전에 대한 지식과 헌신 • 위험관리에 대한 지식과 사례관리에 대한 이해 및 응용 • 질 향상과 매트릭스에 대한 지식
리더십	• 근원적으로 사색하는 기술, 개인탐구에 대한 원리 • 지속적인 기획, 체계적인 사고를 할 수 있는 능력 • 변화관리
전문직관	• 개인적인 책무와 전문가적 책무, 경력계획 • 윤리성, 근거기반실무 및 관리 • 임상실무에서의 옹호, 전문적 단체에의 적극적인 참여
경영기술	• 보건의료 재정에 관한 지식, 인적, 자원관리 및 개발 • 전략적 관리, 마케팅 • 정보관리 및 기술

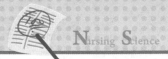

06 다음은 간호관리 과정 중 인적 자원관리에 대해 서술한 것이다. 빈 칸에 적절한 용어를 쓰시오.

간호관리자는 대상자의 (①)와 (②)에 따라 인력을 배분하고 간호사의 능력에 기초한 간호업무를 분담시킨다. (③)과 간호직원의 직업 만족을 높임과 동시에 질 높은 간호를 대상자에게 제공할 수 있도록 한다.

정답 ① 간호요구도 ② 필요시간 ③ 간호생산성

해설 간호관리자는 환자의 요구, 중증도 및 간호사의 능력에 기초하여 간호사에게 환자에 대한 업무 분담을 하는 책임감을 갖는다. 즉, 대상자의 간호요구도와 필요시간에 따라 인력을 배분해야 하며 이는 간호생산성 및 직원 만족도를 높이는 동시에 질 높은 간호를 제공할 수 있게 한다.

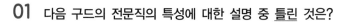

제1장

실제예상문제

01 다음 구드의 전문직의 특성에 대한 설명 중 **틀린** 것은?

① 전문직은 자체적인 교육훈련 기준을 결정한다.

② 전문직 기술은 면허제도의 형태로 법적으로 유지된다.

③ 전문직 구성은 다른 직업 구성원보다 직업적 결속이 약하다.

④ 전문직은 최종 직업이 되는 경향이 있다.

02 다음은 루시 켈리의 간호전문직의 특성을 서술한 것이다. 옳은 것을 모두 고르시오.

> ㉠ 제공되는 서비스가 인류와 사회의 안녕에 필수적인 것이다.
>
> ㉡ 연구를 통해 지속적으로 확장되는 특별한 전문지식체가 있다.
>
> ㉢ 제공되는 서비스에는 지적 활동과 그에 대한 개별적 책무가 수반된다.
>
> ㉣ 하급교육기관이 실무자의 교육을 담당한다.
>
> ㉤ 실무자들은 봉사에 대한 동기부여가 되어 있고 자신의 일을 인생의 중요한 부분으로 여긴다.

① ㉠, ㉡, ㉢

② ㉠, ㉡, ㉢, ㉣

③ ㉠, ㉡, ㉢, ㉤

④ ㉠, ㉡, ㉢, ㉣, ㉤

01 구드는 전문직의 특성을 2가지 핵심적 요소와 그로부터 파생되는 여러 특성들로 구분하여 제시했다. 첫 번째 핵심 요소는 장기적이고 세분화된 훈련을 통한 추상적 지식체계이며 두 번째 핵심 요소는 사회에 대한 봉사지향성이다. 그에 따른 파생적인 특성에서 전문직 구성은 다른 직업 구성원보다 직업적 결속이 강하다.

02 루시 켈리(Lucie kelly)는 뛰어난 간호학자이자 교수이며 영향력 있는 리더로서 8가지 간호전문직의 특성을 규명한 바 있다.
㉣ '하급교육기관이 실무자의 교육을 담당한다'는 '상급교육기관이 실무자의 교육을 담당한다'로 변경이 되어야 맞는 항목이 된다.

정답 01 ③ 02 ③

03 다음은 카츠가 주장한 관리자가 갖추어야 할 기술 중 개념적 기술에 대한 설명이다. 개념적 기술은 관리자가 조직을 전체로 보고 각각의 부서가 어떻게 연결되어 있고 서로에게 어떻게 의존되는지를 이해하는 능력이다.

03 다음은 리더십의 관리기술에 대한 설명이다. 이에 해당하는 기술은 무엇인가?

> 어떤 일이 왜 일어나는지, 환경에 따라 영향을 주고받는 조직의 복잡성을 이해하는 능력으로서, 조직을 하나의 전체로 볼 수 있는 능력이다.

① 기술적 전문성
② 인간적 기술
③ 개념적 기술
④ 진단적 기술

04 상황이론은 다양한 하위 체계 사이의 일치성을 증가시킴으로써 조직의 유효성을 증가시킬 수 있다고 본다.

04 관리이론 중 조직 외부의 환경이 조직과 하위 시스템에 미치는 영향을 파악함으로써 조직 전체 시스템과 하위 시스템이 어떤 관계에 있을 때 조직성과가 높아질 수 있는가의 문제를 설명하는 이론은 무엇인가?

① 체계이론
② 경영과학이론
③ 상황이론
④ 행정관리이론

05 대인관계 역할에는 대표자, 지도자, 섭외자가 속하며 전달자는 정보관리 역할에 속한다.

05 민츠버그가 제시한 관리자의 역할 중에서 대인관계 역할에 속하지 <u>않는</u> 것은?

① 대표자
② 지도자
③ 섭외자
④ 전달자

정답 03 ③   04 ③   05 ④

06 다음은 민츠버그가 제시한 관리자의 역할에 대한 설명 중 무엇에 해당하는 역할인가?

> A병동 수간호사는 오늘 아침 러시아에서 병원 견학을 온 방문객을 접견하면서 오찬을 주관했다. 주말에는 A병동 간호 직원의 결혼식에 참여할 예정이다.

① 대표자　　　　② 지도자
③ 섭외자　　　　④ 감독자

06　설명은 민츠버그가 제시한 간호관리자의 역할 중 대인관계 역할로서 대표자, 지도자, 섭외자의 역할을 수행하게 되며 예시의 역할 수행은 대표자에 대한 내용이다.

07 다음의 설명에 해당하는 간호관리자의 역할은 무엇인가?

> 계속적으로 주변 환경을 모니터하면서 직·간접적으로 정보를 수집하고 조직과 외부적 환경에 대한 완전한 지식을 얻도록 해야 한다. 또한, 부하직원과의 의사소통, 조직의 순찰을 통해 조직 내에서 일어나고 있는 일에 대한 정확한 정보를 갖고 모니터 역할을 수행한다.

① 감독자　　　　② 전달자
③ 대변인　　　　④ 지도자

07　제시된 설명은 민츠버그가 제시한 간호관리자의 역할 중 정보관리 역할에서 감독자에 해당하는 서술이다.

08 카츠가 제시한 관리의 기술 중 최고 간호관리자에게 가장 많이 필요한 기술은?

① 실무적·기술적 기술
② 인간적 기술
③ 개념적 기술
④ 교량적 기술

08　카츠가 제시한 관리의 기술은 실무적·기술적 기술, 인간적 기술, 개념적 기술이며 이 중 최고 간호관리자에게 가장 요구되는 기술은 개념적 기술이다.

정답　06 ①　07 ①　08 ③

해설 & 정답

checkpoint

09 통제를 이해하고 '경험' 중심의 실무
가 아니라 '근거' 중심의 실무를 알
며 성과를 측정할 수 있어야 한다.

09 건강관리 환경 조직의 지식에 대한 설명으로 옳지 <u>않은</u> 것은?

① 임상실무지식, 간호전달 모델과 업무설계의 지식, 건강관리
   에 대한 경제적 지식, 건강관리에 대한 정책적 지식이 필요
   하다.

② 통제를 이해하고 경험 중심의 실무를 알며 성과를 측정할 수
   있어야 한다.

③ 환자 안전에 대한 지식과 노력이 필요하며 사례 관리의 유용
   성에 대해 이해할 수 있어야 한다.

④ 질 향상 측정에 대한 지식과 위험관리에 대한 지식을 갖추어
   야 한다.

10 길리스(Gilles)는 간호관리 과정을 체
계이론 관점에서 투입, 전환과정, 산
출, 피드백으로 구성하였다. 전환과
정에는 자료수집, 기획, 조직, 인적
자원관리, 지휘, 통제 과정이 포함
된다.

**10 다음은 간호관리를 체계이론의 관점에서 서술한 내용 중 어떤
과정에 대한 설명인가?**

- 투입이 사회적, 기술적 상호작용을 통하여 조직의 산출로
  전환되는 것을 말한다.
- 자료수집과 함께 기획, 조직, 인사, 지휘, 통제의 단계가
  속하며 동시에 각 단계에서는 의사결정, 지도성, 권력과
  권한, 의사소통, 동기부여, 시간관리, 갈등관리, 정보관리
  등의 관리지원 기능들이 요구된다.

① 투입
② 전환과정
③ 산출
④ 피드백

정답 09 ② 10 ②

11 간호관리를 체계이론의 관점에서 볼 때 산출에 대한 설명으로 옳지 <u>않은</u> 것은?

① 투입요소들의 관리과정에 의한 상호작용으로 조직의 산출을 말한다.

② 환자 측면에서의 질적 간호로 간호서비스의 양(간호시간), 질(우수성의 정도), 환자만족, 사망률, 합병증 발생률 등을 들 수 있다.

③ 간호직원 측면에서의 산출로는 직원만족, 이직률, 결근율, 인력개발 등이 해당된다.

④ 간호생산성의 향상, 연구 결과는 산출에 포함되지 않는다.

11 길리스(Gillis)는 간호관리를 체계이론의 관점에서 투입, 전환과정, 산출과 피드백의 기전을 가진다고 하였다. 산출은 투입 요소들의 관리과정에 의한 상호작용으로 조직의 산출을 말한다. 간호생산성의 향상, 연구 결과 등도 산출에 포함되기 때문에 포함되지 않는다고 한 것은 틀린 지문이다.

12 간호관리 과정 중 기획에 대한 설명으로 옳지 <u>않은</u> 것은?

① 기획은 목표 정하기, 계획 진술(방법) 정하기, 계획된 행동으로 전환하기의 3단계 과정으로 이루어진다.

② 누가, 무엇을, 언제, 어디서, 어떻게 할 것인가를 위해 사전에 행동 방안을 결정한다.

③ 성과와 결과 측정을 위한 평가기준을 마련하는 단계이다.

④ 성공적인 기획을 위해 간호관리자는 조직의 비전, 목적 및 철학을 이해하고 목표를 제시하며 전략적 기획과 전술적 운영 기획을 하여야 한다.

12 기획은 목표 정하기 → 현재 상황을 평가하고 미래의 경향과 상황을 예견하기 → 계획 진술(방법) 정하기 → 계획된 행동으로 전환하기의 4단계 과정으로 이루어진다.

정답 11 ④ 12 ①

checkpoint 해설 & 정답

13 통제는 조직구성원이 조직의 목표를 얼마만큼 달성하였는가를 비교, 평가하고 수정 조치를 취하는 것이다.

13 간호관리 과정 중 간호관리자가 간호업무 표준을 설정하고 간호업무의 성과나 결과를 측정하여 표준과 비교하거나 간호업무성과를 위한 교정활동을 함으로써 기획의 목표달성을 보장하려는 노력을 하는 것은?

① 기획
② 조직
③ 통제
④ 지휘

01 **교수님 코칭!**

간호리더십 관리기술에는 기술적 전문성, 인간적 기술, 개념적 기술, 진단적 기술, 코칭과 멘토링 기술이 있다는 것을 꼭 잊지 말자!

🖊 **주관식 문제**

01 간호리더십 관리기술을 3가지 이상 쓰고 간단히 설명하시오.

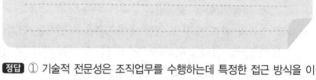

정답 ① 기술적 전문성은 조직업무를 수행하는데 특정한 접근 방식을 이용하거나 도구나 기술 또는 절차를 이용하는 능력이다.
② 인간적 기술은 목표 달성을 위해 다른 사람들과 더불어 일하는 방법을 알고 일을 해내는 능력이다.
③ 개념적 기술은 어떤 일이 왜 일어나는지. 환경에 따라 영향을 주고받는 조직의 복잡성을 이해하는 능력으로서, 조직을 하나의 전체로 볼 수 있는 능력이다.
④ 진단적 기술은 분석과 조사에 따라 특정한 상태나 상황의 본질을 결정하는 능력이다.
⑤ 코칭과 멘토링 기술은 직원의 성과와 능력을 향상시킬 기회와 방법을 인식하게 돕는 매일의 실천 과정이다.

해설 간호리더십 관리기술에는 기술적 전문성, 인간적 기술, 개념적 기술, 진단적 기술, 코칭과 멘토링 기술이 있으며 간호사는 환자간호수행 중 즉각적인 대처 능력과 리더십을 발휘해야 할 기회가 많기 때문에 간호사 개개인이 자신의 업무를 수행하는 과정에서 리더십을 갖추어야 한다.

정답 13 ③

02 간호관리자를 조직 계층에 따라 3가지로 분류하고 각 계층에 대해 간략히 서술하시오.

정답 간호관리자는 관리하는 조직 계층에 따라 최고관리자, 중간관리자 및 일선관리자로 분류할 수 있다.

최고관리자는 조직의 전반적인 경영에 대한 책임을 가진 조직 계층상 최상층에 속하는 경영자이며 간호조직에서는 부원장, 간호이사, 간호(본)부장 등이 있다.

중간관리자는 일선관리자를 지휘하는 주요 책임이 있으며 최고관리자가 설정한 조직의 전략이나 정책을 수용하고 일선관리자가 수행해야 할 조직의 목표와 계획을 전달한다. 간호조직에서 간호차장, 간호과장, 간호팀장 등이 해당된다.

일선관리자는 작업자의 활동을 감독하고 조정하는 관리자로 실제 간호조직에서 간호서비스와 간호업무를 수행하는 사람을 지휘, 감독하는 역할을 한다. 간호조직에서 간호단위 관리자, 팀 관리자가 이에 해당한다.

해설 간호관리자는 역동적인 조직 내, 외 환경에 창조적으로 대처하기 위해 각 분야에 대한 전문적 지식, 조직구성원을 지도 및 통솔하는 능력, 이해관계가 상충하는 집단을 조정할 줄 아는 능력, 전략적이고 혁신적인 의사결정 능력을 갖추고 전문관리자로서의 역할을 수행해야 한다.

03 간호관리의 과정을 5단계로 설명하고 각 단계의 기능을 2가지 이상 서술하시오.

checkpoint 해설 & 정답

정답 간호관리의 과정은 기획, 조직, 인적 자원관리, 지휘, 통제의 단계로 각 단계의 기능은 다음과 같다.
- 기획기능 : 기획의 계층화, 의사결정, 재무관리, 시간관리, 마케팅
- 조직기능 : 조직화, 조직구조, 직무관리, 조직문화, 조직변화
- 인적 자원관리기능 : 확보관리, 개발관리, 보상관리, 유지관리
- 지휘기능 : 리더십, 동기부여, 의사소통, 주장행동, 갈등관리, 스트 레스 관리
- 통제기능 : 간호의 질 관리

해설 기획 : 첫 번째 관리과정으로 간호관리자가 조직의 신념과 목표를 설 정하고 목표달성을 위한 행동방안을 결정하는 것이다.
조직 : 조직구성원이 계획을 효율적, 효과적으로 수행할 수 있도록 조직하는 것이다.
인적 자원관리 : 조직 내 인적 자원을 관리하는 과정으로 직무설계, 직무분석 및 직무평가를 통한 직원모집, 선발, 채용, 오리엔테이션, 인력개발 등을 포함한다.
지휘 : 조직의 목표를 달성하기 위해 동기부여나 리더십을 통하여 조 직구성원이 과업을 수행하도록 이끌어나가는 것이다.
통제 : 조직구성원이 조직의 목표를 얼마나 달성하였는가를 비교, 평 가하고 수정조치를 취하는 것이다.

04
정답 투입, 전환과정, 산출, 피드백
해설 길리스는 간호관리 과정을 체계이론 의 관점으로 보고 투입, 전환과정, 산출, 피드백의 기전을 가진다고 하 였다.
- 투입 : 목표를 달성하기 위해 필요 한 특정자원을 말한다.
- 전환과정 : 전환과정은 투입이 사 회적, 기술적 상호작용을 통하여 조직의 산출로 전환되는 것을 말 한다.
- 산출 : 투입 요소들의 관리과정에 의한 상호작용으로 조직의 산출을 말한다.
- 피드백 : 산출이 합당한지 확인하 고 이에 따른 변화를 위한 정보의 환류로 되돌리는 과정이다.

04 간호관리 과정을 체계이론 관점에서 본 길리스(Gillis, 1994) 의 간호관리 과정을 4단계로 쓰시오.

Self Check로 다지기

⇥ 전문직

전문직은 어느 한 분야에서 필요로 하는 고도의 지식과 기술을 일련의 교육을 통해 갖추며 전문인으로서의 권한과 책임, 자율성을 갖는 동시에 윤리적 강령과 조직 활동을 통해 공익을 위해 노력하는 직업이다.

⇥ 간호전문직

간호전문직은 지적이며 높은 수준으로 정의된 전문화된 지식체를 실제로 이용하고 증진 및 발전시키며 교육과 업무의 기술에 있어 과학적인 방법을 사용한다. 전문적 정책의 형성과 전문적 활동의 통제에서 자율적으로 기능하며 계속적인 전문적 성장, 경제적인 안정에 대한 기회와 행동의 자유를 제공함으로써 보상받도록 한다.

⇥ 리더십 관리기술

간호사가 전문성을 확보하기 위해서는 간호 리더십과 관리기술이 개발되어야 한다. 리더십의 관리기술에는 기술적 전문성, 인간적 기술, 개념적 기술, 진단적 기술, 코칭과 멘토링 기술이 포함된다.

⇥ 민츠버그(Mintzberg)의 관리자의 역할

민츠버그는 관리자의 역할을 대인관계 역할, 정보관리 역할, 의사결정자 역할 등 3개의 주요범주로 개념화하고 10가지 역할을 제시했다. 대인관계 역할로서는 대표자, 지도자, 섭외자의 역할을 가지며 정보관리 역할로서 감독자(모니터, monitor), 전달자, 대변인의 역할을 수행한다. 또 의사결정자 역할로서 기업가, 고충처리자, 자원분배자, 중재자의 역할을 한다.

⇥ 간호관리

간호관리는 간호대상자에게 양질의 간호를 제공하기 위해 직원의 노력과 필요한 모든 자원을 활용하여 기획, 조직, 인적 자원관리, 지휘, 통제하는 과정과 기능이다.

⇥ 간호관리자의 역할

간호관리자의 역할은 개인과 가족의 건강상태를 향상시키고 대상자의 안전을 보장하며 질 높은 간호를 수행하는 것이다. 또 간호 수행 시 간호사의 만족도를 높이고 조직의 효과성을 높이기 위해 보건의료기관 내에서 다양한 자원을 관리하고 활용한다. 간호전문직을 향한 시민과 법률제정자의 태도 및 기대를 충족시키기 위해 노력한다.

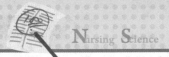

카츠(Katz)의 관리 기술

관리의 기술은 Katz에 의해 실무적·기술적 기술, 인간적 기술, 개념적 기술로 구분한다.

미국 간호행정기구(AONE)

미국 간호행정기구는 모든 간호관리 단계에서 필요한 자질을 의사소통과 관계수립의 능력, 건강관리 환경 조직에 대한 지식, 리더십 기술, 전문적 직업관, 경영기술의 5가지 영역으로 구분하였다.

길리스(Gillis)의 간호관리 체계이론

관리는 설정된 목표를 달성하기 위해 인적, 물적 자원을 활용하여 공식 조직체 내에서 행해지는 사회적, 기술적 과정의 상호작용적 집합이다. 길리스는 간호관리를 체계이론의 관점에서 파악하여 간호관리의 순환과정이 투입, 전환과정, 산출과 피드백의 과정을 가진다고 하였다.

간호관리 과정의 5단계

간호관리 과정의 5단계는 기획, 조직, 인적 자원관리, 지휘, 통제로 이루어진다.

고득점으로 대비하는 가장 똑똑한 대비서!

제 2 장

—

리더십 이론

—

시대에듀
www.**sdedu**.co.kr

자격증 · 공무원 · 취업까지
BEST 온라인 강의 제공

(주)시대고시기획
(주)시대교육
www.**sidaegosi**.com

시험정보 · 자료실 · 이벤트
합격을 위한 최고의 선택

I wish you the best of luck!

02

CHAPTER

리더십 이론

제1절 리더십의 개념

1 리더십의 정의 중요 ★★

리더십은 리더가 일정한 상황에서 목표달성을 위해서 개인이나 집단의 행위에 영향력을 행사하는 과정으로 사람을 변화시키고 새롭게 하며 힘을 북돋아 주고 영감을 주는 행위를 모두 포함한다. 리더십은 공식적, 비공식적으로 구분할 수 있다.

(1) 공식적 리더십

① 조직에서 부여하는 합법적 권위나 직업에 의해 주어지는 것이다(예 간호관리자, 감독관, 조정자, 사례관리자).
② 조직 내의 권위와 직위에 의해 힘을 갖게 된다.
③ 통찰력 있는 공식 지도자들은 자신이 행하는 비공식적 지휘 활동뿐만 아니라 자신의 일과 관련 있는 다른 지도자의 비공식적 지도력의 중요성도 인정한다.

(2) 비공식적 리더십

① 관리자가 아닌 구성원이 지도력을 행사할 때 나타난다(예 경력 간호사, 질 관리 담당자, 교육자, 의료 감독관).
② 주로 전문지식과 지위 및 타인을 설득하고 지도하는 대인관계 기술에 따라 영향을 받게 된다.
③ 일선간호사가 사려 깊고 확신에 찬 아이디어로 일의 흐름을 효율적으로 이끌고 있다면 비공식적 리더십을 잘 행사하는 것이다.

2 리더십의 중요성

① 리더십은 외부 환경 변화에 적응을 촉진하며 조직 발전을 위한 변화를 주도한다.
② 리더십은 구성원들이 개인 능력을 함양하게 촉진한다. 리더십은 구성원들을 유능한 인재로 성장시키는데 필요한 멘토, 코칭, 상담과 같은 사회화 과정을 주도하는 핵심 요인이다.

③ 리더십은 개개인의 역량을 집결해 집단의 역량이 개인 역량의 합 이상의 힘을 발휘하게 하는 시너지 효과를 촉진하여 집단의 성과뿐만 아니라 조직 전체의 성과를 좌우한다.

④ 리더십은 구성원들이 목표달성에 적극적으로 기여하게 동기화한다. 즉, 효과적인 리더십은 구성원들이 목표달성에 기여할 수 있게 동기를 부여하고 사기를 높이며 업무에 몰입하는 여건 조성에 중요한 역할을 한다.

3 관리자와 리더

(1) 관리자

① 조직의 목표를 효과적으로 달성하기 위한 책임을 진다.

② 자원을 정리하고 조직하는데 중점을 두고 계획, 조직, 감독, 인사, 평가, 협상, 대행 등의 기능을 사용한다.

③ 대인관계가 중요하며 권위, 책임, 책무와 관련된 조직의 권력을 갖게 된다.

(2) 리더

① 어떤 특정한 목표를 성취하고자 다른 사람들에게 영향을 줄 수 있는 대인관계를 사용한다.

② 상대에게 영향력을 행사하기 위해 자신만의 독특한 행동과 전략을 융통성 있게 사용한다.

③ 조직의 구성원들이 서로 융화하도록 하여 높은 수준의 수행력을 통해 질 높은 성과를 생산한다.

④ 구성원의 만족, 응집력, 수행력을 향상시킨다.

⑤ 목표에 대해 집단의 일치된 합의를 이끌어내고, 목표달성을 위해 조직을 유지하며, 목표의 방향성과 명확성을 제시해주는데 필요한 다양한 정보를 조달한다.

(3) 관리자와 리더의 비교 중요 ★

① 관리자의 영향력은 직위에 부여된 공식적 권한에서 나오며 리더는 자신의 직위에 부여된 공식적 권한을 활용하여 영향력을 발휘할 뿐만 아니라 공식적인 권한 이외의 개인의 업무지식, 경험, 가치, 인격 또는 행동스타일 등을 활용하여 비공식적 영향력을 행사할 수 있다.

② 자원을 잘 관리하는 좋은 관리자라고 해서 주변 사람들을 잘 이끄는 리더가 되는 것은 아니며 훌륭한 리더라고 해서 반드시 관리를 잘하는 것은 아니다

③ 훌륭한 관리자는 좋은 리더가 될 수 있으며 이 둘의 역할은 좋은 조화를 이룬다.

제 2 절 리더십 이론의 여러 관점과 발달 과정

리더십에 관한 연구는 오래전부터 있었으며 연구의 초점이 과거 개인 성향에서 행동, 양식, 변화 능력 등으로 옮겨졌다. 현대적 의미의 리더십은 19세기 후반부터의 연구를 말하며 이는 다시 전통적 이론과 현대적 이론으로 나뉜다. 리더십의 전통적 이론에는 특성이론, 행동이론, 상황이론이 있으며 현대적 이론에는 카리스마적 리더십, 거래적 리더십, 변혁적 리더십, 셀프 리더십 등이 있다.

1 전통적 이론

(1) 특성이론(trait theory : 1930 ~ 1950년대) 중요 ★

① 어떤 특성을 지닌 사람들이 리더가 될 가능성이 높은지에 근거하여 그 특성들과 기술들을 찾아내려는 이론으로 자질론이라고도 한다.

② 이 이론에서 리더십 특성을 요약하면 지능(intelligence), 자신감(self-confidence), 결단력(determination), 성실성(integrity), 사교성(sociability)의 5가지 특성으로 정리할 수 있다.

(2) 행동이론(behavioral theory : 1950 ~ 1960년대) 중요 ★

① 개인의 특성은 단지 리더십의 기본일 뿐이고 진정한 리더십은 교육, 훈련, 생활 경험을 통해 이루어진다는 것이다.

② 의사결정 과정에서 나타나는 리더의 행동에 따라 독재적, 민주적, 자유방임적 리더십으로 분류하기도 하고 리더의 행동 유형을 과업 중심적 스타일과 구성원 중심적 리더십으로 분류하기도 한다.

(3) 상황이론(situational theory : 1970년대) 중요 ★

① 여러 상황에 적용 가능한 보편적 리더십의 특성과 행위를 설명하는 데 어려움을 겪자 리더십 과정에 적용하는 여러 상황에 관심을 갖는 상황이론이 대두되었다.

② 리더와 추종자의 상호작용에 영향을 미치는 환경적 요인을 규명하거나 리더가 지닌 특성이나 리더가 행하는 행동의 유효성이 상황적 요인에 따라 어떻게 다른가를 규명하는 이론이다.

2 현대적 이론(1980년대 이후)

① 조직을 둘러싼 외적 환경은 1980년대에 들어서면서 급변하기 시작하여 기존의 안정적 환경을 전제로 정립되었던 전통적 리더십 이론들이 그 타당성을 잃기 시작하였다. 이에 현상을 유지하고 기대되는 성과를 요구하던 리더십 이론들이 한계에 부딪히고 변화를 주도하고 이끌어 나갈 수 있는 리더십을 요구하게 되었다.

② 새로운 형태의 리더십 이론들은 변혁적 리더십, 셀프 리더십, 슈퍼 리더십, 서번트 리더십 등이 있다.

제 3 절 리더십 이론들

1 특성이론

(1) 특성이론의 개념

① 리더십 연구 중에서 가장 먼저 시작된 연구로 어떤 특성을 지닌 사람들이 리더가 될 가능성이 높은지에 근거하여 그 특성들과 기술들을 찾아내려는 이론이다.

② 리더십 특성을 연구한 대표적인 학자인 스토그딜(R.M Stogdil)은 성공한 지도자와 그들의 특성을 밝혀냈고 베이스(bass)는 지도자의 특성을 지성, 인성, 능력 등 3가지 범주로 나누어 설명했다. 길버트(Gilbert)는 간호대학 졸업생의 인성을 검사한 결과 지도자로서 잠재력이 있는 사람은 지배, 적극성, 야망, 자세, 자신감, 타인의 견해에 대한 이해력, 높은 성취감, 논리적인 사고, 융통성 등을 지닌다고 보고했다.

(2) 특성이론의 특징 ★★

① 리더십 특성: 지능(intelligence), 자신감(self-confidence), 결단력(determination), 성실성(integrity), 사교성(sociability)이 있다.

ⓐ 지능: 지능은 리더십과 정의 관계를 나타내고 있는데 뛰어난 언어능력, 지각능력, 추리력 등이 있으면 효과적인 리더가 될 수 있다.

ⓑ 자신감: 리더가 되는 중요한 특성으로 자기 자신에 대한 자긍심, 자신의 역량에 대하여 확신을 갖는 것이다.

ⓒ 결단력: 리더들에게 중요한 특성인 결단력은 일은 완성하겠다는 욕구를 뜻하며 진취성, 지속성, 지배성, 추진력과 같은 특성들이 포함된다.

ⓓ 성실성: 정직성과 신뢰성을 포함한다. 원칙을 지키며 자신들의 행동에 책임을 지며 다른 사람들에게 신뢰를 느끼게 한다.

ⓔ 사교성: 적극적인 사회적 관계를 추구하는 리더의 성향이다.

② 리더십 특성이론의 강점
　　㉠ 리더라고 생각하는 사람들에 대한 이미지를 떠올릴 때 리더십 특성과 관련시켜 쉽게 공감을 끌어낼 수 있다.
　　㉡ 리더십 연구의 초창기부터 오랜 기간 많은 학자들이 관심을 가지고 있다.
　　㉢ 리더십 과정과 효과성을 분석함에 있어서 리더에 관한 심도 있는 연구가 진행되어 관련된 많은 연구 자료가 있다.
　　㉣ 조직이 보유하고 있는 인력의 특성, 강점과 약점을 분석할 수 있게 해주고 리더십 효과성을 높이기 위해 변화를 어떻게 시도해야 하는가에 대한 명확한 이해를 가능하게 해준다.
　　㉤ 조직의 기능별, 계층별 리더의 특성을 분석하여 그 결과를 중심으로 리더를 선발하는 인사관리 자료로 활용하고 있다.

③ 리더십 특성이론의 한계점
　　㉠ '리더의 자질이나 특성은 타고난다.'는 관점은 필요한 리더의 확보를 어렵게 만든다.
　　㉡ 어떤 특정한 상황에서 리더가 되는데 도움이 되는 특성을 가졌으나 리더가 된 후 그 직위를 유지하는데 필요한 특성을 지니지 못한 경우에 대한 설득력이 미흡하다.
　　㉢ 리더십 특성과 리더십 효과성 간의 상관관계가 약하다. 즉, 리더의 특성을 가진 사람들이 항상 리더가 되는 것은 아니다.
　　㉣ 상황적 요소와 리더 역할에 대한 설명이 부족하다. 리더십의 효과는 리더의 특성뿐만 아니라 상황적 요소에 영향을 받으므로 리더 개인의 특성만으로는 리더십과정을 이해하기 어렵다.

2 행동이론

(1) 행동이론의 특징
① 리더십 행동이론의 연구 초점은 리더의 행동과 관련된 것이다.
② 리더십 행동이론의 행동 유형은 과업지향적 행동, 관계지향적 행동, 변화지향적 행동으로 분류할 수 있다.
③ 리더십 행동연구에 의해 리더십 행동 유형을 측정한 후 부족한 리더십 행동 유형을 개선할 수 있는 훈련 개발이 가능해졌다.
④ 리더십 행동연구는 특정 상황에 보편적인 리더십 행동 유형을 찾지 못한 것이 한계점으로 지적되고 있다.

(2) 리더십 행동의 개념적 유형 중요 ★★
① 과업지향적 행동
　　㉠ 조직과 집단의 공동 목표를 달성하기 위해 과업 목표와 관련되어 있다.

ⓒ 효과적인 리더십을 발휘하는데 관련된 세 가지 과업지향적 행동은 계획 수립, 역할과 목표의 명료화, 운영 및 성과에 대한 점검이다.

② 관계지향적 행동

ⓐ 상호 신뢰의 증가, 협력, 직무만족 및 조직만족도를 최우선으로 한다.

ⓒ 효과적인 리더십과 관련되는 세 가지 관계지향적 행동은 지원, 개발, 인정을 들 수 있다.

③ 변화지향적 행동

ⓐ 환경을 이해하고 이를 주도하는 혁신적인 방법을 찾아내며, 전략, 제품, 혹은 프로세스에서의 주요 변화를 추진할 수 있게 해주는 행동을 의미한다.

ⓒ 효과적인 리더십과 관련되는 변화지향적 행동의 세 가지는 변화지향적 행동을 위한 지침, 비전 수립을 위한 지침, 변화실행을 위한 지침이다.

[표 2-1] 리더십 행동의 개념적 유형 비교

과업지향적 행동	관계지향적 행동	변화지향적 행동
• 효율성을 높이기 위한 업무활동 체계화 • 단기 운영에 대한 계획을 세움 • 업무를 집단이나 개인에게 할당 • 역할기대와 과제목표를 명료화 • 규칙, 방침, 표준 운영절차를 설명 • 집단의 활동을 지휘하고 조정 • 운영과 수행을 점검 • 업무를 방해하는 당면문제의 해결 • 효율성, 생산성, 품질의 중요성 강조 • 집단의 수행에 대해 높은 기준 설정	• 지원과 격려를 해줌 • 공헌과 성취를 인정 • 코치와 후견인 역할 • 모범적 행동모델 • 갈등해결 위한 도움 • 도전적인 목표를 달성할 수 있다는 자신감을 표현 • 관계를 구축하기 위해 사람들과의 친목 도모 • 사람들에게 영향을 미칠 행동에 대해 정보제공 • 팀 상징, 의식, 행사, 일화를 사용하여 팀 정체성 구축	• 변화의 절박한 필요성을 설명하기 위해 사건들을 해석 • 개선을 위한 아이디어를 얻기 위해 경쟁자와 외부인들을 연구 • 조직의 흥미진진한 새로운 가능성을 그려봄 • 문제나 기회를 다른 방식으로 보도록 사람들을 격려 • 핵심역량에 연계된 혁신적인 새 전략을 수립 • 혁신과 창업가 정신을 격려하고 장려 • 새로운 접근방식으로 실험 수행

(3) 행동이론 리더십의 주요연구 [중요] ★★

① 독재적-민주적-자유방임적 리더십

ⓐ 아이오와 대학교의 리더십 연구로 리더가 자기의 권한을 어떻게 사용하는가에 근거하여 리더를 독재적 리더(autocratic leader), 민주적 리더(democratic leader), 자유방임적 리더(laissez-faire leader)의 유형으로 분류하고 있다.

독재적 리더	리더가 독단적으로 의사결정하고 명령을 내리고 보상이나 처벌을 행사할 수 있는 능력을 이용하여 구성원들을 통솔함
민주적 리더	구성원들이 스스로 의사결정을 하도록 하고 의사결정에 도달하도록 지원함
자유방임적 리더	구성원들과 리더 간의 상호작용 관계가 독립적이며 자율적인 의사결정을 행함

ⓒ 이 연구는 민주적 리더십의 효과성을 지지하여 초기 인간관계 운동에 기여했고 리더십 연구의 관심을 행동연구로 진입하게 하는 계기가 되었다.

② 배려-구조주도 리더십 **중요** ★
　㉠ 제2차 세계대전 후 오하이오 주립대학교의 리더십 연구로 리더의 행동을 구성하는 독립된 차원을 찾으려고 한 연구로 부하들이 상사의 행동을 정의한 구조주도(initiating structure)와 배려(consideration)의 두 가지 차원을 도출했다. 이것이 LBDQ(Leader Behavior Description Questionnaire)이다.
　㉡ 구조주도는 리더가 목표 달성을 위해 자신의 역할과 구성원의 역할을 정의하고 구조화하는 정도를 말한다.
　㉢ 배려주도는 직무 관계에서 상호 신뢰, 구성원의 아이디어 존중, 구성원의 위안, 안녕, 지위, 만족에 관심을 보인다.
　㉣ 1유형: 고 구조주도-저 배려형, 2유형: 고 구조주도-고 배려형, 3유형: 저 구조주도-고 배려형, 4유형: 저 구조주도-저 배려형의 4가지 리더십 유형을 제시했다.

> 예 구조주도 성향이 높은 리더는 생산성과 성과 증진을 유도하는 영향력이 크고 배려가 높은 리더는 결근이나 이직을 막아 조직의 안정과 지속적인 생산성 유지에 기여할 수 있다.

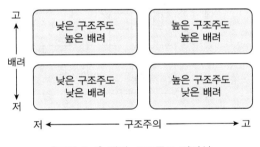

[그림 2-1] 배려-구조주도 리더십

③ 직무 중심적-구성원 중심적 리더십 **중요** ★
　㉠ 리커트(R. Likert) 교수를 중심으로 미시간 대학에서 1940년대와 1950년대에 걸쳐서 많이 연구되었다.
　㉡ 이 이론에서는 리더의 행동 유형을 직무 중심적 리더십과 구성원 중심적 리더십으로 분류하며 이 두 유형의 리더십은 양극단에 각각 위치하기 때문에 어떤 리더가 이 두 유형을 한꺼번에 가질 수는 없다고 본다.

직무 중심적 리더십	과업을 중요시하고 생산 방법과 절차 세부사항에 관심을 가지며 공식적 권한에 의존하여 구성원들을 치밀하게 감독함
구성원 중심적 리더십	구성원과의 관계와 욕구충족에 관심을 가지며 구성원에게 권한을 위임하고 자유재량을 많이 주는 유형

④ 관리격자 이론 중요 ★★

　㉠ 블레이크와 머튼(Blake & Mouton, 1964)은 리더십 행동의 차원을 '사람에 대한 관심'과 '생산에 대한 관심' 차원에 근거한 리더의 행동 유형을 관리격자(managerial grid) 이론으로 제시했다.

　㉡ 각 축을 9개로 나누어 81개 유형의 리더십 유형을 제시한 것으로 리더가 목적을 달성하는데 중요하다고 생각하는 요인이 무엇인지를 보여준다.

> 예 (1.1)형은 '무관심형'으로 생산과 인간에 대한 관심이 모두 낮으며 (9.1)형은 '생산지향형'으로 업무에 대한 관심은 지극히 크지만 구성원에 대한 관심과 배려는 없는 유형이다. (9.9)형은 '이상형'으로서 업무와 성과에 대한 관심도 매우 높고 구성원에 대한 관심과 지지도 높은 사람직한 리더 유형이다.

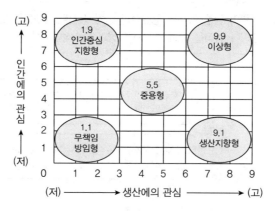

[그림 2-2] 관리격자 이론의 리더 행동 유형

⑤ PM 리더십

　㉠ PM 리더십 모형은 1966년 일본의 미스미쥬지가 오하이오 주립대학교 연구의 개념을 기초로 개발한 리더십 훈련 프로그램이다.

　㉡ PM 리더십 모형은 '구조주도'와 '배려' 대신에 '성과지향(performance orientation)'과 '유지지향(maintenance orientation)'의 용어를 사용했다. 리더는 집단의 이러한 두 가지 기능을 수행해야 한다.

pM형	P 기능이 약하고 M 기능이 강한 리더십으로 엄격한 지도로 인간관계를 해치는 것보다 화기애애하게 업무환경을 유지하는 것을 더 바람직하게 생각함
Pm형	P 기능이 강하고 M 기능이 약한 리더십. 이 유형의 리더는 부하에 대한 배려가 없고 지시하는 대로 하기를 바람
pm형	P 기능, M 기능 모두 낮은 리더십. 이 유형의 리더는 허울뿐인 리더일 수 있음
PM형	P 기능과 M 기능이 모두 강한 리더십. 이 유형의 리더는 목표를 달성하기 위해 열심히 지도할 뿐 아니라 동시에 배려하는 마음으로 구성원들을 대함

ⓒ 연구결과 PM형 리더가 집단 사기와 성과 측면에서 가장 우수하다는 결론이 도출되었다.

3 상황이론

(1) 상황이론의 개념 [중요] ★★

① 리더십 상황이론이란 리더가 구성원에게 주는 영향력이나 효과는 상황에 따라 상이하다는 개념에 기초한다. 즉 리더에게 초점을 두는 것이 아니라, 리더와 구성원 그리고 조직이 처해있는 상황에 초점을 두는 것이다.

② 상황조절변수(situational moderator variable)는 리더의 특성이나 행동의 영향력을 증감시키는 변수다. Tannenbaum과 Smith는 대표적 상황조절변수로 다음 요소들을 언급하고 있다.

구성원(followers)	• 능력 • 동기유발
리더(leader)	• 개인적 특성 • 행동 • 경험
상황(situation)	• 과업 • 구조 • 환경

③ 피들러(Fiedler)의 리더십 상황적합이론은 리더-구성원 관계, 과업구조, 지위권력 등을, 허쉬와 블렌차드(Hersey & Blenchard)의 성숙도 이론은 구성원의 유능성과 헌신성을, 하우스(House)의 경로-목표이론은 부하의 특성과 과업특성을, 브룸과 예튼(Vroom & Yetton)의 규범적 의사결정 모형은 의사결정에서의 참여 정도를 상황변수로 채택하고 있다.

(2) 상황이론 리더십의 주요연구

① 피들러(Fiedler)의 상황적합이론 [중요] ★★

ⓐ 리더적합이론(leader-match theory)라고도 하며 리더의 특성과 리더십 상황의 호의성 간의 적합 정도에 따라 리더십의 효과가 달라진다고 하였다.

ⓛ 리더십 유형과 상황변수

ⓐ 피들러는 리더 유형을 측정하기 위해 LPC척도를 개발했으며 이는 리더를 가장 싫어하는 구성원을 평가할 수 있는 기법이다. 채점 결과 가혹한 평가(57점 이하)이면 과업지향적 리더, 중간정도의 평가(58 ~ 63점)는 사회독립적 리더, 관대한 평가(64점 이상)는 관계지향적 리더로 간주한다.

ⓑ 상황변수 : 조직상황이 리더에게 호의적인가 비호의적인가를 결정하는 변수로 리더-구성원 관계(leader-member relation), 과업구조(task structure), 지위권력(position power)의 세 가지 요인을 제시했다.

상황변수	정의
리더-구성원 관계	집단 분위기, 리더에 대한 신뢰 정도, 호감도, 충성도
과업구조	과업내용의 명확도, 수행절차의 공식화·구조화정도
지위권력	리더가 고용, 해고, 징계, 승진, 임금상승 등의 변수에 영향력을 행사하는 정도

ⓒ 이 세 가지 상황요인들이 결합된 여러 상황이 리더에게 얼마나 호의적인가를 나타내는 상황호의성을 분석하는 것이 필요하며 각 요소를 2등분한 후 8가지 상황을 도출했다.

> 예 좋다-나쁘다, 구조적-비구조적이다.

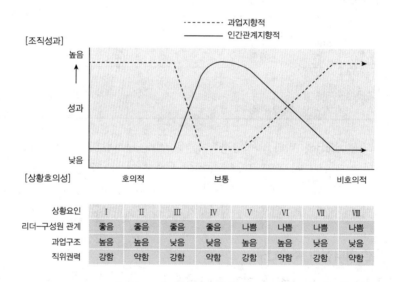

[그림 2-3] 피들러의 리더십 상황적합이론

ⓒ 리더와 구성원 간의 관계가 좋고 과업이 구조적이며 리더의 지위권력이 강할수록 리더십 상황이 호의적이며 리더와 구성원 간의 관계가 좋지 않고 과업이 비구조적이며 리더의 직위권력이 약할수록 리더십 상황이 리더에게 비호의적이다.

ⓔ 피들러는 리더십의 효과를 높이기 위해 조직의 인사관리에서 관리자의 리더십 개발을 위한 교육 훈련보다 관리자 개인의 리더십 유형과 상황 특성이 적합하도록 관리자를 적정 배치하는 것이 중요하며 리더십 유형과 상황이 부적절한 경우에는 이동시키거나 상황 자체의 특성을 바꾸려는 노력이 요구된다고 보았다.

> 예 수간호사가 다른 간호사들과 함께 업무 이외의 영화관람이나 등산과 같은 일을 추진하
> 거나 특별 상여금, 휴가 등을 간호사에게 부여함으로써 간호사와의 관계를 증진시킬 수
> 있다.

② 허쉬(Hersy)와 블랜차드(Blenchard)의 성숙도이론(SLII모형) 중요 ★★
  ㉠ 허쉬와 블랜차드의 성숙도이론은 구성원의 성숙도 정도에 따라 리더십 유형을 달리 해
     야한다는 이론이다.
  ㉡ 성숙도이론은 리더십 유형과 구성원의 발달수준으로 나누어 설명한다. 리더의 행동 유
     형은 오하이오 대학교 연구에서의 과업지향 행동과 관계지향 행동의 두 축을 중심으로
     지시형, 코치형, 지원형, 위임형으로 나눈다.
     ⓐ 지시형(directing style : S1) : 높은 지시-낮은 지원의 행동 유형이며 주로 일방적
        의사소통에 의존하며 의사소통의 초점이 목표달성이다.
     ⓑ 코치형(coaching approach : S2) : 높은 지시-높은 지원의 행동유형으로 리더가 결
        정된 사항을 구성원에게 알려주고 구성원들의 참여를 권장하며 아이디어 제출을 독
        려하는 방식으로 의사소통이 이루어진다. 목표달성과 사회정서적 지원 양쪽에 의사
        소통의 초점을 둔다.
     ⓒ 지원형(supporting approach : S3) : 낮은 지시-높은 지원의 행동 유형이다. 리더
        가 과업행동보다 관계행동에 더욱 집중하는데 지원적 행동(경청, 아이디어 제출, 독
        려, 칭찬, 인정, 피드백 제공)을 통해 구성원들이 능력을 발휘하도록 동기유발에 힘
        쓴다.
     ⓓ 위임형(delegating approach : S4) : 낮은 지시-낮은 지원의 행동유형이다. 리더가
        과업완수를 위한 지시나 불필요한 사회적 지원을 줄이고, 과업수행 방법과 책임을
        부하에게 위임한다.

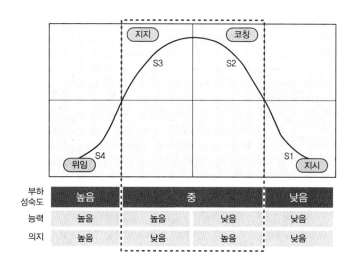

집단성숙도	성숙도4	성숙도 3	성숙도 2	성숙도 1
구성원 특징	능력(고)	능력(고)	능력(저)	능력(저)
	의지(고)	의지(저)	동기(고)	의지(저)

[그림 2-4] Hersy와 Blenchard의 성숙도이론

ⓒ 상황변수(구성원 성숙도) : 허쉬와 블랜차드의 상황요인은 구성원의 발달수준(maturity, readiness)으로 즉, 성숙도이다. 유능성(competence)과 헌신성(commitment)의 정도로 측정한다.

ⓐ 유능성(능력) : 특정 과업을 수행하기 위해 필요한 기술이나 역량을 가지고 있는 정도

ⓑ 헌신성(의지) : 과업수행을 하는 긍정적 태도, 자신감, 동기유발

ⓒ 성숙도 또는 발전 단계를 낮은 발달 수준 D1(유능성은 낮고 헌신성은 높은 경우)에서 높은 발달수준 D4(최고 수준의 유능성과 직무완성을 위한 높은 헌신성)의 4가지로 나눈다.

ⓔ 구성원들이 능력이 없고 의지나 자신감도 부족한 상황에서는 지시형 리더십이 필요하다. 그러나 구성원들이 능력과 의지가 모두 완전히 성숙한 상태에서는 위임형이 효과적인 리더십이다. 즉, 구성원의 성숙도 단계에 따라 적합한 리더십 유형이 달라진다.

③ 하우스(House)의 경로-목표 이론 **중요** ★★

㉠ 하우스의 경로-목표 이론(path-goal theory)은 어떻게 리더가 구성원들을 동기 유발시켜 설정된 목표에 도달하도록 할 것인가에 관한 이론으로 목표설정이론과 브룸(Vroom)의 기대이론을 근거로 완성되었다. 즉, 목표와 보상에 이르는 경로를 다루고 있다고 하여 경로-목표 이론이라고 한다.

㉡ 하우스는 리더십 유형을 지시적, 지원적, 참여적, 성취지향적의 4가지로 구분하고 구성원 특성, 과업환경의 두 가지 상황적 요인을 결합시켜 리더십의 효과성을 결정짓는 경로 모형을 제시한다.

ⓐ 리더십 유형

지시적 리더십	구성원들에게 과업수행에 대한 지시를 하고 기대되는 목표치와 과업수행방법을 말해주며 과업 완성시기를 제시하고, 분명한 업적 기준을 정해주며, 구성원들이 지켜야 할 규칙 등을 명확히 알려주는 행위를 포함함
지원적 리더십	구성원들의 복지와 욕구에 관심을 보이며 리더의 행동은 개방적이고 친절하며 구성원을 동등하게 취급함
참여적 리더십	구성원들의 의견이나 제안을 요구하며 집단 토론을 촉진하고 구성원이 자존의 욕구와 성장의 요구가 강할 때도 참여적 행동은 부하의 동기유발에 긍정적 영향을 미침
성취지향적 리더십	구성원들에게 탁월한 목표를 제시하고 도전적 자세를 요구함. 높은 수준의 직무수행을 독려하고 고도의 목표달성 방법을 배울 수 있도록 도우며 구성원들에게 신뢰를 보여줌

ⓑ 상황변수

구성원의 특성	구성원의 능력, 구성원의 성향, 구성원의 욕구
환경특성	과업특성, 집단 성격, 조직적 요소

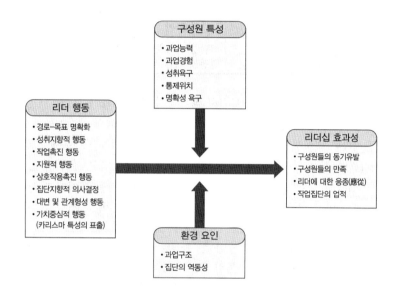

[그림 2-5] House(1996)의 개정된 경로-목표 이론(reformulated path-goal theory)

ⓒ 리더가 구성원의 동기를 유발하려면 목표 성취에 방해가 되는 요소들을 제거해주고 필요한 지원과 도움을 줄 수 있어야 하며 목표성취에 따른 보상과 연계시켜 주어야 한다.

ⓓ 구성원들이 일에 대한 자신감이 없거나 실패할 것을 두려워하고 스트레스와 좌절을 경험하고 있는 경우 후원적 리더십이, 구성원이 스스로 자신이 당면한 상황을 통제가능하며 높은 자율욕구나 성취욕구를 가지고 있는 경우 참여적 리더십이 효과적이다.

④ 리더십 의사결정이론 **중요** ★★

㉠ 브룸(V. Vroom)과 예튼(P. Yetton)의 리더십 의사결정이론은 리더가 어떤 의사 결정 방법을 선택해야 효과적인 결정을 할 수 있는 지를 설명하는 이론이다.

㉡ 어떤 한 가지 의사결정방법이 항상 효과적일 수는 없고 리더의 상황 특성에 따라 적합한 의사결정방법을 선택해야 한다고 주장하고 있는 점에서 상황이론의 범주에 속한다.

㉢ 리더가 의사 결정에 구성원들을 참여시키는 정도에 따라 5가지 유형(독재 1형, 독재 2형, 상담 1형, 상담 2형, 집단 2형)으로 구분한다.

A I (독재 1형: 순수 독단형)	리더가 자신이 소유한 정보를 바탕으로 단독 의사결정을 함
A II (독재 2형: 참고적 독단형)	구성원에게 필요한 정보를 요청하여 단독으로 의사결정을 함
C I (상담 1형: 개별 참여형)	리더가 구성원과 각각 개별적으로 문제를 논의한 후 단독으로 의사결정을 함
C II (상담 2형: 집단 참여형)	리더가 구성원들과 집단으로 공동문제를 논의한 후 단독으로 의사결정을 함
G II (집단 2형: 위임형)	리더가 구성원들과 공동으로 논의하고 집단 전체가 합의된 의사결정을 내림

ⓒ 리더십 상황요소는 A ~ G까지 총 7가지이며 A, B, C가 의사결정의 질과 관련된 속성, D, E, F, G는 결정사항에 대한 구성원의 수용과 관련된다.

ⓜ 리더십 의사결정이론에서는 각 상황에 적합한 의사결정 유형을 선택하는 7개의 규칙 (리더 정보의 규칙, 목표 합치의 규칙, 비구조화된 문제의 규칙, 수용의 규칙, 갈등의 규칙, 공평성의 규칙, 수용 우선의 규칙)을 만들고 이에 따라 각 상황에 대해 가장 적합한 의사결정방식을 보여주는 의사결정 트리(decision tree)를 제시하였다.

- 리더정보의 규칙: 리더가 문제해결 정보를 보유하지 않았을 경우 A I (독단형) 제외
- 목표 합치의 규칙: 구성원들이 자신의 이익에 앞서 조직의 목표 달성을 위해 문제를 해결할 것으로 생각되지 않을 때 G II (위임형) 제외
- 비구조화된 문제의 규칙: 리더가 의사결정을 위한 정보가 없고 문제가 비구조화되어 있는 경우 A I (순수 독단형), A II (참고적 독단형), C I (개별 참여형) 제외
- 수용의 규칙: 리더의 독단적인 결정을 구성원들이 잘 받아들이지 않을 것 같을 때 A I (독단형), A II (참고적 독단형)는 제외
- 갈등의 규칙: 구성원들이 리더의 단독결정을 받아들이지 않고 해결 방안에 대해 구성원들 간의 갈등이나 의견 불일치가 있는 경우 A I (순수 독단형), A II (참고적 독단형), C I (개별 참여형) 제외
- 공평성의 규칙: 결정사항에 대한 구성원의 수용여부가 중요할 때 A I (순수 독단형), A II (참고적 독단형), C I (개별 참여형), C II (집단 참여형) 제외
- 수용 우선의 규칙: 구성원의 수용여부가 중요하고 리더의 단독결정을 구성원들이 잘 받아들이지 않을 것으로 예상되지만 구성원들이 조직의 목표달성을 위해 협조하는 경우 A I (순수 독단형), A II (참고적 독단형), C I (개별 참여형), C II (집단 참여형) 제외

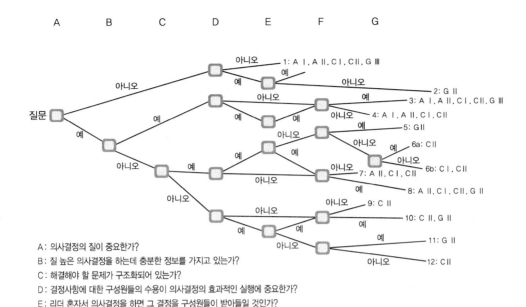

A: 의사결정의 질이 중요한가?
B: 질 높은 의사결정을 하는데 충분한 정보를 가지고 있는가?
C: 해결해야 할 문제가 구조화되어 있는가?
D: 결정사항에 대한 구성원들의 수용이 의사결정의 효과적인 실행에 중요한가?
E: 리더 혼자서 의사결정을 하면 그 결정을 구성원들이 받아들일 것인가?
F: 구성원들이 조직목표를 우선적으로 고려하여 문제를 해결하려고 하는가?
G: 해결안에 대해 구성원들 간의 갈등이나 의견 불일치가 있는가?

[그림 2-6] 의사결정 상황과 리더십 유형

제 4 절 새로운 접근

오늘날 의료기관의 지도자들은 조직의 모든 면에서 팀워크와 협동에 대한 가치를 점점 크게 부여하고 있다. 의료제도가 점차 복잡해지고 통합이 필요해짐에 따라 리더는 통합적이며 정치적인 기술을 갖고 협동적인 업무환경을 조성해야 한다.

1 거래적/변혁적 리더십

(1) 거래적 리더십 중요 ★★

① 거래적 리더십은 리더가 조건적 보상을 근거로 하여 구성원에게 영향력을 행사하는 과정이다. 예를 들어 간호사는 특정한 날 비번을 받는 대신에 간호관리자가 요구한 시간 외 근무를 기꺼이 받아들일 수 있다.
② 번스(Burns, 1978)는 리더가 행동, 보상, 인센티브를 사용해 구성원들로부터 바람직한 행동을 하도록 만드는 과정이라고 하였다.
③ 바스(Bass, 1985)는 거래적 리더십을 교환하는 노력을 발휘하도록 동기부여시키는 리더십이라고 정의했다.

④ 바스는 거래적 리더십의 구성요소로 조건적 보상과 예외관리를 들었다.

ⓐ 조건적 보상 : 적극적인 보상으로 상황적 보상이라고도 하며 리더가 구성원이 성과를 도달했을 때 동기부여를 위한 인센티브나 보상을 제공하는 것이다.

ⓑ 예외관리는 예외적 사건이 발생했을 때 리더가 개입하는 것이며 적극적 예외관리과 소극적 예외관리로 구분한다.

적극적 예외관리	문제가 발생하지 않도록 미리 리더가 구성원을 점검하여 효율적 과업을 수행하도록 수정조치를 함
소극적 예외관리	수용 가능한 성과기준에서 명백하게 이탈했을 때 개입, 처벌 교정을 함

(2) 변혁적 리더십 ▌중요▶ ★★

① 변혁적 리더십은 구성원들로 하여금 개인적 이해관계를 넘어서서 기대 이상의 성과를 달성하도록 하는 과정이다. 구성원들이 인식한 특정하고 이상적인 목표와 가치 및 중요성을 높이고 구성원들이 자신의 조직과 집단을 위해 개인의 이익을 초월하도록 하며 성취 욕구를 만족시켜 더 높은 차원의 욕구에 관심을 갖도록 하는 것이다.

② 변혁적 리더는 리더와 직원 간의 동기, 욕구, 가치, 목표를 하나로 통합하며 자신의 이익을 앞세우기보다는 더 나은 자아를 추구하려고 하며 구성원들이 더욱 높은 가치와 인도주의적 이상, 도덕적 임무와 대의를 추구하려는 내재적 욕구를 격려한다.

③ Bass는 변혁적 리더십이 위기 상황이나 사회적 변화가 일어날 때 효과적이며 유기적 구조를 가진 조직이기 때문에 기계적인 조직보다 더 효과적이라고 했다.

④ 변혁적 리더십의 구성요소는 카리스마, 영감적 동기부여, 개별적 배려, 지적 자극이다.

ⓐ 카리스마 : 카리스마는 변혁적 리더십의 가장 핵심적인 구성요소로 구성원들이 리더가 제시한 비전을 따르도록 하는 특별한 능력이다.

ⓑ 영감적 동기부여 : 구성원에게 비전을 제시하고 열정을 불러일으키며 격려를 통해 에너지를 북돋우고 업무에 매진하도록 만드는 행동이다.

ⓒ 개별적 배려 : 구성원들이 가지고 있는 개인적인 욕구 및 능력의 차이를 인정하는 것이다.

ⓓ 지적 자극 : 구성원들로 하여금 업무수행의 과거 관습에 대해 의문을 제기하고 새로운 방식을 사용하도록 지원하는 것이다.

⑤ 변혁적 리더십은 간호가 전통적으로 사회적 요구와 인간 윤리에 의해 이어져 왔기 때문에 간호관리자들에게 자연스러운 리더십 모형일 수 있다.

(3) 거래적 리더십과 변혁적 리더십의 비교

① 거래적 리더십과 변혁적 리더십은 어떤 일을 수행하는데 있어서 상반된 접근 방식이 아니라 상호보완적이다.

② 최고의 리더는 거래적이면서 변혁적인 리더이다.

[표 2-2] 거래적 리더십과 변혁적 리더십의 차이

구분	거래적 리더십	변혁적 리더십
목표지향성	현상과 너무 괴리되지 않는 목표지향	보통 현상보다 매우 높은 이상적인 목표 지향
시간	단기적 전망	장기적 전망
동기부여	구성원들에게 즉각적이고도 가시적인 보상으로 동기부여	구성원들에게 자아실현과 같은 높은 수준의 개인적 목표를 동경하도록 구성원을 격려
행위표준	구성원들은 규칙과 관례를 따르기를 좋아함	변혁적이고도 새로운 시도에 도전하도록 구성원을 격려
문제해결	구성원들을 위해 문제를 해결하거나 해답을 찾을 수 있는 곳을 알려줌	질문을 하여 구성원들이 스스로 해결책을 찾도록 격려하거나 함께 일함

2. 윤리적 리더십

(1) 윤리적 리더십의 개념

① 윤리적 리더십은 리더가 기업 경영에 대한 윤리적 비전과 목표를 제시하고 경영 과정에서 윤리적 합리성을 추구하는 것이다.

② 브라운(Brown, 2005) : 윤리적 리더십은 리더의 행동과 대인관계를 통하여 규범적으로 적합한 행동의 모범을 보이며 의사소통을 강화하고 의사결정을 통하여 부하직원으로 하여금 적합한 행동을 하도록 촉진하는 것이다.

(2) 윤리적 리더십의 구성요소

① 신의성실

신의를 중시하는 성격적 특성은 윤리적 리더의 자질을 형성하는 근본적인 요소로 리더의 도덕적인 정의에 기반한 믿음, 의사결정과 행동을 유도한다.

② 윤리적 인식

윤리적 리더십을 행사하기 위해서는 의사결정에 있어서 도덕적 판단 역량을 가져야 한다.

③ 공동체 및 인간 중시

윤리적 리더십은 더 나은 선(good)을 위해 봉사하는 것에 초점을 두며 리더십이 타인에게 어떻게 영향을 미치는지에 대해 민감해야 함을 중시한다.

④ 동기부여

윤리적 리더십은 리더 자신의 이타적 행동을 강조할 뿐 아니라 조직 구성원들에게 자신의 이익보다 공동체의 이익을 우선하도록 동기부여한다.

⑤ 권한위임

조직 구성원들에게 자신감과 자기 만족감을 가질 수 있도록 격려하며 구성원의 자율적 판단과 의사를 존중하는 권한 위임에 대해 적극적인 태도를 가진다.

⑥ 윤리적 기준 제시

윤리적 리더십은 리더 개인의 도덕적 특성에 그치지 않고 구성원들이 준수해야 할 윤리적
기준을 수립하고 그러한 행동을 유인함으로써 윤리경영이 조직 전반에 정착되도록 관리하
는 역할을 하게 된다.

(3) 윤리적 리더의 행동 특성

① 타인 존중

윤리적 리더는 구성원을 조직 목적 달성의 수단으로 여기지 않으며 구성원의 신념과 태도,
행동을 존중한다.

② 타인에 대한 봉사

윤리적 리더는 구성원들의 복지와 이익에 관심을 가지며 권리를 보호한다.

③ 공정

윤리적 리더는 조직 구성원들을 동등하게 대하는 것을 중요한 임무로 여긴다.

④ 정직

리더가 부정한 측면이나 이중성을 가질 때 리더로서의 신망과 존경을 얻을 수 없다.

(4) 윤리적 리더십의 조직 여건

① 최고경영진의 의지

조직 경영의 도덕적 수준을 결정하는 가장 중요하고 강력한 기반은 최고경영자의 윤리적
경영 의지와 기업의 윤리적인 문제에 대한 성실한 관여이다.

② 효율적이고 개방적인 커뮤니케이션

윤리적 리더십이 전달되기 위해서는 조직 내 의사소통이 원활하게 이루어지는 것이 중요
하다.

③ 윤리경영 프로그램과 관리자

윤리적 리더십은 그것을 뒷받침 할 수 있는 별도의 제도적 장치와 프로그램을 필요로 한
다. 경영자는 윤리경영 전담부서 또는 전담인력을 선임하여 윤리경영 실천시스템 운영, 교
육, 홍보, 내부 윤리감사 및 평가 등을 수행해야 한다.

④ 구체적인 윤리경영 목표 설정

윤리적 리더는 직원들이 준수해야 할 명백한 윤리기준을 수립하고 스스로 이런 기준을 따
른다.

⑤ 윤리적 의사결정

윤리적 리더는 실무직원에서 중간관리자에 이르기까지 실제경영 의사결정에서 비윤리적인
요소가 없는지 검토하는 단계를 거치도록 강조해야 한다.

⑥ 윤리 행동강령의 마련

윤리 행동강령은 기업윤리에 대한 회사 기본 방침을 체계적으로 정리한 것으로 윤리강령
(code of ethics)-행동강령(code of conduct)-실천강령(code of practice)의 체계로 구조
화된다.

[표 2-3] 윤리 행동강령의 체계

구분	내용
윤리강령	조직의 내부 구성원들이 기본적으로 지향해야 하는 가치를 담은 윤리 지침
행동강령	윤리강령을 보다 구체화하여 그 조직이 지향하는 각 가치의 기준, 핵심적 내용, 절차 등 행동의 표준을 정한 지침
실천강령	행동강령을 보다 구체화한 것으로 각 행위 유형별로 구성원들이 따라야 하는 구체적 기준과 절차 등을 명료하게 규정하는 지침

3 서번트 리더십

(1) 섬기는 리더십(servant leadership) 중요 ★

① 리더의 주요한 역할이 부하가 원하는 바를 읽고 해결해주며, 부하를 지배하기보다는 보살 피고 섬기는 것이라고 본다.

② 그린리프(Greenleaf, 1977)는 섬기는 리더십의 개념을 최초로 제시했으며 리더가 타인을 위한 봉사에 초점을 두고 구성원, 고객, 지역사회를 우선으로 여기며 그들의 욕구를 만족 시키기 위해 헌신하는 역할을 하는 것이라고 하였다.

(2) 서번트 리더십의 특성 중요 ★

① 서번트 리더십이 다른 유형의 리더십과 구별되는 중요한 인식체계특성은 서번트 리더가 스스로 구성원들에 대한 섬김을 선택하고 구성원을 성공과 성장의 대상으로 간주하며 리 더와 구성원의 상호작용을 중시하는 것이다.

② 서번트 리더는 구성원들을 이해하고 그들에게 방향을 제시해 줄 뿐 아니라 판단력을 함양 하는 데 도움을 준다. 주요 연구자들이 제시한 서번트 리더의 행동 특성은 다음과 같다.

연구자	서번트 리더의 행동 특성
Spears	경청, 공감, 치유, 설득, 인지, 통찰, 비전제시, 봉사의식, 구성원 성장지원, 공동체 형성
Boyer	질문하고 이해하려고 노력, 격려하고 보살피며 편안한 분위기를 만들고자 노력, 부하를 존중, 도덕성을 갖추고 신뢰할 만한 사람, 권한을 위임, 학습을 장려, 관계와 공동체를 형성, 부하의 가능성을 신뢰하는 사람
Sims	공유비전을 촉진, 학습 촉진, 다른 사람들의 필요를 돌보기 위해 권력 사용, 공동체와 협력을 장려, 타인을 수용, 정직하게 의사소통, 타인을 격려
Kiechel	비전의 공유와 참여 설득, 관심, 경청, 감정과 스트레스 치유, 성과 공유
Patterson	헌신적인 사람, 겸손, 이타주의, 비전 제시, 신뢰, 봉사 임파워먼트
Russel & Stine	정직, 청렴, 신용, 모범, 개척정신, 타인에 대한 감사, 임파워먼트, 의사소통, 봉사 청취, 격려, 가르침

4 기타

(1) 셀프 리더십 [중요] ★

① 개인 스스로 자신의 생각과 행동을 변화시켜 자신에게 영향력을 발휘하는 리더십을 발하는 것이다.

② 셀프 리더십은 우수한 직무 수행을 위해 자신에게 영향을 주는 것이다. 다른 사람을 리드하기 위해서는 먼저 자신을 리드하는 것을 배워야 한다.

③ 셀프 리더십은 심리학의 두 영역인 사회적 인지이론(social cognitive theory)과 내재적 동기이론(intrinsic motivation theory)을 근거로 연구되었다.

　　㉠ 사회적 인지이론 : 개인의 행동 특성과 행동 변화는 주변 환경에 영향을 주고 영향을 받는다고 보는 이론

　　㉡ 내재적 동기이론 : 개인이 좋아하는 활동을 하거나 직무를 수행하면 즐거움이라는 내재적 보상을 받는다는 이론

④ 셀프 리더십은 자신의 행동을 통제하고 영향력을 행사하기 위해 행동전략과 인지전략을 사용한다.

　　㉠ 행동전략 : 자신의 업무행동을 관리할 수 있도록 자기 인식을 높이기 위해 노력하는 전략으로 자기관찰, 자기목표 설정, 단서에 의한 관리, 리허설, 자기보상, 자기비판을 포함한다.

　　㉡ 인지전략 : 정보를 인식하고 처리하는 방식으로 자연적 보상과 건설적 사고전략을 포함한다.

자연적 보상전략	자신이 수행하고 있는 업무로부터 즐거움을 느낌으로써 스스로 동기부여되고 보상을 얻게 되는 전략
건설적 사고전략	성과에 긍정적인 영향을 미치도록 자신의 습관을 건설적인 방향으로 수정하고 확립하는 것을 말함

(2) 슈퍼 리더십

① 셀프 리더십에 대한 새로운 개념의 리더십으로 슈퍼 리더십이란 자신뿐만 아니라 구성원의 능력을 스스로 이끌어 내고 리드해 갈 수 있도록 도움을 주는 리더십의 개념이다.

② 슈퍼 리더십의 하위요인 [중요] ★

　　㉠ 모델링 : 슈퍼 리더십의 가장 중요한 요인이자 가장 먼저 시작되는 중요한 단계로 리더 자신의 셀프 리더십 행동이 구성원에게 강력한 모델이 되는 것이다.

　　㉡ 목표설정 : 슈퍼 리더는 구성원이 자신의 목표를 스스로 설정하도록 격려한다.

　　㉢ 격려와 지도 : 구성원의 효율적인 셀프 리더십 발휘를 위해서는 격려와 지도가 필요하다.

　　㉣ 보상과 질책 : 리더는 보상과 질책을 적절하게 사용하여 구성원의 셀프 리더십을 유도해야 한다.

③ 슈퍼 리더가 구성원에게 셀프 리더십을 가르치는 7가지 단계는 다음과 같다.

    ㉠ 1단계 – 셀프 리더 되기 : 리더 자신이 셀프 리더십을 실천하여 셀프 리더가 되는 것이다.

    ㉡ 2단계 – 셀프 리더십의 모델링 : 셀프 리더의 모습을 구성원에게 보여줄 수 있도록 모델링 기법을 계획적이고 생산적으로 활용한다.

    ㉢ 3단계 – 자기 목표 설정 독려 : 리더가 구성원에게 자기 목표를 설정하는 기법을 가르쳐 주는 단계이다.

    ㉣ 4단계 – 긍정적 사고 유형 창조 : 구성원이 잠재력을 발휘할 수 있다는 믿음을 줌으로써 긍정적인 사고 유형을 만들어 셀프 리더십을 개발한다.

    ㉤ 5단계 – 보상과 건설적인 비판을 통한 셀프 리더십 개발 : 리더는 구성원에게 외적 보상보다는 직무 자체로부터 얻는 보람, 즐거움, 성취감(내적 보상)을 가르쳐야 한다.

    ㉥ 6단계 – 자율통제 팀워크를 통한 셀프 리더십 조장 : 슈퍼 리더는 자율 개념의 확산을 조장하고 스스로 팀을 운영해 갈 수 있는 권한 부여의 확산에 노력을 기울인다.

    ㉦ 7단계 – 셀프 리더십 조직문화 촉진 : 조직 전체가 셀프 리더십의 가치를 받아들여 실천할 때 성과가 커진다.

(3) 팔로워십 이론 중요 ★

팔로워가 조직의 목표달성을 위해 역량을 키워나가고 적극적인 참여를 통해 주어진 역할에 최선을 다하는 과정이다. **모범형, 소외형, 순응형, 실무형, 수동형**의 다섯 가지 유형이 있다.

① 모범형

    ㉠ 스스로 생각하고 알아서 행동하는 유형으로 맡은 일에 집중하고 헌신하는 자세, 일을 추진할 때 결정적 방법을 찾아내어 활용할 줄 아는 능력, 그리고 조직에서 자신의 가치를 높이는 능력 등이 주변 사람들에게 본보기가 된다.

    ㉡ 혁신적이고 독창적이며 건설적인 비판을 제시하고 잘못되었을 때 리더와도 용감하게 맞서기도 한다.

② 소외형

    ㉠ 독립적이고 비판적인 사고를 하지만 역할 수행에서는 적극적이지 않은 유형이다.

    ㉡ 리더를 비판하면서도 스스로 노력을 하지 않거나 불만스러운 침묵으로 일관하는 모습을 보인다.

    ㉢ 어떤 계기로 인해 리더와의 관계가 악화될 경우에는 자신을 부당한 대우를 받는 희생자로 규정하는 경향이 있다.

    ㉣ 소외형이 모범형으로 되기 위해서는 불공정한 대우를 받는다는 인식을 수정해야 한다.

③ 순응형

    ㉠ 독립적이고 비판적인 사고가 미흡하여 항상 리더와의 판단에 지나치게 의존하려는 성향을 띠지만 열심히 참여하려는 유형이다.

      ⓛ 가정, 학교, 직장 등 사회분위기가 전반적으로 순응을 장려하는 경우에 순응형 팔로워
         가 많이 산출된다.

④ 실무형

    리더가 시키는 일은 잘 수행하지만 그 이상의 모험을 하지 않는 유형이다.

⑤ 수동형

    깊이 생각하지도 열심히 참여도 하지 않는 유형으로서 모범형과 정반대의 위치에 있다.

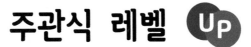

주관식 레벨 UP

01 리더십의 정의를 서술하시오.

> **정답** 리더십은 리더가 일정한 상황에서 목표달성을 위해서 개인이나 집단의 행위에 영향력을 행사하는 과정으로 사람을 변화시키고 새롭게 하며 힘을 북돋아 주고 영감을 주는 행위를 모두 포함한다.

> **해설** 공동목표달성을 위해 개인이나 집단의 구성원에게 영향을 미치는 과정으로 사람 간의 상호작용을 통해 일어나며 구성원의 행동이 목표달성을 향하도록 영향을 미치는 것이다.

[학자별로 살펴보는 리더십의 정의]

허쉬와 블랜차드 (Hersey& Blanchard, 1982)	일정한 상황 하에서 목표를 달성하기 위해 개인이나 집단의 활동에 영향을 미치는 과정
스토그딜 (R.M Stogdill)	집단구성원으로 하여금 특정 목표를 지향하게 하고 그 목표달성을 위한 행동을 하도록 영향력을 행사하는 것
나누스 (B. Nanus, 1992)	비전의 제시를 통하여 추종자들의 자발적인 몰입을 유도하고 그들에게 활력을 줌으로서 조직을 혁신하여 큰 잠재력을 갖는 새로운 조직 형태로 변형시키는 과정
임창희와 홍용기(2011)	공유된 목표달성을 위해서 구성원들의 의견 일치와 집합적인 노력을 이끌어내며 구성원 개개인을 독려하기 위해 영향력을 행사하는 과정

02 공식적 리더십과 비공식적 리더십에 대해 서술하고 관리자와 리더의 차이를 이에 근거하여 서술하시오.

> **정답** 공식적 리더십은 조직에서 부여하는 합법적 권위나 직업에 의해 주어지는 것으로 조직 내의 권위와 직위에 의해 힘을 갖는 것을 말한다. 비공식적 리더십은 관리자가 아닌 구성원이 지도력을 행사할 때 나타나며 주로 전문지식과 지위 및 타인을 설득하고 지도하는 대인관계 기술에 따라 영향을 받게 된다.

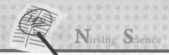

관리자와 리더의 차이는 관리자가 직위에 부여된 공식적 권한을 사용하여 영향력을 발휘하는데 반해 리더는 자신의 직위에 부여된 공식적 권한을 활용하여 영향력을 발휘할 뿐 아니라 공식적인 권한 이외의 개인의 업무지식, 경험, 가치, 인격 또는 행동스타일 등을 활용하여 비공식적 영향력을 행사한다.

해설 ① 공식적 리더십 : 조직에서 부여하는 합법적 권위나 직업에 의해 주어지는 것으로 조직 내의 권위와 직위에 의해 힘을 갖게 된다.
　　　　예 간호관리자, 감독관, 조정자, 사례관리자
　　② 비공식적 리더십 : 관리자가 아닌 구성원이 지도력을 행사할 때 나타나며 주로 전문지식과 지위 및 타인을 설득하고 지도하는 대인관계 기술에 따라 영향을 받게 된다.
　　　　예 경력 간호사, 질 관리 담당자, 교육자, 의료 감독관
　　③ 관리자와 리더의 차이
　　　　• 관리자의 영향력은 직위에 부여된 공식적 권한에서 나온다.
　　　　• 리더는 공식적인 권한 이외의 개인의 업무지식, 경험, 가치, 인격 또는 행동스타일 등을 활용하여 비공식적 영향력을 행사할 수 있다.

[관리자와 리더의 차이]

관리자	리더
• 시스템과 구조에 초점	• 인간에 초점
• 통제 위주	• 신뢰에 기초
• 현 상태 수용	• 현 상태에 도전
• '언제, 어떻게'에 관심	• '무엇을, 왜'에 관심
• 일을 옳게 함(how)	• 옳은 일을 함(what)
• 책임 수행	• 혁신주도
• 단기적 시야	• 장기적 시야
• 모방, 유지	• 창조, 개발

교수님 코칭! ▶ 관리자와 리더의 차이 꼭 기억하자!

03 리더십 특성이론에서 리더십 특성 5가지를 쓰시오.

정답 리더십 특성이론은 사회나 조직에서 인정받는 성공적인 리더들은 어떤 공통된 특성이나 자질이 있다는 전제하에 어떤 특성을 지닌 사람들이 리더가 될 가능성이 높은지에 근거하여 그 특성들과 기술들을 찾아내려는 이론이다. 리더십 특성을 요약하면 지능(intelligence), 자신감(self-confidence), 결단력(determination), 성실성(integrity), 사교성(sociability)의 다섯 가지 특성으로 정리할 수 있다.

해설 특성이론은 리더와 비리더를 구별하는 특성, 나아가 효과적인 리더와 비효과적인 리더를 구별하는 다양한 특성을 규명하려는 이론이다. 리더십 특성이론에서 주장하는 리더의 특성은 지능, 자신감, 결단력, 성실성, 사교성의 다섯 가지이다. 특성이론은 성공적인 리더가 어떤 특성을 보이고 있으며 이러한 특성을 누가 가지고 있는지를 측정하고 분석한 다음 이를 바탕으로 리더를 선발 배치하는데 활용할 수 있다는 강점이 있는 반면 리더의 특성을 가진 사람들이 모든 상황에서 항상 리더가 될 수 있다는 근거가 미흡하다는 한계점이 있다.

교수님 코치! 리더십 특성 이론에서의 리더십 특성은 지능(intelligence), 자신감(self-confidence), 결단력(determination), 성실성(integrity), 사교성(sociability)의 다섯 가지라는 것을 꼭 기억하자!

04 다음은 행동이론의 리더십 중 배려-구조 주도 리더십에 대한 설명이다. 괄호 속에 알맞은 용어를 채우시오.

(①)는 리더가 목표 달성을 위해 자신의 역할과 구성원의 역할을 정의하고 구조화하는 정도를 말한다. (②)는 어떤 사람의 직무 관계에서 상호 신뢰, 구성원의 아이디어 존중, 구성원의 위안, 안녕, 지위, 만족에 관심을 보인다. (①) 성향이 높은 리더는 생산성과 성과 증진을 유도하는 영향력이 크고 (②)가 높은 리더는 결근이나 이직을 막아 조직의 안정과 지속적인 생산성 유지에 기여할 수 있다.

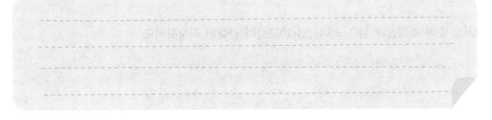

정답 ① 구조주도 ② 배려

해설 배려-구조주도 리더십은 제2차 세계대전 후 오하이오 주립대학에서 개발한 이론으로 리더십 행동을 배려와 구조주도라는 두 개의 독립된 차원에 따라 분류하였다. 배려 행동이란 리더-구성원 및 구성원들 간의 신뢰, 온정, 친밀감, 상호협조를 중요시하는 리더 행동을 말하며, 구조주도 행동이란 구성원의 역할 규정, 과업 배정, 과업 달성방법 제시, 의사소통 패턴과 절차를 명확히 하는 리더행동이다.

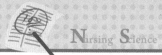

05 하우스(House)의 경로–목표 이론에 대해 간략히 서술하시오.

정답 하우스의 경로–목표 이론(path–goal theory)은 어떻게 리더가 구성원들을 동기 유발시켜 설정된 목표에 도달하도록 할 것인가에 관한 이론으로 목표와 보상에 이르는 경로를 다루고 있다고 하여 경로–목표이론이라고 한다. 리더십 유형을 지시적, 지원적, 참여적, 성취지향적의 4가지로 구분하고 부하특성, 과업환경의 두 가지 상황적 요인을 결합시켜 리더십의 효과성을 결정짓는 경로 모형을 제시하였다.

해설 하우스의 경로–목표이론은 리더의 행동이 구성원의 동기를 유발할 수 있으려면 목표 성취에 방해가 되는 요소들을 제거해 주고 필요한 지원과 도움을 줄 수 있어야 하며 목표 성취에 따른 보상과 연계시켜 주어야 한다고 보는 이론이다. 리더십을 리더의 특성으로 보지 않고 행동으로 보았으며 이에 리더십 유형을 지시적, 지원적, 참여적, 성취지향적 유형으로 분류하였다. 또 상황요소에 따라 적합한 리더십 유형이 다르므로 리더는 구성원의 특성과 환경적 요소를 고려해 적합한 리더십 유형을 선택·활용해야 구성원의 성취동기를 자극하고 성과와 만족감을 높일 수 있다고 보았다.

06 슈퍼 리더십과 셀프 리더십을 비교하여 간략히 서술하시오.

정답 셀프 리더십은 개인 스스로 자신의 생각과 행동을 변화시켜 자신에게 영향력을 발휘하는 리더십을 말하는 것이다. 셀프 리더십은 사회적 인지이론과 내재적 동기이론을 근거로 연구되었으며 셀프 리더십은 자신의 행동을 통제하고 영향력을 행사하기 위해 행동전략과 인지전략을 사용한다. 또 구성원들이 스스로를 셀프 리더가 될 수 있도록 이끌어가는 것이 슈퍼 리더십이며 슈퍼 리더는 셀프 리더가 적절한 행동, 직무설계 역량과 생산적 사고를 갖도록 하기 위해 슈퍼 리더 스스로 훌륭한 셀프 리더의 모델이 되어야 한다.

해설 셀프 리더십은 구성원 각자가 변화와 성장을 위해 자신에게 스스로 동기부여하면서 영향력을 행사하는 새로운 관점의 리더십이다. 슈퍼 리더십이란 구성원들이 셀프 리더가 될 수 있도록 이끄는 과정이며 구성원을 셀프 리더로 육성하는 사람이 슈퍼 리더이다.

제 2 장

실제예상문제

01 다음 공식적 리더십과 비공식적 리더십에 대한 설명 중 **틀린** 것은?

① 공식적 리더십은 조직에서 부여하는 합법적 권위나 직업에 의해 주어지는 것이다.

② 주로 전문지식과 지위 및 타인을 설득하고 지도하는 대인관계 기술에 따라 영향을 받게 되는 것은 비공식적 리더십이다.

③ 일선간호사가 사려 깊고 확신에 찬 아이디어로 일의 흐름을 효율적으로 이끌고 있다면 공식적 리더십을 잘 행사하는 것이다.

④ 통찰력 있는 공식 지도자들은 자신이 행하는 비공식적 지휘활동 뿐 아니라 자신의 일과 관련 있는 다른 지도자의 비공식적 지도력의 중요성도 인정한다.

02 다음 리더십 특성이론의 장점과 한계점에 대한 설명 중 **틀린** 것은?

① 조직이 보유하고 있는 인력의 특성, 강점과 약점을 분석할 수 있게 해주고 리더십 효과성을 높이기 위해 변화를 어떻게 시도해야 하는가에 대한 명확한 이해를 가능하게 해준다.

② 어떤 특정한 상황에서 리더가 되는데 도움이 되는 특성을 가졌으나 리더가 된 후 그 직위를 유지하는데 필요한 특성을 지니지 못한 경우에 대한 설득력은 미흡하다.

③ 조직의 기능별, 계층별 리더의 특성을 분석하여 그 결과를 중심으로 리더를 선발하는 인사관리 자료로 활용하고 있다.

④ 리더십 특성과 리더십 효과성 간의 상관관계가 높다.

해설 & 정답   checkpoint

01 리더십은 공식적 리더십과 비공식적 리더십으로 구분할 수 있으며 공식적 리더는 조직 내에서 부여된 권한과 책임을 바탕으로 영향력을 발휘하여 조직목표를 달성하는 사람이다. 비공식적 리더십은 임명된 공식적 리더는 아니지만 직책과 상관없이 리더십을 발휘하는 것이다. 즉 간호조직에서는 수간호사나 그 이상의 어떤 부여된 직책을 가지고 있는 사람이 공식적 리더십을 발휘하는 것이라고 할 수 있고 일선간호사가 자신의 일에 있어 사려 깊고 확신에 찬 아이디어로 일의 흐름을 효율적으로 이끌고 있다면 이는 비공식적 리더십을 잘 행사하는 것이다.

02 리더십 특성이론은 사회나 조직에서 인정받는 성공적인 리더들은 어떤 공통된 특성이나 자질들을 가지고 있다는 전제를 가지고 이러한 특성을 연구한 이론이다. 그러므로 리더의 특성을 분석한 결과들은 조직의 인력 특성과 강점, 약점을 분석하게 해주고 리더를 선발 배치하는데 활용되고 있다. 그러나 특성이론은 리더십 특성을 가진 사람들이 항상 리더가 될 수 있다는 주장에 대한 근거가 미흡하다. 즉 리더의 특성과 리더십 효과성 간의 상관관계가 약하다.

정답 01 ③   02 ④

03 ③은 관리자에 대한 설명이다.
[문제 하단의 박스 참고]

03 리더에 대한 설명 중 옳지 <u>않은</u> 것은?

① 리더는 어떤 특정한 목표를 성취하고자 다른 사람들에게 영향을 줄 수 있는 대인관계를 사용한다.

② 리더는 목표에 대해 집단의 일치된 합의를 이끌어내고, 목표 달성을 위해 조직을 유지하며, 목표의 방향성과 명확성을 제시해주는데 필요한 다양한 정보를 조달한다.

③ 리더는 자원을 정리하고 조직하는데 중점을 두고, 계획, 조직, 감독, 인사, 평가, 협상, 대행 등의 기능을 사용한다.

④ 리더는 상대에게 영향력을 행사하기 위해 자신만의 독특한 행동과 전략을 융통성 있게 사용한다.

≫≫🔍

관리자	리더
공식적 조직 내의 지위와 책임을 가짐	위임된 권한은 없지만 소위 영향력과 같은 다른 의미의 권력을 지님
통제, 의사결정, 의사분석, 결과를 강조	그룹과정, 정보수집, 피드백, 힘 부여하기 등에 초점
조직의 목적을 성취하기 위해 인간, 환경, 돈, 시간, 다른 자원들을 다룸	추구하는 목적에 조직의 목적이 반영되거나 반영되지 않을 수 있음
수직적 관점	수평적 관점

04 자유방임적 리더십은 구성원들이 자유로운 분위기에서 유용한 아이디어를 많이 내도록 하는 브레인스토밍을 실시할 경우 유용하나 리더가 구성원에게 최대의 자유를 허용하고 있어 어떤 면에서는 리더십 기능이 발휘되지 않을 수 있고 집단 구성원 간의 혼란과 갈등을 유발해 생산성을 저하시킬 수 있다.

04 리더십 행동이론 중 독재적-민주적-자유방임적 리더십에 대한 설명으로 옳지 <u>않은</u> 것은?

① 리더가 독단적으로 명령을 내리고 의사결정하며 명령보상이나 처벌을 행사할 수 있는 능력을 이용하여 부하들을 통솔하는 것은 독재적 리더십이다.

② 자유방임적 리더는 구성원에게 최대의 자유를 허용하기 때문에 리더십 기능이 가장 잘 발휘될 수 있다.

③ 민주적 리더는 개방적 의사소통을 통해 구성원들이 스스로 의사결정을 하도록 하고 의사결정에 도달하도록 지원한다.

④ 자유방임형 리더는 구성원들과 리더 간의 상호작용 관계가 독립적이며 자율적인 의사결정을 행한다.

정답 03 ③ 04 ②

05 배려-구조주도 리더십에 관한 설명으로 옳은 것은?

① 배려주도는 리더가 목표 달성을 위해 자신의 역할과 구성원의 역할을 정의하고 구조화하는 정도를 말한다.

② 배려주도는 직무 관계에서 상호 신뢰, 구성원의 아이디어 존중, 구성원의 위안, 안녕, 지위, 만족에 관심을 보인다.

③ 배려주도 리더는 구성원들에게 정해진 규칙과 규정을 따르도록 요구한다.

④ 구조주도 리더는 구성원들에게 과업을 할당하고 그 과업을 수행할 수 있도록 업무에 대한 스케줄을 짠다.

05 배려-구조주도 리더십에서 배려행동이란 리더-구성원 간의 신뢰, 온정, 친밀감, 상호협조를 중요시하는 리더행동이다.
구조주도 행동은 구성원들의 역할 규정, 과업배정, 과업 달성방식 제시, 의사소통 패턴과 절차를 명확히 하는 리더의 행동을 말한다.

06 다음은 관리격자이론을 적용한 리더십 행동유형을 살펴본 것이다. 이 중 잘못 짝지어진 것은?

① A는 자신의 직분을 유지하는데 필요한 최소한의 노력만 기울인다 – (1.1) 무관심형

② B는 생산에 대한 관심은 매우 높으나 구성원들에 대한 관심이 매우 낮다. – (9.1) 과업형

③ C는 생산에 대한 관심은 매우 낮지만 인간에 대한 관심은 매우 높아서 구성원들과 친밀하고 만족스러운 분위기 조성에 관심을 기울인다. – (5.5) 타협형

④ D는 구성원에 대한 관심과 생산에 대한 관심이 매우 높은 이상적인 리더이다. – (9.9) 팀형

06 관리격자이론은 리더의 행동을 생산에 대한 관심과 인간에 대한 관심 두 차원으로 나누고 각 차원을 9등분하여 이론적으로 81가지의 리더십 유형이 나타날 수 있다고 하였다.
③은 (1.9) 인기형에 대한 설명이다.

07 피들러의 상황적합성이론에서는 리더의 성격특성에 따라 리더의 유형을 분류하고 리더십효과는 리더의 구성원과의 관계, 과업구조, 리더의 직위권력에 따라 영향을 받는다고 하였다. 그러므로 피들러는 리더십의 효과를 높이기 위해서는 관리자의 리더십 개발을 위한 교육, 훈련보다는 리더의 유형과 상황 특성에 관리자를 적절히 배치해야 한다고 보았다.
①과 ④는 상황적 리더십 이론에 해당하며 ③은 경로-목표이론에 대한 설명이다.

08 허쉬와 블랜차드의 성숙도이론은 구성원의 성숙도에 따라 효과적인 리더십이 달라져야 한다고 본다. 리더십 유형에서 지시형(directing style : S1)은 높은 지시-낮은 지원의 행동 유형이며 주로 일방적 의사소통에 의존하며 의사소통의 초점은 목표달성이다.

07 다음 Fiedler의 상황적합이론에 관한 설명 중 옳은 것은?

① 리더의 행동 유형을 과업지향 행동과 관계지향 행동의 두 축을 중심으로 지시형, 코치형, 지원형, 위임형으로 나눈다.
② 리더십의 효과를 높이기 위해 조직의 인사관리에서 관리자의 리더십 개발을 위한 교육훈련보다 관리자 개인의 리더십 유형과 상황 특성이 적합하도록 관리자를 적정 배치하는 것이 중요하다고 보았다.
③ 리더가 어떻게 구성원들을 동기 유발시켜 설정된 목표에 도달하도록 할 것인가에 관한 이론이다.
④ 리더의 성숙도 또는 발전 단계를 낮은 발달 수준에서 높은 발달수준의 4가지로 나눈다.

08 다음 중 Hersy와 Blenchard의 성숙도이론에 대한 설명으로 틀린 것은?

① 성숙도이론은 구성원의 성숙도 정도에 따라 리더십 유형을 달리해야 한다는 이론이다.
② 성숙도이론의 리더십 유형에서 지시형은 높은 지시-높은 지원의 행동 유형이며 주로 쌍방적 의사소통에 의존하며 의사소통의 초점은 공동 의사결정의 달성이다.
③ 성숙도이론에서는 상황변수를 구성원의 성숙도로 국한한다.
④ 구성원들이 능력과 의지가 모두 완전히 성숙한 상태에서는 위임형이 효과적인 리더십이다.

정답 07 ② 08 ②

09 다음 중 House가 제시한 경로-목표이론에 대한 내용으로 잘 못 설명된 것은?

① 경로-목표이론은 리더가 구성원들을 동기 유발시켜 설정된 목표에 도달하도록 할 것인가에 관한 이론으로 목표와 보상에 이르는 경로를 다루고 있다.

② 피들러의 상황적합성이론과의 차이점은 리더십을 리더의 행동으로 보고 리더십 유형을 지시적, 후원적, 참여적, 성취지향적 유형으로 분류한 것이다.

③ 한 리더는 동시에 여러 가지 리더십 유형을 가질 수 있다.

④ 구성원이 높은 자율욕구나 성취욕구를 가지고 있는 경우 후원적 리더십이 효과적이다.

10 다음 중 브룸(V. Vroom)과 예튼(P. Yetton)의 리더십 의사결정이론의 7가지 의사결정유형 선택의 규칙이 <u>아닌</u> 것은?

① 리더 정보의 규칙

② 목표 합치의 규칙

③ 공평성의 규칙

④ 구조화의 규칙

09 하우스의 경로-목표이론에서 구성원 특성이 자신이 당면한 상황을 스스로 통제할 수 있다고 믿거나 높은 자율욕구, 성취욕구, 부적절한 보상에 대한 불만을 가지고 있는 경우 참여적 리더십이 효과적이다.

10 리더십 의사결정이론에서는 각 상황에 적합한 의사결정 유형을 선택하는 7개의 규칙(리더 정보의 규칙, 목표 합치의 규칙, 비구조화된 문제의 규칙, 수용의 규칙, 갈등의 규칙, 공평성의 규칙, 수용 우선의 규칙)을 만들고 이에 따라 각 상황에 대해 가장 적합한 의사결정방식을 보여주는 의사결정 트리(decision tree)를 제시하였다.

정답 09 ④ 10 ④

11 거래적 리더십은 리더가 조건적 보상을 근거로 하여 구성원에게 영향력을 행사하는 과정이며 변혁적 리더십은 구성원들로 하여금 개인적 이해관계를 넘어서서 기대이상의 성과를 달성하도록 하는 과정이다.
거래적 리더십이 구성원들이 문제를 해결하거나 해답을 찾을 수 있는 곳을 알려준다면 변혁적 리더십은 질문을 하여 구성원들이 스스로 해결책을 찾도록 격려하거나 함께 일한다. 거래적 리더십과 변혁적 리더십은 상호보완적이다.

11 **변혁적 리더십과 거래적 리더십의 차이에 대해 서술한 것으로 틀린 것은?**

① 거래적 리더십은 현상과 너무 괴리되지 않는 목표를 지향하는 반면 변혁적 리더십은 보통 현상보다 매우 높은 이상적인 목표를 지향한다.

② 거래적 리더십은 구성원들이 스스로 해결책을 찾도록 종용하고 변혁적 리더십은 구성원들이 문제를 해결할 수 있는 해답을 제시한다.

③ 거래적 리더십은 단기적 전망을 가지고 변혁적 리더십은 장기적 전망을 갖는다.

④ 거래적 리더십은 구성원들에게 즉각적이고 가시적인 보상을 주어 동기를 부여하는 반면 변혁적 리더십은 구성원들에게 자아실현과 같은 높은 수준의 개인적인 목표를 동경하도록 한다.

12 셀프 리더십은 개인 스스로 자신의 생각과 행동을 변화시켜 자신에게 영향력을 발휘하는 리더십을 발하는 것으로 자신의 행동을 통제하고 영향력을 행사하기 위해 행동전략과 인지전략을 사용한다.
슈퍼 리더십은 자신뿐만 아니라 구성원의 능력을 스스로 이끌어 내고 리드해 갈 수 있도록 도움을 주는 리더십의 개념이다. 슈퍼 리더십의 하위요인에는 모델링, 목표 설정, 격려와 지도, 보상과 질책이 있다.

12 **다음 중 셀프 리더십과 슈퍼 리더십에 대한 설명으로 올바른 것은?**

① 리더는 보상과 질책을 적절하게 사용하여 구성원의 슈퍼 리더십을 유도해야 한다.

② 개인 스스로 자신의 생각과 행동을 변화시켜 자신에게 영향력을 발휘하는 리더십을 발하는 것은 슈퍼 리더십이다.

③ 셀프 리더십은 자신의 행동을 통제하고 영향력을 행사하기 위해 행동전략과 인지전략을 사용한다.

④ 셀프 리더십의 하위요인에는 모델링, 목표 설정, 격려와 지도, 보상과 질책이 있다.

정답 11 ② 12 ③

📝 **주관식 문제**

01 리더십의 중요성에 대해 3가지 이상 서술하시오.

02 서번트 리더십에 대해 간략히 서술하고 서번트 리더의 행동 특성을 3가지 이상 포함하시오.

해설

연구자	서번트 리더의 행동 특성
Spears	경청, 공감, 치유, 설득, 인지, 통찰, 비전제시, 봉사의식, 구성원 성장지원, 공동체 형성
Boyer	질문하고 이해하려고 노력, 격려하고 보살피며 편안한 분위기를 만들고자 노력, 부하를 존중, 도덕성을 갖추고 신뢰할 만한 사람, 권한을 위임, 학습을 장려, 관계와 공동체를 형성, 부하의 가능성을 신뢰하는 사람
Sims	공유비전을 촉진, 학습 촉진, 다른 사람들의 필요를 돌보기 위해 권력 사용, 공동체와 협력을 장려, 타인을 수용, 정직하게 의사소통, 타인을 격려
Kiechel	비전의 공유와 참여 설득, 관심, 경청, 감정과 스트레스 치유, 성과 공유
Patterson	헌신적인 사람, 겸손, 이타주의, 비전 제시, 신뢰, 봉사 임파워먼트
Russel & Stine	정직, 청렴, 신용, 모범, 개척정신, 타인에 대한 감사, 임파워먼트, 의사소통, 봉사 청취, 격려, 가르침

01

정답
- 리더십은 외부 환경 변화에 적응을 촉진하며 조직 발전을 위한 변화를 주도한다.
- 리더십은 구성원들이 개인 능력을 함양하게 촉진한다.
- 구성원들을 유능한 인재로 성장시키는데 필요한 멘토, 코칭, 상담 같은 사회화과정을 주도하는 핵심 요인이다.
- 개개인의 역량을 집결해 집단의 역량이 개인의 역량의 합 이상의 힘을 발휘하게 하는 시너지 효과를 촉진하여 집단의 성과 뿐 아니라 조직 전체의 성과를 좌우한다.
- 구성원들이 목표달성에 적극적으로 기여하게 동기화한다.

해설 리더십은 조직목표달성을 위한 구성원의 행동에 영향을 미치므로 조직 목표의 효과적인 달성과 직결된다. 즉 리더십에 따라 조직의 성과와 구성원의 만족이 결정되기 때문에 리더십은 관리자가 가져야 할 필수적인 역량이다.

02

정답 서번트 리더십(섬기는 리더십)은 리더가 타인을 위한 봉사에 초점을 두고 구성원, 고객, 지역사회를 우선으로 여기고 그들의 욕구를 만족시키기 위해 헌신하는 역할을 하는 것이다. 서번트 리더십이 다른 유형의 리더십과 구별되는 중요한 인식 체계 특성은 서번트 리더가 스스로 구성원들에 대한 섬김을 선택하고 구성원을 성공과 성장의 대상으로 간주하며 리더와 구성원의 상호작용을 중시하는 것이다. 서번트 리더는 구성원들을 이해하고 그들에게 방향을 제시해 줄 뿐 아니라 판단력을 함양하는 데 도움을 준다. 서번트 리더의 행동 특성은 경청, 공감, 치유, 설득 등이 있다.

교수님 코칭!

서번트 리더의 행동 특성은 경청, 공감, 치유, 설득이라는 것을 꼭 기억하자!

03

정답 팔로워십은 리더와 상호보완적인 차
원에서 팔로워가 조직의 목표달성을
위해 역량을 키워나가고 적극적인
참여를 통해 주어진 역할에 최선을
다하는 과정으로 모범형, 소외형, 순
응형, 실무형, 수동형의 다섯 가지
유형이 있다.
모범형은 스스로 생각하고 알아서
행동하는 유형이며 소외형은 독립적
이고 비판적인 사고를 하지만 역할
수행에서는 적극적이지 않은 유형이
다. 순응형은 독립적이고 비판적인
사고가 미흡하여 항상 리더와의 판
단에 지나치게 의존하려는 성향을
띠지만 열심히 참여하려는 유형이
다. 실무형은 리더가 시키는 일은 잘
수행하지만 그 이상의 모험을 하지
않는 유형이다. 수동형은 깊이 생각
하지도 열심히 참여도 하지 않는 유
형으로서 모범형과 정반대의 위치에
있다.

교수님 코칭!

팔로워십 유형은 모범형, 소외형, 순
응형, 실무형, 수동형의 다섯 가지
유형이 있다는 것을 꼭 기억하자!

04

정답 지시적 리더십, 지원적 리더십,
참여적 리더십, 성취지향적 리더십

교수님 코칭!

House는 리더십 유형을 지시적, 지
원적, 참여적, 성취지향적의 4가지
로 구분하고 구성원 특성, 과업환경
의 두 가지 상황적 요인을 결합시켜
리더십의 효과성을 결정짓는 경로
모형을 제시하였다는 것을 꼭 기억
하자!

03 팔로워십 이론에 대해 간단히 설명하고 팔로워 유형을 5가지
로 서술하시오.

해설 팔로워십 이론은 팔로워가 조직의 목표달성을 위해 역량을 키워나가
고 적극적인 참여를 통해 주어진 역할에 최선을 다하는 과정이다.

04 하우스의 경로−목표이론의 4가지 리더십 유형을 쓰시오.

해설 House는 리더십 유형을 지시적, 지원적, 참여적, 성취지향적의 4가
지로 구분하고 구성원 특성, 과업환경의 두 가지 상황적 요인을 결합
시켜 리더십의 효과성을 결정짓는 경로 모형을 제시하였다.
지시적 리더십은 구성원들에게 과업수행에 대한 지시를 하고 기대되
는 목표치와 과업수행방법, 분명한 업적 기준 등을 정해준다. 지원적
리더십은 구성원들의 복지와 욕구에 관심을 보이며 리더의 행동은
개방적이고 친절하며 구성원을 동등하게 취급한다. 참여적 리더십에
서는 구성원들의 의견이나 제안을 요구하며 집단 토론을 촉진하고
구성원이 자존의 욕구와 성장의 요구가 강할 때도 참여적 행동은 부
하의 동기유발에 긍정적 영향을 미친다. 성취지향적 리더십은 구성
원들에게 탁월한 목표를 제시하고 도전적 자세를 요구한다.

Self Check로 다지기

⊡ 리더십

리더십은 리더가 일정한 상황에서 목표달성을 위해 개인이나 집단의 행위에 영향력을 행사하는 과정으로 조직에서 부여하는 합법적 권위나 직업에 의해 주어지는 공식적 리더십과 관리자가 아닌 구성원이라도 지도력을 행사할 때 나타나는 비공식적 리더십으로 나눠진다.

⊡ 리더십 연구의 분류

리더십에 관한 연구는 전통적 이론과 현대적 이론으로 나뉜다. 리더십의 전통적 이론에는 특성이론, 행동이론, 상황이론이 있으며 현대적 이론에는 카리스마적 리더십, 거래적 리더십, 변혁적 리더십, 서번트 리더십 등이 있다.

⊡ 리더십의 특성 이론

특성이론은 어떤 특성을 지닌 사람들이 리더가 될 가능성이 높은지에 근거하여 그 특성들과 기술들을 찾아내려는 이론으로 자질론이라고도 한다.

⊡ 행동이론 리더십의 주요 연구

행동이론 리더십의 주요 연구에는 독재적-민주적-자유방임적 리더십, 배려-구조주도 리더십, 직무 중심적-구성원 중심적 리더십, 관리격자이론, PM 리더십이 있다.

⊡ 상황이론 리더십의 주요 연구

상황이론 리더십의 주요 연구에는 피들러의 상황적합이론, 허쉬와 블랜차드의 성숙도이론, 하우스의 경로-목표이론, 브룸의 리더십 의사결정이론이 있다.

⊡ 거래적/변혁적 리더십

거래적 리더십은 리더가 조건적 보상을 근거로 구성원에게 영향력을 행사하는 과정이다. 변혁적 리더십은 구성원들로 하여금 개인적 이해관계를 넘어서서 기대 이상의 성과를 달성하도록 하는 과정이다.

⊡ 서번트 리더십

서번트 리더십은 리더가 타인을 위한 봉사에 초점을 두고 구성원, 고객, 지역사회를 우선으로 여기며 그들의 욕구를 만족시키기 위해 헌신하는 역할을 하는 것이다.

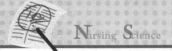

기타 리더십

기타 리더십의 범주에 개인 스스로 자신의 생각과 행동을 변화시켜 자신에게 영향력을 발휘하는 셀프 리더십, 자신뿐만 아니라 구성원의 능력을 스스로 이끌어 내고 리드해 갈 수 있도록 도움을 주는 슈퍼 리더십, 팔로워가 조직의 목표달성을 위해 역량을 키워나가고 적극적인 참여를 통해 주어진 역할에 최선을 다하는 과정인 팔로워십이 있다.

제 **3** 장

–

동기부여와 리더십

–

시대에듀

www.**sdedu**.co.kr

자격증 · 공무원 · 취업까지
BEST 온라인 강의 제공

(주)시대고시기획
(주)시대교육

www.**sidaegosi**.com

시험정보 · 자료실 · 이벤트
합격을 위한 최고의 선택

I wish you the best of luck!

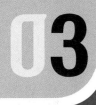

03 동기부여와 리더십

CHAPTER

제3장 동기부여와 리더십

제 1 절   동기부여의 개념

1   동기부여 중요 ★

① 동기부여의 어원은 라틴어의 'movere'로서 'to move'의 뜻으로, 동기부여, 동기유발, 동기화 또는 모티베이션으로 표현한다.
② 동기부여는 개인의 목표지향적인 행동에 영향을 미치는 과정을 말한다. 조직 관리에서 동기부여란 조직구성원으로 하여금 조직에서 바라는 결과를 산출하기 위해 자발적이고 지속적인 노력을 하도록 유도하는 관리활동을 지칭한다.
③ 조직의 목표나 성과를 달성하려면 구성원이 성과지향적인 행동을 해야 하고, 구성원이 성과지향적 행동을 하도록 하려면 동기부여가 필요하다.

2   병원 조직에서의 동기부여 중요 ★

① 동기부여는 간호사에게 활력과 힘을 불어 넣어줌으로써 자신감을 가지고 자발적으로 업무를 수행하도록 하며 간호사의 능력을 개발시켜주고 직무만족도를 높여주며 성과를 향상시킨다.
② 동기부여는 간호사의 직무만족 증진과 능력개발을 위해서도 중요하지만 조직의 성과와 관련성 때문에 중요하다. 동기부여 수준이 낮을 때에는 능력과 수준에 따른 성과의 차이가 적지만 동기부여 수준이 높아질수록 능력이 많은 사람과 능력이 적은 사람 간의 성과 차이는 점점 커지게 된다.
③ 간호관리자들은 다음과 같은 상황에서 간호사에게 동기부여를 시도할 수 있다.
　㉠ 열심히 하지 않는 간호사를 열심히 일하도록 유도하려는 경우
　㉡ 일을 잘해온 간호사를 더 잘하도록 또는 계속 잘하도록 유도하려는 경우
　㉢ 구습에 얽매인 간호사에게 새로운 것을 받아들이도록 유도하려는 경우
　㉣ 규정을 안 지키는 간호사에게 규정을 지키도록 유도하는 경우
　㉤ 공식적인 임무는 아니지만 조직에 도움이 되는 일을 찾아서 하도록 유도하려는 경우
　㉥ 타 부서와의 경쟁에서 승부욕을 증진시키려는 경우

제 2 절 동기부여 이론

동기부여 이론은 내용이론(content theory)과 과정이론(process theory)으로 나뉜다. 내용이론은 어떤 요인들이 조직구성원들의 동기를 부여시킬 수 있는가를 다루는 이론이며 과정이론은 어떤 방법으로 동기를 불러일으킬 수 있는가에 초점을 둔다.

1 내용이론

(1) 욕구단계이론 [중요] ★★

① 매슬로우(A. Maslow)는 인간의 동기를 유발할 수 있는 욕구는 생리적 욕구, 안전욕구, 소속 및 애정욕구, 존경욕구, 자아실현욕구의 다섯 가지의 욕구이며 이들 욕구는 계층적 구조를 이루고 있어 하위단계부터 상위단계 욕구로 순차적으로 발전한다고 하였다. 즉, 생리적 욕구→안전욕구→소속 및 애정욕구→존경욕구→자아실현욕구의 순서에 따라 하위욕구가 충족되었을 때 다음 단계의 상위욕구가 발생한다.

② 욕구단계이론에서 동기를 부여하는 것은 결핍이며 욕구가 충족된 상태에서는 동기가 유발되지 않는다.

[표 3-1] 매슬로우의 욕구단계이론

욕구		내용	조직에서 충족 가능한 분야
상위 욕구	자아실현욕구	자아발전과 이상적 자아를 실현하려는 욕구, 미지의 세계에 도전하려는 욕구, 역사에 이름을 남기려는 욕구	도전적 과업, 창의성 개발, 잠재능력 발휘
	존경욕구	타인으로부터의 존경, 자아존중, 타인에 대한 지배욕구, 리더가 되고자 하는 욕구	포상, 상위직 승진, 타인의 인정, 책임감 부여, 중요한 업무 부여
	소속 및 애정욕구	사랑, 우정, 집단에의 소속욕구	인간적 리더, 화해와 친교 분위기, 우호적 업무팀
	안전욕구	물질적 안정, 타인의 위협이나 재해로부터의 안전욕구	고용보장, 생계보장 수단, 안전한 작업조건
하위 욕구	생리적 욕구	생존을 위한 의식주 욕구와 성욕, 호흡 등의 신체적 욕구	통풍, 난방장치, 최저임금

③ 병원조직에서 욕구단계이론의 적용

㉠ 간호관리자는 간호사들의 욕구 수준의 단계를 파악하고 간호사 개개인의 차이를 고려하여 욕구를 충족시켜 주어야 한다.

ⓛ 효율적 관리를 위해 충족 가능성이 높은 욕구부터 충족시켜 주는데 필요한 자원을 우선적으로 사용한다.

ⓒ 간호사들의 지속적인 동기부여를 위해 하위욕구를 충족시켜 준 이후에도 상위욕구를 충족시켜줄 수 있는 여건을 조성한다.

(2) ERG 이론 〔중요〕★★

① 알더퍼(C.P Alderfr)가 발표한 이론으로 인간의 욕구를 존재욕구(Existence), 관계욕구(Relatedness), 성장욕구(Growth)의 세 가지로 분류하였다.

존재욕구	• 배고픔, 목마름, 거주 등과 같은 생리적, 물질적 욕구로 자신의 존재를 유지시키는 데 필요한 욕구 • 조직에서는 임금이나 쾌적한 물리적 작업조건에 대한 욕구
관계욕구	대인관계 욕구로 주변 사람들과 의미 있는 인간관계를 가지고 싶어 하는 욕구
성장욕구	인간으로서 성장하고 자신의 능력을 최대한 발휘해보고 싶은 욕구

② ERG 이론은 어떤 행동을 일으키는 욕구가 단계적으로 나타나는 것이 아니라 두 가지 이상의 욕구가 동시에 일어날 수 있다고 주장하였다. 또 욕구의 진행방향이 상향하는 것뿐만 아니라 상향 또는 하향으로 출현할 수 있으며 한 욕구의 좌절은 그보다 하위욕구에 대한 증대를 가져온다.

③ 병원조직에서의 ERG 이론 적용

ⓖ 간호사들의 관계욕구가 충족되지 못했을 때 그 하위 욕구인 존재욕구가 커지게 되고 임금과 같은 물질적, 보상적 욕구가 증가하게 된다. 간호관리자는 우호적 분위기를 조성하고 간호사 개개인에 대한 인간적인 관심, 배려와 존중을 보여주어 관계욕구를 충족시키기 위한 노력을 기울여야 한다.

ⓛ 간호관리자는 간호사의 성장욕구를 충족시키기 위한 능력 개발 기회를 제공하고 능력을 최대한 발휘할 수 있는 도전적인 업무를 부여해야 한다.

(3) 성취동기이론 〔중요〕★

① 맥클랜드(D.C. McClelland)는 매슬로우의 다섯 가지 욕구 중 상위욕구가 인간 행동의 80%를 차지한다고 설명하면서 인간의 상위욕구를 친교욕구, 권력욕구, 성취욕구로 나누었다.

친교욕구	• 다른 사람들과 친근하고 유쾌한 감정관계를 확립하고 유지 및 회복하려는 욕구 • 친교욕구가 강한 사람을 동기부여 시키려면 상호협조적인 분위기를 조성하고 의사소통의 기회를 많이 제공해 주어야 함
권력욕구	다른 사람에게 영향력을 행사하고 통제하려는 욕구
성취욕구	• 무엇을 이루어 내고 싶은 욕구 • 어떤 문제를 혼자 해결하거나 장애를 극복하여 목표를 달성하려는 욕구 • 다른 사람과의 경쟁에서 우위를 차지하려는 욕구 • 자신의 능력을 유감없이 발휘하여 자신의 가치를 높이려는 욕구

② 병원조직에서의 성취동기이론 적용

    ⊙ 간호사의 선발, 배치 및 업무 분담에 활용할 수 있고, 개인의 욕구를 반영한 업무를 맡긴다.

    ⓒ 간호사의 성취 욕구를 측정한 후 과업의 난이도에 맞추어 업무를 분담시킨다.

    ⓒ 학습된 성취욕구가 최고로 발현될 수 있도록 직무를 보다 도전적으로 설계하고 평가체계나 보상체계를 성취결과 중심으로 바꾼다.

(4) 동기-위생이론(2요인 이론) 중요 ★

① 심리학자 허츠버그(F. Herzberg)는 만족과 불만족이 별개의 차원이며 각 차원에 작용하는 요인도 별개임을 주장하였다. 즉, 만족의 반대는 불만족이 아니라 만족이 없는 상태이며, 불만족의 반대도 불만족이 없는 상태이다.

② 직무불만족은 직무환경과 관계가 있고 직무만족은 직무내용과 관련이 있다. 직무환경에 관련된 요인을 위생요인(hygiene factor), 직무내용과 관련이 있는 요인은 동기요인(motivators)이다.

위생요인	• 직무에 대한 불만족을 예방할 수 있는 환경적인 조건을 의미하며 조직의 정책, 관리, 감독, 작업 조건, 인간관계, 임금, 지위, 직장의 안정성 등이 포함됨 • 위생요인이 충족되면 불만족은 감소하지만 만족을 증가시킬 수 있는 것은 아님 ⑩ 생계비에 미달하는 낮은 수준의 임금을 받는다면 불만족을 느끼지만 임금이 많아지더라도 직무만족이 반드시 증대하지는 않음
동기요인	• 성취감, 인정, 도전성, 책임감, 성장 가능성, 직무자체에 대한 흥미가 이에 속함 • 동기요인은 충족되지 않아도 불만은 없지만 충족되면 만족이 증가하여 일에 대해 적극적인 태도를 갖게 됨

③ 이 이론에 따르면 구성원의 동기부여를 위해서는 위생요인보다 동기요인에 초점을 둔 관리가 필요하다.

④ 병원조직에서의 동기-위생이론 적용

    ⊙ 간호사의 동기 유발을 위해서 직무환경에 대한 개선 노력보다 직무내용에 대한 만족을 증가시키는데 역점을 둔다.

    ⓒ 간호사 개인이 직업적으로 발전할 수 있는 다양한 기회를 제공하고 적절한 권한위임 및 책임 부여, 도전감과 성취감을 경험할 수 있는 과학적인 직무설계가 필요하다.

(5) X, Y이론 [중요] ★

① 맥그리거(D. McGregor)는 전통적 인간관인 X이론의 인간관을 지양하고 Y이론의 인간관에 따라 관리방식을 바꿀 것을 주장하였다.

X이론 인간관의 관리방식	관리자는 구성원을 신뢰하기보다는 철저하게 감독함
Y이론 인간관의 관리방식	성원을 자율적으로 행동하고 자기 통제가 가능하다고 보고 구성원들이 목표를 달성할 수 있는 여건을 마련해 주고 성취기회를 제공함

② 병원 조직에서의 X, Y이론 적용

간호사의 Y형 기질과 관련된 욕구를 충족시키기 위해 분권화와 권력위임, 성장 촉진 직무 개선, 참여관리, 목표설정에 따른 업적평가 등을 포함하는 새로운 관리방식이 필요하다.

2 동기부여의 과정이론

(1) 기대이론 [중요] ★

① 기대이론은 기대에 따라 동기부여가 이루어진다는 이론으로 브룸(V. Vroom)은 이러한 기대이론을 업무 상황에 체계적으로 제시하였다.

② 기대이론에서 개인의 동기부여 정도를 결정하는 요인은 기대감(expectancy), 수단성(instrumentality), 유의성(valence)의 세 가지이다.

기대감	노력하면 성과를 달성할 수 있을 것이라는 주관적 기대
수단성	성과를 달성하면 보상을 얻을 것이라는 주관적 믿음
유의성	결과에 대해 느끼는 매력정도

> 예 한 간호사가 승진을 원할 때(높은 유의성)
> ① 자신의 능력에 대한 확신이 없는 경우(낮은 기대감)
> ② 자신의 능력에 대해 자신감을 갖고 있으나(높은 기대감) 자신의 성과가 승진으로 이어지지 않는다고 믿는 경우(낮은 수단성)
> ③ 성과가 향상되면 승진이 될 것이라고 믿더라도(높은 수단성) 승진의 의도가 없을 경우(낮은 유의성)
> → 모두 동기부여가 낮아진다.

③ 개인의 동기는 자신이 노력을 하면 성과를 가져오리라는 기대감(E), 성과 달성 시 보상을 얻을 것이라는 주관적인 믿음(I)과 보상(V)에 대한 매력정도의 복합적인 함수이다. 세 가지가 모두 높으면 개인의 동기부여는 매우 높아지지만 이들 중 하나라도 없으면 동기부여는 일어나지 않는다.

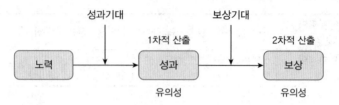

$$F = E \times (I \times V)$$

[그림 3-1] 브룸의 기대이론 모형

④ 포터와 롤러(L. W. Porter & E. E. Lawler)는 브룸의 기대이론을 토대로 추가변수를 투입하고 공정성이론과 연결하여 총괄적인 동기 모형을 제시하였는데, 개인의 동기부여는 성과와 보상에 대한 기대감, 보상에 대한 공정성 그리고 개인의 특성 등이 중요한 요소로 작용한다고 본다.

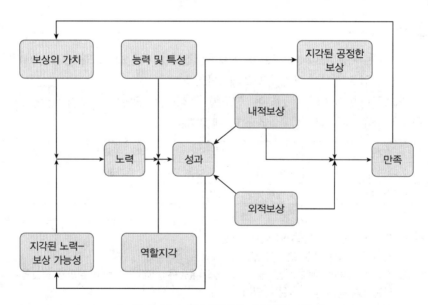

[그림 3-2] 포터와 롤러의 기대이론 모형

⑤ 병원 조직에서의 기대이론 적용
  ㉠ 간호사들의 동기를 부여시키기 위해서 성과 수준에 따라서 주어지는 보상을 명확히 제시하고 성과와 보상 간의 연결을 분명히 하며 이를 강화해야 한다.
  ㉡ 간호관리자는 간호사들에게 일정한 노력을 기울이면 달성할 수 있는 합리적인 성과 수준을 제시하고 적절한 안내와 지원을 제공해 주어야 한다.

⑥ 브룸의 기대이론의 한계점

    ㉠ 행동으로부터 얻어지는 결과들에 대한 가치부여 정도가 매우 주관적이라서 사람마다 다르다는 데 한계점이 있다.

    ㉡ 인간이 누구나 '합리성'에 근거하여 결과와 확률을 예측한 다음 행동한다는 기대이론의 기본 가정은 오류일 수 있다. 인간은 합리적인 동시에 비합리적이며 감정적일 수 있기 때문이다.

(2) 공정성이론 중요 ★★

① 아담스(J.S. Adams)의 공정성이론은 **동기부여가 자신이 보상받은 보상의 크기에도 달려있**지만 동시에 비슷한 상황에 있는 타인들과 비교하여 자신이 공정하게 대우받는다고 생각할 때 동기부여가 된다는 것이다.

② 공정성의 비율을 산출할 때 투입과 산출요소를 비교하게 되는데 무엇을 투입과 산출 요소로 포함을 시키는가는 구성원 개개인의 인지에 따라 다르다.

> ⑩ 병원에서 20년 이상 근속한 간호사는 근무연한(투입)에 따라 보상(산출)이 이루어져야 한다고 생각하고 근무연한이 5년인 간호사는 근무연한보다는 노력의 정도(투입)에 따라 보상(산출)이 달라져야 한다고 생각할 수 있다.

③ 불공정성 지각으로 인한 긴장감을 줄이는 방법 중요 ★

조직구성원들은 불공정성 지각으로 인한 긴장감을 줄이기 위해 다음과 같은 방법을 사용한다.

투입이나 산출의 변경	• 자신의 보상이 비교대상보다 과하다고 지각할 때 자신의 노력을 증가시킴으로서 투입을 증가시킴 • 자신의 보상이 비교대상보다 과소하다고 지각하면 업무량을 줄이거나 업무의 질을 저하시키는 방법으로 투입을 감소시킴
투입과 산출의 인지적 왜곡	자신이 과다보상을 받는다고 느낄 때 내가 맡은 일이 더 중요하다고 생각하며 의도적으로 자신의 과다보상을 합리화하는 것
비교대상의 변경	• 비교대상을 변경하거나 비교대상이 투입과 산출을 변경하도록 영향을 미치는 것을 말함 • 간호사가 자신이 과다 보상을 받았다고 느낄 때 더 많은 보상을 제공하는 간호사로 비교대상을 바꿈 • 어떤 간호사가 혼자 열심히 노력하여 자신보다 더 인정을 받고 보상 받는 경우 여러 가지 압력을 가하여 그 간호사의 능력 발휘를 제한하려는 노력을 기울임
이탈	과소보상으로 인해 심한 불공정을 느낄 때 타 부서로 이동, 결근, 이직 등을 통해 상황을 벗어나려고 함

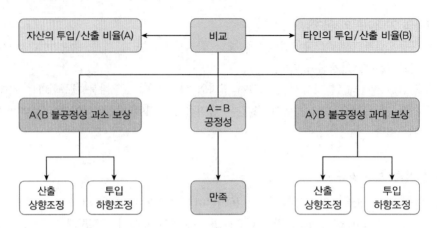

[그림 3-3] 아담스의 공정성이론 모형

④ 병원조직에서의 공정성이론 적용
　　㉠ 간호사가 보상이나 급여에 대한 공정성을 지각할 수 있도록 공정성을 유지하기 위한 관리전략을 실시한다.
　　㉡ 간호사 개인의 업무성과에 대한 평가를 공정하게 실시하고 성과와 보상을 합치시키는 노력을 기울여야 한다.
　　㉢ 간호관리자는 간호사가 사회화 과정을 통해 투입과 산출의 관계를 긍정적으로 지각할 수 있도록 유도한다.
⑤ 공정성이론의 한계
　　㉠ 투입과 산출의 객관적 측정이 어렵다.
　　㉡ 준거인물의 설정이 어렵다.

(3) 목표설정이론 중요 ★

① 로크(E. Locke)는 목표설정이론에서 목표가 어떻게 설정되고 목표달성이 어떻게 추구되느냐에 따라 구성원의 동기행동이 달라지고 이를 통해 과업의 성과가 달라진다고 하였다.
② 목표의 주요기능
　　㉠ 목표는 동기의 기초이며 특정한 방향으로 행동을 이끈다.
　　㉡ 목표는 개인이 얼마나 많은 노력을 기울여야 하는지에 대한 지침을 제공한다.
　　㉢ 목표는 의도적인 행동으로 과업수행에 영향을 미치며 평가기준을 제시한다.
③ 목표설정의 중요 요소는 목표의 구체성, 목표 수준, 구성원의 참여, 결과에 대한 피드백, 목표에 대한 수용성 등이다.
④ 목표는 막연한 목표보다는 구체적인 목표일수록, 지나치게 쉬운 목표보다는 적정 수준의 난이도를 가진 목표일수록, 구성원이 목표설정 과정에 참여할수록, 목표에 대한 구성원의 수용성이 높을수록, 목표달성 노력에 대한 피드백이 잘 이루어질수록 높은 성과를 가져올 가능성이 높다.

⑤ 병원조직에서의 목표설정이론 적용
ㄱ 간호관리자는 간호업무 상황과 간호사 개인의 특성을 고려하여 도전감을 유발시키고 달성 가능하고 측정 가능한 목표를 구체적으로 설정한다.
ㄴ 목표관리의 효과를 높이기 위해서 설정한 목표를 간호사의 성과를 평가하는 기준으로 사용하고 달성한 성과에 따라서 적절한 보상을 제공해야 한다.

제 3 절 간호리더십

1 간호리더십의 개념과 속성

(1) 간호리더십의 개념분석 중요 ★

① 개인의 성장
ㄱ 스스로 자기 자신에게 영향을 미치기 위해 사용되는 사고 및 행동전략의 일체를 의미한다.
ㄴ 자아성찰, 자기조절, 자기관리 및 자아실현의 4가지 하위 속성을 토대로 발달한다.
ㄷ 간호리더십에서 개인의 성장은 자기관리 역량과 간호대상에 대한 관리능력 향상에 초점을 두고 자아성찰, 자기조절, 자기관리 및 자아실현을 통해 스스로 이끄는 리더의 역량과 자질을 개발하는 것이다.

② 협력
ㄱ 간호리더십에 내포된 협력이란 고객에 대하여 각 전문직의 독자성과 고유성을 존중하고 적절한 의사소통과 조정을 도모한 팀 활동을 통해 조직의 목적 달성에 기여하는 것을 의미한다.
ㄴ 다양성에 대한 이해와 공감, 의사소통, 대인관계 및 팀워크의 4가지 하위 속성을 토대로 발달한다.

③ 간호탁월성
ㄱ 간호탁월성은 일반적인 전문지식, 전문적 임상지식 및 임상 수행 능력을 기반으로 상급 간호 실무를 수행하여 간호 및 의료의 질 향상과 대상자의 건강증진을 위한 역할모델로서 사회발전에 기여하는 고도의 전문화된 간호를 제공하는 것이다.
ㄴ 간호탁월성을 통한 간호리더십은 숙련성, 전문성, 역할모델링의 3가지 하위 속성을 토대로 발달한다.

④ 창의적 문제해결
ㄱ 다양한 간호문제에 대해 스스로 역할 인식을 하고 비판적 사고와 다양한 정보를 활용하여 창의적이고 혁신적인 간호업무를 수행하는 것이다.

      ⓛ 창의적 문제해결을 통한 간호리더십은 비판적 사고, 창의성, 의사결정능력, 문제해결도구 및 기술활용, 혁신행동의 5가지 하위 속성을 토대로 발달한다.

   ⑤ 영향력

      ㉠ 복잡하고 특정한 목적을 달성하기 위하여 한 사람의 리더가 여러 사람의 추종자에게 영향을 미치는 다차원적인 과정으로 특정한 행동적·인지적 전략을 적용해 개인이 높은 성과를 올리도록 이끌어주는 자율적인 힘이다.

      ㉡ 더 높은 조직 목표 달성 및 조직문화 창출을 목적으로 한다.

      ㉢ 영향력을 통한 간호리더십은 구성원을 이끌 수 있는 능력, 목표달성, 조직문화 창출 및 건강 정책의 4가지 하위속성을 토대로 발달한다.

      ㉣ 간호리더십에서 영향력이란 최상의 간호 및 의료서비스를 제공하기 위해 구성원들이 공동의 비전과 목적을 공유하고 지지적 협력체계 안에서 전문적이고 창의적 문제해결을 통해 더 높은 조직의 목표달성 및 새로운 조직문화를 창출하여 국민의 건강증진과 다양한 간호 및 보건의료 정책의 확립에 기여하는 것이다.

(2) 간호리더십의 선행요인과 결과

   ① 간호리더십의 선행요인 : 개인의 성숙도, 상호신뢰관계 형성, 직무요구도 제시

   ② 간호리더십의 결과 : 간호생산성 향상, 지지적 직무환경 조성, 간호전문직 만족도

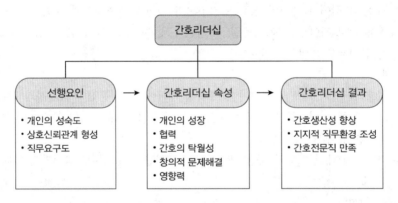

[그림 3-4] 간호리더십의 속성, 선행요인 및 결과

(3) 간호사의 간호리더십

   ① 간호사의 간호리더십은 환자 및 보호자, 관련부서, 책임간호사 및 동료간호사를 대상으로 발휘된다.

   ② 간호사로서 업무 수행과 문제해결에 필요한 리더십 기법을 습득함으로써 간호 업무를 효율적으로 수행하고 간호사로서의 리더십 역량을 개발해야 한다.

   ③ 간호문제에 대해 체계적이고 비판적이며 종합적으로 사고하여 새로운 다양한 방법으로 문제를 접근하며 창의적으로 해결한다.

④ 커뮤니케이션 장애요인을 이해하고 건설적이고 의미 있는 의사소통을 해야 한다.

⑤ 갈등의 유형을 이해하고 갈등관리 스킬을 업무에 활용하며 임상에서 발생하는 갈등을 효과적으로 대처한다.

⑥ 간호사의 간호리더십은 간호사 자신을 스스로 이해하고 전문간호인의 역량을 함양하기 위한 노력과 긍정적인 전문 직업관이 형성됨으로써 성취된다.

3 간호직무에 따른 간호리더십 중요 ★★

(1) 개인의 성장

① 역할인식

자신에게 요구되는 역할과 리더십 유형을 인식하고 유연하고 일관성 있는 자아개발과 자기 경영을 통해 역량 있는 간호리더로 직무스트레스를 줄이고 직무만족을 높이면 이직의 도를 줄일 수 있다.

② 시간관리

시간관리 능력은 자기인식과 대인관계를 위한 의사소통 기술과 관련이 있다. 간호리더는 모든 간호업무에서 우선순위를 세우고 적용하여야 하며 구성원이 의사결정에 참여하도록 한다.

(2) 협력

① 문제 직원 관리

간호리더는 조직 목표를 달성하기 위해 노력하는 직원의 태도에 대해 긍정적이고 노력하지 않는 직원의 태도에 대해 부정적인 제재를 제공하기 위해 지위에 내재된 권한을 사용한다.

② 의사소통

간호리더는 의사소통하는데 메시지와 수신자를 위해 적절한 언어로 구두나 서면 등 메시지를 명확하게 전달하는 방법을 선택하여야 한다.

③ 갈등관리

간호리더는 조직의 인적 자원 요구를 충족시킴으로써 갈등의 선행요인을 감소시키는데 초점을 두고 많은 시간과 에너지를 사용하게 된다.

④ 동기부여

간호리더는 구성원에 대한 개별화된 관심과 경청, 지원 및 낙심한 구성원 격려에 많은 관심을 두어야 한다.

(3) 간호탁월성

① 경력개발

간호리더들은 개인별 욕구와 가치에 근거하여 개인경력을 결정하도록 지지하고 모든 구성원의 경력개발에 진정한 관심을 보여야 한다.

② 질 향상 활동

간호리더들은 지속적으로 강화되는 질 통제 규제들을 인지하고 변화된 요구들을 충족하기 위하여 간호단위 표준을 설정해야 한다.

③ 옹호자 역할

간호리더는 환자와 가족과 상호작용을 통해 의료서비스를 제공하고 환자들을 옹호해야 한다.

(4) 창의적 문제해결

① 생명윤리의식

간호리더는 윤리적 문제에서 잘못된 의사결정에 따른 손실을 줄일 수 있는 최상의 의사결정을 하도록 해야 한다.

② 기획 역량

간호리더는 조직과 간호서비스에 대한 철학과 목적을 단위 수준의 기획을 실행할 때 구현할 수 있어야 한다.

③ 계획된 변화

간호리더는 계획된 변화를 성장을 위한 도전과 기회로 인식하고 조직과 전문직 변화에 촉매 역할을 감당해야 한다.

(5) 영향력

① 조직이해

간호리더는 조직이 어떻게 운영되는지에 대한 관심을 가지고 조직 구조를 알아야 한다.

② 위임

위임에 대한 결정은 비판적 사고와 건전한 임상의사결정이 수반되어야 한다.

③ 권한과 권력 사용

간호리더는 권력과 권한의 차이를 이해하고 개인적 권력을 기반으로 한 실무능력을 개발할 수 있어야 한다.

④ 법률과 정책

간호리더는 간호영역에서 법적 책임으로부터 간호학과 간호업무가 안전하게 보호받기 위한 역할모델로서 활동해야 한다.

[표 3-2] 간호사의 간호리더십 속성별 역할 매트릭스

속성	하위 속성의 구성요인			
개인의 성장	자아성찰	자기 관리	자기 조절	자아실현
	• 자아인식 • 자아상 이해	• 긍정적 심리 수용적 • 직업의식	• 직무 스트레스 • 직무만족 • 이직의도	• 가치관과 태도 형성 • 간호대상 관리 능력 • 위기사항 대처 능력
협력	의사소통	다양성에 대한 이해와 공감	대인관계	팀워크
	효율적인 의사소통	• 대상자들의 다양한 요 구에 주도적 대응 • 정확한 판단력과 의 지, 상대방에 대한 배 려 및 치유를 돕고자 하는 열정	• 다른 수준의 경험을 가진 개인들 사이의 관계 • 상호존중과 공동목표 달성	• 자기 감성이해 • 정정당당한 경쟁 • 갈등의 유형 이해 • 갈등관리방법 활용
간호 탁월성	전문성	숙련성		역할 모델링
	• 근거에 기반한 실무 • 전문적 임상 지식 기 반 간호	• 환자안전문화를 숙지하고 상급 간호제공 • 간호업무수행 • 의료인의 가치관과 태도 형성		성찰적 자세를 통해 적 극적으로 배우는 자세
창의적 문제해결	창의적 사고	문제해결도구/ 기술 활용	의사결정	혁신성
	• 창의적 사고 • 창의적 개발	• 정확한 판단력과 의지 • 아이디어 발상 기법 및 문제해결 기법 학습	• 역할인식 • 스스로 판단 • 스스로 이끎	신중한, 빠른 사고의 기술
영향력	목표달성	구성원을 이끌 수 있는 능력	조직문화 창출 및 변화유도	건강 정책
	• 간호단위와 개인의 목 표달성 • 고객만족 • 직무 유지	• 동료 및 환자의 신뢰 • 자발적인 노력 • 자기영향력 행사를 위 한 사고와 행동전략	• 업무성과에 긍정적 영 향을 끼치는 책임감 과 통제 • 간호업무에 대한 기 획 이해 • 정보수집 활동	• 간호실무표준 적용 • 안전간호적용 • 성찰적 업무

4 간호직책에 따른 간호리더십

(1) 간호부서장의 간호리더십

① 간호부서장의 간호리더십은 지역사회, 병원행정가, 관련부서 및 간호부 구성원을 대상으로 발휘된다.

② 간호부서장은 장기적이고 미래지향적인 생각과 시각을 가지고 조직의 미션, 비전을 계획하고 달성하기 위한 선두 주자가 되어야 한다.

③ 자신의 직위에 부여된 공식적인 권한을 활용하여 영향력을 발휘할 뿐 아니라 개인의 업무 지식, 경험, 가치, 인격 또는 행동스타일 등을 활용하여 비공식적인 영향력을 행사할 필요가 있다.

④ 간호전문인으로 의료서비스와 국민보건 향상에 혁신적 역할을 함으로써 사회발전에 기여하는 롤 모델이 되어야 한다.

⑤ 소통과 다양성에 대한 이해와 공감이 중요하며 성과창출을 위한 협상제안 방법, 구성원들 관리를 위한 효과적인 소통방법을 위한 지속적인 노력이 필요하다.

[표 3-3] 간호부서장의 리더십 속성별 역할 매트릭스

속성	하위 속성의 구성요인			
개인의 성장	자아성찰	자기 관리	자기 조절	자아실현
	• 부서장 역할 인식 • 리더십 유형 인식	• 부서장 역할 모색/실천 • 혁신적 의사결정 능력	• 목적의식 • 일관성 • 유연성	• 리더의 역량과 롤 모델 • 구성원 중심의 리더십
협력	의사소통	다양성에 대한 이해와 공감	대인관계	팀워크
	• 소통을 통한 성과 달성 • 구성원들 관리를 위한 효과적 소통 • 대외적 의사소통	• 윤리경영 • 고객지향성 • 구성원 특성 이해 • 사회적 이식 • 조직문화 이해	• 성과 창출을 위한 협상 • 균형적 프로세스	• 구성원의 신뢰 • 윤리적 분위기 • 상황/환경의 관계 확립 • 조직이 환경변화에 적응 돕기
간호 탁월성	전문성		숙련성	역할 모델링
	• 자아실현과 직업적 성취감을 높일 수 있게 하는 새롭고 혁신적인 간호 인적자원 관리 • 의료서비스와 환자관리의 최종 책임 • 변혁적 조직문화 형성		• 신뢰확보/조정/문제 해결 • 간호분야에서 자격을 갖추고 성공적인 경험 • 간호팀과 건강관리팀으로부터 존경	• 시대적 변화와 대외 정책에 따라 간호의 특수성을 반영한 전략적 활동 • 혁신적인 리더십 발휘 • 사회발전에 기여
창의적 문제해결	창의적 사고	문제해결도구/기술 활용	의사결정	혁신성
	• 간호과정을 전문적이고 창의적 문제해결 능력을 기반으로 긍정적 성과로 전환 • 내부구조를 발전시키고 유지함	• 보건의료정책과 간호 인력 정책 방향 파악 • 다양한 인적 자원을 활성화	모험적, 혁신적, 발전적 의사결정	조직의 혁신과 변화를 이끌어냄

	목표달성	구성원을 이끌 수 있는 능력	조직 문화 창출 및 변화유도	건강 정책
영향력	• 최상의 가치 창출 • 조직의 비전과 목적 달성 • 조직문화 창조 • 미래적 비전	• 시대변천에 따른 변화된 행동 • 존경과 신뢰 • 공식적 권한과 비공식적 영향력 활용 • 영감적 동기부여	• 공동의 비전과 방향 제시 • 전략적 기획 • 구성원의 가치관 변화 • 환경변화에 적응하는 조직문화 유도	• 의료법 기반 행정 • 중앙회 기준적용/판례 활용 • 이상적 영향력 • 목표설정

(2) 중간 간호관리자의 간호리더십

① 중간 간호관리자는 부서장과 간호단위를 연계하는 중간 조정자로 간호부서의 발전과 목표달성을 위한 전략과 정책을 수립하고 조직구성원들이 공유하고 참여할 수 있도록 해야 한다.

② 간호 직무전략은 구성원들의 개인 능력함양과 조직 목표 달성을 위한 시너지 효과를 촉진할 수 있도록 창의적이고 미래지향적으로 기획하여야 한다.

③ 지속적으로 대외 정책에 대한 정보를 파악하고 간호부계획에 반영하는 변화를 예측한 기획을 수립해야 한다.

④ 간호부내 발생된 문제는 전문적이고 창의적 문제해결능력을 기반으로 긍정적인 성과로 전환되도록 한다.

⑤ 중간 간호관리자의 간호리더십은 다학제간 특성을 이해하고 관계적 조정을 통한 병원 조직 내 조정자 역할을 수행함으로써 성취된다.

[표 3-4] 중간 간호관리자의 리더십 속성별 역할 매트릭스

속성	하위 속성의 구성요인			
개인의 성장	자기조절	자기관리	자아성찰	자아실현
	• 감성 • 통합성	병원조직과 간호조직의 포괄관리 역량	자기목표 설정 및 관리	• 병원/간호행정 전문성 • 구성원 리더십개발을 위한 역량
협력	의사소통	대인관계	다양성에 대한 이해와 공감	팀워크
	조직 내 의사소통, 협상 및 제안	관계적 조정	• 구성원들의 다양성의 이해와 존중 • 다학제간 특성 이해	• 감성지능, 조절 및 활용 • 건전한 분위기 조성 • 병원 내 갈등사례 조정
간호 탁월성	전문성		숙련성	역할 모델링
	직업적 가치를 통해 구성원들이 희망과 꿈을 가질 수 있도록 비전을 제시하고 구성원 간의 가치관의 변화 유도		• 구성원 교육 및 감독 • 양질의 간호서비스 개발 및 적용	• 적법한(legitimate) • 인식된(recognized) • 뚜렷한(visible) • 변화를 기획 및 확산

	의사결정	문제해결도구/ 기술활용	창의적 사고	혁신성
창의적 문제해결	• 각 구성원들의 욕구를 조직의 목표에 통합시 키는 기술 • 윤리적 의사결정	• 수직적 및 수평적 연 결자로서 인간관계 기 술 발휘 • 정보에 대한 균형적 프로세스	• 과업의 내부 운영 지 시 및 조정 • 조직의 기본적 임무 설정/임무 수행을 위 한 서비스 기술의 선정	• 조직 전체의 시너지 효과를 촉진하는 창 의적이고 미래지향적 인 기획 능력 • 조직의 문제점 개선
	목표달성	조직문화 창출/변화유도	구성원을 이끌 수 있는 능력	건강 정책
영향력	• 조직의 목적 달성 • 조직의 생산성 극대화	• 간호부서의 발전과 목 표달성을 위한 전략 과 정책 수립 • 개인 및 집단행동을 조직체 성과에 연결 하여 목적 달성	• 존경과 조직의 신뢰 • 구성원을 이끌 수 있 는 능력 • 사기 높이기	• 간호부운영규정 제정 및 적용 • 안전간호 표준 기획 및 적용

(3) 일선 간호관리자의 간호리더십

① 일선 간호관리자는 간호현장에서 조직의 목적, 정책, 계획을 구체적인 상황에 적용하여 실행에 옮기는 중요한 위치에 있다.

② 간호부서와 간호구성원들 간 소통의 중심에서 간호조직이 올바른 방향으로 나아가도록 중추적 역할을 한다.

③ 간호업무 개선을 위한 효과적이고 효율적인 기획, 실행, 보고 방법을 임상실무에 활용한다.

④ 근거 기반 실무표준을 개발 및 적용하고 좋은 실무사례를 공유함으로써 안전하고 표준화된 간호가 제공되는 간호문화를 형성해야 한다.

⑤ 구성원을 임파워링시키고 바람직한 의사소통 방법을 이해하고 적용한다.

[표 3-5] 일선 간호관리자의 리더십 속성별 역할 매트릭스

속성	하위 속성의 구성요인			
	자기조절	자기관리	자아성찰	자아실현
개인의 성장	• 자기경영 • 투명성	• 상황에 따른 자신감 및 의사결정능력 • 자기기대	• 자신의 내면 이해 • 역할인식 • 윤리적 가치관	• 행정/간호의 전문성 • 멘토 자질 • 바람직한 의사소통 방법 • 변화에 대처능력

	의사소통	대인관계	다양성에 대한 이해와 공감	팀워크
협력	• 간호부 내 소통의 중심 • 사실적 정보에 대한 건설적 의사소통 • 적극적 청취 • 의미 있는 대화 • 일관성	• 리더와 구성원과의 신뢰관계 • 개인과 집단행동을 간호성과에 연결 • 관계적 투명성 • 관계관리 능력	• 감성 기반 공감 • 구성원 존중 : 사람의 생각과 마음을 읽는 법 습득 • 개인의 욕구 충족 • 간호대상자 특성 • 정신적 가이드 제공	• 다학제 간 지지와 협력 • 간호역량을 갖춘 조직구축 • 참여적 조직문화 형성 • 구성원 임파워링, 동기부여 • 구성원간의 시너지 효과 • 균형적 갈등관리

	전문성		숙련성	역할 모델링
간호 탁월성	• 간호업무성과 향상, 전문적 역량, 안전문화 형성, 양질의 간호서비스 개발 및 제공 • 구성원의 내적 동기부여 초점을 두고 개인의 창의성과 자발적인 능력 발휘를 통해 자신과 조직적 변화와 성과 달성 • 임상적 경험을 바탕으로 개별적 배려와 지적 자극을 통해 전문 간호의 탁월성 발휘		• 간호 전문직 태도 • 전문적 지식기반 업무(리더십&임상지식, 관리지식, 일반지식) • 특정한 행동적 인지적 전략을 적용해 개인이 높은 성과를 올리도록 이끌어주는 자율적인 힘	• 다가가기 쉬움 • 신뢰감을 북돋움 • 개방성/접근성 • 구성원의 개인능력 함양 • 주요한 자원 제공 • 탁월한 전문성 제공 • 움직이는/행동하는 리더

	의사결정	문제해결도구/기술활용	창의적 사고	혁신성
창의적 문제해결	• 자율적 의사결정 • 임상적 의사결정	• 간호정보 활용 및 관리 • 지적 자극	• 창의적인 도전과 옳은 일 수행 • 비판적이며 종합적 사고 • 새로운 다양한 방법으로 문제 접근	변화를 이끌고 현재 상황에 대한 다른 접근 방법 제안

	목표달성	조직문화 창출/변화유도	구성원을 이끌 수 있는 능력	건강 정책
영향력	• 조직의 목표 달성 • 고객만족 • 공정한 보상	• 조직의 목적, 정책, 계획을 구체적인 상황에 적용 및 실행 • 간호업무개선을 위한 효과적이고 효율적인 기획, 실행, 보고 • 안전문화 형성 • 학습문화 형성	• 인간에 초점을 둔 신뢰기반 • 부하의 신뢰 • 긍정적 문제해결 • 간호사들의 직무만족과 업무성과에 직접적인 영향 • 여러 사람에게 영향 • 후임자 육성	• 간호실무표준 적용 • 전문간호표준 적용 • 간호사례로부터 실무표준 개발

(4) 책임간호사의 간호리더십

① 책임간호사는 일선 간호관리자의 권한을 위임받아 간호실무현장에서 직·간접간호와 동료 간호사들의 업무를 관찰하고 지도하는 역할을 수행한다.
② 일선 간호관리자가 없는 동안 모든 업무에 대한 권한과 책임을 가지게 되는 막중한 자리에 위치한다.
③ 조직 내 위기나 갈등상황 발생 시 서번트 리더십을 이해하고 리더로서 효과적으로 갈등관리를 해야 한다.
④ 임상현장에서 발생하는 여러 가지 상황에 대한 의사결정과 문제해결 전략을 습득하고 적용해야 한다.

[표 3-6] 책임간호사의 리더십 속성별 역할 매트릭스

속성	하위 속성의 구성요인			
개인의 성장	자기조절	자기관리	자아성찰	자아실현
	• 긍정적 자아상 • 내면화된 도덕성	• 비판적 사고능력 • 의사결정능력 • 창의적 활동	• 자아내면 이해 • 자아존중감 • 내적 통제위	• 자아존중감 • 경력개발 및 자기관리 • 직업적 성취감
협력	의사소통	대인관계	다양성에 대한 이해와 공감	팀워크
	의료 커뮤니케이션의 핵심을 이해하고 활용	• 전문적 능력기반 상호존중과 공동 목표 달성 • 인간관계기술 • 코치 • 지지적 태도	• 타인감성의 이해 • 대상자와 타 전문인의 독자성 이해/관련 지식 공유 • 개별화된 배려 • 지식공유	• 자율성 • 팀 힘 북돋우기 • 팀 빌딩을 통한 조직 활성화 • 효과적 갈등관리
간호 탁월성	전문성		숙련성	역할 모델링
	• 전문성 및 개인 효과성, 경쟁력 • 환자간호의 중추적 역할 • 직접간호수행과 동료간호사들의 업무를 관찰하고 지도하는 역할 • 긍정적인 간호전문직관		• 상급간호제공 • 탁월한 능력으로 솔선수범하여 문제 해결	• 환자간호나 관리영역에서 이론적, 전문적인 역할 • 직무몰입 : 적극적인 근무태도
창의적 문제해결	의사결정	문제해결도구/기술활용	창의적 사고	혁신성
	주도적 의사결정	• 창의적 활동 : 정보 수집 활동, 아이디어 발상 및 교환활동 • 자신의 노하우 및 아이디어 공유	창의적 업무개선 활동 : 안전관리(Risk Management), 질 향상 활동	체계적, 비판적 업무 활동

	목표달성	조직문화 창출/ 변화유도	구성원을 이끌 수 있는 능력	건강 정책
영향력	• 조직과 개인의 목표 달성 • 고객만족	• 개인과 집단행동의 형 성과 조직체 성과에 연결 • 기획, 실행, 보고 방 법을 습득하여 임상 실무에 적용	• 열정, 개인의 효과성 • 코칭 : 구성원 업무 능력 향상	• 간호실무표준 적용 • 안전간호 기준적용 및 개선 활동 • 간호사례를 통한 문 제개선 활동

주관식 레벨 Up

01 간호관리자들이 간호사들에게 동기부여를 시도할 수 있는 경우를 3가지 이상 서술하시오.

정답 ① 열심히 하지 않는 간호사를 열심히 일하도록 유도하려는 경우
② 일을 잘해온 간호사를 더 잘하도록 또는 계속 잘하도록 유도하려는 경우
③ 구습에 얽매인 간호사에게 새로운 것을 받아들이도록 유도하려는 경우
④ 규정을 안 지키는 간호사에게 규정을 지키도록 유도하는 경우
⑤ 공식적인 임무는 아니지만 조직에 도움이 되는 일을 찾아서 하도록 유도하려는 경우
⑥ 타 부서와의 경쟁에서 승부욕을 증진시키려는 경우

해설 동기부여는 조직구성원으로 하여금 조직에서 바라는 결과를 산출하기 위해 자발적이고 지속적인 노력을 하도록 유도하는 관리활동이다. 간호 조직에서 동기부여는 간호사에게 활력과 힘을 불어 넣어줌으로써 자신감을 가지고 자발적으로 업무를 수행하도록 하며 간호사의 능력을 개발시키고 직무만족도를 높여주며 성과를 향상시킨다.

02 다음은 매슬로우의 욕구단계이론에 대한 설명이다. 이 중 알맞은 내용을 빈칸에 채우시오.

매슬로우(A, Maslow)는 인간의 동기를 유발할 수 있는 욕구는 (①)욕구, 안전욕구, 소속 및 애정욕구, (②)욕구, (③)의 다섯 가지의 욕구이며 이들 욕구는 계층적 구조를 이루고 있어 (④)단계부터 (⑤)단계 욕구로 순차적으로 발전한다고 하였다. 욕구단계이론에서 동기를 부여하는 것은 (⑥)이며 욕구가 충족된 상태에서는 동기가 유발되지 않는다.

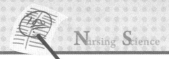

정답 ① 생리적, ② 존경, ③ 자아실현, ④ 하위, ⑤ 상위, ⑥ 결핍

해설 개인의 욕구와 동기부여에 관한 이론으로 가장 널리 알려진 매슬로우의 욕구 단계이론은 인간의 동기를 유발할 수 있는 욕구를 생리적 욕구, 안전 욕구, 소속 및 애정욕구, 존경욕구, 자아실현욕구의 다섯 가지를 들었다. 이들 욕구는 계층적 구조를 이루고 있어서 하위 단계에 있는 욕구에서부터 상위단계에 있는 욕구로 순차적으로 발생한다고 보았다.

교수님 코칭! 매슬로우의 욕구 단계이론은 인간의 동기를 유발할 수 있는 욕구를 생리적 욕구, 안전 욕구, 소속 및 애정욕구, 존경욕구, 자아실현욕구의 다섯 가지를 들었다는 것을 꼭 기억하자!

03 다음은 알더퍼의 ERG 이론에 대한 설명이다. 이 중 알맞은 내용을 빈칸에 채우시오.

알더퍼의 ERG 이론은 인간의 욕구를 배고픔, 목마름, 거주 등과 같은 생리적, 물질적 욕구로 자신의 존재를 유지시키는 데 필요한 욕구인 (①), 주변 사람들과 의미 있는 인간관계를 가지고 싶어 하는 욕구인 (②), 인간으로서 성장하고 자신의 능력을 최대한 발휘해보고 싶은 욕구인 (③)의 세 가지로 분류하였다. ERG 이론은 어떤 행동을 일으키는 욕구가 단계적으로 나타나는 것이 아니라 두 가지 이상의 욕구가 동시에 일어날 수 있다고 주장하였다.

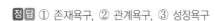

정답 ① 존재욕구, ② 관계욕구, ③ 성장욕구

해설 ERG 이론은 매슬로우의 욕구단계이론의 한계점을 보완하기 위해 1969년 알더퍼가 발표한 이론이다. 알더퍼는 인간의 욕구를 3가지로 분류하였으며 존재욕구를 뜻하는 Existence, 관계욕구를 뜻하는 Relatedness, 성장욕구를 나타내는 Growth의 첫 글자를 따 ERG 이론이라고 하였다.

04 다음은 병원조직에서의 맥클랜드 성취동기이론을 적용한 것과 관련한 설명이다. 이 중 알맞은 내용을 빈칸에 채우시오.

맥클랜드(D.C. McClelland)는 매슬로우의 다섯 가지 욕구 중 상위욕구가 인간 행동의 80%를 차지한다고 설명하면서 인간의 상위욕구를 친교욕구, 권력욕구, 성취욕구로 나누었다. 그러므로 병원조직에서 성취동기이론을 적용할 경우 간호사의 선발, 배치 및 업무 분담 시 개인의 욕구를 반영한 업무를 맡겨야 한다. 또 간호사의 (   )를 측정한 후 과업의 난이도에 맞추어 업무를 분담시킨다. 학습된 (   )가 최고로 발현될 수 있도록 직무를 더 도전적으로 설계하고 평가체계나 보상체계를 성취결과 중심으로 바꾼다.

해설 맥클랜드는 인간의 상위욕구를 친교욕구, 권력욕구, 성취욕구로 나누었으며 이러한 상위욕구가 인간행동의 80%를 설명한다고 하였다. 특히 성취욕구는 선천적인 것이라기보다 사회생활을 하면서 학습을 통해 습득된 것이며 훈련을 통해 성취욕구가 증대될 수 있다고 하였다. 즉, 개인의 성취욕구 수준을 측정하여 적합한 목표를 설정해 주며 알맞은 업무환경을 마련해 주는 동시에 업무결과에 대한 피드백과 지도를 통해 성취 욕구를 증대시킬 수 있다고 보았다.

05 아래의 내용은 브룸의 기대이론을 적용한 예이다. 다음 빈칸에 들어갈 말을 〈보기〉에서 골라 채우시오.

> 예 한 간호사가 승진을 원할 때 (①)
> • 자신의 능력에 대한 확신이 없는 경우 (②)
> • 자신의 능력에 대해 자신감을 갖고 있으나 (③) 자신의 성과가 승진으로 이어지지 않는다고 믿는 경우 (④)
> • 성과가 향상되면 승진이 될 것이라고 믿더라도 (⑤) 승진의 의도가 없을 경우 (⑥)
>   → 모두 동기부여가 낮아진다.

| 보 기 |

| ㉠ 높은 유의성 | ㉡ 낮은 유의성 | ㉢ 높은 기대감 |
| ㉣ 낮은 기대감 | ㉤ 높은 수단성 | ㉥ 낮은 수단성 |

정답 ①: ㉠ 높은 유의성, ②: ㉣ 낮은 기대감, ③: ㉢ 높은 기대감
④: ㉥ 낮은 수단성, ⑤: ㉤ 높은 수단성, ⑥: ㉡ 낮은 유의성

해설 기대이론은 기대에 따라 동기부여가 이루어진다는 이론으로 개인의 동기부여를 결정하는 요인을 기대감, 수단성, 유의성으로 보았다. 개인의 동기부여는 성과와 보상에 대한 기대감, 보상에 대한 공정성 그리고 개인의 특성들이 중요한 요소로 작용한다.

기대이론은 기대에 따라 동기부여가 이루어진다는 이론이며 개인의 동기부여는 성과와 보상에 대한 기대감, 보상에 대한 공정성 그리고 개인의 특성들이 중요한 요소로 작용한다는 점을 잊지 말자!

06 공정성이론에서 조직구성원이 불공정성을 지각할 때 긴장감을 줄이기 위해 사용하는 방법 4가지를 쓰시오.

정답 투입이나 산출의 변경, 투입과 산출의 인지적 왜곡, 비교대상의 변경, 이탈

해설 공정성 이론의 핵심은 타인과의 관계에서 공정성을 유지하는 쪽으로 동기가 부여된다는 것이다. 직무에서 자신의 투입 대 산출의 비율과 다른 사람들의 투입 대 산출을 비교하여 어느 한 쪽이 크거나 작으면 불공정성을 인지하게 된다. 이때 불공정성 지각으로 인한 긴장감을 줄이기 위해서 시정하려는 노력을 기울이게 된다.

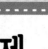

실제예상문제

checkpoint 해설 & 정답

01 동기부여 이론의 내용이론에는 매슬로우의 욕구단계이론, 알더퍼의 ERG 이론, 맥클랜드의 성취동기이론, 허츠버그의 동기-위생이론, 맥그리거의 X, Y이론이 속한다. 로크의 목표설정이론은 과정이론에 해당한다.

02 안전욕구는 물질적 안정, 타인의 위협이나 재해로부터의 안전욕구로서 고용보장, 생계보장 수단, 안전한 작업 조건이 해당한다.
④에서 통풍과 난방장치, 최저임금은 생리적 욕구에 해당한다.

03 ERG 이론은 어떤 행동을 일으키는 욕구가 단계적으로 나타나는 것이 아니라 두 가지 이상의 욕구가 동시에 일어날 수 있다고 주장하였다.

01 다음 중 동기부여 이론의 내용이론에 속하지 <u>않는</u> 것은?

① 매슬로우의 욕구단계이론
② 알더퍼의 ERG 이론
③ 맥클랜드의 성취동기이론
④ 로크의 목표설정이론

02 다음 중 매슬로우의 욕구 단계 이론을 조직에서 적용한 것으로 <u>잘못</u> 짝지어진 것은?

① 자아실현 욕구 : 도전적 과업, 창의성 개발, 잠재능력 발휘
② 존경욕구 : 포상, 상위직 승진, 타인의 인정, 책임감 부여, 중요한 업무 부여
③ 소속 및 애정욕구 : 인간적 리더, 화해와 친교 분위기, 우호적 업무팀
④ 안전욕구 : 통풍, 난방장치, 최저임금

03 다음 중 알더퍼의 ERG 이론에 대한 설명으로 <u>틀린</u> 것은?

① 인간의 욕구를 존재욕구, 관계욕구, 성장욕구의 세 가지로 분류하였다.
② 존재욕구는 배고픔, 목마름, 거주 등과 같은 생리적, 물질적 욕구이며 조직에서는 임금이나 쾌적한 물리적 작업조건에 대한 욕구이다.
③ 어떤 행동을 일으키는 욕구가 단계적으로 나타나며 두 가지 이상의 욕구가 동시에 일어날 수는 없다고 하였다.
④ 욕구의 진행방향이 상향하는 것 뿐만이 아니라 상향 또는 하향으로 출현할 수 있다.

정답 01 ④ 02 ④ 03 ③

04 다음 중 맥클랜드의 성취동기이론에 관한 설명으로 틀린 것은?

① 맥클랜드는 매슬로우의 다섯 가지 욕구 중 상위욕구가 인간 행동의 80%를 차지한다고 보았으며 인간의 상위욕구를 친교 욕구, 권력욕구, 성취욕구로 나누었다.

② 다른 사람들과 친근하고 유쾌한 감정관계를 확립하고 유지 및 회복하려는 욕구는 친교욕구이다.

③ 성취욕구는 다른 사람에게 영향력을 행사하고 통제하려는 욕구를 말한다.

④ 성취욕구가 최고로 발현될 수 있도록 직무를 더 도전적으로 설계하고 평가체계나 보상체계를 성취결과 중심으로 바꾸어야 한다.

04 맥클랜드의 성취동기이론에서 성취 욕구는 무엇을 이루어 내고 싶은 욕구로 어떤 문제를 혼자 해결하거나 장애를 극복하여 목표를 달성하려는 욕구, 다른 사람과의 경쟁에서 우위를 차지하려는 욕구, 자신의 능력을 유감없이 발휘하여 자신의 가치를 높이려는 욕구이다. 다른 사람에게 영향력을 행사하고 통제하려는 욕구는 권력욕구이다.

05 허츠버그의 동기-위생이론에서 위생이론에 속하는 것이 아닌 것은?

① 조직의 정책
② 책임감
③ 인간관계
④ 지위

05 허츠버그는 동기-위생이론에서 직무불만족은 직무환경과 관계가 있고 직무만족은 직무내용과 관련이 있다고 하였다. 직무환경에 관련된 요인을 위생요인(hygiene factor), 직무내용과 관련이 있는 요인은 동기요인(motivators)이라고 하였다.
위생요인에는 조직의 정책, 관리, 감독, 작업 조건, 인간관계, 임금, 지위, 직장의 안정성 등이 포함되며 동기요인에는 성취감, 인정, 도전성, 책임감, 성장 가능성, 직무자체에 대한 흥미 등이 속한다.

06 맥그리거의 X, Y이론에서 Y이론 인간관의 관리방식에 해당하지 않는 것은?

① 관리자는 구성원을 신뢰하기보다는 철저하게 감독한다.

② 구성원을 자율적으로 행동하고 자기 통제가 가능하다고 본다.

③ 구성원들이 목표를 달성할 수 있는 여건을 마련해 주고 성취 기회를 제공한다.

④ 간호사의 Y형 기질과 관련된 욕구를 충족시키기 위해서는 성장 촉진 직무개선, 참여관리, 목표설정에 따른 업적평가가 필요하다.

06 맥그리거(D. McGregor)는 X, Y이론에서 전통적 인간관인 X이론의 인간관을 지양하고 Y이론의 인간관에 따라 관리방식을 바꿀 것을 주장하였다. 관리자가 구성원을 신뢰하기보다는 철저하게 감독하는 것은 X이론 인간관의 관리방식이다.

정답 04 ③ 05 ② 06 ①

07 브룸의 기대이론에서 개인의 동기부여 정도를 결정하는 요인은 기대감(expectancy), 수단성(instrumentality), 유의성(valence)의 세 가지이다.

07 브룸의 기대이론에서 개인의 동기부여 정도를 결정하는 요인 세 가지가 <u>아닌</u> 것은?

① 기대감 　　　　　　② 수단성
③ 유의성 　　　　　　④ 도전감

08 동기부여 이론은 내용이론과 과정이론으로 구분하며 과정이론에 속하는 것은 브룸의 기대이론, 아담스의 공정성이론, 로크의 목표설정이론이 해당한다. 아담스의 공정성이론은 타인과의 관계에서 공정성을 유지하는 쪽으로 동기가 부여된다는 것이 핵심으로 투입과 산출의 객관적 측정 문제가 중요하다.

08 다음은 동기부여 이론의 과정이론에 해당하는 이론의 예를 든 것이다. 〈보기〉와 관련이 있는 이론은 무엇인가?

┤ 보 기 ├─

병원에서 20년 이상 근속한 간호사는 근무연한(투입)에 따라 보상(산출)이 이루어져야 한다고 생각하고 근무연한이 5년인 간호사는 근무연한보다는 노력의 정도(투입)에 따라 보상(산출)이 달라져야 한다고 생각할 수 있다.

① 허츠버그의 동기-위생이론
② 맥그리거의 X, Y이론
③ 아담스의 공정성이론
④ 브룸의 기대이론

09 로크(E. Locke)는 목표설정이론에서 목표가 어떻게 설정되고 목표달성이 어떻게 추구되느냐에 따라 구성원의 동기행동이 달라지고 이를 통해 과업의 성과가 달라진다고 하였다.
목표는 막연한 목표보다는 구체적인 목표일수록, 지나치게 쉬운 목표보다는 적정 수준의 난이도를 가진 목표일수록, 구성원이 목표설정 과정에 참여할수록, 목표에 대한 구성원의 수용성이 높을수록, 목표달성 노력에 대한 피드백이 잘 이루어질수록 높은 성과를 가져올 가능성이 높다.

09 로크는 목표설정이론에서 목표의 설정과 목표의 추구가 구성원의 동기행동을 유발한다고 하였다. 다음 중 목표에 대한 설명으로 옳은 것은?

① 구체적 목표보다는 광범위한 목표가 구성원들의 동기행동을 유발한다.
② 지나치게 쉬운 목표보다는 도전정신을 불러일으킬 수 있는 높은 난이도를 가진 목표일수록 유리하다.
③ 구성원이 목표설정 과정에 참여할수록 절차가 복잡해지므로 높은 성과를 가져올 가능성이 낮다.
④ 목표에 대한 구성원의 수용성이 높을수록, 목표달성 노력에 대한 피드백이 잘 이루어질수록 높은 성과를 가져올 가능성이 높다.

정답 07 ④ 08 ③ 09 ④

10 다음은 동기부여 내용이론들의 욕구나 요인을 정리한 것이다. 잘못 짝지어진 것은?

① 욕구단계이론 : 자아실현 욕구, 존경욕구
② ERG 이론 : 성장욕구, 관계욕구
③ 동기−위생이론 : 동기요인, 위생요인
④ 성취동기이론 : 존재욕구, 친교욕구

10 맥클랜드는 성취동기이론에서 인간의 상위욕구인 친교욕구, 권력욕구, 성취욕구가 인간 행동의 80%를 설명한다고 하였다. 존재욕구는 ERG 이론에 해당한다.

11 다음 중 로크의 목표설정이론에서 목표설정의 중요 요소에 속하지 않는 것은?

① 목표의 객관성
② 목표 수준
③ 구성원의 참여
④ 결과에 대한 피드백

11 로크는 목표설정이론에서 목표가 어떻게 설정되고 목표달성이 어떻게 추구되느냐에 따라 구성원의 동기행동이 달라지고 이를 통해 과업의 성과가 달라진다고 하였다. 목표설정의 중요 요소는 목표의 구체성, 목표 수준, 구성원의 참여, 결과에 대한 피드백, 목표에 대한 수용성 등이다.

12 간호직무에 따른 간호리더십의 속성이 잘못 짝지어진 것은?

① 개인의 성장 : 역할인식과 시간관리
② 협력 : 문제직원관리와 의사소통, 갈등관리, 동기부여
③ 간호탁월성 : 생명윤리의식과 기획역량, 계획된 변화
④ 영향력 : 조직이해, 위임, 권한과 권력사용, 법률과 정책

12 간호직무에 따른 간호리더십을 살펴보면 개인의 성장에는 역할인식과 시간관리, 협력에는 문제직원관리와 의사소통, 갈등관리, 동기부여가 속한다. 간호탁월성에는 경력개발, 질 향상 활동, 옹호자 역할이 포함되며 창의적 문제해결에는 생명윤리의식과 기획역량, 계획된 변화가 속한다. 영향력에는 조직이해, 위임, 권한과 권력사용, 법률과 정책이 속한다.

정답 10 ④ 11 ① 12 ③

checkpoint 해설 & 정답

01

정답 매슬로우의 욕구 단계이론에서 다섯 가지 욕구는 생리적 욕구 → 안전욕구 → 소속 및 애정욕구 → 존경욕구 → 자아실현욕구이며 어떤 단계의 욕구를 충족시키기 위한 행동이 유발되기 위해서는 그보다 하위욕구가 충족되었을 때 가능하다고 하였다.

교수님 코칭!
매슬로우의 욕구단계이론은 하나의 하위욕구가 충족되었을 때만 다음 단계에 있는 상위 욕구가 발생한다고 보았다는 것을 꼭 기억하자!

02

정답 ① 기대감 : 노력하면 성과를 달성할 수 있을 것이라는 주관적 기대
② 수단성 : 성과를 달성하면 보상을 얻을 것이라는 주관적 믿음
③ 유의성 : 결과에 대해 느끼는 매력정도

교수님 코칭!
브룸의 기대이론에서 개인의 동기부여 정도를 결정하는 요인은 기대감(Expectancy), 수단성(Instrumentality), 유의성(Valence)임을 잊지 말자!

✏️ 주관식 문제

01 매슬로우의 욕구단계이론에서 다섯 가지 욕구를 하위욕구에서 상위욕구 순으로 쓰시오.

해설 매슬로우의 욕구단계이론은 개인의 욕구와 동기부여에 관한 이론으로 가장 널리 알려진 이론이다. 인간의 동기를 유발할 수 있는 다섯 가지 욕구는 생리적 욕구, 안전욕구, 소속 및 애정 욕구, 존경욕구, 자아실현욕구이다. 이들 욕구는 동시에 발생하는 것이 아니라 하나의 하위욕구가 충족 되었을 때만 다음단계에 있는 상위 욕구가 발생한다고 하였다. 또 개인의 행동에 동기를 부여하는 것은 결핍이라고 보았다.

02 브룸의 기대이론 요인을 세 가지 쓰고 간단히 설명하시오.

해설 브룸의 기대이론은 기대에 따라 동기부여가 이루어진다는 이론이며 개인의 동기부여 정도를 결정하는 요인은 기대감(Expectancy), 수단성(Instrumentality), 유의성(Valence)이다. 이들은 F(힘, 동기수준) = E × (I × V)의 함수관계를 가지며 세 가지 모두 높을 경우 개인의 동기부여는 높아지지만 이들 중 하나라도 없으면 동기부여는 일어나지 않는다. 즉 노력이 성과와 보상으로 이어져야 한다는 것이다.

03 알더퍼(C.P Alderfre)의 ERG 이론을 간단히 설명하고 이를 병원조직에 적용하라.

해설 ERG 이론은 인간의 욕구를 존재욕구(Existence), 관계욕구(Relatedness), 성장욕구(Growth)의 세 가지로 분류하였다. 하위욕구가 충족되면 다음 단계의 상위욕구로 진행된다는 점이 매슬로우의 이론과 같지만 욕구가 좌절되었을 때 그보다 하위 단계에 있는 욕구에 대한 바람이 증대된다고 주장한 것이 차이점이다.

04 아담스의 공정성이론에서 조직구성원들이 불공정성을 지각하게 될 때 긴장감을 줄이는 방법을 두 가지 서술하고 병원조직에서의 예를 들어라.

해설 조직구성원들이 불공정성을 지각할 때 긴장감을 줄이기 위해 투입이나 산출을 변경하거나 투입과 산출의 비율과 균형을 맞추려는 노력, 비교대상을 변경하거나 비교대상이 투입과 산출을 변경하도록 영향을 미치는 것, 타 부서로의 이동, 결근, 이직 등을 통해 그 상황을 벗어나려고 하는 것이 있다.

03

정답 ERG 이론은 인간의 욕구를 존재욕구, 관계욕구, 성장욕구의 세 가지 욕구로 분류하면서 이러한 욕구가 충족이 되어야 동기부여가 일어난다고 하였다. 또, 한 욕구의 좌절이 그 하위 욕구의 증대를 가져온다고 말한 것이다.

ERG 이론을 병원에 적용해보면 상위욕구인 간호사들의 관계욕구가 충족되지 못했을 때 그 하위 욕구인 임금과 같은 물질적, 보상적 욕구가 증가하게 된다. 그러므로 간호관리자는 관계욕구나 성장욕구를 충족시키기 위한 노력을 기울여야 한다.

교수님 코칭!

ERG 이론에서 볼 때 간호사들의 관계욕구가 충족되지 못했을 때 그 하위 욕구인 임금과 같은 물질적, 보상적 욕구가 증가하게 되므로 간호관리자는 상위욕구(관계욕구나 성장욕구)를 충족시켜 동기부여를 갖게 하는 것을 기억하자!

04

정답 ① 투입이나 산출을 변경한다.
예 일개 간호사가 자신의 보상이 비교대상보다 과소하다고 지각할 때 근무시간이나 업무량을 줄이거나 업무의 질을 저하시키는 등의 방법으로 자신의 노력을 감소시킨다.
② 비교대상을 변경하거나 비교대상이 투입과 산출을 변경하도록 영향을 미친다.
예 어떤 간호사가 자신보다 더 인정받고 자기개발 기회나 도전적인 직무를 맡는 등의 더 많은 보상을 받으려 할 경우 여러 가지 압력을 가하여 그 간호사의 능력발휘를 제한하려는 노력을 기울인다.

교수님 코칭!

아담스의 공정성이론에서 조직구성원들이 불공정성을 지각할 때 긴장감을 줄이기 위해 투입이나 산출을 변경하거나 투입과 산출의 비율과 균형을 맞추려는 노력을 하게 된다는 것을 기억하자!

Self Check로 다지기

➔ 조직 관리에서 동기부여

조직 관리에서 동기부여란 조직구성원으로 하여금 조직에서 바라는 결과를 산출하기 위해 자발적이고 지속적인 노력을 하도록 유도하는 관리활동이다. 조직의 목표나 성과를 달성하기 위해 구성원이 성과지향적인 행동을 하도록 하려면 동기부여가 필요하다.

➔ 병원조직에서의 동기부여

병원조직에서의 동기부여는 조직의 성과와 관련성을 위해서도 간호사의 직무만족 증진과 능력개발을 위해서도 중요하다. 동기부여 수준이 낮을 때에는 능력의 수준에 따른 성과의 차이가 적지만 동기부여 수준이 높아질수록 능력이 많은 사람과 능력이 적은 사람 간의 성과 차이는 점점 커지게 된다.

➔ 내용이론과 과정이론

동기부여이론은 내용이론과 과정이론으로 나누며 내용이론은 어떤 요인들이 조직구성원들의 동기를 부여시킬 수 있는가를 다루는 이론이며 과정이론은 어떤 방법으로 동기를 불러 일으킬 수 있는가에 초점을 둔다. 내용이론에는 욕구단계이론, ERG 이론, 성취동기이론, 동기-위생이론, X, Y이론이 속하며 과정이론에는 기대이론, 공정성이론, 목표설정이론이 있다.

➔ 매슬로우의 욕구단계이론

매슬로우의 욕구단계이론은 인간의 동기를 유발할 수 있는 욕구를 생리적 욕구, 안전욕구, 소속 및 애정욕구, 존경욕구, 자아실현욕구의 다섯 가지의 욕구로 보고 이들 욕구는 계층적 구조를 이루고 있어 하위단계부터 상위단계 욕구로 순차적으로 발전한다고 하였다.

➔ 알더퍼의 ERG 이론

알더퍼의 ERG 이론은 인간의 욕구를 존재욕구(Existence), 관계욕구(Relatedness), 성장욕구(Growth)의 세 가지로 분류하였다. 두 가지 이상의 욕구가 동시에 일어날 수 있다고 주장하였으며 또 욕구의 진행방향이 상향하는 것 뿐만이 아니라 상향 또는 하향으로 출현할 수 있고 한 욕구의 좌절은 그보다 하위욕구에 대한 증대를 가져온다고 하였다.

➔ 맥클랜드의 성취동기이론

맥클랜드의 성취동기이론에서는 매슬로우의 다섯 가지 욕구 중 상위욕구가 인간 동기 행동의 80%를 차지한다고 설명하면서 인간의 상위욕구를 친교욕구, 권력욕구, 성취욕구로 나누었다.

허츠버그의 동기-위생이론

허츠버그의 동기-위생이론은 직무환경에 관련된 요인을 위생요인, 직무내용과 관련이 있는 요인은 동기요인으로 보고 구성원의 동기부여를 위해서는 위생요인보다 동기요인에 초점을 둔 관리가 필요하다고 하였다.

브룸의 기대이론

브룸의 기대이론은 기대에 따라 동기부여가 이루어진다는 이론으로 개인의 동기부여 정도를 결정하는 요인은 기대감(expectancy), 수단성(instrumentality), 유의성(valence)이다.

아담스의 공정성이론

아담스의 공정성이론은 동기부여가 자신이 보상받은 보상의 크기에도 달려있음과 동시에 비슷한 상황에 있는 타인들과 비교하여 공정한 대우를 받는다고 생각할 때 동기부여가 된다고 하였다.

로크의 목표설정이론

로크의 목표설정이론에서 목표가 어떻게 설정되고 목표달성이 어떻게 추구되느냐에 따라 구성원의 동기행동이 달라지고 과업의 성과달성에 영향을 미친다고 하였다.

간호리더십의 속성

간호리더십의 속성은 개인의 성장, 협력, 간호의 탁월성, 창의적 문제해결, 영향력이다.

간호직무에 따른 간호리더십

간호직무에 따른 간호리더십을 살펴보면 개인의 성장에는 역할인식과 시간관리, 협력에는 문제직원관리와 의사소통, 갈등관리, 동기부여가 속한다. 간호탁월성에는 경력개발, 질 향상 활동, 옹호자 역할이 포함되며 창의적 문제해결에는 생명윤리의식과 기획역량, 계획된 변화가 속한다. 영향력에는 조직이해, 위임, 권한과 권력사용, 법률과 정책이 속한다.

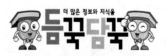

여기서 멈출 거예요? 고지가 바로 눈앞에 있어요.
마지막 한 걸음까지 시대에듀가 함께할게요!

제 **4** 장

_

지도자의 책임

_

시대에듀
www.**sdedu**.co.kr

자격증 · 공무원 · 취업까지
BEST 온라인 강의 제공

(주)시대고시기획
(주)시대교육
www.**sidaegosi**.com

시험정보 · 자료실 · 이벤트
합격을 위한 최고의 선택

I wish you the best of luck!

04 지도자의 책임

CHAPTER

제1절 지도자의 자가진단

1 지도자의 자가진단

(1) 지도자의 자가진단과 의의

① 지도자의 자가진단은 조직의 환경을 진단하기 위한 첫 단계이다.

② 지도자의 문제, 목표에 대한 관점, 환경에 대한 관점, 지도자의 가치기준과 인지력에 의해 영향을 받는 관점 등을 파악하는 것이 포함된다.

(2) 리더의 자가진단 실제 중요 ★

① 자가진단 : 자기역량 프로파일

　　㉠ 성격요소 : 적극성, 친화성, 개방성, 자기 모니터링, 온후함과 냉철함

[표 4-1] 성격 측정도구

■성격요소 측정 문항

나는 다음과 같은 성격 특성이 있는가?		전혀 아니다	대체로 아니다	보통 이다	대체로 그렇다	매우 그렇다
적극성	나는 공동 관심사에 참여한다.	1점	2점	3점	4점	5점
	나는 공동의 일을 주도한다.	1점	2점	3점	4점	5점
친화성	나는 사람들에게 쉽게 다가간다.	1점	2점	3점	4점	5점
	나는 타인과 관계를 잘 맺는다.	1점	2점	3점	4점	5점
개방성	다른 사람의 말에 귀를 기울인다.	1점	2점	3점	4점	5점
	여러 사람의 의견을 존중한다.	1점	2점	3점	4점	5점
자기 모니터링	타인의 생각을 잘 알아챈다.	1점	2점	3점	4점	5점
	다른 사람의 뜻에 잘 맞춘다.	1점	2점	3점	4점	5점
온후함 따뜻함	사람들에게 따뜻하게 대한다.	1점	2점	3점	4점	5점
	일처리에 객관적이고 엄정하다.	1점	2점	3점	4점	5점

ⓒ 역량요소 : 전문성, 판단력, 추진력, 인간적 감화력, 맥락 조절력

[표 4-2] 역량 측정도구

■ 역량요소 측정문항

나는 다음과 같은 능력특성이 있는가?		전혀 아니다	대체로 아니다	보통 이다	대체로 그렇다	매우 그렇다
전문성	과업에 관해 충분한 지식, 정보, 기술을 갖고 있다.	1점	2점	3점	4점	5점
	업무에 대해 지도를 할 수 있다.	1점	2점	3점	4점	5점
판단력	문제와 상황을 정확하게 파악한다.	1점	2점	3점	4점	5점
	해결책이나 대응방안을 잘 선택하고 결정한다.	1점	2점	3점	4점	5점
추진력	결정된 사항을 일관되게 진행한다.	1점	2점	3점	4점	5점
	타인을 설득하여 참여시킨다.	1점	2점	3점	4점	5점
인간적 감화력	다른 사람을 이해하고 배려한다.	1점	2점	3점	4점	5점
	부하들을 인격적으로 존중해주며 사람들의 존경을 받는다.	1점	2점	3점	4점	5점
맥락 조절력	사람들 간의 관계를 간파한다.	1점	2점	3점	4점	5점
	구성원 간 갈등관계를 완화하고, 조직원의 통합을 이끈다.	1점	2점	3점	4점	5점

② 자신의 SWOT 분석

ⓒ SWOT

S	자신의 강점(Strengths)
W	자기의 약점(Weaknesses)
O	환경으로부터 주어지는 기회(Opportunities)
T	환경으로부터 가해지는 위협(Threats)

[표 4-3] 개인의 SWOT 분석 예시

나의 강점(Strengths)	나의 약점(Weakness)
• 미래에 대한 큰 포부 • 공동체 일에 대한 적극 참여의지 • 희망분야의 전공지식, 업무지식 • 아르바이트, 업무, 인생경험 • 유머감각이 조금은 있음	• 실제 리더로서의 경험부족 • 청중 앞에서 언변·연기력 미약 • 타인에 대한 관심과 배려 미흡 • 사회봉사활동 경험 결여 • 다른 사람의 생각을 간파 못함 • 멤버의 잘못에 대해 엄정하지 않음
내게 주어진 기회(Opportunities)	나에 대한 위협(Threats)
• 아직은 쓸만한 신체적 능력 • 취업모집·승진 인원 증가 예상	• 미래의 경제침체, 취업기회감소 • 새로운 산업구조, 일자리 축소

• 정치배경보다 실력 중심 사회	• 취업시험, 승진의 경쟁률 높아짐
• 간부적 직위순환 및 인사교류제도	• 학업과 업무에 바빠서 리더십교육 받을 시간 부족
• 리더십 개발 프로그램 제공 증가	• 동료들의 능력신장, 경쟁가열

    ⓛ 이 기법을 통해 자신의 리더십을 현재보다 향상시킬 수 있는 강점과 기회를 발견할 수 있고 자신이 회피하거나 보완해야 할 약점과 위기를 파악할 수 있다.

③ 다면평가 : 360도 평가

    ㉠ 자신의 리더십을 진단하고 강화함에 있어 자기 스스로의 평가만으로는 부족하며 주변 사람들에 의한 객관적인 평가를 받아야 한다.

    ⓛ 수직적으로는 자신의 상사(상위리더)와 부하(팔로워)의 평가를, 수평적으로는 조직 내부의 동료와 조직외부 고객의 평가를 받는 것이 바람직하다.

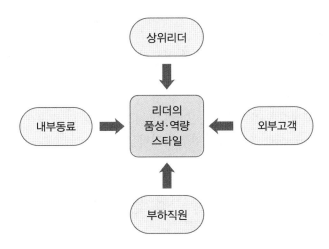

[그림 4-1] 리더에 대한 360도 다면평가

(3) 리더십 개발 기법 종요 ★

① 롤모델링(role modeling)

    ㉠ 본받을 만한 사람, 즉 모방의 대상을 롤모델(role model)이라고 하며 모범적 행동을 관찰, 모방하는 학습과정이 롤모델링이다.

    ⓛ 자신과 같은 조직이나 단체에서 일하고 있는 좋은 리더를 자신의 롤모델로 선정하여 그 모습과 스타일을 관찰하고 배운다.

    ⓒ 저명한 리더의 이야기와 활동모습을 담은 영상물을 통한 시청각 교육이나 체험의 방법을 통해 롤모델링을 실시할 수도 있다.

    ⓔ 훌륭한 리더를 자신들의 모임이나 행사에 참여시켜 함께 집단생활과 활동을 체험하는 방법이 있다.

② 사례토의 또는 사례훈련
  ㉠ 좋은 리더십 사례를 통해 리더십에 대한 마인드와 역량을 개발하는 방법이다.
  ㉡ 어려운 상황을 극복하고 높은 조직성과를 올린 리더를 초빙하여 리더십의 발휘 과정이나 심리적 의도 등에 관해 배울 수 있다.
  ㉢ 훌륭한 리더에 대한 자료수집을 통해 그 수집자가 리더의 행동방식에 관하여 발표하게 할 때에는 질의와 응답을 통해 학습효과를 높인다.

③ 경영게임, 시뮬레이션, 역할연기
  ㉠ 경영게임이나 모의훈련은 가상적인 기업의 사업문제나 정부의 정책과제를 놓고 학습자들이 참여하여 실질적인 업무수행처럼 역할연기를 하면서 문제를 풀어가거나 이해관계를 조정해 나가는 실습을 하는 것이다.
  ㉡ 훈련참가자들은 역할연기자가 되므로 이러한 훈련기법을 역할연기(role play)라고도 한다.

④ 평가센터(assessment center)
  ㉠ 평가센터는 전문적 평가자가 조직의 리더를 대상으로 리더십 개발과정 참여자에 대하여 전문적으로 설정한 평가항목을 가지고 리더십 역량을 측정하고 그 개선 방향을 도출하는 방법이다.
  ㉡ 평가센터방식은 간부직원을 선발하거나 상위직으로의 승진 여부를 심사할 때 많이 사용된다. 또 중간 또는 고위 간부의 리더십 역량을 개발하기 위한 목적으로도 사용될 수 있다.

⑤ 코칭과 역멘토링(reverse mentoring)
  ㉠ 코칭(coaching) : 리더십 역량을 개발하고자 하는 사람을 선배, 전문가, 상사 등이 직접적 또는 간접적 방법으로 지도해 주는 것을 말한다.
    ⓐ 선배 또는 상위리더로부터 구체적인 코치를 받는 방법이 매우 유익하다.
    ⓑ 코액티브 코칭기법 : 리더와 리더 간의 정보공유, 아이디어와 경험 교환, 리더십 기법 모방하기, 리더십 스타일 서로 바꾸어 해보기 등 다양한 상호 교환적 코칭을 시도할 수 있다.
  ㉡ 역멘토링(reverse mentoring) : 후배가 선배에 대해 또는 부하가 상사에 대해 조언이나 지원을 해주는 행동이다. 리더의 역량개발에 있어 팔로워의 생각, 의견, 아이디어, 조언을 들어보고 반영하는 일이 매우 중요하기 때문에 이는 리더의 자문관을 여러 사람 두는 것과 같은 효과를 가져올 수 있다.

⑥ 경험과 교훈
  ㉠ 스스로 리더 역할을 수행하면서 익히고 습득한 노하우와 실전이 유능한 리더십의 살아있는 자산이기 때문에 좋은 리더로 성장하려는 조직원들은 가급적 리더의 역할을 많이 경험해 보는 것이 좋다.

ⓛ 조직 또는 집단에서 어떤 과제가 발생했을 때 이를 회피하거나 남에게 미루지 말고 자발적, 능동적으로 그 과제의 주도적인 역할을 담당하도록 한다.

ⓒ 경험 속에서 느껴지는 감정, 새롭게 발견한 사실, 깨닫게 된 인식, 일처리 방안별 팔로워 반응과 업무성과 등을 상세히 기록한다.

ⓡ 성공체험과 실패경험을 주기적으로 되돌아보면서 성공적인 경험요소를 강화하고 실패요인은 줄여나감으로서 리더십 역량을 개선한다.

2 리더십 역량연구

(1) 역량 모형

① 리더의 효과적인 업적을 가능하게 하는 저변의 요인들이 무엇인지를 설명한다.

② 리더가 무엇을 하느냐를 강조하기보다는 효과적인 리더십을 가능하게 하는 리더의 역량을 강조한다.

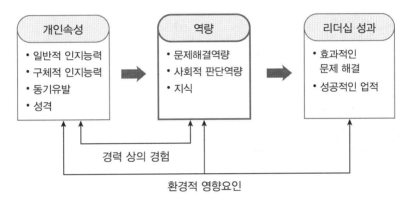

[그림 4-2] 리더십 역량모형

(2) 리더역량모형의 5가지 요소(Mumford 연구팀, 2000) 중요 ★

① 역량(competencies)

문제해결역량	조직의 새롭고 이례적이며 불명확한 문제들을 해결하는 창의적 능력
사회적 판단역량	리더의 사회적 판단력은 리더가 다른 사람과 더불어 문제해결을 위해 노력할 수 있게 하고 지원을 얻어내어 조직 내의 필요한 변화의 실천을 가능하게 함
지식	조직에서 문제해결기술을 적용, 실천하는 일과 불가분의 관련성을 가지고 있으며 복잡한 조직문제의 정체를 밝히는 리더 역량에 직접 영향을 미침

② 개인속성(individual attributes)

일반적 인지능력	지각능력, 정보처리능력, 일반적 사고능력, 창의적 사고력, 확장적 사고력, 암기력 등이 포함됨
구체적 인지능력	시간의 경과와 함께 학습되거나 습득되는 지적능력을 가리킴
동기유발	자발성, 영향력, 사회적 유익의 세 가지 동기유발 측면에서 리더의 리더십 발휘의 준비단계가 형성됨
성격	개방성, 모호성에 대한 참을성, 호기심 등과 같은 리더의 성격은 리더십 역량 개발에 영향을 미침

③ 리더십 성과(ledership outcome)
  ㉠ 효과적인 문제해결 : 문제해결 기술은 리더의 역량으로서 리더십 성과인 효과적인 문제해결로 이어진다.
  ㉡ 성공적인 업적 : 업적성과는 리더가 자신의 직무를 어느 정도로 잘 수행해 내고 있는가의 여부를 가리키는 것이다.
④ 경력상의 경험(career experiences)
  ㉠ 리더의 경력과정에서 습득한 경험은 리더의 지식과 복잡한 문제해결역량(기술)에 영향을 미친다.
  ㉡ 도전적인 업무, 멘토링, 적절한 훈련, 새롭고 유례없는 문제해결에 대한 직접경험에 의해 도움을 얻게 된다.
⑤ 환경의 영향(environmental influences)

내부적인 환경요인	기술, 공장시설, 종업원들의 전문성 및 의사소통시스템, 하위자들의 역량수준
외부적인 환경요인	자연재해, 경제적, 정치적, 사회적 이슈들

3 간호관리자의 관리 역량

(1) 간호관리 역량 중요 ★

① 역량(competency)은 특정한 상황이나 직무에서 구체적인 준거나 기준에 비추어 평가했을 때 효과적이고 우수한 성과의 원인이 되는 개인의 내적 특성 또는 어떤 일을 감당하거나 해낼 수 있는 능력을 말한다.
② 간호관리 역량(nursing managerial competency)은 간호관리상황에서 간호관리업무를 적절히 수행하기 위해 요구되는 지식과 기술, 태도, 감각 역량, 행위 등을 의미한다.
③ 간호조직의 목표를 달성하고 간호서비스의 질을 향상시키기 위해서는 간호관리자의 관리 역량 개발 및 육성이 중요하다.

(2) 다섯 가지 영역의 간호관리자 역량 중요 ★★

① 의사소통과 관계 형성 구축

  ㉠ 효과적인 의사소통, 관계형성 관리, 행위에 영향을 줌

  ㉡ 다양성을 갖춘 업무능력, 의사결정 공유, 지역사회 참여

  ㉢ 의료 스태프와의 관계, 학문적 연계

② 보건의료환경에 대한 지식

  ㉠ 임상실무지식, 환자업무 분담방법과 업무구조에 관한 지식

  ㉡ 보건의료정책에 관한 지식, 보건의료정책에 관한 경제학적 지식

  ㉢ 정치에 관한 이해, 결과 측정

  ㉣ 근거기반실무의 이해, 환자안전에 대한 지식과 헌신

  ㉤ 위험관리에 대한 지식, 사례관리에 대한 이해 및 응용

  ㉥ 질 향상과 매트릭스에 대한 지식

③ 리더십

  ㉠ 근원적으로 사색하는 기술, 개인탐구에 대한 원리

  ㉡ 지속적인 기획, 체계적 사고를 할 수 있는 능력

  ㉢ 변화관리

④ 전문직관

  ㉠ 개인적인 책무와 전문가적 책무, 경력계획

  ㉡ 윤리성, 근거기반실무 및 관리

  ㉢ 임상실무에서의 옹호, 전문적 단체에의 적극적인 참여

⑤ 경영기술

  ㉠ 보건의료 재정에 관한 지식, 인적 자원관리 및 개발

  ㉡ 전략적 관리, 마케팅

  ㉢ 정보관리 및 기술

제 2 절 시스템 진단과 지도자의 행동유형 결정

1 시스템 진단

(1) 시스템의 개념

① 하나의 부분들로 결합된 또는 구성된 전체를 말하며 하나의 큰 시스템은 여러 개의 하위 시스템으로 구성된다.

② 시스템은 상하가 분명한 계층성이 있다.

③ 시스템 개념은 자연과학, 생물과학, 사회과학에 모두 응용할 수 있으며 현대 과학을 연구하는 데 있어 하나의 기본적인 준거체계(frame of reference)로 볼 수 있다.

(2) 폐쇄 시스템과 개방 시스템

① 폐쇄 시스템(closed system)
  ㉠ 일종의 자아존재적 시스템으로서 외부환경의 영향으로부터 독립되어 있다.
    예 기계시스템
  ㉡ 폐쇄 시스템은 사망 또는 해체의 끝으로 간다.
② 개방 시스템(open system)
  ㉠ 외부환경으로부터 자원, 에너지, 정보 등의 투입물을 받아들이고 이를 시스템작용을 통하여 재화나 서비스 등과 같은 산출물로 전환하여 다시 환경 내로 내보내는 것이다.
  ㉡ 개방 시스템은 계속적인 피드백이 이루어지면서 환경과 균형 상태를 유지하게 되며 사망과 해체의 과정을 상쇄의 과정으로 상쇄할 수 있다.

(3) 시스템 진단과 지도자

① 시스템진단의 목적: 시스템 목표능력 수준의 파악과 문제를 해결하는 시스템의 능력을 판별하기 위해서 이다.
② 의료조직에서는 급변하는 경영환경에 적응하기 위해 전체를 바라보는 시스템적 사고가 요구된다.
③ 지도자의 행동은 시스템 진단에 의존하므로 시스템진단은 지도자의 주요한 평가이다.
④ 특정한 문제를 해결할 때 시스템의 요구에 따라 지도자의 행동이 다양하게 나타날 수 있다.

2 지도자의 행동유형 결정

(1) 상황이론과 지도자의 행동유형

① 상황이론(contingency theory) 중요 ★
  ㉠ 상황이론은 조직 내 전체 시스템과 하위 시스템 간의 관계와 조직을 둘러싼 환경이 조직의 유효성을 결정한다는 이론이다.
  ㉡ 상황이론에서 다루는 3가지 변수는 다음과 같다.
    ⓐ 조직상황 변수 : 일반적 환경, 기술, 규모
    ⓑ 조직특성 변수 : 조직구조, 내부관리체계
    ⓒ 조직 유효성 변수 : 조직성과, 효율성
  ㉢ 지도자는 시스템적인 관점에서 조직외부의 어떤 환경이 조직시스템과 그 하위 시스템에 영향을 미치며 어떤 관계를 이룰 때 조직의 유효성이 높아지는 지를 파악해야 한다.

ⓔ 시스템적인 관점에서 조직외부의 어떤 환경이 조직 시스템과 그 하위 시스템에 영향을 미치며 조직 시스템과 그 하위 시스템이 어떤 관계를 이룰 때 조직의 유효성이 높아질 수 있는가의 문제이다.

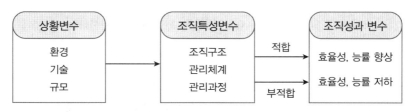

[그림 4-3] 상황이론

② 상황이론과 리더십 유형 **중요** ★

ⓐ 피들러(Fiedler) : 한 집단의 리더와 구성원 간의 상호관계는 관리자가 좋은 리더가 될 수 있는 능력에 가장 크게 영향을 받는다고 하였다.

ⓑ 블레이크와 모우튼(Blake&mouton) : 리더-관리자는 생산성, 과업, 사람, 관계의 다양한 조합에 따라 관리자의 유형을 분류하였다.

ⓒ 허쉬와 블렌차드(Hersey&Blanchard) : 조직원의 성숙정도에 따라 어떠한 리더십 유형이 가장 적합한가를 연구하였다.

ⓓ 현대의 복잡한 보건의료조직 관리 및 연구에 있어 간호관리자는 간호조직이 속한 상황에서 간호조직의 목표와 구성원의 목표의 균형과 성취를 위하여 가장 적합한 이론을 창의적으로 적용하는 것이 요구된다.

⊕ Tip 더 알아두기

허쉬와 블랜차드의 상황적 리더십 유형

지시형(telling, S1 - 높은 수준의 업무와 낮은 수준의 인간관계)	• 업무수행에 있어 적극적이지도 않고 불안정하며 준비가 미흡한 직원들에게 주로 사용함 • 일방적인 의사소통과 리더중심의 의사소통을 하는 것
설득형(selling, S2 - 높은 수준의 업무와 높은 수준의 인간관계)	• 직원의 능력은 부족하지만 업무수행에 대한 의지와 신뢰성을 보일 때 적용함 • 구성원과의 쌍방적 의사소통과 공동 의사결정을 지향함
참여형(participating, S3 - 낮은 수준의 업무와 높은 수준의 인간관계)	• 능력은 있으나 소극적인 태도를 보이는 직원들에게 적용함 • 구성원과의 쌍방적 의사소통과 공동 의사결정을 지향함
위임형(delegating, S4 - 낮은 수준의 업무와 낮은 수준의 인간관계)	• 능력도 있고 업무수행에 대한 적극적인 태도를 보이는 직원에게 적용함 • 의사결정과 과업수행에 관한 책임을 위임하여 구성원 스스로 자율적으로 과업을 수행하게 함

(2) 시스템 진단과 리더십 행위의 연속성

① 시스템 진단과 XY이론 **중요** ★

ⓐ 간호관리자는 시스템 진단시 맥그리거(D. McMgregor)의 XY이론을 하나의 연속체로 사용할 수 있다.

    ⓐ X이론 : 조직 구성원에 대한 전통적 관리전략을 제시하는 이론으로써, 사람은 본래 일하기를 싫어하고 야망이 없고 책임지기를 싫어하며 명령에 따라가는 것을 좋아하고 변화에 저항적이고 안전을 원하며, 자기중심적이며 속기 쉽고 영리하지 못하며 사기에 잘 속는다고 가정한다.

    ⓑ X이론에서의 관리자는 관리전략에 있어 직원들의 행동을 감독·통제하고 시정하는 책임을 지며 처벌·통제·위협 등을 선호한다고 가정한다.

    ⓒ Y이론 : 인간의 본성은 일을 싫어하지 않고 사람은 조직의 목표 달성을 위하여 자율적으로 자기 규제를 할 수 있으며, 조직목표에 헌신적 인간을 가정한다. 또한, 조직목표에 헌신하는 동기는 자기실현 욕구나 존경욕구의 충족이 가장 중요한 보상이며, 조직문제 해결에 있어 창의력과 상상력을 발휘할 수 있다는 것을 전제한다.

    ⓓ Y이론에서의 관리자의 관리전략은 개인목표와 조직목표를 조화될 수 있도록 하며, 관리자는 직무를 통하여 욕구가 충족되고 개인이 발전할 수 있는 운영방침을 채택한다.

ⓛ X이론과 Y이론의 비교

X이론	특성	Y이론
사람들은 일을 싫어함	작업태도	사람들은 좋은 조건에서 일을 놀이처럼 자연스러운 것으로 여김
사람들은 야심이 없으며 지시를 좋아함	야망	사람들은 조직의 목표 성취를 향해 스스로 해 나아갈 수 있음
사람들은 조직의 문제를 창조적으로 해결하지 않음	창조성	사람들은 문제를 해결하는데 창조적임
사람들은 물리적 요소와 안전요소만으로 동기화될 수 있음	동기화	사람들은 매슬로의 모든 욕구단계에서 동기화됨
목표를 성취하기 위해서 사람들은 직접적인 통제와 설득을 요함	통제	사람들은 적절히 동기화되기만 하면 스스로 통제함

② 리더십 행위의 연속성

ⓐ 관리자의 의사결정과정에 있어 관리자 중심일 때 독재적이고 지시적이며 일방적으로 결정을 내리고 통치하며 직원 중심일 때 직원들이 스스로 목표를 정하고 주어진 범위 내에서 작업하도록 한다.

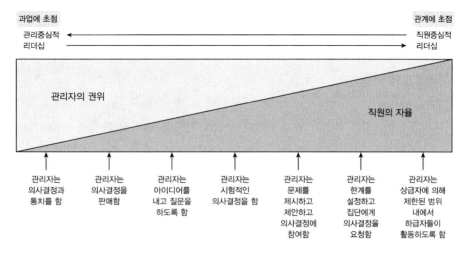

[그림 4-4] 리더십 행위의 연속성

ⓒ 모든 관리 상황에서 단 하나의 리더십만이 정확하고 적절한 것은 아니므로 지도자들의
행동양식은 경험이 적은 직원에게는 더 많은 권위를 사용하고 직원들이 능숙해져 감에
따라 지도자들이 점차 권위를 덜 보여야 한다.

(3) 리더십의 유효성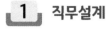

문제해결에서 리더십의 유효성을 평가하는데 사용되는 변수로 원인변수, 매개변수, 결과변수
가 있다.

원인변수	시스템의 성숙수준에 대한 지도자 행동의 적합성, 시스템 진단의 정확성, 의사결정에서 시스템의 적절한 참여, 조직을 이끌어 나아가는 조직의 철학과 목적의 유효성
매개변수	리더에 대한 호의적 태도, 부하들의 동기부여와 사기, 직원들의 태도, 리더십 기술, 의사소통, 갈등해결
결과변수	서비스의 질, 근무상태, 비용, 이직률

제 3 절   작업진단

1   직무설계

(1) 직무설계의 개념

① 직무설계(job design)란 직무를 관찰하고 기록하며 분석해서 조직 전체의 비용을 절감하고
작업하는 사람에게 의미와 만족도를 높이는 동시에 조직목표의 효과적 달성을 위하여 작
업하는 군과 부서단위에서 작업할 직무내용 및 작업방법을 설계하는 활동을 의미한다.

② 직무설계는 새로운 기술을 도입하여 직무가 수행되는 방법을 바꿀 수 있고 인력을 대체할 수 있으며 직무의 본질을 변화시킬 수 있다.

(2) 직무설계의 방법
① 직무단순화
  ㉠ 직무단순화는 과업의 양을 줄여서 분업과 전문화, 과학적 관리의 산업공학적 전통에 입각한 직무 구조화 방식이다.
  ㉡ 직무를 단순화시켜 직무분업화와 기능단순화를 통한 반복 작업을 강조하는 것이다.
② 직무순환
  ㉠ 직무순환(job rotaion)은 직무수행자를 한 직무에서 다른 직무로 체계적으로 순환시킴으로써 다양한 과업을 수행하게 하는 방법이다.
  ㉡ 직무순환을 위해서는 담당자를 바꾸고자 하는 직무 및 작업 내용 간에 상호관련성이 있어야 한다.
③ 직무확대
  ㉠ 직무확대(job enlargement)는 작업의 종류가 다양할수록 만족도가 증가한다는 연구결과를 근거로 한 사람이 맡아서 수행하는 직무를 더 다양하게 하여 작업의 수와 종류를 증가시키는 방법이다.
  ㉡ 다양하게 변화되고 작업의 수와 종류가 수평적으로 확대한 작업을 통합하여 하나의 새로운 직무로 재편성하는 것이다.
④ 직무충실화
  ㉠ 직무충실화는 허츠버그의 2요인 이론을 기반으로 관리기능 중에서 실행 영역뿐만 아니라 관리자의 영역으로 여겨져 왔던 계획, 통제영역까지 위임함으로써 자아성취감과 보람 등 동기를 유발시킬 수 있도록 설계하는 것이다.
  ㉡ 직무충실화는 수직적 직무확대로 직무의 질적 개선뿐만 아니라 개인이 능력 신장을 가져올 수 있다.

2 직무분석

(1) 직무분석의 개념
① 직무분석(job analysis)이란 특정직무의 내용과 이를 수행하는데 필요한 수행자의 행동, 육체적, 정신적 능력을 밝히는 체계적인 활동이다.
② 직무분석은 직무의 내용과 그 직무를 수행할 사람의 자격요건을 분석하는 과정으로 직무설계와 직무평가의 기초가 된다.

(2) 직무분석의 목적

① **직무평가를 위한 기초자료** : 직무기술서의 직무요건을 기준으로 직무평가를 하게 된다.

② **조직의 합리적 관리** : 적절한 업무배분, 권한과 책임의 한계를 명확하게 하여 업무를 통제, 관리하게 된다.

③ **채용, 배치, 이동의 기초자료** : 직무수행에 요구되는 인적 조건을 기준으로 이에 적합한 직원을 채용, 배치, 인사이동 시키게 된다.

④ **교육, 훈련의 기초자료** : 직무분석에 의해 직무요건이 결정되면 해당직무수행에 필요한 기술, 능력, 지식 등 직무역량을 향상시키기 위한 교육 및 훈련내용을 개발하게 된다.

⑤ **직무환경관리의 기초자료** : 해당 직무가 가지고 있는 작업 환경의 유해성, 직업병, 노동종류와 강도를 파악하여 해결을 위한 적절한 전략을 세우는데 기초자료를 제공한다.

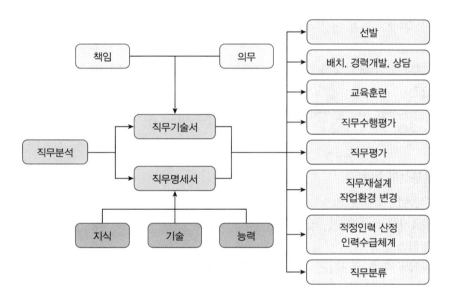

[그림 4-5] 인적 자원관리를 위한 직무분석

(3) 직무분석의 절차

① **예비조사**

조직도, 업무분장표, 현존 직무기술서와 직무명세서 등 직무분석을 위해 필요한 배경정보를 수집하는 작업이다.

② **직무단위의 결정**

분석의 대상이 되는 직무의 단위(과업, 직위, 직군, 직업 등)를 결정한다.

③ **직무정보 수집**

직무의 성격, 수행에 요구되는 간호사의 인적 요건 등 직무에 대한 구체적인 정보 분석이 이루어진다.

④ 직무기술서 작성

직무정보 수집단계에서 얻은 정보를 바탕으로 직무기술서를 작성한다.

⑤ 직무명세서

직무기술서를 직무명세서로 전환시킨다.

(4) 직무분석 과정

① 준비

직무분석의 목적인 직무를 새롭게 설계하기 위한 것인지, 신규직원의 모집, 선발을 위한 것인지 등을 분명하게 정한 다음 직무설계를 수행할 부서와 담당자를 선정하고 예비조사를 실시한다.

② 수행

직무분석 방법을 정한 다음 관련 정보를 수집하고 분석한다.

③ 결과

직무분석 수행을 통해 도출되는 결과는 직무기술서와 직무명세서이다.

④ 요건

직무분석을 수행할 때는 직무의 내용, 수행방법, 수행목적, 수행에 필요한 숙련도를 바탕으로 정보를 분석한다.

(5) 직무분석의 방법

① 관찰법

간호사가 실제 행하는 작업을 분석가가 직접 관찰하는 것으로 가장 흔히 사용하는 방법이다.

② 면접법

작업을 위해 요구되는 개인적 특성에 대해 직무분석가가 간호사를 인터뷰하여 정보를 수집하는 방법이다.

③ 질문지법

구성원에서 질문지를 배부한 후 작업의 내용을 직접 기술하게 하여 얻은 자료를 분석하는 것을 말한다.

④ 중요사건법

직무수행과 관련된 결정적인 하위행동을 성공적이거나 성공적이지 못한 것 또는 긍정적이거나 부정적인 것으로 목록화하는 것이다.

⑤ 작업표본방법

직무분석가가 일정기간 동안 특정부서 간호사의 활동을 관찰, 기록하여 전체 근무시간과 비교하여 각각의 일에 소요되는 시간을 계산하는 것이다.

(6) 직무분석의 결과

① 직무기술서
- ㉠ 직무정의(job identification) : 직무명칭, 급수, 조직 내 명칭, 보고체계, 임금
- ㉡ 직무개요(job summary) : 직무의 목적, 사명, 내용, 주요 과업
- ㉢ 직무내용(job contents) : 구체적인 직무의 수행방법, 수행기간, 직무절차
- ㉣ 직무요건(job requirement) : 해당 직무수행에 필요한 기술 및 숙련도, 노력, 책임 및 의무, 인적 자격, 작업조건

② 직무명세서
- ㉠ 직무명세서(job specification) : 직무기술서를 기초로 채용, 배치, 승진, 평가 등 인사관리의 목적에 따라 필요한 자료를 추출 편성해 작성한 자료이다.
- ㉡ 직무명세서의 내용 : 직무의 기본정보와 그 직무를 수행하는 데 요구되는 인적 요건을 포함해야 한다.
- ㉢ 직무명세서에 포함되는 정보는 직무수행에 필요한 적성, 지식, 기술, 능력, 흥미, 가치, 태도, 경험, 교육 및 훈련수준 등이다.

3 직무평가

(1) 직무평가의 개념

① 직무평가의 정의 중요 ★
- ㉠ 직무평가(job evaluation)는 직무분석의 결과로 작성된 직무기술서나 직무명세서를 기초로 조직 내 각종 직무의 중요성, 직무수행상의 곤란도, 복잡성, 위험도, 책임의 정도 등을 비교, 평가함으로써 직무 간의 상대적인 가치를 체계적으로 결정하는 과정으로 직무급제도의 기초가 된다.
- ㉡ 보상관리에서 공정성을 추구하는 첫 단계가 조직 내 모든 직무와 기본급 비율 간에 체계적이고 일관성 있는 관계를 설정하는 것이며 직무평가가 이 관계를 설정하는 과정이다.
- ㉢ 직무평가에서 각 직무가 지니는 기술(skill), 책임(responsibility), 노력 및 작업환경 등 요소들의 정도가 높을수록 조직에 대한 목표 달성의 공헌도가 높은 것으로 평가되며 그 직무의 상대적 가치는 크다고 말할 수 있다.
- ㉣ 직무평가는 직무에 관한 자료를 수집하는 직무분석과 혼동되어서는 안 된다.

② 직무평가의 목적
- ㉠ 임금의 공정성 확보
- ㉡ 인력확보 및 인력배치의 합리성 제고
- ㉢ 인력개발의 합리성 재고

(2) 직무평가의 방법 중요 ★

직무평가의 방법은 질적 접근방법과 양적 접근방법의 두 가지 기본 범주로 나뉜다.

① 종합적 평가방법(비계량적 평가방법) : 서열법, 직무등급법
  ㉠ 서열법(ranking method)
    ⓐ 서열법은 직무의 상대적 가치에 기초를 두고 각 직무의 중요도와 장점에 따라 서열을 정하는 평가방법이다.
    ⓑ 서열을 매기는 기준은 직무의 난이도, 책임도, 감시를 받는 정도, 교육훈련 정도, 작업 조건 등에 의해 평가된다.
    ⓒ 장점 : 간단하고 사용이 쉽다.
    ⓓ 단점 : 직무의 어떤 요소를 특별히 가치 있게 받아들이느냐에 대한 보편적인 지침이 없고 어떠한 가정 아래 등급이 이루어 졌는가를 알 수 없다.
  ㉡ 직무등급법(job grading)
    ⓐ 서열법에서 더 발전한 것으로 분류법(job classification method)이라고도 하는데, 직무를 사전에 만들어 놓은 여러 등급(1급, 2급, 3급 등)에 적절히 판정하여 맞추어 놓는 평가방법이다.
    ⓑ 사전에 등급기술서(grade description)를 작성해야 한다.
    ⓒ 장점 : 비교적 간단하고 간편하며 이해하기 쉽다.
    ⓓ 단점 : 등급을 정의함에 있어 전반적인 직무를 측정하고 있기 때문에 여러 직무를 포함하기 위해서는 광범위하게 일반화된 척도를 사용해야 한다.
② 분석적 평가방법(계량적 평가방법) : 점수법, 요소비교법
  ㉠ 점수법(point rating method)
    ⓐ 직무의 가치를 점수로 나타내어 평가하는 것으로 일명 점수시스템(point system)이라고도 한다.
    ⓑ 방법
      • 평가의 대상이 되는 직무로부터 여러 평가요소를 선정한다.
      • 이들 각 평가요소의 중요도에 따라 일정한 가중치를 부여한다.
      • 각 평가요소(기술, 노력, 책임, 직무조건)에 대해 점수를 부여하고 이 점수를 해당 평가요소에 부여된 가중치의 점수로 전환시켜 합산한 총점으로 각 직무의 상대적 가치가 결정된다.
    ⓒ 장점 : 직무의 상대적 차등을 명확하게 할 수 있어 평가결과에 대한 이해와 신뢰를 얻을 수 있다.
    ⓓ 단점 : 적절한 평가요소별 가중치를 결정하는 것이 어렵다.
  ㉡ 요소비교법(factor-comparison method)
    ⓐ 서열법에서 발전된 기법으로 서열법이 여러 직무를 포괄적으로 가치를 평가하고 서열을 정하는 데서 시작하며 요소비교시스템(factor-comparison system)이라고도 한다.

ⓑ 평가요소의 기준 : 정신적 요건, 기술적 요건(숙련), 신체적 요건, 책임, 작업조건
등이 있다.

ⓒ 방법
- 조직 내의 가장 핵심이 되는 몇 개의 대표적인 직무(key job)를 선정한다.
- 대표직무들의 평가요소를 결정한다.
- 대표직무들을 평가요소별로 서열을 정한다.
- 대표직무의 현재 임금을 평가요소들에 배분하여 임금배분표를 작성한다.
- 평가대상 직무의 평가요소별 서열과 임금배분표의 서열을 비교하여 임금배분액을
결정함으로써 직무의 상대적인 가치를 결정한다.

ⓓ 장점 : 직무에 지급되는 급료를 합리적으로 평가해 볼 수 있다는 점, 일단 측정척도
를 설정해 놓으면 타 직무를 평가하는데 비교적 용이하게 이용될 수 있다는 점이다.

ⓔ 단점 : 지급되는 실제 급료와 요소비교법에 의해서 산출되는 급료 간에 차이가 나는
경우에는 오히려 요소별 금액배분을 조정할 수 있고 요소비교법의 적용은 많은 시
간과 노력이 요구되어 현장 적용이 어렵다.

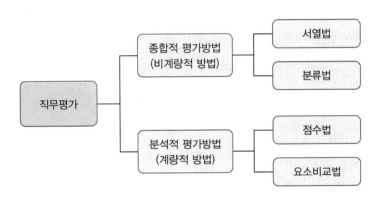

[그림 4-6] 직무평가 방법

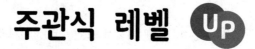

주관식 레벨 Up

01 다음은 리더십 개발 기법에 대한 설명이다. 빈칸에 알맞은 말을 〈보기〉에서 골라 채우시오.

- (①) : 전문적 평가자가 조직의 리더를 대상으로 리더십 개발과정 참여자에 대하여 전문적으로 설정한 평가항목을 가지고 리더십 역량을 측정하고 그 개선 방향을 도출하는 방법이다.
- (②) : 리더십 역량을 개발하고자 하는 사람을 선배, 전문가, 상사 등이 직접적 또는 간접적 방법으로 지도해 주는 것을 말한다.
- (③) : 어려운 상황을 극복하고 높은 조직성과를 올린 리더를 초빙하여 리더십의 발휘 과정이나 심리적 의도 등에 관해 배울 수 있다.
- (④) : 저명한 리더의 이야기와 활동모습을 담은 영상물을 통한 시청각 교육이나 체험의 방법을 통해 실시할 수도 있다.

| 보 기 |

㉠ 롤모델링   ㉡ 사례토의   ㉢ 코칭
㉣ 역멘토링   ㉤ 평가센터

정답 ①-㉤ 평가센터, ②-㉢ 코칭, ③-㉡ 사례토의, ④-㉠ 롤모델링

해설 리더십 개발 기법에는 롤모델링, 사례토의 또는 사례훈련, 경영게임, 시뮬레이션, 역할연기, 평가센터, 코칭과 역멘토링 등이 있다.

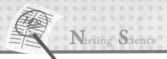

02 다음은 다섯 가지 영역의 간호관리역량에 대한 설명이다. 관련된 것을 〈보기〉에서 골라 서로 짝지으시오.

---

① 의료 스태프와의 관계, 학문적 연계
② 근거기반실무의 이해, 환자안전에 대한 지식과 헌신
③ 지속적인 기획, 체계적 사고를 할 수 있는 능력
④ 임상실무에서의 옹호, 전문적 단체에의 적극적인 참여

┤ 보 기 ├

㉠ 리더십
㉡ 의사소통과 관계 형성 구축
㉢ 전문직관
㉣ 보건의료환경에 대한 지식
㉤ 경영기술

정답 ①－㉡ 의사소통과 관계 형성 구축, ②－㉣ 보건의료환경에 대한 지식, ③－㉠ 리더십
④－㉢ 전문직관

해설 간호관리역량이란 간호관리 상황에서 간호관리 업무를 적절히 수행하기 위해 요구되는 지식, 기술, 태도, 감각역량, 행위 등을 의미하며 다섯 가지 영역의 간호관리 역량은 의사소통과 관계 형성 구축, 보건의료환경에 대한 지식, 리더십, 전문직관, 경영기술이다.

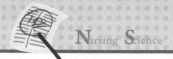

03 다음은 직무평가의 방법에 대해 서술한 것이다. 해당 직무평가의 방법이 무엇인지를 쓰고 장점과 단점을 서술하시오.

> • 조직 내의 가장 핵심이 되는 몇 개의 대표적인 직무(key job)를 선정한다.
> • 대표직무들의 평가요소를 결정한다.
> • 대표직무들을 평가요소별로 서열을 정한다.
> • 대표직무의 현재 임금을 평가요소들에 배분하여 임금배분표를 작성한다.
> • 평가 대상직무의 평가요소별 서열과 임금배분표의 서열을 비교하여 임금배분액을 결정함으로써 직무의 상대적인 가치를 결정한다.

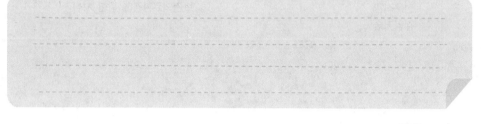

정답 요소비교법

[요소비교법의 장점과 단점]

장점	• 직무에 지급되는 급료를 합리적으로 평가해 볼 수 있다. • 일단 측정척도를 설정해 놓으면 타 직무를 평가하는데 비교적 용이하게 이용될 수 있다.
단점	• 지급되는 실제 급료와 요소비교법에 의해서 산출되는 급료 간에 차이가 나는 경우에는 오히려 요소별 금액배분을 조정할 수 있다. • 요소비교법의 적용은 많은 시간과 노력이 요구되어 현장 적용이 어렵다.

해설 요소비교법은 서열법에서 발전된 기법으로 여러 직무를 포괄적으로 가치를 평가하고 서열을 정하는 데서 시작하며 요소비교시스템(factor-comparison system)이라고도 한다. 평가요소의 기준은 정신적 요건, 기술적 요건(숙련), 신체적 요건, 책임, 작업조건 등이다.

제4장

실제예상문제

01 지도자의 자가진단 중 성격과 역량 측정 항목에 대한 설명으로 **틀린** 것은?

① 친화성 : 나는 사람들에게 먼저 다가간다.
② 자기 모니터링 : 타인의 생각을 잘 알아챈다.
③ 적극성 : 나는 공동의 일을 주도한다.
④ 개방성 : 나는 공동의 관심사에 참여한다.

02 다음 중 지도자의 자가진단에 대한 설명으로 옳은 것을 모두 고르시오.

> ㉠ SWOT의 S는 자신의 강점(Strengths)을 의미한다.
> ㉡ SWOT 기법을 통해 자신의 리더십을 현재보다 향상시킬 수 있는 강점과 기회를 발견할 수 있고 자신이 회피하거나 보완해야할 약점과 위기를 파악할 수 있다.
> ㉢ 자기역량 프로파일의 진단에서 역량요소는 전문성, 판단력, 추진력, 인간적 감화력, 맥락 조절력을 말한다.
> ㉣ 다면평가는 자신의 리더십을 진단하고 강화함에 있어 자기 스스로의 평가만으로는 부족하며 주변사람들에 의한 객관적인 평가를 받는 것을 말한다.

① ㉠, ㉡
② ㉠, ㉢
③ ㉠, ㉡, ㉢
④ ㉠, ㉡, ㉢, ㉣

해설 & 정답 checkpoint

01 리더의 자가진단에서 자기역량 프로파일 중 품성과 역량 부문에 해당하는 성격요소는 적극성, 친화성, 개방성, 자기 모니터링, 온후함과 냉철함이다. 공동의 관심사에 참여하는 것은 개방성이 아니라 적극성에 대한 설명이다.

02 지도자의 자가진단에는 자기역량 프로파일을 통한 자가진단, SWOT 기법, 다면평가가 있다. 제시된 지문은 모두 옳은 설명이다.

정답 01④ 02④

03 롤모델링은 저명한 리더의 이야기와
활동모습을 담은 영상물을 통한 시
청각 교육이나 체험의 방법을 통해
롤모델링을 실시할 수도 있다.

04 〈보기〉는 역멘토링(reverse mentoring)
에 대한 설명으로 후배가 선배에 대
해 또는 부하가 상사에 대해 조언이
나 지원을 해주는 행동을 말한다.

03 리더십 개발 기법에서 롤모델링에 대한 설명으로 틀린 것은?

① 본받을 만한 사람, 즉 모방의 대상을 롤모델(role model)이
라고 하며 모범적 행동을 관찰, 모방하는 학습과정이 롤모델
링이다.

② 자신과 같은 조직이나 단체에서 일하고 있는 좋은 리더를 자
신의 롤모델로 선정하여 그 모습과 스타일을 관찰하고 배우
는 것을 말한다.

③ 저명한 리더의 이야기와 활동모습을 담은 영상물을 통한 시
청각 교육이나 체험의 방법을 통한 롤모델링은 한계가 있으
므로 권면되지 않는다.

④ 훌륭한 리더를 자신들의 모임이나 행사에 참여시켜 함께 집
단생활과 활동을 체험하는 방법이 있다.

04 리더십 개발 방법 중 〈보기〉의 설명과 관련 있는 것은?

┤ 보 기 ├

리더의 역량개발에 있어 팔로워의 생각, 의견, 아이디어, 조
언을 들어보고 반영하는 일이 매우 중요하기 때문에 이는 리
더의 자문관을 여러 사람 두는 것과 같은 효과를 가져올 수
있다.

① 코칭
② 역멘토링
③ 롤모델링
④ 사례훈련

정답 03 ③ 04 ②

05 리더십 역량 모형에서 리더역량 모형의 5가지 요소가 <u>아닌</u> 것은?

① 역량
② 개인속성
③ 리더십 성과
④ 의사소통

06 리더십 역량 모형에서 리더역량 모형의 5가지 요소에 대한 설명으로 <u>틀린</u> 것은?

① 리더의 사회적 판단력은 리더가 다른 사람과 더불어 문제해결을 위해 노력할 수 있게 하고 지원을 얻어내어 조직 내의 필요한 변화의 실천을 가능하게 한다.
② 개인속성 중 일반적 인지능력에는 지각능력, 정보처리능력, 일반적 사고능력, 창의적 사고력, 확장적 사고력, 암기력 등이 포함된다.
③ 환경의 영향 중 기술, 공장시설, 종업원들의 전문성 및 의사소통시스템, 하위자들의 역량수준은 외부적인 환경요인이다.
④ 리더의 경력과정에서 습득한 경험은 리더의 지식과 복잡한 문제해결역량에 영향을 미친다.

정답 05 ④ 06 ③

07 시스템에는 폐쇄 시스템과 개방 시스템이 있으며 폐쇄 시스템은 일종의 자아존재적 시스템으로서 외부환경의 영향으로부터 독립되어 있다. 개방 시스템은 외부환경으로부터 자원, 에너지, 정보 등의 투입물을 받아들이고 이를 시스템 작용을 통하여 재화나 서비스 등과 같은 산출물로 전환하여 다시 환경 내로 내보내는 것을 말한다. 즉, 일종의 자아존재적 시스템으로서 외부환경의 영향으로부터 독립되어 있으며 사망과 해체의 과정으로 가는 것은 폐쇄 시스템이다.

08 ⑩ 상황이론과 리더십에서 조직 시스템과 그 하위 시스템이 어떤 관계를 이룰 때 조직의 유효성이 높아질 수 있는가의 문제를 다룬다.

07 다음 중 시스템에 대한 설명으로 **틀린** 것은?

① 시스템은 하나의 부분들로 결합된 또는 구성된 전체를 말하며 하나의 큰 시스템은 여러 개의 하위 시스템으로 구성된다.
② 개방 시스템은 일종의 자아존재적 시스템으로서 외부환경의 영향으로부터 독립되어 있다.
③ 개방 시스템은 계속적인 피드백이 이루어지면서 환경과 균형 상태를 유지하게 되며 사망과 해체의 과정을 상쇄의 과정으로 상쇄할 수 있다.
④ 개방 시스템은 외부환경으로부터 자원, 에너지, 정보 등의 투입물을 받아들이고 이를 시스템 작용을 통하여 재화나 서비스 등과 같은 산출물로 전환하여 다시 환경 내로 내보내는 것이다.

08 다음은 상황이론과 리더십에 대한 설명이다. 이 중 옳은 것을 모두 고르시오.

> ㉠ 조직들이 처해있는 환경조건이 각기 다르기 때문에 그 경영방식도 조직마다 달라야 한다는 이론이다.
> ㉡ 특정 조직은 환경과 어떤 관련을 맺고 있으며 그 관련성이 조직에 어떠한 영향을 미치는가 하는 문제에 초점을 둔다.
> ㉢ 사회, 문화, 기술, 경제, 법률, 정치 등의 외부 환경은 조직의 구조, 관리, 구성원에 영향을 미치고 조직 내의 기술 시스템은 구조나 사회, 심리 등의 하위 시스템에 영향을 미친다.
> ㉣ 시스템적인 관점에서 조직외부의 어떤 환경이 조직 시스템과 그 하위 시스템에 영향을 미치는 것을 말한다.
> ㉤ 조직 시스템과 그 하위 시스템이 어떤 관계를 이룰 때 조직의 적합성이 높아질 수 있는가의 문제이다.

① ㉠, ㉡, ㉢
② ㉠, ㉡, ㉤
③ ㉠, ㉡, ㉢, ㉣
④ ㉠, ㉡, ㉢, ㉣, ㉤

정답 07 ② 08 ③

09 허쉬와 블랜차드의 상황적 리더십에 관한 설명으로 **틀린** 것은?

① 업무수행에 있어 적극적이지도 않고 불안정하며 준비가 미흡한 직원들에게 주로 지시형 리더십을 사용하며 이는 일방적인 의사소통과 리더중심의 의사소통을 하는 것이다.

② 직원의 능력은 부족하지만 업무수행에 대한 의지와 신뢰성을 보일 때는 참여형을 적용한다.

③ 참여형은 구성원과의 인간관계를 중시하고 의사결정과정에서 구성원과 아이디어를 공유하고 많이 참여시킨다.

④ 위임형은 능력도 있고 업무수행에 대한 적극적인 태도를 보이는 직원에게 적용하며 의사결정과 과업수행에 관한 책임을 위임하여 구성원 스스로 자율적으로 과업을 수행하게 한다.

10 다음 중 X이론, Y이론에 대한 설명으로 **틀린** 것은?

① X이론은 조직 구성원에 대한 전통적 관리전략을 제시하는 이론으로써, 사람은 본래 일하기를 싫어하고 야망이 없고 책임지기를 싫어하며 명령에 따라가는 것을 좋아한다고 보는 것이다.

② Y이론에서는 인간이 조직목표에 헌신하는 동기는 자기실현욕구나 존경욕구의 충족이 가장 중요한 보상이며, 조직문제해결에 있어 창의력과 상상력을 발휘할 수 있다는 것을 전제한다.

③ Y이론에서의 관리자의 관리전략은 직원들의 행동을 감독·통제하고 시정하는 책임을 지며 처벌·통제·위협 등을 선호한다.

④ Y이론에서의 관리자의 관리전략은 개인목표와 조직목표를 조화될 수 있도록 하며, 관리자는 직무를 통하여 욕구가 충족되고 개인이 발전할 수 있는 운영방침을 채택한다.

해설 & 정답 checkpoint

09 허쉬와 블랜차드의 상황적 리더십은 리더십 유형을 지시형, 설득형, 참여형, 위임형으로 보았다. 직원의 능력은 부족하지만 업무수행에 대한 의지와 신뢰성을 보일 때는 설득형의 리더십 유형을 적용한다.

10 직원들의 행동을 감독·통제하고 시정하는 책임을 지며 처벌·통제·위협 등을 선호한다고 가정하는 이론은 X이론이다.

정답 09② 10③

11 의사결정에서 시스템의 적절한 참여, 조직을 이끌어 나아가는 조직의 철학과 목적의 유효성은 원인변수에 해당한다.

11 리더십의 유효성을 평가하는 변수를 설명한 것으로 **잘못** 짝지어진 것은?

① 원인변수 : 시스템의 성숙수준에 대한 지도자 행동의 적합성, 시스템 진단의 정확성

② 매개변수 : 의사결정에서 시스템의 적절한 참여, 조직을 이끌어 나아가는 조직의 철학과 목적의 유효성

③ 매개변수 : 리더에 대한 호의적 태도, 부하들의 동기부여와 사기, 직원들의 태도, 리더십 기술, 의사소통, 갈등해결

④ 결과변수 : 서비스의 질, 근무상태, 비용, 이직률

12 조직 직무설계의 방법은 직무단순화, 직무순환, 직무확대, 직무충실화가 있으며 직무충실화는 허츠버그의 2요인 이론을 기반으로 관리기능 중에서 관리자의 영역으로 여겨져 왔던 계획, 통제영역까지 위임함으로써 직원이 자아성취감과 보람 등 동기를 유발시킬 수 있도록 설계하는 것을 말한다.

12 다음은 직무설계의 한 방법을 서술한 것으로 〈보기〉에 해당하는 직무설계의 방법은 무엇인가?

| 보 기 |

• 허츠버그의 2요인 이론을 기반으로 관리기능 중에서 실행영역뿐만 아니라 관리자의 영역으로 여겨져 왔던 계획, 통제영역까지 위임함으로써 자아성취감과 보람 등 동기를 유발시킬 수 있도록 설계하는 것이다.

• 이는 수직적 직무확대로 직무의 질적 개선뿐만 아니라 개인이 능력 신장을 가져올 수 있다.

① 직무충실화

② 직무순환

③ 직무확대

④ 직무단순화

정답 11 ② 12 ①

13 다음 중 직무분석 절차가 바르게 나열된 것은?

① 예비조사 → 직무정보 수집 → 직무명세서 → 직무단위의 결정 → 직무기술서 작성

② 예비조사 → 직무단위의 결정 → 직무정보 수집 → 직무기술서 작성 → 직무명세서

③ 예비조사 → 직무정보 수집 → 직무단위의 결정 → 직무기술서 작성 → 직무명세서

④ 예비조사 → 직무정보 수집 → 직무단위의 결정 → 직무명세서 → 직무기술서 작성

13 직무분석은 예비조사를 통해 분석의 대상이 되는 직무의 단위를 결정하고 직무정보를 수집하여 직무기술서를 작성하고 직무기술서를 직무명세서로 전환시키는 절차를 따른다.

14 다음 중 직무분석에 대한 방법으로 **잘못** 짝지어진 것은?

① 관찰법 : 간호사가 실제 행하는 작업을 분석가가 직접 관찰하는 것으로 가장 흔히 사용하는 방법이다.

② 면접법 : 작업을 위해 요구되는 개인적 특성에 대해 직무분석가가 간호사를 인터뷰하여 정보를 수집하는 방법이다.

③ 질문지법 : 구성원에서 질문지를 배부한 후 작업의 내용을 직접 기술하게 하여 얻은 자료를 분석하는 것을 말한다.

④ 중요사건법 : 직무분석가가 일정기간 동안 특정부서 간호사의 활동을 관찰, 기록하여 전체 근무시간과 비교하여 각각의 일에 소요되는 시간을 계산하는 것이다.

14 직무분석가가 일정기간 동안 특정부서 간호사의 활동을 관찰, 기록하여 전체 근무시간과 비교하여 각각의 일에 소요되는 시간을 계산하는 것은 작업표본방법에 해당한다.
중요사건법은 직무수행과 관련된 결정적인 하위행동을 성공적이거나 성공적이지 못한 것 또는 긍정적이거나 부정적인 것으로 목록화하는 것이다.

정답 13 ② 14 ④

15 직무평가에서 각 직무가 지니는 기술, 책임, 노력 및 작업환경 등 요소들의 정도가 높을수록 조직에 대한 목표 달성의 공헌도가 높은 것으로 평가된다.

15 다음 중 직무평가에 대한 설명으로 틀린 것은?

① 직무평가는 직무분석의 결과로 작성된 직무기술서나 직무명세서를 기초로 직무 간의 상대적인 가치를 체계적으로 결정하는 과정으로 직무급제도의 기초가 된다.

② 보상관리에서 공정성을 추구하는 첫 단계가 조직 내 모든 직무와 기본급 비율 간에 체계적이고 일관성 있는 관계를 설정하는 것이며 이 관계를 설정하는 과정이 직무평가이다.

③ 직무평가에서 각 직무가 지니는 기술, 책임, 노력 및 작업환경 등 요소들의 정도가 낮을수록 조직에 대한 목표 달성의 공헌도가 높은 것으로 평가되며 그 직무의 상대적 가치는 크다고 말할 수 있다.

④ 직무평가를 직무에 관한 자료를 수집하는 직무분석과 혼동해서는 안 된다.

주관식 문제

01 교수님 코칭!
지도자가 자가진단을 할 수 있는 방법은 자기역량 프로파일을 활용하는 것, 자신의 SWOT 분석, 다면평가의 방법이 있다는 것을 기억하자!

01 지도자가 리더십 자가진단을 할 수 있는 방법을 3가지 쓰고 이에 대해 간략히 서술하시오.

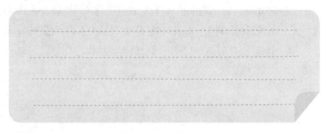

정답 ① 자기역량 프로파일을 통한 자가진단은 성격요소와 역량요소를 측정하여 파악할 수 있다.
② SWOT 분석은 자신의 강점(Strengths), 자기의 약점(Weaknesses), 환경으로부터 주어지는 기회(Opportunities), 환경으로부터 가해지는 위협(Threats)을 분석하는 기법이다.
③ 다면평가는 360도 평가로서 수직적으로는 자신의 상사와 부하의 평가를, 수평적으로는 조직 내부의 동료와 조직외부 고객의 평가를 받는다.

해설 지도자의 자가진단은 조직의 환경을 진단하기 위한 첫 단계이다. 리더십 자가진단에는 자기역량 프로파일을 통한 자가진단, SWOT 분석, 다면평가가 있다.
자기역량 프로파일을 통한 자가진단은 적극성, 친화성, 개방성, 자기 모니터링, 온후함과 냉철함의 성격요소와 전문성, 판단력, 추진력, 인간적 감화력, 맥락 조절력의 역량요소를 진단한다.

정답 15 ③

자신의 강점, 약점, 기회, 위협을 분석하는 SWOT 분석을 통해 자신의 리더십을 현재보다 향상시킬 수 있는 강점과 기회를 발견할 수 있고 자신이 회피하거나 보완해야할 약점과 위기를 파악할 수 있다. 다면평가는 자신의 리더십을 진단하고 강화함에 있어 자기 스스로 평가할 뿐만 아니라 주변사람들에 의한 객관적인 평가를 받는 것을 말한다.

02 직무설계의 방법 4가지를 쓰고 간략히 서술하시오.

02 **교수님 코칭!**
직무설계의 방법은 직무단순화, 직무순환, 직무확대, 직무충실화가 있음을 기억하자!

정답 ① 직무단순화 : 과업의 양을 줄여서 분업과 전문화, 과학적 관리의 산업공학적 전통에 입각한 직무 구조화 방식이다.
② 직무순환 : 직무수행자를 한 직무에서 다른 직무로 체계적으로 순환시킴으로써 다양한 과업을 수행하게 하는 방법이다.
③ 직무확대 : 한 사람이 맡아서 수행하는 직무를 보다 다양하게 하여 작업의 수와 종류를 증가시키는 방법이다.
④ 직무충실화 : 관리기능 중에서 실행 영역뿐만 아니라 관리자의 영역으로 여겨져 왔던 계획, 통제영역까지 위임함으로써 자아성취감과 보람 등 동기를 유발시킬 수 있도록 설계하는 것이다.

해설 • 직무단순화
㉠ 정맥주사전담 간호사는 다른 간호사가 정맥 주사를 다루는 수고를 덜어줄 수 있고 다른 간호사는 주어진 간호업무에 많은 시간을 집중할 수 있다.
• 직무순환
㉠ 정형외과 병동에서 3년 동안 근무한 L 간호사는 내과병동으로 부서이동 하였다.
• 직무확대
㉠ 정맥주사 전담간호사가 히크만 카테터를 갖고 있는 환자를 다루는 업무가 추가되어 정맥관 관리 전담 간호사로서도 활동하게 되었다.
• 직무충실화
㉠ 교육전담간호사는 1년 동안 해당 병원 간호사가 받아야 할 교육계획과 관련한 여러 제반 사항에 대해 계획하고 통제할 뿐만 아니라 관리적 업무까지 위임받아 수행한다.

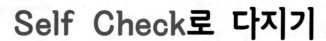

Self Check로 다지기

지도자의 자가진단

지도자의 자가진단은 조직의 환경을 진단하기 위한 첫 단계이다. 리더십 자가진단에는 자기역량 프로파일을 통한 자가진단, SWOT 분석, 다면평가가 있다.

리더십 개발 기법

리더십 개발 기법은 롤 모델링, 사례토의 또는 사례훈련, 경영게임, 시뮬레이션, 역할연기, 평가센터, 코칭과 역멘토링, 경험과 교훈 등의 기법이 활용될 수 있다.

리더십 역량연구와 5가지 요소

리더십 역량연구에서는 역량모델을 통해 리더의 효과적인 업적을 가능하게 하는 저변의 요인들이 무엇인지를 설명한다. 리더역량 모형의 5가지 요소는 역량, 개인속성, 리더십 성과, 경력상의 경험, 환경의 영향이다.

간호관리의 역량

간호관리의 역량은 간호관리상황에서 간호관리업무를 적절히 수행하기 위해 요구되는 지식과 기술, 태도, 감각 역량, 행위 등을 의미한다.

다섯 가지 영역의 간호관리자 역량

다섯 가지 영역의 간호관리자 역량은 의사소통과 관계 형성 구축, 보건의료 환경에 대한 지식, 리더십, 전문직관, 경영기술이다.

상황이론

상황이론에서는 시스템적인 관점에서 조직외부의 어떤 환경이 조직 시스템과 그 하위 시스템에 영향을 미치며 조직 시스템과 그 하위 시스템이 어떤 관계를 이룰 때 조직의 유효성이 높아질 수 있는가의 문제를 다룬다.

상황이론에 따른 리더십 유형

상황이론에 따른 리더십 유형으로는 허쉬와 블랜차드의 상황적 리더십 유형이 있으며 이는 지도자의 행동유형을 지시형, 설득형, 참여형, 위임형으로 보았다.

맥그리거의 XY이론

간호관리자는 시스템 진단시 맥그리거의 XY이론을 하나의 연속체로 사용할 수 있다.

리더십의 유효성 평가변수

문제해결에서 리더십의 유효성을 평가하는데 사용되는 변수로 원인변수, 매개변수, 결과변수가 있다.

직무설계

직무설계는 조직목표의 효과적 달성을 위하여 작업하는 군과 부서단위에서 작업할 직무내용 및 작업방법을 설계하는 활동을 의미한다.

직무분석

직무분석은 직무의 내용과 그 직무를 수행할 사람의 자격요건을 분석하는 과정으로 직무설계와 직무평가의 기초가 된다.

직무평가

직무평가는 직무분석의 결과로 작성된 직무기술서나 직무명세서를 기초로 직무 간의 상대적인 가치를 체계적으로 결정하는 과정으로 직무급제도의 기초가 된다.

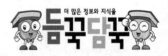

여기서 멈출 거예요? 고지가 바로 눈앞에 있어요.
마지막 한 걸음까지 시대에듀가 함께할게요!

제 **5** 장

–

권력과 임파워먼트

–

I wish you the best of luck!

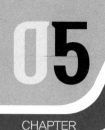

권력과 임파워먼트

CHAPTER

제1절 권력의 개념, 수단, 이용

1 권력의 개념

(1) 권력 중요 ★

권력이란 자신의 의지와 뜻을 상대방에게 관철할 수 있는 잠재적·실재적 힘 또는 능력이다. 권력은 권한이나 영향력과 개념적으로 서로 밀접한 관련이 있다.

(2) 권한 중요 ★

① 권한(authority)은 한 개인이 조직 내에서 차지하는 위치로 인해 갖게 되는 공식적인 힘으로 직위에 바탕을 둔 합법적인 권력이다.

② 권한은 조직에서 만든 규정에 의해 다른 사람의 활동을 지시하는 권리로 구성원에게 지시의 이행을 강요할 수 있는 관리자의 공식적인 통제 권리이다.

③ 권한은 기대하는 결과를 가져올 수도 있고 가져오지 못할 수도 있으나 권력은 기대하는 결과를 얻는 능력이다.

④ 간호관리자 중에는 권한은 있으나 권력이 없는 관리자, 권한은 없으나 권력이 있는 관리자, 권력과 권한을 모두 가진 관리자가 있을 수 있다.

(3) 영향력 중요 ★

① 영향력(influence)은 한사람이 다른 사람의 태도, 가치관, 지각, 행동 등에 변화를 가져오도록 움직일 수 있는 힘이다.

② 영향력은 개인 또는 집단이 의도한 방향으로 움직이도록 실제로 영향을 가하는 과정이다.

③ 리더십을 수단으로 하여 행사되는 경우가 많으므로 리더십과 관계가 깊으며 권력과 권한의 결합에 의해 형성된다.

2 권력의 속성 중요 ★

(1) 본능

권력은 타인을 향한 공격과 지배를 자아내는데 공격과 지배를 함으로써 자아에게 삶의 존재 능력이 있음을 확신시킬 수 있기 때문이다.

(2) 쌍방성

① 리더가 부하에게 권력을 발휘하려면 능력이 있어야 한다.
② 능력 있는 리더가 아니고는 부하의 잘못에 대해 지적할 수 있는 권력이 약해진다.

(3) 상대성

① 특정인이 권력을 가졌다고 하더라도 모두에 대해 권력을 가졌다고 말할 수는 없다.
② 권력의 크기는 상대방이 누구냐에 따라서 시시각각 변화한다.

(4) 가변성

① 권력은 원천이 변할 수 있기 때문에 원천을 소유한 권력자도 이 사람에서 저 사람으로 이동할 수 있다.
② 중세시대에는 땅, 산업사회에는 돈, 정보사회에는 정보와 지식이 권력의 원천이다.

3 권력의 기반

(1) 5가지 권력기반

① 프렌치와 레이븐(J.R.P. French& B. Raven)
최초로 권력의 유형을 분류한 학자로 특정인이 가진 권력이 어디에 기반을 두는지에 따라 유형을 다섯 가지로 분류했다.
② 권력의 기반이 되는 다섯 가지
보상, 강제력, 법, 전문적 능력, 개인적 매력

(2) 조직적 권력(공식적 권력) 중요 ★

조직 내의 직위에 따라 그 직위를 가지고 있는 개인에게 부여하는 권력으로 보상적 권력, 강압적 권력, 합법적 권력이 이에 속한다.

① 보상적 권력(reward power)
㉠ 구성원이 원하는 경제적·정신적 보상을 줄 수 있는 자원과 능력을 가지고 있을 때 발생하는 권력이다.

  ⓛ 조직에서 관리자는 호의적인 인사고과, 업무할당과 책임부여, 인정, 승진, 격려 등의 많은 잠재적인 보상을 제공할 수 있기 때문에 보상적 권력을 가지고 있다.

   ⓔ 간호관리자는 새로운 환자 DB 체계를 시행하기 위하여 일반 간호사에게 교육 휴가를 보상으로 줄 수 있다.

② 강압적 권력(coercive power)

  ⊙ 보상적 권력과는 반대로 위협, 처벌, 감봉, 해고 등을 사용하여 구성원을 통제하고자 하는 힘이다.

  ⓛ 조직에서 남용되는 경우가 많고 여러 가지 문제점을 유발할 수 있지만 흔히 쓰이는 권력이며 가장 통제하기 어렵다.

   ⓔ 간호관리자는 원하지 않는 직무 할당, 공식적 징계주기, 파괴적인 행동을 하는 간호사의 사직을 권고할 수도 있다.

③ 합법적 권력(legitimate power)

  ⊙ 조직 내 직위에 공식적으로 임명됨으로써 발생하는 권력이다.

  ⓛ 합법적 권력은 직위에 부여된 권력을 행사하는 것이며 사용하는 권력도구는 규정, 법규, 제도 등의 공식적인 것이다.

   ⓔ 일반 간호사는 환자가 줄어 간호 인력이 많이 필요하지 않을 때 무급으로 일을 쉬도록 하는 관리자의 지시를 따른다.

(3) 개인적 권력 중8 ★

개인의 직위와 무관하게 개인의 능력, 독점적 정보, 가치관, 성품, 인격 등의 개인적 특성에서 나오는 권력으로 준거적 권력과 전문적 권력이 이에 속한다.

① 준거적 권력(reference power)

  ⊙ 자신보다 뛰어나다고 인식되는 사람을 닮고자 할 때 발생하는 권력이다.

  ⓛ 조직 내에서 준거적 권력을 갖고 있는 간호관리자나 상급자는 간호사들에게서 존경을 받는다.

   ⓔ 신규간호사는 자신의 경력개발을 위해 더 경험 많고 존경하는 간호사에게 조언을 구할 수 있다.

② 전문적 권력(expert power)

  ⊙ 전문적인 기술이나 지식 또는 독점적 정보를 가지고 있을 때 발생하는 권력이다.

  ⓛ 특수한 분야에 대해 탁월한 능력이나 정보를 갖고 있는 사람이 갖게 되는 권력이다.

   ⓔ 전문 간호사는 그 분야의 지식을 필요로 하는 사람들에게 전문적 권력을 가지고 있다.

4 권력의 크기

(1) 자원 의존 모형

① 권력의 크기는 내가 의존하는 자원의 크기만큼 결정된다는 이론이다.

② 조직의 어느 개인이나 팀은 자기의 목표와 업무를 완성하기 위해 자원을 필요로 하고 그중에서 가장 중요한 자원을 가장 많이 조달해 줄 수 있는 사람이 권력을 가장 많이 갖는다.

(2) 상황모형

① 상황모형 혹은 상황이론은 상황에 따라서 관련변수가 같이 움직이는 경우를 말한다.

② 전략의 형태에 따라 권력의 크기도 함께 변화하기 때문에 권력의 양을 크게 만드는 전략이 필요하다.

5 권력의 사용과 반응

(1) 권력의 사용

① 선의로서의 권력

권력은 자연스럽고 바람직하다는 신념으로 보상적, 합법적, 전문적 권력에 대해 긍정적인 태도를 가지며 가능한 한 권력의 이용을 강화한다.

② 자원 의존성으로서의 권력

권력은 지식이나 정보 같은 자원의 소유에 달려 있다는 신념이다. 이러한 지향성을 가진 개인은 가치 있는 정보를 나누기도 하고 독점하면서 정보 권력을 사용하려 할 것이다.

③ 본능적 경향으로서의 권력

권력에 대한 욕망이 학습된다기보다 내재적이라는 신념을 갖는다. 이러한 지도자는 준거적 권력과 개인적 영향력을 사용한다.

④ 절대적인 신적 존재로 보는 권력

권력을 절대적인 신적 존대로 보며 특정 지위에 대한 실제적인 자격이 아니라 개인 매력에 근거하여 지도자를 선출하도록 할 수 있다.

⑤ 정책으로서의 권력

권력을 하나의 체계로서 성공적으로 협상할 수 있는 능력과 연결하는 신념으로서 준거적 권력과 관계적 권력을 이용한다.

⑥ 통제와 자율성으로서의 권력

권력이 다른 사람을 통제하는 것에 달려있다는 신념으로 이러한 지도자는 강압과 정보, 관계적 권력을 같이 사용한다.

(2) 권력의 반응 [중요] ★★

① 권력의 수용과정

㉠ 복종(compliance)

복종은 권력의 수용자가 보상을 받거나 처벌을 피하기 위해서 하는 행동이다. 효율적인 복종의 조건은 다음과 같다

ⓐ 권력의 행사자가 보상 원천을 충분히 통제할 수 있어야 한다. 즉 약속한 보상을 실시하여야한다.

ⓑ 권력자가 제공한 보상과 처벌이 효과를 발휘하는지 권력수용자의 행동을 관찰할 수 있는 능력과 기회를 가져야 한다.

㉡ 동일화(identification)

타인과의 관계를 갖거나 유지하기 위해서 지시에 복종하는 경우를 말한다. 신입사원이 선임관리자의 행동을 그대로 본받으려하여 입는 옷이나 사무실 공간배치, 말투까지 닮으려고 하는 것이 그 예이다. 동일화의 두 가지 중요 요소는 다음과 같다.

ⓐ 권력 행사자와 그 권력행사의 목표가 매력적이어야 한다.

ⓑ 동일시를 통하여 모방하고자 하는 행동이 양자의 관계에서 중요한 것이어야 한다.

㉢ 내면화(internalization)

보상이나 관계보다도 권력의 행사에 따른 행동의 내용이 권력수용자의 가치관과 일치하기 때문에 발생하는 것이다. 내면화의 중요한 요소는 다음과 같다.

ⓐ 영향력의 원천이 믿을만해야 한다.

ⓑ 권력행사에 따른 행동은 관련된 문제 해결에 타당해야 한다.

[표 5-1] 복종, 동일화, 내면화의 특징 비교

종류	권력 원천	권력수용 이유	상황의 요구
복종	보상, 강제, 정보	보상획득, 처벌회피	권력 행사자는 자원을 통제하고 보상과 처벌이 가능해야 함
내면화	합법적, 전문적	행동이 적절하고 가치관에 일치	권력 행사자가 신뢰성이 있어야 하고 행동이 조직에 합당되어야 함
동일화	준거	권력 행사자와 좋은 관계	권력 행사자와 그가 요구하는 행동에 매력을 느끼고 그 행동이 중요해야 함

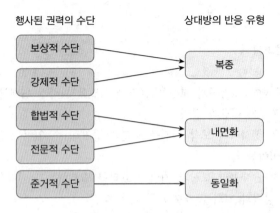

[그림 5-1] 권력행사에 따른 상대방의 반응

② 조직에서 간호관리자가 권력을 사용할 때 피권력자인 간호사들에게 나타나는 반응

복종	관리자의 보상이나 처벌에 대한 하급자의 반응
내면화	권력자의 생각이나 가치관의 일치를 바탕으로 자발적으로 따르는 것

③ 보상적 권력, 강압적 권력, 정보적 권력은 복종을 가져오고 동일화는 준거적 권력에, 내면화는 합법적 권력, 전문적 권력과 관계된다.

6 권력행사의 행동 패턴

(1) 권력행사의 전략들

① 논리성 확보

정보와 증거를 확보하여 논리가 어긋나지 않으면 상대방이 꼼짝 못할 것이다.

② 친절한 호소

인간적인 호소나 겸손함, 심한 경우에는 아첨까지 동원하여 자신의 원하는 바를 관철시키려고 한다.

③ 연대와 연고

다른 권력자나 자신이 속한 집단의 힘과 연계하여 그 도움으로 밀어붙인다.

④ 약정과 계약

타협과 양보 내지 다른 것과 교환하면서 상대의 허락을 받아 내려고 한다.

⑤ 강한 주장

요구를 반복하면서 강요하고 명령하고 명령하면서 고집을 피운다.

⑥ 위협

상대에게 벌을 주거나 위협하면서 순종하도록 한다.

⑦ 교환

상대가 순종하는 대가로 혜택이나 보상을 준다.

⑧ 합법성

지위를 활용하거나 조직의 규정과 규칙을 내민다.

7 권력의 위임 중요 ★★

(1) 권력위임의 의의 중요 ★

① 권력과 위임은 상호불가분의 관계에 있다.
② 권력이 위임이 되지 않고 지나치게 집권화될 때 구성원들의 책임의식이 약해지며 책임을 회피하게 된다.
③ 조직이 위기에 처해 있거나 역동적인 환경에 놓여 있을 때 조직 혁신을 위해서 권력위임에 의한 현장위주의 관리와 유연성이 필요하다.
④ 허츠버그의 2요인 이론에서는 자신이 맡은 일을 책임지고 수행함으로써 더 많은 책임감, 도전 정신, 성취감을 느끼고 일에 몰입할 수 있다고 하였다.

(2) 권력위임의 중요성

① 조직 하위계층 구성원들에게도 권력을 부여하는 전략을 임파워먼트라고 한다.
② 자율권을 위임해주고 의사결정에 참여시키며 도전의식과 비전을 심어주는 일이다.
③ 상하 간에 긍정적 상호관계를 갖게 함으로써 조직이나 집단의 권한이 효율적으로 행사되도록 하며 조직유효성을 높인다.
④ 참여경영, 의사결정참여, 권한 이양 등은 모두 권력을 분산시킨다는 의미이다.

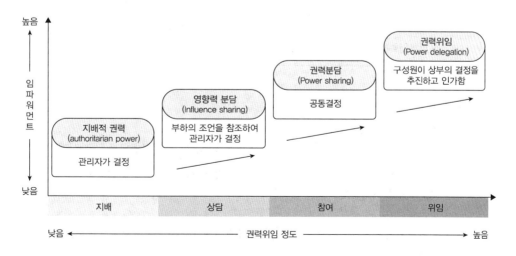

[그림 5-2] 권력의 진화과정

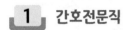

제 2 절　권력과 간호전문직

1　간호전문직

(1) 전문직으로서의 간호

① 맥웨인(McEWen)의 전문직 특성
　㉠ 특화된 지식체계
　㉡ 훈련과 교육에서의 권한과 권위
　㉢ 자격 등록체계(면허 등)
　㉣ 이타적인 서비스
　㉤ 확고한 윤리강령
　㉥ 고등교육기관 내에서의 정식교육
　㉦ 직업에 대한 오랜 사회화 과정
　㉧ 자율성

② 간호전문직 특성 **[중요] ★**

간호 교육체계	간호는 특화된 지식체계, 훈련과 교육에 있어서의 권한과 권위 및 고등교육기관 내에서의 정식교육으로서의 전문직 특성에 부합함
간호 자격체계	간호사는 면허제도가 있으므로 자격등록체계를 가지고 있음
전문직 간호실무모델	간호는 확고한 근거에 기반하여 환자의 안전과 간호서비스의 질을 보장하기 위해 실무에서의 전문직 간호범위와 실무표준, 간호윤리강령, 전문자격증을 토대로 간호사의 실무활동과 규칙과 규정 그리고 제도적 정책과 절차를 통해 자기결정권을 가지고 실무를 해나가는 활동으로 규정하고 있음
간호의 이타성	이타적인 서비스로서의 간호는 돌봄이라는 간호의 본질을 통한 직업적 이타성을 확보하고 있음
확고한 간호의 윤리강령	간호전문직은 확고한 윤리강령을 기반으로 하며 우리나라의 경우 1972년 '한국 간호사 윤리강령'을 제정한 이후 총 4차 개정을 통해 현재에 이름
간호협회활동	직업에 대한 오랜 사회화 과정과 자율성에 대해서는 간호협회활동으로 설명할 수 있음

(2) 간호전문직관

① 간호전문직관의 개념
　㉠ 간호전문직관은 간호를 바라보는 관점과 간호의 가치를 직업관과 결합시킨 개념이다.
　㉡ 간호관은 전인간호의 실천 핵심으로 간호에 대한 가치관과 직결된다.

② 간호전문직관의 구성요소 **[중요] ★**
　㉠ 간호사로서의 신념
　　ⓐ 간호사가 서로의 업무수행능력에 대해 알고 간호사의 사회적 지위가 높은 편이라고 생각하는 것이다.

ⓑ 간호사라는 직업의 중요성을 알고 간호사의 헌신이 보람되고 간호사가 환자들로부터 신뢰를 받는다고 여기는 신념이다.

ⓛ 간호업무에 대한 실무능력

ⓐ 간호사 동료 간에 맡은 바 임무를 잘 수행할 수 있도록 인정하고 격려하며 간호계획을 시행할 때 동료간호사들을 지도하고 동료의 제안을 적절한 때에 간호업무에 적용한다.

ⓑ 응급상황에서 침착하고 적절한 처치를 수행하는 실무능력이다.

ⓒ 직업에 대한 전문성

ⓐ 정기적으로 간호와 관련된 전공서적이나 잡지를 읽는다.

ⓑ 간호직이 실제적으로 사회에 더 중요하다고 생각하며 간호사 모임에 정기적으로 참여하고 간호직이 다른 어떤 전문직보다 사회에서 필요한 직업이라고 생각한다.

ⓔ 간호사의 자율성

ⓐ 간호전문직 단체 회원들이 지원하고 높은 이상적 태도를 유지한다.

ⓑ 간호전문직 단체는 일반회원을 위해 충분한 역할을 감당하고 있다.

ⓜ 직업에 대한 정체성

ⓐ 간호는 전문지식과 기술을 가진 전문가만이 할 수 있는 어려운 업무이다.

ⓑ 간호직은 사회적 인식이 좋은 전문 직업이며 간호사는 간호사만이 할 수 있는 고유한 지식과 기술로 인정된다.

(3) 간호전문직관 형성의 영향요인

① 개인적 요인

연령, 성별, 결혼 상태, 교육정도

② 조직적 요인

근무부서, 동료 및 상사와의 관계, 조직의 정책과 전문직에 대한 개인의 신념 등이 있다.

ⓛ 간호사 이미지

ⓐ 간호사 이미지는 간호사의 자질, 전문성, 역할수행, 직업적 전망 등으로 구성된다.

ⓑ 간호사 자질 : 간호사가 나타내는 태도 및 자세

ⓒ 전문성 : 간호사가 가진 전문지식 및 기술

ⓓ 역할수행 : 간호사의 실무 및 역할

ⓔ 직업적 전망 : 사회적 지위 및 인식

ⓕ 간호사 이미지가 긍정적일수록 전문적 사회화와 전공만족도가 높게 나타나므로 간호대 학생이 인식하고 경험하는 간호전문직관의 개념에 대한 탐색이 중요하다.

ⓛ 간호근무환경

ⓐ 간호근무환경이란 근무자가 업무를 효율적으로 수행하기 위한 물리적 환경뿐 아니라 개인 상호작용과 인적 환경을 모두 포함하는 개념이다.

ⓑ 조직체계를 유지하는 방식, 의사결정 참여와 자율성 증진을 통한 성장의 기회제공, 원활한 업무수행과 관련된 직원 간의 상호작용 등을 포함하는 속성이다.

ⓒ 감정노동

ⓐ 감정노동은 조직의 목표를 달성하기 위해 자신이 실제 느끼는 감정과 감정의 표현들을 통제하고 조직이 요구하는 감정을 표현하기 위해 인위적으로 노력하는 것을 의미한다.

ⓑ 조직으로부터 요구된 태도에 대해 간호사 스스로가 수용하고 내면화 할 수 있도록 인적관리 방안을 모색하고 조직의 다차원적 지지 프로그램이 제공되어야 한다.

(4) 바람직한 간호전문직관의 중요성 중요 ★

① 전인간호의 실천 핵심

㉠ 간호전문직관은 전인간호의 실천 핵심으로 간호에 대한 가치관과 직결된다.

㉡ 확고한 이념과 목표가 없는 간호활동은 참다운 간호상과 간호현상의 부재를 초래하는 근본 원인이 되므로 바람직한 간호전문직관 정립이 필요하다.

② 바람직한 간호전문직관의 역할

㉠ 간호사가 긍정적인 간호전문직관을 확립하지 못하면 간호업무를 하찮고 사소한 것으로 인식하여 갈등을 겪게 되고 이러한 갈등은 전문직에 대한 자긍심 결여와 위축감으로 나타난다.

㉡ 바람직한 간호전문직관은 간호를 가치 있는 일로 여기며 간호전문직의 미래에 희망을 갖고 간호에 대한 긍정적 신념과 긍지를 가지게 한다.

㉢ 의료현장의 다양한 전문직업인과 조화를 이루며 양질의 간호제공과 효율적인 간호업무를 수행할 수 있다.

2 권력과 간호전문직

베너(Benner, 1984)는 임상간호 우수성에 대한 연구에서 간호사가 사용하는 6가지 권력에 대해 기술하였다.

(1) 변혁적 권력 중요 ★

① 간호사가 환자 자신이 이미지 또는 현실에 대한 자신의 견해를 변화시킬 수 있도록 도와주는 능력을 대표한다.

② 주로 만성질환이 있는 환자를 돌볼 때 변혁적 권력을 적용하게 되는데, 개인위생을 관리할 수 없는 환자에게 애정 어린 케어를 제공하는 것은 가치 없는 사람을 가치 있는 사람으로 환자의 이미지를 변화시키도록 돕는다.

(2) 통합적 권력

① 환자가 정상적 생활로 돌아올 수 있도록 도와주는 간호사의 능력이다.

② 간호사는 환자가 자신의 무능함을 자신의 삶 속에 통합시키도록 돕고 환자가 가족과 사회로 돌아갈 수 있도록 도와준다.

(3) 옹호 권력

① 간호사는 헬스케어 행정기관을 관리할 수 있도록 도와준다.

② 간호사는 환자가 분주한 의사에게 자신의 염려를 표현하기를 망설일 때 환자의 마음을 편안히 하고 두 사람 간 연결고리의 역할을 한다.

(4) 치유 권력

① 치유 권력을 통해 간호사는 치유관계와 치유 분위기를 조성할 수 있다,

② 어떤 상황에 대해 의미해석을 하거나 이해를 도모해주고 환자가 사회적, 정서적, 정신적 지지를 사용하도록 도와줄 수 있다.

(5) 참여적, 긍정적 권력

① 참여적, 긍정적 권력은 타인에게 힘을 부여하여 간호사의 능력을 강화시키는 것이다.

② 환자 케어에 참여하고 돌보는 것으로부터 간호사는 힘을 얻는다.

(6) 문제해결 권력

① 케어에 참여한 간호사는 참여하지 않은 간호사보다 더 높은 수준에서 문제를 해결할 수 있다.

② 헌신과 케어는 간호사의 단서 감지력을 향상시킨다.

제 3 절   간호직의 권력 신장을 위한 전략

1   간호직의 권력신장

(1) 전문직으로서의 권력신장 중요

① 새로운 간호 이미지 창출

권력은 권력의 이미지에서 나오기 때문에 간호와 전문직 간호사들의 잠재능력을 개발하고 바람직한 간호 이미지의 개발에 힘써야 한다.

② **고유한 지식과 기술의 개발**

권력은 지식을 창출하고 지식에 의해 권력이 창출된다. 그러므로 간호사들은 기존의 지식을 활용해서 고유한 지식을 개발하고 독점해야 하며 끊임없이 지식을 습득하고 간호적 측면에서 인간을 이해하는 고유한 지식체를 개발해야 한다.

③ **자기표현기술**

자기표현이란 타인의 권리를 침해함이 없이 자기 자신과 자신의 권리를 내세우는 행위를 말한다. 자기표현기술은 전문성과 권력발휘의 중요한 수단이다.

④ **개인, 조직, 사회에 대한 구체적인 기여**

간호사들이 전문가로서 자신의 권력을 지지하려고 할 때 병원과 행정가가 이해하고 가치있다고 인정하는 전문 분야를 선택해야 한다.

⑤ **간호와 관련된 정책형성과 의사결정에 참여**

간호사업과 교육, 연구, 간호사들의 전반적인 복지에 영향을 주는 정책형성과 의사결정에 참여하여 원하는 방향으로 정책이 결정되도록 해야 한다.

⑥ **출판활동**

간호학 관련 서적의 저술, 논문발표 뿐만 아니라 잡지, 신문 등을 통해 간호를 소개하고 전문가적인 견해를 발표하는 글을 씀으로써 간호직을 대중에게 알리는 일에 적극적이어야 한다.

⑦ **직업개발**

전문권력은 특수한 전문기술에 기초하기 때문에 직업계획을 세우고 간호사의 전문권력을 개발해 나가도록 한다.

(2) 간호와 정치적 활동

① 간호는 오랫동안 정치와 관련되어 왔으며 나이팅게일, Lvinia Dock, Lillian Wald 같은 리더들이 매우 능숙한 정치가로서 사회와 전문직에 유의한 기여를 하였다.

② 정치적 활동은 정치적 권력 또는 확립된 정치과정을 통하여 목표를 성취하도록 설계된 개인, 집단의 행동을 말한다.

③ 능동적인 정치적 활동을 위해 간호와 헬스케어에 영향을 미치는 입법부의 제안서와 같은 정치적인 부분에서 현재 정책에 대해 알고 있어야 한다.

④ 전문인 협회와 당선된 공무원들에게 영향을 미칠 수 있는 네트워크를 형성하고 공무원들과 문제에 대하여 의사소통한다.

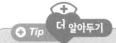

정치적 활동 단계
① 자신이 원하는 것이 무엇인지 결정한다.
② 참여자들이 무엇을 원하는지 안다.
③ 지지자들을 모으고 연합한다.
④ 반대편에 대답할 수 있도록 준비한다.
⑤ 원하는 것이 어떻게 지지자들을 돕는지 설명한다.

제 4 절 임파워먼트

1 임파워먼트의 정의와 의의

(1) 개념 중요 ★★

① 임파워먼트는 권력의 배분보다 양쪽 모두의 권력을 증대시킬 수 있다는 전제하에 조직을 위해 중요한 일을 할 수 있는 힘이나 능력이 있다는 확신을 구성원들에게 심어주는 과정이다.

② 구성원들에게 단지 파워를 주는 것뿐만 아니라 조직의 규제나 통제에 의해 속박된 파워를 풀어주는 것이다.

③ 사전적 정의 : '권력(power)이나 권위를 주는 것(authorize)', 혹은 '무엇인가를 이룰 수 있다는 능력을 주는 방법'과 관련이 있다.

④ 콩거와 카눙고(Conger & Kanungo, 1988)의 정의

관계 구조적인 측면	조직구성원의 활력을 조성하기 위해 권한을 부여하는 과정, 또는 조직 내의 일정한 권한이나 배분이나 법적파워를 구성원들에게 배분하는 과정이라 함
동기부여 측면	'할 수 있다는 믿음이나 판단', 즉 자기효능감(self efficacy)을 부여하는 과정으로 봄

⑤ 반두라(Bandura, 1977)의 정의
임파워먼트의 개념에 자기효능감을 통합시켜 '요구되는 행동을 잘할 수 있다는 믿음이나 판단. 즉, 자기효능감을 형성해주고 자신의 능력에 대한 신념을 촉진시키는 경험과 기회를 주는 과정'이라고 정의하였다.

(2) 임파워먼트의 의의

① 임파워먼트는 구성원들로 하여금 자신이 하고 있는 일이 조직의 목표달성에 중요하다는 사명의식을 갖도록 해준다.

② 개인의 역량을 향상시키며 자신이 담당하는 일에 대한 통제감을 높이고 무력감을 해소해 준다.

③ 업무의욕과 성취감을 높여주고 고객에 대한 서비스를 향상시키며 환경변화에 신속하게 대응할 수 있도록 한다.

2 임파워먼트의 여러 특징과 내용

(1) 임파워먼트의 필요성 중요 ★

① 최근 의료조직은 급변하는 상황 속에서 경쟁력을 확보하기 위해서 팀제를 도입하고 있는데 이러한 팀제의 도입은 관리자의 역할 변화뿐만 아니라 간호사의 능력 증대와 관계 변화를 요구한다.

② 모든 의료조직은 고객지향적인 조직을 추구하고 있으며 진정한 고객지향적인 조직이 되려면 고객들에게 서비스를 제공하는 현장에서 임파워먼트가 일어나야 한다.

③ 의료조직에서 간호사는 끊임없이 변화와 성과 향상을 추구하도록 지속적인 압박을 받고 있으며 이러한 상황에서 규정이나 규칙 혹은 단기 인센티브 등의 기존 관리방식으로는 변화와 몰입을 확보하기 힘들다.

(2) 임파워먼트의 구성요소

① 의미성

일 자체가 주는 내적동기로 임파워먼트의 핵심이다. 일에 대해서 느끼는 가치로 자신이 하고 있는 일에 아무 의미를 느끼지 못하는 구성원은 임파워먼트가 없는 상태이다.

② 역량감

자신의 일을 효과적으로 수행하는 데 필요한 능력에 대한 개인적 믿음이다.

③ 자기결정력

구성원 개인이 자기 판단과 결정에 따라 행동할 수 있는 정도를 의미한다.

④ 영향력

개인이 조직 목표 달성에 기여할 수 있다고 느끼는 정도이다.

(3) 임파워먼트의 내용 : 킨로우(Kinlaw, 1995)

① 최대한 아래로 조직 내의 의사결정권을 내려 보내는 것

② 문제에 가장 가까이 있는 사람에게 문제해결력을 부여하는 것

③ 구성원에게 일을 맡긴 후, 그 일을 할 수 있게끔 격려하는 것

④ 구성원에게 일과 조직에 대한 주인의식을 부여하는 것

⑤ 팀의 자율관리가 가능케 하는 것

⑥ 구성원이 올바른 일을 하도록 신뢰하는 것

(4) 임파워먼트의 특징

① 임파워먼트는 구성원들이 자신의 일이 조직의 성패를 좌우한다는 강한 사명의식을 갖도록 한다.

② 임파워먼트는 우수한 인력을 양성하거나 확보하는 것에 초점을 주며 특히 업무를 수행하는 개인의 역량을 향상시키는데 초점을 둔다.

③ 임파워먼트는 자신이 담당하고 있는 일에 대해 스스로 의사결정권을 갖게 하여 통제감을 높임으로써 무기력감과 스트레스를 해소하고 더 나아가 강한 업무의욕을 갖도록 하여 구성원에게 큰 성취감을 준다.

④ 임파워먼트는 구성원들이 의료소비자들에 대한 서비스를 향상시키고 환경변화에 신속하게 대응할 수 있도록 한다.

⑤ 임파워먼트는 사람들이 자신의 목표를 향해 나아갈 수 있도록 그들이 가지고 있는 창의성, 재능, 가능성을 계발하고 발휘하도록 여건을 조성하는 것이다.

(5) 임파워먼트의 유형 [중요] ★

① 개인, 집단, 조직 수준의 임파워먼트

개인 수준	전문직 역량을 향상시키고 자기효능감과 책임감, 문제해결능력을 기대함
집단 수준	임파워링이 된 집단은 효과적인 팀워크를 발휘하고 개방적인 의사소통을 하며 사기가 증대됨
조직 수준	학습조직으로 변화하고 긍정적 조직문화의 형성이 나타남

② 구조적 임파워먼트와 심리적 임파워먼트

㉠ 구조적 임파워먼트 : 직무수행을 향상시키기 위해 실제적인 권력, 권한, 의사결정을 위임하여 권력을 분산하는 것이다. 리더가 부하직원에게 학습의 기회를 주기 위해 업무를 위임할 때 직원이 그 성취로 인해 얻는 만족감을 공유할 때 임파워링된다.

㉡ 심리적 임파워먼트 : 자신감을 불어 넣는 동기부여 방식의 임파워먼트이다.

ⓐ 정서적 영역이 강조되면서 주인의식, 책임, 능력, 몰입, 참여를 강조한다.

ⓑ 변혁적 리더십과 밀접한 관련이 있다.

③ 현장 실무에서의 임파워먼트

㉠ 간호사는 간호가 추구하는 가치와 성과를 얻기 위해 권력을 키워야 함을 인식해야 한다.

㉡ 간호사는 자율성을 가진 전문직으로서 관리자가 지시하는 것보다는 임파워먼트를 통해 간호사가 스스로 결정하도록 도와야 한다.

ⓒ 관리자는 자신의 임파워먼트를 위해 노력하는 동시에 구성원의 임파워먼트에 필요한 환경을 만들어 주기 위해 다음을 알아야 한다.

ⓐ 구성원마다 서로 다른 역량 수준의 동기부여를 가지고 있으므로 이에 따라 적합한 임파워먼트 리더십이 필요하다.

ⓑ 임파워먼트 과정에서 발생하는 간호사의 실패에 대해 간호사가 이를 수용하고 교훈을 얻을 수 있도록 유도해야 한다.

ⓒ 임파워링을 통해 권력을 갖게 된 구성원의 책임이 증가한 경우에는 이에 대한 적절한 보상이 필요하다.

ⓓ 관리자 스스로 임파워링되어 간호사의 역할 모델이 되어야 한다.

(6) 임파워먼트된 사람과 조직의 모습

① 자기 및 집단 임파워먼트와 함께 조직 임파워먼트가 성공적으로 일어날 경우 개인은 자신의 업무와 관련하여 잘 훈련되어 있으며 자신감에 차 있고 열정적이며 업무에 헌신적인 모습을 보인다.

② 자신의 자연적 창의성을 잘 활용할 줄 알며 책임감이 강하고 모든 면에서 의사소통 능력이 탁월하다.

③ 팀 내에서 자율적으로 일을 수행하며 새로운 상황에 대해 유연성을 갖는다.

④ 결단력이 있고 다른 사람들의 도움을 적절하게 받을 줄 알며 자신의 일과 조직에 대해 긍지를 지니고 있다.

⑤ 남을 신뢰할 뿐만 아니라 타인으로부터 신뢰를 받는다.

(7) 간호관리자의 임파워먼트 실천 전략 　중요　★

① 정보공개

㉠ 필요한 정보를 간호사가 손쉽게 얻을 수 있어야 임파워먼트를 느낄 수 있다.

㉡ 정보공개를 통해서 자신이 수행하고 있는 일이 얼마나 중요한지 또 무엇을 해야 하는지 알게 됨으로써 자신의 일에 대한 사명의식과 의욕을 높이도록 한다.

② 참여유도

㉠ 참여는 권력을 공유하는 과정이며 임파워먼트는 권력은 나눌수록 커진다는 것을 전제로 하기 때문에 조직 내의 다양한 변화 활동에 간호사들이 적극적으로 참여하도록 유도해야 한다.

㉡ 간호사들의 적극적인 참여를 유도하려면 새로운 이이디어를 공유하고 서로를 지원하고 격려해주는 문화를 조성한다.

㉢ 참여관리제도나 제안제도 등을 도입하여 간호사의 의사를 반영할 수 있는 제도적인 장치를 마련해야 한다.

③ 혁신활동 지원
　　㉠ 간호조직을 혁신하는 데 필요한 활동을 수행할 수 있는 실질적 권한과 힘을 간호사들에게 실어주어야 한다.
　　㉡ 창의성과 적극성을 발휘할 수 있는 조직 분위기를 조성하고 변화시도의 과정이나 결과에서 나타난 간호사의 실수를 처벌하기보다 무엇을 배웠는가를 중시하는 문화를 정착시킨다.

④ 책임부여
　　간호사에게 권한을 부여함과 동시에 책임을 부여해 주어야 자신의 행동에 대한 책무성과 주인의식을 갖게 된다.

⑤ 내적 보상 제공
　　㉠ 간호사의 노력과 성과에 대해 칭찬하고 인정해주는 내적 보상을 제공해주어야 한다.
　　㉡ 성취, 명예, 영광의 상징으로 상금 및 유급휴가 등의 외적 보상을 부가적으로 제공하여 내적 동기를 유발시킬 수 있다.

⑥ 개인적 관심 증대
　　㉠ 간호관리자는 간호사 개인의 희망, 욕구, 근심 등을 인지하고 진실한 관심을 나타내어야 한다.
　　㉡ 인격적으로 존중해 주고 개인적인 성장을 지원해 주어야 한다.

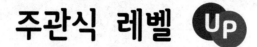

주관식 레벨 Up

01 다음 내용에 해당하는 빈칸의 단어를 채우시오.

> - (①)이란 자신의 의지와 뜻을 상대방에게 관철할 수 있는 잠재적·실재적 힘 또는 능력이다.
> - (②)은 조직에서 만든 규정에 의해 다른 사람의 활동을 지시하는 권리로 구성원에게 지시의 이행을 강요할 수 있는 관리자의 공식적인 통제 권리이다.
> - (③)은 한사람이 다른 사람의 태도, 가치관, 지각, 행동 등에 변화를 가져오도록 움직일 수 있는 힘이다.

정답 ① 권력 ② 권한 ③ 영향력

해설 권력은 한 개인 또는 집단이 다른 개인 또는 집단에 대하여 지배력을 확보하는 것이며 권한은 직위에 바탕을 둔 합법적인 권력을 말한다. 또 권력이 상대방을 자신이 원하는 방향으로 움직이게 할 수 있는 잠재적 능력이라고 할 때 영향력은 실제로 이러한 잠재적 능력이 실제로 발휘된 상태이다.

02 다음은 조직적 권력과 개인적 권력의 예를 서술한 것이다. 이에 해당하는 것을 바르게 연결하시오.

> ① 간호관리자는 새로운 환자 DB 체계를 시행하기 위하여 일반 간호사에게 교육 휴가를 보상으로 줄 수 있다.
> ② 간호관리자는 원하지 않는 직무 할당, 공식적 징계주기, 파괴적인 행동을 하는 간호사의 사직을 권고할 수도 있다.
> ③ 일반 간호사는 환자가 줄어 간호인력이 많이 필요하지 않을 때 무급으로 일을 쉬도록 하는 관리자의 지시를 따른다.
> ④ 신규 간호사는 자신의 경력개발을 위해 더 경험 많고 존경하는 간호사에게 조언을 구할 수 있다.
> ⑤ 전문 간호사는 그 분야의 지식을 필요로 하는 사람들에게 전문적 권력을 가지고 있다.

> ㉠ 준거적 권력   ㉡ 전문적 권력   ㉢ 보상적 권력
> ㉣ 합법적 권력   ㉤ 강압적 권력

- -

- -

- -

정답 ①-ⓒ 보상적 권력, ②-ⓜ 강압적 권력, ③-ⓡ 합법적 권력, ④-ⓠ 준거적 권력
⑤-ⓛ 전문적 권력

해설 조직적 권력에는 보상적 권력, 강압적 권력, 합법적 권력이 속하며 개인적 권력에는 준거적 권력과 전문적 권력이 속한다.

보상적 권력은 구성원이 원하는 경제적·정신적 보상을 줄 수 있는 자원과 능력을 가지고 있을 때 발생하는 권력이다. 보상적 권력과는 반대로 위협, 처벌, 감봉, 해고 등을 사용하여 구성원을 통제하고자 하는 힘이 강압적 권력이다. 합법적 권력은 직위에 부여된 권력을 행사하는 것이며 사용하는 권력도구는 규정, 법규, 제도 등의 공식적인 것이다.

준거적 권력은 자신보다 뛰어나다고 인식되는 사람을 닮고자 할 때 발생하는 권력이다. 전문적인 기술이나 지식 또는 독점적 정보를 가지고 있을 때 발생하는 권력은 전문적 권력이다.

03 다음은 임파워먼트 구성요소에 대한 설명이다. 이에 알맞은 말을 빈칸에 채우시오.

- (①) : 일 자체가 주는 내적동기로 임파워먼트의 핵심이다. 일에 대해서 느끼는 가치로 자신이 하고 있는 일에 아무 의미를 느끼지 못하는 구성원은 임파워먼트가 없는 상태이다.
- (②) : 자신의 일을 효과적으로 수행하는 데 필요한 능력에 대한 개인적 믿음이다.
- (③) : 구성원 개인이 자기 판단과 결정에 따라 행동할 수 있는 정도를 의미한다.
- (④) : 개인이 조직 목표 달성에 기여할 수 있다고 느끼는 정도이다.

정답 ① 의미성 ② 역량감 ③ 자기 결정력 ④ 영향력

해설 임파워먼트는 4개의 요소로 구성되어 있다.

의미성은 일에 대해서 느끼는 가치를 말하며 역량감은 어떤 일을 효과적으로 수행하는데 필요한 개인적 믿음이다. 자기 결정력은 구성원 개인이 자신의 판단과 결정에 따라 행동할 수 있는 정도를 의미하며 영향력은 개인이 조직목표달성에 기여할 수 있다고 느끼는 정도이며 어떤 구성원이 조직에 아무런 기여를 할 수 없다고 느낀다면 임파워먼트 수준이 낮은 것이다.

실제예상문제

01 권력은 권한이나 영향력과 개념적으로 밀접한 관계가 있는데, ③은 권한에 대한 설명이다.
권한은 직위에 바탕을 둔 합법적인 권력을 말하며 간호관리자 중에는 권한은 있으나 권력이 없는 관리자, 권한은 없으나 권력이 있는 관리자, 권력과 권한을 모두 가진 관리자가 있을 수 있다.

01 다음 중 권력에 대한 설명으로 **틀린** 것은?

① 권력은 자신의 의지와 뜻을 상대방에게 관철할 수 있는 잠재적, 실재적인 힘 또는 능력이다.

② 한 개인 또는 집단이 다른 개인 또는 집단에 대하여 지배력을 확보하는 것이다.

③ 권력은 조직에서 만든 규정에 의해 다른 사람의 활동을 지시하는 권리이다.

④ 권력은 기대하는 결과를 얻는 능력이다.

02 권력의 속성에는 본능, 쌍방성, 상대성, 가변성이 있으며 해당 설명은 상대성에 대한 설명이다.

02 권력의 속성 중 특정인이 권력을 가졌다고 하더라도 모두에 대해 권력을 가졌다고 말할 수는 없으며 권력의 크기는 상대방이 누구냐에 따라서 시시각각 변화하는 속성을 무엇이라 하는가?

① 쌍방성

② 상대성

③ 본능

④ 가변성

정답 01 ③ 02 ②

03 다음 중 권력의 다섯 가지 기반에 속하지 <u>않는</u> 것은?

① 보상
② 자율성
③ 전문적 능력
④ 개인적 매력

03 권력의 다섯 가지 기반은 보상, 강제력, 법, 전문적 능력, 개인적 매력이다. 자율성은 속하지 않는다.

04 다음 중 권력의 유형에 대한 설명으로 <u>틀린</u> 것은?

① 조직에서 관리자는 호의적인 인사고과, 업무할당과 책임 부여, 인정, 승진, 격려 등의 잠재적인 보상을 제공할 수 있는 보상적 권력을 가지고 있다.
② 강압적 권력의 행사는 남용되는 경우가 많으며 가장 통제하기 쉽다.
③ 합법적 권력은 직위에 부여된 권력을 행사하는 것이며 병원장이 임명한 간호부장도 합법적 권력을 가진다.
④ 카리스마 리더는 특별한 리더십으로 준거적 권력을 행사한다.

04 강압적 권력은 위협, 처벌, 감봉, 해고 등을 사용하여 구성원을 통제하는 힘이다. 조직에서는 강압적 권력의 행사가 남용되는 경우가 많고 여러 문제를 파생하나 가장 통제하기가 어렵다.

05 다음 중 권력의 속성에 해당하는 것이 <u>아닌</u> 것은?

① 본능
② 이성
③ 쌍방성
④ 상대성

05 권력의 속성은 본능, 쌍방성, 상대성, 가변성이다. 이성은 해당하지 않는다.

정답 03 ② 04 ② 05 ②

06 프렌치와 레이븐은 최초로 권력의 유형을 분류한 학자로 특정인이 가진 권력이 어디에 기반을 두는지에 따라 유형을 다섯 가지로 분류했다. 권력의 기반이 되는 다섯 가지는 보상, 강제력, 법, 전문적 능력, 개인적 매력이며 시간은 해당되지 않는다.

07 보상적 권력, 강압적 권력, 부정적인 합법적 권력은 복종을 가져온다. 하지만 긍정적인 합법적 권력, 전문적 권력, 준거적 권력은 내면화를 유도한다.

08 〈보기〉는 강압적 권력의 예이며 강압적 권력은 보상적 권력과는 반대로 위협, 처벌, 감봉, 해고 등을 사용하여 구성원을 통제하고자 하는 힘이다.

06 프렌치와 레이븐(J.R.P. French & B. Raven)은 특정인이 가진 권력이 어디에 기반을 두는지에 따라 유형을 다섯 가지로 분류한 바 있다. 다음 중 권력의 기반이 되는 5가지에 속하지 <u>않는</u> 것은?

① 보상
② 강제력
③ 전문적 능력
④ 시간

07 다음 중 권력의 반응에 관한 설명으로 <u>틀린</u> 것은?

① 복종은 관리자의 보상이나 처벌에 대한 하급자의 반응이다.
② 내면화는 권력자의 생각이나 가치관의 일치를 바탕으로 자발적으로 따르는 것이다.
③ 보상적 권력, 강압적 권력, 부정적인 합법적 권력은 내면화를 가져온다.
④ 내면화는 내적인 동기부여에 의한 것으로 자율성과 능동성을 바탕으로 하기 때문에 복종보다 영향력이 크다.

08 조직적 권력 중 다음 〈보기〉의 내용과 관련 있는 권력은?

| 보 기 |

간호관리자는 원하지 않는 직무 할당, 공식적 징계주기, 파괴적인 행동을 하는 간호사의 사직을 권고할 수도 있다.

① 보상적 권력
② 강압적 권력
③ 합법적 권력
④ 준거적 권력

09 다음 〈보기〉는 조직적 권력의 한 유형과 관련된 것으로 이에 해당하는 것을 고르면?

┤ 보 기 ├

간호관리자는 새로운 환자 DB 체계를 시행하기 위하여 일반 간호사에게 교육 휴가를 보상으로 줄 수 있다.

① 보상적 권력
② 강압적 권력
③ 합법적 권력
④ 공식적 권력

10 다음 중 권력행사의 전략들과 관련된 것으로 틀린 것은?

① 논리성 확보 : 정보와 증거를 확보하여 논리가 어긋나지 않으면 상대방이 꼼짝 못할 것이다.
② 친절한 호소 : 인간적인 호소나 겸손함, 심한 경우에는 아첨까지 동원하여 자신의 원하는 바를 관철시키려고 한다.
③ 연대와 연고 : 타협과 양보 내지 다른 것과 교환하면서 상대의 허락을 받아 내려고 한다.
④ 위협 : 상대에게 벌을 주거나 위협하면서 순종하도록 한다.

11 다음 중 권력의 위임에 대한 설명으로 틀린 것은?

① 권력위임은 자율권을 위임해주고 의사결정에 참여시키며 도전의식과 비전을 심어주는 일이다.
② 권력이 위임이 되지 않고 지나치게 집권화될 시 구성원들의 책임의식이 약해지며 책임을 회피하게 된다.
③ 브룸의 기대이론에서는 자신이 맡은 일을 책임지고 수행함으로써 더 많은 책임감, 도전 정신, 성취감을 느끼고 일에 몰입할 수 있다고 하였다.
④ 상하 간에 긍정적 상호관계를 갖게 함으로써 조직이나 집단의 권한이 효율적으로 행사되도록 하며 조직유효성을 높인다.

09 〈보기〉는 보상적 권력에 대한 설명으로 구성원이 원하는 경제적·정신적 보상을 줄 수 있는 자원과 능력을 가지고 있을 때 발생하는 권력이다.

10 타협과 양보 내지 다른 것과 교환하면서 상대의 허락을 받아 내려고 하는 것은 약정과 계약에 해당한다.

11 권력을 위임할 때 자신이 맡은 일을 책임지고 수행함으로써 더 많은 책임감, 도전 정신, 성취감을 느끼고 일에 몰입할 수 있다고 한 것은 허츠버그의 2요인 이론이다.
허츠버그의 2요인 이론은 인간의 욕구 가운데는 동기요인과 위생요인이 있으며 이 두 요인은 상호 독립되어 있다고 주장했다.

정답 09 ① 10 ③ 11 ③

12 문제는 직업에 대한 전문성에 대한 설명이다. 이 요소는 정기적으로 간호와 관련된 전공서적이나 잡지를 읽는 것과도 관련이 있다.

12 간호직이 실제적으로 사회에 더 중요하다고 생각하며 간호사 모임에 정기적으로 참여하고 간호직이 다른 어떤 전문직보다 사회에서 필요한 직업이라고 생각하는 간호전문직관의 구성 요소는 무엇인가?

① 간호사로서의 신념
② 간호업무에 대한 실무능력
③ 직업에 대한 전문성
④ 간호사의 자율성

13 Benner(1984)는 임상간호 우수성에 대한 연구에서 간호사가 사용하는 6가지 권력에 대해 기술하였으며 6가지 권력은 변혁적 권력, 통합적 권력, 옹호 권력, 치유 권력, 참여적·긍정적 권력, 문제해결 권력이라 하였다. 〈보기〉의 설명은 변혁적 권력에 해당한다.

13 다음 〈보기〉는 베너의 간호사가 사용하는 6가지 권력에 대해 기술한 것으로 이에 대한 〈보기〉의 설명에 해당하는 것은?

┤ 보 기 ├

• 이 권력은 간호사가 환자 자신이 이미지 또는 현실에 대한 자신의 견해를 변화시킬 수 있도록 도와주는 능력을 대표한다.
• 주로 만성질환이 있는 환자를 돌볼 때나 개인위생을 관리할 수 없는 환자에게 애정 어린 케어를 제공하는 것과 관련되며 가치 없는 사람을 가치 있는 사람으로 환자의 이미지를 변화시키도록 돕는다.

① 변혁적 권력
② 통합적 권력
③ 옹호 권력
④ 치유 권력

정답 12 ③ 13 ①

14 다음 중 임파워먼트에 대한 설명으로 **틀린** 것은?

① 임파워먼트는 구성원들에게 중요한 일을 할 수 있는 힘이나 능력이 있다는 확신을 구성원들에게 심어주는 과정이다.

② 구성원들에게 조직의 규제나 통제에 의해 속박된 파워를 풀어주는 것이다.

③ 개인의 역량을 향상시키며 자신이 담당하는 일에 대한 자율감을 높이고 무력감을 해소해준다.

④ 업무의욕과 성취감을 높여주고 고객에 대한 서비스를 향상시키며 환경변화에 신속하게 대응할 수 있도록 한다.

14 임파워먼트는 개인의 역량을 향상시키며 자신이 담당하는 일에 대한 통제감을 높이고 무력감을 해소해준다.

15 다음 중 임파워먼트의 구성요소에 대한 설명으로 **틀린** 것은?

① 의미성은 일 자체가 주는 내적동기로 임파워먼트의 핵심이다.

② 역량감은 자신의 일을 효과적으로 수행하는 데 필요한 능력에 대한 개인적 믿음이다.

③ 구성원 개인이 자기 판단과 결정에 따라 행동할 수 있는 정도를 자기통제력이라고 한다.

④ 영향력은 개인이 조직 목표 달성에 기여할 수 있다고 느끼는 정도이다.

15 임파워먼트의 구성요소에는 의미성, 역량감, 자기결정력, 영향력이 있다. 구성원 개인이 자기 판단과 결정에 따라 행동할 수 있는 정도는 자기통제력이 아니라 자기결정력이다.

16 다음 〈보기〉는 A 간호관리자가 임파워먼트 실천전략으로 수행한 것으로 〈보기〉는 어떤 실천전략에 해당하는가?

┤ 보 기 ├

A 간호관리자는 간호사들의 적극적인 참여를 유도하기 위해 새로운 아이디어를 공유하고 서로를 지원하고 격려해주는 문화를 조성하였다. 또 제안제도를 도입하여 간호사의 의사를 반영할 수 있는 제도적인 장치를 마련했다.

① 혁신활동 지원

② 책임부여

③ 참여유도

④ 정보공개

16 간호관리자의 임파워먼트 실천 전략으로는 정보공개, 참여유도, 혁신활동 지원, 책임부여, 내적 보상 제공, 개인적 관심 증대가 있으며 〈보기〉의 설명은 참여유도에 해당한다.

정답 14 ③ 15 ③ 16 ③

17 리더가 부하직원에게 학습의 기회를 주기 위해 업무를 위임할 때, 직원이 그 성취로 인해 얻는 만족감을 공유할 때 임파워링되는 것은 구조적 임파워먼트이다.

17 다음 임파워먼트의 유형 중 구조적 임파워먼트와 심리적 임파워먼트에 대한 설명으로 **틀린** 것은?

① 직무수행을 향상시키기 위해 실제적인 권력, 권한, 의사결정을 위임하여 권력을 분산하는 것은 구조적 임파워먼트이다.

② 리더가 부하직원에게 학습의 기회를 주기 위해 업무를 위임할 때, 직원이 그 성취로 인해 얻는 만족감을 공유할 때 임파워링되는 것은 심리적 임파워먼트이다.

③ 심리적 임파워먼트는 자신감을 불어 넣는 동기부여 방식의 임파워먼트이다.

④ 심리적 임파워먼트는 주인의식, 책임, 능력, 몰입, 참여를 강조하며 변혁적 리더십과 밀접한 관련이 있다.

✎ 주관식 문제

01 간호직의 전문직으로서의 권력신장을 위한 방안을 5가지 이상 쓰시오.

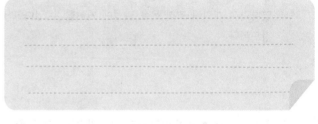

01

정답
① 새로운 간호 이미지 창출
② 고유한 지식과 기술의 개발
③ 자기표현기술
④ 개인, 조직, 사회에 대한 구체적인 기여
⑤ 간호와 관련된 정책형성과 의사결정에 참여
⑥ 출판활동
⑦ 직업개발

해설 • 새로운 간호 이미지 창출 : 간호와 전문직 간호사들의 잠재능력을 개발하고 바람직한 간호이미지의 개발에 힘써야 한다.
• 고유한 지식과 기술의 개발 : 간호사들은 기존의 지식을 활용해서 고유한 지식을 개발하고 독점해야 하며 끊임없이 지식을 습득하고 간호적 측면에서 인간을 이해하는 고유한 지식체를 개발해야 한다.
• 자기표현기술 : 전문성과 권력발휘의 중요한 수단이다.
• 개인, 조직, 사회에 대한 구체적인 기여 : 병원과 행정가가 이해하고 가치 있다고 인정하는 전문 분야를 선택해야 한다.
• 간호와 관련된 정책형성과 의사결정에 참여 : 간호사업과 교육, 연구, 간호사들의 전반적인 복지에 영향을 주는 정책형성과 의사결정에 참여하여 원하는 방향으로 정책이 결정되도록 해야 한다.
• 출판활동 : 간호학 관련 서적의 저술, 논문발표 뿐만 아니라 잡지, 신문 등을 통해 간호를 소개하고 전문가적인 견해를 발표하는 글을 씀으로써 간호직을 대중에게 알리는 일에 적극적이어야 한다.
• 직업개발 : 전문권력은 특수한 전문기술에 기초하기 때문에 직업계획을 세우고 간호사의 전문권력을 개발해 나가도록 한다.

정답 17 ②

02 간호관리자의 임파워먼트 실천 전략을 3가지 이상 쓰시오.

02

정답 ① 정보공개
② 참여유도
③ 혁신활동 지원
④ 책임부여
⑤ 내적 보상 제공
⑥ 개인적 관심 증대

교수님 코칭!

간호관리자의 임파워먼트 실천 전략으로는 정보공개, 참여유도, 혁신활동 지원, 책임부여, 내적 보상 제공, 개인적 관심 증대가 있다.
특히 간호사의 노력과 성과에 대해 칭찬하고 인정해 주는 내적 보상을 제공해주고 간호사에게 진실한 관심을 주어야 한다는 것을 기억하자!

해설 간호관리자의 임파워먼트 실천 전략으로는 정보공개, 참여유도, 혁신활동 지원, 책임부여, 내적 보상 제공, 개인적 관심 증대가 있다. 필요한 정보를 간호사가 손쉽게 얻을 수 있어야 임파워먼트를 느낄 수 있으며 참여는 권력을 공유하는 과정이며 임파워먼트는 권력은 나눌수록 커진다는 것을 전제로 한다. 창의성과 적극성을 발휘할 수 있는 조직 분위기를 조성하고 간호사에게 권한을 부여함과 동시에 책임을 부여해 주어야한다. 간호사의 노력과 성과에 대해 칭찬하고 인정해주는 내적 보상을 제공해주고 간호사에게 진실한 관심을 준다. 또 인격적으로 존중해 주고 개인적인 성장을 지원해 주어야 한다.

03 Benner가 기술한 간호사가 사용하는 6가지 권력을 쓰시오.

03

정답 ① 변혁적 권력
② 통합적 권력
③ 옹호 권력
④ 치유 권력
⑤ 참여적·긍정적 권력
⑥ 문제해결 권력

교수님 코칭!

Benner가 기술한 간호사가 사용하는 6가지 권력은 변혁적 권력, 통합적 권력, 옹호 권력, 치유 권력, 참여적·긍정적 권력, 문제해결 권력이라는 것만은 꼭 기억하자!

해설 • 변혁적 권력 : 간호사가 환자 자신의 이미지 또는 현실에 대한 자신의 견해를 변화시킬 수 있도록 도와주는 능력을 대표한다.
• 통합적 권력 : 간호사가 환자가 자신의 무능함을 극복하고 환자가 가족과 사회로 돌아갈 수 있도록 도와준다.
• 옹호 권력 : 간호사가 헬스케어 행정기관을 관리할 수 있도록 도와주는 것이며 의사와 환자 간 연결고리의 역할을 한다.
• 치유 권력 : 간호사는 환자와 치유 분위기를 조성할 수 있고 환자가 사회적, 정서적, 정신적 지지를 사용하도록 도와줄 수 있다.
• 참여적·긍정적 권력 : 타인에게 힘을 부여하여 간호사가 힘을 얻는 것을 말한다.
• 문제해결 권력 : 간호사의 헌신과 케어는 간호사의 단서 감지력을 향상시킨다.

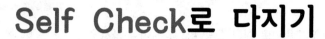

Self Check로 다지기

➡ 권력과 권한 그리고 영향력

권력이란 자신의 의지와 뜻을 상대방에게 관철할 수 있는 잠재적·실재적 힘 또는 능력이다. 권력은 권한이나 영향력과 개념적으로 서로 밀접한 관련이 있으며 권한은 한 개인이 조직 내에서 차지하는 위치로 인해 갖게 되는 공식적인 힘으로 직위에 바탕을 둔 합법적인 권력을 말하고 영향력은 한사람이 다른 사람의 태도, 가치관, 지각, 행동 등에 변화를 가져오도록 움직일 수 있는 힘이다.

➡ 조직적 권력과 개인적 권력

권력은 조직적 권력과 개인적 권력으로 나뉘며 조직적 권력은 조직 내의 직위에 따라 그 직위를 가지고 있는 개인에게 부여하는 권력으로 보상적 권력, 강압적 권력, 합법적 권력이 속한다. 개인적 권력은 개인의 직위와 무관하게 개인의 능력, 독점적 정보, 가치관, 성품, 인격 등의 개인적 특성에서 나오는 권력으로 준거적 권력과 전문적 권력이 이에 속한다.

➡ 간호전문직관

간호전문직관은 간호를 바라보는 관점과 간호의 가치를 직업관과 결합시킨 개념으로 전인간호의 실천 핵심이며 간호에 대한 가치관과 직결된다.

➡ 간호전문직관의 구성요소

간호전문직관의 구성요소는 간호사로서의 신념, 간호업무에 대한 실무능력, 직업에 대한 전문성, 간호사의 자율성, 직업에 대한 정체성이다.

➡ Benner의 6가지 권력

간호전문직과 관련한 권력에서 Benner는 간호사가 사용하는 6가지 권력을 변혁적 권력, 통합적 권력, 옹호 권력, 치유 권력, 참여적·긍정적 권력, 문제해결 권력이라고 하였다.

➡ 간호직의 권력 신장

간호직의 권력 신장을 위한 전략은 새로운 간호 이미지 창출, 고유한 지식과 기술의 개발, 자기표현기술, 개인, 조직, 사회에 대한 구체적인 기여, 출판활동, 직업개발 등이 있다.

➡ 임파워먼트

임파워먼트는 권력의 배분보다 양쪽 모두의 권력을 증대시킬 수 있다는 전제하에 조직을 위해 중요한 일을 할 수 있는 힘이나 능력이 있다는 확신을 구성원들에게 심어주는 과정이다. 임파워먼트의 구성요소는 의미성, 역량감, 자기결정력, 영향력이다.

➡ 임파워먼트 실천 전략

간호관리자의 임파워먼트 실천 전략으로는 정보공개, 참여유도, 혁신활동 지원, 책임부여, 내적 보상 제공, 개인적 관심 증대가 있다.

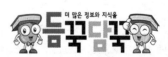

여기서 멈출 거예요? 고지가 바로 눈앞에 있어요.
마지막 한 걸음까지 시대에듀가 함께할게요!

제 **6** 장

–

의사결정

–

시대에듀

www.**sdedu**.co.kr

자격증 · 공무원 · 취업까지
BEST 온라인 강의 제공

(주)시대고시기획
(주)시대교육

www.**sidaegosi**.com

시험정보 · 자료실 · 이벤트
합격을 위한 최고의 선택

I wish you the best of luck!

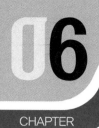

의사결정

제 1 절　 **의사결정과 의사결정의 유형**

1　의사결정의 개념 중요 ★

① 의사결정(decision making)이란 둘 이상의 문제해결 대안 중에서 의사결정자가 목적을 달성하는 데 가장 좋은 대안이라고 생각되는 것을 선택하는 행위를 말한다.
② 어떤 결정안에 이르는 사고 및 행동과정으로서 조직에서 관리자는 물론 조직구성원들 모두가 수행하는 일상적이고 필수적인 활동이다.
③ 일선관리자는 실제 업무수행에 필요한 활동계획과 관련된 의사결정을 하고 중간관리자는 전반적인 목적과 방침을 실행하기 위한 방법이나 수단과 관련된 결정을 한다. 최고관리자는 조직의 전반적인 목적과 방침을 결정한다.

2　의사결정과 관련 요소

(1) 비판적 사고

① 비판적 사고는 내재하는 가정들을 시험하고 논점들을 해석하고 평가하며 대안을 생각하고 정당화 시킬 수 있는 결론에 도달하기 위한 목적으로 숙고하는 과정이다.
② 비판적 사고 기술은 이성적으로 문제를 해결하는 데 쓰이며 의사결정에 필요한 요소이다.
③ 증거확인, 분석, 그에 따른 질문들, 각 문제의 함축성들이 비판적 사고과정을 자극하고 명확하게 한다.
④ 비판적 사고는 높은 레벨의 인지적 과정으로서 창의성, 문제해결, 의사결정을 포함한다.

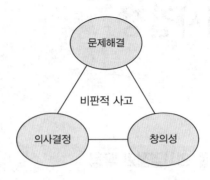

[그림 6-1] 비판적 사고 모델

[표 6-1] 간호과정을 통한 비판적 사고

간호 과정	비판적 사고 기술들
사정	관찰하기, 관련된 자료를 관련되지 않는 것에서 구별하기, 중요한 자료를 중요하지 않는 것에서 구별하기, 자료의 정당성 입증하기, 자료 조작하기, 자료 분류하기
진단	양식과 관계 짓기, 추론하기, 문제 표명하기, 판단 연기하기
계획	일반화하기, 어떤 상황에서 다른 상황으로 지식 전달하기, 평가기준 개발, 가정하기
수정	지식 적용하기, 가설 세우기
평가	가설이 맞는지를 결정하기, 기준에 근거한 평가 내리기

(2) 창의성

① 창의성은 비판적 사고방식의 핵심 요소로써 새롭고 더 나은 해결책을 개발하고 시행하는 능력이다.

② 간호관리자는 병동 분위기를 잠재적으로 유용한 생각들이 발생할 수 있도록 촉진해야 하며 새로운 아이디어에 공정하고 적당한 발언으로 지지해야 한다.

③ 창의성에는 4가지 단계가 있다.

 ㉠ 준비 : 신중하게 디자인된 계획 프로그램이 필수적이다. 먼저 상황을 이해할 수 있는 필수적인 정보들을 획득해야 한다.

  ⓐ 구체적인 과제를 고른다.

  ⓑ 관련된 사실들을 수집한다.

  ⓒ 세부 내역을 시험한다.

  ⓓ 선호하는 해결책을 개발한다.

  ⓔ 개선을 시행한다.

 ㉡ 배양 : 모든 정보를 모으고 해결책을 정하기 전에 많은 시간을 가지도록 한다.

 ㉢ 통찰 : 해결책이 생기지 않고 숙고의 시간을 지내고 나면 해결책이 종종 나타난다.

 ㉣ 검증 : 한번 해결책이 시행되면 효율성을 평가한다. 과정을 다시 시작하거나 다른 단계로 돌아가서 다른 해결책을 마련한다.

(3) 문제해결

① 문제해결은 의사결정 과정을 포함하며 문제해결 과정의 촉발제는 문제이다.

② 문제를 해결하기 전에 간호관리자는 반드시 다음과 같은 핵심적인 질문을 해야 한다.

    ㉠ 이 문제가 중요한가?

    ㉡ 내가 이 문제에 개입하길 원하는가?

    ㉢ 내가 이 문제를 다룰 능력을 가지고 있는가?

    ㉣ 내가 가진 권한은 어느 정도인가?

    ㉤ 내가 이 문제를 다룰만한 지식, 흥미, 시간, 자원을 가지고 있는가?

    ㉥ 이 문제를 다른 사람에게 위임할 수 있는가?

    ㉦ 이 문제를 해결함으로써 어떤 이익을 얻을 수 있는가?

③ 문제 해결의 단계는 다음과 같다.

    ㉠ 문제를 정의한다.

    ㉡ 정보를 모은다.

    ㉢ 정보를 분석한다.

    ㉣ 해결책을 모색한다.

    ㉤ 결정을 내린다.

    ㉥ 결정을 시행한다.

    ㉦ 해결책을 평가한다.

3 의사결정의 유형

(1) 문제의 적용수준에 따른 유형 [중요] ★

① 전략적 의사결정(strategic decision making)

    ㉠ 장기계획을 수립하기 위해 조직의 최고 의사결정자가 수행하는 의사결정으로 대부분 비정형적이고 비구조적인 의사결정이다.

    ㉡ 조직 내의 모든 결정이나 선택을 전략적으로 한다는 의미이며 조직의 운명을 결정하고 나아갈 방향을 설정하는 것 같은 중요한 사안에 대한 결정을 뜻한다.

    ㉢ 중요한 사안에 대한 결정에서 새로운 사업의 선택, 비용위주, 혹은 질적 차별화의 추구에 대한 선택, 새로운 기술에 대한 선택 등이 포함될 수 있다.

② 관리적 의사결정(administrative decision making)

    ㉠ 조직의 중간관리자 층에서 수행하는 중기계획 혹은 전술적 기획과 관련된 의사결정을 말한다.

    ㉡ 조직을 새로 편성하거나 인력 배치, 권한 및 책임관계 정립, 비용의 조달과 관련된 의사결정이 여기 속한다.

③ 운영적 의사결정(operating decision making)
  ㉠ 조직의 하위관리자층에서 수행하는 단기적이고 일시적이며 반복적인 의사결정을 말한다.
  ㉡ 전략수행과 성과달성에 필요한 관리행동에 관하여 의사결정을 내리는 것이며 현행 업무의 수익성을 극대화하는 것을 그 목적으로 한다.

(2) 문제의 구조화 정도에 따른 유형 〔종요〕 ★

① 정형적 의사결정
  ㉠ 일상적이고 반복적이며 잘 구조화된 문제에 대하여 해결안을 찾는 일정한 절차와 방법이 사전에 결정되어 있어 프로그램화가 가능한 의사결정이다.
  ㉡ 정형적 결정은 일상화되어 효율적으로 처리되며 책임 수준도 낮아서 대게 하위층으로 위임된다.
② 비정형적 의사결정
  ㉠ 비반복적이며 항상 새로우며 구조화가 제대로 되지 않은 문제에 대하여 해결안을 찾는 의사결정이다.
  ㉡ 일정한 절차와 방법이 없어서 프로그램화가 어려우며 의사결정자의 경험, 직관, 창의력, 판단 등과 같은 질적인 방법에 의존하는 의사결정이다.
  ㉢ 복잡한 연구개발 조직의 전략 기획 부분에서 많이 나타난다.

(3) 결과의 예측 정도에 따른 의사결정 유형 〔종요〕 ★

① 확실성(certainty) 상황의 의사결정
  미래에 발생할 상황과 의사결정의 결과를 확실하게 예측할 수 있는 의사결정이다.
② 위험 상황의 의사결정
  결과에 대한 객관적인 확률이 주어지는 상황의 의사결정이며 조직의 의사결정은 대부분 여기에 해당된다.
③ 불확실성 상황의 의사결정
  미래 상황에 대한 예측이나 확률적 계산이 불가능하여 관리자의 직관이나 창의성에 의존할 수밖에 없는 의사결정이다.

(4) 의사결정 주체에 따른 의사결정 유형 〔종요〕 ★

① 개인 의사결정
  특정한 개인이 문제를 인식하고 해결방안을 탐색하여 선택하는 과정을 전담하는 것을 말한다.
② 집단 의사결정
  여러 사람들 간에 의견, 아이디어, 지식을 교환하는 집단적 상호작용을 통해 문제를 인식하고 대안을 선택하는 과정을 말한다.

4 의사결정의 기본 모형 : 합리적인 접근

(1) 실용적 합리성과 가치적 합리성

실용적 합리성	경제적, 물질적 이득만을 고려한다는 의미가 아니라 도덕과 쾌락, 정서와 정신적인 것이라 하더라도 생활에 더 큰 행복감을 줄 수 있는가의 여부를 판단의 기준으로 삼는 것
가치적 합리성	자신의 신념, 가치, 규범, 태도, 의지, 신조와 부합될 때 합리적이라고 판단하는 것을 의미함

(2) 객관적 합리성과 주관적 합리성

객관적인 합리성	물건을 구매할 때 동등한 품질이라면 가장 값이 싼 것을 선택해야 한다는 판단과 의사결정을 의미함
주관적인 합리성	제품의 품질이 서로 다르고 품질수준을 정확하게 평가할 수 없을 때 일반적으로 좋은 품질의 제품을 구매하려면 가장 비싼 것을 구매해야 한다는 주관성을 합리성이라고 믿는 것

(3) 제한된 합리성

① 문제해결의 대안을 설정할 때 최선책을 발견하려고 하지 않고 적절한 기준을 설정한 다음 이를 통과하는 대안 중에서 먼저 발견되는 것을 선택하는 방법이다.

② 제한된 합리성을 가지고 의사결정을 하는 이유는 다음과 같다.

　㉠ 현실적으로 시간, 돈, 능력과 같은 제약조건들이 존재하기 때문이다.

　㉡ 대안과 정보를 수집하고 분석, 검토, 평가할 때 그 기준은 주관적이기 때문에 이를 합리적이라고 가정하는 것은 무리가 있다.

　㉢ 모든 대안을 객관적으로 분석하고 평가하여 대안을 선택했다 해도 수집된 정보가 과거에 근거한 것이고 대안이 실천되는 것은 일정한 시간이 경과한 다음이기 때문에 그 사이에서 나타날 변화는 예측하기 어렵다.

　㉣ 조직적인 의사결정의 경우 조직의 입장에서 합리적인 것과 의사결정자의 입장에서 합리적인 것 사이에는 괴리가 있을 수 있다.

5 조직의 다양한 의사결정방식들

(1) 경영과학적 모형

① 제2차 세계대전 중에 등장한 개념으로 합리적 의사결정과 유사하며 기업경영에 사용되고 있는 수리적 모형들과 관련되어 있다.

② 선형계획법(LP Method), PERT 차트, 컴퓨터 시뮬레이션 등의 기법이 개발되었으며 ERP (전사적 자원관리) 시스템으로 기업의 전반적 의사결정까지 실시간으로 이루어진다.

③ 공장입지선정, 신제품 가격결정, 무선통신서비스의 실시간 변경, 항공승무원 근무일정표 수립 등에 사용되고 있다.

④ 계량화하기 어려운 문제를 경영 과학적 모형으로 접근할 시 이상한 결론에 도달할 수 있다.

(2) 카네기 모형 중요 ★

① 조직에서의 의사결정은 많은 관리자들이 관여하게 되며 최종적 선택은 이들 관리자들의 연합인 세력집단에 의해 행해진다는 모형으로 카네기멜론대학의 연구팀이 발견한 것이다.

② 세력집단(coalition)은 조직의 이해관계자 집단으로서 문제해결과 대안선택에 다각도로 영향을 미치는 집단들의 모임이다.

③ 조직이 의사결정을 하는 동안 세력집단의 존재가 필요한 이유는 다음과 같다

　　㉠ 조직의 목표가 불분명하고 일관성이 없을 때 현안문제를 중심으로 관리자들이 세력집단을 형성하는데 이들 집단이 조직목표를 명확히 하는 역할을 한다.

　　㉡ 세력집단들은 상호 정보를 교환하고 이해관계자 중심으로 결정을 유도하게 된다.

　　㉢ 세력집단의 활동은 최선의 대안을 선택하는 것이 아니라 다양한 이해관계자들을 최대로 만족시킬 수 있는 대안을 선택하게 한다.

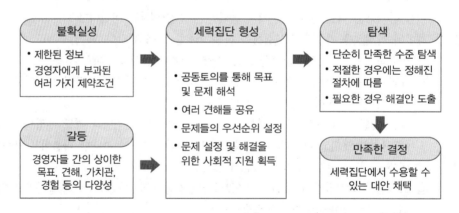

[그림 6-2] 카네기 모형에 의한 의사결정

(3) 점진적 모형 중요 ★

① 점진적 의사결정 모형은 조직의 중요한 결정은 한 번에 되는 것이 아니라 일련의 작은 결정들의 연속적인 조합으로 이루어진다는 것이다.

② 점진적 의사결정의 단계는 다음과 같다.

　　㉠ 확인단계 : 문제를 파악하고 결정을 해야 한다는 필요성을 인식하는 단계이다.

　　　　ⓐ 어떤 대책을 마련해야 한다는 문제를 인식하면서 필요한 정보를 수집하고 분석하게 된다.

ⓑ 문제의 심각성 정도에 따라 대응하는 수단이나 방법은 다르게 된다.

ⓛ 개발단계 : 확인된 문제에 대한 해결대안들을 찾는 단계이다. 또한, 기존에 해결했던 방식을 검토하거나 새로운 해결책을 모색할 수 있다.

ⓒ 선택단계 : 여러 대안 중에서 평가를 거쳐 한 개를 선택하는 것이다.

　　ⓐ 최종결정을 한 사람의 의사결정을 따르는 방식이며 그 사람의 경험이 믿을 만할 때 인정한다.

　　ⓑ 경영과학적인 방법으로서 체계적인 분석과정을 통해 선택한다.

　　ⓒ 상이한 대안에 대한 주장들이 공존하는 경우 교섭과 타협에 의해 한가지로 통일 시키는 방법이다.

(4) 쓰레기통 모형

① 올슨(J. Olson, 1971)은 조직의 의사결정이 그보다 훨씬 비합리적으로 이루어진다고 주장하면서 조직이 거의 무정부상태라고 주장하였다.

② 현대 조직 환경이 급변하고 있기 때문에 조직들이 앞에서 배운 전형적인 의사결정의 단계를 거쳐 의사결정을 하는 것이 아니라 중구난방식의 결정을 하고 있다는 것이다.

③ 쓰레기통 모형에서 보는 오늘날의 조직 의사결정 상황은 다음과 같다.

우선순위의 불명확성	개인과 조직의 목표가 상이하기 때문에 대안에 대한 선호정도가 달라 우선순위가 결정되지 않은 대안들이 널려 있음
문제해결에 대한 지식과 경험부족	목표달성을 위해 어떻게 접근해야 할 지 어디서 대안정보를 수집해야 하는 지도 모름
임시적 결정자들	의사결정자들의 교체나 이동이 빈번하고 차분하게 문제를 해결할 수 있는 시간적인 여유를 갖지 못함

6 의사결정 모형의 선택

(1) 문제의 본질에 대한 인식 수준

① 합리적인 의사결정과 적정한 모형의 선택에서 가장 중요한 것은 의사결정자들이 문제의 본질을 정확하게 파악하고 있는지의 여부이다.

② 문제의 확인단계에서 의사결정자들이 허심탄회하게 의견을 교환하면서 문제의 본질에 대한 합의를 도출하는 것이 중요하다.

③ 문제인식에 대한 의견일치가 전제되어야 문제해결을 위한 명확한 기준과 목표를 설정할 수 있게 된다.

(2) 해결방안에 대한 의견일치

① 의사결정자들이 문제해결을 위한 대안을 잘 이해하고 실행능력이 충분하다면 가장 좋은 대안을 선택하여 쉽게 해결할 수 있을 것이다.

② 대안을 찾아도 이해하지 못한다거나 이해를 해도 실행할 능력이 부족하다면 문제해결의 가능성은 그만큼 희박해지게 된다.

(3) 모형 선택의 적합성 분석

① 상황 Ⅰ

문제인식에 대한 의견일치가 이루어졌고 해결방안에 대한 합의도 이루어진 상황이다.

② 상황 Ⅱ

해결방안은 많지만 문제의 본질을 이해하고 정의하는데 있어 의견일치를 보지 못하고 있는 상황이기 때문에 교섭과 타협이 필요하다.

③ 상황 Ⅲ

경영진들 간에는 문제의 본질에 대한 일치된 생각을 가지고 있으나 해결책을 찾지 못하는 경우이다.

④ 상황 Ⅳ

문제의 본질에 대한 의견일치나 해결방안에 대한 합의가 모두 불확실한 상황이다.

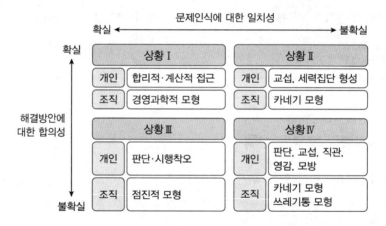

[그림 6-3] 적합한 의사결정모형 선택을 위한 분석

7 의사결정의 특성

(1) 의사결정의 특징

① 의사결정의 가장 큰 특징은 대안에 대한 확인과 선택이다.
② 잘못된 의사결정은 목표가 불분명하게 정의되거나 개인이나 조직의 가치가 서로 일치하지 않을 때 나타난다.

(2) 의사결정의 단계 [중요] ★

① 목표를 정의한다.
② 선택 가능한 대안을 도출한다.
③ 대안의 장단점을 확인하여 우선순위를 만든다.
④ 목표를 달성하기에 가장 좋은 대안을 선택하고 실행한 후 그 결과를 평가한다.

(3) 문제해결

① 문제는 기대와 수행 간의 불일치를 의미하며 중재나 개선이 필요한 상황을 말한다.
② 문제해결은 의사결정 과정을 포함한다.
③ 즉각적으로 해결해야 할 문제 즉 '무엇이 문제인가'와 '무엇이 행해져야 하는가' 사이의 차이를 해결하는데 중점을 둔다.
④ 효과적인 문제해결과 의사결정에는 반드시 비판적 사고능력이 필요하다.

(4) 비판적 사고

① 분리된 감정이 아닌 어떤 주체에 대해 적극적으로 분석하고 종합하고 평가하는 능동적 사고과정이다.
② 능동적으로 이루어지는 비판적 사고는 어떤 주체에 대해 무조건적으로 비판하려고 하는 것이 아니라 그것을 더 깊이 폭넓게 이해하려는 것이다.
③ 비판적 사고는 간호사가 해석, 분석, 평가, 추론, 설명 그리고 자기 조절 기술을 가지고 있을 때 나타난다.

8 조직 의사결정의 주요 영향변수

(1) 의사결정자의 성향

① 정보접근 방식(way of thinking)
의사결정시 필요한 자료나 정보를 면밀하게 수집, 분석, 검토하고 심사숙고한 후 논리적인 판단에 따라 결정하거나 혹은 전체적인 윤곽만을 파악한 다음 직관이나 경험에 입각하여 판단할 수도 있다.

(2) 불확실성에 대한 감수능력(tolerance of ambiguity)

① 단순형 : 합리성을 추구하지만 불확실성에 대한 인내력이 없기 때문에 적은 양의 정보를 가지고 철저히 분석하여 결정한다. 단기적인 관점에서 빠른 의사결정을 하는 스타일이다.

② 분석형 : 불확실하고 애매모호한 상태를 잘 인내하면서 계속하여 추가적인 자료나 정보를 수집하여 대안을 검토하여 최적의 안을 도출하려고 노력한다. 신중하고 조심스럽게 결정을 내리는 스타일이다.

③ 개념형 : 장기적인 관점에서 여러 가지 대안들을 검토하면서 기존의 틀에서 벗어난 창조적이고 혁신적인 결정을 많이 하는 행동 유형이다.

④ 행동형 : 다른 사람들이 제공하는 정보나 아이디어를 근거로 대화나 회의를 통해 다수가 주장하는 대로 빨리 결정해 버리는 스타일이다.

[표 6-2] 의사결정 행동의 유형

(1) 단순형	(2) 분석형
• 단순하고 분명한 결정을 선호한다. • 즉각 결정을 한다. • 여러 대안을 검토하지 않는다. • 규정과 규칙대로 한다.	• 복잡한 문제를 선호한다. • 대안들을 신중하게 분석한다. • 문제해결을 즐긴다. • 혁신적 방식으로 접근한다.
(3) 개념형	(4) 행동형
• 사교적인 방식이나 인간관계로 해결한다. • 정서적, 예술적으로 접근한다. • 창의적으로 문제를 해결한다. • 새로운 아이디어를 즐긴다.	• 자기가 소속된 조직을 고려한다. • 남에게 이익이 되도록 결정한다. • 남의 아이디어를 경청한다. • 회의, 토론으로 결정한다.

제 2 절   의사결정의 수준

1 의사결정의 선택기준

개인이나 집단 의사결정의 선택기준은 다음과 같다.

의사결정 수준	선택기준
집단 의사결정	질, 수용성, 정확성
개인 의사결정	신속성, 창의성

2 개인 의사결정 중요 ★

개인의 의사결정은 개인이 혼자 판단, 선택, 결정하는 것이며 사안에 따라 의사결정에 필요한 정보를 얻기 위해 다른 사람에게 질문하거나 의견을 묻는 것까지를 개인 의사결정 범주에 포함시킬 수 있다. 개인의 의사결정에 영향을 주는 것은 인지구조, 창의력, 정보처리능력, 성격, 가치관 등이 있다.

(1) 인지구조

① 인지구조란 어떤 사람, 사물, 또는 사건에 대해서 각 개인이 머릿속에 과거로부터 형성해 놓은 의미체계로, 개인이 어떤 문제에 대하여 개념화하고 판단하여 선택하는데 영향을 준다.

② 일상적 현상에 직면한 경우 자동적, 습관적으로 인지구조가 제공하는 대안을 선택하게 되고 문제가 비일상적일 때는 인지구조가 형성되어 있지 않기 때문에 더 의식적인 판단과 선택을 하게 된다.

③ 신규간호사의 경우 병원에 대한 인지구조가 별로 형성되어 있지 않기 때문에 모든 것에 대해 조심스럽고 신중한 판단을 내리게 되지만 병원 조직이나 업무에 점차 익숙해지면서 인지구조가 형성되면 습관적으로 결정을 내리게 될 수 있다.

(2) 창의력

① 창의력이란 과거의 방식이나 상식적인 대안보다 더 유익한 대안을 찾아내든지 그것을 효율적으로 현실화시킬 수 있는 능력을 말한다.

② 의사결정에서 창의력을 증진시키기 위해서는 의사결정의 각 단계에 존재하는 불필요한 가정을 발견하여 이를 제거하려는 노력을 기울여야 한다.

(3) 정보처리능력

① 정보처리능력은 정보의 중요성을 정확히 평가하여 신속히 처리할 수 있는 능력으로 상황을 정확하게 진단하고 문제에 대한 정의를 명확하게 내릴 수 있다.

② 오늘날과 같이 많은 정보가 쏟아져 나오는 상황에서 정보처리능력은 개인의 판단과 선택에 영향을 미친다.

(4) 가치관 및 성격

① 가치관이란 개인이 판단이나 선택을 할 때 사용하는 옳고 그름에 대한 신념, 규범, 윤리성 등을 말한다.

② 개인이 가지고 있는 가치관은 사고의 기본이므로 개인 의사결정에 영향을 미칠 수 있으며 문제의 정의에서 개인의 가치관에 따라 문제의 심각성에 대한 인식의 차이가 있을 수 있다.

③ 의사결정에서 개인의 성격 특성에 따라 의사결정 과정에서 하급자 참여의 정도가 달라지며 문제에 대한 접근방식도 차이가 있다.

3 집단 의사결정

(1) 집단 의사결정의 정의

① 집단 의사결정이란 집단 내의 구성원들 간의 의견, 아이디어 및 지식의 교환과 같은 집단
    적 상호작용을 거쳐 문제를 인식하고 이를 해결할 수 있는 대안을 선택하는 과정이다.

② 오늘날의 조직은 의사결정의 범위가 넓고 결정할 문제들이 점점 복잡해져가고 있기 때문
    에 집단 의사결정을 사용하는 비중이 높다.

③ 조직구성원을 의사결정에 참여시키는 것은 커뮤니케이션의 활성화, 사기양양, 협동의욕을
    강화시키는 수단이 된다.

(2) 집단 의사결정의 장·단점 **중요 ★**

① 장점

⊙ 많은 지식, 사실, 관점이 더해져서 더 좋은 아이디어의 수집이 가능하다.

⊙ 조직구성원 상호 간의 지적인 자극을 통한 시너지 효과를 유도한다.

⊙ 과업의 전문화가 가능하다.

⊙ 결정에 대한 조직구성원의 만족과 지지를 쉽게 얻을 수 있다.

② 단점

⊙ 개인 의사결정에 비하여 시간과 에너지의 낭비가 많이 발생할 수 있다.

⊙ 조직구성원들 간의 합의에 의해 자칫 최적의 대안이 포기될 우려가 있다.

⊙ 의견불일치로 집단 내부의 갈등이 빚어질 수 있다.

(3) 집단 의사결정의 문제점 **중요 ★★**

① 집단사고

⊙ 응집력이 높은 집단에서 구성원들 간의 합의에 대한 요구가 지나치게 커서 현실적인
    다른 대안의 모색을 저해하는 현상이다.

⊙ 정보의 부족, 토의 절차상의 방법의 부재, 일방적이고 독재적 리더십, 외부로부터의 고
    립이나 위협으로 스트레스가 높은 상황 등에서 이러한 집단 사고가 쉽게 발생한다.

⊙ 집단사고의 발생 시 비판적으로 사고하지 못하게 되고 집단 합의에 부합하는 아이디어
    표명에만 몰두하고 강한 충성심을 발휘하여 만장일치의 분위기를 조성함으로써 비현실
    적, 비합리적, 획일적, 비윤리적 의사결정을 할 수가 있다.

② 집단이동(group shift)

⊙ 개인이 집단에 들어오기 전에 가졌던 경향성이 집단에 들어온 후 더욱 강하고 확고하
    게 변질되는 현상이다.

⊙ 약한 찬성(반대)의 의견을 가졌던 사람들이 집단에 소속되면서 적극적인 찬성(반대) 방
    향으로 이동하는 것이다.

⊙ 양측의 구성원들이 당초에 가지고 있던 개인적인 태도가 집단 속에서는 더욱 과장되고
    기울어진 상태로 나타나므로 집단 양극화라고도 한다.

③ 애쉬효과

　㉠ 애쉬(S, Asch)교수의 실험에서 유래된 말로서 사람들이 심리적으로 다른 사람의 의견을 따라가는 성향이 있다는 것을 말한다. 즉, 다수가 공유하는 틀린 생각 때문에 한 개인의 옳은 판단이 영향을 받는 것을 말한다.

　㉡ 기준선 카드와 비교선 카드 총 12쌍을 보여주며 기준선 카드를 비교선 카드에서 찾도록 하는 애쉬 실험결과 실험대상자들 중에서 한 번도 틀리지 않고 정답을 말한 사람들은 전체의 20%에 불과했으며 나머지 80%도 적어도 한번 이상 집단 의견에 쫓아가 틀린 답을 선택했다.

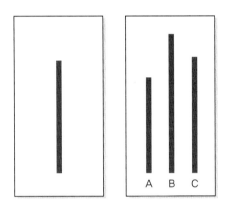

[그림 6-4] 애쉬실험의 기준선 카드와 비교선 카드

④ 로스구이 현상

　㉠ 로스구이 현상이란 수필가 charles Lamb이 쓴 '로스구이 기원에 관한 소고'라는 풍자수필에서 기원한 것으로 조직에서 문제의 본질을 깨닫지 못하고 더 간단하고 효과적인 대안 대신 어렵고 값비싼 대안을 선택하여 큰 대가를 치르는 경우를 말한다.

　㉡ 조직에서는 좋은 취지의 개혁방안이 로스구이 현상 때문에 엄청난 비용을 치르고 실패로 끝나는 수가 있다.

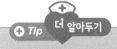

로스구이 기원에 관한 소고
옛날 중국의 한 시골에서 젊은이가 밭에 나가 일을 하고 돌아와 보니 자신의 집이 홀딱 타버린 것을 발견했다. 젊은이는 마을 사람들과 함께 뭐 좀 긴질 게 없을까 하고 여기저기 살펴보던 중 돼지우리 쪽에서 지금껏 맡아보지 못한 구수한 냄새를 맡게 되었다. 얼른 돼지우리로 달려가 보니 집에서 기르던 돼지가 고스란히 불에 타 죽어 있었다. 그 냄새가 하도 구수하여 젊은이와 마을 사람들은 구이가 된 돼지의 살점을 한 점씩 뜯어내어 먹어보는데 그 맛이 천하일품이었다. 그 후로 마을 사람들은 돼지 로스구이를 먹고 싶을 때마다 집에 불을 질러 돼지가 타죽게 한 후 고기를 떼어먹곤 하였다. 얼마 후 그 마을은 온통 잿더미가 되었다.

(4) 효과적인 집단 의사결정 기법 [중요] ★★

① 브레인스토밍

　㉠ 브레인스토밍은 적절한 수의 사람들이 모여서 집단의 리더가 제기한 문제에 대하여 자발적으로 아이디어를 제시하고 유용한 아이디어를 가능한 많이 도출하여 문제의 해결책을 찾는 방법이다.

　㉡ 동기부여, 독선적 사고의 배제, 적극적이고 진취적인 태도의 함양 등의 부수적인 효과를 얻을 수 있다.

　㉢ 조직구성원들이 창의성을 발휘하는데 장애가 되는 요인을 제거하기 위해서는 다음의 4가지 원칙을 준수하는 것이 좋다.

　　ⓐ 다른 사람의 아이디어에 대한 비판을 하지 않는다.

　　ⓑ 아이디어를 자유롭게 제시하도록 보장한다.

　　ⓒ 가능한 많은 양의 아이디어 제시에 중점을 둔다.

　　ⓓ 제시된 아이디어 간의 결합을 통한 아이디어의 개선을 권장한다.

　㉣ 문제와 전혀 연관성이 없는 아이디어나 현실성이 결여된 아이디어들이 나열될 수 있으므로 대안을 평가, 선택하는 단계에서는 다른 기법과 병용하는 것이 유익하다.

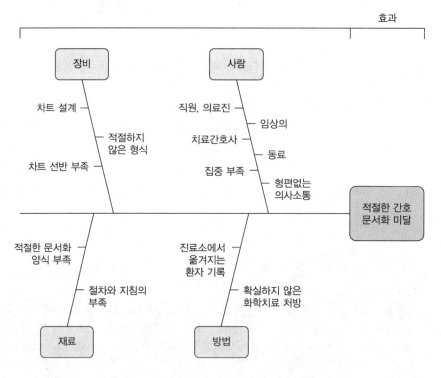

[그림 6-5] 간호의 질 집중 관리팀의 브레인스토밍 회의

② 명목집단법

   ㉠ 명목집단법(Nomal Group Technique, N.G.T)은 조직구성원들 상호 간의 대화나 토론 없이 각자 서면으로 아이디어를 제출하고 토론 후 표결로 의사를 결정하는 기법이다.

   ㉡ 의사결정에 참여한 모든 조직구성원들은 상호 간의 대화 없이 각자 독립적으로 자신의 의견을 제시할 수 있어 타인의 영향력을 줄일 수 있다.

   ㉢ 새로운 사실의 발견과 아이디어를 얻고자 할 때, 정보의 종합이 필요할 때, 최종 결정을 내릴 때 효과적이다.

③ 델파이법

   ㉠ 델파이법(Delphi methood)은 조직구성원이 모인 자리에서 토론을 거쳐 결정하는 것이 아니라 설문지를 통해서 각자의 전문적인 의견을 제시하고 다른 사람들이 제시한 의견을 반영하여 설문지를 수정한 후 이를 이용하여 다시 의견을 제시하는 일련의 절차를 반복하면서 최종결정을 내리는 방법이다.

   ㉡ 명목집단법과의 차이는 의사결정자들이 서로 얼굴을 볼 수 없도록 떨어져 있는 상태에서 시행되며 절차는 다음과 같다.

     ⓐ 조직구성원들이 무기명으로 사안에 대한 각자의 의견을 제시한다.

     ⓑ 응답들을 종합, 요약하여 조직구성원들에게 알린다.

     ⓒ 각 조직구성원들을 종합, 요약된 응답에 대한 자신의 의견을 무기명으로 적는다.

     ⓓ 조직구성원들의 응답을 다시 종합, 요약하여 각 구성원에게 나눠주고 각자의 의견을 제시하도록 한 후, 또다시 수정된 의견을 모아서 위의 과정을 되풀이하면서 최선의 방법을 찾는다.

   ㉢ 불확실한 미래 현상을 예측할 때 효과적이지만 시간이 많이 소요되고 구성원이 도중에 탈락하면 결정에 대한 신뢰도가 떨어질 수 있다.

④ 변증법적 토의

   ㉠ 헤겔의 변증법적 사고방식에 기초한 토의방법으로서 특정 사안에 대하여 찬성과 반대 그룹으로 나누어 상호 토론하게 함으로써 각 대안이 갖고 있는 모든 장·단점을 표출시키고 토의하게 하는 방법이다.

   ㉡ 토의 진행법은 다음과 같다.

     ⓐ 집단 구성원들을 찬성과 반대 집단으로 나눈다.

     ⓑ 한쪽 집단이 자신들의 의견을 제시한다.

     ⓒ 반대쪽 집단에서 원래 가정들을 정반대로 바꾸어서 그에 기초한 대안을 마련한다.

     ⓓ 양 집단이 토론하여 두 가지 장·단점을 모두 표출시킨다.

     ⓔ 이 토론에서 살아남은 가정과 장점들만을 모아 의견을 종합하여 선택한다.

제 3 절 의사결정의 과정 및 사례

1 의사결정 과정

(1) 문제 정의

① 문제 정의란 문제의 존재와 그 문제의 증상을 감지하고 문제의 원인을 분석하여 문제를 명확히 하는 것이다.

② 문제에 대해 의사결정자가 보유하고 있는 정보의 양, 문제분석능력, 문제를 해결하려는 동기 등과 같은 의사결정자의 특성이 많은 영향을 미친다.

(2) 정보수집과 대안 탐색

① 다양한 정보수집과 정보의 조직화를 통해 문제를 해결할 수 있는 대안을 찾아내는 단계이다.

② 조직의 선례나 관리자의 경험을 통해 이미 존재하는 기존의 대안을 발견할 수도 있고 창의성을 발휘하여 새로운 대안을 개발할 수도 있다.

(3) 대안의 평가와 선택

① 여러 기준에 따라 각각의 대안을 평가하여 문제해결에 가장 적절하다고 평가된 대안을 선택하는 단계다.

② 대안의 평가에서는 어떠한 기준에 따라 대안을 평가할 것인지가 중요한 문제이다.

③ 일반적인 대안의 평가기준으로는 목표달성에 대한 기여도, 실행가능성, 효율성 혹은 효과성, 위험성을 들 수 있다.

④ 각 대안의 기대되는 결과를 비교할 경우 대안들 간의 공통점보다는 차이점에 주의를 집중해야 한다.

(4) 대안의 실행 및 평가

① 선택된 대안을 실행에 옮기고 대안의 실행 결과를 평가하는 단계이다.

② 대안의 실행에서는 실무자의 실행의지가 대안의 성공 가능성에 중요한 영향을 미친다.

③ 평가 단계에서는 문제를 해결하기 위해 선택된 대안을 실행함으로써 소기의 목적을 달성했는지 평가하고 그 결과를 다음 의사결정 과정에 피드백한다.

2 의사결정 사례

(1) 간호직원 인력과 관련한 사례

A관리자는 B병동에서 간호사 병가와 사직 건이 많은 것을 발견하게 되었다. 문제를 확인한 결과이 병동에 적절한 인력 구성이 되어 있지 않음을 발견하였고 인력 부족이 무리한 업무 가중을 가져와 병가 및 사직으로 이어지게 되었음을 확인하였다. 이러한 문제를 해결하기 위해 A관리자는 B병동의 간호사 인력을 1명 더 충원하고 간호사들이 불필요한 업무 부담과 과도한 연장 근무가 발생하지 않도록 조정하였다.

(2) 의약품 사용과오와 관련한 사례

A병동은 의약품 사용이 많고 의약품의 신중한 사용 및 관리가 특히 중요한 부서이다. 수간호사는 병동에서 의약품 사용과오가 증가하고 있다는 문제를 발견하고 이를 시정하기 위해 주임 간호사에게 의약품을 다시 확인하게 하는 방법, 의약품 차트를 부서에 게시하게 하는 방법 등 과오를 줄이기 위한 노력을 시행하였다. 그러나 이 모든 방법들이 실패로 돌아가자 의약품을 잘못 사용한 책임을 개인에게 주는 것이 더 효과적이라는 생각으로 간호사들의 의약품 사용에 따른 포인트제를 실시하였다. 수행을 잘못하여 포인트 점수가 낮은 간호사들에게 의약품 계산 시험을 보도록 하였고 병동 내 간호 전체 인계에 의약품 사용 포인트제 및 시험결과를 공지 및 공유하도록 하였다. 또 의약품 사용이 탁월한 간호사에 적절한 위임을 하고 의약품 사용과오가 자주 발생하는 간호사에 대해 직무평가에 반영하기로 하였다. 이에 의약품 사용과오의 수준은 다시금 낮아졌다.

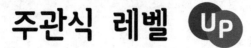

주관식 레벨 UP

01 다음은 의사결정의 유형 중 문제의 적용수준에 따른 유형에 대한 설명이다. 이 중 〈보기〉의 내용과 바르게 연결하시오.

> ① 장기계획을 수립하기 위해 조직의 최고 의사결정자가 수행하는 의사결정으로 대부분 비정형적이고 비구조적인 의사결정이다.
> ② 전략수행과 성과달성에 필요한 관리행동에 관하여 의사결정을 내리는 것이며 현행 업무의 수익성을 극대화하는 것을 목적으로 한다.
> ③ 조직을 새로 편성하거나 인력 배치, 권한 및 책임관계 정립, 비용의 조달과 관련된 의사결정이 여기 속한다.

> **보 기**
>
> ㉠ 운영적 의사결정   ㉡ 관리적 의사결정   ㉢ 전략적 의사결정

정답 ①-㉢, ②-㉠, ③-㉡

해설 의사결정의 유형 중 문제의 적용수준에 따른 유형에는 전략적 의사결정, 관리적 의사결정, 운영적 의사결정이 있다.
전략적 의사결정은 조직의 최고 결정자가 수행하는 의사결정으로 새로운 사업의 선택, 비용위주, 혹은 질적 차별화의 추구에 대한 선택, 새로운 기술에 대한 선택 등이 포함된다. 관리적 의사결정은 조직의 중간관리자 층에서 수행하는 중기계획 혹은 전술적 기획과 관련된 의사결정을 말하며 조직을 새로 편성하거나 인력배치, 권한 및 책임관계 정립, 비용 조달과 관련된 의사결정이 여기 속한다. 운영적 의사결정은 하위관리자층에서 수행하는 단기적이고 일시적이며 반복적인 의사결정을 말한다.

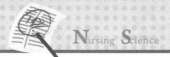

02 다음은 집단 의사결정의 장·단점을 서술한 것이다. 이에 알맞은 말을 빈칸에 채우시오.

> 집단의사결정의 장점은 많은 지식, 사실, 관점이 더해져서 더 좋은 아이디어의 수집이 가능하며 조직구성원 상호 간의 지적인 자극을 통한 시너지 효과를 유도할 수 있다. 과업의 (①)가 가능하며 결정에 대한 조직구성원의 만족과 지지를 쉽게 얻을 수 있다. 반면 단점은 개인 의사결정에 비하여 시간과 에너지의 낭비가 많이 발생할 수 있고, 조직구성원들 간의 합의에 대한 요구가 지나치게 커서 다른 대안을 모색을 저해하는 현상인 (②)가 발생할 우려가 있다. 또 (③)로 집단 내부의 갈등이 빚어질 수 있다.

정답 ① 전문화 ② 집단사고 ③ 의견불일치

해설 집단 의사결정은 과업의 전문화가 가능하고 결정에 대해 조직구성원의 만족과 지지를 쉽게 얻을 수 있다. 단점은 조직구성원들 간의 합의에 의해 최적의 대안이 포기될 수 있으며 집단사고가 나타날 수 있다.

03 다음은 집단사고의 문제점에 관해 설명한 것이다. 이에 알맞은 말을 빈칸에 채우시오.

> 이 실험을 통해 사람들이 심리적으로 다른 사람의 의견을 따라가는 성향이 있다는 것을 알게 되었다. 즉 다수가 공유하는 틀린 생각 때문에 한 개인의 옳은 판단이 영향을 받는 것을 ( )라고 한다.

정답 애쉬효과

해설 애쉬효과는 애쉬교수의 실험에서 유래된 것으로 사람들이 심리적으로 다른 사람의 의견을 따라가는 성향을 나타내는 말이다. 이 실험에 의하면 한 번도 흔들리지 않고 정답을 말한 사람들이 전체의 20%에 불과했으며 두 번 이상 틀린 답을 선택한 사람도 58%나 되었다.

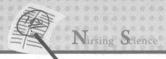

04 다음 효과적인 집단 의사결정 기법에 관한 설명은 무엇에 대해 설명한 것인가?

> 이 기법은 조직구성원들 상호간의 대화나 토론 없이 각자 서면으로 아이디어를 제출하고 토론 후 표결로 의사결정을 하는 기법이다. 이건은 의사결정에 참여한 모든 조직구성원들이 상호 간의 대화 없이 각자 독립적으로 자신의 의견을 제시할 수 있기 때문에 의사결정을 방해하는 타인의 영향력을 줄일 수 있다.

정답 명목집단법

해설 명목집단법은 아이디어를 서면으로 작성하여 아이디어를 제출하고 전체 아이디어를 기록하기 때문에 새로운 사실의 발견과 아이디어를 얻고자 할 때 정보의 종합이 필요할 때 최종 결정을 내릴 때 효과적이다.

실제예상문제

01 다음 의사결정 개념에 대한 설명 중 내용이 <u>틀린</u> 것은?

① 둘 이상의 문제해결 대안 중에서 의사결정자가 목적을 달성하는 데 가장 좋은 대안이라고 생각되는 것을 선택하는 행위다.

② 어떤 결정안에 이르는 사고 및 행동과정으로서 조직에서 관리자는 물론 조직구성원들 모두가 수행하는 일상적이고 필수적인 활동이다.

③ 최고관리자는 실제 업무수행에 필요한 활동계획과 관련된 의사결정을 한다.

④ 중간관리자는 전반적인 목적과 방침을 실행하기 위한 방법이나 수단과 관련된 결정을 한다.

01 최고관리자는 조직의 전반적인 목적과 방침을 결정한다. 실제 업무수행에 필요한 활동계획과 관련된 의사결정은 일선관리자가 담당한다.

02 다음 〈보기〉는 의사결정의 관련 요소 중 비판적 사고에 대한 설명이다. 이 중 옳은 것을 모두 고르시오.

┤ 보 기 ├

㉠ 비판적 사고는 내재하는 가정들을 시험하고 논점들을 해석하고 평가하며 정당화 할 수 있는 대안 결론에 도달하기 위한 목적으로 숙고하는 과정이다.

㉡ 비판적 사고 기술은 이성적으로 문제를 해결하는 것이며 의사결정에 필요한 요소이다.

㉢ 증거확인, 분석, 각 문제의 함축성들은 비판적 사고과정을 자극하고 명확하게 한다.

㉣ 비판적 사고는 높은 레벨의 인지적 과정으로서 창의성, 문제해결, 의사결정을 포함한다.

① ㉠, ㉡

② ㉠, ㉡, ㉣

③ ㉠, ㉢, ㉣

④ ㉠, ㉡, ㉢, ㉣

02 〈보기〉는 모두 비판적 사고에 대한 올바른 서술이다. 비판적 사고는 높은 레벨의 인지적 과정으로 창의성, 문제해결, 의사결정을 포함하며 비판적 사고 기술들은 간호과정의 처음부터 끝까지 사용된다.

정답 01③ 02④

03 창의성은 준비 → 배양 → 통찰 → 검 증의 4가지 단계를 거치며 그 중 배 양은 모든 정보를 모으고 해결책을 정하기 전에 많은 시간을 가지도록 하는 것을 말한다.

03 의사결정의 관련 요소 중 창의성에 대한 설명으로 **틀린** 것은?

① 창의성은 비판적 사고방식의 핵심 요소로써 새롭고 더 나은 해결책을 개발하고 시행하는 능력이다.

② 창의성의 4가지 단계 중 준비단계에서는 신중하게 디자인된 계획 프로그램이 필수적이다.

③ 배양의 단계에서 해결책을 정하기 전에 정보를 모으기 위해 많은 시간을 가지는 것은 시간낭비이므로 최대한 효율적으로 시간을 활용하도록 한다.

④ 해결책이 시행된 이후 효율성을 평가하는 과정은 검증이다.

04 관리적 의사결정은 의사결정의 유형 중 문제의 적용 수준에 따른 유형으 로 조직의 중간관리자가 수행하는 중기계획 혹은 전술적 기획과 관련 된 의사결정이다.

04 조직의 중간관리자 층에서 수행하는 중기계획 혹은 전술적 기획과 관련된 의사결정으로 조직을 새로 편성하거나 인력 배치, 권한 및 책임관계 정립, 비용의 조달과 관련된 의사결정을 하는 것은 무엇인가?

① 전략적 의사결정

② 관리적 의사결정

③ 운영적 의사결정

④ 정형적 의사결정

05 가치적 합리성은 자신의 신념, 가치, 규범, 태도, 의지, 신조와 부합될 때 합리적이라고 판단하는 것이다. 예를 들어 타인에게 이유 없는 침해 를 당했을 때 무조건적으로 반격하 지 않는 경우 한 개인의 신념이나 태 도와 관련이 있을 수 있다.

05 의사결정의 기본모형 중 자신의 신념, 가치, 규범, 태도, 의지, 신조와 부합될 때 합리적이라고 판단하는 것은 무엇인가?

① 가치적 합리성

② 객관적 합리성

③ 주관적 합리성

④ 실용적 합리성

정답 03 ③ 04 ② 05 ①

06 다음은 의사결정 방식들 중 카네기 모형에 대한 설명이다. 이 중 옳은 것을 고르시오.

> ㉠ 조직에서의 의사결정은 많은 관리자들이 관여하게 되며 최종적 선택은 이들 관리자들의 연합인 세력집단에 의해 행해진다는 모형이다.
> ㉡ 세력집단은 조직의 이해관계자 집단으로서 문제해결과 대안선택에 다각도로 영향을 미치는 집단들의 모임을 말한다.
> ㉢ 세력집단은 조직의 목표가 불분명하고 일관성이 없을 때 현안문제를 중심으로 관리자들이 집단의 조직목표를 명확히 하는 역할을 한다.
> ㉣ 세력집단들은 상호 정보를 교환하여 최선의 대안을 선택하고자 한다.

① ㉠, ㉡
② ㉠, ㉡, ㉢
③ ㉠, ㉡, ㉣
④ ㉠, ㉡, ㉢, ㉣

06 카네기 모형에서 세력집단의 활동은 최선의 대안을 선택하는 것이 아니라 다양한 이해관계자들을 최대로 만족시킬 수 있는 대안을 선택하게 된다.

07 조직의사결정의 주요 영향 변수에서 불확실성에 대한 감수능력에 대한 설명으로 틀린 것은?

① 단순형 : 단기적인 관점에서 빠른 의사결정을 하는 스타일이다.
② 분석형 : 불확실하고 애매모호한 상태를 잘 인내하면서 계속하여 추가적인 자료나 정보를 수집하여 대안을 검토하여 최적의 안을 도출하려고 노력한다.
③ 개념형 : 장기적인 관점에서 여러 가지 대안들을 검토하고 사교적인 방식이나 인간관계로 해결한다.
④ 행동형 : 기존의 틀에서 벗어난 창조적이고 혁신적인 결정을 많이 하는 행동 유형이다.

07 행동형은 다른 사람들이 제공하는 정보나 아이디어를 근거로 대화나 회의를 통해 다수가 주장하는 대로 빨리 결정해 버리는 스타일이다. 또한, 자기가 소속된 조직을 고려하고 남에게 이익이 되도록 결정하며 남의 아이디어를 경청한다.

정답 06 ② 07 ④

08 의사결정에서 다루는 문제가 얼마나 일상적이고 어느 정도로 구조화되어 있는가에 따라 정형적 의사결정과 비정형적 의사결정으로 구분할 수 있다. 정형적 의사결정의 해결안이 정책이나 절차에 의해 사전에 명시되고 비정형적 의사결정의 해결안이 문제가 정의된 후 창의적으로 결정된다.

08 정형적 의사결정과 비정형적 의사결정을 비교하는 서술로 틀린 것은?

① 정형적 의사결정의 문제가 일상적이고 보편적인데 반해 비정형적 의사결정은 문제가 독특하고 참신하다.

② 정형적 의사결정의 해결안은 문제가 정의된 후에 창의적으로 결정되나 비정형적 의사결정의 해결안은 정책이나 절차에 의해 사전에 명시된다.

③ 정형적 의사결정은 프로그램화가 가능하다.

④ 비정형적 의사결정은 의사결정자의 경험, 직관, 창의력, 판단 등과 같은 질적인 방법에 의존한다.

09 개인 의사결정보다 집단 의사결정을 선택하는 것이 나은 경우는 의사결정의 질, 수용성, 정확성 등이 중요한 경우이다. 창의성이 중요한 사안인 경우에는 집단 의사결정보다 개인 의사결정을 선택하는 것이 더 좋다.

09 개인 의사결정보다 집단 의사결정을 선택하는 것이 더 좋은 경우의 기준이 아닌 것은?

① 질

② 수용성

③ 정확성

④ 창의성

10 개인의 의사결정은 개인이 혼자 판단, 선택, 결정하는 것이며 개인 의사결정에 영향을 주는 것은 인지구조, 창의력, 정보처리능력, 성격, 가치관 등이 있다.

10 다음 중 개인 의사결정에 영향을 주는 것이 아닌 것은?

① 인지구조

② 창의력

③ 정보처리능력

④ 아이디어

정답   08 ②   09 ④   10 ④

11 개인 의사결정에 영향을 주는 것으로서 비범한 대안을 찾아낼 수 있는 능력을 말하며 과거의 방식이나 상식적인 대안보다 더 유익한 대안을 찾아내고 그것을 효율적으로 현실화시킬 수 있는 능력은 무엇인가?

① 창의력
② 인지구조
③ 아이디어
④ 정보처리능력

11 개인 의사결정에 영향을 주는 것 중 창의력에 대한 설명이다.

12 다음 중 집단 의사결정의 장점이 <u>아닌</u> 것은?

① 과업의 분업화가 가능하다.
② 의사소통의 기능을 수행한다.
③ 결정에 대한 조직구성원의 만족과 지지를 쉽게 얻는다.
④ 많은 지식, 사실, 관점들을 이용하여 더 좋은 아이디어의 수집이 가능하다.

12 집단 의사결정의 장점은 과업의 전문화가 가능하다.

13 집단 의사결정의 단점에 대한 내용으로 <u>틀린</u> 것은?

① 개인 의사결정에 비하여 시간과 에너지의 낭비가 많이 발생할 수 있다.
② 조직구성원들 간의 합의에 의해 자칫 최적의 대안이 포기될 우려가 있다.
③ 의견불일치로 집단 내부의 갈등이 빚어질 수 있다.
④ 특정 구성원에 의한 지배 가능성이 낮아진다.

13 집단 의사결정의 단점으로 특정 구성원이 수동적이거나 권한을 갖지 않는 사람에게 자신의 결정을 따르라고 영향력을 행사할 수 있다. 즉, 특정 구성원에 의한 지배 가능성이 높아진다.

정답 11 ① 12 ① 13 ④

14 집단사고는 집단 의사결정시에 나타날 수 있는 좋지 않은 현상 중의 하나로 응집력이 높은 집단에서 구성원들 간의 합의에 대한 요구가 지나치게 커서 현실적인 다른 대안의 모색을 저해하는 현상이다.
집단사고에 빠지면 새로운 정보나 변화에 민감하게 반응하지 못하고 전문가의 조언이나 자문을 무시하며 문제인식을 소극적으로 하게 된다.

15 효과적인 집단 의사결정 기법에는 브레인스토밍, 명목집단법, 델파이법이 있으며 문제의 설명은 델파이법에 관한 설명이다. 명목집단법과의 차이점은 의사결정의 참석자들이 서로 얼굴을 볼 수 없도록 떨어져 있는 상태에서 시행한다는 것이다.
델파이법은 미래현상을 예측할 때 효과적이나 시간 요소가 많고 구성원이 도중 탈락할 시 결정에 대한 신뢰도가 떨어지게 된다.

14 다음 중 집단사고에 대한 설명으로 **틀린** 것은?

① 응집력이 높은 집단에서 구성원들 간의 합의에 대한 요구가 지나치게 클 때 일어난다.

② 집단사고가 발생하면 자신들의 비판적 사고는 접어두고 집단 합의에 부합하는 아이디어를 표명하는데 몰두한다.

③ 외부로부터의 고립이나 위협으로 스트레스가 높은 상황에서 집단사고가 쉽게 발생한다.

④ 집단사고에 빠지게 되면 새로운 정보나 변화에 민감하게 반응하게 된다.

15 조직구성원이 서로 얼굴을 볼 수 없도록 떨어져 있는 상태에서 설문지를 통해 전문적인 의견을 제시하고 이를 반영하여 설문지를 수정한 후 다시 의견을 제시하는 일련의 절차를 반복하면서 최종결정을 내리는 방법을 무엇이라고 하는가?

① 브레인스토밍

② 명목집단법

③ 델파이법

④ 집단사고법

정답 14 ④ 15 ③

✎ **주관식 문제**

01 집단 의사결정보다 개인 의사결정이 효과적이라고 판단되는 선택 기준 3가지를 쓰고 그 이유를 간단히 쓰시오.

> **해설** 의사결정의 질을 높이고 의사결정을 개인 혹은 집단 수준에서 할 지 선택여부는 선택기준에 따라 달라진다. 의사결정의 질, 수용성, 정확성 등이 중요한 경우에는 집단 의사결정을 택하는 것이 좋으며 의사결정의 신속성, 창의성, 비용 등이 중요한 경우에는 개인 의사결정을 택하는 것이 유용하다.

01

정답 ① 신속성 : 신속성이 중요한 경우 집단 의사결정은 결정이 내려지기까지 상당한 시간이 필요하여 적절한 시기를 놓쳐 버릴 가능성이 크기 때문에 개인 의사결정이 효과적이다.
② 창의성 : 집단 의사결정은 구성원의 창의성을 제약할 수 있다.
③ 비용 : 개인 의사결정이 집단 의사결정보다 저렴하다.

교수님 코칭!

집단 의사결정보다 개인 의사결정이 효과적이라고 판단되는 기준 3가지, 신속성, 창의성, 비용은 꼭 기억하자!

02 다음 〈보기〉의 빈칸에 해당하는 개인 의사결정에 영향을 주는 것은 무엇인가?

┤ 보 기 ├

• 일상적 현상에 직면한 경우 자동적, 습관적으로 (   )가 제공하는 대안을 선택하게 되고 문제가 비일상적일 때는 (   )가 형성되어 있지 않기 때문에 더 의식적인 판단과 선택을 하게 된다.
• 신규간호사의 경우 병원에 대한 (   )가 별로 형성되어 있지 않기 때문에 모든 것에 대해 조심스럽고 신중한 판단을 내리게 되지만 병원 조직이나 업무에 점차 익숙해지면서 습관적으로 결정을 내리게 될 수 있다.

02

정답 인지구조

해설 인지구조는 어떤 사람, 사물, 또는 사건에 대해서 각 개인이 머릿속에 과거로부터 형성해 놓은 의미체계로 개인이 어떤 문제에 대하여 개념화하고 판단하여 선택하는데 영향을 미치게 된다.

03

정답 ① 다른 사람의 아이디어에 대한 비판을 금한다.
② 아이디어를 자유롭게 제시하도록 보장한다.
③ 가능한 한 많은 양의 아이디어 제시에 중점을 둔다.
④ 제시된 아이디어 간의 결합을 통한 아이디어의 개선을 권장해야 한다.

해설 브레인스토밍은 영감법이라고도 하며 집단의 리더가 제기한 문제에 대해 자발적으로 아이디어를 제시하고 유용한 아이디어를 가능한 많이 얻어 문제의 해결책을 찾는 방법이다. 그러므로 자유롭게 아이디어를 제시하도록 보장하고 가능한 많은 양의 아이디어 제시에 중점을 두어야 하며 제시된 아이디어 간의 결합을 시도하는 것이 바람직하다.

04

정답 ① 문제정의 → ② 정보수집과 대안탐색 → ③ 대안의 평가와 선택 → ④ 대안의 실행 및 평가

교수님 코칭!
의사결정의 4단계는 문제정의, 정보수집과 대안탐색, 대안의 평가와 선택, 대안의 실행 및 평가라는 것을 기억하자!

03 브레인스토밍에서 조직구성원들이 창의성을 발휘하는데 장애가 되는 요인을 제거하기 위한 4가지 원칙을 서술하시오.

04 의사결정의 과정 4단계를 쓰시오.

해설 • 문제 정의 : 문제의 존재와 그 문제의 증상을 감지하고 문제의 원인을 분석하여 문제를 명확히 하는 것이다.
• 정보수집과 대안 탐색 : 다양한 정보수집과 정보의 조직화를 통해 문제를 해결할 수 있는 대안을 찾아내는 단계이다.
• 대안의 평가와 선택 : 여러 기준에 따라 각각의 대안을 평가하여 문제해결에 가장 적절하다고 평가된 대안을 선택하는 단계다.
• 대안의 실행 및 평가 : 선택된 대안을 실행에 옮기고 대안의 실행 결과를 평가하는 단계이다.

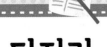

Self Check로 다지기

➡ 의사결정의 개념

의사결정은 둘 이상의 문제해결 대안 중에서 의사결정자가 목적을 달성하는 데 가장 좋은 대안이라고 생각되는 것을 선택하는 행위를 말한다.

➡ 의사결정의 구성요소

의사결정의 구성요소에는 비판적 사고, 창의력, 문제해결이 포함된다.

➡ 의사결정의 유형

의사결정의 유형은 문제의 적용수준에 따른 유형으로 전략적 의사결정, 관리적 의사결정, 운영적 의사결정으로 나뉜다. 그리고 문제의 구조화 정도에 따른 유형으로 정형적 의사결정, 비정형적 의사결정으로 나눌 수 있다.

➡ 개인 의사결정

의사결정의 수준에서 개인 의사결정에 영향을 주는 것으로 인지구조, 창의력, 정보처리능력, 가치관 및 성격을 들 수 있다.

➡ 집단 의사결정

집단 의사결정이란 집단 내의 구성원들 간의 의견, 아이디어 및 지식의 교환과 같은 집단적 상호작용을 거쳐 문제를 인식하고 이를 해결할 수 있는 대안을 선택하는 과정이며 장점과 단점을 고려하여 개인 의사결정이나 집단 의사결정을 선택해야 한다.

➡ 집단 의사결정의 문제점과 기법

집단 의사결정의 문제점으로는 집단사고, 애쉬효과, 로스구이 현상 등이 있다.

➡ 효과적인 집단 의사결정 기법

효과적인 집단 의사결정 기법으로는 브레인스토밍, 명목집단법, 델파이법이 있다.

➡ 의사결정의 과정

의사결정은 문제 정의, 정보수집과 대안 탐색, 대안의 평가와 선택, 대안의 실행 및 평가의 과정을 거친다.

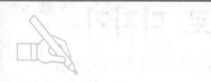

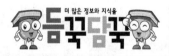

여기서 멈출 거예요? 고지가 바로 눈앞에 있어요.
마지막 한 걸음까지 시대에듀가 함께할게요!

고득점으로 대비하는 가장 똑똑한 대비서!

제 **7** 장

—

의사소통

—

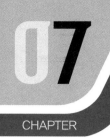

07 의사소통

제1절 의사소통의 중요성

1 의사소통의 이해

(1) 의사소통의 정의 중요 ★

① 의사소통(communication)이란 개인 상호 간, 집단 상호 간 또는 개인과 집단 상호 간에 정보 또는 의미를 주고받는 과정이다.

② 의사소통은 모든 관리기능을 통합할 뿐만 아니라 조직의 외부와 내부 환경, 집단과 집단, 개인과 개인 간의 상황을 연결하는 역할을 한다.

③ 관리자들은 업무시간의 80%를 의사소통하는데 소비하고 계획을 수립하거나 조직을 구성할 때 또는 지휘나 통제를 할 때에도 기본적으로 의사소통이 사용된다.

(2) 의사소통의 구성요소 중요 ★

① 전달자

　㉠ 전달자(혹은 발신자, communicator)란 의견이나 정보를 보내는 사람이다.

　㉡ 전달자의 의도가 의사소통의 시발점이 되므로 전달자는 수신자에게 자신의 의도를 적시에 정확히 전달해야 한다.

② 전달내용

　㉠ 전달내용(message)은 전달자가 수신자에게 전하려는 내용이다.

　㉡ 전달자는 수신자에게 전하려는 의도나 아이디어를 언어나 비언어적 상징(예 신호, 몸짓, 그림, 숫자)을 이용하여 부호화한다.

　㉢ 부호화란 전달자가 자신이 전달하려는 바를 전달 가능하고 수신자가 이해 가능한 형태로 변환시키는 과정이며 부호화의 결과는 메시지이다.

③ 전달매체

　㉠ 매체란 부호화된 메시지를 어떤 경로로 수신자에게 전달하느냐는 것이다.

　㉡ 매체에는 직접 대면, 전화, 집단토의, 팩시밀리, 메모, 규정집, 이메일, 비디오, 각종 보고자료, 화상회의 등이 포함된다.

　㉢ 전달 내용에 따라 적절한 전달매체를 선택해야 정확하고 효과적인 의사소통이 가능하다.

④ 수신자

    ㉠ 수신자(receiver)란 전달자가 보낸 메시지를 수신하는 사람을 말한다.

    ㉡ 수신자는 자신의 과거 경험이나 준거기준에 근거하여 전달된 메시지를 해석하고 그 의미를 받아들인다.

    ㉢ 수신자가 해석한 메시지가 전달자의 의도와 일치할수록 의사소통의 효과가 커지므로 수신자는 전달 내용의 의미를 정확히 파악하려는 노력을 기울여야 한다.

⑤ 피드백

    ㉠ 피드백(feedback)은 수신자가 메시지를 해석한 후에 전달자에게 다시 메시지를 전달하는 것이다.

    ㉡ 전달하려는 내용과 수신자가 받아들이는 내용 사이에 차이가 있을 수 있으므로 효과적인 의사소통을 하기 위해서는 피드백 과정이 반드시 필요하다.

⑥ 잡음

    ㉠ 잡음(noise)이란 원활한 의사소통을 방해하는 요소로서 의사소통의 정확도를 감소시킨다.

    ㉡ 일반적으로 소음 등과 같은 물리적인 방해물, 전달자의 부정확한 인식, 부적절한 부호화, 수신자의 부정확하거나 왜곡된 해석, 문화적 차이, 피드백의 부재 등이 포함된다.

(3) 의사소통의 원칙 　중요　★★

① 일관성(consistency)

전달되는 메시지의 내용이 논리적인지를 사전에 충분히 검토해야 한다.

② 명료성(clarity)

전달하고자 하는 내용은 수신자가 쉽고 정확하게 이해할 수 있도록 표시되어야 한다. 용어 선정의 정확성, 문맥의 명료성 등이 고려되어야 한다.

③ 적시성(timeliness)

필요한 정보는 필요한 시기에 적절하게 입수되어야 한다. 메시지 전달을 위한 적절한 시기를 파악하는 것도 중요하다.

④ 적정성(adequacy)

전달하고자 하는 내용은 그 양이나 그 규모면에서 적절해야 한다. 즉, 수신자의 능력을 벗어난 과중한 정보와 지시는 의사소통의 효과를 감소시킨다.

⑤ 분배성(distribution)

전달하고자 하는 내용은 극비사항을 제외하고는 모든 사람들에게 가능한 한 널리 알려지도록 해야 한다.

⑥ 적응성(adaptability)

전달내용은 구체적 상황과 시기에 따라 적절히 대응할 수 있도록 융통성과 신축성을 지녀야 한다.

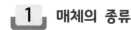 의사소통의 매체

1 매체의 종류

(1) 언어적 의사소통

① 구어적인 방법

㉠ 청취와 경청

ⓐ 청취 : 청취란 발언자의 말을 듣고 들은 정보를 분석, 종합, 비판, 감사하면서 의미를 새롭게 구성해가는 인지적 과정이다.

소리청취	외부에서 들려오는 소리를 수동적으로 지각하는 활동
의미청취	주의를 기울여 소리를 지각하고 자기가 알고 있는 지식과 관련하여 들은 정보를 조직화하고 해석, 평가하는 적극적인 활동

ⓑ 경청 : 상대방의 말을 듣기만 하는 것이 아니라 상대방이 전달하고자 하는 말의 내용과 그 내면에 깔려 있는 동기나 정서에도 귀 기울이는 과정

분석적 듣기	발언자에게 초점을 두고 상대방의 말을 부분적으로 쪼개서 각 부분을 서로 분석하고 검토하여 전체 내용을 이해하는 방법
대화적 듣기	대화자와 청취자가 함께 의미를 구성해가는 과정에 주안점을 두고 서로 동등하고 공통된 대화에 초점을 둠
공감적 듣기	발언자의 생각이나 특히 감정을 깊이 있게 이해하고 그 감정을 공유하려는 감정이입차원에서 듣는 것을 말함. 촉진적 대화 또는 조력적 의사소통이 기본이 됨

㉡ 반영적 반응

ⓐ 대상자의 말을 듣고 대화의 핵심을 정확하고 알기 쉽게 다시 표현하는 것이다.

ⓑ 대상자가 사용한 용어와 다른 용어로 대상자가 한 말의 핵심내용을 반복할 수 있다.

ⓒ 새로운 정보를 추가하지 않으며 대상자의 원래 진술에 새로운 정보를 덧붙이거나 빼지 않는다.

② 문서적인 방법

㉠ 서신, 메모, 문자 메시지 등의 개인적인 것과 회사의 사보, 포스트, 게시물, 매뉴얼, 간행물 등의 조직적인 차원의 것들이 있다.

㉡ 정보 통신의 발달과 문자 메시지와 같은 문서적인 방법에 소요되는 시간이 점차적으로 늘어나고 있으나 부정확한 의미의 전달은 많은 혼란을 초래할 수 있다.

(2) 비언어적 의사소통

① 비언어적 행위

언어나 문자 이외에 얼굴, 눈, 손, 발 등으로 표현하는 의사소통이며 눈으로 관찰 가능한 교류이다.

ⓖ 눈의 접촉

　ⓐ 대상자와 대화 시 눈을 바로 쳐다보는 것은 대상자를 이해하고자 하는 의미를 나타 낸다.

　ⓑ 지속적인 시선 접촉은 상황에 따라 대상자를 불편하게 할 수도 있으므로 적절한 시선 접촉이 필요하다.

　ⓒ 자기표현적인 사람은 상대방의 시선을 피하지 않고 똑바로 상대방을 응시할 수 있다.

ⓛ 얼굴표정

　ⓐ 대화자는 청취자의 얼굴 표정에 매우 민감할 수 있으며 청취자의 표정이 대화자의 정서표현과 너무 차이가 나는 경우 비공감적 교류라고 할 수 있다.

　ⓑ 간호사의 얼굴표정은 자신의 언어적 표현과 일치해야 한다.

　　예 "당신을 보니 기뻐요."라는 말을 하면서 이마를 찌푸리거나 "중요한 결정을 해야만 합니다."라는 말하면서 폭소를 해서는 안 된다.

ⓒ 자세와 위치

　ⓐ 자세는 상대방에 대한 이해와 존중을 드러낼 수 있다. 적당하게 머리를 끄덕이는 자세는 대상자를 격려하고 대화에 주의를 기울인다는 것을 전달할 수 있다.

　ⓑ 대상자와 대면하여 앉을 때 직각으로 앉지 말고 관심을 가지고 부드럽고 상대방을 존중하는 자세를 취하는 것이 좋다.

ⓔ 접촉

　ⓐ 접촉은 관계조성을 위한 일차적인 방법이다.

　ⓑ 신체적 접촉은 언어보다 개방적 관계를 촉진시켜 주며 상호작용을 촉진시킬 수 있다.

② 반언어적 단서

　ⓖ 반언어적 단서는 언어적 내용과 분리된 음성적 요소로서 목소리의 음조, 강세, 전달 속도, 크기, 억양 등을 포함한다.

말의 속도	대상자의 언어양상과 일치해야 함
음조	말의 속도에 따라 조절해야 함
목소리의 크기와 억양	너무 큰 목소리는 대화를 방해하고 센 억양과 함께 친근감을 깨뜨림

　ⓛ 비언어적 의사소통을 강화하거나 감소시킬 수 있으므로 의사소통에서 매우 중요한 요소라고 할 수 있다.

③ 환경조성

　ⓖ 대상자의 프라이버시를 존중하는 분위기 조성

　　ⓐ 대상자는 자신의 이야기를 타인이 엿듣는 경우에 심각한 문제를 의논하지 않으므로 개방된 장소나 다른 사람이 있는 실내에서 대상자가 자기노출을 하도록 하는 것은 바람직하지 않다.

　　ⓑ 대상자와 중요한 문제에 대해 대화하기에 적합한 장소가 준비되지 않은 경우에는 오히려 적합한 장소가 준비될 때까지 기다리는 것이 좋다.

    ⓛ 주위가 산만하지 않는 환경조성

      ⓐ 대화하기에 적합한 장소가 준비된 후에는 주위가 산만하지 않도록 환경을 조성한다.

      ⓑ 대화 중에 간호사가 지속적으로 시계를 보거나 차트를 보는 것은 대상자를 산만하게 할 수 있다.

    ⓒ 조용한 환경조성

      ⓐ 소음은 주위를 산만하게 하고 대상자와의 중요한 대화 내용을 지나치게 할 수 있으므로 조용한 환경을 유지하는 것이 좋다.

      ⓑ 숨소리, 기계소리, 기구작동소리, 신음소리 등은 간호사와 대상자 간의 의사소통을 방해할 수 있다.

    ⓓ 적절한 공간조성

      ⓐ 대상자에게 안전감을 주기 위해서는 큰방보다는 작은방이 좋으며 의자를 준비하는 것이 좋다.

      ⓑ 의자는 푹신하고 안락한 것이 좋으며 너무 가까이 배치하는 경우 대상자가 위협감을 느낄 수 있다.

      ⓒ 대상자가 침상에 머물러 있는 경우 눈 접촉을 할 수 있는 높이를 유지하는 것이 중요하다.

제 3 절   네트워킹 기술

1 의사소통 네트워크 중요 ★★

(1) 정의

  ① 의사소통 네트워크(의사소통망, communication network)란 조직구성원 간의 반복적인 상호작용 패턴으로 의사소통 경로의 구조를 의미한다.

  ② 사슬형, 원형, Y형, 수레바퀴형, 완전연결형 등이 있으며 이러한 네트워크 유형에 따라 의사소통의 속도나 정확도, 구성원의 만족도 등이 달라진다.

(2) 네크워크 유형 중요 ★

  ① 사슬형

    ㉠ 사슬형(chain type)은 공식적인 명령계통과 수직적인 경로를 통해서 정보의 전달이 위아래로만 이루어지는 형태이다.

    ㉡ 흔히 관료적 조직이나 명령과 권한의 체계가 명확한 공식화가 공식적인 조직에서 사용되는 의사소통 네트워크다.

ⓒ 일원화된 경로를 통해서 최고관리자의 지시나 명령이 말단 구성원에까지 전달되며 말단 구성원의 의견이나 보고도 똑같은 명령 사슬을 통하여 전달된다.

ⓓ 간호부장 → 간호과장 → 수간호사 → 간호사 등과 같이 연쇄적으로 지시가 전달된다.

ⓜ 단순한 내용을 전달할 경우 사슬형을 사용하면 의사소통의 신속성과 효율성이 비교적 높지만 사슬이 길수록 정보가 왜곡될 가능성이 높다.

② Y형

ⓐ Y형은 집단 내에 특정 리더가 있는 것은 아니지만 집단을 대표할 수 있는 인물이 있는 경우에 나타나는 의사소통 네트워크이다.

ⓑ 라인과 스탭의 혼합집단에서 찾아볼 수 있으며 조정자를 통해서만 전체적인 의사소통이 이루어진다.

ⓒ 다른 부서나 집단에 속한 사람들이 서로 의사소통하기 위해 조정자가 필요한 경우 사용가능하다.

③ 수레바퀴형

ⓐ 수레바퀴형(wheel type)은 집단 내에 특정한 리더가 있을 때 나타난다.

ⓑ 특정리더에 의해 모든 정보가 전달되기 때문에 리더에게 정보가 집중되는 현상을 보인다.

ⓒ 수레바퀴형은 과업이 단순할 경우 의사소통의 속도가 빠르지만 과업이 복잡할 경우에는 그 속도가 느리며 구성원들 간에 정보가 공유되지 않는다.

④ 원형

ⓐ 원형(circle type)은 위원회나 태스크포스팀과 같이 공식적 리더나 팀장은 있지만 권력의 집중이나 지위나 신분의 서열이 뚜렷하지 않고 특정 문제 해결을 위해서 구성된 조직구조에서 흔히 나타나는 의사소통 네트워크이다.

ⓑ 구성원 간의 상호작용은 한 곳에 집중되지 않고 널리 분산되어 있어서 수평적인 의사소통이 가능하다.

⑤ 완전연결형

ⓐ 완전연결형(상호연결형, all-channel type)은 구성원 전체가 서로의 의견이나 정보를 자유스럽게 교환하는 형태로 활발한 의사소통이 이루어진다.

ⓑ 조직에서 새로운 대안을 찾아내기 위해 자유로운 의견교환을 통해서 창의적이고 참신한 아이디어를 산출하는 브레인스토밍 과정에서 많이 사용된다.

ⓒ 모든 구성원들이 자유롭게 발언하고 어느 한 사람이 리더의 역할을 맡지 않는 자기관리팀에서 흔히 사용한다.

2 공식적, 비공식적 네트워킹

(1) 공식적 의사소통 중요 ★★

공식적 의사소통은 조직 내에서 이루어지는 의사소통이다. 조직의 업무와 관련된 공식적 의사소통은 수직적, 수평적, 대각적 의사소통으로 나눌 수 있으며 조직 계층의 상하 간에 이루어지는 수직적 의사소통은 다시 하향적 의사소통과 상향적 의사소통으로 구분된다.

① 수직적 의사소통
  ㉠ 하향적 의사소통(downward communication)
    ⓐ 하향적 의사소통이란 메시지의 흐름이 위에서 아래로 이루어지는 의사소통이다.
    ⓑ 업무와 관련된 상급자 의견이나 전달사항이 조직의 공식적인 경로를 거쳐서 하급자에게 전달되는 것으로 지시적 의사소통이라고도 한다.
    ⓒ 하급자가 지시나 명령을 얼마나 수용하는지에 따라 달라지며 하급자들이 직무의 내용이나 수행방식을 정확히 파악할 때 상급자의 지시나 명령이 쉽게 그리고 정확하게 전달될 수 있어서 하급자의 수용성이 높아진다.
    ⓓ 하향적 의사소통 시 다음과 같은 방법이 효과를 높일 수 있다.
      • 하급자가 담당할 직무의 내용과 배경에 대해 충분히 설명을 해주고 직무에 대한 기대를 명확히 제시해 준다.
      • 직무수행에 대한 피드백을 계속 제공해준다.
      • 다양한 의사소통 경로를 이용하여 전달하며 중요한 내용은 반복 전달한다.
  ㉡ 상향적 의사소통(upward communication, bottom-up)
    ⓐ 상향적 의사소통은 메시지의 흐름이 아래에서 위로 이루어지는 의사소통으로 하급자의 의견이나 보고사항이 공식적인 경로를 거쳐 상급자에게 전달되는 것을 말한다.
    ⓑ 업무보고, 제안제도, 여론조사, 인사상담 등이 포함된다.
    ⓒ 상향적 의사소통의 주된 목적은 하급자의 실무경험을 통한 아이디어 제시에 있다.
    ⓓ 조직의 규모가 크거나 조직 분위기가 경직되어 있거나 또는 권위적인 조직에서는 이러한 상향적 의사소통이 제대로 이루어지지 못할 수 있다.
② 수평적 의사소통
  ㉠ 조직에서 계층수준이 같은 구성원 간이나 또는 부서 간에 이루어지는 의사소통 형태이다.
  ㉡ 각 부서 간의 의견교환을 통하여 상충된 활동의 조정을 가능하게 하고 타 부서나 다른 업무 단위와의 사전협조나 회의를 포함한다.
③ 대각적 의사소통
  ㉠ 계층이 서로 다른 개인 또는 부서 간에 이루어지는 의사소통의 형태이다.
  ㉡ 명령계통에 의존하지 않는, 동적인 현대 조직 환경의 요구에 부응하기 위해 필요한 의사소통형태로 라인 조직과 스태프 조직 간의 의사소통이 포함된다.

(2) 비공식적 의사소통 <mark>중요</mark> ★★

① 특성과 형태

ㄱ 특성 : 전달경로가 확실하지 않으며 내용도 확실하지 않다.

ㄴ 형태

ⓐ 단일 경로형 : 한 사람이 다른 사람에게, 그 다음 사람이 또 다른 사람에게 계속해서 의사소통이 연결되는 경로

ⓑ 한담형 : 한 사람이 여러 사람에게 전달하는 형태

ⓒ 확률형 : 각 사람이 임의의 사람에게 정보를 전달하는 경로

ⓓ 집단형 : 한 사람이 몇 사람에게 정보를 전달하면 몇 사람이 또 다른 사람에게 정보를 전달하는 경로

② 그레이프바인(grapevine)

ㄱ 간호사의 인사이동 즈음하여 발생하는 여러 소문이나 동료 상사에 대한 입바른 평가 혹은 불평 등이 속한다.

ㄴ 정확성이 떨어지기는 하지만 조직변화의 필요성을 경고해주고 구성원 간의 아이디어를 전달하는 경로가 되기도 한다.

ㄷ 그레이프바인의 특성은 다음과 같다.

ⓐ 전달속도가 빠르다.

ⓑ 정보전달이 선택적이고 임의적이다.

ⓒ 약 75%의 정확성을 보인다.

ⓓ 구성원의 약 50%는 그레이프바인을 통해서 직무에 관한 정보를 얻는다.

ⓔ 조직구성원들이 불안해하거나 변화에 직면했을 때 많이 사용된다.

ⓕ 관리자에 의해 통제되지 않는다.

ㄹ 그레이프바인이 조직 내에 지나치게 만연되어 있을 때 의사소통에 대한 신뢰가 떨어진다.

ㅁ 간호관리자는 그레이프바인의 부정적 영향을 줄이기 위해 다음의 전략을 사용할 수 있다.

ⓐ 공식적 의사소통이 없을 때 소문이 번창함으로 공식적 의사소통 통로를 이용하여 적절한 정보를 제공한다.

ⓑ 일관성이 없거나 공정하지 않다고 회자될 수 있는 결정이나 행동에 대해 그 배경이나 근거를 설명한다.

ⓒ 열린 의사소통 통로를 유지한다.

ⓓ 발설자를 비난하지 않는다.

제 4 절   의사소통의 장애요인

1   구조적 요소에 따른 의사소통 과정의 문제

(1) 송신자(giver)가 일으키는 문제

① 일치(congruence)하지 않은 메시지

언어적, 비언어적 같은 메시지를 전달해야 한다. 불일치한 이중 메시지는 혼란에 빠뜨릴 수 있다.

② 융통성(flexibility)이 없는 의사소통

의사소통이 너무 엄격하거나 지나치게 허용적인 경우에 해당한다.

③ 엄격할 경우

간호사가 너무 통제하여 규격화된 간호력 양식만 사용하고 환자가 자발적으로 말을 할 기회를 주지 않는 경우이다.

④ 과잉 허용적인 경우

환자가 아무 말이나 마음대로 하게 하나 그에 대한 간호사의 느낌이나 생각을 전혀 말하지 않는 경우이다.

(2) 메시지(message)가 일으키는 문제

① 비효과적인 메시지

근본적으로 이 문제는 메시지가 목적 지향적이며 의도적이 아니다.

② 부적절한 메시지

관계의 진행에 관련되지 않은 때 일어난다.

③ 불충분한 메시지

충분한 정보의 양이 결핍된 메시지 등이 문제를 일으켜 목표가 상실되고 중요한 정보는 간과해버리게 된다.

④ 비효율적 메시지

명확성, 단순성, 지향성이 결핍된 메시지일 때 일어난다. 즉, 언어가 다르거나 문화적 차이, 교육적 차이 등에 문제가 있을 때 나타난다.

(3) 수신자(receiver)가 일으키는 문제

① 지각의 착오(다양한 형태의 경청의 문제들)

수용자가 잘못된 지각으로 비언어적 단서를 놓치고 단지 내용에만 반응하거나 자신의 신체적, 심리적 불편 때문에 전달자의 메시지를 선택적으로 경험할 때 일어난다.

② 평가의 착오(개인적인 신념과 가치로 인한 잘못된 해석)

메시지를 평가하는 문제로 수신자가 자신의 가치 체계와 과거 경험에 의거해 상대방의 메시지를 판단하여 듣게 되어 의미를 왜곡하는 것이다.

(4) 피드백(feedback)하는 과정에서의 문제

① 잘못된 정보(정확하지 않는 정보의 의사소통)

피드백할 때 메시지에 대해 전달자에게 부정확한 정보를 전달할 수 있다.

② 확인의 결핍(메시지의 이해를 명확히 하고 확인하는데 있어서의 실패)

메시지를 이해한 내용을 확인하기 위해 피드백을 하지 않을 때 일어난다.

(5) 맥락(context)의 문제

① 물리적인 세팅의 속박

물리적 환경 자체가 너무 시끄럽거나 춥거나 혼란스러울 때 일어난다.

② 정신사회적인 상황의 속박

이전에 경험했던 의사소통 간에 있었던 일들(손상된 관계들, 미울 때, 이미 잘 아는 사이일 때, 시간과 장소가 적당치 않을 때, 정서적 긴장, 관심이 없을 때)이 영향을 줘서 일어난다.

2 면담자와 대상자에 따른 의사소통 과정의 문제 중요 ★

(1) 면담자 측 방해요인

① 의사소통 기법의 미숙

의사소통 기법은 면담 경험과 개선 노력을 위한 훈련을 쌓아야 자신감도 생기고 기술도 향상된다.

② 선입견과 고정관념

대상자의 메시지를 간과하는 선입견과 지각된 메시지에 잘못된 해석을 내리게 한다.

③ 내적 갈등

개인이 가지는 인격의 특성 혹은 심리적 갈등이나 복잡성에 관련된다.

④ 평가적이며 판단적인 태도

의사소통 시 평가적이고 판단적인 치료자의 반응은 대상자가 자신의 내면의 이야기를 충분히 하지 못하게 한다.

⑤ 다른 직무로부터의 압박

치료자의 과중한 업무나 다른 급한 업무는 대상자의 말을 차분하게 경청하지 못하게 한다.

⑥ 언어의 장애

언어 문제로 인해 의사전달 장애가 생기는 경우이다.

⑦ 방어적인 태도

자신의 책임을 부인하거나 회피하고 부정적인 생각과 원인을 대상자에게 돌리려 할 때 발생한다.

⑧ 잠재적 의도

메시지를 이해하는 것이 자기 자신의 욕구에 따라 이루어지는 경우로 특별한 관심사가 있거나 시비를 걸려고 하거나 특정인에 대한 증오심이 있게 되면 무의식적으로 자신의 개인적인 목적대로 대화를 이끌게 된다.

⑨ 역전이 감정

어떤 대상자의 특성이 치료사가 과거 경험과 관련된 인물의 특성과 유사할 때 치료자에게 일어나는 대상자에 대한 정서적 반응이다.

(2) 대상자 측 방해요인

① 과거의 경험과 전이

자신의 과거 경험으로 인해 대상자의 메시지를 왜곡하여 받아들이는 경우이다.

② 선입견과 고정관념

선입견은 면담자의 메시지를 거부하게 하고 성급한 단념을 촉발해 의사소통의 단절을 가져온다.

③ '지금과 여기'의 의미 결여

지금과 여기(now and here)이외의 것을 이야기 하는 것은 대화의 핵심에 도달하지 못하게 하고 치료자와의 친밀감을 느끼지 못하게 하여 의사소통이 실감나지 않게 한다.

④ 지각의 장애

대상자에게 정신적, 신체적 원인으로 지각의 장애가 있을 때 발생한다.

⑤ 표현능력의 부족

대상자의 의사소통 기술이 부족한 경우 횡설수설하게 되어 의사소통 장애가 발생한다.

⑥ 이해능력의 부족

이해능력이 부족하면 대상자의 메시지 전달이 늦거나 어려워진다.

⑦ 방어기전

자신의 자아개념에 맞는 메시지를 선택적으로 받아들이거나 왜곡되게 받아들이는 것이다.

제 5 절   효과적인 의사소통

1   효과적인 의사소통을 위한 이론 [중요] ★★★

① 러프트와 잉햄(Luft & Ingham, 1955)은 조하리(Johari)의 자아의식모델을 개발하였으며 자아개 방과 피드백을 중요한 개념으로 도출하였다.

② 조하리 창(Johari window)은 느낌, 행동, 동기의 의식을 기초로 하고 있으며 영역 Ⅰ이 클수록 효과적인 의사소통이 가능해진다.

영역 Ⅰ	• 공개적 또는 개방적 영역 • 행동, 느낌, 동기가 자신이나 타인에게 알려진 영역
영역 Ⅱ	• 맹목적 또는 보이지 않는 영역 • 행동, 느낌, 동기가 타인에게 알려졌으나 본인은 알지 못하는 영역
영역 Ⅲ	• 비공개적 또는 숨겨진 영역 • 본인은 알고 있으나 타인은 알지 못하는 영역
영역 Ⅳ	• 미지적 또는 아무도 모르는 영역 • 행동, 느낌, 동기가 본인이나 타인에게 알려지지 않은 영역

	자신이 아는 영역	자신이 모르는 영역
타인이 아는 영역	Ⅰ : 공개적 영역(open area)	Ⅱ : 맹목적 영역(blind area)
타인이 모르는 영역	Ⅲ : 비공개적 영역(hidden area)	Ⅳ : 미지적 영역(unknown area)

[그림 7-1] 조하리 창

2   효율적 의사소통 기법 [중요] ★

① 경청하기

　㉠ 상대방에 관심을 집중시키고 열심히 듣는 능동적이고 적극적인 과정이다.

　㉡ 경청은 효율적인 의사소통을 위한 기본요소이며 의사소통의 중요한 측면이다.

② 수용하기

　㉠ 비판단적이고 관심 있는 태도로 대상자를 지지하고 정보를 받아들이는 것이다.

　㉡ 면담자와 대상자 간의 관계에서 신뢰를 형성하고 공감을 발전시킬 때 사용할 수 있다.

　㉢ 대상자가 이야기하는 바를 알아들었다는 표시로 언어적 또는 비언어적 표현을 사용할 수 있다.

　　㉅ 면담자는 온화한 시선과 얼굴 표정으로(비언어적 표현) "아, 네, 그렇군요.", "음… 알겠습니다."(언어적 표현)라고 반응할 수 있다.

③ 침묵하기

　㉠ 의도적으로 말을 하지 않으면서 대상자에게 생각을 정리할 여유와 말할 수 있는 시간을 준다.

　㉡ 면담자는 말없이 조용히 있되, 상호작용하는 동안 대상자에게 시선을 유지하면서 비언어적으로 관심을 표현할 수 있다.

④ 정보제공하기

　㉠ 대상자가 원하거나 꼭 필요한 경우에 전문인으로서 알고 있는 지식을 알려주고 질문에 답해주는 것이다.

　㉡ 병원 규칙과 식이, 투약 및 검사를 위한 지시사항 등을 전달할 때 유용하다.

⑤ 개방적 질문하기

　㉠ 대상자에게 이야기를 할 수 있는 기회를 제공하는 방법으로 광범위하고 일반적인 질문을 주는 것이다.

　㉡ 개방적 질문은 대상자로 하여금 이야기 할 수 있는 기회를 제공하며 대상자가 자유로이 반응할 수 있으므로 다양한 반응을 얻을 수 있다.

예 개방적 질문의 예
- "지난 한 주간 동안 무슨 일이 있었나요?"
- "하실 말씀이 없으신지요?"
- "무슨 생각을 하고 계시는지요?"
- "어떻게 오셨나요?"

---

⑥ 반영하기

　㉠ 면담자가 대상자의 느낌이나 생각, 혹은 관찰한 바를 자신의 견해를 섞지 않고 다시 표현해 주는 것이다.

　㉡ 반영은 느낌, 경험, 내용의 세 가지 영역이 있다.

느낌반영	면담자가 대상자의 대화내용보다는 느낌에 초점을 두며, 막연한 느낌을 더 분명하게 하는데 목적이 있음	예 "말하자면 그 사람이 무척 싫으신 모양이군요."
경험반영	면담자가 관찰한 것을 피드백하는 것	예 "거기에 대해 말씀 하실 때마다 주먹을 꼭 쥐시는 군요."
내용반영	대상자의 생각을 간결하고 분명하게 다시 말해 주는 것	예 대상자가 "그 사람의 말 때문에 정말 속상했어요."라고 할 때 면담자가 "정말 마음이 상하셨군요."라고 반영한다.

⑦ 명료화하기

　㉠ 대상자가 모호하게 사용한 언어나 불명료한 사고를 명확하게 설명할 것을 요구하는 것이다.

　㉡ 면담자가 대상자가 말한 내용의 뜻을 확실하게 이해하지 못하였거나 잘못 알아들은 내용을 명료하게 이해하고자 할 때 사용할 수 있다.

　　예 "무슨 말인지 모르겠어요. 예를 들어 설명해 주시겠어요?"

⑧ 초점 맞추기

   ⊙ 대상자가 산만하게 이야기하는 경우 한 가지 주제에만 집중하게 하는 것이다.

   ⓛ 중요한 주제에 관한 이야기를 좀 더 진행시키고자 할 때 사용할 수 있다.

     예 "방금 말한 그것에 대해 좀 더 말씀해 주시겠어요?"

⑨ 직면하기

   ⊙ 비판단적인 태도로 대상자가 처해 있는 상황에 대한 다른 현실을 제시하는 것이다.

   ⓛ 대상자가 사실을 왜곡하여 말할 때 정확한 사실을 알려줄 수 있다.

⑩ 의심을 표현하기

   ⊙ 현실에 대한 지각이 잘못되어 있을 때 의심을 나타냄으로써 적절한 현실지각을 돕는 것이다.

   ⓛ 의심을 표현하는 것은 신중해야 하며 면담자가 확신이 있을 때만 사용한다.

⑪ 해석하기

   ⊙ 대상자가 피하고 있거나 부분적 혹은 전체적으로 깨닫지 못하는 바나 감정을 표현해 주는 것이다.

   ⓛ 대상자의 생각과 감정을 구체화하고 대상자가 자신의 생각이 감정 이면의 것을 파악하도록 돕는다.

⑫ 관찰한 바를 말하기

   ⊙ 대상자에 대해 지각하거나 관찰한 것을 대상자에게 말해주는 것이다.

   ⓛ 안색, 감정상태 등을 관찰한 것을 말할 수 있다.

⑬ 재진술하기

   ⊙ 대상자가 이야기한 내용을 다시 한 번 반복함으로써 이해한 내용이 맞는지 확인하는 것이다.

   ⓛ 대상자가 말한 것을 명확하게 하기 위해 사용할 수 있다.

     예 대상자 : "제가 열 살 때 어머니가 돌아가시고 지금까지 혼자 살았거든요."

         면담자 : "열 살 때부터 지금까지 혼자 살았다고요?"

⑭ 현실감을 제공하기

   ⊙ 대상자가 비현실적인 이야기를 할 경우, 비판하거나 위압적이지 않은 방법으로 사실적 정보를 제공하는 것이다.

   ⓛ 가령 환자가 환청에 반응하는 경우 아무런 소리가 들리지 않음을 말해주어 현실감을 제공할 수 있다.

⑮ 인식하고 있음을 알리기

   ⊙ 대상자를 알아차리고 있음을 알려주는 것이다.

   ⓛ 면담자는 대상자의 외모의 변화나 상태의 달라짐 등을 언급하여 대상자를 인식하고 있음을 알려줄 수 있다.

     예 "오늘 참 잘 차려 입으셨네요."

⑯ 자신을 제공하기

   ⊙ 조건 없이 혹은 기대되는 응답이 없더라도 대상자의 곁에 머무르며 면담자 자신을 이용하는 것이다.

   ⓛ "잠시 동안 여기 함께 앉아 있겠습니다."와 같은 반응이다.

⑰ 말문을 열게 하기
ㄱ) 비교적 가벼운 인사말로 대화를 유도하여 하고 싶은 이야기를 계속 하도록 격려하는 것이다.
ㄴ) "요즘 어떻게 지내세요?", "무슨 일이 있었는지 이야기해 보세요.", "계속하세요."라는 말로 말문을 열 수 있다.

⑱ 대화의 주도권을 허용하기
ㄱ) 대상자로 하여금 거리낌 없이 말할 수 있는 기회를 제공해 줌으로써 원하는 주제를 이야기 하도록 허용하는 것이다.
ㄴ) "이야기하고 싶은 것이 있습니까?", "어떤 이야기부터 시작할까요?"라고 반응하여 대상자에게 주도권을 허용하는 것이다.

⑲ 사건을 시간이나 순서대로 나열하기
ㄱ) 사건이 일어난 시간이나 사건 간의 전후 관계를 명확하게 하는 것이다.
ㄴ) "그런 일이 있은 후 또 어떤 일이 일어났나요?", "그게 ~의 전에 있던 일인가요?"와 같은 반응이다.

⑳ 지각한 바를 묘사하도록 격려하기
ㄱ) 대상자로 하여금 지각한 것을 언어로 나타내도록 요청하는 것이다.
ㄴ) "언제 불안하셨는지 말씀해보세요.", "당신이 듣고 있는 것을 말씀해보세요."라고 하며 지각한 바를 묘사하도록 격려할 수 있다.

㉑ 실행에 대한 계획을 명확히 세우도록 격려하기
ㄱ) 대상자에게 미래에 대한 행위의 대안적 과정을 예상하도록 기회를 주는 것이다.
ㄴ) "만약 다음에도 똑같은 일이 생기면 어떻게 하겠습니까?", "앞으로 화가 많이 날 때는 어떻게 하실 건가요?"라는 말로 실행에 대한 계획을 명확히 세우도록 격려할 수 있다.

㉒ 요약하기
ㄱ) 대화의 요점을 명확히 하고 정리하여 결론을 주는 것이다.
ㄴ) "지금까지 우리는 ~에 대해서 이야기 했습니다."와 같은 반응으로 대상자와 함께 면담의 결론을 내릴 때 사용할 수 있다.

3 병원조직에서의 의사소통전략 중요 ★

① 하위직과의 효과적인 의사소통전략
ㄱ) 지시할 때 언제까지, 누가, 무엇을 어떤 단계로 할지 명확히 한다.
ㄴ) 긍정적인 마음가짐으로 집중하여 경청하고 말하는 정보의 배경을 설명해주고 정당성을 입증해 주며 왜 그 일이 중요한지를 말해준다.
ㄷ) 지시를 명확히 축약하고 피드백을 통해 지시 내용을 확인하면서 소통한다. 부하가 상사에게 부정적인 메시지나 긍정적인 메시지를 자유롭게 전달할 수 있도록 한다.

② 상위직과의 효과적인 의사소통전략

   ⊙ 상관의 반응을 객관적으로 받아들이고 다른 부서와 상충되는 요구일 수도 있음을 이해하여야 한다.

   ⓒ 상급자에게 의견을 전할 때에는 요구를 명확히 하고 요구하는 근거를 설명해야 하며 조직에 미치는 긍정적인 효과를 강조하고 조직 채널에 따라 소통한다.

   ⓒ 상급자의 조직 내 위상, 개인적 성향, 전문적 입장, 문제를 대하는 성향 등을 파악하는 것도 필요하다.

③ 동료 간의 효과적인 의사소통전략

   ⊙ 동료 간의 의사소통은 서로 비슷한 문제를 가진 경우가 많으므로 격려와 힘이 되는 동시에 서로 경쟁관계가 될 수 있음도 알아야 한다.

   ⓒ 협력자로서 친절하게 자존심을 지켜주고 좋은 점을 인정하고 칭찬해주며 의견대립이 있을시 객관적인 의견을 말해준다.

④ 의료전문인과의 효과적인 의사소통전략

   ⊙ 간호사-의사는 대상자의 건강회복이라는 공동의 목표를 달성하기 위해 효과적인 의사소통이 필요하다.

   ⓒ 간호사-의사 간의 협력관계를 유지하며 양질의 서비스를 제공하기 위해 상호존중하고 동등한 파트너로 여긴다.

   ⓒ 간호사-의사는 상호 신뢰를 형성하고 서로의 의견을 경청한다.

   ⓔ 간호사, 의사의 공식적, 비공식적 모임을 주선하고 참여할 기회를 가지며 의사소통기술을 함양한다.

⑤ 다른 직종과의 효과적인 의사소통전략

   ⊙ 다른 직종과의 의사소통 시 각 부서의 목표가 다르다는 것을 인정한다.

   ⓒ 의사소통에 걸림돌이 되는 용어를 피하고 관계형성과 관계촉진을 위한 용어와 표현을 사용한다.

   ⓒ 명령이나 충고, 회유나 심문하는 표현은 피한다.

주관식 레벨 UP

01 다음은 의사소통의 원칙에 대한 설명이다. 해당하는 것을 〈보기〉에서 골라 바르게 짝지으시오.

---

① 전달되는 메시지의 내용이 논리적인지를 사전에 충분히 검토해야 한다.
② 필요한 정보는 필요한 시기에 적절하게 입수되어야 하며 메시지 전달을 위한 적절한 시기를 파악하는 것도 중요하다.
③ 전달내용은 구체적 상황과 시기에 따라 적절히 대응할 수 있도록 융통성과 신축성을 지녀야 한다.
④ 전달하고자 하는 내용은 극비사항을 제외하고는 모든 사람들에게 가능한 한 널리 알려지도록 해야 한다.

│ 보 기 │

㉠ 적시성   ㉡ 분배성   ㉢ 일관성   ㉣ 적응성

정답 ① - ㉢ 일관성, ② - ㉠ 적시성, ③ - ㉣ 적응성, ④ - ㉡ 분배성

해설 의사소통의 원칙에는 일관성, 명료성, 적시성, 적정성, 분배성, 적응성의 원칙이 있다.
- 일관성(consistency) : 전달되는 메시지의 내용이 논리적인지를 사전에 충분히 검토해야 하는 원칙이다.
- 명료성(clarity) : 전달하고자 하는 내용은 수신자가 쉽고 정확하게 이해할 수 있도록 표시되어야 하며 용어 선정의 정확성, 문맥의 명료성 등이 고려되어야 한다.
- 적시성(timeliness) : 필요한 정보는 필요한 시기에 적절하게 입수되어야 하며 메시지 전달을 위한 적절한 시기를 파악하는 것도 중요하다는 것을 말한다.
- 적응성(adaptability) : 전달내용은 구체적 상황과 시기에 따라 적절히 대응할 수 있도록 융통성과 신축성을 지녀야 한다.

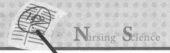

02 다음은 네트워크 유형에 대한 설명이다. 이 설명에 해당하는 것을 〈보기〉에서 고르시오.

① 공식적인 명령계통과 수직적인 경로를 통해서 정보의 전달이 위아래로만 이루어지는 형태로 흔히 관료적 조직이나 명령과 권한의 체계가 명확한 공식화가 공식적인 조직에서 사용되는 의사소통 네트워크다. (   )

② 집단 내에 특정 리더가 있는 것은 아니지만 집단을 대표할 수 있는 인물이 있는 경우에 나타나는 의사소통 네트워크로 라인과 스탭의 혼합집단에서 찾아볼 수 있으며 조정자를 통해서만 전체적인 의사소통이 이루어진다. (   )

③ 집단 내에 특정한 리더가 있을 때 나타나며 특정리더에 의해 모든 정보가 전달되기 때문에 리더에게 정보가 집중되는 현상을 보인다. (   )

④ 구성원 전체가 서로의 의견이나 정보를 자유스럽게 교환하는 형태로 활발한 의사소통이 이루어지며 조직에서 새로운 대안을 찾아내기 위해 자유로운 의견교환을 통해서 창의적이고 참신한 아이디어를 산출하는 브레인스토밍 과정에서 많이 사용된다.

| 보 기 |

㉠ Y형   ㉡ 완전연결형   ㉢ 사슬형
㉣ 수레바퀴형   ㉤ 원형

정답 ①-㉢ 사슬형, ②-㉠ Y형, ③-㉣ 수레바퀴형, ④-㉡ 완전연결형

해설 의사소통 네트워크 유형에는 사슬형, Y형, 수레바퀴형, 원형, 완전연결형이 있다.

• 사슬형 : 공식적인 계통과 수직적인 경로를 통해서 의사전달이 이루어지는 형태이다.

• Y형 : 집단 내에 특정한 리더가 있는 것은 아니더라도 비교적 집단을 대표할 수 있는 인물이 있는 경우에 나타난다.

• 수레바퀴형 : 정보가 특정리더에게 집중되는 현상을 보이며 힘이 한 곳에 집중되어 구성원들 간 정보공유가 안 된다는 단점이 있다.

• 원형 : 구성원들 간의 신분적 서열이 없으며 중심인물이 없는 상태에서 나타나는 형태로 특정 문제해결을 위해서 구성된 조직에 의해 발생한다.

• 완전연결형 : 구성원 전체가 서로 의견이나 정보를 자유의지에 따라 교환하는 형태로 주로 비공식적인 커뮤니케이션 방법이다.

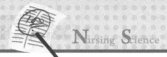

03 그레이프바인의 부정적인 영향을 줄이기 위해 간호 관리자가 사용할 수 있는 전략을 3가지 이상 쓰시오.

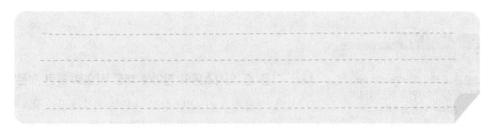

정답 ① 공식적 의사소통이 없을 때 소문이 번창하므로 공식적 의사소통 통로를 이용하여 적절한 정보를 제공한다.
② 일관성이 없거나 공정하지 않다고 회자될 수 있는 결정이나 행동에 대해 그 배경이나 근거를 설명한다.
③ 열린 의사소통 통로를 유지한다.
④ 발설자를 비난하지 않는다.

해설 간호관리자는 그레이프바인을 통해서 간호사들의 동태를 파악할 수 있고 나아가 조직의 활성화를 도모할 수 있다. 그러나 그레이프바인을 통해서 수집된 정보는 정확성이 떨어지고 조직 내에 지나치게 만연되어 있으면 의사소통에 대한 신뢰가 떨어진다. 그러므로 간호관리자는 그레이프바인을 완전히 없앨 수는 없지만 그 범위와 영향을 최소화하기 위한 노력을 기울여야 한다.

실제예상문제

01 의사소통은 조직의 외부와 내부 환경, 집단과 집단, 개인과 개인 간의 상황을 연결하는 역할을 한다.

01 다음 중 의사소통의 정의에 대한 서술로 틀린 것은?

① 개인 상호 간, 집단 상호 간 또는 개인과 집단 상호 간에 정보 또는 의미를 주고받는 과정이다.

② 의사소통은 모든 관리기능을 통합한다.

③ 의사소통은 조직의 외부와 내부 환경, 집단과 집단, 개인과 개인 간의 상황을 해석하는 역할을 한다.

③ 관리자들이 계획을 수립하거나 조직을 구성할 때 또는 지휘나 통제를 할 때에도 기본적으로 의사소통이 사용된다.

02 의사소통의 구성요소에는 전달자, 전달내용, 전달매체, 수신자, 피드백, 잡음이 있다.

02 다음 중 의사소통의 구성요소가 아닌 것은?

① 전달자

② 전달내용

③ 수신자

④ 결정자

03 수신자는 자신의 과거 경험이나 준거기준에 근거하여 전달된 메시지를 해석하고 그 의미를 받아들이게 되므로 수신자가 해석한 메시지가 전달자의 의도와 일치할수록 의사소통의 효과가 커지게 된다. 그러므로 수신자는 전달 내용의 의미를 정확히 파악하려는 노력을 기울여야 한다.

03 다음 중 의사소통의 구성요소에 대한 설명으로 틀린 것은?

① 전달자는 수신자에게 자신의 의도를 적시해 정확히 전달해야 한다.

② 수신자가 자신의 과거 경험이나 준거기준에 근거하여 전달된 메시지를 해석하고 받아들여서는 안 된다.

③ 잡음에는 소음 등과 같은 물리적인 방해물, 전달자의 부정확한 인식, 부적절한 부호화, 수신자의 부정확하거나 왜곡된 해석, 문화적 차이, 피드백의 부재 등이 포함된다.

④ 전달하려는 내용과 수신자가 받아들이는 내용 사이에 차이가 있을 수 있으므로 효과적인 의사소통을 위해서는 피드백 과정이 반드시 필요하다.

정답 01 ③ 02 ④ 03 ②

04 다음 중 언어적 의사소통에서 청취와 경청에 대한 설명으로 잘못 서술된 것은?

① 청취란 발언자의 말을 듣고 들은 정보를 분석, 종합, 비판, 감사하면서 의미를 새롭게 구성해가는 인지적 과정이다.

② 주의를 기울여 소리를 지각하고 자기가 알고 있는 지식과 관련하여 들은 정보를 조직화하고 해석, 평가하는 적극적인 활동을 소리청취라고 한다.

③ 경청에서 분석적 듣기는 발언자에게 초점을 두고 상대방의 말을 부분적으로 쪼개서 각 부분을 서로 분석하고 검토하여 전체 내용을 이해하는 방법이다.

④ 경청의 공감적 듣기는 발언자의 생각이나 특히 감정을 깊이 있게 이해하고 그 감정을 공유하려는 감정이입차원에서 듣는 것을 말한다.

04 주의를 기울여 소리를 지각하고 자기가 알고 있는 지식과 관련하여 들은 정보를 조직화하고 해석, 평가하는 적극적인 활동은 의미청취이다.

05 다음 중 비언어적 의사소통에 대한 설명으로 틀린 것은?

① 언어나 문자 이외에 얼굴, 눈, 손, 발 등으로 표현하는 의사소통이며 눈으로 관찰 가능한 교류이다.

② 대상자와 대화 시 눈을 바로 쳐다보는 것은 대상자를 이해하고자 하는 의미이나 지속적인 시선 접촉은 상황에 따라 대상자를 불편하게 할 수도 있다.

③ 청취자의 표정이 대화자의 정서표현과 너무 차이가 나는 경우 비정서적 교류라고 한다.

④ 적당하게 머리를 끄덕이는 자세는 대상자를 격려하고 대화에 주의를 기울인다는 것을 전달할 수 있다.

05 대화자는 청취자의 얼굴 표정에 매우 민감할 수 있으며 청취자의 표정이 대화자의 정서표현과 너무 차이가 나는 경우 비공감적 교류라고 할 수 있다.

정답 04 ② 05 ③

checkpoint 해설 & 정답

06 다른 부서나 집단에 속한 사람들이 서로 의사소통하기 위해 조정자가 필요한 경우 사용가능한 의사소통 네트워크의 유형은 Y형이다.

06 의사소통 네트워크의 유형 중 사슬형에 대한 설명으로 **틀린** 것은?

① 공식적인 명령계통과 수직적인 경로를 통해서 정보의 전달이 위아래로만 이루어지는 형태이다.

② 일원화된 경로를 통해서 최고관리자의 지시나 명령이 말단 구성원에게까지 전달된다.

③ 단순한 내용을 전달할 경우 사슬형을 사용하면 의사소통의 신속성과 효율성이 비교적 높다.

④ 다른 부서나 집단에 속한 사람들이 서로 의사소통하기 위해 조정자가 필요한 경우 사용가능하다.

07 문제 설명과 관련 있는 의사소통 네트워크 유형은 원형(circle type)이다. 원형은 구성원 간의 상호작용은 한 곳에 집중되지 않고 널리 분산되어 있어서 수평적인 의사소통이 가능하다.

07 위원회나 태스크포스 팀과 같이 공식적 리더나 팀장은 있지만 권력의 집중이나 지위나 신분의 서열이 뚜렷하지 않고 특정 문제 해결을 위해서 구성된 조직구조에서 흔히 나타나는 의사소통 네트워크를 무엇이라고 하는가?

① 수레바퀴형

② 원형

③ 완전연결형

④ Y형

08 완전연결형(all-channel type)에 대한 설명이다. 완전연결형은 구성원 전체가 서로의 의견이나 정보를 자유스럽게 교환하는 형태로 활발한 의사소통이 이루어진다. 모든 구성원들이 자유롭게 발언하고 어느 한 사람이 리더의 역할을 맡지 않는다.

08 조직에서 새로운 대안을 찾아내기 위해 자유로운 의견교환을 통해서 창의적이고 참신한 아이디어를 산출하는 브레인스토밍 과정에서 많이 사용되는 의사소통 네트워크의 유형은?

① 완전연결형

② 원형

③ 수레바퀴형

④ Y형

정답 06 ④ 07 ② 08 ①

09 다음 중 공식적 의사소통에 대한 설명으로 **틀린** 것은?

① 공식적 의사소통은 조직 내에서 이루어지는 의사소통으로 조직의 업무와 관련된 공식적 의사소통은 수직적, 수평적, 대각적 의사소통으로 나뉜다.

② 수직적 의사소통에서 하향적 의사소통은 상급자 의견이나 전달사항이 조직의 공식적인 경로를 거쳐서 하급자에게 전달되는 것으로 지시적 의사소통이라고도 한다.

③ 상향적 의사소통은 하급자가 담당할 직무의 내용과 배경에 대해 충분히 설명을 해주고 직무에 대한 기대를 명확히 제시해 줄 때 효과적이다.

④ 조직의 규모가 크고 권위적인 조직에서는 상향적 의사소통이 제대로 이루어지지 못할 수 있다.

09 ③은 하향적 의사소통에 대한 설명이다. 상향적 의사소통은 메시지의 흐름이 아래에서 위로 이루어지는 의사소통으로 하급자의 의견이나 보고사항이 공식적인 경로를 거쳐 상급자에게 전달되는 것을 말한다.

10 다음 중 그레이프바인의 특성에 관한 설명으로 **틀린** 것은?

① 전달속도가 빠르다.

② 구성원의 약 50%는 그레이프바인을 통해서 직무에 관한 정보를 얻는다고 알려져 있다.

③ 조직구성원들이 불안해하거나 변화에 직면했을 때 많이 사용된다.

④ 관리자에 의해 통제된다.

10 그레이프바인은 관리자에 의해 통제되지 않는다. 그러므로 그레이프바인이 조직 내에 지나치게 만연되어 있을 때 간호관리자는 그레이프바인의 부정적 영향을 줄이기 위해 노력해야 한다.

11 의사소통 장애요인 중 송신자에 따른 의사소통의 문제에 대한 설명으로 **틀린** 것은?

① 일치하지 않은 메시지 : 언어적, 비언어적 같은 메시지가 다른 경우

② 융통성이 없는 의사소통 : 의사소통이 너무 엄격하거나 지나치게 허용적인 경우

③ 엄격할 경우 : 간호사가 너무 통제하여 규격화된 간호력 양식만 사용하고 환자가 자발적으로 말을 할 기회를 주지 않는 경우

④ 과잉 허용적인 경우 : 환자의 말에 대해 그에 대한 간호사의 느낌이나 생각을 과하게 피드백하는 경우

11 과잉 허용적인 경우는 환자가 아무 말이나 마음대로 하게 하나 그에 대한 간호사의 느낌이나 생각을 전혀 말하지 않는 경우이다.

정답 09 ③ 10 ④ 11 ④

12 어떤 대상자의 특성이 치료사가 과거 경험과 관련된 인물의 특성과 유사할 때 치료자에게 일어나는 대상자에 대한 정서적 반응은 역전이 감정이다.

12 다음 중 면담자에 따른 의사소통 장애 요인에 대한 설명으로 틀린 것은?

① 면담자의 의사소통 기법이 미숙하면 의사소통 장애가 일어난다.

② 개인이 가지는 인격의 특성 혹은 심리적 갈등이나 복잡성에 관련된 내적 갈등이 있을 때 의사소통 장애가 일어날 수 있다.

③ 면담자가 과중한 업무나 다른 급한 업무에 시달릴 때 대상자의 말을 차분하게 경청하지 못하게 되면 의사소통 장애가 발생한다.

④ 어떤 대상자의 특성이 치료사의 과거 경험과 관련된 인물의 특성과 유사할 때 면담자에게 일어나는 반응은 회피반응이다.

13 조하리의 창에서 영역 Ⅰ은 공개적 또는 개방적 영역으로 행동, 느낌, 동기가 자신이나 타인에게 알려진 영역이다. ③은 영역 Ⅱ의 설명이다.

13 다음 중 효과적인 의사소통을 위한 이론인 조하리의 창에 대한 설명으로 틀린 것은?

① 조하리 창(Johari window)은 느낌, 행동, 동기의 의식을 기초로 하고 있으며 4개의 영역으로 구분한다.

② 영역 Ⅰ이 클수록 효과적인 의사소통이 가능해진다.

③ 영역 Ⅰ은 맹목적 또는 보이지 않는 영역으로 행동, 느낌, 동기가 타인에게 알려졌으나 본인은 알지 못하는 영역이다.

④ 영역 Ⅲ은 비공개적 또는 숨겨진 영역으로 본인은 알고 있으나 타인은 알지 못하는 영역이다.

정답 12 ④ 13 ③

14 다음은 병원조직에서의 의사소통전략에 대한 서술이다. 이 중 맞는 것을 모두 고르시오.

> ㉠ 하위직과의 의사소통 시 긍정적인 마음가짐으로 집중하여 경청하고 말하는 정보의 배경을 설명해주고 정당성을 입증해준다.
> ㉡ 상급자와의 의사소통 시 상급자의 조직 내 위상, 개인적 성향, 전문적 입장, 문제를 대하는 성향 등을 파악하는 것도 필요하다.
> ㉢ 동료 간의 의사소통은 격려와 힘이 되는 동시에 서로 경쟁관계가 될 수 있음도 알아야 한다.
> ㉣ 다른 직종과의 의사소통 시 전문용어의 사용이 중요하다.

① ㉠, ㉡
② ㉠, ㉡, ㉢
③ ㉠, ㉡, ㉣
④ ㉠, ㉡, ㉢, ㉣

14 다른 직종과의 의사소통 시 의사소통에 걸림돌이 되는 용어를 피하고 관계형성과 관계촉진을 위한 용어와 표현을 사용한다.

✏️ **주관식 문제**

01 언어적 의사소통의 경청에 대한 방법 3가지를 쓰시오.

해설 • 분석적 듣기 : 발언자에게 초점을 두고 상대방의 말을 부분적으로 쪼개서 각 부분을 서로 분석하고 검토하여 전체 내용을 이해하는 방법이다.
• 대화적 듣기 : 대화자와 청취자가 함께 의미를 구성해가는 과정에 주안점을 두고 서로 동등하고 공통된 대화에 초점을 둔다.
• 공감적 듣기 : 발언자의 생각이나 특히 감정을 깊이 있게 이해하고 그 감정을 공유하려는 감정이입차원에서 듣는 것을 말한다. 촉진적 대화 또는 조력적 의사소통이 기본이다.

01
정답 분석적 듣기, 대화적 듣기, 공감적 듣기

교수님 코칭!
언어적 의사소통의 경청에 대한 방법 중 공감적 듣기는 발언자의 생각이나 감정을 깊이 있게 이해하고 그 감정을 공유하고 감정이입하며 듣는 것을 기억하자!

정답 14 ②

02

정답 완전연결형(상호연결형, all-channel type)은 구성원 전체가 서로의 의견이나 정보를 자유롭게 교환하는 형태로 활발한 의사소통이 이루어진다. 조직에서 새로운 대안을 찾아내기 위해 자유로운 의견교환을 통해서 창의적이고 참신한 아이디어를 산출하는 브레인스토밍 과정에서 많이 사용된다. 모든 구성원들이 자유롭게 발언하고 어느 한 사람이 리더의 역할을 맡지 않는 자기관리팀에서 흔히 사용한다.

교수님 코칭!
완전연결형 의사소통은 이상적인 의사소통 네트워크이며 가장 효율성이 높고 신축성 있게 응할 수 있다는 것을 기억하자!

03

정답 • 명료화하기
대상자가 모호하게 사용한 언어나 불명료한 사고를 명확하게 설명할 것을 요구하는 것이다. 면담자가 대상자가 말한 내용의 뜻을 확실하게 이해하지 못하였거나 잘못 알아들은 내용을 명료하게 이해하고자 할 때 사용할 수 있다.
例 "무슨 말인지 모르겠어요. 예를 들어 설명해 주시겠어요?"

교수님 코칭!
효율적 의사소통의 또 다른 예를 하나 정도는 더 기억해보자!
• 초점 맞추기: 대상자가 산만하게 이야기 하는 경우 한 가지 주제에만 집중하게 하는 것으로 중요한 주제에 관한 이야기를 좀 더 진행시키고자 할 때 사용할 수 있다.
例 "방금 말한 그것에 대해 좀 더 말씀해 주시겠어요?"

02 의사소통 네트워크에서 완전연결형에 대해 서술하시오.

해설 완전연결형 의사소통은 이상적인 의사소통 네트워크라고 하며 가장 효율성이 높아 복잡한 과제나 단순한 과제든 어떤 경우라도 신축성 있게 응할 수 있기 때문에 개인이나 집단의 만족도를 동시에 높일 수 있는 네트워크로 추천되고 있다.

03 효율적인 의사소통 기법 중 하나를 서술하고 예를 함께 드시오.

해설 효율적 의사소통 기법에는 경청하기, 수용하기, 침묵하기, 정보제공하기, 개방적 질문하기, 반영하기, 명료화하기, 초점 맞추기, 직면하기, 의심을 표현하기, 해석하기, 관찰한 바를 말하기 등이 있다.

Self Check로 다지기

⊐ 의사소통(communication)

의사소통이란 개인 상호 간, 집단 상호 간 또는 개인과 집단 상호 간에 정보 또는 의미를 주고받는 과정으로 모든 관리기능을 통합할 뿐만 아니라 조직의 외부와 내부 환경, 집단과 집단, 개인과 개인 간의 상황을 연결하는 역할을 한다.

⊐ 의사소통의 구성요소

의사소통의 구성요소는 전달자, 전달내용, 전달매체, 수신자, 피드백, 잡음이다.

⊐ 의사소통의 원칙

의사소통의 원칙은 일관성, 명료성, 적시성, 적정성, 분배성, 적응성이다.

⊐ 언어적 의사소통과 비언어적 의사소통

의사소통은 매체의 종류에 따라 언어적 의사소통과 비언어적 의사소통이 있으며 언어적 의사소통에 구어적인 방법으로 청취와 경청, 반영적 반응이 있으며 문서적인 방법이 있다. 비언어적 의사소통에는 눈의 접촉이나 얼굴표정, 자세와 위치, 접촉 등이 있고 반언어적 단서가 있다.

⊐ 의사소통 네트워크(의사소통망, communication network)

의사소통 네트워크란 조직구성원 간의 반복적인 상호작용 패턴으로 의사소통 경로의 구조를 의미한다. 사슬형, 원형, Y형, 수레바퀴형, 완전연결형 등이 있으며 이러한 네트워크 유형에 따라 의사소통의 속도나 정확도, 구성원의 만족도 등이 달라진다.

⊐ 공식적 의사소통

공식적 의사소통은 조직 내에서 이루어지는 의사소통이다. 조직의 업무와 관련된 공식적 의사소통은 수직적, 수평적, 대각적 의사소통으로 나눌 수 있으며 조직 계층의 상하 간에 이루어지는 수직적 의사소통은 다시 하향적 의사소통과 상향적 의사소통으로 구분된다.

⊐ 비공식적 의사소통

비공식적 의사소통에는 여러 소문이나 동료 상사에 대한 입바른 평가 혹은 불평 등을 포함하는 그레이프바인(grapevine)이 있다.

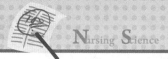

➡ 의사소통 장애요인

의사소통 장애요인에는 구조적 요소에 따른 의사소통 과정의 문제로 송신자(giver)가 일으키는 문제, 메시지(message)가 일으키는 문제, 수신자(receiver)가 일으키는 문제, 피드백(feedback)하는 과정에서의 문제, 맥락(context)의 문제가 있으며 면담자와 대상자에 따른 의사소통 과정의 문제로 면담자 측 방해요인, 대상자 측 방해요인이 있다.

➡ 효과적인 의사소통 이론

효과적인 의사소통을 위한 이론에는 러프트와 잉햄(Luft & Ingham, 1955)의 조하리(Johari)의 자아의식 모델이 있으며 자아개방과 피드백을 중요한 개념으로 도출하였다.

➡ 효율적 의사소통 기법

효율적인 의사소통 기법에는 경청하기, 수용하기, 침묵하기, 정보제공하기, 개방적 질문하기, 반영하기, 명료화하기, 초점 맞추기, 직면하기, 의심을 표현하기, 해석하기, 관찰한 바를 말하기 등이 있다.

➡ 병원조직에서는 하위직, 상위직 동료 의료전문인, 다른 직종 간에 맞는 효과적인 의사소통 전략을 채택해야 한다.

제 8 장

—

집단리더로서의
간호사

—

시대에듀
www.**sdedu**.co.kr

자격증 · 공무원 · 취업까지
BEST 온라인 강의 제공

(주)시대고시기획
(주)시대교육
www.**sidaegosi**.com

시험정보 · 자료실 · 이벤트
합격을 위한 최고의 선택

I wish you the best of luck!

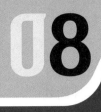

집단리더로서의 간호사

CHAPTER

제1절 집단 역동

1 집단의 이해

(1) 집단의 기본 개념

① 집단의 정의
　　㉠ 집단이란 두 사람 이상이 모여 어떤 공동목표를 달성하기 위해 공통의 규범, 서로의 역
　　　할과 신분을 인정하면서 상호작용하며, 유기적인 관계를 형성하고 있는 개인들의 집합
　　　체를 말한다.
　　㉡ 공식집단의 경우 어떤 공동목표를 달성하기 위해 두 사람 이상이 서로 의지하고 상호
　　　작용하면서 업무를 수행하는 모임이며 비공식적 집단은 사회 도처에 존재하고 있는 자
　　　생집단을 말한다.

② 집단의 특성 **중요** ★
　　㉠ **지속적인 상호작용** : 집단은 정규적이고 지속적인 상호작용을 유지한다.
　　㉡ **역할 및 규범** : 각기 분담된 역할과 신분을 서로 알고 있어야 한다.
　　㉢ **가치관과 목표의 공유** : 집단의식 속에는 감정의 공유, 공통적인 태도, 가치관 및 공동
　　　목표가 함께 어우러져 있다.
　　㉣ **동기와 욕구충족** : 집단은 집단구성원의 동기와 욕구 충족을 강조한다.
　　㉤ **사회적 단위** : 집단은 두 사람 이상의 개인으로 이루어진 사회적 단위이다.
　　㉥ **시너지 효과** : 집단의 특성은 구성원들 간의 상호작용으로 나타나며 상호작용으로 시너
　　　지 효과가 나타난다.
　　㉦ **공식집단 및 비공식적 집단도 포함** : 집단이란 공식조직의 한 부서를 의미할 수도 있지
　　　만 구성원들 자신의 목적을 중심으로 자신들의 상호작용과 정체성 개념에 바탕을 둔
　　　자생적인 비공식적 집단도 있다.

③ 집단 형성의 원인
　　㉠ **과업달성** : 과업달성은 공식집단이 존재하는 일차적인 이유이다.
　　㉡ **문제해결** : 문제해결은 과업달성집단과 마찬가지로 목표를 달성하기 위해 집단이 구성
　　　되거나 목표가 달성되면 해체되므로 한시적인 성격을 띤다.
　　㉢ **친밀감과 매력** : 친밀감과 매력은 집단형성의 주요 이슈에 속하며 비슷한 특성을 가졌거
　　　나 서로 자주 만나서 대화하거나 서로의 관계에 득이 된다고 생각하여 모이는 것이다.

㉣ 사회적, 심리적 욕구 충족: 개인적으로 충족시킬 수 없는 욕구들을 집단을 통해 충족시킬 수 있고 사회적 위신이나 사회적 명성을 가지고 있는 집단에 참여함으로써 자신의 여러 가지 사회적, 심리적 욕구를 충족시키기도 한다.

(2) 집단의 유형 중요 ★★

① 공식집단

공식집단은 조직 내에 지위, 부서, 계층 등을 가지고 형성된 집단으로 조직의 특정한 과업을 수행하기 위하여 이루어진 집단이다. 공식집단은 명령집단과 과업집단으로 구성된다.

㉠ 명령집단

ⓐ 지위계층에 따라 명령이 하달되는 부, 과, 계를 말한다.

ⓑ 조직의 공식 목표를 달성하기 위해 구성된 집단이며 다른 명령 집단과의 상호작용이 활발하게 일어난다.

예 조직의 한 부서 관리자가 명령을 내리면 그 명령을 받은 구성원이 그 명령에 따라 과업을 수행하고 수행한 내용을 상급관리자에게 보고하게 된다.

㉡ 과업집단

ⓐ 특정한 과업이나 프로젝트를 수행하기 위하여 조직 내에서 새로 구성되는 집단이다.

ⓑ 과업집단의 구성원들은 일반적으로 원래 자신들이 소속해 있는 집단에서 벗어나 조직의 공동 목표를 달성하기 위하여 새로운 집단에 소속하게 된다.

② 비공식집단

조직 내에서 공식목표나 과업에 관계없이 자연적으로 형성된 집단으로 조직 전체의 만족보다는 구성원 개개인의 만족을 위하여 구성되며 이익집단과 우호집단이 있다.

㉠ 이익집단

ⓐ 조직 내에서 구성원들이 자신들의 개인적인 목표나 이익을 얻기 위하여 참여하게 되는 집단으로 전체 조직의 목표보다는 자신들이 속한 이익집단의 목표를 우선하여 행동하게 된다.

ⓑ 이익집단의 존재는 전체 조직성과에 부정적인 영향을 미칠 수도 있으나 이익집단의 목표를 전체 조직의 목표와 조화 가능할 경우 조직성과를 높일 수도 있다.

㉡ 우호집단

조직 구성원들 간의 공통된 특성(예 연령, 취미, 종교, 정치적 성향 등)을 바탕으로 구성된 집단으로 조직목표보다는 개인적인 관심사에 따라 행동하는 집단이다.

2 집단에서 리더의 기능 중요 ★★

(1) 과업기능

① 구조화

과제 혹은 목적을 제안하고 문제를 규명하며 문제해결을 위한 절차 혹은 아이디어를 제안한다.

② 정보수집

사실을 확인하고 집단의 관심사에 관한 정보를 수집하며 이에 대한 아이디어의 제시를 요청한다.

③ 정보제공

자신의 신념을 서술하고 집단의 관심사에 대한 정보를 제공하며 이에 대한 제안이나 아이디어를 제시한다.

④ 명확화

아이디어와 제안을 다듬고 해석하며 혼돈을 없애고 집단의 이슈나 대안을 지적하며 실례를 들어준다.

⑤ 요약

관련된 아이디어를 묶고 집단이 토의한 후 의견을 재진술하며 집단이 수용하거나 거부한 결정이나 결론을 제시한다.

⑥ 합의확인

집단이 결론에 가까이 도달했을 때 예비적 결론을 내놓고 집단이 얼마나 많은 동의에 도달했는지를 확인한다.

(2) 집단기능

① 격려

다른 사람에게 따뜻하고 우호적으로 대하며 집단 구성원의 기여를 수용하고 인식할 수 있는 기회를 줌으로써 배려해 준다.

② 집단 감정의 표현

집단 내 감정이나 분위기를 감지하고 다른 구성원과 자신의 느낌을 함께 나눈다.

③ 조화

불일치를 조정하기 위한 노력을 기울이고 긴장을 완화시키며 사람들이 서로의 차이점을 알도록 한다.

④ 수정

리더 자신의 아이디어 혹은 지위에 대한 갈등이 나타났을 때 이를 변경하고 실수를 인정하며 집단응집력을 유지하기 위해 노력한다.

⑤ 참여촉진

의사소통 경로는 개방적으로 유지하고 타인의 참여를 촉진시키며, 모든 구성원이 집단 문제에 대한 토의에 참여할 수 있는 절차를 마련한다.

⑥ 평가

집단 기능과 생산성을 평가하고 집단이 달성해야 할 표준을 제시하며 결과를 측정하고 집단몰입 정도를 평가한다.

3 집단행동과 성과의 영향요인 중요 ★★

집단 유지의 핵심이 되고 집단행동과 성과에 영향을 주는 요소는 크게 집단의 규모, 집단 구성원의 특성, 지위와 역할, 규범, 집단 응집력, 리더십의 6개로 나뉜다.

(1) 집단의 규모

① 집단의 규모는 집단 구성원의 수이며 집단구조 중 가장 근본적인 변수이다.

② 집단 규모의 증가

ⓐ 상사의 직접적인 통제나 감독 기회가 줄어 그에 따른 이완현상이 나타난다.

ⓑ 각 구성원들이 의사결정에 참여할 시간이 줄어들게 되고 자신의 의견을 제시할 기회를 상실하게 된다.

ⓒ 구성원들 간의 인간적인 교류가 줄어들어 의사소통에 벽이 생기게 되며 자신이 속한 집단에 대하여 덜 호의적이고 더 많은 긴장감을 느끼게 된다.

ⓓ 규모가 큰 집단의 구성원들은 소규모 집단의 구성원들보다 집단에 대한 만족도가 떨어지고 덜 협조적이며 구성원으로서의 책임을 회피할 수 있다.

③ 성과향상에 있어 대규모 집단이 효과적인지 소규모 집단이 유리한지의 일률적 판단은 어렵다.

④ 집단의 과업수행에 다양한 기술, 의견, 지식의 투입이 상대적으로 많이 필요한 때는 배경이 다양한 사람들이 많이 포함된 대규모의 집단이 더 효과적이다.

⑤ 사전에 주어진 일정한 투입으로 더 높은 생산성을 올리려면 소규모의 집단이 효과적이다.

(2) 집단 구성원의 특성

① 집단 구성원들의 능력, 지능, 성격, 가치관, 교육수준, 성별, 나이 등이 집단행동에 영향을 준다.

② 고도의 협동이 필요한 단순과업의 경우에 사회적 관계에서 긴장을 야기시키는 이질적인 집단보다 동질적인 집단이 작업을 수행하는 데에서 훨씬 효과적이다.

③ 창조적인 아이디어를 필요로 하거나 비정형화된 업무를 수행하는 경우에는 구성원들의 배경이 다양할수록 다양한 기술과 정보의 활용이 가능하므로 더 높은 성과를 낼 수 있다.

④ 연령이 많아질수록 타인에 대한 관심과 민감성이 높아지고 복잡한 행동양상을 보이며 집단의 규범도 더 많이 알게 되고 그 규범에 순응하게 된다.

⑤ 성별과 관련한 집단행동은 비일상적인 대면 접촉에서 여성이 남성보다 긍정적이며 일상적인 대면접촉은 남성이 여성보다 신속하게 반응하는 것으로 알려져 있다.

(3) 집단 구성원의 지위와 역할 [중요] ★

① 지위

㉠ 지위(status)란 집단에서 한 개인이 차지하는 상대적인 위치나 서열을 말하며 그 집단 자체의 기준에 의해 결정되는 총체적 평가이다.

공식적 지위	조직에서 구성원에게 부여하는 공식적 권력의 정도를 차별화해주는 것으로 호칭이나 사무실 등이 지위를 상징함
비공식적 지위	조직에 의해 공식적으로 부여된 것은 아니지만 개인의 연령, 교육 수준, 기술 경험 등과 같은 특성에서 비롯된 일종의 명예

㉡ 구성원의 행동에서 일종의 동기부여가 될 뿐만 아니라 집단 내 구성원의 행동을 이해하는데 중요한 요소가 된다.

㉢ 특정 지위를 가진 구성원이 자신이 받을 만한 합당한 대우를 받지 못한다고 인식할 경우 지위 불일치(status incongruence) 현상이 발생한다.

② 역할

㉠ 역할이란 어떤 직위를 가진 사람이 해야 할 것으로 기대되는 행위패턴을 가리킨다.

역할기대 (role expectation)	지위에 맞는 역할을 수행할 것을 기대하는 것
역할모호성 (role ambiguity)	무엇을 해야 할지 불명확한 경우나 무엇을 해야 할지는 알지만 그것을 어떻게 해야 할지 모르는 것
역할갈등 (role conflict)	역할 수행자에게 전달된 역할에 대한 기대들이 서로 양립할 수 없거나 상충될 때 발생되는 것

㉡ 집단의 리더로서 관리자는 집단 구성원의 역할을 명확히 제시해 주어야 하며 역할이 중복되지 않고 서로 모순되지 않도록 잘 조정해야 한다.

㉢ 역할 모호성과 역할 갈등이 지속될 경우 집단 구성원은 직무에 대한 불만족이 증가하고 스트레스가 쌓이며 조직 몰입이 감소되고 집단에서 이탈하려는 경향이 높아진다.

(4) 집단규범

① 집단규범(group norm)은 집단의 구성원들 간에 공유되고 통용되고 있는 행동의 기준이다.

② 집단 구성원에게 집단 내에서 이해의 준거를 제공하며 집단의 목표를 효율적으로 달성하기 위하여 통일적 행동을 할 수 있도록 해준다.

③ 규범은 그 강도가 강할수록 결정화 정도가 높을수록 받아들여지기 쉽다.

(5) 집단 응집력 중요 ★

① 집단 응집력(group cohesiveness)은 집단 구성원 간에 느끼는 매력과 집단의 구성원으로 남아 있으려는 정도를 가리킨다.

② 집단 응집력은 다음과 같은 경우에 높아진다.

  ㉠ 집단 구성원이 되기 위한 자격조건이 엄격하다.

  ㉡ 외부로부터의 위협이 존재한다.

  ㉢ 집단 구성원이 오랜 시간 함께 일했다.

  ㉣ 집단이 과거에 높은 성과를 낸 경험이 많다.

  ㉤ 집단의 크기가 작아서 구성원들이 상호작용할 기회가 많이 주어진다.

[표 8-1] 집단 응집력을 증감시키는 요인

증가요인	감소요인
• 집단 목표에 대한 동조 • 상호작용의 빈도 증가 • 집단에 대한 개인적 배려 • 집단 간 경쟁 • 호의적인 평가	• 목표에 대한 반대 • 대규모화 • 불만족스러운 경험 • 집단 내 경쟁 • 독재적인 지배

(6) 리더십

① 리더십은 공식 집단이나 비공식 집단에서 집단구성원들에게 많은 영향력을 미치는 요인이다.

공식 리더십	공식적인 직무 배정에 의해 발휘되는 리더십
비공식 리더십	자생적인 지위 신분에 의하여 발휘되는 리더십

② 리더십은 조직의 목적뿐만 아니라 집단 구성원의 목적과 규범 그리고 이들의 역할과 상호 서열관계에 중요한 요소로 작용하고 집단의 전반적인 성과와 효율에도 많은 영향을 준다.

4 집단 의사결정

(1) 집단 의사결정

① 문제해결이나 의사결정과정에 집단이 참여할 때 더 높은 질의 의사결정이 내려질 수 있다.

② 집단적 문제해결은 조직의 지속적인 발전을 위해 필수적인 요소이다.

③ 개인이 조직의 의사결정과정에 참여할 때 더 생산적으로 기능하게 되고 의사결정의 질도 향상된다.

④ 결정사항을 이행하는데 더욱 쉽게 적용가능하다.

⑤ 다학제적 팀이 의사결정과정에 참여하는 것도 좋은 방법이 될 수 있다.

⑥ 문제가 다른 분야와 연관이 있을 때 집단적 의사결정 방식을 채택하면 갈등을 줄일 수 있다.

(2) 집단 의사결정의 질을 높이기 위한 질문들

① 사용된 정보가 실제적이고 완전하며 상황과 연관성이 있는가?

② 의사결정자의 행동적 특징은 무엇인가?

③ 의사결정자는 자료를 처리할 수 있는 능력을 가지고 있는가?

④ 해결책은 정당한 방법인가?

⑤ 의사결정으로 인한 이익이 위험을 능가하는가?

⑥ 의사결정은 문제를 해결하거나 요구를 충족시켜 주는가?

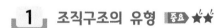 **간호집단**

1 조직구조의 유형 중요 ★★

(1) 라인 조직과 라인-스태프 조직

① 라인 조직(line organization)

　㉠ 일명 직계 조직, 계선 조직이라고 불리는 것으로 과업의 분화 혹은 부문화가 진전되지 않은 매우 단순하고 초보적인 조직형태이다.

　㉡ 라인 조직의 목표는 비용절감과 같은 효율성의 제고 및 생산성 향상에 있다.

　㉢ 거의 모든 구성원이 관리자와 개인적으로 접촉할 수 있을 정도로 관계가 밀접하므로 구성원들이 관리자의 개인적 통제를 받게 된다.

　㉣ 라인 조직은 명령통일의 원리, 계층구조의 원리, 통제구조의 원리, 권한 위임의 원리, 권한과 책임 등 전통적인 조직 원칙이 충실히 지켜지는 조직이다.

ⓑ 라인 조직의 장점과 단점은 다음과 같다.

장점	단점
• 명령계통의 단순화 • 책임과 권한 한계의 명확화 • 강한 통솔력과 관리 전체의 질서 확립화 • 의사결정의 신속성 • 신속한 기동성, 강력한 추진력 • 관리자로서 개인 능력 발휘의 기회제공 • 일사불란한 명령지휘 가능 • 개별부서의 조정 용이	• 관리자의 만능관리자화 • 관리자의 전문화 결여 • 관리자의 양성이 곤란 • 부문 간의 독립성으로 유기적 조정 곤란 • 하위관리자의 의욕상실 및 창의성 결여 • 관리 환경변화를 탐지하는 능력과 혁신적인 태도 촉진에의 한계 • 대규모 조직이 갖출 수 있는 시너지 효과 기대가 어려움 • 불안정한 관리상황에서 효과성 저하

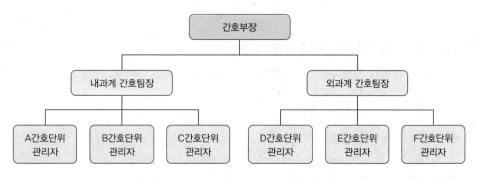

[그림 8-1] 라인 조직

② 라인-스태프 조직(line-staff organization) 중요 ★

ⓐ 일명 계선-막료 조직이라고도 하며 이 조직의 특징은 명령통일의 원칙과 전문화의 원칙을 조화시켜 조직의 대규모화, 즉 경영관리기능의 복잡화에 대응할 수 있도록 한다.

ⓑ 규모화되는 초기 상황이나 관리환경이 안정적이고 확실성이 높은 상황에서 효과적인 조직형태이다.

ⓒ 효과적으로 조정, 통합하기 위해서 개인적 통제가 아닌 공식적인 통제가 실시된다.

ⓓ 스태프는 라인업무를 용이하게 하기 위한 지원활동을 그 중심으로 한다. 간호조직의 경우 간호차장과 과별 조직은 라인 조직, 간호 질 보장 차장, 정책차장, 실무교육차장, 간호연구차장은 스태프의 기능을 수행하는 스태프 기구로 볼 수 있다.

ⓔ 조직의 규모가 커지고 복잡해짐에 따라 스태프의 기능과 역할도 다양해지고 있다.

조언 조력 기능	스태프는 라인관리자들이 필요한 정책과 수단을 개발하고 모든 감독자나 조직 구성원이 생산적이고 창조적인 활동을 할 수 있도록 조언 조력함
정책 및 통제 기능	스태프의 전문성이 높아지고 그 역할이 강화됨에 따라 전문가로서 특정 분야에 관해 정책을 입안하고 통제하는 기능이 크게 확대되고 있음

ⓗ 라인-스태프 조직의 장·단점은 다음과 같다.

장점	단점
• 전문화 스태프의 도움으로 효과적 관리 활동 가능 • 라인 조직의 유지로 라인 조직의 장점 가능 • 스태프의 권한이 각 부문 내에 한정되어, 안정감을 가진 라인 활동 가능 • 종합적 의사결정을 위한 정보의 축적 활용 가능 • 스태프로부터 조언과 권고를 받으며 추진업무 전념	• 라인과 스태프 상호 간의 의존성이 관리활동상 지장 초래 가능 • 라인과 스태프 간 대립, 갈등 발생 가능 • 효율성과 생산성 증대를 위해 많은 부문과 계층이 발생, 조직이 비대(관료제화) • 관료제화는 조직의 경직화로 조직구성원의 창의성 억제

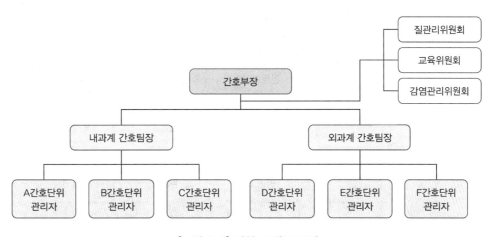

[그림 8-2] 라인-스태프 조직

(2) 직능 조직 [중요] ★

① 직능 조직(functional organization)은 조직구조의 가장 핵심적인 구조로서 조직이 최대의 성과를 달성하기 위해 '해야 할 일'을 구성원의 능력에 맞춰 형성시킨 결합체이다.

② 직능 조직은 그 특성에 따라 기능별, 목적별 직능 조직으로 나뉜다.

기능별 직능 조직	과업의 기능요소에 따라 조직구조를 형성하는 것
목적별 직능 조직	과업의 목적요소에 따라 구조를 형성함

③ 라인 조직처럼 모든 의사결정이 조직의 상층에서 이루어지는 명령 형태로 그 내용이 하달되는 피라미드식 중앙구조의 형태를 취한다.

④ 직능 조직의 적용

　ⓐ 조직이 안정되고 확실한 환경일 때

　ⓑ 조직이 중소 규모이고 사용하는 기술이 관례적이며 기능 간에 상호의존성이 낮을 때

　ⓒ 조직이 기계적 효율성과 기술적 질을 중요시 할 때

⑤ 장점 : 이 조직에서 구성원은 조직 속에서 유사한 업무의 반복으로 기능적 숙련을 이룰 수 있으며 중앙집권식 의사결정으로 조직의 통합성을 유지할 수 있다.

⑥ 단점 : 의사결정이 조직의 상부에서 이루어지기 때문에 상부가 바쁘면 하부의 업무가 지연되며 조직 전체의 협조를 요청하는 외부환경에 효율적으로 대처하지 못한다. 또 다기능적인 업무 수행 시 책임소재가 불분명하다.

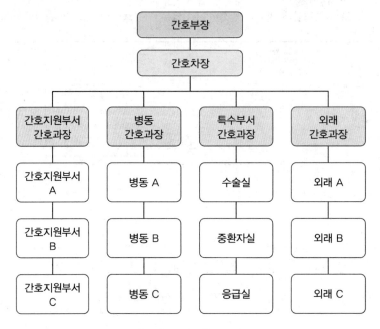

[그림 8-3] 직능 조직

(3) 매트릭스 조직

① 매트릭스 조직(matrix organization)은 전통적인 직능부제 조직과 프로젝트 조직을 통합한 형태로 프로젝트 조직이 직능 조직의 단위에 첨가되어 있을 때의 형태이다.

② 개인의 입장에서는 종적 계열로 형성된 원래의 조직 일원임과 동시에 횡적 계열을 따르는 매트릭스 조직의 일원으로서의 임무도 함께 수행한다.

③ 매트릭스 조직의 특성 **중요** ★

㉠ 전통적인 계층구조에 따른 관계와 프로젝트 구조에 따른 관계의 두 조직구조가 관계보완을 할 수 있다.

㉡ 매트릭스 조직구조는 전통적인 '명령일원화의 원리'를 위반하는데 이는 2명의 상사 시스템을 갖추고 있기 때문이다.

④ 매트릭스 조직의 장점과 단점은 다음과 같다.

장점	단점
• 직원을 효율적으로 일 시킴 • 시작의 새로운 변화에 융통성 있게 대처함 • 최고관리자는 권한 위임으로 장기 계획에 집중함 • 조직구성원을 몰입시키고 도전하게 하며 창의성과 기능을 개발, 조직구성원의 만족과 성과를 높임 • 상충하는 부서 및 프로젝트의 목적을 조화시키므로 조직 유연성을 제고함 • 전문요원들의 능률적인 배분을 촉진함 • 환경변화에 대한 신속한 대응 능력을 증가시킴	• 이중적인 명령체계로 권력 갈등의 가능성이 존재함 • 2인의 상사 가운데 누가 더 많은 권한을 갖게 되는지 불분명함 • 팀 목표를 지나치게 강조한 나머지 조직 전체의 목적 달성이 쉽지 않음 • 이중적 부문화로 관리 인력이 늘어나 관리 비용이 증대함 • 프로젝트팀 간의 노력이 중복됨 • 의사결정에 많은 사람이 관여하므로 의사결정 자체가 복잡함 • 구성원의 기능 분야의 성과를 중시, 이것은 기능부서와 팀 사이의 갈등을 유발함

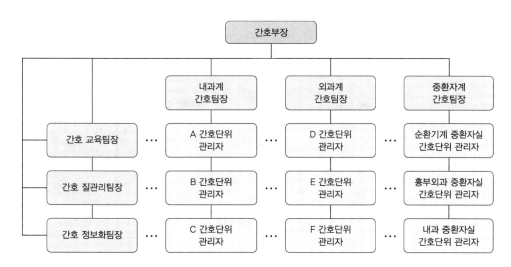

[그림 8-4] 매트릭스 조직

(4) 프로젝트 조직 중요 ★

① 어떤 특수한 과업을 수행하기 위하여 조직 내에 장기적으로 유지할 필요가 없는 공식부문을 특별히 설치해야 할 경우 사용할 수 있다.

② 일반적으로 다른 부문들과는 독립적으로 최고관리자의 밑에 설치되어 한 사람의 전문적인 프로젝트 관리자 책임 아래 관리된다.

③ 한 의료기관 내 간호 부서에서 간호 조직구조를 개편하는 하나의 프로젝트를 위해 각 간호단위의 일선 간호관리자 중에 진료과별로 선정해 팀을 구성하여 진행할 수 있다.

④ 프로젝트 조직의 장·단점은 다음과 같다.

장점	단점
• 프로젝트의 진행에 따라 인력 구성상의 탄력성과 자원을 집중함 • 프로젝트의 목적달성을 지향하므로 구성원이 개인의 이해보다는 과제해결에 우선하여 사기를 높임 • 환경 변화에 적응력이 높고 조직의 기동성이 높음 • 기술개발업무, 신규사업, 경영혁신사업 등 다양한 영역에 활용함	• 전문가로 구성된 일시적인 혼성조직이므로 프로젝트 관리자의 지휘능력에 크게 의존함 • 기존 소속부문과 프로젝트 조직 간의 관계조직이 곤란함 • 프로젝트 조직에 파견된 사람은 선택된 사람이라는 우월감을 갖게 되어 조직의 단결을 저해함 • 한정적 조직이므로 추진업무의 일관성 유지가 어려움

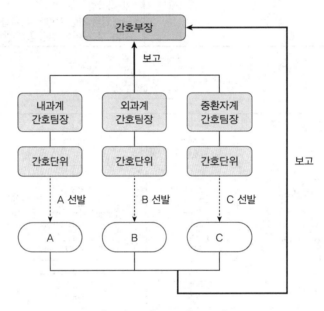

[그림 8-5] 프로젝트 조직

(5) 위원회 조직 중요 ★

① 조직의 문제를 처리하는 데 개인의 경험과 능력을 결합, 기능적인 면을 초월하여 구성된 구조가 위원회구조이다.

② 특정한 정책 결정이나 과제의 합리적인 해결을 목적으로 조직의 각 계층에서 관련된 개인들을 선출하여 위원으로 정하여 그들이 모인 집단을 조직 내에서 공식적인 제도로 인정하고 활용하는 조직구조를 말한다.

③ 위원회 구성원들은 원래 조직구조의 기능부문에 소속되어 있으며 위원회활동에 대한 조정이나 감독을 하기 위해 정기적 또는 비정기적 모임을 갖고 문제에 대한 분석이나 충고 및 조언 그리고 최종적인 결정을 내리게 된다.

④ 위원회 조직은 다음과 같은 경우에 효과적이다.
  ㉠ 원만한 의사결정을 위해 광범위한 경험과 배경이 있는 사람들을 한 곳에 모아 논의하는 것이 바람직할 때
  ㉡ 의사결정의 결과에 의해 영향을 받을 사람들의 대표자도 참석시킬 때
  ㉢ 부담을 분산시킬 필요가 있을 때
  ㉣ 어느 한 개인이 조직을 이끌어갈 준비가 되지 않은 관리상의 과도기인 경우

(6) 미래지향적 조직 중8 ★

① 팀 조직
  ㉠ 팀제는 종전의 부과제 조직에서 있었던 부서 간, 계층 간 장벽을 허물고 실무자 간, 그리고 담당자와 팀장 간 팀워크를 강조한 조직이다.
  ㉡ 팀제는 팀원들이 자기분야에서 최고전문가로 기능을 발휘함으로써 조직을 생산적으로 만드는데 목적을 두고 있다.
  ㉢ 업무수행 방식에 있어 전통적 조직과 팀 조직과의 차이점은 전통적 조직에서는 사고, 계획통제, 실행이 분리되어 있는데 반해 팀 조직에서는 모든 사람이 사고, 계획, 통제, 실행을 동시에 한다.
  ㉣ 전통적 조직과 팀 조직의 비교는 다음 표와 같다.

요소	전통적 조직	팀 조직
조직구조	계층적/개인	수평적/팀
직무설계	단일 업무	전체 업무, 다수 업무
목표	상부에서 주어짐	스스로 찾아냄
리더	강하고 명백한 지도자	리더십 역할 공유
지시, 전달	상명하복, 지시, 품의	상호충고, 전달, 토론
정보흐름	폐쇄, 독점	개방, 공유
보상	개인주의, 연공주의	팀, 능력주의
책임	개인책임	공동책임
평가	상부조직에 대한 기여도	팀이 의도한 목표달성도
업무통제	관리자가 계획, 통제, 개선	팀 전체가 계획, 통제, 개선

② 학습 조직
  ㉠ 학습은 '새로운 형태의 노동'으로서 무한경쟁, 지식경영시대에서 생산성의 핵심으로 글로벌 경쟁력의 원천인 지속적 형식 및 개선은 조직학습(learning organization)을 통해서 가능하다.
  ㉡ 조직적 지식에는 명시적 지식(explicit knowledge)과 묵시적 지식(tacit knowledge)이 있으며 조직적 지식의 특성은 다음과 같다.

지식의 점진적 축적성	지식은 단시간에 축적되지 않고 지속적 과정을 통해 점진적으로 축적됨
지식의 관성	한번 축적된 지식은 명시적 지식 및 묵시적 지식을 포함하기 때문에 쉽게 바뀌지 않음
지식의 분리성	지식이 특정 개인이나 집단, 특정기업에 독점되기 쉬운 속성이 있음
묵시적 지식관리	지식의 대부분은 공유화된 가치관, 가정, 행동을 규제하는 신념으로 눈에 보이지 않음. 성공적 학습조직은 묵시적 지식을 관리하는 기업
지식의 순환성	지식이 순환되거나 이전될 때 개인의 묵시적 지식에서 명시적 지식으로, 명시적 지식에서 묵시적 지식으로 순환함

③ 프로세스 조직
　㉠ 프로세스 조직은 고객의 입장에서 기존의 업무 프로세스를 근본적으로 다시 생각하고 재설계한 조직이다.
　㉡ 안정적이고 뚜렷한 프로세스가 존재하고 기존의 업무처리 방식이나 조직 시스템을 근본적으로 재설계할 때 나타난다.
　㉢ 판매계획, 생산계획, 구매자 재발주가 하나의 시스템으로 연결되어 있다.
　㉣ 프로세스 유형은 다음과 같다.

가치창출 프로세스	고객의 요구에 의하여 공급자로부터 고객의 가치로 전환하기까지 직접적 가치를 창출하는 프로세스(물류, 생산, 재원조달, 판매 프로세스)
지원 프로세스	가치창출 프로세스에 필요한 정보, 기술 물자들을 제공하여 직접적으로 지원하는 프로세스[경영정보, 생산기술 개발, 기술, 물자들을 제공하여 직접적으로 지원하는 프로세스(경영정보, 생산기술 개발, 시장조사 개발 프로세스)]
자산창출 프로세스	조직의 기본자산인 자금, 인력, 생산설비 등을 창출, 관리하는 프로세스(설비 생산, 인적자원, 자금조달 프로세스)
조정 및 통합 프로세스	프로세스 간 조정 내지는 다른 프로세스에 지침을 제공하여 통합을 유도하는 프로세스(경영계획, 내부평가 생산계획, 예산 배분 프로세스)

④ 네트워크 조직
　㉠ 네트워크 조직은 전통적 조직의 경계를 초월해 수평적 조정과 협력의 개념을 확장한 구조로 환경에서 야기되는 복잡한 문제를 해결하기 위해 공식적인 조직경계를 뛰어 넘는 통합 메커니즘을 갖춘 조직이다.
　㉡ 전통적인 계층적 조직의 경직성을 극복하기 위한 대안으로 조직구성원 개개인의 전문적 지식에 근거한 자율권을 기초로 개인능력 발휘를 극대화하고 외부지원을 통해 유연성을 확보한다.
　㉢ 네트워크 조직은 조직의 개방성, 슬림화, 수평적 통합, 분권화, 혁신을 통한 경쟁력 향상을 추구한다.

ㄹ 네트워크 조직의 장·단점은 다음과 같다.

장점	단점
• 설비나 시설에 막대한 투자를 하지 않고도 제품이나 서비스 개발을 신속하게 할 수 있음 • 인력관리 문제에 부담을 덜 느낌 • 환경의 변화에 유기적으로 대응할 수 있음	• 전략적 행동의 제약, 대외적인 폐쇄화, 다른 경쟁 집단의 육성 가능성의 문제점이 있음 • 협력 업체와 문제가 생기는 경우 조직 전체가 위험에 빠짐 • 조직원의 충성심을 확보하기 어려움

제3절 효과적인 간호집단과 지도자의 자질

1 효과적인 집단 지도자의 자질 중요★

① 자신감

자신감을 갖는 것이 실질적으로 리더에게 가장 중요하다. 정확한 어법과 좋은 태도, 적절한 몸짓 등은 자신감을 보여주는 다양한 방법이다. 자신감 있는 리더는 도전적인 상황에서도 냉정을 유지하며 침착하게 일을 처리하는 사람이다.

② 자기주장

적극적인 자기주장과 나 전달법(I-Message)을 적절히 활용한다. 적극적인 사람은 말과 행동을 통해 원하는 바를 정확히 전달하고 목표에 맞게 일관된 방식으로 행동하며 결과에 대한 책임을 진다.

③ 신뢰성

정직하고 성실한 모습을 보이는 리더는 집단구성원들에게 신뢰를 쌓을 수 있다.

④ 감정 다스리기

감정이 불안정한 관리자와 일하는 구성원들은 관리자의 불안에 따라 더 큰 불안을 느끼게 되므로 관리자는 자신의 감정을 다스릴 줄 알아야 한다.

⑤ 유머감각

유머러스한 리더는 긴장을 해소하고 분쟁을 없애는데 도움을 준다.

⑥ 인식능력

리더는 구성원들이 건설적으로 변화할 수 있고 창조적으로 문제를 해결할 수 있도록 영감을 주기 위해 인식능력이 필요하다.

⑦ 리더의 객관성

리더는 자신의 장점과 한계를 인식하고 장점은 개발하고 한계는 극복해야 한다. 또 객관적인 판단력을 향상시키고 다른 사람의 피드백을 수용할 수 있어야 한다.

제 4 절 효과적인 집단과 비효과적인 집단

1 효과적인 집단과 비효과적인 집단의 특성

(1) 효과적인 집단

① 목표를 수정할 수 있다.

② 개인의 목표를 집단의 목표와 조화시킬 수 있다.

③ 의사소통이 분명하며 개방적이고 직접적이다.

④ 힘과 리더십을 모든 구성원들과 공유한다.

(2) 비효과적인 집단

① 목표가 불분명하다.

② 의사소통이 일방적이다.

③ 리더십은 특권과 권위에 바탕을 두며 구성원들의 참여가 불공평하다.

④ 집단이 무관심하게 방치되며 주어진 임무에 대해 경쟁이 조장된다.

(3) 효과적인 집단을 만들기 위한 지도자의 역할

① 집단의 임무를 분명히 한다.

② 개인의 목표와 집단의 목표를 조화시키도록 집단의 임무를 변화시킨다.

③ 협동과 협조를 촉진시킨다.

④ 안정성, 신뢰, 지지, 창조성을 독려한다.

⑤ 건설적 논쟁을 활성화시킨다.

⑥ 집단에서의 지도력과 책임감을 공유하도록 그룹 구성원들을 교육시킨다.

⑦ 집단구성원들에게 문제해결 방법과 집단의 기능 및 결과적 성과를 평가시키는 법을 교육시킨다.

⑧ 집단 구성원들에게 바람직하지 못한 습관을 확인시키고 수정하는 방법을 가르쳐 줄 수 있다.

제5절 집단 문제 해결 시의 지도자 역할

1 집단 문제 해결 과정과 지도자 역할

(1) 의제준비

모임에서 논의될 안건이 무엇이며 회의의 목적이 무엇인지 등이 포함된다.

(2) 문제의 제시

① 상황에 맞는 언어를 사용한다.
② 원인에 대한 설명을 삼간다.
③ 구성원의 관심과 상호 이익을 자극한다.
④ 하나의 문제만을 구체화한다.
⑤ 간단명료하게 한다.
⑥ 필수적인 정보를 나눈다.

(3) 문제의 진단과 문제해결 방안의 창출

① 통제이탈의 문제
  통제이탈은 일정한 조건을 벗어난 문제로 이탈한 정확한 원인과 그 시점에 관한 자료를 논리적으로 분석해서 해결해야 한다.
② 목표달성의 문제
  목표달성의 문제는 지도자 혼자서 창의적인 해결책을 강구하는 것보다 문제의 진단과 해결책의 모색에 여러 지식을 통합하고 활용하기 위함이다.

(4) 문제해결 방안 창출 시 집단에서 발생할 수 있는 공통적 오류

① 현재 시행되어야 할 일이 무엇인지를 토론하는 것 대신 과거에 이루어진 일과 비교하며 논쟁하는 것이다.
② 집단의 재량권과 권한을 넘어서는 해결방안을 토론하는 것이다.
③ 과거에 사용했던 해결방안에 집착하는 것이다.
④ 모든 참석자의 해결방안을 제시할 기회를 갖기 전에 제안된 대안만을 평가하는 것이다.

2 집단 문제 해결 과정 중요 ★

(1) 문제 확인

① 문제를 진단하는 원칙은 사실을 아는 것, 해석으로부터 사실을 분리하는 것, 객관적이고 서술적인 것, 문제의 범위를 결정하는 것이다.

② 문제해결을 위한 우선순위를 어떻게 수립할 것인지를 결정한다.

(2) 정보수집

① 타당하고 정확하며 문제와 연관이 되고 시의적절한 문제를 수집한다.

② 문제해결에 참여하는 개인은 정보에 접근이 가능해야 하고 일관된 결정을 위해 적절한 정보를 가지고 있어야 한다.

(3) 자료분석

① 문제를 더 세분화하고 가능한 대안을 확인하기 위해 수집된 자료를 분석한다.

② 문제로부터 발생하는 증상을 문제와 분리한다.

(4) 해결책 탐색

① 가능한 한 많은 대안을 찾는다.

② 해결책 탐색에 도움을 주는 질문은 다음과 같다.

    ㉠ 결론에 접근하고 있는가?

    ㉡ 어떻게 결론에 접근하겠는가?

    ㉢ 나의 신념과 가치는 결정에 어떤 영향을 미치는가?

(5) 해결책 선택

① 각각의 대안에 따른 위험과 긍정적, 부정적 결과를 예상해 본다.

② 평가지표는 비용, 효과, 시간, 법적, 윤리적 문제 등이며 목적이나 목표를 달성할 수 있는 가능성에 따라 순위를 매긴다.

(6) 해결책 수행

① 해결책 수행 시 부정적인 결과를 초래할 가능성에 대비해 대책을 세운다.

② 의사결정자는 필요시 사용할 수 있는 다른 계획도 준비한다.

(7) 결과평가

실수에 대해 준비하고 실수로부터 학습하여 다음 행동에 경험으로 활용한다.

제 6 절 집단리더로서의 간호사 집단 문제 해결 사례

병원 조직 내 간호사와 간호조무사 간의 집단 갈등

A 간호팀장은 병원 내에서 함께 일하고 있는 간호사들과 간호조무사들의 갈등이 빈번하게 나타나는 것을 보고 이러한 갈등 수준에 영향을 미치는 갈등영향요인을 파악하기 위해 병원 내 간호조무사와 간호사를 대상으로 설문조사를 시행하였다. 그 결과 직무적 요인으로서 업무의 상호의존성, 지위부조화, 역할명확성의 변수가 갈등수준에 통계적으로 유의하게 나타났으며 업무 간의 높은 상호의존성 형태가 서로 간의 경쟁을 수반하는 반면 유사업무 수행에 따른 능력과 지위의 괴리가 직무 태만과 책임 전가를 동반하여 집단 간의 갈등을 야기할 수 있는 것으로 나타났다. 이에 A 간호팀장은 조직 내의 명확한 지침과 규정에 의한 업무지침을 재정비함으로써 간호사와 간호조무사 간의 집단 갈등을 조정할 수 있었으며 이를 주기적으로 평가하기로 하였다.

주관식 레벨 UP

01 다음은 집단의 유형 중 공식적 집단과 비공식적 집단에 대한 설명이다. 〈보기〉에서 골라 괄호를 채우시오.

> ① 조직의 공식 목표를 달성하기 위해 구성된 집단이며 다른 명령집단과의 상호작용이 활발하게 일어난다. (　　)
> ② 특정한 프로젝트를 수행하기 위하여 조직 내에서 새로 구성되는 집단으로 구성원들은 일반적으로 원래 자신들이 소속해 있는 집단에서 벗어나 조직의 공동 목표를 달성하기 위해 새로운 집단에 소속하게 된다. (　　)
> ③ 조직 내에서 구성원들이 자신들의 개인적인 목표나 이익을 얻기 위하여 참여하게 되는 집단으로 전체 조직의 목표보다는 자신들이 속한 집단의 목표를 우선하여 행동하게 된다. (　　)
> ④ 조직 구성원들 간의 공통된 특성을 바탕으로 구성된 집단으로 조직목표보다는 개인적인 관심사에 따라 행동하는 집단이다. (　　)

> | 보 기 |
>
> ㉠ 과업집단　　　　㉡ 이익집단　　　　㉢ 명령집단　　　　㉣ 우호집단

정답 ① - ㉢ 명령집단, ② - ㉠ 과업집단, ③ - ㉡ 이익집단, ④ - ㉣ 우호집단

해설 집단은 공식적 집단과 비공식적 집단으로 구분한다.
공식적 집단은 조직 내에 지위, 부서, 계층 등을 가지고 형성된 집단으로 조직의 특정한 과업을 수행하기 위하여 이루어진 공식 집단은 명령집단과 과업집단으로 구성된다. 비공식적 집단은 조직 내에서 공식목표나 과업에 관계없이 자연적으로 형성된 집단으로 조직 전체의 만족보다는 구성원 개개인의 만족을 위하여 구성되고 이익집단과 우호집단이 있다.

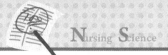

02 다음은 간호조직의 구조와 유형에 관한 설명이다. 각 설명에 해당하는 것을 〈보기〉에서 고르시오.

> ① 이 조직의 특징은 명령통일의 원칙과 전문화의 원칙을 조화시켜 조직의 대규모화, 즉 경영 관리기능의 복잡화에 대응할 수 있도록 한다. (   )
> ② 조직구조의 가장 핵심적인 구조로서 조직이 최대의 성과를 달성하기 위해 '해야 할 일'을 구성원의 능력에 맞춰 형성시킨 결합체이다. (   )
> ③ 거의 모든 구성원이 관리자와 개인적으로 접촉할 수 있을 정도로 관계가 밀접하므로 구성 원들이 관리자의 개인적 통제를 받게 된다. (   )
> ④ 어떤 특수한 과업을 수행하기 위하여 조직 내에 장기적으로 유지할 필요가 없는 공식부문 을 특별히 설치해야 할 경우 사용할 수 있다. (   )

──┤ 보기 ├──────────────────────────────────

㉠ 라인 조직　　　　　　　㉡ 라인-스태프 조직　　　　　㉢ 직능 조직
㉣ 매트리스 조직　　　　　㉤ 프로젝트 조직

───

정답 ①－㉡ 라인-스태프 조직, ②－㉢ 직능 조직, ③－㉠ 라인 조직, ④－㉤ 프로젝트 조직

해설 • 라인 조직 : 일명 직계 조직, 계선 조직이라고 불리는 것으로 과업의 분화 혹은 부문화가 진전되지 않 은 매우 단순하고 초보적인 조직형태이다.
• 라인-스태프 조직 : 명령통일의 원칙과 전문화의 원칙을 조화시켜 조직의 대규모화, 즉 경영관리기능 의 복잡화에 대응할 수 있도록 한다.
• 직능 조직 : 조직구조의 가장 핵심적인 구조로서 조직이 최대의 성과를 달성하기 위해 '해야 할 일'을 구성원의 능력에 맞춰 형성시킨 결합체이다.
• 프로젝트 조직 : 한 의료기관 내 간호 부서에서 간호 조직구조를 개편하는 하나의 프로젝트를 위해 각 간호단위의 일선 간호관리자 중에 진료과별로 선정해 팀을 구성하여 진행할 수 있다.

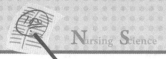

03 다음은 효과적인 집단 지도자의 자질에 대한 설명이다. 이 빈칸에 알맞은 것을 채우시오.

---

① (　　) : (　　) 있는 리더는 도전적인 상황에서도 냉정을 유지하며 침착하게 일을 처리하는 사람이다.

② (　　) : 적극적인 (　　)과 나 전달법을 적절히 활용한다.

③ (　　) 다스리기 : (　　)이 불안정한 관리자와 일하는 구성원들은 관리자의 불안에 따라 더 큰 불안을 느끼게 되므로 관리자는 자신의 (　　)을 다스릴 줄 알아야 한다.

④ (　　) : 리더는 구성원들이 건설적으로 변화할 수 있고 창조적으로 문제를 해결할 수 있도록 영감을 주기 위해 (　　)이 필요하다.

┤ 보 기 ├

㉠ 감정　　　　　　㉡ 자신감　　　　　　㉢ 자기주장　　　　　　㉣ 인식능력

정답 ①-㉡ 자신감, ②-㉢ 자기주장, ③-㉠ 감정(다스리기), ④-㉣ 인식능력

해설 효과적인 집단 지도자의 자질에는 자신감, 자기주장, 신뢰성, 감정 다스리기, 유머감각, 인식능력, 객관성이 속한다.

자신감을 갖는 것이 실질적으로 리더에게 가장 중요하다. 또한 리더는 적극적인 자기주장과 나 전달법을 적절히 활용하여 원하는 바를 정확히 전달하고 목표에 맞게 일관된 방식으로 행동하며 결과에 대한 책임을 져야한다. 정직하고 성실한 모습을 보이는 리더는 집단구성원들에게 신뢰를 쌓을 수 있으며 자신의 감정을 다스릴 줄 알아야 한다. 리더는 구성원들의 변화와 창조적 문제해결에 영감을 주기 위해 인식능력이 필요하다.

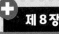

실제예상문제

01 다음 중 집단에 대한 설명으로 **틀린** 것은?

① 집단은 상호교환을 통한 공동목표를 추구해야 한다.

② 집단은 각기 분담된 역할과 신분이 있다.

③ 집단은 공통규범, 행동양식은 서로 공유하되 가치관은 달라야 한다.

④ 집단은 개인에게 각자의 안전을 지키고 권력을 행사할 수 있는 터전을 마련해 준다.

01 집단은 공통규범, 행동양식, 가치관을 서로 공유한다. 그러므로 ③의 집단이 공통규범과 행동양식은 공유하되 가치관은 달라야 한다는 설명은 틀린 설명이다.

02 다음 〈보기〉의 집단 유형에 관한 설명으로 옳은 것은?

┤ 보 기 ├

• 조직의 공식 목표를 달성하기 위해 구성된 집단이며 다른 명령집단과의 상호작용이 활발하게 일어난다.

• 조직의 한 부서 관리자가 명령을 내리면 그 명령을 받은 구성원이 그 명령에 따라 과업을 수행하고 수행한 내용을 상급관리자에게 보고하게 된다.

① 명령집단

② 과업집단

③ 이익집단

④ 우호집단

02 공식 집단은 조직 내에 지위, 부서, 계층 등을 가지고 형성된 집단으로 조직의 특정한 과업을 수행하기 위하여 이루어진 집단으로 명령집단과 과업집단으로 구성된다. 〈보기〉는 명령집단에 대한 설명이다.

정답 01 ③ 02 ①

03 사실을 확인하고 집단의 관심사에 관한 정보를 수집하며 이에 대한 아이디어의 제시를 요청하는 것은 정보수집에 관한 설명이다.

04 평가는 집단 기능과 생산성을 평가하고 집단이 달성해야 할 표준을 제시하며 결과를 측정하고 집단몰입 정도를 평가하는 것이다.

03 다음 〈보기〉에서 집단의 리더 역할 중 과업기능에 대한 설명으로 옳은 것을 고르시오.

┤ 보 기 ├

㉠ 구조화 : 과제 혹은 목적을 제안하고 문제를 규명하며 문제해결을 위한 절차 혹은 아이디어를 제안한다.
㉡ 정보제공 : 사실을 확인하고 집단의 관심사에 관한 정보를 수집하며 이에 대한 아이디어의 제시를 요청한다.
㉢ 명확화 : 아이디어와 제안을 다듬고 해석하며 혼돈을 없애고 집단의 이슈나 대안을 지적하며 실례를 들어준다.
㉣ 요약 : 관련된 아이디어를 묶고 집단이 토의한 후 의견을 재진술하며 집단이 수용하거나 거부한 결정이나 결론을 제시한다.

① ㉠, ㉡
② ㉠, ㉢
③ ㉠, ㉢, ㉣
④ ㉠, ㉡, ㉢, ㉣

04 집단에서 리더의 역할 중 집단기능에 대한 설명으로 <u>틀린</u> 것은?

① 격려 : 다른 사람에게 따뜻하고 우호적으로 대하며 집단 구성원의 기여를 수용하고 인식할 수 있는 기회를 줌으로써 배려해 준다.
② 집단 감정의 표현 : 집단 내 감정이나 분위기를 감지하고 다른 구성원과 자신의 느낌을 함께 나눈다.
③ 참여촉진 : 의사소통 경로는 개방적으로 유지하고 타인의 참여를 촉진시키며, 모든 구성원이 집단 문제에 대한 토의에 참여할 수 있는 절차를 마련한다.
④ 평가 : 집단 기능과 생산성을 평가하고 집단이 달성해야 할 표준을 제시하며 동기를 부여한다.

정답 03 ③ 04 ④

05 다음 〈보기〉 중 집단행동과 성과의 영향요인에서 집단의 규모에 대한 설명으로 옳은 것은?

| 보 기 |

㉠ 집단의 규모는 집단구성원의 수이며 집단구조 중 가장 근본적인 변수이다.
㉡ 집단 규모가 감소하게 되면 상사의 직접적인 통제나 감독 기회가 줄어 그에 따른 이완현상이 나타난다.
㉢ 성과향상에 있어 대규모 집단은 소규모 집단보다 효과적이다.
㉣ 집단의 과업수행에 다양한 기술, 의견, 지식의 투입이 상대적으로 많이 필요한 때는 배경이 다양한 사람들이 많이 포함된 대규모의 집단이 더 효과적이다.
㉤ 사전에 주어진 일정한 투입으로 더 높은 생산성을 올리려면 소규모의 집단이 효과적이다.

① ㉠, ㉡, ㉢
② ㉠, ㉣, ㉤
③ ㉣, ㉤
④ ㉠, ㉢, ㉤

06 다음 중 집단행동과 성과의 영향요인에서 집단의 구성원 특성에 관련한 설명으로 <u>틀린</u> 것은?

① 집단 구성원들의 능력, 지능, 성격, 가치관, 교육수준, 성별, 나이 등은 집단행동에 영향을 준다.
② 고도의 협동이 필요한 단순과업의 경우에 동질적인 집단이 작업을 수행하는 데에서 훨씬 효과적이다.
③ 창조적인 아이디어를 필요로 하거나 비정형화된 업무를 수행하는 경우에는 구성원들의 배경이 비슷한 경우가 훨씬 효율적이다.
④ 연령이 높아지면 타인에 대한 관심과 민감성이 높아지고 복잡한 행동양상을 보이며 집단의 규범에 순응하게 된다.

07 집단 응집력은 집단의 크기가 작아서 구성원들의 상호작용할 기회가 많이 주어질 때 높아진다. 그러므로 집단의 크기가 큰 경우 집단 응집력이 높아진다는 틀린 설명이다.

08 라인 조직은 과업의 분화 혹은 부문화가 진전되지 않은 매우 단순하고 초보적인 조직 형태를 말한다.
〈보기〉 중 ㉠, ㉡, ㉢은 라인조직의 장점, ㉣, ㉤은 라인 조직의 단점에 해당한다.

09 라인-스태프 조직에서 효과적으로 조정 통합하기 위해 개인적 통제가 아닌 공식적인 통제가 실시된다.

07 다음 중 집단 응집력을 증가시키는 경우가 <u>아닌</u> 것은?

① 집단 목표에 대한 동조
② 집단에 대한 개인적 배려
③ 집단 간 경쟁
④ 집단의 크기가 큰 경우

08 다음 〈보기〉 중 라인 조직의 장점으로 옳은 것을 모두 고르시오.

┤ 보 기 ├
㉠ 명령계통의 단순화
㉡ 책임과 권한 한계의 명확화
㉢ 신속한 기동성, 강력한 추진력
㉣ 관리자의 만능관리자화
㉤ 하위관리자의 의욕상실 및 창의성 결여

① ㉠, ㉢
② ㉠, ㉣, ㉤
③ ㉠, ㉡, ㉢
④ ㉣, ㉤

09 라인-스태프 조직에 대한 설명으로 틀린 것은?

① 이 조직의 특징은 명령통일의 원칙과 전문화의 원칙을 조화시켜 조직의 대규모화, 즉 경영관리기능의 복잡화에 대응할 수 있도록 한다.
② 스태프는 라인업무를 용이하게 하기 위한 지원활동을 중심으로 한다.
③ 라인-스태프 조직에서 스태프의 기능은 조언 조력 기능, 정책 및 통제 기능이 있다.
④ 효과적으로 조정, 통합하기 위해서 개인적 통제가 실시된다.

10 다음 중 직능조직에 대한 설명으로 <u>틀린</u> 것은?

① 과업의 기능요소에 따라 조직구조를 형성하는 것을 기능별 직능조직이라고 한다.

② 라인조직처럼 모든 의사결정이 조직의 상층에서 이루어지는 명령 형태로 그 내용이 하달되는 피라미드식 중앙구조의 형태를 취한다.

③ 구성원은 조직 속에서 유사한 업무의 반복으로 기능적 숙련을 이룰 수 있으며 중앙분권식 의사결정으로 조직의 다양성을 유지할 수 있다.

④ 상부가 바쁘면 하부의 업무가 지연되며 조직 전체의 협조를 요청하는 외부환경에 효율적으로 대처하지 못할 수 있다.

11 매트릭스 조직의 장·단점을 서술한 것으로 <u>틀린</u> 것은?

① 직원을 효율적으로 일하게 한다.

② 조직구성원을 몰입시키고 도전하게 하며 창의성과 기능을 개발하고 조직구성원의 만족과 성과를 높일 수 있다.

③ 이중적 부문화로 관리 인력이 줄어들고 관리 비용이 감소할 수 있다.

④ 의사결정에 많은 사람이 관여하므로 의사결정 자체가 복잡해질 수가 있다.

12 프로젝트 조직은 전문가로 구성된 일시적인 혼성조직이므로 프로젝트 관리자의 지휘능력에 크게 의존한다.

13 조직의 기본자산인 자금, 인력, 생산설비 등을 창출, 관리하는 프로세스는 자산 창출 프로세스이다.

12 다음 〈보기〉는 프로젝트 조직에 대한 설명이다. 이 중 맞는 것을 모두 고르시오.

┤ 보 기 ├

㉠ 어떤 특수한 과업을 수행하기 위하여 조직 내에 장기적으로 유지할 필요가 없는 공식부문을 특별히 설치해야 할 경우 사용할 수 있다.
㉡ 일반적으로 다른 부문들과는 독립적으로 최고관리자의 밑에 설치되어 한 사람의 전문적인 프로젝트 관리자 책임 아래 관리된다.
㉢ 기술개발업무, 신규사업, 경영혁신사업 등 다양한 영역에 활용할 수 있다.
㉣ 전문가로 구성된 일시적인 혼성조직이므로 프로젝트 관리자의 지휘능력은 크게 중요하지 않다.

① ㉠, ㉡
② ㉠, ㉢
③ ㉠, ㉡, ㉢
④ ㉠, ㉡, ㉢, ㉣

13 프로세스 조직의 프로세스 유형에 대한 설명으로 틀린 것은?

① 고객의 요구에 의하여 공급자로부터 고객의 가치로 전환하기까지 직접적 가치를 창출하는 프로세스를 가치창출 프로세스라 한다.
② 경영정보, 생산기술 개발, 시장조사 개발 프로세스는 지원 프로세스에 해당한다.
③ 조직의 기본자산인 자금, 인력, 생산설비 등을 창출, 관리하는 프로세스는 조정 및 통합 프로세스이다.
④ 경영계획, 내부평가 생산계획, 예산배분 프로세스는 조정 및 통합 프로세스에 해당한다.

정답 12 ③ 13 ③

14 다음 중 효과적인 집단 지도자의 자질과 그 내용이 <u>아닌</u> 것은?

① 자신감 : 자신감 있는 리더는 도전적인 상황에서도 냉정을 유지하며 침착하게 일을 처리하는 사람이다.

② 자기주장 : 적극적인 사람은 말과 행동을 통해 원하는 바를 정확히 전달하고 목표에 맞게 일관된 방식으로 행동하며 결과에 대한 책임을 진다.

③ 인식능력 : 리더는 자신의 장점과 한계를 인식하고 장점은 개발하고 약점은 극복해야 한다.

④ 신뢰성 : 정직하고 성실한 모습을 보이는 리더는 집단구성원들에게 신뢰를 쌓을 수 있다.

14 효과적인 집단 지도자의 자질에는 자신감, 자기주장, 신뢰성, 감정 다스리기, 유머감각, 인식능력, 리더의 객관성이 있다.
리더가 자신의 장점과 한계를 인식하고 장점은 개발하며 약점을 극복해야 하는 것은 리더의 객관성에 대한 설명이다.

✏️ **주관식 문제**

01 효과적인 집단과 비효과적인 집단의 특징을 비교하여 서술하시오.

01

정답 〈효과적인 집단 VS 비효과적인 집단〉

① 효과적인 집단은 목표를 수정할 수 있으나 비효과적인 집단은 목표가 불분명하다.

② 효과적인 집단은 개인의 목표를 집단의 목표와 조화시킬 수 있으나 비효과적인 집단은 의사소통이 일방적이다.

③ 효과적인 집단은 의사소통이 분명하며 개방적이고 직접적인데 반해 비효과적인 집단의 리더십은 특권과 권위에 바탕을 두며 구성원들의 참여가 불공평하다.

④ 효과적인 집단은 힘과 리더십을 모든 구성원들과 공유하는데 반해 비효과적인 집단은 무관심하게 방치되며 주어진 임무에 대해 경쟁이 조장된다.

교수님 코칭!

효과적인 집단과 비효과적인 집단의 특징에 대해서 정확히 인지하자!

해설 효과적인 집단은 목표를 수정할 수 있고 개인의 목표를 집단의 목표와 조화시킬 수 있다. 의사소통이 분명하며 개방적이고 직접적이며 힘과 리더십을 모든 구성원들과 공유한다.
비효과적인 집단은 목표가 불분명하며 의사소통이 일방적이다. 또한, 리더십이 특권과 권위에 바탕을 두어 구성원들의 참여가 불공평하며 집단이 무관심하게 방치되며 경쟁이 조장된다.

정답 14 ③

02

정답 조직 내 과업이 집단을 통해 수행되는 이유는 첫째, 집단이 개인으로 하여금 서로 도우면서 각자의 안전을 지키고 권력을 행사할 수 있는 터전을 마련해 주기 때문이다. 둘째, 개인이 과업을 수행하는 것보다 타인들의 협조를 얻어 과업을 수행할 때 높은 성과를 얻을 수 있기 때문이다. 셋째, 무엇보다 집단은 다른 사람과 함께 있고 싶어 하고 친교를 맺고 싶어 하는 가장 기본적인 욕구를 충족시켜주어 심리적인 안정감을 주게 된다.

교수님 코칭!
조직 내 과업을 집단을 통해 수행하는 이유는 권력을 행사할 수 있는 터전, 높은 성과, 심리적인 안정감 때문임을 잊지 말자!

03

정답 ① 집단의 임무를 분명히 한다.
② 개인의 목표와 집단의 목표를 조화시키도록 집단의 임무를 변화시킨다.
③ 협동과 협조를 촉진시킨다.
④ 안정성, 신뢰, 지지, 창조성을 독려한다.
⑤ 건설적 논쟁을 활성화시킨다.
⑥ 집단에서의 지도력과 책임감을 공유하도록 그룹 구성원들을 교육시킨다.
⑦ 집단구성원들에게 문제해결 방법과 집단의 기능 및 결과적 성과를 평가시키는 법을 교육시킨다.
⑧ 집단 구성원들에게 바람직하지 못한 습관을 확인시키고 수정하는 방법을 가르쳐 줄 수 있다.

교수님 코칭!
효과적인 집단을 만들기 위한 지도자의 역할은 먼저 집단의 임무를 분명히 해야 한다는 것을 기억하자!

02 조직 내 과업이 집단을 통해 수행되는 이유를 3가지 서술하시오.

해설 집단은 두 사람 이상이 모여 어떤 공동목표를 달성하기 위해 공통의 규범과 서로의 역할과 신분을 인정하면서 상호작용하며, 유기적인 관계를 형성하고 있는 개인들의 집합체로서 친교를 맺고 싶어 하는 기본적인 욕구를 충족시켜줄 뿐만 아니라 서로 도우면서 권력을 행사할 수 있는 터전을 만들어 주고 함께 과업을 수행하여 높은 성과를 얻게 한다.

03 효과적인 집단을 만들기 위한 지도자의 역할을 5가지 이상 아는 대로 서술하시오.

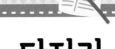

Self Check로 다지기

제 8 장

➡️ **집단**
집단이란 두 사람 이상이 모여 어떤 공동목표를 달성하기 위해 공통의 규범, 서로의 역할과 신분을 인정하면서 상호작용하며, 유기적인 관계를 형성하고 있는 개인들의 집합체를 말한다.

➡️ **공식집단과 비공식집단**
집단의 유형에는 공식집단과 비공식집단으로 나뉘며 공식집단은 명령집단과 과업집단으로 나뉘고, 비공식집단은 이익집단과 우호집단이 포함된다.

➡️ **집단행동과 성과에 영향을 주는 요소**
집단에서 리더의 역할은 과업기능, 집단기능으로의 역할이 있으며 집단 유지의 핵심이 되고 집단행동과 성과에 영향을 주는 요소는 집단의 규모, 집단 구성원의 특성, 지위와 역할, 규범, 집단 응집력, 리더십의 6개로 나뉜다.

➡️ 집단은 효과적이거나 비효과적인 집단이 있고 효과적인 집단을 만들기 위한 지도자의 역할이 중요하다.

➡️ **간호조직의 유형**
간호조직의 유형으로는 라인 조직과 라인-스태프 조직, 직능 조직, 매트릭스 조직, 프로젝트 조직, 위원회 조직, 미래지향적 조직이 있다.

➡️ 집단 문제 해결 시 지도자는 의제준비, 문제의 제시, 문제의 진단과 문제해결 방안의 창출을 필요로 한다.

➡️ 집단 문제해결의 과정은 문제 확인, 정보수집, 자료 분석, 해결책 탐색, 해결책 선택, 해결책 수행, 결과평가의 과정을 거친다.

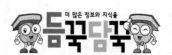

여기서 멈출 거예요? 고지가 바로 눈앞에 있어요.
마지막 한 걸음까지 시대에듀가 함께할게요!

제 **9** 장

–

갈등관리

–

I wish you the best of luck!

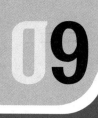

09 갈등관리

CHAPTER

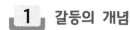 **갈등의 개념과 유형**

1 갈등의 개념

(1) 갈등의 정의 [중요] ★

① 갈등이란 어떤 개인이나 집단이 다른 사람이나 집단과의 상호작용이나 활동에 대해 상대적 손실을 지각한 결과 대립, 다툼, 적대감이 발생하는 행동의 과정이다.

② 갈등은 주체에 따라 개인 내 갈등, 개인 간 갈등, 집단 간 갈등, 조직 간 갈등으로 구분하며 심리학에서는 마음 속에 존재하는 두 개 또는 그 이상의 동기가 충돌할 때 발생하는 개인 내 갈등에 초점을 맞춘다.

③ 여러 부서로 구성된 의료조직의 부서 내, 부서 간의 상호작용을 통해 목표달성에 기여하고 있으며 구성원들의 배경과 관심이 다양하기 때문에 갈등은 불가피하다.

(2) 갈등의 여러 관점

갈등에 대한 관점에 따라 갈등관리 방법이 달라진다. 갈등에 대한 관점은 다음과 같이 시대에 따라 변천해왔다.

① **전통적 관점**

ㄱ 갈등은 조직 내에서 파괴와 비능률을 가져오기 때문에 가능하면 피해야 하며 갈등상황이 생기면 곧 해결해야 한다고 보는 관점이다.

ㄴ 갈등은 주로 집단 내 의사소통의 문제, 상호신뢰성의 결여, 상호불만 등에서 비롯된다고 간주하여 이런 문제들을 관리활동을 통해 해결함으로써 갈등의 발생을 예방하기 위한 노력을 기울인다.

② **행동과학적 관점**

ㄱ 갈등을 부정적으로 보는 것은 전통적인 관점과 유사하지만 갈등은 의사소통의 단절이나 신뢰성 결여 등과 같은 관리 능력의 부족에서 비롯되는 것이 아니라 두 사람 이상이 모여 사는 집단에서는 제한된 자원에 대한 경쟁이나 목표의 불일치로 인해 발생하므로 조직에서의 갈등 발생은 피할 수 없다고 가정한다.

ㄴ 조직에서 갈등을 완전히 제거할 수 없기 때문에 갈등의 존재를 인정하고 갈등과 더불어 사는 방법을 터득해야 하며 상호공존하기 위해서는 갈등 당사자들이 서로 양보할 것을 주장한다.

③ 현대적 관점

   ⑦ 갈등이 그 근원과 강조에 따라 부정적인 결과를 가져올 수도 있고 긍정적인 효과를 초래할 수도 있다는 견해이다.

   ⓒ 갈등을 피상적으로 수용하는 차원을 넘어서 갈등이 새로운 아이디어를 촉진시키고 다양한 관점을 통해 더 나은 의사결정을 하게하며 집단 내 응집력을 증진시키고 욕구불만의 탈출구를 제공하며 업무를 효과적으로 수행하는 등의 순기능을 하는 활력소 역할을 한다고 본다.

2   갈등의 유형과 수준, 종류 중요 ★★

(1) 갈등의 유형

① 목표갈등(goal conflict)

   ⑦ 두 개 이상의 상이한 목표를 추구할 때 어느 목표를 추구해야 할지를 선택하는 과정에서 발생하는 갈등이다.

   ⓒ 바라는 목표나 결과가 개인, 집단, 조직의 내부 또는 사이에서 양립할 수 없는 동일상황에서 발생하는 갈등을 말한다.

② 인지갈등(cognitive conflict)

   ⑦ 아이디어 또는 사고가 양립할 수 없을 것으로 지각되는 상황에서 나타나는 갈등이다.

   ⓒ 어떤 개인이나 집단이 가지고 있는 아이디어나 의견이 다른 사람이 가지고 있는 것과 일치하지 않을 때 발생한다.

③ 감정갈등(affective conflict)

   ⑦ 감각이나 감정이 양립할 수 없는 상황에서 나타나는 갈등이다.

   ⓒ 개인이나 집단의 감정이나 정서가 다른 사람들의 감정에 부합되지 않을 때 나타나게 된다.

④ 행동갈등(behavioral conflict)

   ⑦ 행동이 양립할 수 없는 상황에서 일어나는 갈등이다.

   ⓒ 어떤 개인이나 집단이 다른 사람이 수용할 수 없는 모욕적인 말이나 행동을 할 때 발생한다.

(2) 갈등의 수준

① 개인 내 갈등(개인적 갈등, intrapersonal conflict)

   ⑦ 개인 내에서 발생하는 갈등이다.

   ⓒ 주로 개인의 성격이나 역할에 대한 불만족, 개인이 기대하는 지위와 조직에서 부여받은 공식적 지위 간의 불일치, 조직목표와 개인 목표 간의 부조화 등으로 인해 발생된다.

   ⓒ 일반적으로 간호 관리자가 관리하기 어려운 갈등 유형이다.

ⓐ 자신이 바라는 목표나 욕구가 차단되거나 불가능하다고 인지될 때 좌절감을 느끼게 된다. 이러한 좌절감이 내면의 갈등을 유발한다.

ⓜ 개인이 설정한 목표가 서로 상충되거나 경쟁관계에 놓이면 갈등이 유발된다. 목표 갈등에는 세 가지 유형이 있다.

접근-접근 갈등	둘 이상의 목표가 개인에게 긍정적인 결과를 가져다주기는 하나 상호배타적일 때 발생함
접근-회피 갈등	어떤 목표가 긍정적인 속성과 부정적인 속성을 동시에 지니고 있을 때 발생함
회피-회피 갈등	부정적인 속성을 갖고 있는 대안 중에서 한쪽을 선택해야 하는 때에 나타남

② 개인 간 갈등(대인적 갈등, interpersonal conflict)

㉠ 조직에서 개인과 개인 사이에서 발생하는 갈등이다.

㉡ 서로 다른 가치관, 목표, 신념을 가지고 있는 두 명 혹은 그 이상의 사람들 사이에서 동일한 문제, 한정된 직위, 또는 자원 때문에 발생할 수 있다.

③ 집단 간 갈등(intergroup conflict)

㉠ 집단과 집단 간에 발생하는 갈등으로 부서 간 또는 업무단위 간에 발생하는 갈등이 가장 보편적인 예이다.

㉡ 크게 다른 가치, 모순되는 가치를 가지고 있을 때 발생할 수 있다.

④ 조직 간 갈등(inter-organizational conflict)

㉠ 조직과 조직 간에 발생한 갈등으로 경쟁 병원과의 갈등이나 노동조합과의 갈등이 이에 속한다.

㉡ 학교와 경쟁 학교, 병원과 경쟁 병원 간에 발생할 수 있는 갈등이다.

(3) 갈등의 종류

① 수직적 갈등(vertical conflict)

조직의 상하, 계층 간에 발생하는 갈등으로 상위조직이 하위조직의 자율성을 지나치게 통제하거나 하위조직이 상위조직의 지시에 불응하는 경우 등에서 발생할 수 있다.

② 수평적 갈등(horizontal conflict)

조직 내 동일한 계층의 개인이나 집단 간에 발생하는 갈등으로 두 개 이상의 각 집단이 자신의 입장과 자신의 권리를 우선시하는 과정에서 각 집단의 입장과 권리를 침해하게 되는 경우 발생할 수 있다.

③ 라인-스태프 갈등(line-staff conflict)

조직에서 명령 계통인 라인과 조언관계인 스태프 양측이 상대방의 업무활동 범위를 명확히 이해하지 못하고 각자의 영역을 침범하거나 상대방이 침범하는 것으로 인식해 방어적인 태도를 취하거나 상대방의 활동을 방해할 때 발생한다.

④ 역할 갈등(role conflict)

여러 가지의 역할이 각각 양립할 수 없이 대립될 때 발생하는 갈등이다.

⑤ 기능적 갈등(functional conflict)

한 조직 내에서 서로 기능이 다른 두 개 이상의 집단이 각자의 과업을 수행하는 과정에서 다른 집단의 간섭이나 방해를 받았을 때 발생한다.

⑥ 경쟁적 갈등(competitive conflict)

기능적 갈등과 달리 한 조직 내에 있는 두 개 이상의 집단이 서로 유사한 기능을 가지거나 업무 영역에 중복이 존재할 때 발생할 수 있다.

3 갈등의 발전과정

(1) 제1단계 : 원인발생(잠재적 대립) 단계

① 갈등이 발생하는 여러 조건들이 존재하는 상태이다.

② 갈등원인은 출현되었으나 아직 갈등이 표면화된 상태는 아니다.

③ 갈등을 유발하는 조건에는 의사소통의 장애, 구조적인 문제, 개인 특성의 차이 등이 포함된다.

(2) 제2단계 : 갈등인지 단계

① 갈등원인을 인지하게 되어 불쾌감이나 적대감을 느끼게 되는 단계이다.

② 당사자 간의 대립이나 불화가 현실적으로 표면화되는 단계이다.

(3) 제3단계 : 해결의도 단계

① 일정한 방식으로 갈등을 해결하려고 의도하는 단계로서 사람들이 갈등에 대하여 지각하고 감정이 유발된 상태에서 그 갈등에 대해 공공연한 행동을 전개하려고 하는 단계다.

② 여러 가지 대응방식으로 대응하려는 의도를 가지게 된다.

(4) 제4단계 : 해결행동 단계

① 갈등이 표면화되면서 실제 행동으로 반응하는 단계이다.

② 갈등의 구체적인 행동에는 성명발표, 행동착수, 반응행동 등이 포함될 수 있다.

4 갈등의 과정(허스트와 키니 Hurst& Kinney, 1989) 중요 ★

(1) 좌절

① 개인이나 집단에서 목표가 차단되면 좌절을 느끼게 된다.

② 간호 대상자가 두려움을 가지고 있거나 간호사와 우선순위에 대한 견해차가 있을 때 간호사는 간호대상자가 비협조적이라고 느낄 수 있다.

(2) 개념화

① 갈등 발생에 대해 개인적인 해석을 하게 되는데 이러한 해석은 개인의 관점, 가치관, 신념, 문화에 따라 다르게 나타난다.

② 개인이 갈등을 생각하고 정의하는 방식은 창의적인 해결과 생산적인 결과에 큰 영향을 미친다.

(3) 행위

① 목적, 전략, 계획 및 행동은 개념화가 표출이 되어 나타나는 것이다.

② 갈등을 해결하기 위한 행위가 이루어 질 때 갈등을 개념화하는 부분 또는 전체적인 방법이 변화될 수 있다.

(4) 결과

① 갈등은 두 사람 또는 그 이상의 사람들의 목표가 포기되지 않고 통합되는 새로운 계획에 의해 해결될 수 있다.

② 갈등의 결과, 생산성과 효율성은 증가나 감소 또는 같은 수준으로 유지될 수 있다.

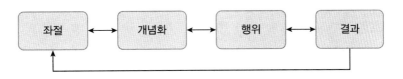

[그림 9-1] 갈등과정의 단계

제 2 절 갈등의 원인

1 개인 간 갈등의 원인 중요 ★

(1) 개인적 요인

상반된 가치관, 지나친 기대, 미해결된 갈등, 타인의 감정을 손상시키는 언행

(2) 업무적 요인

공동 책임의 업무, 무리한 업무 마감, 시간적 압박, 애매한 업무처리 기준, 중복된 업무

(3) 조직적 요인

제한된 자원, 의사소통의 결핍, 조직계층의 복잡성, 산만한 의사결정, 만장일치 요구, 불명확하고 비합리적인 정책, 원칙, 규범

2 집단 간 갈등의 원인 중요 ★

(1) 업무흐름의 상호의존성

① 두 집단이 각각의 목표를 달성하는데 상호 간에 정보 제공이나 협력행위를 필요로 하는 정도를 말한다.

② 병원조직에서 진료팀, 약국, 방사선과 등과 간호단위 간의 갈등은 업무흐름의 상호의존성 때문에 기인되는 경우가 많다.

(2) 영역 모호성

① 영역 모호성이란 역할 수행에 있어서 목표나 과업 또는 책임이 명확하지 않은 상태를 의미한다.

② 영역 모호성이 높을수록 집단 간에 업무를 서로 미루거나 역할 및 책임에 대한 갈등이 발생하기 쉽다.

(3) 권력, 지위의 불균형

① 부서나 업무 단위 간의 권력과 지위 차이에 대한 인식이 갈등을 유발한다.

② 권력과 지위 차이에 대한 인식이란 자기 집단이 상대방 집단보다 권력이 많거나 적은 것 또는 지위가 높거나 낮은 것에 대한 인식을 말한다.

③ 조직 내에서 집단의 공식적인 지위와 실제 행사하는 권력이 일치하지 않을 때 이러한 갈등이 흔히 유발될 수 있다.

(4) 가치의 차이

① 각 집단이 지향하는 가치의 차이에 의해서도 집단 간의 갈등이 발생할 수 있다.

② 간호부가 간호단위의 생산성 향상을 위해 기존의 제도와 관리 방식을 없애고 새로운 변화를 추구하려고 할 때 어떤 병동에서 기존의 관리 방식을 그대로 유지하려고 한다면 갈등이 발생한다.

③ 새로운 것을 추구하고 기존의 권위에 도전하는 신세대 간호사들이 추구하는 가치가 전통을 중시하는 구세대 간호사들의 가치와 차이가 있을 수 있기 때문에 이들 집단 간 갈등이 발생할 수 있다.

(5) 자원의 부족과 분배의 불일치

① 의료조직이 공간, 자금, 설비 혹은 인력 등의 자원을 확보하려고 할 때 집단 간의 치열한 경쟁을 유발할 수 있고 갈등이 빚어진다.

② 자원이 특정 집단에 편중되는 분배의 불일치 문제가 발생할 때 이로 인해 집단 간의 갈등이 야기된다.

(6) 부문화의 정도

① 의료조직이 성장하고 발전함에 따라 조직 내에 업무단위가 많이 편성되어 각 부서나 업무단위 간의 벽이 생기고 상호이해의 폭이 좁아져 갈등을 유발할 수 있다.

② 의료조직의 규모가 비대해지면서 지나치게 많은 부서나 팀이 만들어지고 집단 이기주의가 만연하게 되어 집단 간 갈등이 더욱 심화될 수 있다.

3 의료보건조직의 갈등과정 모델 중요 ★

(1) 갈등 증가 상황

① 양립 불가능한 목표

    ⊙ 보건의료조직의 공통의 목표가 비용-효과적인 방법으로 환자 간호의 질을 제공하는 것일지라도 이러한 목표를 이루는데 갈등은 불가피하다.

    ⓛ 다수의 목표는 서로 간에 갈등을 일으키므로 목표의 우선순위를 정해야 한다.

② 역할 갈등

    ⊙ 역할은 행동과 태도에 관한 다른 사람의 기대로 정의되며 역할은 하나 또는 그 이상의 사람의 책임이 애매하거나 중복되는 때에 불명확해진다.

    ⓛ 상호의존은 또 다른 갈등의 잠재 원인이다. 상호의존과 관련 있는 갈등은 간호사와 조무사 사이의 갈등, 근무교대 사이의 관계와 의료진과 간호사 사이의 갈등이다.

③ 구조적 갈등

    ㉠ 구조화된 관계(부하와 상관, 동료 간)는 부족한 의사소통, 자원 경쟁, 매우 다른 관심, 지각이나 태도의 공유 부족 때문에 갈등이 촉발된다.

    ㉡ 직위적 권력은 어떤 직위에서 나오는 고유 권한으로 수간호사는 일반간호사보다 더 큰 직위적 권력을 갖는다.

④ 자원에 대한 경쟁

    ㉠ 의료보건조직은 한정된 외적 자원에 대해 경쟁한다.

    ㉡ 조직은 새로운 서비스를 개발하여 홍보하는 것과 같은 다양한 수단을 활용하여 의료보건 시장을 지배하려고 노력한다.

⑤ 가치관과 신념

    ㉠ 가치관과 신념은 개인의 사회적 경험의 결과로 나타난다.

    ㉡ 가치관, 신념, 경험의 차이 때문에 의료진과 간호사 간, 간호사와 경영자 간, 일반간호사와 전문 간호사 간의 갈등이 나타나게 된다.

(2) 지각 및 감지된 갈등

① 서로 직위를 잘못 이해할 때, 지식이 부족할 때, 서로 다른 관점에서 상황이나 문제를 볼 때 발생할 수 있는 갈등이다.

② 각자 다른 사람에 대해 긍정적인 관심을 두면 그 갈등은 구조적으로 해결할 수 있으며 간호사는 의료진이 우세하다고 느끼지 않고 의료진은 간호사의 관리능력을 존중하게 된다.

(3) 갈등행위

① 갈등행위는 관계자의 지각과 감지된 갈등에서 기인한다.

② 드러난 행동은 공격적, 경쟁적, 논쟁적 또는 문제해결의 형태를 취한다.

③ 감춰진 행위는 희생양 만들기, 회피, 무관심 같은 간접적 전술로 이루어진다.

(4) 갈등 해결 혹은 억압

① 갈등 과정의 다음 단계에서 갈등은 해결되거나 억압된다.

② 해결은 두 관계자가 스스로 합의를 진행하고자 하고 의견합의에 도달할 때 일어난다.

③ 억압은 한 사람 또는 그룹이 다른 쪽을 패배시킬 때 나타난다.

(5) 결과

① 결과가 갈등에 영향을 미칠 수 있으며 최상의 해결책은 양쪽 관계자가 자신을 승자라고 생각하고 문제를 해결하는 방향으로 유도하여 문제를 관리하는 것이다.

② 간호진과 의료진 간에 양쪽 관계자가 결과에 대해 긍정적으로 느끼거나 실패했다고 느낀다면 앞으로 그 문제에 어떻게 접근할 것인가에 대해 상호작용을 통하여 결과에서의 차이점을 비교해 보아야 한다.

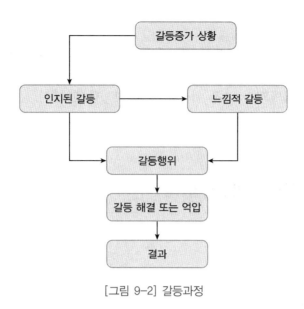

[그림 9-2] 갈등과정

제 3 절 간호전문직과 갈등의 형태

1 간호전문직의 갈등 [중요] ★★

(1) 윤리적 갈등

① 간호사는 주로 환자를 위한 최선의 간호와 의사결정을 하기 어려운 상황에서 윤리적 갈등을 경험하게 된다.

② 간호 인력 부족, 의료진과 상호비협조적인 관계, 간호사의 지식부족과 관련한 문제, 환자의 생명연장과 희생이 어려운 환자의 문제 등과 관련된다.

(2) 역할 갈등

① 간호사들이 업무의 과중으로 간호다운 간호를 할 수 없다고 느낄 때이다.

② 간호전문직에 기대하던 역할과 실제로 수행하는 역할의 차이를 인식할 때이다.

③ 간호 업무의 범위와 내용이 명확하지 못하여 역할의 모호성을 느낄 때이다.

④ 자신의 역할에 대한 확고한 신념이 부족한 경우이다.

⑤ 간호업무는 의사, 보조원, 행정요원들의 업무와 경계가 명확하지 않으며 가시적이지 못한 특성으로 인하여 간호사는 역할의 모호성을 느끼고 역할 갈등을 경험하게 된다.

(3) 집단 갈등

① 의료 기관에는 여러 전문직 집단이 존재하며 각기 시각과 입장이 다르므로 항상 갈등의 소지가 있다.

② 전문적 집단 중에도 간호사와 의사의 갈등은 빈번히 발생한다.

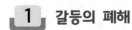 **제 4 절 갈등의 순기능과 역기능**

1 갈등의 폐해

(1) 집단 내적 변화

① 독재적 리더십의 조장

ㄱ 갈등이 많아지면 집단이 약화되고 생존을 위해 힘 있는 자에게 의존하려는 경향이 생긴다.

ㄴ 독재적 리더의 강압적 관리가 갈등감소를 위한 미명하에 은연 중 수용될 수 있다.

② 과업주도형 리더 출현

ㄱ 갈등이 심해지면 개인의 인격이나 만족감보다는 집단을 보호하고 집단의 성과를 높이려고 하며 구성원도 이에 동의하게 된다.

ㄴ 상대와의 경쟁에서 생산이 강조될 수밖에 없다.

③ 획일성의 강조

ㄱ 외부와의 갈등이 집단멤버들의 응집력을 요구하게 되어 개인의 특성이나 개인차를 무시하게 된다.

ㄴ 획일적인 분위기에 모두 충성을 강요하는 현상이 일어난다.

④ 공식화

ㄱ 전제적 리더십하의 성과지상주의 분위기에 규정의 적용이 더욱 엄격해지며 구성원들의 일거수일투족을 모두 규정화하여 통제하게 된다.

ㄴ 외부의 위협이나 경쟁이라는 명분으로 자행된다.

⑤ 비방과 모함

갈등상태에 있는 개인이나 조직은 불안을 느끼기 때문에 살아남기 위해 조직 내부의 상대방이나 경쟁부서를 모함하여 자신의 입지를 강화한다.

(2) 집단 외적 변화

① 오해
  ㉠ 타 조직에 대해 무조건 부정적으로 판단하며 상대방의 역할과 기능을 과소평가하고 자신의 역할은 과대평가한다.
  ㉡ 인간관계의 왜곡된 지각이 계속된다.
② 커뮤니케이션 감소
  ㉠ 외부와의 정보소통, 개인 간의 대면접촉이 감소되어 문제해결이 어려워진다.
  ㉡ 성과향상보다 규정준수나 제도, 절차에만 치중하여 목표와 수단이 전도된다.
③ 감시와 경계
  ㉠ 외부의 경쟁조직에 대한 적대감과 경계심 때문에 감시활동이 증대된다.
  ㉡ 단점을 찾아내면서 거리감을 계속 유지해 나간다.

2 갈등의 순기능과 역기능 중요 ★★

(1) 집단 간 갈등의 순기능

① 문제인식의 기회
  집단 간 갈등이 발생했을 때 구성원들은 자신이 속한 집단의 문제점에 대하여 더 정확히 인식할 수 있는 기회를 갖게 된다.
② 해결방안의 모색과 선택
  집단 간 갈등이 발생하면 협조적인 분위기가 조성되고 집단이 겪고 있는 문제를 해결하기 위한 방안을 적극적으로 모색하며 효과적인 대안을 선택하게 된다.
③ 긍정적인 변화
  집단 간의 갈등과정을 통하여 자신의 집단이 갖고 있는 모순과 문제점을 개선하고 더 효율적인 집단관리를 위한 변화가 일어날 수 있다.

(2) 집단 간 갈등의 역기능

① 집단 응집력 증가
  다른 집단 간의 갈등은 자기 집단의 지위와 구성원의 긍지에 대한 공동 위협으로 인식되기 때문에 구성원 간의 결속력이 강화된다.
② 독재적 리더의 출현
  다른 집단과의 갈등으로 인한 위기상황에 공동으로 대처하기 위해 구성원들이 더 강인한 리더를 원하게 된다.
③ 과업 지향성 강화
  다른 집단과 갈등을 겪는 집단은 집단 내부의 문제보다 다른 집단의 도전과 위협에 대처하는데 많은 관심을 쏟게 되어 과업 중심적인 분위기가 조성된다.

④ 집단의식 고조

　　지나친 집단의식으로 인하여 집단구성원들이 왜곡된 인식을 갖게 된다.

⑤ 부정적인 태도와 적대감

　　집단 간의 갈등이 고조되고 집단의식이 고조될수록 자기 집단의 문제에 대해서는 관대한 반면 경쟁 집단에 대한 편견이 커져서 매우 부정적인 태도를 취하는 경향이 있다.

⑥ 집단 간 의사소통의 감소

　　집단 간 갈등이 깊어질수록 서로 의사소통을 하는 기회가 점점 줄어들어 오해나 갈등이 더욱 심해진다.

제 5 절　갈등해결과 사례

1　갈등해결

(1) 갈등해결 모델 중요 ★★

(존슨과 존슨 Johnson & Johnson, 1997 ; 토마스와 킬만 Thomas & Kilmann, 1973)

① 회피

　㉠ 자신의 요구나 목표, 관심사를 즉각적으로 주장하지 않고, 다른 사람들도 돕지 않기 때문에 자기주장이 거의 없는 것을 말한다.

　㉡ 회피의 긍정적인 측면은 다음과 같다.

　　ⓐ 더 좋은 시기가 될 때까지 문제를 전략적으로 피하거나 연기하는 것

　　ⓑ 승자가 없는 no-win 상황을 만들거나 거리를 두고 일할 수 있는 것

　㉢ 회피가 효과적으로 사용될 수 있는 경우

　　ⓐ 사소하거나 일시적인 문제에 직면했을 때 또는 더욱 중요한 다른 문제가 있을 때

　　ⓑ 원하거나 요구하는 것을 얻을 기회가 없을 때

　　ⓒ 다른 사람이 갈등을 더 효과적이고 효율적으로 해결할 수 있을 때

　　ⓓ 갈등에 대한 행위를 한 후 나타날 수 있는 부정적인 결과가 갈등해결의 장점보다 더 클 때

　　ⓔ 침착해질 필요가 있을 때

　　ⓕ 지혜나 의미 있는 견해를 얻으려고 할 때

　　ⓖ 더 많은 정보를 수집할 때

② 조정

　㉠ 조정을 할 때 다른 사람의 요구나 목표, 관심을 만족시키기 위해 노력하는 반면, 자신의 요구나 목표는 소홀히 한다.

  ⓛ 이 접근방법에는 자기희생, 명령에 대한 단순한 복종, 다른 사람에 대한 봉사 등의 요소가 포함된다.

  ⓒ 조정이 효과적으로 사용될 수 있는 경우
   ⓐ 다른 사람의 아이디어와 해결방법이 더 나을 때 또는 자신이 실수를 범했을 때
   ⓑ 자신보다 타인에게 더욱 중요한 문제일 때
   ⓒ 현재 조정하는 것이 나중의 문제를 위해 중요한 신뢰를 쌓는 것이라고 인식될 때
   ⓓ 계속되는 경쟁이 집단 관계와 생산성 손상을 초래하고 주요 목적달성과 신뢰유지를 어렵게 할 때
   ⓔ 조화로운 관계를 유지하고 방어적인 태도와 적대감을 피하는 것이 매우 중요할 때
   ⓕ 상처받지 않고 실수와 증가된 책임으로부터 배우는 것이 있을 때

③ 경쟁
 ⓐ 경쟁은 자신의 권리를 위해 서로 다투거나 제한된 자원을 사용하기 위하여 경쟁할 때 중요한 원칙을 주장하는 형태로 나타날 수 있다.
 ⓒ 경쟁이 효과적으로 사용될 수 있는 경우는 다음과 같다.
  ⓐ 빠르고 결정적인 행위가 필요할 때
  ⓑ 중요하지만 인기가 없는 행위가 필요할 때
  ⓒ 거래가 장기간 지속되는 갈등을 유발할 때
  ⓓ 개인이나 집단이 집단의 발전과 관련된 중요한 문제에 적합할 때
  ⓔ 개인이나 집단이 다른 사람들에게 비경쟁적인 행위를 이용하게 할 때
  ⓕ 지금 경쟁해야 한다고 느낄 때

④ 협상과 타협
 ⓐ 협상
  ⓐ 협상은 다른 사람과의 관계에서 자기주장과 협력을 포함하고 성숙과 신뢰를 필요로 한다.
  ⓑ 협상을 통해 주고받는 관계는 갈등해결의 결과로 나타나는데 가능한 한 모든 사람에게 가장 중요한 우선순위를 만족시킬 수 있다.
 ⓒ 타협
  ⓐ 모든 사람들이 아주 빈번하게 사용할 수 있는 중간 정도의 양보이다.
  ⓑ 노조협상에서 갈등을 해결하는 수단으로 선호하며 양측을 어느 정도 진정시키는 방법이다.
 ⓒ 협상과 타협이 효과적으로 사용되는 경우
  ⓐ 두 가지 강력한 입장이 상호배타적인 목표에 처했을 때
  ⓑ 복잡한 문제에 대해 일시적인 해결이 필요할 때
  ⓒ 갈등을 유발하는 목표들의 중요도가 그리 높지 않고 크게 충돌할 가치가 없을 때
  ⓓ 시간에 대한 압력이 실행 가능한 해결을 재촉할 때
  ⓔ 협력과 경쟁이 실패했을 때

⑤ 협력
　　㉠ 협력은 가장 창조적인 방법으로서 회피나 경쟁과는 반대의 해결방법이다.
　　㉡ 협력은 상황분석, 상위 목표의 정의, 갈등에 대한 규명 등을 필요로 한다.
　　㉢ 협력이 효과적으로 사용될 수 있는 경우
　　　　ⓐ 양쪽 모두의 목표와 요구가 중요한 곳에서 창의적이고 통합적인 해결방법을 찾을 때
　　　　ⓑ 더 큰 이해와 공감을 만들어 내는 협력적인 문제 해결을 통해 배우고 성장하려 할 때
　　　　ⓒ 크게 다른 관점들을 규명하고 공유하며 몰입할 때
　　　　ⓓ 도덕, 생산성, 성장을 방해하는 어려운 감정적인 문제가 있을 때

2　개인 갈등 관리

(1) 루블(Ruble)과 토마스(K.W Thomas)의 갈등해결방법

① 강요(forcing)
　상대방을 압도함으로써 갈등을 즉각적으로 끝내기 위해 자기주장을 관철시키는 방법이다.
② 순응(accommodation)
　상대방의 주장을 수용하는 것으로 비주장적이고 대체로 협력적인 방법을 의미한다.
③ 타협(compromising)
　상호양보를 통하여 약간의 자기만족을 꾀하는 것이다.
④ 협력(collaboration)
　서로의 관심사를 모두 만족시키려는 것이다.
⑤ 회피(avoidance)
　관계자들이 갈등 현장을 떠남으로써 자신과 상대방의 관심사를 모두 무시하는 것이다.

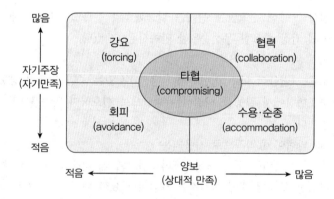

[그림 9-3] 갈등 대처방식의 유형

(2) 루탄스(Fred Luthans)의 갈등해결방법

① win-lose 전략(승-패 전략)

이 전략에서 한쪽은 항상 권위적인 권력에 의해 지배하고 다른 쪽은 복종하고 패한다.

② lose-lose 전략(패-패 전략)

이 전략은 양쪽 모두가 지는 것으로 해결이 양쪽 모두에게 불만족스럽게 된 것이다. 회피하기, 철회하기, 흐리기, 타협하기가 이에 속한다.

③ win-win 전략(승-승 전략)

이 전략은 목표에 중점을 두고 양쪽 관련자들의 요구를 충족시키기도 한다. 합의과정은 문제 중심, 사실의 집합, 갈등의 유용한 측면 수용, 자기중심적인 행동의 회피를 요구한다.

3 집단 갈등의 해결 [중요] ★★

(1) 갈등의 해결 방법

① 대면을 통한 문제해결

㉠ 갈등을 겪고 있는 집단들이 직접적으로 대면하여 서로의 입장을 밝히고 갈등의 원인을 규명하며 해결하려는 방법이다.

㉡ 집단 간의 대화를 통해 서로 관련된 정보를 교환하고 모든 문제를 터놓고 논의함으로써 의견의 차이를 줄이고 상호 만족할 만한 해결책을 찾는다.

② 상위목표의 설정

㉠ 집단 간 갈등을 초월해서 두 집단이 서로 협조해야만 달성할 수 있는 상위목표를 설정하여 집단 간의 단합을 조성하는 방법이다.

㉡ 집단 간에 주어진 공동목표를 수행하는 것이 더 중요한 경우 집단 간 갈등이 있더라도 공동목표의 달성을 위해 서로 의논하고 교류함으로써 갈등을 해소할 수 있다.

③ 자원의 확충

㉠ 집단 간 갈등이 자원의 제한성 때문에 발생하는 경우가 많기 때문에 자원의 공급을 늘려서 자원 분배에 대한 집단 간의 과도한 경쟁을 감소시킨다.

㉡ 예산의 증액, 간호사의 증원이나 승진기회의 확대가 이에 속한다.

④ 제도화

㉠ 규율과 절차, 업무범위, 책임한계가 뚜렷하지 않아 집단 간에 분쟁과 갈등이 발생할 경우 직무분석에 의해 합리적 업무를 분담하고 공식적인 규정과 절차를 만들 경우 갈등을 줄일 수 있다.

㉡ 집단 간 갈등을 사전에 예측하여 이를 해결하기 위한 지침으로 공식적인 규정과 절차를 만들면 설정한 규정과 절차에 따라 해결할 수 있다.

⑤ 권한 사용
   ㉠ 갈등을 겪는 집단들의 소속부서가 같은 경우 두 집단을 관리하는 상급관리자가 자신에게 주어진 권한을 발휘하여 갈등을 신속하게 해결하는 방법이다.
   ㉡ 다른 갈등해결 방안과 달리 갈등의 원인보다 결과에 초점을 두기 때문에 갈등 발생의 소지가 남아 갈등이 재발할 가능성이 높다.

⑥ 의사소통의 활성화
   ㉠ 집단 간에 의사소통이 잘 이루어지면 발생한 갈등을 협상과 타협을 통해 해결할 수 있다.
   ㉡ 갈등의 원천이 되는 오해의 소지를 미리 없앨 수 있으며 상대방을 이해할 수 있는 기회가 많아지기 때문에 갈등을 예방하는 수단이 된다.

⑦ 조직구조의 혁신
   ㉠ 업무의 흐름에 따라 업무를 수행하는 순서를 바꾸거나 근무부서 이동을 통해 갈등부서끼리 직원을 교환한다.
   ㉡ 부서 간 갈등을 중재·조정해주는 상급조정자를 두거나 상설 조정기구를 설치해 조직구조의 변화나 혁신을 가져올 수 있다.

(2) 집단 갈등의 조장방법

① 외부인사의 영입
   ㉠ 조직구성원들과 직무경험, 능력이나 문제해결방법이 매우 다른 외부 인사를 고용함으로써 구성원들에게 자극을 주는 것이다.
   ㉡ 때로는 부정적인 결과를 가져올 수도 있으나 느슨해진 조직 분위기를 쇄신하여 새로운 자세로 업무에 임하도록 자극할 수 있다.

② 조직구조의 변화
   ㉠ 집단의 역기능적 갈등을 해소하는 방법이 되기도 하며 집단 간의 순기능적인 갈등을 유발하는 계기도 된다.
   ㉡ 몇몇 부서를 통합할 경우 부서 내 구성원들은 서로 경쟁적인 직무자세를 갖게 되고 그 결과 성과를 향상시킬 수 있다.

③ 경쟁 심리의 자극
   ㉠ 의도적 자극을 통해 경쟁을 유발하는 방법이다
   ㉡ 성과에 대한 보상을 제공할 시 더 많은 보상을 받기 위해 경쟁이 발생한다.

④ 의사소통의 변화
   ㉠ 의사소통의 공식적인 경로를 이탈하여 다른 경로를 통해 정보를 제공하거나 의도적으로 많은 양의 정보를 제공하여 갈등을 조장할 수 있다.
   ㉡ 모호하고 위협적인 메시지를 전달함으로써 갈등을 조장할 수 있다.

4 해결할 수 없는 갈등의 관리

① 현재의 문제와 갈등이 지속되거나 재발한 것이라면 대부분 해결이 불가능한 것이다.
② 이러한 갈등은 돈, 시간, 자원, 직원, 지지 체계, 최신기술, 식사, 운동, 여가시간, 협동, 격려, 훈련, 합리적 사고 및 리더십 등으로 해결할 수 있다.
③ 해결이 어려운 갈등관리의 지침은 다음과 같다.
   ⓐ 적어도 한 가지를 포함하는 상황을 계속적으로 주목한다.
   ⓑ 상반되는 두 측면의 긍정적인 면과 부정적인 면을 도표화한다.
   ⓒ 특정한 양극성을 규명하기 위해 과거, 현재 및 미래의 흐름으로 시간선을 그린다.
   ⓓ 반대 의견을 주장하는 사람들의 이야기를 경청하고 정기적으로 그들을 합류시킨다.
   ⓔ 상반되는 의견을 주장하는 개인, 집단을 규명하고 문제의 분석과 관리에 그들을 포함한다.
   ⓕ 결과의 긍정적인 면을 최대화하기 위한 주요 목적과 목표를 기술한다.
   ⓖ 현재의 정책, 절차, 위원회 구성 및 양극성이 문제해결에 대한 방해 행동과 적극적인 지지행동이 무엇인지를 파악한다.
   ⓗ 어떤 사람들이 변화에 가장 민감한지 주목하고 그들을 격려하면서 피드백에 귀를 기울인다.
   ⓘ 자원을 다른 편으로 이동하여 결과를 모니터하기 위한 방법을 규명하고 창조한다.
   ⓙ 양극성을 도표화하고 지속적으로 그들의 흐름을 모니터한다.
   ⓚ 양쪽 사람들의 관점, 지속적인 협력 및 건전한 경쟁 등을 평가한다.

5 갈등의 예방 : 갈등 예방 전략

① 갈등은 예방이 가능하므로 갈등원인에 초점을 두고 문제 교정이 가능한 시기에 갈등으로 발전하는 것을 막는 것이 중요하다.
② 갈등을 예방하는 장기적인 전략은 분명한 의사소통 및 역할과 책임의 설정이다.
③ 갈등 예방 또는 해결을 위한 장기적인 전략은 다음과 같다.
   ㉠ 다루기 어려운 문제가 발생했을 때 바로 해결한다.
   ㉡ 긴장이 고조될 때까지 중재를 미루지 않는다.
   ㉢ 방어나 반동 작용을 유발하는 행위를 피한다.
   ㉣ 실패를 의미하는 비언어적 의사소통을 관찰한다.
   ㉤ 다른 사람들을 대할 때 방어를 감소할 수 있는 존경의 자세로 대한다.
   ㉥ 논쟁을 피하고 구성원들이 감정을 표출할 수 있는 기회를 준다.
   ㉦ 타인의 말을 경청한다.
④ 조직 갈등 예방의 중요한 방법은 다음과 같다.
   ㉠ 자원을 공평하게 배분한다.
   ㉡ 모든 수준에서 기대를 명백하게 진술한다.

© 갑작스럽게 설명할 수 없는 과정의 변화를 피한다.

② 구성원의 염려와 근심을 관심 있게 다룬다.

6 갈등해결 사례

(1) 간호사 사이의 갈등

> A 수간호사는 대학병원의 26병상 내·외과 파트의 간호관리자이다. B 간호사는 이 파트에서 2년 동안 일해오고 있으며 임상간호 석사과정을 이수하였다. C 간호사는 같은 파트에서 10년간 일해 오고 있으며 학부 이전 과정을 졸업하였다. 최근 직원회의를 하는 중에 B 간호사가 환자간호와 관련한 새 프로토콜에 대한 발표를 하였는데 질의응답시간에 C 간호사는 B 간호사의 발표 내용을 병동 내 환자 간호에 적용하기에는 무리가 있음을 지적하였다. B 간호사는 이에 응수하여 "간호사가 많이 훈련하려면 전문적 지식에 대한 습득이 필요하다."라는 말을 하였고 C 간호사와 다른 간호직원들이 불편해 하였다. 이후에도 B 간호사와 C 간호사의 갈등을 중심으로 병동 전체 간호사들 사이에서 갈등이 빚어지게 되었으며 A 수간호사는 B 간호사와 C 간호사를 각각 개인 면담하였다. A 수간호사는 그들이 전문인으로서 행동해야 하고 서로 존중하는 태도를 보여야 함을 알려주었다.

(2) 간호 직원 갈등 시 관리자의 점검표

간호관리자는 다음에 대한 책임이 있다.

① 시기적절한 방법으로 간호직원 사이의 갈등을 관리하는 방법을 이해한다.

② 세대가 갖는 지각과 그들이 그룹에 어떤 영향을 주는지를 이해해야 한다.

③ 질서 있는 행동이 필요한 때를 이해한다.

④ 개인적 문제가 잠재된 직원과 제시된 해결책을 인사관리부서에 알린다.

⑤ 갈등을 해결하는데 있어 직원을 돕기 위해 그들과 함께 화합한다.

⑥ 직장에서 모든 직원은 존중하는 것을 배울 수 있도록 한다.

⑦ 다루어진 조정과 결과를 기록한다.

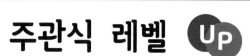

주관식 레벨 UP

01 다음은 갈등의 유형에 대한 설명이다. 이에 알맞은 말을 빈칸에 채우시오.

> ① (㉠) : 조직 내 동일한 계층의 개인이나 집단 간에 발생하는 갈등으로 두 개 이상의 각 집단이 자신의 입장과 자신의 원리를 우선시하는 과정에서 각 집단의 입장과 권리를 침해하게 되는 경우 발생한다.
> ② (㉡) : 한 조직 내에서 서로 기능이 다른 두 개 이상의 집단이 각자의 과업을 수행하는 과정에서 다른 집단의 간섭이나 방해를 받았을 때 발생한다.
> ③ (㉢) : 한 조직 내에 있는 두 개 이상의 집단이 서로 유사한 기능을 가지거나 업무 영역에 중복이 존재할 때 발생할 수 있다.
> ④ (㉣) : 조직의 상하, 계층 간에 발생하는 갈등으로 상위조직이 하위조직의 자율성에 지나치게 통제하거나 하위조직이 상위조직의 지시에 불응하는 경우 등에서 발생할 수 있다.

정답 ㉠ 수평적 갈등 ㉡ 기능적 갈등 ㉢ 경쟁적 갈등 ㉣ 수직적 갈등

해설 수직적 갈등은 조직 내의 수직적 계층 간에 발생하는 갈등이며 수평적 갈등은 한 조직 내의 동일한 층의 부문 간에 발생하는 갈등이다. 기능적 갈등은 각기 기능이 다른 집단 간에 생기는 갈등이며 한 조직 내에서 여러 집단이 유사한 기능을 가질 때 상호 간의 목표가 부조화를 이룰 때 경쟁적 갈등이 발생한다.

02 다음은 집단 간 갈등의 원인에 대해 서술한 것이다. 이에 알맞은 말을 빈칸에 채우시오.

> 집단 간 갈등은 여러 가지 원인에 의해 발생할 수 있다. 두 집단이 각각의 목표를 달성하는데 상호 간에 정보 제공이나 협력행위를 필요로 하는데, 병원조직에서 진료팀, 약국, 방사선과 등과 간호단위 간의 갈등은 (㉠) 때문에 기인되는 경우가 많다. 또 (㉡)란 역할 수행에 있어서 목표나 과업 또는 책임이 명확하지 않은 상태를 의미한다.
> (㉡)이/가 높을수록 집단 간에 업무를 서로 미루거나 역할 및 책임에 대한 갈등이 발생하기 쉽다. 아울러 의료조직이 성장하고 발전함에 따라 조직 내에 업무단위가 많이 편성되어 각 부서나 업무단위 간의 벽이 생기고 상호이해의 폭이 좁아져 갈등을 유발할 수 있다. 즉, (㉢)은/는 집단 이기주의가 만연하게 되어 집단 간 갈등이 더욱 심화될 수 있다.

정답 ㉠ 업무흐름의 상호의존성 ㉡ 영역 모호성 ㉢ 부문화의 정도

해설 집단 간의 갈등은 업무흐름의 상호의존성, 영역 모호성, 권력, 지위의 불균형, 가치의 차이, 자원의 부족과 분배의 불일치, 부문화의 정도가 있으며 빈칸은 각각 업무흐름의 상호의존성, 영역 모호성, 부문화의 정도에 대한 설명이다.

03 다음은 집단 갈등의 순기능과 역기능에 대한 설명이다. 이에 알맞은 말을 빈칸에 채워 표를 완성하시오.

순기능	역기능
• (①) : 집단 간 갈등이 발생했을 때 구성원들은 자신이 속한 집단의 문제점에 대하여 더 정확히 인식할 수 있는 기회를 갖게 됨 • 해결방안의 모색과 선택 : 집단 간 갈등이 발생하면 협조적인 분위기가 조성되고 집단이 겪고 있는 문제를 해결하기 위한 방안 모색을 위해 적극 협력함 • (②) : 집단 간의 갈등과정을 통하여 집단 모순과 문제점을 개선하고 더 효율적인 집단관리를 위한 변화가 일어날 수 있음	• (③) : 다른 집단과의 갈등으로 인한 위기상황에 공동으로 대처하기 위해 구성원들이 더 강인한 리더를 원하게 됨 • (④) : 다른 집단의 도전과 위협에 대처하는데 많은 관심을 쏟게 되어 과업 중심적인 분위기가 조성됨 • 집단의식 고조 : 지나친 집단의식으로 인하여 집단구성원들이 왜곡된 인식을 갖게 됨 • 부정적인 태도와 적대감 : 경쟁 집단에 대한 편견이 커져서 매우 부정적인 태도를 취하게 됨 • 집단 간 의사소통의 감소 : 집단 간 갈등이 깊어질수록 의사소통이 감소되어 오해나 갈등이 더욱 심해짐

정답 ① 문제인식의 기회 ② 긍정적인 변화 ③ 독재적 리더의 출현 ④ 과업 지향성 강화

해설 집단 갈등이 발생하게 될 때 순기능과 역기능이 있으며 순기능에는 문제인식의 기회, 활동력 증가, 다양성과 창조성 증대 등(긍정적인 변화)이며 역기능에는 커뮤니케이션 감소, 독재자 출현, 과업 지향성 증가, 편견의 증가, 파벌 및 경계의식 증가 등이 있다.

실제예상문제

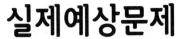

01 갈등의 정의에 대한 설명으로 **틀린** 것은?

① 갈등이란 어떤 개인이나 집단이 다른 사람이나 집단에 대해 상대적 손실을 지각한 결과 대립, 다툼, 적대감이 발생하는 행동의 과정이다.

② 심리학에서는 마음속에 존재하는 두 개 또는 그 이상의 동기가 충돌할 때 발생하는 개인 내 갈등에 초점을 맞춘다.

③ 여러 부서로 구성된 의료조직은 부서 간의 상호작용을 통해 목표달성에 기여하고 있으며 구성원들의 배경과 관심이 다양하기 때문에 갈등이 불가피하다.

④ 갈등은 조직 내에서 파괴와 비능률을 가져오기 때문에 가능하면 피해야 하며 갈등상황이 생기면 곧 해결해야 한다고 보는 것은 행동과학적 관점이다.

02 갈등의 관점에 대한 설명으로 **틀린** 것은?

① 전통적 관점에서 갈등은 주로 집단 내 의사소통의 문제, 상호 신뢰성의 결여, 상호불만 등에서 비롯된다고 간주한다.

② 행동과학적 관점에서 갈등은 조직에서 갈등을 완전히 제거할 수 없기 때문에 갈등의 존재를 인정하고 갈등과 더불어 사는 방법을 터득해야 한다고 말한다.

③ 행동과학적 관점에서 갈등은 조직에서 갈등을 완전히 제거할 수 있다고 본다.

④ 갈등의 현대적 관점은 갈등을 피상적으로 수용하는 차원을 넘어서 갈등이 새로운 아이디어를 촉진시키고 다양한 관점을 통해 더 나은 의사결정을 하게 한다고 본다.

03 목표갈등(goal conflict)은 두 개 이상의 상이한 목표를 추구할 때 어느 목표를 추구해야 할지를 선택하는 과정에서 발생하는 갈등으로 바라는 목표나 결과가 개인, 집단, 조직의 내부 또는 사이에서 양립할 수 없는 동일상황에서 발생하는 갈등을 말한다.

04 갈등의 종류에는 수직적 갈등, 수평적 갈등, 라인-스태프 갈등, 역할 갈등, 기능적 갈등, 경쟁적 갈등이 있다. 조직의 상하, 계층 간에 발생하는 갈등으로 상위조직이 하위조직을 지나치게 통제하거나 하위조직이 상위조직의 지시에 불응하는 경우 발생하는 갈등은 수직적 갈등이다.

05 수평적 갈등은 조직 내 동일한 계층의 개인이나 집단 간에 발생하는 갈등으로 조직 내 동일한 계층의 직원 간에 발생하는 갈등을 들 수 있다.

03 갈등의 원천에 따른 유형으로 두 개 이상의 상이한 목표를 추구할 때 어느 목표를 추구해야 할지를 선택하는 과정에서 발생하는 갈등은 무엇인가?

① 인지갈등
② 목표갈등
③ 감정갈등
④ 행동갈등

04 조직의 상하, 계층 간에 발생하는 갈등으로 상위조직이 하위조직의 자율성에 지나치게 통제하거나 하위조직이 상위조직의 지시에 불응하는 경우 발생하는 갈등의 유형은 무엇인가?

① 라인-스태프 갈등
② 수직적 갈등
③ 역할 갈등
④ 기능적 갈등

05 조직 내 동일한 계층의 개인이나 집단 간에 발생하는 갈등으로 두 개 이상의 각 집단이 자신의 입장과 자신의 원리를 우선시 하는 과정에서 각 집단의 입장과 권리를 침해하게 되는 경우 발생할 수 있는 갈등의 유형은 무엇인가?

① 수평적 갈등
② 수직적 갈등
③ 역할 갈등
④ 기능적 갈등

정답 03 ② 04 ② 05 ①

06 다음은 갈등의 범주에 대한 설명이다. 아래 설명은 무엇에 관해 말하고 있는가?

> 이 갈등은 주로 개인의 성격이나 역할에 대한 불만족, 개인이 기대하는 지위와 조직에서 부여받은 공식적 지위 간의 불일치, 조직목표와 개인 목표 간의 부조화 등으로 인해 발생되며 일반적으로 간호 관리자가 관리하기 어려운 갈등 유형이다.

① 집단 간 갈등
② 개인 내 갈등
③ 개인 간 갈등
④ 조직 간 갈등

06 개인 내 갈등은 개인 내에서 발생하는 갈등으로 주로 개인의 성격이나 역할에 대한 불만족, 개인이 기대하는 지위와 조직에서 부여받은 공식적 지위 간의 불일치, 조직목표와 개인 목표 간의 부조화 등으로 인해 발생되며 일반적으로 간호 관리자가 관리하기 어려운 갈등 유형이다.

07 다음 중 갈등의 발전 과정에 대한 설명으로 틀린 것은?

① 원인발생 단계 : 갈등원인은 출현되었으나 아직 갈등이 표면화된 상태는 아니다.
② 갈등인지 단계 : 갈등원인을 인지하게 되어 불쾌감이나 적대감을 느끼게 되는 단계이다.
③ 해결의도 단계 : 갈등이 표면화되면서 실제 행동으로 반응하는 단계이다.
④ 해결행동 단계 : 갈등의 구체적인 행동에는 성명발표, 행동착수, 반응행동 등이 포함될 수 있는 단계이다.

07 갈등의 해결의도 단계는 일정한 방식으로 갈등을 해결하려고 의도하는 단계로서 사람들이 갈등에 대하여 지각하고 감정이 유발된 상태에서 그 갈등에 대해 공공연한 행동을 전개하려고 하는 단계다.
갈등이 표면화되면서 실제 행동으로 반응하는 단계는 해결행동 단계이다.

08 개인 간 갈등의 원인은 개인적 요인, 업무적 요인, 조직적 요인 세 가지로 나뉜다.
[문제 하단의 표 참고]

08 다음 중 개인 간 갈등의 원인이 <u>아닌</u> 것은?

① 공동 책임의 업무
② 무리한 업무 마감
③ 원칙과 규범
④ 조직계층의 단순성

>>>○

개인적 요인	상반된 가치관, 지나친 기대, 미해결된 갈등, 타인의 감정을 손상시키는 언행
업무적 요인	공동 책임의 업무, 무리한 업무 마감, 시간적 압박, 애매한 업무처리 기준, 중복된 업무
조직적 요인	제한된 자원, 의사소통의 결핍, 조직계층의 복잡성, 산만한 의사결정, 만장일치 요구, 불명확하고 비합리적인 정책, 원칙과 규범

09 허스트와 키니는 갈등의 과정을 좌절, 개념화, 행위, 결과로 설명했다. 〈보기〉는 개념화에 대한 설명이다.

09 허스트와 키니의 갈등의 과정 중 다음 〈보기〉에 해당하는 것은?

┤ 보 기 ├

• 갈등 발생에 대해 개인적인 해석을 하게 되는데 이러한 해석은 개인의 관점, 가치관, 신념, 문화에 따라 다르게 나타난다.
• 개인이 갈등을 생각하고 정의하는 방식은 창의적인 해결과 생산적인 결과에 큰 영향을 미친다.

① 좌절
② 행위
③ 결과
④ 개념화

정답 08 ④ 09 ④

10 다음 집단 간 갈등의 원인에 대한 설명 중 무엇에 관해 말하고 있는가?

> • 간호부가 간호단위의 생산성 향상을 위해 기존의 제도와 관리 방식을 없애고 새로운 변화를 추구하려고 할 때 어떤 병동에서 기존의 관리 방식을 그대로 유지하려고 한다면 갈등이 발생한다.
> • 새로운 것을 추구하고 기존의 권위에 도전하는 신세대 간호사들이 추구하는 가치가 전통을 중시하는 구세대 간호사들과 집단 간 갈등이 발생할 수 있다.

① 권력, 지위의 불균형
② 가치의 차이
③ 영역 모호성
④ 부문화의 정도

11 집단 간 갈등의 결과에 대한 순기능과 역기능에 대한 설명으로 잘못 짝지어진 것은?

① 순기능 : 집단 간 갈등이 발생하면 구성원들은 자신이 속한 집단의 문제인식을 할 수 있는 기회를 갖게 된다.
② 순기능 : 집단 간 갈등이 발생하면 협조적인 분위기가 조성되어 집단이 겪고 있는 문제를 해결하기 위한 방안을 더욱 적극적으로 모색하게 된다.
③ 순기능 : 집단의 규범이 강조되고 집단의 응집력이 증가하게 된다.
④ 역기능 : 집단 간의 갈등이 고조되면 경쟁 집단에 대해 부정적인 태도를 취하게 되면서 적대감을 가지게 된다.

12 간호전문직에 기대하던 역할과 실제로 수행하는 역할의 차이를 인식할 때 역할 갈등을 느끼게 된다.

12 다음 중 간호전문직의 갈등에 대한 설명으로 **틀린** 것은?

① 윤리적 갈등은 간호 인력 부족, 의료진과 상호비협조적인 관계, 간호사의 지식부족과 관련한 문제, 환자의 생명연장과 희생이 어려운 환자의 문제 등이 있을 때 빚어진다.

② 간호사들이 업무의 과중으로 간호다운 간호를 할 수 없다고 느낄 때 역할 갈등이 빚어진다.

③ 의료 기관에는 여러 전문직 집단이 존재하며 각기 시각과 입장이 다르므로 항상 집단 갈등의 소지가 있다.

④ 간호전문직에 기대하던 역할과 실제로 수행하는 역할의 차이를 인식할 때 윤리적 갈등을 느끼게 된다.

13 자신의 역할에 대한 확고한 신념이 있을 때는 갈등이 빚어지지 않는다.

[간호사가 역할 갈등을 느끼는 경우]
• 업무의 과중으로 간호다운 간호를 할 수 없다고 느낄 때
• 간호전문직에 기대하던 역할과 실제로 수행하는 역할의 차이를 인식할 때
• 간호 업무의 범위와 내용이 명확하지 못하여 역할의 모호성을 느낄 때
• 자신의 역할에 대한 확고한 신념이 부족한 경우

13 간호전문직으로서의 갈등 형태 중 역할 갈등에 대한 예로 관계가 **없는** 것은?

① A 간호사 : "업무의 과중으로 간호다운 간호를 할 수가 없어요."

② B 간호사 : "간호전문직에 기대하던 역할과 실제로 수행하는 역할은 차이가 있더라고요."

③ C 간호사 : "업무의 범위와 내용이 명확하지 못해서 제 역할이 모호하다고 느낄 때가 있어요."

④ D 간호사 : "저는 저의 역할에 대한 확고한 신념이 있어요."

14 상대방의 주장을 수용하는 것으로 비주장적이고 대체로 협력적인 방법은 순응이다. 타협은 상호양보를 통하여 약간의 자기만족을 꾀하는 것이다.

14 다음 중 루블과 토마스의 개인 갈등 관리 방법에 대한 서술로 **잘못된** 것은?

① 강요 : 상대방을 압도함으로써 갈등을 즉각적으로 끝내기 위해 자기주장을 관철시키는 방법이다.

② 타협 : 상대방의 주장을 수용하는 것으로 비주장적이고 대체로 협력적인 방법을 의미한다.

③ 협력 : 서로의 관심사를 모두 만족시키려는 것이다.

④ 회피 : 관계자들이 갈등 현장을 떠남으로써 자신과 상대방의 관심사를 모두 무시하는 것이다.

정답 12 ④ 13 ④ 14 ②

15 집단 갈등의 해결 방법에 대한 서술로 틀린 것은?

① 대면 문제 해결 : 갈등을 겪고 있는 집단들이 직접적으로 대면하여 서로의 입장을 밝히고 갈등의 원인을 규명하며 해결하려는 방법이다.

② 상위목표 설정 : 집단 간 갈등을 초월해서 두 집단이 상위목표를 설정하여 집단 간의 단합을 조성하는 방법이다.

③ 조직구조의 혁신 : 규율과 절차, 업무범위, 책임한계를 뚜렷하게 하면 집단 간에 분쟁과 갈등을 줄일 수 있다.

④ 권한 사용 : 갈등을 겪는 집단들의 소속부서가 같은 경우 두 집단을 관리하는 상급관리자가 자신에게 주어진 권한을 발휘하여 갈등을 신속하게 해결하는 방법이다.

16 다음은 갈등의 조장방법에 대한 설명이다. 〈보기〉에 해당되는 것은 무엇인가?

| 보 기 |

• 몇몇 부서를 통합할 경우 부서 내 구성원들은 서로 경쟁적인 직무자세를 갖게 되고 그 결과 성과를 향상시킬 수 있다.
• 집단의 역기능적 갈등을 해소하는 방법이 되기도 하며 집단 간의 순기능적인 갈등을 유발하는 계기도 된다.

① 외부인사의 영입
② 조직구조의 변화
③ 경쟁 심리의 자극
④ 의사소통의 변화

17 상반되는 의견을 주장하는 개인, 집단을 규명하고 문제의 분석과 관리에 모두를 포함시킨다.
[문제 하단의 표 참고]

17 다음 중 해결할 수 없는 갈등에 대한 설명으로 틀린 것은?

① 반대 의견을 주장하는 사람들의 이야기를 경청하고 정기적으로 그들을 합류시킨다.

② 상반되는 의견을 주장하는 개인, 집단을 규명해 옳은 주장을 하는 쪽의 문제 분석과 관리를 채택한다.

③ 결과의 긍정적인 면을 최대화하기 위한 주요 목적과 목표를 기술한다.

④ 양쪽 사람들의 관점, 지속적인 협력 및 건전한 경쟁 등을 평가한다.

>>>◯ [해결할 수 없는 갈등의 지침]

① 적어도 한 가지를 포함하는 상황을 계속적으로 주목함
② 상반되는 두 측면의 긍정적인 면과 부정적인 면을 도표화함
③ 특정한 양극성을 규명하기 위해 과거, 현재 및 미래의 흐름으로 시간선을 그림
④ 반대 의견을 주장하는 사람들의 이야기를 경청하고 정기적으로 그들을 합류시킴
⑤ 상반되는 의견을 주장하는 개인, 집단을 규명하고 문제의 분석과 관리에 그들을 포함함
⑥ 결과의 긍정적인 면을 최대화하기 위한 주요 목적과 목표를 기술함
⑦ 현재의 정책, 절차, 위원회 구성 및 양극성이 문제해결에 대한 방해 행동과 적극적인 지지행동이 무엇인지를 파악함
⑧ 어떤 사람들이 변화에 가장 민감한지 주목하고 그들을 격려하면서 피드백에 귀를 기울임
⑨ 자원을 다른 편으로 이동하여 결과를 모니터하기 위한 방법을 규명하고 창조함
⑩ 양극성을 도표화하고 지속적으로 그들의 흐름을 모니터함
⑪ 양쪽 사람들의 관점, 지속적인 협력 및 건전한 경쟁 등을 평가함

정답 17 ②

주관식 문제

01 집단 갈등의 순기능 3가지를 쓰시오.

01

정답 문제인식의 기회, 해결방안의 모색과 선택, 긍정적인 변화

교수님 코칭!

집단 간 갈등의 역기능은 집단 응집력의 증가, 독재적 리더의 출현, 과업 지향성 강화, 집단의식 고조, 부정적인 태도와 적대감, 집단 간 의사소통의 감소가 있음을 기억하자!

해설 • 문제인식의 기회 : 집단 간 갈등이 발생했을 때 구성원들은 자신이 속한 집단의 문제점에 대하여 더 정확히 인식할 수 있는 기회를 갖게 된다.
• 해결방안의 모색과 선택 : 집단 간 갈등이 발생하면 협조적인 분위기가 조성되고 집단이 겪고 있는 문제를 해결하기 위한 방안을 적극적으로 모색하며 효과적인 대안을 선택하게 된다.
• 긍정적인 변화 : 집단 간의 갈등과정을 통하여 자신의 집단이 갖고 있는 모순과 문제점을 개선하고 더 효율적인 집단관리를 위한 변화가 일어날 수 있다.

02 개인 갈등 관리에서 루탄스(Fred Luthans)의 갈등 해결 방법에 대해 서술하시오.

02

정답 • win-lose 전략(승-패 전략) : 이 전략에서 한쪽은 항상 권위적인 권력에 의해 지배하고 다른 쪽은 복종하고 패한다.
• lose-lose 전략(패-패 전략) : 이 전략은 양쪽 모두가 지는 것으로 해결이 양쪽 모두에게 불만족스럽게 된 것이다. 회피하기, 철회하기, 흐리기, 타협하기가 이에 속한다.
• win-win 전략(승-승 전략) : 이 전략은 목표에 중점을 두고 양쪽 관련자들의 요구를 충족시키기도 한다. 합의과정은 문제중심, 사실의 집합, 갈등의 유용한 측면 수용, 자기중심적인 행동의 회피를 요구한다.

교수님 코칭!

개인 갈등 관리에서 루탄스의 갈등 해결 방법은 win-lose 전략(승-패 전략), lose-lose 전략(패-패 전략), win-win 전략(승-승 전략) 3가지가 있음을 꼭 기억하자!

해설 루탄스의 갈등 해결 방법에서 승자-승자 접근은 개인 간 양 당사자가 모두 이기는 방법이며 승자-패자 접근은 상대를 누르고 이기는 전략으로 자유경쟁사회에서 흔히 볼 수 있는 방법이다. 패자-패자 접근은 뇌물이나 권위 있는 제 3자의 개입을 통해 타협이나 중도를 취하는 것으로 개인 간의 당사자가 모두 지게 되는 가장 부정적인 방법이다.

03

정답 회피, 조정, 경쟁, 협상과 타협, 협력

교수님 코칭!

갈등해결모델에서 갈등해결 방법 5가지는 회피, 조정, 경쟁, 협상과 타협, 협력이 있음을 꼭 기억하자!

03 갈등해결모델(존슨과 존슨 Johnson & Johnson, 1997; 토마스와 킬만 Thomas & Kilmann, 1973)에서 갈등해결 방법 5가지를 쓰시오.

해설
- 회피 : 자신의 요구나 목표, 관심사를 즉각적으로 주장하지 않고 자기주장이 거의 없는 것을 말한다.
- 조정 : 다른 사람의 요구나 목표, 관심을 만족시키기 위해 노력하는 반면, 자신의 요구나 목표는 소홀히 한다.
- 경쟁 : 다른 사람을 희생하여 자신의 요구를 충족시키는 것이다.
- 협상과 타협 : 다른 사람과의 관계에 있어 자기주장과 협력을 포함하고 성숙과 신뢰를 필요로 한다.
- 협력 : 가장 창조적인 방법으로 회피나 경쟁과는 반대의 해결방법이며 단호하고 협력적으로 달성될 중요 관심사와 목표를 만족시킨다.

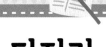

Self Check로 다지기

➡ 갈등의 정의
갈등이란 어떤 개인이나 집단이 다른 사람이나 집단과의 상호작용이나 활동에 대해 상대적 손실을 지각한 결과 대립, 다툼, 적대감이 발생하는 행동의 과정이다.

➡ 전통적 관점의 갈등 VS 행동과학적 관점의 갈등
전통적 관점으로 갈등은 조직 내에서 파괴와 비능률을 가져오기 때문에 가능하면 피해야 하며 갈등상황이 생기면 곧 해결해야 한다고 보았다. 행동과학적 관점에서 갈등은 조직에서 갈등을 완전히 제거할 수 없기 때문에 갈등의 존재를 인정하고 상호공존 해야 함을 주장하였다.

➡ 현대적 관점에서 갈등
현대적 관점에서 갈등은 피상적으로 수용하는 차원을 넘어서 갈등이 새로운 아이디어를 촉진시키고 다양한 관점을 통해 더 나은 의사결정을 하게 하며 집단 내 응집력을 증진시키고 욕구불만의 탈출구를 제공하며 업무를 효과적으로 수행하는 등의 순기능을 하는 활력소 역할을 한다고 본다.

➡ 갈등의 원천과 수준에 따른 분류
갈등은 원천에 따라 목표갈등, 인지갈등, 감정갈등, 행동갈등으로 나누며 갈등의 수준에는 개인 내 갈등, 개인 간 갈등, 집단 간 갈등, 조직 간 갈등이 있다.

➡ 갈등의 종류
갈등의 종류에는 수직적 갈등, 수평적 갈등, 라인-스태프 갈등, 역할 갈등, 기능적 갈등, 경쟁적 갈등이 있다.

➡ 갈등의 발전과정
갈등의 발전과정은 원인발생(잠재적 대립) 단계, 갈등인지 단계, 해결의도 단계, 해결행동 단계로 나눈다.

➡ 개인 간 갈등과 집단적 갈등
갈등의 원인은 개인 간 갈등과 집단적 갈등으로 나뉘며 개인 간 갈등은 개인적 요인, 업무적 요인, 조직적 요인이 있고 집단 간 갈등은 업무흐름의 상호의존성, 영역 모호성, 권력, 지위의 불균형, 가치의 차이, 자원의 부족과 분배의 불일치, 부문화의 정도에 기인한다.

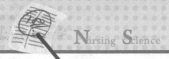

의료보건조직의 갈등과정 모델

의료보건조직의 갈등과정 모델에서 갈등은 양립 불가능한 목표와 역할 갈등, 구조적 갈등, 자원에 대한 경쟁, 가치관과 신념 차이 때문에 갈등 증가 상황에 놓이게 된다. 지각 및 감지된 갈등에 의해 갈등행위가 나타나고 갈등이 해결되거나 억압될 수 있는 결과로 귀결된다.

간호전문직의 갈등

간호전문직의 갈등에는 윤리적 갈등, 역할 갈등, 집단 갈등이 일어날 수 있다.

집단 내적 변화 VS 집단 외적 변화

갈등의 폐해에는 집단 내적 변화와 집단 외적 변화가 있으며 집단 내적 변화에는 독재적 리더십의 조장, 과업주도형 리더 출현, 획일성의 강조, 공식화, 비방과 모함이 나타나며 집단 외적 변화로는 오해, 커뮤니케이션 감소, 감시와 경계가 나타난다.

집단 간 갈등의 순기능 VS 역기능

집단 간 갈등의 순기능은 문제인식의 기회, 해결방안의 모색과 선택, 긍정적인 변화가 나타나는 것이며 집단 간 갈등의 역기능은 집단 응집력 증가, 독재적 리더의 출현, 과업 지향성 강화, 집단의식 고조, 부정적인 태도와 적대감, 집단 간 의사소통의 감소가 수반되는 것이다.

제 **10** 장

—

변화관리

—

시대에듀
www.**sdedu**.co.kr
자격증 · 공무원 · 취업까지
BEST 온라인 강의 제공

(주)시대고시기획
(주)시대교육
www.**sidaegosi**.com
시험정보 · 자료실 · 이벤트
합격을 위한 최고의 선택

I wish you the best of luck!

10

CHAPTER

변화관리

제1절 환경 및 간호조직의 변화

1 환경변화

(1) 보건 의료 환경의 변화

① 건강문제 및 대상자의 요구 변화
- ㉠ 과학 및 의학기술의 발달로 인해 인간의 평균 수명이 연장되어 노인 인구가 급속도로 증가하고 있다.
- ㉡ 생활환경과 생활 양식, 식생활 등의 변화로 질병 양상이 변화되면서 의료 및 간호대상자의 건강문제도 변화되었다.

② 과학 및 의학기술의 발달
- ㉠ 과학 및 의학기술의 지속적인 발전으로 질병에 대한 새로운 진단 및 치료방법, 새로운 약품과 장비의 개발이 이루어져 의료제공에 획기적인 도움을 주고 있다.
- ㉡ 정보시스템의 도입은 신속한 의료서비스를 가능하게 하나 첨단 의학기술의 발달은 복잡한 윤리적 문제를 야기하고 있다.

③ 비용-효과의 강조
- ㉠ 의료기관의 시설 투자비, 제반 관리비용 및 인건비 상승 등으로 전반적인 의료비용이 급등하였다.
- ㉡ 막대한 자본력을 바탕으로 첨단 의료시설과 장비를 갖춘 대형 의료기관의 설립과 기존 의료기관의 대형화로 인해 의료기관 간의 경쟁이 심화되고 있다.

④ 의료문화의 변화
- ㉠ 의료사업의 전문화는 새로운 지식, 과학, 기술의 발달과 함께 의료실무, 교육, 연구 등의 영역에서 각 전문직의 효과적 업무수행과 함께 다학제적 협동을 요구한다.
- ㉡ 의료대상자뿐만 아니라 의료제공자에게도 문화적 다양성이 증가될 것으로 예상되며 새로운 보건 의료 인력의 등장과 이에 따른 기존 의료 인력의 역할 변화가 예상된다.

2 변화의 필요성

(1) 변화의 정의와 필요성

① 변화는 원래 있던 것에서 새로운 것을 만들어 내는 과정이다.

② 변화는 현재의 상태가 붕괴하고 과도기를 거쳐서 종래에는 희망했던 상태로 되는 것이다.

③ 변화를 선도한다는 것은 빠르게 진화하는 건강관리시스템에서 간절히 요구되는 기술이다.

④ 변화는 발전에 필수적이며 창조적인 변화는 발전을 위해 의무적인 것이다.

(2) 변화의 주체로서의 간호사

① 변화의 주체는 변화에 따른 긍정적인 결과들, 향상된 환자관리를 증진시킴으로써 다른 이들을 위한 역할 모델이 될 수 있다.

② 간호사는 변화에 대한 필요성을 고무하는데 중요하며 계획된 변화의 성공에 결정적이다.

③ 실제적인 또는 잠재적인 의료 문제들에 대해 개개인들이 대처하는 것을 도울 수 있는 전문 기술을 가지고 미래를 만들어 나가는데 적극적이어야 한다.

(3) 변화와 간호사의 역할

① 변화의 선도

   ㉠ 변화는 여론이나 최고위 관리층에서 시작하는 것이 아니라 새로운 시작이나 문제들이 출현할 때 종종 일어날 수 있다.

   ㉡ 성공적인 변화의 주체들은 연습으로 양성되고 완전히 터득될 수 있는 특별한 특징들을 보여준다. 그 특징들은 다음과 같다.

      ⓐ 연관되지 않는 자료들로부터 생각을 통합하는 능력

      ⓑ 관심도를 높게 유지하고 높은 개인의 에너지 레벨을 보여줌으로써 다른 이들을 격려할 수 있는 능력

      ⓒ 인간관계의 기술 : 잘 발달된 대인관계 의사소통, 그룹관리, 문제 해결 기술들

      ⓓ 통합적인 생각 : 체제의 각각 부분을 다루면서 큰 그림에 대한 초점을 유지하는 능력

      ⓔ 변화를 더 향상시키기 위해 계획 수정이 필요할 때 생각을 바꿀 수 있는 충분한 융통성, 계획된 변화에 쓸데없는 비효율적인 참견을 견디는 끈기

      ⓕ 자신감과 쉽게 낙담하지 않는 경향

      ⓖ 현실적인 사고

      ⓗ 신뢰성 : 실적과 다른 변화에서의 성공의 기록 보존

      ⓘ 통찰력과 다목적 생각을 통한 비전을 표현하는 능력

      ⓙ 저항을 다루는 능력

② 변화수행

　㉠ 변화수행

　　변화의 선도와 더불어 간호사들과 간호관리자들은 계획하는 과정에 참여하고 동료와 정보를 공유하는 사명을 띠기도 하며 계획된 변화로 이행하는 것을 돕도록 요구할 수 있다.

　　㉸ 마그넷 병원에서는 모든 간호사를 기관 내의 임상 간호에서 원하는 미래를 계획하도록 투입시켰다.

　　㉸ 미국간호협회의 미래를 위한 간호의 과제를 토대로 일련의 그룹 이벤트를 열어 아이디어와 의견들을 요구하였을 때 모든 간호사, 경영자, 관리자는 제시된 변화를 받아들이거나 거부할 수 있는 똑같은 투표권을 가지고 있다.

　㉡ 변화로의 이행관리

　　지금 현재 상황과 변화가 실행된 사이의 시기에 과도기가 존재할 때 지도자 또는 수행자로서 간호사는 다른 직원이 적응하고, 손실을 받아들이고 일에 대한 그들의 열정을 유지하고 회복하도록 도와 줄 수 있다.

　㉢ 변화를 선도하고 관리하기

　　ⓐ 공개적이고 정직하게 변화에 반대하는 직원들과 대화를 나눈다.

　　ⓑ 만약에 직원들이 변화에 저항하더라도 그들에 대한 지지와 확신을 가진다.

　　ⓒ 변화를 시작하면서 생길 수 있는 긍정적인 결과들을 강조한다.

　　ⓓ 변화에 따른 장애물들인 문제들을 해결할 방법을 찾는다.

　　ⓔ 변화의 불변성을 받아들인다.

3 변화의 방향

(1) 변화 이론 중요 ★

① 변화 모델들에 대한 비교

　㉠ 레윈(Lewin)

　　ⓐ 힘의 장 모형(force-field) : 행동을 공간 내에서 서로 반대 방향으로 움직이는 세력들의 역학적인 균형으로 보았다.

　　ⓑ 추진세력들은 변화를 촉진하고 저항세력들은 참여자들을 반대방향으로 내몰아 방해한다.

　　ⓒ 변화를 계획하기 위해 이러한 세력들을 분석하고 변화를 위한 3단계 과정으로 즉, 해동(unfreezing), 이동(moving), 재동결(refreezing)을 통하여 변화의 방향으로 가져간다.

　㉡ 리핏(Lippitt)

　　ⓐ 레윈의 이론을 7단계 과정으로 확장하고 변화의 진화보다는 변화의 주체가 반드시 되어야 한다는 것에 더 큰 초점을 맞추었다.

ⓑ 계획 중에 있는 변화과정을 통해 목표로 삼은 조직의 주요 구성원들의 참여를 강조
하였다.

ⓒ 소통기술, 친밀감 쌓기, 문제해결전략들을 포함한다.

ⓒ 헤버락(Havelock)

   ⓐ 레윈 모델의 변형인 6단계 과정을 묘사하였다.

   ⓑ 참여접근법을 이용하는 사람을 적극적인 변화의 주체로 묘사한다.

ⓔ 로저(Rosers)

   ⓐ 레윈, 리핏, 헤버락보다 더 광범위한 접근법을 채택하여 5단계 혁신-의사결정 과정
을 적용했다.

   ⓑ 5단계 혁신-의사결정 과정은 개인이나 의사결정단위가 혁신에 대한 첫 지식으로부
터 새로운 생각을 받아들이거나 거절하는 결정에 대한 확신으로까지 전해지는지를
자세히 설명한다.

   ⓒ 변화의 가역적 성질을 강조한다. 즉, 참여자들이 처음에 제안을 받아들였다가 거절
할 수 있으며 나중에는 받아들일 수 있다는 점을 말한다.

레윈(Lewin)	리핏(Lippitt)	헤버락(Havelock)	로저(Rosers)
① 해동(unfreezing) ② 이동(moving) ③ 재동결(refreezing)	① 문제점 진단하기 ② 동기 평가 ③ 변화의 주체의 동기와 자원 평가하기 ④ 전진하는 변화 대상 물들 고르기 ⑤ 변화 주체의 역할 선택 ⑥ 변화 유지하기 ⑦ 도움 관계 끝내기	① 관계 쌓기 ② 문제점 진단하기 ③ 자원 획득하기 ④ 해결책 선택하기 ⑤ 승인 받기 ⑥ 안정화 및 자기 재생	① 지식 ② 설득 ③ 결정 ④ 수행 ⑤ 확정

(2) 변화 과정

① 변화과정의 단계들

   ㉠ 문제점이나 기회 확인하기

   ㉡ 필요한 자료와 정보 수집하기

   ㉢ 데이터를 고르고 분석하기

   ㉣ 시간의 틀과 자원들을 포함한 변화를 위한 계획 개발하기

   ㉤ 지지자들이나 방해자 확인하기

   ㉥ 지지자 연합 만들기

   ㉦ 변화에 대한 준비를 하도록 돕기

   ㉧ 저항을 다룰 수 있도록 준비하기

   ㉨ 변화의 진전에 대한 지속적인 정보를 주기 위한 피드백 기전 제공하기

   ㉩ 변화의 효율성에 대해 평가하고 변화가 성공적이면 이를 안정시키도록 하기

② 변화 전략 중요 ★

권력적-강제적 전략	합법적인 권위, 경제적 제재, 또는 정치적 권력에 따라 힘을 적용하는데 기반함
경험적-합리적 모델	지식을 가지고 있는 변화의 주체는 전문가적인 힘을 가지고 그들에게 혜택을 줄 변화에 대해 이성적으로 이해시킬 수 있다는 가정이 필요함
규범적-재교육적 전략	사람들은 사회규범과 가치에 따라서 행동하기 때문에 변화의 주체는 행동의 비인지적인 결정요인들에 집중해야만 함

제 2 절 변화에 대한 저항

(1) 변화에 대한 저항요소

① 변화에 대한 잘못된 인식

㉠ 변화는 순식간에 일어난다.

㉡ 변화에 대한 조직구성원들의 감성적인 피드백은 생기지 않을 것이다.

㉢ 우리의 조직구성원들은 변화에 익숙하다.

㉣ 변화는 항상 계획대로 이루어진다.

㉤ 변화는 이성적으로 관측될 수 있다.

㉥ 대부분의 사람은 변화를 수용한다.

㉦ 변화과정에서 경영관리 간부층의 행동은 영향력을 크게 행사하지 않는다.

㉧ 시간이 모든 것을 해결해 준다.

㉨ 변화에 적응 못하고 조직을 떠나는 사람은 무능한 사람들이다.

㉩ 조직구성원들은 관리자들이 생각하는 바를 알고 있다.

㉪ 변화는 강한 리더십만 있으면 된다.

② 변화의 저항요인 중요 ★

㉠ 개인 수준에서의 저항

인지적 편차	인지적 편차는 개인적인 관리자의 상황지각이나 상황의 원인을 해석하는 것에 영향을 줌
선택적 지각	조직 내에서 어떤 변화가 일어날 때 조직구성원들은 자기 부서에 영향을 주는 사안에만 개인적으로 관심을 보이거나 변화로 인한 자신들의 혜택이 줄어들 때는 더 큰 저항을 하는 것
고용안정에 대한 위협감	변화에 대한 구성원의 저항감은 고용안정에 대한 위협감에서도 올 수 있음
지위손실에 대한 위협감	고용안정은 위협받지 않더라도 구성원들은 조직구조나 직무내용, 업무환경의 변화로 인하여 안정된 지위나 대우 또는 확립된 위치에 손실이 예측되는 경우 이를 두려워하고 저항감을 갖음
무관심한 태도와 안일감	현대 조직에서 권한의 집권화와 업무체제의 관료화는 구성원들을 소외시키고 조직의 효율성 증대를 위한 개혁이나 변화에 대하여 무관심하게 만듦

ⓛ 집단 수준에서의 저항

집단 규범	동일집단 속에서 역할이나 과업관계를 변화시키려 할 때 집단규범이나 비공식 기대에 부딪히는 경우가 종종 있음
집단 응집력	집단 응집력이 높을수록 집단협력이나 집단성과가 촉진되는 반면 지나친 집단 응집력은 성과를 낮추기도 함
집단 사고	집단 응집력이 강한 집단이 잘못된 의사결정을 내리는 것을 말함

ⓒ 조직 수준에서의 저항

조직 구조	완전하게 자리를 잡은 조직 구조는 이미 개인과 팀에게 안정적 행동양식을 제시해 놓고 있기 때문에 새로운 행동을 요구하는 것은 기존 조직구조 변화에 장애가 될 수 있음
조직 문화	조직변화로 인해 당연한 것으로 받아들이던 가치관과 규범이 깨진다면 구성원들이 왜 그렇게 해야 하는지 납득시키기가 어려워짐

(2) 변화 및 저항 관리방법 　중요★

① 교육과 의사소통

사전 의사소통이 없었거나 소식이 잘못 전달되면 저항이 많아지기 때문에 변화의 필연성이나 변화방법, 변화 결과에 대한 교육과 설명이 있어야 한다.

② 참여

취지가 좋더라도 자신이 소외된다고 느끼면 심리적으로 거리감을 가지게 된다.

③ 조장과 지원

변화 수행자들은 저항을 감소시키기 위해 상담과 치료, 새로운 기능훈련, 단기 유급휴가와 같은 지원을 할 수 있다.

④ 협상

변화에 대한 저항이 영향력 있는 몇몇 사람 혹은 노동조합에 의해 발생된 것이라면 보상적인 것을 가지고 협상을 통하여 저항을 줄일 수 있다.

⑤ 조작

경영관리자는 변화를 수용하도록 하기 위해 거짓 소문을 유포하며 더 매력적이게 사실을 왜곡하고 해로운 정보를 억제하는 것과 같은 조작을 통해 저항을 감소시킬 수 있다.

⑥ 호선(포섭)

조작과 참여의 결합의 형태로서 변화 결정 시에 저항단체 지도자들에게 주요 역할을 부여함으로써 매수하는 전술이다.

⑦ 강압적 방법

변화의 저항을 억제하기 위한 최후의 수단으로서 강압에 의한 방법을 사용할 수 있다.

제 3 절   변화방법

1   조직변화의 뜻과 변화요인

(1) 조직변화의 정의 중요 ★

① 조직변화

조직변화(organizational change)는 조직을 구성하는 사람, 구조, 기술 등의 변화를 의미한다.

② 조직에서의 큰 변화와 작은 변화

큰 변화	경쟁회사와 합병을 하고 인원을 대폭 삭감하고 로봇으로 자동생산에 들어가는 것 같은 변화
작은 변화	꾸준히 기술 개발을 하고 작업장의 배치를 바꾸어 새로운 방법으로 일을 처리하는 것과 같은 변화

(2) 변화의 대상

① 조직구조의 변화

온도조절 시스템을 개개 사무실에 맡기지 않고 중앙의 총무팀장이 관할하게 하는 식으로 조직 운영시스템을 개편하는 것이다.

② 기술의 변화

기술을 도입하거나 시설을 개편한 것을 말한다.

③ 구성원의 변화

조직구성원들의 태도나 행동의 변화를 말한다.

(3) 변화요인

① 외부적 변화요인

경쟁조직의 압력	조직은 다른 조직에 비해 경쟁우위의 위치에 있어야 안정적으로 성장할 수 있기 때문에 이러한 경쟁이 조직변화의 가장 큰 압력이 됨
경제적, 정치적, 범세계적 압력	정치적, 경제적 위기 상황은 기업들의 수출전략, 생산전략, 인력채용전략까지도 바꾸어 놓을 수 있음
사회적 압력	공기업의 여성임원 비율을 국가 시책으로 높인다면 시차를 두고 사기업도 이에 맞추어 나가야 함
윤리적 압력	인간에 대한 권리, 직장 내 성희롱 문제, 복리후생, 업무시간 표준설정, 외국인 근로자 문제 등이 영향을 미침

② 내부적 변화요인

㉠ 조직 구성원들의 개선과 변화의 건의 : 조직변화의 압력은 조직의 구성원들의 개선과 변화의 건의로부터 나온다.

ⓒ 조직 목표의 변화 및 새로운 전략, 노동력의 변화, 작업기술이나 설비의 변화, 구성원
들의 태도 변화들이 요인이다.

2 조직변화의 유형

(1) 던컨의 분류

① 던컨(W.J. Duncan)은 변화를 시간이 경과함에 따라 자생적으로 적합, 순응하는 과정으로
서의 자연적 변화와 목표실현을 향한 의도적 과정으로서의 계획적 변화로 구분하였다.

자연적 변화	조직이 단순히 변화가 일어나는 것을 사후적으로 받아들이기만 하고 사전에 변화를 고안하거나 변화 방향에 영향을 줄 수 있는 노력을 수행하지 않음에도 자생적으로 일어나는 변화
계획적 변화	조직이 목표 달성 및 유효성 증대를 위하여 과거의 경험 및 조직의 내외환경에 대한 이해의 바탕 위에서 사전적, 의도적, 전략적, 동태적으로 변화를 설계, 기획하는 것

(2) 스튜어트-코제의 분류

① 스튜어트-코제(R. Stuart-Korze)는 조직의 관리능력은 지적이며 기술적인 능력과 대인적
능력의 두 요소로 구성되어 있다는 것에 근거하여 협력적 변화, 계획적 변화, 자연적 변
화, 지시적 변화의 4가지로 제시하고 있다.

② 계획적 변화가 아무리 효과가 커도 기술적 능력과 대인적 능력이 모두 높지 않는 곳에서
즉, 어느 상황에나 적용할 때 무리를 가져오고 효과를 낼 수 없는 것이다.

(3) 베니스의 분류

① 베니스(W. Bennis, 1964)는 변화라고 해서 모두 계획적 변화는 아니라고 전제하고 계획적
변화를 포함하여 모두 여덟 가지 변화 유형을 제시했다.

계획적 변화	상호 배분된 권력과 목적을 상호 설정함
교화 변화	일방적 권한행사를 하면서도 목표는 상호협의적으로 설정함
교호적 변화	서로 목표를 심각하게 탐구할 필요가 없는 상황에서 쌍방 간 권력이 배분된 상태, 즉 목표를 상호 결정하는 것
사회화 변화	권력은 일방적으로 행사되지만 목표설정은 협조적으로 하는 경우를 말함
기술적 변화	상호 배분된 권력 아래서 일방이 목표를 설정하고 타방은 그 목표가치에 의문을 제기하지 않고 오직 목표 달성을 위해 도와줌
강압적 변화	일방적 권력행사, 일방적 목표설정
자연적 변화	목표의 세심한 탐색도 없이 권력이 배분된 상태, 일방적 목표설정, 주로 우발적 사건에 기인하는 변화가 여기에 속함
모방적 변화	목표의 세심한 탐색 없이 일방적 권력행사와 일방적 목표설정

3 조직변화의 과정

(1) 레윈의 3단계 변화 모형 중요 ★★

① 해빙단계

    ㉠ 개인들이 변화 욕구를 의식하는 과정이다.

    ㉡ 무관심한 사람들에게 변화 욕구를 불러일으켜 변화에 저항하지 않고 오히려 협조할 수 있도록 하는 것이다.

    ㉢ 방법론적으로 기존의 체제에 불만을 불러일으키고 비효율, 불합리를 공개하여 무언가 수정이 필요하다는 감을 넣어준다.

    ㉣ 변화에 대한 보너스, 특별수당 등으로 저항을 줄이면서 기존의 것에 대한 가치관과 태도를 변화시킨다.

② 변화단계

    ㉠ 기존의 상태에서 새로운 상태로 바뀌는 것으로 새 기계와 새 제도의 도입과정이다.

    ㉡ 새로운 것에 대한 수용을 유도하고 이를 내면화시켜 나가는 단계이다.

③ 재동결단계

    ㉠ 재동결은 추진력과 저항력 사이에 새로운 균형이 이룩됨으로써 변화가 바람직한 상태로 정착되는 것을 말한다.

    ㉡ 변화된 새 제도가 제 기능을 다하여 좋은 결과를 내면 자동적으로 강화된다.

    ㉢ 변화된 부서나 개인에게 응분의 보상을 주는 것은 변화된 상태를 안정화시키고 시간이 지남에 따라 효과가 소멸되는 것을 막는 방법이 된다.

(2) 조직변화의 기법 중요 ★

① 구조적 접근방법

조직의 구조적 요인에 치중하여 개혁을 수행하는 방법으로서 조직의 기본 변수가 주된 대상이며, 개혁내용으로는 조직의 신설 및 폐지, 축소와 확대, 통·폐합, 기능, 권한, 책임범위의 재조정, 통솔범위의 재조정, 의사소통의 개선, 분권화 추진, 조직 내 절차의 명시 및 세분화 등에 중점을 둔다.

② 관리기술적 접근방법

업무수행절차와 처리기술의 측면에서 합리화를 추구하는 관리기술적 접근방법이다.

③ 인간행태적 접근방법

조직 개혁의 대상이 구성원이며 이들의 행태, 가치관, 의식, 태도 등을 변화시켜 조직 전체의 혁신을 추구하는 접근방법이다.

④ 과업적 접근방법

업무 중심적 개혁방법으로 업무의 종류, 성질이 대상이다.

4 계획적 조직변화 중요 ★★

(1) 계획적 변화

① 사전에 바람직한 목표를 설정하고 이를 효율적으로 달성하기 위해 전략과 전술을 개발한다.

② 외부환경에 탄력적으로 적응할 수 있도록 행동이 개입되기 전에 미리 계획을 수립하고 피드백하면서 변화를 이루어가는 과정이다.

(2) 계획적 조직변화의 과정 중요 ★★

① 계획적 변화는 기본적으로 문제를 진단하고 전략을 세우며 계획을 수행하고 결과를 평가하는 단계를 거친다.

② 문제를 진단할 때 변화담당자는 상층 경영자와 토의하면서 자료를 수집하고 집단에게는 피드백을 주면서 문제를 진단한다.

③ 계획을 수립할 때는 집단 토의 과정을 거쳐서 공동계획을 세우고 목표와 방법을 선정한다.

④ 계획이 수행되고 성과가 측정되는 과정에서는 집단에게 피드백을 주는 것이 중요하다.

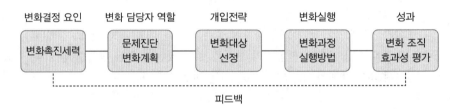

[그림 10-1] 계획적 조직변화의 과정

(3) 계획적 조직변화를 위한 전략

① 경험적-합리적 전략(empirical-rational strategy)

㉠ 이 전략에서는 사람을 합리적인 존재로 생각하며 자신에게 유리한 쪽으로 행동하는 존재로 가정한다.

㉡ 사람들은 변화로 인해서 어떤 이득을 가질 수 있을지 알 수 있고 확신할 수 있을 때 변화한다.

㉢ 관리자가 이 전략을 선택할 시 구성원들에게 변화로 생기는 개인과 기관의 이득을 구체적으로 보여주어야 한다.

② 규범적-재교육적 전략(normative-reeducative strategy)

㉠ 이 전략에서 사람은 사회 문화적 규범에 따라서 행동하는 존재로 가정한다.

㉡ 사람의 합리성과 논리성을 배제하고 태도나 가치관 같은 요인을 고려한다.

㉢ 사람은 교육에 의해서 가치관이나 태도를 변화시킬 수 있다.

      ② 관리자가 이 전략을 선택할 시 구성원에 대한 실무교육을 계획하고 구성원 중 변화 촉진자를 선정하여 그들과 구성원들 간의 인간관계를 중요 수단으로 삼는다.

③ 권력-강제적 전략(power-coercive strategy)
      ㉠ 이 전략에서 사람은 자기보다 권력-강제력이 많은 사람의 지시와 계획을 따르는 존재로 가정된다.
      ㉡ 파업, 노사협상, 행정적 의사결정, 규칙 제정 등에서 흔히 사용되는 전략이다.

④ 동지적 전략(followship strategy)
      ㉠ 모든 구성원을 동등하게 대해주고 서로 잘 알도록 하여 집단 결속력을 증진시키려는 전략이다.
      ㉡ 이 전략은 높은 사회적 욕구와 자존심을 필요로 하는 사람들을 변화시키는데 효과적이다.

⑤ 정책적 전략(political strategy)
      ㉠ 이 전략은 공식적, 비공식적 권력구조를 확인하여 변화를 유도하는 전략이다.
      ㉡ 권력구조를 확인하여 변화를 위한 정책을 결정하고 이를 실행에 옮기는 영향력 있는 사람을 이용하여 변화를 유도한다.

⑥ 경제적 전략(economic strategy)
      이 전략은 물품이나 자원, 자본, 금전적 보수 등과 같은 경제적 요소를 활용하여 변화를 시도한다.

⑦ 학문적 전략(academic strategy)
      ㉠ 지식 추구와 같은 학문적 요소가 일차적인 요소가 되어 변화를 유도하는 전략이다.
      ㉡ 일종의 경험적·합리적 전략으로 간주되기도 하지만 변화를 유도하기 위하여 연구결과나 학문적인 내용을 활용한다는 점이 다르다.

⑧ 공학기술적 전략
      ㉠ 이 전략은 개인을 변화시키기 위해서 그의 환경을 변화시키는 것이다.
      ㉡ 병실 구조를 바꾸어 간호사가 대상자 옆에 더 오래 머물게 함으로써 간호사의 직접 간호시간을 늘리고 우수한 질적 간호가 제공되도록 하는 방법과 같다.

5 조직문화와 변화전략

(1) 조직문화의 정의

① 조직문화란 조직에서의 인간관계, 인간 본질, 시간과 공간의 본질 등과 관련된 구성원들의 공통된 신념과 가치관이다.
② 조직문화는 조직분위기를 포함하는 광범위한 개념으로서 의도적이고 주체적인 개념이다.
③ 간호조직문화에서도 간호사의 행동과 일상적인 업무수행에 영향을 주어 간호사의 직무만족과 조직의 효율성, 이직 의도에 영향을 미친다.

(2) 조직문화의 기능

① 사고의 틀

구성원에게 사고의 틀과 행동규범을 제공한다.

② 정감패턴

조직구성원들에게 무엇에 높은 가치를 두고 어떻게 느낄 것인가에 대한 지침을 제공한다.

③ 구성원의 일체감

구성원들에게 일체감을 제공하는 것이 경쟁관계에 있는 타 조직에 대한 우월감이나 적대감을 덜 가지게 할 수 있다.

④ 통제체제

조직구성원의 행동을 규제하거나 특정 행동을 금지하기도 한다.

⑤ 조직문화의 성과

조직문화가 조직의 성과에 영향을 미친다.

(3) 조직문화의 구성요소 [중요] ★

① 파스칼과 아토스(pascale & athos, 1981), 피터스와 워터맨(Peters & Waterman, 1982)은 7가지의 조직문화 요소(7S)를 들고 있으며 이들 요소 중 공유가치가 가장 중심적인 위치다.

② 조직문화를 이해하기 위해서는 이 요소들에 대한 이해가 필요하며 이 일곱 요소들의 상호 연결성과 의존성이 높을수록 강한 조직문화가 형성된다.

공유가치 (shared value)	조직구성원 모두가 공동으로 소유하고 있는 이념, 세계관과 조직관, 전통가치, 기본 목적 등을 포함하는 공유가치로 조직문화 형성에 가장 중요한 역할을 하는 핵심요소
전략 (strategy)	조직이 추구하는 장기적인 방향과 기본적인 성향을 결정하는 것으로 조직의 장기목적과 계획, 장기적인 차원의 분배 패턴이 포함됨
구조 (structure)	조직의 전략을 수행하는데 필요한 조직구조와 직무설계, 권한관계와 방침 규정, 구성원들의 역할과 상호관계 등
관리 시스템 (system)	조직의 기본가치와 일관성 있고 장기전략 목적달성에 적합한 보상제도와 인센티브, 경영정보와 의사결정 시스템, 경영계획과 목표설정 시스템, 결과측정과 조정, 통제 등이 포함됨
구성원(staff)	조직의 인력구성과 능력, 전문성, 지각과 태도, 가치관, 욕구와 신념, 행동 패턴 등을 말함
관리 기술 (skill)	각종 기계, 장치와 컴퓨터, 생산 및 정보처리 분야의 하드웨어, 소프트웨어 기술, 구성원들에 대한 동기부여, 행동강화, 갈등관리와 변화관리, 목표관리와 예산관리, 조직운영에 적용되는 각종 관리 기술과 기법들이 포함됨
리더십 스타일 (style)	구성원을 이끌어가는 관리자의 관리 스타일로서 리더와 부하 간의 상호관계, 조직 구성원 간의 상호관계, 집단 간의 관계에서 기본 성격을 지배하며 구성원들의 행동조성은 물론 상호관계, 조직분위기에 직접적인 영향을 줌

(4) 간호조직문화의 구성요소 중요 ★

① 조직문화의 구성요소를 전체 조직체의 행동에 영향을 주는 조직구성원들의 의식체계를 중심으로 설명한 것이다.

② 조직체와 구성원들의 행동은 가시적 수준과 인지적 수준, 잠재적 수준 등 세 가지 수준에서의 의식체계가 작용한다.

가시적 수준	• 표면적으로 나타나는 물질적, 상징적, 행동적 인공창조물 • 간호조직문화에서는 간호기술, 간호서비스 내용, 간호인적 자원관리정책, 간호전달체계 등을 말함
인지적 수준	• 조직구성들이 소중히 여기고 그들의 의식적인 행동지침으로 작용하는 요소들 • 개인에 대한 존중, 창의성에 대한 중요성, 개방적 의사소통, 합의에 대한 중요성을 말함 • 간호조직문화에서는 간호조직, 간호단위관리자, 간호사의 가치관이 해당됨
잠재적 수준	인지적 수준과 밀접히 관련되어 있으나 조직구성원들이 일반적으로 인식하지 못하고 있는 잠재적, 선의식적 가치관(preconscious value)

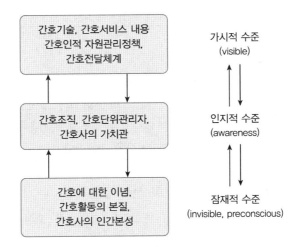

[그림 10-2] 간호조직문화의 구성요소

(5) 조직문화 유형

① 해리슨의 조직문화 유형

권력 지향형	외적으로는 환경을 지배하고 모든 반대를 극복하려고 노력하지만 내적으로는 승진과 편익을 위해 끊임없이 인적 갈등을 일으키는 문화
역할 지향형	규칙, 절차, 합법성과 책임, 지위 등을 강조하는 관료적 문화
과업 지향형	더 상위 차원의 목적 달성에 높은 가치를 부여하는 문화
인간 지향형	구성원들의 인간적 목적과 욕구를 개발하려고 노력하는 문화

② 퀸과 맥그래스의 조직문화 유형

관계지향문화	조직의 유연성과 내부지향성을 강조하고 구성원의 단합과 인적 자원의 개발을 중시하고 구성원들의 의사결정 참여를 격려함
혁신지향문화	조직의 유연성과 외부지향성을 강조하고 조직이 당면한 외부환경의 적응능력에 중점을 둠
업무지향문화	조직의 통제와 외부지향성을 강조하고 조직의 업적 달성과 과업수행에서의 능률과 생산성을 강조함
위계지향문화	조직의 통제와 내부지향성을 강조하고 안정적인 기반 위에서 조직 내부의 능률을 추구함

(6) 간호조직문화의 유형

① 간호조직문화의 유형

관계지향문화	조직 내 인간관계 유지에 중점을 둠
혁신지향문화	조직의 외부환경에 대한 적응성에 역점을 둠
위계지향문화	안정적인 기반 위에서 조직 내부의 효율성을 추구함

② 간호사의 병원조직문화 인식
  ㉠ 병원조직문화 패턴과 조직 유효성의 관계 : 간호사의 조직몰입과 직무만족이 높은 곳은 진취지배문화 패턴, 경쟁문화 패턴, 보수지배문화 패턴 순으로 높다.
  ㉡ 진취지배문화 패턴을 가진 병원은 의사결정이 조직 하위층에서 이루어지는 분권화 수준이 높으며 개방적이고 활발한 관리전략을 사용한다.

(7) 간호조직문화 유형에 따른 간호조직문화 전략 〔중요〕 ★★

① 관계지향문화에서는 서로를 이해하고 배려하는 분위기를 조성하고 선배간호사가 업무나 개인적인 일상에 대해 멘토와 프리셉터로서의 역할 제공이 필요하다.
② 혁신지향문화에서는 직급과 다양한 요구에 따른 교육 제공과 성장을 위한 동기부여, 자기개발에 대한 지원 등 여러 가지 복지제도 확립과 지원이 필요하다.
③ 위계지향문화에서는 관리자가 중요한 역할을 하기 때문에 관리자의 인성 및 리더십 교육이 필요하다.
④ 업무지향문화에서는 간호사가 고유 업무에 집중할 수 있는 시스템 도입과 업무상 발생할 수 있는 고충을 해소해 주는 노력이 필요하다.

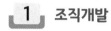 **조직개발**

1 조직개발

(1) 조직개발의 정의

① 조직개발(organization development)은 조직체의 경쟁력 강화와 장기적인 조직효율성 및 조직 성과향상을 목적으로 조직구조와 경영과정, 구성원의 행동과 조직문화의 개선을 가져오는 체계적인 변화과정이다.

② 조직개발은 조직의 비활성적인 움직임을 제거하고 조직을 활성화하여 살아있는 유기체로 재구성하려는 움직임을 말한다.

③ 조직개발은 조직구성원의 가치관, 태도, 행동을 변화시킴으로써 조직의 유효성을 높이기 위한 계획적 변화이다.

(2) 조직 유효성

① 효과성과 효율성, 유효성의 개념

효과성	목적과 수단을 연결한 상태에서 실제의 산출이 당초의 목적을 어느 정도 달성시켰는가 하는 문제
효율성	수단을 목적으로부터 분리한 상태에서 제한된 자원과 중립적인 수단을 사용하여 산출의 극대를 기하는 것
유효성	'효과가 있다'는 의미를 갖는 말로 목적달성을 의미하는 효과성과 이를 효율적으로 달성하는 효율성을 아우르는 개념

② 조직 유효성의 개념 **중요** ★

㉠ 조직 유효성이란 조직의 성과를 평가하는 기준으로 조직이 얼마나 잘 운영되고 있는가를 표시하는 개념이다.

㉡ 조직이 최종적으로 달성하고자 하는 객관적인 결과의 달성정도를 나타낸다.

㉢ 조직 유효성을 높이려면 개인 목적과 조직 목적을 통합시킬 수 있는 작업이 선행되어야 한다.

㉣ 조직 유효성은 양보다 질이 중요하며 이를 확보하기 위한 수단은 다음과 같다.

ⓐ 조직이 필요로 하는 일체의 자원을 효율적으로 관리하는 것

ⓑ 조직구성원을 효율적으로 관리하는 것, 즉 구성원이 조직목적의 달성을 위해 능동적, 자발적으로 기여하게 하는 것

ⓒ 우수한 제품과 서비스를 창출하는 것

ⓓ 환경변화에 능동적으로 대처하여 적응하는 것

ⓤ 유효성의 3가지 관점과 그 원인

조직의 유효성은 여러 원인에 의해서도 영향을 받는데 개인 유효성, 집단 유효성, 조직 유효성의 3가지 변수로 분류한다. 조직 유효성은 집단의 유효성에 의존하고 집단의 유효성은 개인의 유효성에 의존한다.

③ 조직 유효성의 측정방법

단기기준	생산성, 업적
장기기준	조직의 유연성, 자원의 확보, 적응성, 발전가능성

④ 조직 유효성의 측정변수

조직차원	효율성, 유연성
개인차원	만족성

⑤ 조직 유효성의 결정요인

원인변수	• 조직 내 발전과정과 업적에 영향을 받는 것으로 조직관리에 의해 변경될 수 있음 • 리더십 전략·기술 및 스타일, 관리결정, 조직의 목표, 구조, 기술 등이 여기 속함
매개변수	• 인간자원에 영향을 미치는 리더십 전략 및 행태 등의 원인변수와 조직 내 매개변수들이 속하며 조직의 내적 상태를 나타냄 • 리더십의 숙련성, 의사소통, 갈등해소, 의사결정 등이 있음
산출변수	• 조직의 업적을 나타내는 종속변수 • 산출물, 비용, 판매, 수입, 노사관계, 직무몰입, 직무만족 등이 속함

(3) 조직 유효성을 평가하는 다양한 접근법 중요 ★

① 목적-달성적 접근법(goal-attainment approach)

㉠ 수단보다는 목적 달성에 의해서 조직의 유효성을 측정, 평가하는 방법이다.

㉡ 충족될 전제

ⓐ 조직이 궁극 목적을 가질 것

ⓑ 조직 목적은 내용이 명확할 것

ⓒ 조직 목적의 수는 관리 가능한 수준일 것

ⓓ 목적은 조직의 합의와 의견일치로 설정될 것

ⓔ 목적을 향한 진행과정은 측정 가능할 것

② 시스템적 접근법(system approach)

㉠ 조직을 투입물을 획득하여 변화과정을 거쳐 산출물을 창출해 내는 일종의 시스템으로 보고 조직의 투입물 획득능력, 변화과정의 능률성, 산출물의 유통능력 및 조직안정과 균형 유지력 등을 함께 평가하는 것이다.

㉡ 전제되는 가정

ⓐ 조직은 상호 관련된 하위 부분들로 구성되었다는 것

ⓑ 한 부문의 과업이 열등하면 시스템 전체의 업적에 영향을 미친다는 것

③ 전략-환경요소적 접근법(strategic-constituencies approach)
  ㉠ 조직환경의 모든 요소를 고려하는 것이 아니라 조직의 생존에 직접적으로 위협을 가하는 환경요소만 고려하는 것이다.
  ㉡ 전제되는 가정
    ⓐ 조직은 다양한 이해집단으로부터 빈번하고 경쟁적으로 다양한 요구를 요청받고 있으나 이들이 모두 똑같은 정도의 중요성을 가지고 있지는 않음
    ⓑ 조직은 중요하고 결정적인 환경요소들을 확인할 능력이 있고 환경요소들은 조직에게 자신의 요구를 충족시키게 하는 능력이 있음
④ 경합-가치적 접근법(competing-values approach)
  ㉠ 조직의 융통성 정도와 통제 정도에 초점을 맞춘 유연성-통제 기준, 조직 구성원들의 복지 및 발전을 강조하여 조직의 번영과 발전을 강조하는 조직 기준, 조직의 최종목표에 달성하는 과정과 목표달성 자체를 강조하는 수단-목표 기준이라는 세 가지의 조직 유효성을 측정하는 기준을 통하여 조직 유효성을 통합적으로 측정하는 접근법이다.
  ㉡ 전제된 가정
    ⓐ 모든 조직에 한 가지 유일한 목표는 있을 수 없음
    ⓑ 유효성을 측정할 기준은 평가자의 가치체계에 따라 다름

(4) 조직 유효성과 조직변화와의 관계
① 조직 유효성이 높은 조직의 특징
  ㉠ 조직 구조가 분명하여 구성원이 자신이 속한 부서와 지원 부서를 명확히 구분할 수 있다.
  ㉡ 조직 목적이 분명하고 목적변화가 적으며 목적달성을 위한 관리단계도 최소화함으로 조직 내의 알력, 스트레스, 타성 등을 제거한다.
  ㉢ 조직 구성원이 조직 전체의 업무 속에서 자신의 위치의 업무를 확인할 수 있다.
  ㉣ 조직은 조직 응집력(직무만족, 조직몰입 등)을 높이고 의사소통을 원활히 할 수 있도록 조직되어 있다.
  ㉤ 조직은 조직업적이 최대화 될 수 있도록 의사결정을 촉진하는 구조로 조직되어 있다.
  ㉥ 조직 구성원의 단결력과 소속감을 강화시키는 비공식적인 집단이 있다.
  ㉦ 조직 내의 리더 개발이 용이한 구조로 조직이 조직되어 있다.
② 조직변화에서 관리자의 역할
  ㉠ 현 조직의 문제점을 규명하고 구성원의 조직변화에 대한 동기화나 능력을 사정하여 조직이 선택할 수 있는 대안을 확인한다.
  ㉡ 각 대안들의 결과를 탐색함과 동시에 조직이 이용 가능한 모든 자원들을 확인하여야 한다.
  ㉢ 조직변화를 위해 필요로 하는 적절한 관계를 설정하거나 유지할 수 있어야 한다.

ⓔ 조직변화의 각 단계를 인식하고 이를 통합하여 구성원을 이끌어 나갈 수 있는 뚜렷한 철학과 신념을 가지고 있어야 한다.

ⓜ 조직변화의 모든 과정을 지휘, 감독, 관리, 조정하는 구체적이고 실천적인 다양한 방법과 전략을 구사할 수 있어야 한다.

(5) 조직개발의 과정

① 문제 진단

계획적 변화의 첫 번째 과정은 문제증상이 지각되어 변화 담당자의 연구, 조사를 거쳐 문제를 진단하는 것이다.

② 변화전략 수립

문제의 요인을 구성원의 행동 측면에서 분석하고 조직체에 존재하는 여러 공식적 또는 관습적 제약 조건을 고려하여 실행 가능한 변화전략과 방법을 설정하는 것이다.

③ 변화집행

실제로 변화를 집행하는 단계로 이 과정에는 시스템의 구조적 변화는 물론 교육훈련, 감수성 훈련, 팀 구축, 목표관리, 관리 그리드 등의 여러 가지 조직개발 기법이 적용될 수 있다.

제 5 절   사 례

1 변화 장려의 사례

> A 간호사는 시립가정방문 의료기관의 소아전문 가정방문을 맡은 간호관리자이다. 지난해 기관에서는 가정방문을 기록하는데 무선전자기록기 사용에 대한 테스트를 완료하였고 기관장은 앞으로 3개월 내로 무선전자기록기를 사용하라고 통보하였다.
> B 간호사는 소아전문간호사로 지난 5년 동안 간호방문 의료기관에서 일해 왔다. B 간호사는 평소에 컴퓨터를 거의 쓰지 않으며 일반 모니터에서 글씨 읽기의 어려움을 토로하면서 새로운 무선 전자기록기를 사용한다면 병원을 그만두겠다고 하였다. 이에 A 간호사는 B 간호사에게 기기를 사용하는데 있어 어려움을 겪고 있는 부분을 파악하고 무선전자기록기를 원활하게 사용할 수 있도록 하는 교육을 추가로 지원하기로 하였다.

2 사례를 통한 간호관리자의 책임

① 공개적이고 정직하게 변화에 반대하는 직원들과 대화한다.
② 변화에 대한 저항을 이해한다.
③ 직원들이 변화에 저항하더라도 그들에 대한 지지와 확신을 가진다.
④ 변화를 시작하면서 생길 긍정적인 결과들을 강조한다.
⑤ 변화에 따른 장애물인 문제를 해결할 방법을 찾는다.

주관식 레벨 UP

01 다음은 변화 및 저항관리의 방법이다. 설명에 해당하는 것을 〈보기〉에서 골라 빈칸을 채우시오.

---

① (　　　) : 변화의 필연성이나 변화방법, 변화 결과에 대한 교육과 설명이 있어야 한다.
② (　　　) : 소외되지 않도록 하고 심리적 거리감을 줄인다.
③ (　　　) : 상담과 치료, 새로운 기능훈련, 단기 유급휴가와 같은 지원을 할 수 있다.
④ (　　　) : 변화에 대한 저항이 영향력 있는 몇몇 사람 혹은 노동조합에 의해 발생된 것이라면 보상적인 협상을 통하여 저항을 줄일 수 있다.
⑤ (　　　) : 거짓 소문을 유포하며 더 매력적이게 사실을 왜곡하고 해로운 정보를 억제하는 방법이다.
⑥ (　　　) : 변화 결정 시에 저항단체 지도자들에게 주요 역할을 부여함으로써 매수하는 전술이다.
⑦ (　　　) : 변화의 저항을 억제하기 위한 최후의 수단이다.

보기

ㄱ 호선　　　　ㄴ 조작　　　　ㄷ 조장과 지원　　　ㄹ 교육과 의사소통
ㅁ 참여　　　　ㅂ 협상　　　　ㅅ 강압적 방법

정답 ①-ㄹ 교육과 의사소통, ②-ㅁ 참여, ③-ㄷ 조장과 지원, ④-ㅂ 협상, ⑤-ㄴ 조작, ⑥-ㄱ 호선, ⑦-ㅅ 강압적 방법

해설 변화의 저항은 개인 수준 또는 집단 수준에서 나타날 수 있으며 변화 및 저항은 관리할 수 있다. 변화 방법에는 교육과 의사소통, 참여, 조장과 지원, 협상, 조작, 호선, 강압적 방법이 있다. 각각의 내용을 꼭 기억하자.

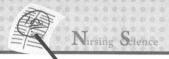

02 다음은 조직변화의 기법에 대한 내용이다. 해당하는 것끼리 서로 짝지으시오.

① 조직의 구조적 요인에 치중하여 개혁을 수행하는 방법으로서 조직의 신설 및 폐지, 축소와 확대, 통·폐합, 기능, 권한, 책임범위의 재조정, 통솔범위의 재조정 등이 해당된다.
② 업무수행절차와 처리기술의 측면에서 합리화를 추구하는 방법이다.
③ 조직 개혁의 대상이 구성원이며 이들의 행태, 가치관, 의식, 태도 등을 변화시키는 것이다.
④ 업무 중심적 개혁방법이며 업무의 종류, 성질이 대상이다.

┤ 보 기 ├
㉠ 과업적 접근방법   ㉡ 인간 행태적 접근방법
㉢ 구조적 접근방법   ㉣ 관리기술적 접근방법

정답 ①-㉢ 구조적 접근방법, ②-㉣ 관리기술적 접근방법, ③-㉡ 인간 행태적 접근방법,
④-㉠ 과업적 접근방법

해설 조직 구조적 요인에 치중하여 개혁을 수행하는 방법은 구조적 접근방법, 업무수행절차와 처리기술의 측면의 합리화를 추구하는 것은 관리 기술적 접근방법이다. 또 구성원을 변화시키는 접근법은 인간 행태적 접근방법이며 업무의 종류와 성질을 변화시키는 것은 과업적 접근법이다.

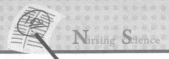

03 다음은 계획적 조직변화의 전략을 설명한 것이다. 서로 관련 있는 것을 〈보기〉에서 고르시오.

① 사람들은 변화로 인해서 어떤 이득을 가질 수 있을지 알 수 있고 확신할 수 있을 때 변화한다.
② 사람의 이성과 합리성, 가치관이나 태도의 중요성은 부인되고 변화를 유도하는 권력만이 부각된다.
③ 병실 구조를 바꾸어 간호사가 대상자 옆에 더 오래 머물게 함으로써 간호사의 직접 간호시간을 늘리고 우수한 질적 간호가 제공되도록 하는 방법과 같다.
④ 권력구조를 확인하여 변화를 위한 정책을 결정하고 이를 실행에 옮기는 영향력 있는 사람을 이용하여 변화를 유도한다.

┤ 보 기 ├

㉠ 권력–강제적 전략   ㉡ 정책적 전략
㉢ 경험적–합리적 전략   ㉣ 공학 기술적 전략

정답 ①–㉢ 경험적–합리적 전략, ②–㉠ 권력–강제적 전략, ③–㉣ 공학 기술적 전략, ④–㉡ 정책적 전략

해설 계획적 조직 변화 전략에는 경험적–합리적 전략, 규범적–재교육적 전략, 권력–강제적 전략, 동지적 전략, 정책적 전략, 경제적 전략, 학문적 전략이 있다.
- 경험–합리적 전략 : 사람들이 어떤 변화로 인해서 이득을 가질 수 있을지 알 수 있고 확신할 수 있을 때 변화한다는 것과 관련된 전략
- 권력–강제적 전략 : 사람의 이성과 합리성, 가치관이나 태도의 중요성은 부인되고 권력만이 부각되는 전략
- 공학 기술적 전략 : 병실구조를 바꾸어 간호사가 대상자 옆에 더 오래 머물게 하는 전략
- 정책적 전략 : 권력구조를 확인하여 변화를 위한 정책을 결정하고 이를 실행에 옮기는 영향력 있는 사람을 이용하여 변화를 유도하는 전략

제10장

실제예상문제

01 변화의 정의와 필요성에 대한 설명으로 **틀린** 것은?

① 원래 있던 것에서 새로운 것을 만들어 내는 과정이 변화이다.

② 현재의 상태가 붕괴되고 과도기를 거쳐서 종래에는 희망했던 상태로 되는 것을 말한다.

③ 변화의 선도는 빠르게 진화하는 건강관리시스템에서 간절히 요구되는 예술이다.

④ 변화는 발전에 있어 상대적인 것이며 창조적인 변화는 발전을 위해 의무적인 것이다.

02 다음은 간호사의 변화수행에 대해서 서술한 것으로 〈보기〉의 설명에 해당하는 것은 무엇인가?

┤ 보 기 ├

• 공개적이고 정직하게 변화에 반대하는 직원들과 대화를 나눈다.

• 만약에 직원들이 변화에 저항하더라도 그들에 대한 지지와 확신을 가진다.

• 변화를 시작하면서 생길 수 있는 긍정적인 결과들을 강조한다.

• 변화에 따른 장애물들인 문제들을 해결할 방법을 찾는다.

• 변화의 불변성을 받아들인다.

① 변화로의 이행관리

② 변화를 선도하고 관리하기

③ 변화계획

④ 변화선도

03 변화의 모델과 관련해 힘의 장 모형과 해동, 이동, 재동결의 변화의 3단계에 대해 말한 사람은 레윈이다.

03 다음 〈보기〉의 변화 모델과 관련 있는 학자는 누구인가?

┤ 보 기 ├

- 힘의 장 모형에서는 행동을 공간 내에서 서로 반대방향으로 움직이는 세력들의 역학적인 균형으로 보았다.
- 추진세력들은 변화를 촉진하고 저항세력들은 참여자들을 반대방향으로 내몰아 방해한다.
- 변화를 계획하기 위해 이러한 세력들을 분석하고 변화를 위한 3단계 과정, 즉 해동(unfreezing), 이동(moving), 재동결(refreezing)을 거친다.

① 레윈
② 리핏
③ 헤버락
④ 로저

04 변화전략에는 권력적-강제적 전략, 경험적-합리적 모델, 규범적-재교육적 전략이 있으며 〈보기〉의 설명은 경험적-합리적 모델에 해당한다.

04 다음 〈보기〉는 변화 전략에 대한 설명 중 무엇에 대한 설명인가?

┤ 보 기 ├

지식을 가진 변화의 주체는 전문가적인 힘을 가지고 그들에게 혜택을 줄 변화에 대해 이성적으로 이해시킬 수 있다는 가정이 필요하다.

① 규범적-재교육적 전략
② 경험적-합리적 모델
③ 권력적-강제적 전략
④ 동지적 전략

정답 03 ① 04 ②

05 변화의 저항요인 중 조직 내에서 어떤 변화가 일어날 때 조직 구성원들이 자기 부서에 영향을 주는 사안에만 개인적으로 관심을 보이거나 변화로 인한 자신들의 혜택이 줄어들 때는 더 큰 저항을 하게 되는 저항요인은 무엇인가?

① 지위손실에 대한 위협감
② 인지적 편차
③ 선택적 지각
④ 무관심한 태도와 안일함

06 다음의 변화 요인 중 외부적 변화 요인이 <u>아닌</u> 것은?

① 경쟁조직의 압력
② 사회적 압력
③ 윤리적 압력
④ 노동력의 변화

07 베니스의 8가지 변화유형에 대한 설명 중 틀린 것은?

① 상호 배분된 권력과 목적을 상호 설정하는 것은 계획적 변화이다.
② 일방적 권한행사를 하면서도 목표는 상호 협의적으로 설정하는 것은 자연적 변화이다.
③ 모방적 변화는 목표의 세심한 탐색 없이 일방적 권력행사와 일방적 목표설정을 하는 것을 말한다.
④ 상호 배분된 권력 아래서 일방이 목표를 설정하고 타방은 그 목표 가치에 의문을 제기하지 않고 오직 목표 달성을 위해 도와주는 것을 기술적 변화라고 한다.

05 변화의 개인적인 저항요인에는 인지적 편차, 선택적 지각, 고용안정에 대한 위협감, 지위손실에 대한 위협감, 무관심한 태도와 안일감이 있다. 조직 내에서 어떤 변화가 일어날 때 조직구성원들이 자기 부서에 영향을 주는 사안에만 개인적으로 관심을 보이거나 변화로 인한 자신들의 혜택이 줄어들 때는 더 큰 저항을 하게 되는 저항요인은 선택적 지각이다.

06 변화의 외부적 요인은 경쟁조직의 압력, 경제적·정치적·범세계적 압력, 사회적 압력, 윤리적 압력이 있으며 노동력의 변화는 변화의 내부적 변화 요인이다.

07 베니스의 8가지 변화의 유형은 계획적 변화, 교화 변화, 교호적 변화, 사회화 변화, 기술적 변화, 강압적 변화, 자연적 변화, 모방적 변화가 있다. 일방적 권한행사를 하면서도 목표는 상호 협의적으로 설정하는 것은 교화 변화에 해당한다.

정답 05 ③ 06 ④ 07 ②

08 계획적 변화에서 문제 진단 시 변화 담당자는 상층 경영자와 토의하면서 자료를 수집하고 집단에게는 피드백을 주면서 문제를 진단한다.

08 다음 중 계획적 변화에 대한 설명으로 잘못된 것은?

① 계획적 변화는 사전에 바람직한 목표를 설정하고 이를 효율적으로 달성하기 위해 전략과 전술을 개발하는 것을 말한다.

② 계획적 변화는 기본적으로 문제를 진단하고 전략을 세우며 계획을 수행하고 결과를 평가하는 단계를 거친다.

③ 문제를 진단할 때 변화담당자는 집단 구성원과 토의하면서 자료를 수집하고 상층 경영진에 문제 진단을 의뢰한다.

④ 계획이 수행되고 성과가 측정되는 과정에서는 집단에게 피드백을 주는 것이 중요하다.

09 계획적 조직 변화 전략에는 경험적-합리적 전략, 규범적-재교육적 전략, 권력-강제적 전략, 동지적 전략, 정책적 전략, 경제적 전략, 학문적 전략이 있다. 〈보기〉의 설명은 규범적-재교육적 전략에 해당한다.

09 다음의 〈보기〉에서 계획적 조직 변화의 전략에 해당하는 것은?

┤ 보 기 ├

• 이 전략에서 사람은 자기보다 권력-강제력이 많은 사람의 지시와 계획을 따르는 존재로 가정된다.
• 사람의 합리성과 논리성을 배제하고 태도나 가치관 같은 요인을 고려한다.
• 사람은 교육에 의해서 가치관이나 태도를 변화시킬 수 있다.
• 관리자가 이 전략을 선택할 시 구성원에 대한 실무교육을 계획하고 구성원 중 변화 촉진자를 선정하여 그들과 구성원들 간의 인간관계를 중요 수단으로 삼는다.

① 경험적-합리적 전략
② 규범적-재교육적 전략
③ 권력-강제적 전략
④ 정책적 전략

정답 08 ③ 09 ②

10 조직구성원들에게 무엇에 높은 가치를 두고 어떻게 느낄 것인가에 대한 지침을 제공하는 조직문화의 기능은 무엇인가?

① 정감패턴
② 구성원의 일체감
③ 통제체제
④ 사고체제

10 조직문화의 기능은 구성원에게 사고의 틀과 행동규범을 제공하는 사고의 틀, 조직구성원들에게 무엇에 높은 가치를 두고 어떻게 느낄 것인가에 대한 지침을 제공하는 정감패턴, 구성원의 일체감과 통제체제, 조직문화의 성과에 영향을 미치는 것이다.

11 조직문화의 구성요소를 전체 조직체의 행동에 영향을 주는 조직구성원들의 의식체계를 중심으로 설명한 것으로 틀린 것은?

① 가시적 수준은 표면적으로 나타나는 물질적, 상징적, 행동적 인공창조물이며 간호조직문화에서는 간호기술, 간호서비스 내용, 간호인적 자원관리정책, 간호전달체계 등을 말한다.
② 인지적 수준은 조직구성들이 소중히 여기고 그들의 의식적인 행동지침으로 작용하는 요소들로써 개인에 대한 존중, 창의성에 대한 중요성, 개방적 의사소통, 합의에 대한 중요성을 말한다.
③ 잠재적 수준은 인지적 수준과 밀접히 관련되어 있으나 조직구성원들이 일반적으로 인식하지 못하고 있는 잠재적, 선의식적 가치관(preconscious value)이다.
④ 간호조직문화에서는 간호조직, 간호단위관리자, 간호사의 가치관은 잠재적 수준에 해당된다.

11 조직문화의 구성요소를 전체 조직체의 행동에 영향을 주는 조직구성원들의 의식체계를 중심으로 설명할 때 조직체와 구성원들의 행동은 가시적 수준과 인지적 수준, 잠재적 수준 등 세 가지 수준에서의 의식체계가 작용한다.
간호조직문화에서는 간호조직, 간호단위관리자, 간호사의 가치관은 인지적 수준에 해당한다.

정답 10① 11④

12 ⓐ 권력지향형 : 외적으로는 환경을 지배하고 모든 반대를 극복하려고 노력하지만 내적으로는 승진과 편익을 위해 끊임없이 인적 갈등을 일으키는 문화
ⓑ 역할지향형 : 규칙, 절차, 합법성과 책임, 지위 등을 강조하는 관료적 문화
ⓒ 과업지향형 : 더 상위 차원의 목적 달성에 높은 가치를 부여하는 문화
ⓓ 인간지향형 : 구성원들의 인간적 목적과 욕구를 개발하려고 노력하는 문화

13 진취지배 문화패턴을 가진 병원은 의사결정이 조직 상위층이 아니라 하위층에서 이루어지는 분권화 수준이 높으며 개방적이고 활발한 관리전략을 사용한다.

12 다음 중 해리슨의 조직문화 유형에 대한 설명과 〈보기〉의 연결이 바르게 된 것은?

① 외적으로는 환경을 지배하고 모든 반대를 극복하려고 노력하지만 내적으로는 승진과 편익을 위해 끊임없이 인적 갈등을 일으키는 문화
② 규칙, 절차, 합법성과 책임, 지위 등을 강조하는 관료적 문화
③ 더 상위 차원의 목적 달성에 높은 가치를 부여하는 문화
④ 구성원들의 인간적 목적과 욕구를 개발하려고 노력하는 문화

┤ 보 기 ├
ⓐ 권력지향형 ⓑ 역할지향형 ⓒ 과업지향형 ⓓ 인간지향형

① – ⓒ 과업지향형
② – ⓐ 권력지향형
③ – ⓒ 과업지향형
④ – ⓑ 역할지향형

13 다음 중 간호조직문화에 대한 설명으로 틀린 것은?

① 관계지향문화는 조직 내 인간관계 유지에 중점을 둔다.
② 혁신지향문화는 조직의 외부환경에 대한 적응성에 역점을 둔다.
③ 위계지향문화는 안정적인 기반 위에서 조직 내부의 효율성을 추구한다.
④ 진취지배 문화패턴을 가진 병원은 의사결정이 조직 상위층에서 이루어지는 분권화 수준이 높으며 개방적이고 활발한 관리전략을 사용한다.

정답 12 ③ 13 ④

14 다음 중 조직 유효성에 대한 설명으로 옳은 것을 모두 고르시오.

> ㉠ 조직 유효성이란 조직의 성과를 평가하는 기준으로 조직이 얼마나 잘 운영되고 있는가를 표시하는 개념이다.
> ㉡ 조직이 최종적으로 달성하고자 하는 객관적인 결과의 달성정도를 나타낸다.
> ㉢ 조직 유효성을 높이려면 개인 목적은 조직 목적에 부합해야 한다.
> ㉣ 조직 유효성은 양보다 질이 중요하며 이를 위해 조직이 필요로 하는 일체의 자원을 효율적으로 관리하는 것이 필요하다.

① ㉠, ㉡
② ㉠, ㉡, ㉢
③ ㉠, ㉡, ㉣
④ ㉠, ㉡, ㉢, ㉣

14 ㉢ 조직 유효성을 높이려면 개인 목적이 조직 목적에 무조건 부합해야 하는 것이 아니라 개인 목적과 조직 목적을 통합시킬 수 있는 작업이 선행되어야 한다.

15 다음 조직 유효성의 결정요인이 잘못 짝지어진 것은?

① 원인변수 : 리더십 전략·기술 및 스타일, 관리결정
② 매개변수 : 노사관계, 직무몰입, 직무만족
③ 산출변수 : 산출물, 비용, 판매, 수입
④ 조직변수 : 효율성, 유연성

15 조직 유효성의 결정요인은 원인변수, 매개변수, 산출변수로 살펴볼 수 있으며 매개변수는 리더십의 숙련성, 의사소통, 갈등해소, 의사결정이 해당한다. 노사관계, 직무몰입, 직무만족은 산출변수이다.

정답 14 ③ 15 ②

주관식 문제

01 레윈의 3단계 변화 모형에서 3단계 변화를 쓰고 간략히 서술하시오.

해설 〈레윈의 조직변화 과정〉
- 해빙기 : 조직변화를 위한 준비단계로 구성원이 갖고 있는 고정관념과 가치의식을 녹이는 과정이다.
- 변화기 : 변화영역에 실제로 변화를 주입시키는 단계이다.
- 재결빙기 : 변화노력에 의해 새로 형성된 가치관과 행동이 계속 반복되고 강화됨으로써 영구적인 행동 패턴으로 정착되도록 하는 과정이다.

02 파스칼과 아토스(Pascale & Athos, 1981), 피터스와 워터맨(Peters & Waterman, 1982)은 7가지의 조직문화 요소(7S)를 말하였다. 이 조직문화 요소의 7가지 요소를 쓰시오.

해설 조직문화의 구성요소는 공유가치, 전략, 구조, 관리시스템, 구성원, 관리 기술, 리더십스타일이며 공유가치가 중심적인 위치를 차지한다. 이 일곱 가지 요소들 간의 상호연결성과 상호의존성이 높을수록 강하고 뚜렷한 조직문화가 형성된다.

01

정답 레윈은 3단계 변화를 해빙단계 – 변화단계 – 재동결단계로 설명하였다. 해빙단계는 개인들이 변화 욕구를 의식하는 과정이며 변화단계는 기존의 상태에서 새로운 상태로 바뀌는 것으로 새 기계와 새 제도의 도입과정이다. 재동결단계는 추진력과 저항력 사이에 새로운 균형이 이룩됨으로써 변화가 바람직한 상태로 정착되는 것을 말한다.

교수님 코치! 레윈의 3단계 조직변화는 해빙단계 – 변화단계 – 재동결단계임을 꼭 기억하자!

02

정답 공유가치, 전략, 구조, 관리시스템, 구성원, 관리 기술, 리더십스타일

교수님 코치! 7가지의 조직문화 요소(7S)는 공유가치, 전략, 구조, 관리시스템, 구성원, 관리 기술, 리더십스타일임을 꼭 기억하자!

03 조직 유효성을 평가하는 접근방법 4가지를 쓰고 각각의 접근법에 대해 간략히 서술하시오.

03

정답 조직 유효성을 평가하는 4가지 접근방법은 목적-달성적 접근법, 시스템적 접근법, 전략-환경요소적 접근법, 경합-가치적 접근법이다.
목적-달성적 접근법은 수단보다는 목적 달성에 의해서 조직의 유효성을 측정, 평가하는 방법이다.
시스템적 접근법은 조직을 투입물을 획득하여 변화과정을 거쳐 산출물을 창출해 내는 일종의 시스템으로 보는 것이다.
전략-환경요소적 접근법은 조직의 생존에 직접적으로 위협을 가하는 환경요소만 고려하는 것이다.
경합-가치적 접근법은 유연성-통제 기준, 조직 기준, 수단-목표 기준이라는 세 가지의 조직 유효성을 측정하는 기준을 통하여 조직 유효성을 통합적으로 측정하는 접근법이다.

교수님 코칭!

조직 유효성을 평가하는 4가지 접근방법인 목적-달성적 접근법, 시스템적 접근법, 전략-환경요소적 접근법, 경합-가치적 접근법을 꼭 기억하자!

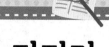

Self Check로 다지기

➜ 급속도로 변하는 의료서비스 환경에서 변화는 필수 불가결하며 간호사는 변화의 주체가 되어 변화를 선도하고 변화를 수행하는 역할을 담당한다.

➜ 레윈, 리핏, 해버락, 로저는 변화 모델들을 제시했으며 변화는 변화과정의 단계들과 전략을 거친다.

➜ 변화의 저항요인은 변화에 대한 잘못된 인식으로부터 기인하며 개인 수준에서의 저항과 집단 수준에서의 저항, 조직 수준에서의 저항으로 나타난다.

➜ 변화 및 저항 관리방법에는 교육과 의사소통, 참여, 조장과 지원, 협상, 조작, 호선, 강압적 방법이 있다.

➜ 조직변화는 조직의 구조와 기술과 사람을 변화시키는 것이며 조직구조의 변화, 기술의 변화, 구성원의 변화는 변화의 대상이다.

➜ 조직변화의 기법에는 구조적 접근방법, 관리기술적 접근방법, 인간행태적 접근방법, 과업적 접근방법이 있다.

➜ 계획적 조직변화는 외부환경에 탄력적으로 적응할 수 있도록 행동이 개입되기 전에 미리 계획을 수립하고 피드백하면서 변화를 이루어가는 과정이다.

➜ 계획적 조직변화를 위한 전략에는 경험적-합리적 전략, 규범적-재교육적 전략, 권력-강제적 전략, 동지적 전략, 정책적 전략, 경제적 전략, 학문적 전략, 공학기술적 전략이 있다.

➜ 조직문화의 7가지 구성요소는 공유가치, 전략, 구조, 관리시스템, 구성원, 관리 기술, 리더십스타일이다.

➜ 조직개발에서 조직 유효성은 조직 변화와 밀접한 관계가 있으며 관리자는 조직변화의 모든 과정을 지휘, 감독, 관리, 조정하는 구체적이고 실천적인 다양한 방법과 전략을 구사할 수 있어야 한다.

제 **11** 장

–

시간관리

–

시대에듀

www.**sdedu**.co.kr

자격증 · 공무원 · 취업까지
BEST 온라인 강의 제공

(주)시대고시기획
(주)시대교육

www.**sidaegosi**.com

시험정보 · 자료실 · 이벤트
합격을 위한 최고의 선택

I wish you the best of luck!

11 시간관리

CHAPTER

 시간

(1) 시간의 정의

① 시간의 사전적 정의

　시각과 시각 사이의 간격 또는 그 단위를 말한다.

② 누구에게나 공평하게 주어지며 저장하거나 양도할 수 없고 사용하지 않으면 자연 소멸되는 무형의 자원이다.

(2) 시간의 특성

① 시간은 신비하다.

　㉠ 시간을 달력과 시계로 측정하지만 시간의 기한을 우리의 척도로 다 측정할 수 없다.

　㉡ 시간이 어디에서 시작되고 어느 지점에서 그친다는 것을 추측할 수 없고 시간의 정체를 파악하는 것은 불가능하다.

② 시간은 귀중하다.

　㉠ 모든 시간이 가치가 있으며 시간 그 자체가 돈일 수 있다. 다른 사물을 활용하게 하는 자료이기 때문에 이중자원이라고도 한다.

　㉡ 21세기의 최대자원은 시간이다.

③ 시간은 제한된 자원이며 누구에게나 동일하게 주어진다.

　㉠ 시간은 하루 24시간으로 정해져 있으며 누구에게나 똑같은 분량이 주어진다.

　㉡ 별로 중요하지 않은 일을 하는데 시간을 쓰면 중요한 일을 할 시간은 상대적으로 줄어든다.

④ 시간은 계속 흘러간다.

　㉠ 시간은 강물과 같이 끊임없이 흘러간다.

　㉡ 시간이 흐르는 속도는 늘 일정하지만 각자가 느끼는 시간의 속도는 주관적이다.

⑤ 시간은 일회적이다.

　㉠ 시간은 '현재'이며 한번 흘러간 시간은 두 번 다시 돌아오지 않는다.

　㉡ 돈은 저축할 수 있어도 시간은 저축할 수 없다.

⑥ 시간은 기회다.

　㉠ 시간 속에는 무한한 기회가 숨어 있다.

　㉡ 아무리 좋은 재능과 자원을 가지고 있어도 그것을 적절하게 활용할 공간인 시간이 없
　　 으면 어떠한 성취도 할 수가 없다.

⑦ 시간은 힘이 세다.

　㉠ 시간은 모든 것을 변하게 한다.

　㉡ 시간은 소년을 노인으로 미인을 할머니로 만들 수 있으며 한 나라의 흥망성쇠도 좌우
　　 할 수 있다.

⑧ 시간은 결과를 가져온다.

　㉠ 시간이 지나면 그동안 이룬 것들에 대해서 시간은 심판을 한다.

　㉡ 흐르는 세월과 시간 앞에서 겸손할 수밖에 없으며 각자의 임무를 다해야 한다.

(3) 크로노스와 카이로스 중요 ★

① 크로노스(Cronos)

시계와 달력으로 잴 수 있는 모든 단위의 시간을 의미하며 보편적인 시간 개념이다.

　㉠ 크로노스에 관한 질문은 '얼마나 오래?', '얼마나 자주?', '얼마나 빨리?'와 같은 것
　　 이다.

　㉡ 크로노스는 양적인 시간의 개념이며 이것을 잘 파악하는 것이 중요하다.

② 카이로스(Kairos)

질적인 시간을 의미한다.

　㉠ 카이로스에 관한 질문은 '언제?', '정확한 시점은?'이다.

　㉡ 타이밍이 카이로스에 해당한다. 일을 할 때든 사람을 만날 때든 적절한 타이밍을 살피
　　 는 것이 중요하다.

③ 크로노스와 카이로스의 연관성

　㉠ 크로노스가 충분히 채워져야 카이로스를 붙잡을 수 있다.

　㉡ 건전한 시간의식을 기르려면 먼저 크로노스와 카이로스를 분별하는 능력을 길러야
　　 한다.

[표 11-1] 크로노스와 카이로스를 실생활에 적용하기

크로노스	카이로스
• 각각의 일이 얼마나 걸릴지 예측하고 시간을 할당한다. • 시계, 달력, 수첩을 사용한다. • 시간은 제한된 자원이므로 아껴 쓴다. • 중요한 일에는 시간을 집중적으로 투자하고 시시한 일에는 시간을 투자하지 않거나 최소한만 투자한다.	• 새로운 것을 배울 때는 조속한 결과를 추구하지 않는다. • 시간의 노예가 되지 않으려면 가끔 시계를 보지 말아야 한다. • 최상일 때 노력을 최대한 집중한다. • 지금 이 순간에 집중한다. • 때가 나쁘면 좋은 때가 올 때까지 참고 기다리는 것이 상책이다. • 짧지만 의미 있는 연설을 하는 것이 낫다. • 적시에 결단을 내리고 우물쭈물하지 않는다. • 적시가 아니면 말하기를 자제하라. • 언제 시작할지 그 시점을 잘 정하라. • 제 때에 제 일을 하라. 성급하거나 게으르지 않게 하라. • 결정적인 순간을 찾아라. • 인내하며 호기를 기다려라.

2 시간관리 개념

(1) 시간관리의 정의

① 시간관리(time management)

시간을 가장 효과적이고 생산적으로 사용하도록 돕는 기술이다.

② 시간관리는 관리의 한 영역이며 관리 중에서도 자기관리의 한 부분이다.

넓은 의미	주어진 모든 시간을 최선으로 활용하여 최대의 효과를 거두는 것이므로 삶 전체를 관리하는 것
좁은 의미	사람이 인간으로서 영위해야 할 기본 생활(식사, 취침, 휴식하는 것) 등을 제외한 시간을 관리하는 것

③ 가장 좋은 시간관리 방식에는 다음의 3가지 요소가 포함된다.

㉠ 자신이 살고 있는 문화에 저촉되지 않아야 한다.

㉡ 자신이 다스릴 수 있고 거부감을 느끼지 않아야 한다.

㉢ 일의 효율성을 최고로 높일 수 있는 방식이어야 한다.

(2) 시간관리의 보편적인 원리

① 시간이 무엇인지 알고 건전한 시간 개념을 이해한다. 그리고 시간의 의미와 성질을 파악하며 크로노스와 카이로스의 개념을 안다.

② 구체적인 목표를 세우고 목표는 인생과 시간에 의미를 부여한다. 목표가 없으면 시간활용이나 시간낭비라는 말을 사용할 수가 없다.

③ 올바른 우선순위를 결정한다. 인생은 선택과 결정의 연속이므로 우선순위가 없거나 우선순위가 잘못된 사람은 늘 손해 보며 산다.

④ 계획을 현실적으로 짠다. 환경을 잘 조직해야 목표를 효과적으로 달성할 수 있다.

⑤ 시간낭비를 최소화한다. 자투리시간을 효과적으로 활용해야 한다.

⑥ 효과적으로 소통한다. 효과적인 커뮤니케이션은 보람과 행복을 가져다주지만 비효과적인 커뮤니케이션은 오해와 갈등, 문제를 일으킨다.

⑦ 시간을 절약하는 모든 도구를 적절히 사용한다. IT를 비롯해 각종 교통수단, 통신수단, 가전제품 등을 효율적으로 활용한다.

⑧ 하루를 잘 관리한다. 하루는 일생의 축소판이므로 일과표를 효과적으로 작성해야 한다.

⑨ 기분과 스트레스와 분노를 잘 다스린다. 그래야 마음이 평안하다.

⑩ 삶의 모든 면이 균형과 조화를 이룬다. 한 곳에 시간을 지나치게 많이 투자하지 않고 중용을 지킨다. 직장, 가정, 개인, 건강, 돈, 시간, 사회활동, 종교생활이 균형을 이룬다.

(3) 시간관리 매트릭스 중요 ★

① 제1 상한

㉠ 제1 상한에 속하는 것은 모두 급하고 중요한 것들로 즉각적인 처리가 요구되고 결과도 중대한 사안들을 다루는 것이다.

㉡ 제1 상한의 활동을 위기 혹은 문제라고 부른다.

㉢ 제1 상한의 활동들에만 관심을 둔다면 큰 문제가 되며 삶을 파괴시킬 수 있다.

② 제3, 4 상한

㉠ 제3, 4 상한에 속하는 일들은 중요하지 않은 일을 말한다.

㉡ 성공적인 삶을 사는 사람은 제 3, 4 상한에 대한 시간 투입을 삼간다.

③ 제2 상한

㉠ 제2 상한은 효과적인 자기관리의 심장부로 급하지 않으나 중요한 사안들이 이 영역에 포함된다.

㉡ 인간관계 구축, 자기사명선언서 작성, 장기 계획 수립, 신체적 운동, 예방적 정비, 사전 준비 등이 속한다.

[표 11-2] 시간관리 매트릭스

구분	긴급함	긴급하지 않음
중요함	제1 상한 활동 • 위기 • 급박한 문제 • 완성기간이 정해진 프로젝트	제2 상한 활동 • 예방, 생산능력 활동 • 인간관계 구축 • 새로운 기획 발굴 • 중장기 계획, 오락

중요하지 않음	제3 상한 활동 • 잠깐의 급한 질문, 일부 전화 • 일부 우편물, 일부 보고서 • 일부 회의 • 가시적인 급박한 상황 • 인기있는 활동	제4 상한 활동 • 바쁜 일, 하찮은 일 • 일부 우편물 • 일부 전화 • 시간 낭비거리 • 즐거운 활동

(4) 시간관리 도구의 준거 중요 ★

① 일치성
  ㉠ 일치성은 비전과 사명 사이, 역할과 목표 사이, 우선순위와 계획 사이, 욕망과 자기 절제 사이의 조화, 통일, 통합이다.
  ㉡ 시간관리 수첩에 자기사명선언과 자신의 역할들, 장·단기 목표를 기록해야 한다.
② 균형 유지
  ㉠ 시간관리 도구는 자기 생활에서 균형을 유지하고 여러 가지 역할을 확인하게 하고 잊지 않도록 도와주는 것이어야 한다.
  ㉡ 효과적인 사람이 되기 위해 균형 유지가 필요하기 때문에 시간관리 도구도 균형을 추구하고 이를 유지하는 것을 도와주는 것이라야 한다.
③ 제2 상한 위주
  ㉠ 제2 상한의 활동에 입각해 시간을 보내기 위해서는 일주일을 단위로 생활 계획을 조직하는 것이 좋다.
  ㉡ 스케줄상에 있는 것 중에서 우선순위를 매기는 것이 아니라 소중하게 생각하는 것들 중에서 우선순위를 매기고 일정을 계획하는 것이 좋다.
④ 사람 위주
  ㉠ 단지 일정만이 아닌 사람 위주의 시간관리 도구가 필요하다.
  ㉡ 제2 상한의 원칙 중심적인 생활은 일정의 강행보다 인간관계를 더 중요하게 생각한다.
⑤ 융통성
  ㉠ 시간관리 도구의 주인은 인간이며 인간을 위해서 존재하기 때문에 각자의 스타일과 필요에 따라 조정될 수 있는 융통성이 있어야 한다.
⑥ 휴대가능성
  ㉠ 시간관리 도구는 휴대 가능하여 항상 가지고 다닐 수 있어야 한다.
  ㉡ 휴대할 수 있어 가지고 다니면서 점검하고 비교, 검토할 수 있어야 한다.

(5) 시간관리의 중요성

① 삶을 균형 있게 운영하게 된다. 일과 휴식이 조화를 이루게 하여 바쁜 사람에게는 여유를 주고 한가한 사람에게는 긴장감을 주어 삶을 균형 있게 한다.
② 가치 있는 일에 더 많은 시간을 투자함으로써 목표달성을 쉽게 한다.
③ 변화가 심한 현대에서 효과적으로 적응할 수 있게 한다.
④ 정신적, 육체적 스트레스를 예방하며 건강한 삶을 살게 한다.

제 2 절 　 시간관리 과정

1 　 시간관리 과정

(1) 시간관리의 3단계 순환과정 중요 ★

① 1단계 : 계획을 세우기 위한 시간 할당, 우선순위의 결정
② 2단계 : 우선순위에 따른 업무수행
③ 3단계 : 정보수집, 남은 업무의 우선순위 재조정

(2) 시간관리의 단계

① 제1세대 시간관리
　　㉠ 최초의 시간관리는 메모지에 기록을 하고 목록표를 작성하는 것이다.
　　㉡ 시간과 에너지가 많이 요구되는 일들을 표시하여 인식하고 총괄하려는 시도이다.
② 제2세대 시간관리
　　㉠ 달력과 약속기록부를 활용하는 세대이다.
　　㉡ 제2세대는 미래를 계획할 수 있도록 앞으로 있을 일과 활동에 대한 스케줄을 작성하는 것이다.
③ 제3세대 시간관리
　　㉠ 현재 널리 사용되고 있는 시간관리의 방법으로 목표설정에 초점을 맞춘다.
　　㉡ 매일의 계획 수립과 최대의 이익을 가져올 수 있는 목표와 활동을 수행하는 구체적인 계획도 포함한다.
④ 제4세대 시간관리
　　㉠ 제4세대 시간관리는 대상과 시간에 초점을 맞추기보다는 인간관계의 유지와 증진, 결과의 달성을 강조한다.
　　㉡ 생산과 생산능력 간의 균형 유지에 더 중점을 둔다.

2 　 조직적인 시간계획

(1) 목표설정

① 시간계획은 목표설정에서부터 시작된다.
② 좋은 목표의 설정 중요 ★
　　㉠ S : Specific(구체적인)
　　㉡ M : Measurable(측정할 수 있는)
　　㉢ A : Attainable(얻을 수 있는) 혹은 achievable(달성 가능한)

ㄹ R : Result-oriented(결과 지향적인)

ㅁ T : Time-bounded(시간이 정해져 있는)

(2) 시간관리와 우선순위의 결정

① 우선순위와 시간관리

    ㉠ 우선순위란 먼저 해야 할 일을 최우선으로 두고 중요도에 따라 일을 처리해 나가는 것이다.

    ㉡ 우선순위가 잘못 설정되면 시간적, 물질적으로 많은 손해를 보게 된다.

② 시간관리에서 우선순위 결정방법

    ㉠ 우선순위 분류표 사용(Covey, Merrill & Merrill, 1994)

        ⓐ 꼭 해야 될 일이고 매우 중요한 것

        ⓑ 해야 될 일이나 다소 중요한 것

        ⓒ 시간이 있으면 할 수도 있으나 별로 중요하지 않은 것

        ⓓ 중요하지도 긴급하지도 않은 일

    ㉡ 우선순위를 정할 때 중요한 일부터 수행해 나가는 것이 원칙이나 시간에 비해서 이익이 많을 경우 중요도나 긴급도가 낮아도 먼저 할 수 있다.

    ㉢ 해야 할 일이 너무 많아서 어떤 것을 먼저 해야 할지 혼동을 일으킬 때 그 중 20% 정도만 골라서 거기에 집중적으로 시간을 할애한다.

    ㉣ 설정한 목표는 계속해서 다시 조정하고 변경하며 목표 변경에 따라 우선순위도 계속 검토하는 것이 필요하다.

(3) 스케줄의 작성

① 시간을 효과적으로 사용하는 유용한 방법 중 하나는 정규적으로 짜인 시간을 갖는 것이다.

② 계속적으로 수행해야 할 일은 표준일, 표준주, 표준월에 대한 스케줄을 짜서 실행하면 좋은 업무 습관을 가질 수 있다.

③ 일정한 시간에 일정한 종류의 일을 할 수 있어 일의 리듬을 잘 유지할 수 있으며 무엇을 할 것인지 결정하는 일에 시간을 소비하지 않아도 된다.

주간계획표	스케줄은 반드시 목표와 장기계획이 일치되도록 짜야하며 한 주에 한 번씩 그 다음 주의 목표를 세우도록 함
매일계획표	주간계획표가 완성되면 그 다음 단계로 매일계획표를 작성함

제 3 절 │ 시간관리 과정 / 시테크

1 │ 시간관리 실패

(1) 시간낭비

① 시간낭비는 목표를 성취하거나 업무를 성취함에 있어 사람을 방해하는 주요 요인 중 하나이다.

② 시간을 너무 적게 배정하면 조급하게 되고, 너무 많이 배정하게 되면 긴장감이 없어져 시간을 낭비하게 된다.

(2) 시간낭비의 요인 중요 ★

① 불쑥 들른 방문자나 전화와 같은 방해

② 계획되지 않거나 계획된 미팅

③ 명확한 목적, 목표, 우선순위의 부재

④ 일일계획, 주계획의 부재

⑤ 자기 훈련과 개인 조직화의 부재

⑥ 시간 사용방법에 대한 지식부족

⑦ 일상 업무에 대한 위임실패

⑧ 비효과적인 의사소통

⑨ 업무 사이 빈 시간을 효과적으로 사용하지 못하는 것

⑩ '아니오'를 말하지 못하는 무능력

왜 우리는 효과적인 시간관리에 실패하는가?	
• 좋아하지 않는 일을 하기 전에 좋아하는 일부터 함 • 어떻게 해야 할지 모르는 일보다 아는 일을 먼저 함 • 어려운 일을 하기 전에 쉬운 일을 먼저 함 • 많은 시간이 요구되는 일을 하기 전에 시간이 적게 요구되는 일을 먼저 함 • 사용가능한 자원이 있을 때 함 • 약속되지 않은 일을 하기 전에 계획된 일을 먼저 함 • 계획되지 않은 일을 하기 전에 계획된 일을 먼저 함 • 나 자신에게서 요구되는 것보다 남에게서 요구되는 것에 먼저 반응함 • 중요한 것보다 긴급한 것을 먼저 함 • 위기와 응급상황에 손쉽게 반응함 • 재미없는 일보다 재미있는 일을 먼저 함	• 개인의 목표를 진전시키는 일이나 정치적으로 편의적인 일을 함 • 자발적으로 움직이기보다 최종기한까지 기다림 • 가장 가까운 코스를 제공하는 일을 함 • 누가 원하느냐를 기초로 하여 반응함 • 그 일을 함으로써 또는 하지 않음으로써 우리에게 미칠 결과를 기초로 하여 반응함 • 큰 일을 앞에 두고 작은 일에 달려듦 • 도착 순서대로 일을 수행함 • 삐걱거리는 바퀴이론을 기초로 하여 일을 함 • 그룹에 미치는 결과를 기초로 하여 일을 함

2 방해 통제하기

(1) 방해의 정의와 특성

① 방해는 자신이 중요한 일을 하는 중에 그 중요한 일을 중단하게 하는 것으로 특정시간에 발생한다.

② 방해는 자신의 업무의 중요한 부분일 수 있고 시간낭비의 요인일 수 있다.

③ 방해 중 자신이 포함된 어떤 활동보다 더 긴급하고 중요한 사안인 경우 긍정적 방해라고 할 수 있다.

　例 간호관리자로 하여금 순회를 중단하게 하는 응급상황이나 위기상황

(2) 방해의 예에 따른 구체적 통제의 방법

① 전화

　㉠ 전화는 중단의 주요요소이며 이에 대한 방해기록지 작성은 간호관리자에게 전화받는 특성에 대하여 중요한 통찰력을 제공할 수 있다.

　㉡ 전화 계획하기 : 전화를 계획하여 하는 것은 전화한 사람을 포함하여 다른 사람의 시간을 낭비하지 않게 된다. 전화를 걸기 전에 논의할 주제를 적고 잃어버릴 질문이나 중요한 요점을 미리 생각한다.

② 이메일

　㉠ 이메일은 시간관리를 증가시킬 수 있거나 시간낭비자가 될 수 있다.

　㉡ 잠재적으로 민감하거나 문제가 있는 이슈를 위해서는 개인연락, 전화와 같이 보다 개인적 의사소통 방법을 사용하는 것이 좋다.

　㉢ 이메일을 너무 자주 확인하는 것도 시간낭비일 수 있다.

③ 문서업무

　㉠ 간호관리자는 새로운 치료와 약물요법, 자료분석, 업무과정 전산화 등 증가하는 문서작업에 대처해야 하는 상황에 놓여있다.

　㉡ 다음과 같은 방법으로 문서작업 시 낭비적인 문서작업을 감소시킬 수 있다.

　　ⓐ 문서업무를 계획하고 스케줄하기

　　ⓑ 효과적인 과정을 위해 문서업무를 정렬하기

　　ⓒ 모든 의사소통에서 종이메모, 보고서, 또는 편지가 필요 없는 경우 전산을 이용한다.

　　ⓓ 문서업무를 자주 분석하기 : 정기적으로 공문과 규정을 서류정리하고 적어도 1년에 한번은 파일을 제거한다.

　　ⓔ 서류 표지를 두지말기

④ 불시방문객

　㉠ 방문자가 다른 사람에 대해 언급하거나 방문자의 문제해결 노력을 재조정하기 위한 방문은 자제하도록 한다.

ⓛ 방문자를 환영하기 위해 일어선 채로 응대를 하는 것은 방문자를 환영하는 동시에 짧은 방문이 되도록 하는 의미를 전달할 수 있다.

ⓒ 간호관리자의 책상과 같은 가구배치에 의해서도 방문객의 방해가 조정될 수 있다. 잠재적인 시선교환을 최소화하기 위해 문에서 90도 또는 180도로 책상을 배치한다.

3 시간관리의 지침

(1) 시간분석

① 시간분석의 단계

ㄱ 첫 번째 단계 : 시간을 어떻게 사용하는지 분석한다.

ⓛ 두 번째 단계 : 시간을 사용하는데 있어 자신의 역할이 적절한지를 결정한다.

② 업무재설계

시간을 현명하게 사용하는지, 개인에게 업무가 정확하게 책임 할당되어 있는지를 확실하게 한다.

③ 활동시간표

전형적으로 30분에서 60분 간격으로 구성되고 실제시간이 다양한 활동에 사용되었는지 분석하는데 유용하다. 활동이 업무에 필요한 것인지 다른 사람에게 위임하거나 없앨 수 있는 것인지 결정할 수 있다.

(2) 파레토 법칙과 시간관리 중요 ★

① 파레토 법칙(Pareto law)

전체 원인의 20%가 결과의 80%를 발생시킨다는 개념으로 2대 8의 법칙이라고도 한다.

예 간호단위의 예로 투약오류 원인의 20%에 해당되는 몇 가지 원인이 전체 투약오류 발생건수의 80%에 해당한다는 것이다.

② 파레토 법칙의 시간관리 적용

ㄱ 전체 결과의 80%는 전체 시간의 20%를 집중해서 사용한 결과다.

ⓛ 시간을 효과적으로 사용하기 위해서 집중해서 사용하지 못한 전체 시간의 80%를 계획적으로 사용해야 한다.

(3) 시간관리지침/시테크

① 시간낭비요소의 확인

ㄱ 외적 요소 : 외부인과 외부사건에 의한 것으로 대부분 우리가 통제할 수 없는 것들이다.

예 서류업무, 전화 받는 일, 예기치 않은 방문객, 교통혼잡

예 전화 받는 일이 업무와 직결된 것은 시간낭비가 아니다.

ⓛ 내적 요소 : 자신의 내부, 즉 심리적인 요인에서 발생하는 것으로 분명하게 파악하기도 힘들고 극복하기도 어렵다.

    예 무결정, 연기하는 것, 계획의 결핍, 거절하지 못함, 타성에 젖어 행동하는 것

② **활동분석**

    ㉠ 시간낭비를 줄이는 방법은 먼저 자신의 모든 활동을 조직적으로 분석하는 일이다.

    ㉡ 활동명세서 : 자신의 시간관리 방식과 시간낭비요소들을 검토하기 위해 유용하다.

        ⓐ 업무시간을 15분 단위로 쪼개서 24시간 동안 행한 모든 활동을 기록한다.

        ⓑ 30분마다 기록하며 중요한 일뿐 아니라 사소한 일이나 방해도 모두 기록한다.

        ⓒ 2 ~ 3일 동안 계속 기록하여 자신의 시간관리 방식을 검토해 본다.

③ **효과적인 시간관리의 원칙 세우기**

    ㉠ 스케줄을 너무 빡빡하게 짜거나 느슨하게 짜지 않는다.

    ㉡ 너무 바쁜 사람은 일부러 여유를 만들고, 너무 한가한 사람은 긴장감 있게 일할 수 있도록 시간계획을 세운다.

    ㉢ 일할 때는 주의를 집중해서 하고 쉴 때는 마음을 편히 쉬어야 한다.

    ㉣ 일과 생활의 리듬을 지키려고 노력해야 한다.

④ **일하는 방법의 개발**

    ㉠ 자신의 비전을 시시때때로 생각하고 목표를 시각화한다.

    ㉡ 스케줄을 현실적으로 잘 짠다.

    ㉢ 모든 일마다 마감시간을 분명히 정해 놓는다.

    ㉣ 일어남과 하루 출발의 태도를 신선하게 가져야 한다.

    ㉤ 싫어하는 일도 적극적으로 할 수 있는 태도를 개발한다.

    ㉥ 휴식시간을 가진다.

    ㉦ 일을 성취할 때마다 자신에게 보상을 해준다.

⑤ **위임하기**

    ㉠ 위임이란 어떤 사람이 다른 사람에게 책임과 권한을 주고 일을 맡기는 것을 말한다.

    ㉡ 자신의 일을 다른 사람에게 위임하는 방법만 잘 알면 매우 효율적이고 효과적으로 일을 처리할 수 있다.

    ㉢ 위임하면 과도한 업무에서 해방될 수 있고 일을 빨리 처리해서 효율성을 높일 수 있으며 위임받는 사람은 새로운 기술을 습득하고 성장할 수 있다.

    ㉣ 간호관리자가 자신이 해야 할 일과 다른 사람에게 위임해야 할 것을 명확히 구분할 수 있으면 바람직한 결과를 얻을 수 있다.

⑥ **좋은 시간과 나쁜 시간의 관리**

    ㉠ 좋은 시간 : 정력이 최고로 넘치는 시간, 주의를 완전히 집중할 수 있는 시간, 위대한 창조를 할 수 있는 시간을 말한다.

    ㉡ 나쁜 시간 : 피곤하고 권태로운 시간, 방해로 인해 정신이 분산되는 시간, 심리적 육체적으로 시달려 고통스러운 시간을 말한다.

ⓒ 중요한 일은 좋은 시간에 해야 하며 좋은 시간을 최대한 아껴 잘 활용해야 한다.

ⓔ 계획을 세우거나 아이디어를 산출하거나 중요한 회의를 할 때는 좋은 시간에 하는 것이 효과적이며 나쁜 시간에는 주의 집중이 필요한 일을 계획하지 않거나 중요한 결정을 내리지 않는다.

⑦ 자투리 시간의 활용

큰 덩어리 시간	• 의도적으로 마련된 1시간 이상의 시간을 말함 • 장기계획의 수립, 보고서 작성, 새로운 업무방법의 고안, 중요한 회의를 위해 할당되어야 함
자투리 시간	• 토막시간, 조각시간, 짬이라고 하는데 활동과 활동 사이에 저절로 생기는 것 • 목표를 가지고 5분을 일하는 것이 더욱 효과적일 수 있으므로 평소에 자투리 시간을 어떻게 활용할 것인가에 대한 구체적 방안이 필요함

⑧ 나쁜 습관 고치기

ⓖ 무결정

ⓐ 결정을 정확하고 빨리 내리면 효율과 효과가 그만큼 높아진다.

ⓑ 문제를 정확하게 분석하고 적극적인 생각을 하며 임시적인 해결보다는 전체적인 해결방법을 택해 두 가지 정도로 압축하여 서로 장점과 단점을 평가한 후 긍정적인 평가가 많은 쪽으로 결정한다.

⑨ 미루는 습관 고치기

ⓖ 미루는 습관을 고치는 방법은 일을 긴 안목으로 보고 수행하기보다는 현재의 일에 집중하는 것이다.

ⓛ 일에 대한 즉각적 착수가 일 전체에 대한 불안을 제거해 줄 수 있으므로 쉬운 것부터 해나가며 일의 마감일을 분명히 설정하도록 한다.

⑩ 중도에 포기하지 않기

ⓖ 일을 하다가 중도에 포기하게 되면 시간만 낭비하고 아무런 수확도 없다.

ⓛ 일을 시작하기 전에 우선 현실적인 목표를 세우고 작은 일도 끝맺음을 잘하도록 한다.

4 간호단위에서의 시간관리

(1) 간호단위에서 우선순위 결정방법 [중요] ⭐

① 간호사는 효과적인 시간활용을 위해 전체 상황을 이해하고 바람직한 결과를 정하고 우선순위가 높은 일을 먼저 수행해야 한다.

ⓖ 우선순위를 정하기 이전에 근무에 어떤 일이 발생했는지, 간호단위 전체의 상황을 파악해야 한다.

ⓛ 주어진 자원과 환경을 고려한 최선의 결과를 달성하기 위하여 우선순위를 정해야 한다.

ⓒ 응급상황을 제외하고는 우선순위가 높은 업무를 먼저 수행해야 한다.

② 간호단위 우선순위

1번째 우선순위	생명이 위급한 상황의 업무로서 간호대상자의 기도, 호흡, 순환을 사정하고 간호대상자의 전반적 상태와 의식변화, 혈압, 심박동수, 호흡, 산소포화도, 소변량 등을 민감하게 모니터링 하는 업무가 해당됨
2번째 우선순위	안전에 필수적인 업무로서 환자상태를 모니터하고 투약하고 대상자를 감염이나 낙상으로부터 보호하는 업무가 해당됨
3번째 우선순위	증상을 완화하고 치료를 돕는 업무로서, 대상자의 통증, 오심 등의 증상을 완화시키고, 영양, 운동, 자세, 투약 등으로 치료를 촉진하고 교육하는 업무가 해당됨

③ 긴급성과 중요도를 기준으로 업무 우선순위 결정하기(Steven Covey, 1994) [중요] ★
   ㉠ 긴급하고 중요한 업무를 가장 우선적으로 처리하고 중요하지도 긴급하지도 않은 업무를 가장 나중 순서로 처리하도록 계획을 세울 수 있다.
   ㉡ 중요하지도 긴급하지도 않은 업무는 가장 낮은 우선순위에 해당된다.

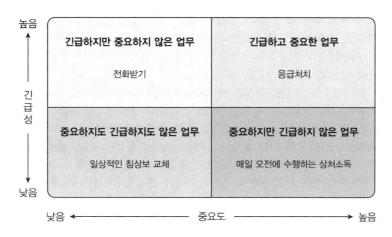

[그림 11-1] 시간관리에서 우선순위 결정방법

④ 현장실무에서의 시간관리와 관리자의 역할
   ㉠ 보건의료조직에서 간호사가 부족하고 환자 중증도가 높아짐에 따라 간호사들이 업무에 쫓기며 일하고 있으므로 적절한 시간관리를 통해 스트레스를 줄일 수 있도록 한다.
   ㉡ 간호사는 혼자 일하지 않기 때문에 동료들로부터 기대되는 것이 무엇인지, 이전 근무조에서 어떤 일이 발생했는지, 간호단위에서 어떤 일이 발생하고 있는지 알아야 한다.
   ㉢ 관리자의 시간 : 일반간호사의 지위에서 리더십 지위로 승진할 경우 조직 기술뿐 아니라 시간관리 능력을 발달시켜야 한다.
   ㉣ 관리자는 부하 직원들에게 시간관리 모델로서의 역할을 해야 한다.
      ⓐ 관리자는 자신의 가치체계를 이해하고 시간을 어떻게 사용하는지, 자신의 시간관리에 영향을 주는 것이 무엇인지를 알아야 한다.

ⓑ 관리자는 부하직원들이 시간을 어떻게 사용하기를 원하는지, 간호단위의 목표를 달성하기 위해 시간을 어떻게 잘 활용할 수 있는지에 대한 책임을 나누어야 한다.

ⓒ 관리자는 간호단위 기능과 활동에서 시간을 절약하고 효율적인 방법으로 간호단위의 목표를 성취해야 한다.

제 4 절 사 례

관리자의 시간관리

A 간호사는 L병원의 인력개발 관리자로 일하고 있다. A 간호사는 인력개발을 위한 책임이 있을 뿐 아니라 직원 검토 활용, 사내 비정규 조직, 야간간호 감독자, 인력부서, 학생 간호사의 임상 로테이션 코디네이션, 새로운 병원 정보 시스템을 위한 모든 간호 인력의 훈련을 맡고 있다. A 간호사는 사실상 이러한 일들에 압도되어 있으며 거의 모든 주말 및 평일에도 업무시간이 연장되고 있다. A 간호사는 자신이 일로 인해 너무 소진되고 있음을 느끼고 이에 시간관리 세미나에 참석하기로 하였다. A 간호사는 세미나에서 사용할 수 있는 많은 전략을 배웠다. 실무에서는 계획을 세운다. 먼저 부서 각각에 대한 우선순위를 매기고 각 프로젝트를 완수하기 위한 시간 틀을 짠다. 새로운 직원 중에서 추가적인 책임을 담당할 수 있는 사람을 결정한다. 서류작업을 통해서 각 부서를 위한 시스템을 세운다. 행정보조원이 일상적인 서류작업을 할 수 있도록 훈련시키고 다른 서류작업을 자신이나 다른 사람에게 위임하도록 한다. 또한 각 부서의 회의에 특정한 시간을 정립하고 불시의 예약 없는 방문자를 위한 시간을 내도록 한다. 새로운 간호정보 시스템을 사용하기 위한 네 개의 병원에서 간호사 교육을 위해 인력 관련 토론을 하려고 시니어 간호 실무자와의 회의를 계획한다. 주말 동안에는 반드시 자기충전의 시간을 갖는다.

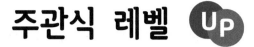

주관식 레벨 UP

01 다음은 크로노스 혹은 카이로스의 시간에 대한 서술이다. 크로노스에 해당하는 진술문과 카이로스에 해당하는 진술문을 구분하시오.

> ㉠ 각각의 일이 얼마나 걸릴지 예측하고 시간을 할당한다.
> ㉡ 시계, 달력, 수첩을 사용한다.
> ㉢ 시간은 제한된 자원이므로 아껴 쓴다.
> ㉣ 때가 나쁘면 좋은 때가 올 때까지 참고 기다리는 것이 상책이다.
> ㉤ 중요한 일에는 시간을 집중적으로 투자하고 시시한 일에는 시간을 투자하지 않거나 최소한만 투자한다.
> ㉥ 새로운 것을 배울 때는 조속한 결과를 추구하지 않는다.
> ㉦ 최상일 때 노력을 최대한 집중한다.
> ㉧ 짧지만 의미 있는 연설을 하는 것이 낫다.

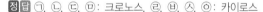

정답 ㉠, ㉡, ㉢, ㉤: 크로노스, ㉣, ㉥, ㉦, ㉧: 카이로스

해설 크로노스는 시계와 달력으로 잴 수 있는 모든 단위의 시간을 의미하며 보편적인 시간 개념이다. 크로노스에 관한 질문은 '얼마나 오래?', '얼마나 자주?', '얼마나 빨리?'와 같은 것이다. 즉 크로노스는 양적인 시간의 개념이며 이것을 잘 파악하는 것이 중요하다. 반면 카이로스는 질적인 시간을 의미한다. 카이로스에 관한 질문은 '언제?', '정확한 시점은?'이다. 타이밍이 카이로스에 해당한다.

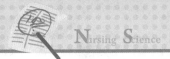

02 다음은 시간관리의 단계에 관한 설명이다. 이와 관련 있는 설명을 〈보기〉에서 골라 짝지으시오.

---

① 시간과 에너지가 많이 요구되는 일들을 표시하여 인식하고 총괄하려는 시도이다.
② 매일의 계획 수립과 최대의 이익을 가져올 수 있는 목표와 활동을 수행하는 구체적인 계획을 포함한다.
③ 미래를 계획할 수 있도록 앞으로 있을 일과 활동에 대한 스케줄을 작성한다.
④ 대상과 시간에 초점을 맞추기보다는 인간관계의 유지와 증진, 결과의 달성을 강조한다.

┤ 보 기 ├

⊙ 제1세대 시간관리   ⓛ 제2세대 시간관리
ⓒ 제3세대 시간관리   ② 제4세대 시간관리

정답 ①－⊙ 제1세대 시간관리, ②－ⓒ 제3세대 시간관리, ③－ⓛ 제2세대 시간관리,
④－② 제4세대 시간관리

해설 시간관리의 단계는 총 4단계가 있다.
- 제1세대 시간관리 : 최초의 시간관리로 메모지에 기록을 하고 목록표를 작성하는 것이다. 이는 시간과 에너지가 많이 요구되는 일들을 표시하여 인식하고 총괄하려는 시도라고 할 수 있다.
- 제2세대 시간관리 : 미래를 계획할 수 있도록 앞으로 있을 일과 활동에 대한 스케줄을 작성하는 것이다.
- 제3세대 시간관리 : 현재 널리 사용되고 있는 시간관리의 방법으로 목표설정에 초점을 맞춘 것으로 매일의 계획 수립과 최대의 이익을 가져올 수 있는 목표와 활동을 수행하는 구체적인 계획을 포함한다.
- 제4세대 시간관리 : 대상과 시간에 초점을 맞추기 보다는 인간관계의 유지와 증진, 결과의 달성을 강조하며 생산과 생산능력 간의 균형 유지에 더 중점을 둔다.

03 좋은 목표의 설정을 위해 SMART 법칙을 활용할 수 있는데 이 법칙의 각 알파벳에 해당하는 의미를 〈보기〉에서 고르시오.

---

① S:
② M:
③ A:
④ R:
⑤ T:

┤ 보 기 ├

㉠ 측정할 수 있는　　　㉡ 구체적인　　　㉢ 결과 지향적인
㉣ 달성 가능한　　　㉤ 시간이 정해져 있는

정답 ①-㉡ 구체적인, ②-㉠ 측정할 수 있는, ③-㉣ 달성 가능한, ④-㉢ 결과 지향적인,
⑤-㉤ 시간이 정해져 있는

해설 [좋은 목표설정을 위한 'SMART']

S	Specific(구체적인)
M	Measurable(측정할 수 있는)
A	Attainable(얻을 수 있는) 혹은 achievable(달성 가능한)
R	Result-oriented(결과 지향적인)
T	Time-bounded(시간이 정해져 있는)

실제예상문제

01 ②는 시간의 신비성에 대해 서술한 것이다. 시간을 달력과 시계로 측정한다 하더라도 시간의 기한을 우리의 척도로 다 측정할 수 없다. 시간이 어디에서 시작되고 어느 지점에서 그친다는 것을 추측할 수 없고 시간의 정체를 파악하는 것은 불가능하다.

01 다음 중 시간의 정의와 특성에 관한 설명으로 틀린 것은?

① 시간의 사전적 정의는 시각과 시각 사이의 간격 또는 그 단위이다.

② 시간을 달력과 시계로 측정하는 경우 어디에서 시작되고 어느 지점에서 그친다는 것을 추측할 수 있다.

③ 시간은 하루 24시간으로 정해져 있으며 누구에게나 똑같은 분량이 주어진다.

④ 시간이 흐르는 속도는 늘 일정하지만 각자가 느끼는 시간의 속도는 주관적이다.

02 타이밍은 질적인 시간을 의미하는 카이로스에 관련된 것이다.

02 다음 중 크로노스와 카이로스 시간의 설명으로 틀린 것은?

① 크로노스는 양적인 시간의 개념이다.

② 크로노스에 관한 질문은 '얼마나 오래?', '얼마나 자주?', '얼마나 빨리?'와 같은 것이다.

③ 타이밍은 크로노스에 해당한다.

④ 카이로스는 질적인 시간을 의미하며 카이로스에 관한 질문은 '언제?', '정확한 시점은?'이다.

정답 01 ② 02 ③

03 다음은 시간관리의 보편적 원리에 대해 설명한 것이다. 옳은 것을 모두 고르시오.

> ㉠ 계획을 현실적으로 짠다. 환경을 잘 조직해야 목표를 효과적으로 달성할 수 있다.
> ㉡ 기분과 스트레스와 분노를 잘 다스린다.
> ㉢ 삶의 모든 면이 균형과 조화를 이룬다. 한 곳에 시간을 지나치게 많이 투자하지 않고 중용을 지킨다.
> ㉣ 시간 절약을 위해 IT를 비롯해 각종 교통수단, 통신수단, 가전제품 등을 효율적으로 활용한다.

① ㉠, ㉡, ㉢
② ㉠, ㉡, ㉣
③ ㉠, ㉢, ㉣
④ ㉠, ㉡, ㉢, ㉣

03 문제의 모든 항목이 시간관리의 보편적인 원리에 해당한다.

04 시간관리 매트릭스에 대한 설명으로 틀린 것은?

① 제1 상한에 속하는 것은 급하고 중요한 것들로 즉각적인 처리가 요구되고 결과도 중대한 사안들을 다루는 것이다.
② 제2 상한은 효과적인 자기관리의 심장부로 급하고 중요한 일들이다.
③ 제3, 4 상한에 속하는 일들은 중요하지 않은 일을 말한다.
④ 인간관계 구축, 자기사명선언서 작성, 장기 계획 수립 등은 제2 상한에 속하는 일이다.

04 시간관리 매트릭스에서 제2 상한은 효과적인 자기관리의 심장부로 급하지 않으나 중요한 사안들이 이 영역에 포함된다. 인간관계 구축, 자기사명선언서 작성, 장기 계획 수립, 신체적 운동, 예방적 정비, 사전 준비 등이 속한다.

정답 03 ④ 04 ②

05 시간관리 도구의 준거에는 일치성, 균형유지, 제2 상한 위주, 사람 위주, 융통성, 휴대가능성이 해당된다. 〈보기〉는 일치성에 대한 설명이다.

06 제3세대 시간관리는 현재 널리 사용되고 있는 시간관리의 방법으로 목표설정에 초점을 맞춘다.

05 다음은 시간관리 도구의 준거에 관한 설명이다. 〈보기〉에 해당하는 것은 무엇인가?

> | 보 기 |
>
> • 비전과 사명 사이, 역할과 목표 사이, 우선순위와 계획 사이, 욕망과 자기 절제 사이의 조화, 통일, 통합이다.
> • 시간관리 수첩에 자기사명선언과 자신의 역할들, 장·단기 목표를 기록해야 한다.

① 일치성
② 균형 유지
③ 제2 상한 위주
④ 융통성

06 다음 중 시간관리의 단계에 대한 설명으로 틀린 것은?

① 제1세대 시간관리는 시간과 에너지가 많이 요구되는 일들을 표시하여 인식하고 총괄하려는 시도이다.
② 제2세대 시간관리는 미래를 계획할 수 있도록 앞으로 있을 일과 활동에 대한 스케줄을 작성하는 것이다.
③ 제3세대 시간관리는 현재 널리 사용되고 있는 시간관리의 방법으로 예방적 정비에 초점을 맞춘다.
④ 제4세대 시간관리는 대상과 시간에 초점을 맞추기보다는 인간관계의 유지와 증진, 결과의 달성을 강조한다.

정답 05 ① 06 ③

07 조직적인 시간계획에서 우선순위의 결정에 대한 설명이다. 이 중 **틀린** 것은?

① 우선순위란 먼저 해야 할 일을 최우선으로 두고 중요도에 따라 일을 처리해 나가는 것이다.

② 우선순위를 정할 때 중요한 일부터 수행해 나가는 것이 원칙이며 중요도나 긴급도가 낮은 경우 시간에 비해서 이익이 많다고 해서 먼저 해서는 안 된다.

③ 설정한 목표는 계속해서 다시 조정하고 변경하며 목표 변경에 따라 우선순위도 계속 검토하는 것이 필요하다.

④ 해야 할 일이 너무 많아서 어떤 것을 먼저 해야 할지 혼동을 일으킬 때 그 중 20% 정도만 골라 집중적으로 시간을 할애할 수 있다.

07 우선순위를 정할 때 중요한 일부터 수행해 나가는 것이 원칙이나 시간에 비해서 이익이 많을 경우 중요도나 긴급도가 낮아도 먼저 할 수 있다.

08 다음 중 시간낭비의 요인에 해당되는 것이 <u>아닌</u> 것은?

① 계획되지 않거나 계획된 미팅
② 명확한 목적, 목표, 우선순위의 부재
③ 일상업무에 대한 위임
④ 자기 훈련과 개인 조직화의 부재

08 일상업무에 대한 위임 실패일 때 시간낭비가 나타나며 일상업무의 적절한 위임이 이루어지면 시간낭비를 하지 않는다.

09 방해를 구체적으로 통제하는 방법에 대한 설명으로 **틀린** 것은?

① 전화를 계획하여 하는 것은 전화한 사람을 포함하여 다른 사람의 시간을 낭비하지 않게 된다.
② 이메일을 너무 자주 확인하는 것도 시간낭비일 수 있다.
③ 모든 의사소통에서 종이메모, 보고서, 또는 편지가 필요 없는 경우 전산을 이용한다.
④ 불시방문객을 일어선 채로 응대를 하는 것은 방문자를 환영한다는 의미를 전달하게 되어 오해를 불러일으킬 수 있으므로 되도록 앉아서 응대한다.

09 방해의 요인 중 불시방문객을 일어선 채로 응대를 하는 것은 방문자를 환영하는 동시에 짧은 방문이 되도록 하는 의미를 전달 할 수 있다. 또 간호관리자의 책상과 같은 가구배치에 의해서도 방문객의 방해가 조정될 수 있다. 잠재적인 시선교환을 최소화하기 위해 문에서 90도 또는 180도로 책상을 배치한다.

정답 07 ② 08 ③ 09 ④

10 파레토 법칙은 전체 원인의 20%가 결과의 80%를 발생시킨다는 개념으로 전체 결과의 80%는 전체 시간의 20%를 집중해서 사용한 결과라고 보는 것이다. 그러므로 시간을 효과적으로 사용하기 위해서 집중해서 사용하지 못한 전체 시간의 80%를 계획적으로 사용해야 한다.

11 시간낭비에는 외적인 요소와 내적인 요소가 있으며 외적 요소는 외부인과 외부사건에 의한 것으로 대부분 우리가 통제할 수 없는 것들로 서류업무, 전화 받는 일, 예기치 않은 방문객, 교통혼잡이 이에 해당된다. 무결정, 연기하는 것, 계획의 결핍, 거절하지 못함, 타성에 젖어 행동하는 것은 내적 요소이다.

12 대상자를 감염이나 낙상으로부터 보호하는 업무는 2번째 우선순위에 해당한다.

10 시간관리에서 전체 원인의 20%가 결과의 80%를 발생시킨다는 개념으로 2대 8의 법칙이라고도 불리는 것은 무엇인가?

① 파레토 법칙
② 황금비율 법칙
③ 겁퍼슨 법칙
④ 확률의 법칙

11 시간낭비의 외적, 내적 요인에 대한 설명으로 틀린 것은?

① 외적 요소는 외부인과 외부사건에 의한 것으로 대부분 우리가 통제할 수 없는 것들이다.
② 외적 요소에는 계획의 결핍, 거절하지 못함, 타성에 젖어 행동하는 것 등이 있다.
③ 내적 요소는 자신의 내부, 즉 심리적인 요인에서 발생하는 것으로 분명하게 파악하기도 힘들고 극복하기도 어려운 요소를 말한다.
④ 무결정과 연기하는 것은 내적 요소다.

12 간호단위 우선순위에 대한 설명으로 틀린 것은?

① 1번째 우선순위는 생명이 위급한 상황의 업무를 말한다.
② 1번째 우선순위 업무에는 간호대상자의 기도, 호흡, 순환을 사정하고 간호대상자의 전반적 상태와 의식변화, 혈압, 심박동수, 호흡, 산소포화도, 소변량 등을 민감하게 모니터링하는 업무가 해당된다.
③ 2번째 우선순위는 안전에 필수적인 업무에 해당한다.
④ 환자상태를 모니터하고 투약하고 대상자를 감염이나 낙상으로부터 보호하는 업무는 3번째 우선순위에 해당하는 일이다.

정답 10 ① 11 ② 12 ④

13 간호 현장실무에서 간호관리자의 시간관리 역할에 대해 서술한 것으로 옳은 것은?

ㄱ 보건의료조직에서 간호사가 부족하고 환자 중증도가 높아짐에 따라 간호사들이 업무에 쫓기며 일하고 있으므로 적절한 시간관리를 통해 스트레스를 줄일 수 있도록 한다.
ㄴ 간호관리자는 부하 직원들에게 시간관리 모델로서의 역할을 해야 한다.
ㄷ 간호단위의 목표를 달성하기 위해 시간을 어떻게 잘 활용할 수 있는지에 대한 것은 전적으로 간호관리자의 책임이다.
ㄹ 관리자는 간호단위 기능과 활동에서 시간을 절약하고 효율적인 방법으로 간호단위의 목표를 성취해야 한다.

① ㄱ, ㄴ, ㄷ
② ㄱ, ㄴ, ㄹ
③ ㄱ, ㄷ, ㄹ
④ ㄴ, ㄷ, ㄹ

주관식 문제

01 가장 좋은 시간관리 요소의 3요소를 쓰시오.

13 간호 관리자는 부하직원들이 시간을 어떻게 사용하기를 원하는지, 간호단위의 목표를 달성하기 위해 시간을 어떻게 잘 활용할 수 있는지에 대한 책임을 나누어야 한다.
ㄷ 간호단위의 목표를 달성하기 위해 시간을 어떻게 잘 활용할 수 있는지에 대한 것은 전적으로 간호관리자의 책임인 것은 아니다.

01
정답 ① 자신이 살고 있는 문화에 저촉되지 않아야 한다.
② 자신이 다스릴 수 있고 거부감을 느끼지 않아야 한다.
③ 일의 효율성을 최고로 높일 수 있는 방식이어야 한다.
해설 가장 좋은 시간관리는 문화에 저촉되지 않아야 하고 자신이 다스릴 수 있으며 일의 효율성을 최고로 높일 수 있는 방식이다.

정답 13 ②

02

정답 ① 1단계 : 계획을 세우기 위한 시간 할당, 우선순위의 결정
② 2단계 : 우선순위에 따른 업무 수행
③ 3단계 : 정보수집, 남은 업무의 우선순위 재조정

해설 시간관리의 3단계 순환과정을 통해 계획을 세우고 우선순위를 결정하며 우선순위에 따른 업무수행이 가능하며 남은 업무의 우선순위의 재조정을 통해 효율적인 시간관리를 할 수 있다.

03

정답 ① A : 꼭 해야 될 일이고 매우 중요한 것
② B : 해야 될 일이나 다소 중요한 것
③ C : 시간이 있으면 할 수도 있으나 별로 중요하지 않은 것
④ D : 중요하지도 긴급하지도 않은 일

교수님 코칭!
우선순위 결정 방법은 우선순위를 배치할 때 모든 활동을 중요성과 긴급성에 따라 4분면에 배치하며 A, B, C, D의 활동으로 나눈다. 각각의 내용도 꼭 기억하자!

02 시간관리의 3단계 순환과정에 대해 쓰시오.

03 시간관리에서 우선순위 결정방법 중 우선순위 분류표 사용에 따른 A, B, C, D 활동에 대해 쓰시오.

해설 우선순위를 배치할 때 모든 활동을 중요성과 긴급성에 따라 4분면에 배치하여 분류하는 것으로 중요하고 긴급한 일은 A, 중요하지도 긴급하지도 않은 일을 D칸에 둔다. 여유있고 발전적인 시간관리를 위해서는 어떤 일이 A 업무에 해당되는 지를 살펴보고 B 업무에 시간을 투자해야 한다.

Self Check로 다지기

➡️ 시간은 시각과 시각 사이의 간격 또는 그 단위를 말하며 누구에게나 공평하게 주어지며 저장하거나 양도할 수 없고 사용하지 않으면 자연 소멸되는 무형의 자원이다.

➡️ **시간의 특성**

시간은 신비하며 귀중하다. 시간은 제한된 자원이며 누구에게나 동일하게 주어진다. 시간은 계속 흘러가며 시간은 일회적이다. 시간은 기회이며 시간은 힘이 세다. 시간은 결과를 가져온다.

➡️ **크로노스 VS 카이로스**

크로노스는 양적인 시간의 개념이며 시계와 달력으로 잴 수 있는 모든 단위의 시간을 의미하며 보편적인 시간 개념이다. 카이로스는 질적인 시간을 의미하며 일을 할 때든 사람을 만날 때든 적절한 타이밍을 살피는 것이 중요하다.

➡️ 시간관리는 시간을 가장 효과적이고 생산적으로 사용하도록 돕는 기술이다.

➡️ **시간관리의 보편적인 원리**

① 시간이 무엇인지 안다.
② 구체적인 목표를 세운다.
③ 올바른 우선순위를 결정한다.
④ 계획을 현실적으로 짠다.
⑤ 시간낭비를 최소화한다.
⑥ 효과적으로 소통한다.
⑦ 시간을 절약하는 모든 도구를 적절히 사용한다.
⑧ 하루를 잘 관리한다.
⑨ 기분과 스트레스와 분노를 잘 다스린다.
⑩ 삶의 모든 면이 균형과 조화를 이룬다.

➡️ **시간관리 매트릭스**

시간관리 매트릭스는 제1 상한에 속하는 것은 모두 급하고 중요한 것들로 즉각적인 처리가 요구되고 결과도 중대한 사안들을 다루는 것이다. 제3, 4 상한에 속하는 일들은 중요하지 않은 일을 말한다. 제2 상한은 효과적인 자기관리의 심장부로 급하지 않으나 중요한 사안들이 이 영역에 포함된다.

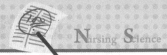

→ 시간관리 도구의 준거는 일치성, 균형 유지, 제2 상한 위주, 사람 위주, 융통성, 휴대가능성이다.

→ 조직적인 시간계획은 목표설정, 시간관리와 우선순위의 결정, 스케줄의 작성의 순서로 이루어진다.

→ 시간낭비는 목표를 성취하거나 업무를 성취함에 있어 사람을 방해하는 주요 요인 중 하나이다. 시간낭비의 요인들을 파악하고 관리하여 방해를 통제해야 한다.

→ **시간관리 지침**

시간관리 지침으로는 시간낭비요소의 확인, 활동분석, 효과적인 시간관리의 원칙 세우기, 일하는 방법의 개발, 위임하기, 좋은 시간과 나쁜 시간관리, 자투리 시간의 활용, 나쁜 습관 고치기, 미루는 습관 고치기, 중도에 포기하지 않기 등이 있다.

제 12 장

–
리더십 함양을 위한
전략들
–

I wish you the best of luck!

12 리더십 함양을 위한 전략들

CHAPTER

1 스트레스

(1) 스트레스의 기본개념 중요 ★

① 스트레스(stress)란 환경의 요구가 지나쳐서 개인의 능력을 벗어날 때 개인과 환경 간의 부조화에 의해 나타나는 반응이다.

② 스트레스는 인간의 삶과 더불어 존재해 왔으며 스트레스가 없는 상황은 곧 죽음을 의미하므로 모든 사람은 항상 어느 정도의 스트레스를 경험한다.

③ 스트레스는 삶의 과정에서 피할 수 없는 고유의 현상이며 어느 정도의 스트레스는 생존과 안녕에 필요한 역동적인 힘으로 작용하지만 스트레스가 감당하기 어려운 정도이거나 그 상태가 오래 지속되면 개인의 안녕을 위협하고 질병을 유발한다.

(2) 전통적인 스트레스 이론

① 자극에 대한 반응(Selye, 1956)
생명을 위협하는 자극으로부터 살아남으려는 반응으로 투쟁 도피 반응, 일반적 적응 증후군 등을 설명할 수 있다.

② 환경적 자극(Holmes & Rahe, 1967)
스트레스를 삶의 과정에서 겪게 되는 피할 수 없는 환경적 자극으로 보았으며 삶 자체를 스트레스의 연속으로 보았다.

③ 상호작용(Lazarus & Folkman, 1983)
스트레스를 개인과 환경의 상호작용으로 보는 개념이다.

(3) 스트레스를 유발하는 요인 중요 ★

① 생활 사건의 변화
일상적인 생활에서 갑작스러운 또는 중대한 생활의 변화를 경험하면 많은 스트레스를 받는다.

② A유형 성격

A유형 성격(A type personality)의 사람은 적극적이며 야망이 있고 새로운 목표를 세우며 도전적인 환경을 추구하고 항상 서두르며 끊임없이 경쟁적 노력을 한다. A유형 성격을 가진 간호사는 거의 피로를 느끼지 않고 스트레스를 지각하지 못하는 것으로 보이지만 스트레스로 인한 관상동맥질환의 발병률이 더 높다.

[표 12-1] A유형과 B유형의 행동 특성

A유형	B유형
경쟁적이고 조급함	자연스럽고 느긋함
한 번에 여러 가지 일을 함	천천히 꾸준히 일함
항상 바쁘고 서두름	과업성취를 위해 서두르지 않음
성취에 중요한 가치를 두지만 정작 성취를 하고 난 후에 만족감을 크게 느끼지 못함	결과에 상관없이 과정을 중시하며 세부적인 것보다는 전체적인 관점에서 일을 바라봄
열정적이고 빠른 말투, 긴장된 표정	느리고 낮은 말투, 이완된 표정

③ 통제의 위치

통제 위치(locus of control)가 내재론자인 경우 자신의 행위가 자신의 운명을 결정하는데 중요한 역할을 한다고 믿는다. 이와 반대로 외재론자(external)는 기회, 운, 외적요인 등이 자신의 운명에 결정적 역할을 한다고 믿는다. 외재론자가 내재론자보다 스트레스가 크다.

④ 능력과 욕구

개인의 능력과 욕구가 자신이 수행하고 있는 과업의 요구와 일치하지 않을수록 스트레스를 많이 받는다.

⑤ 기타의 스트레스 요인

개인의 신체적 상태 및 인구 사회학적 특성(예 나이, 성별, 교육 정도), 물리화학적 요인(소음, 열, 냉, 약물), 미생물과 기생충, 사회적 요인, 경제적 요인 등으로 인해 스트레스를 받게 된다.

(4) 스트레스 반응과 증상

① 스트레스의 초기에는 업무수행도가 증가할 수 있으나 업무수행이 정점으로 도달한 뒤 추가되는 스트레스가 있을 때 업무수행이 감소될 수 있다.

② 동기와 민감성을 증가시켜 좀 더 능률적으로 만드는 긍정적 스트레스도 있지만 디스트레스(distress)는 업무성취도 저하, 불쾌감, 질병을 초래한다.

③ 과도한 스트레스가 지속되면 더 이상 적응적으로 대처하기 어렵고 여러 가지 신체적, 정신적, 정서적 증상이 나타날 수 있다.

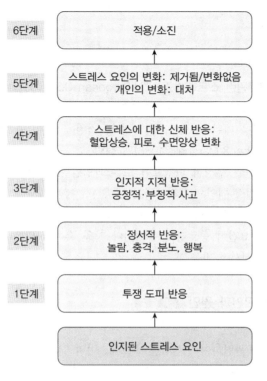

6단계	적용/소진
5단계	스트레스 요인의 변화: 제거됨/변화없음 개인의 변화: 대처
4단계	스트레스에 대한 신체 반응: 혈압상승, 피로, 수면양상 변화
3단계	인지적 지적 반응: 긍정적·부정적 사고
2단계	정서적 반응: 놀람, 충격, 분노, 행복
1단계	투쟁 도피 반응
	인지된 스트레스 요인

[그림 12-1] 스트레스 반응

[표 12-2] 스트레스 반응의 분류

신체적 증상	정신적 증상	정서적 증상

• 불건강 상태를 나타내는 신체적 징후
   – 감기, 사고의 증가
   – 수면습관 변화
   – 피로
 	
• 스트레스 관리능력 감소를 나타내는 만성 징후
   – 두통
   – 고혈압
   – 요통
   – 소화기계의 문제
 	
• 불건강한 대처의 사용
   – 알콜과 마약 사용 증가
   – 체중 감소, 증가
   – 흡연 증가
   – 울기, 소리지르기, 비난하기
	• 출근공포
	• 경직된 사고, 변화를 견디기 어려움
	• 건망증, 업무 수행에 대한 불안, 잦은 실수와 사고
	• 탈진, 여가참여 불가능
	• 의무와 역할의 혼동
	• 전반적 불안
	• 집중력, 인지능력 감소
	• 우울, 무력감
	• 짜증, 분노
		• 부적절감, 실패감, 업무수행에의 실망
		• 타인에 대한 분노와 복수심
		• 타인에 대한 긍정적 감정 부족
		• 환자에 대한 냉소주의와 비난
		• 지나친 걱정, 낮은 자존감
		• 친구나 가족과의 갈등 증가

2 직무 스트레스

(1) 직무 스트레스의 개념

① 유럽위원회 '직무관련 스트레스 안내서(European Commission, 2002)'의 정의

직무내용, 직무 조직 및 작업환경의 해롭거나 불건전한 측면에 대한 정서적, 인지적, 행동적 및 생리적 반응 패턴으로 고도의 각성 및 걱정, 극복이 안 되는 느낌을 보이는 상태

② 쿠퍼와 마샬(cooper & Marshall, 1986)의 정의

특정 직무와 연관된 부정적 환경요인 또는 과잉업무, 역할 갈등, 역할 모호성, 불량 작업조건 등이 스트레스 원인으로 작용하는 것

③ 미국국립산업안전보건연구소(NIOSH)의 정의

직무규정과 직무요건이 근로자의 능력이나 자원 혹은 바람에 부합되지 않을 때 발생하는 유해한 신체적, 정서적 반응

(2) 직무 스트레스의 요인과 원인 중요 ★★

① 직무 스트레스의 요인

조직에서 직무와 관련하여 발생하는 스트레스이며 일반적인 직무 스트레스의 요인을 개인, 집단, 조직 차원에서 살펴볼 수 있다.

개인요인	집단요인	조직요인
• 역할 과중 • 역할 모호성 • 역할 갈등 • 역할 과소 • 책임감	• 집단응집력 결여 • 집단 내 갈등 • 지위, 신분상의 문제	• 조직분위기 • 기술 수준 • 경영관리 스타일 • 조직구조 및 설계 • 인사 정책 및 보상제도 • 업무환경 및 조건

② 간호사의 직무 스트레스 요인

㉠ 직무관련 요인

ⓐ 간호직무의 특성과 관련된 요인 : 인간의 고통과 죽음을 다루며 즉각적인 판단이 요구되는 직무 특성, 교대근무와 휴일근무, 전문적 자율성 부족, 의료의 한계에 대한 심리적 부담

ⓑ 의료조직과 관련된 요인 : 과중한 업무량과 간호사 부족, 비간호업무에 대한 책임, 의료팀과의 역할 모호성, 의사결정과정의 참여기회 부족, 불합리한 인사제도, 부적절한 보상, 부적절한 근무환경, 상사 및 동료와의 갈등, 대상자와의 대인관계 갈등, 간호 관리자의 리더십 스타일과 통제방법의 문제, 물품부족 및 간호업무 지원체계의 미흡, 타 부서와의 협조체계 미흡 및 의사소통의 문제

ⓛ 사회문화적 요인

ⓐ 성역할 기대 : 간호사의 약 90% 이상이 여성이며 가사 노동, 자녀 양육, 노부모를 돌보는 일을 포함하는 여성으로서의 임무를 수행하는 경우가 많다. 간호사의 일과에 가사노동과 책임이 추가로 더해져 간호사는 디스트레스(distress)를 더 많이 느끼게 된다.

ⓑ 의료환경의 변화 : 질 높은 간호를 제공할 뿐 아니라 동시에 비용효과적인 간호를 제공하기를 기대할 때 이러한 기대에 동시에 부응하기 어려우므로 역할 갈등, 좌절, 고통을 겪을 수 있다.

ⓒ 개인적 요인

ⓐ 특정 사건들 : 부족한 사회적 지지와 가족 갈등, 가족의 사망, 실직, 결혼 같은 사건에 열악한 근무환경, 직업불만족, 통근의 어려움 같은 일상적 스트레스 요인에 가세된다.

ⓑ A유형 성격의 사람은 단기간에 많은 일을 하려는 경향, 경쟁적이고 끊임없이 노력을 경주하는 행동 특성을 나타내어 B유형보다 더 심한 직무 스트레스를 받을 수 있다.

[표 12-3] 간호사의 직무 스트레스 요인

직무관련 요인	직무특성과 직무환경	어려운 간호 대상자, 교대근무, 간호인력의 부족, 업무과다, 동료유대와 소속감의 부족, 일방적 관리 스타일
	역할 스트레스	역할 과다, 역할의 중복과 모호성, 직무 재량과 자율성 부족, 윤리적 갈등
사회문화적 요인	성역할 기대	가정 내 여성으로서의 역할과 직장 역할 요구의 양립 어려움, 피로
	의료환경변화	첨단 기술의 빠른 도입, 의료서비스의 기업화, 효율성 추구, 대상자 요구 변화
개인적 요인	성격적 요인	A유형 성격, 비합리적 신념, 완벽주의, 심리적 취약성
	개인의 환경	부족한 사회적 지지, 가족의 불행, 직업 불만족

③ 간호사의 직무 스트레스 관리 중요 ★

㉠ 개인 차원의 스트레스 관리방안

스트레스 수용하기	스트레스를 인생의 한 부분으로 수용하며 스트레스를 해결해야 할 문제로 보고 현실적으로 반응함으로써 스트레스를 효과적으로 다룰 수 있음
스트레스에 대한 자기인식의 확대	• 스트레스 요인과 스트레스 수준에 대해 잘 인식하고 있으면 스트레스에 효과적으로 대응할 수 있음 • 과도한 스트레스를 받을 때 자신에게 나타나는 스트레스 신호와 징후를 알아 이러한 신호들이 나타나면 스트레스를 감소시킴으로써 적정 스트레스 수준을 유지 할 수 있음
신체돌보기	적절한 휴식과 충분한 영양을 섭취하며 근육이완요법, 명상, 요가 등을 실시하여 심신을 이완시키고 규칙적 운동과 활동 등을 통해 간호사 자신의 신체를 잘 돌봄

완전히 벗어나기	휴가나 산책 등으로 스트레스 상황을 피하거나 취미활동 등과 같이 즐겁게 몰두할 수 있는 활동을 함으로써 스트레스에서 벗어날 수 있음
긍정적 자기지각	자신이 한계를 가지고 있고 실수할 수도 있다는 사실을 받아들이고 자신을 긍정적으로 생각하면 많은 스트레스를 감소시킬 수 있음
사회적 지지 추구	친구나 가족이 보여주는 진정한 걱정, 존경, 관심은 스트레스 사건에 대한 반응이나 해석을 조정하여 질병 발생에 대한 완충작용을 함
과도한 요구 감소	• 주변의 기대와 요구가 과도하여 경험하게 되는 스트레스를 감소시키기 위해서 요구를 감소시키는 노력을 해야 함 • 과도하거나 비합리적인 요구는 정중하고 분명하게 거절하고 다른 사람에게 적절히 업무를 분담함
변화에 대한 계획	현재의 스트레스 수준이 높거나 해야 할 일이 많을 때 생활사건의 변화를 최소화시킴으로써 스트레스를 감소시킬 수 있음

ⓒ 조직 차원의 스트레스 관리 방안 중요 ★

ⓐ 간호사 개인의 스트레스 수준 파악과 적정 수준 유지
- 매년 간호사의 신체검진과 더불어 스트레스 수준을 정기적으로 평가하여 과도한 스트레스를 경험하는 간호사들에게 긴장이완훈련 프로그램을 지원하거나 주선한다.
- 각 직무에 따른 스트레스 수준을 파악하여 가능한 한 간호사 개인의 스트레스 대처능력에 적합한 직무를 맡김으로써 적정 수준의 직무 스트레스를 유지하도록 돕는다.

ⓑ 스트레스 수용능력 개발
- 간호사들에게 직무 스트레스 관리방법에 대한 교육훈련과 상담을 제공하고 신체적, 정신적 건강관리를 위한 행동변화를 유도한다.
- 직무수행에서 겪는 어려움이나 부딪히는 문제에 대한 새로운 관점과 해결방법을 습득하게 함으로써 직무 스트레스를 수용할 수 있는 기본적인 능력을 길러줄 수 있다.

ⓒ 직무분석과 직무설계
- 간호사들이 담당하는 직무에 대해 직급별, 전문분야별 과학적인 직무분석을 실시하여 간호사에 대한 분명한 역할기대를 제시한다.
- 간호사와 의사 간의 위임한계를 명확히 규정함으로써 의사와의 업무상 갈등으로 인한 스트레스를 감소시킨다.
- 직무확대와 직무충실화 등의 직무설계를 통해 간호직무 자체에 대한 흥미, 자율성, 책임감, 성취기회를 증진시켜 직무 스트레스를 감소시키고 직무만족도를 증진시킨다.

제 2 절 　적극적인 자기주장

1 　적극적인 자기주장이란?

(1) 주장행동의 기본 개념

① 주장행동(assertive behavior) 〔중요〕★★

의사소통과정에서 상대방의 권리를 침해하거나 상대방에게 불쾌감을 주지 않으면서 자신의 권리, 욕구, 의견, 생각, 느낌 등을 솔직하게 나타내는 행동을 의미한다.

② 주장행동의 특징

자신의 욕구나 권리를 자유롭게 직접적으로 표현하고 자신의 권리뿐만 아니라 타인의 권리도 존중해주며 확신을 가지고 자발적으로 행동하고 목표달성을 위해 노력한다.

(2) 비주장 행동 〔중요〕★

① 소극적 행동

㉠ 소극적 행동(passive behavior)이란 자신의 의견, 감정, 권리를 솔직하게 표현하지 못함으로써 타인으로 하여금 자신의 감정과 권리를 침해하도록 허용하는 행동이다.

㉡ 소극적 행동을 하면 상대방과의 갈등 유발을 피할 수 있지만 상처를 받았다는 느낌이나 자존심의 손상 및 여러 가지 불쾌한 감정을 경험할 수 있다.

㉢ 소극적인 간호사는 동료 간호사나 의사와 갈등이 생겼을 때 자신의 권리를 포기하며 상대방과 부딪히는 것을 피하고 대화를 회피한다. 이러한 소극적인 행동은 환자간호 업무 수행에 부정적인 영향을 미치게 된다.

② 공격적 행동 〔중요〕★

㉠ 공격적 행동(aggressive behavior)이란 상대방의 감정을 손상시키거나 권리를 침해하면서 자신의 감정이나 권리를 표현하는 행동이다.

㉡ 공격적 행동의 목적은 단순히 자신의 감정이나 생각을 솔직하게 표현하기보다는 상대방을 지배하려는 것이다.

㉢ 공격적인 행동은 자신이 원하는 것을 이룰 수는 있지만 상대방의 권리를 침해하거나 감정을 상하게 하므로 다른 사람들과 장기적으로 좋은 인간관계를 형성하기 어렵다.

(3) 주장행동의 목적 〔중요〕★

① 의사소통 증진과 인간관계 개선

주장행동 훈련은 상대방의 권리나 감정을 상하게 하지 않으면서 자신의 권리나 욕구를 솔직하게 나타냄으로써 다른 사람과의 적극적인 상호작용을 통해 건전한 의사소통을 증진시키고 긍정적인 인간관계를 지속시켜 준다.

② 정신건강 증진

주장행동 훈련은 타인과의 의사소통과 대인관계에서 불안, 좌절감, 불만 등 억압된 부정적인 감정을 감소시키고 편안함과 만족감을 증가시켜 줌으로써 정신건강을 증진시켜 준다.

③ 능력개발

주장행동 훈련은 정신건강을 증진시키고 자신감과 자기 통제감을 증진시켜 줌으로써 상대방과의 긍정적인 인간관계를 수립하도록 하며 이러한 인간관계의 지속을 통해 자신의 능력을 최대한 발휘할 수 있게 하는 자기 성장의 터전을 마련해 준다.

④ 간호업무 향상

주장행동 훈련을 통해 동료들과의 의사소통과 정신건강이 증진되고 능력개발이 촉진되면 간호사는 자신과 타인의 권리를 존중하여 긍정적이고 협조적인 인간관계를 수립하고 확신을 가지고 간호업무를 수행하며 목표달성을 위해 자발적인 노력을 기울일 것이고 그 결과 간호업무를 향상시키게 된다.

2 간호사의 적극적인 자기주장

(1) 간호사에게 적극적인 자기주장이 필요한 이유

① 간호사는 특히 다양한 인간과 복잡한 상호작용을 통해서 업무를 수행하기 때문에 자신의 생각, 의견, 느낌 등을 적절한 방법으로 표현하지 못하면 긴장, 불안, 후회, 자책감이 증가하고 무력감에 빠지게 될 우려가 있다.

② 간호사가 적극적인 자기주장을 하지 못하게 되는 경우 직업에 대한 불만족이 증가하고 결국 자신의 역할과 책임을 포기하게 된다. 적극적인 자기주장은 간호사의 정신건강을 높여 줄 수 있다.

③ 간호사들이 자신들의 작업에 적극적으로 참여할 수 있기 위해서는 적극적인 참여기술과 언어에 익숙해지고 유창해져야 한다.

④ 효과적인 의사소통 기술과 간호행위에 책임지는 태도를 활성화시키는데 유효하기 때문에 필요하다.

⑤ 간호사 자신들의 태도와 기대를 더 분명하게 전달할 수 있는 방법을 알려주기 때문이다.

(2) 주장행동을 해야 할 경우 중요 ★

① 어떤 사람에 대한 분노, 불만, 애정 혹은 특정 장면이 머리에서 사라지지 않을 때

② 어떤 사람을 만나려고 하면 불안해지거나 분노가 생겨서 만나기 싫거나 혹은 그 사람을 대하면 위축될 때

③ 상대방에게 불만을 직접 표현하지 못하고 다른 사람에게 말하게 될 때

④ 상대방에게 솔직하게 물어보지 못하고 돌려서 말하거나 간접적으로 묻게 될 때

⑤ 상대방에게 자신의 행동을 정당화하기 위해 거짓말을 하거나 위선적 행동을 하게 될 때

⑥ 상대방에게 욕설을 하게 되는 경우

(3) 주장행동을 삼가야 할 상황 [중요] ★

① 주장행동을 하기에는 모험이 너무 크거나 주장행동을 해도 얻는 것이 별로 없을 때

② 상대방이 개인적 문제로 어려움을 겪고 있거나 매우 예민해 있어서 지지가 필요한 경우

③ 내가 극도로 감정이 상해 있어서 상대방을 공격할 것 같은 경우

3 │ 비합리적 생각의 유형

(1) 비합리적 생각의 일반적 유형

① 계획했던 일이나 행동 또는 말이 원하는 결과를 가져오지 못한 것은 파멸이다.

② 무엇이든 완전무결해야 한다.

③ 항상 칭찬과 인정을 받아야 한다.

④ 나는 부족한 사람이기 때문에 아무것도 할 수가 없다.

⑤ 인간관계에서는 무조건 참는 것이 능사이다.

⑥ 문제나 갈등을 억지로 참는 것 보다는 무조건 표현하여 해소하는 것이 옳다.

(2) 비합리적 사고를 합리적 사고로 전환하기

주장행동을 방해하는 비합리적 사고를 합리적 사고로 변화시켜야만 주장행동이 가능해진다.
비합리적 사고를 합리적 사고로 전환하는 예는 다음과 같다.

비합리적 사고 ──────────→	합리적인 사고
내가 한 일이나 행동으로 인해 나쁜 결과가 나타난다면 나는 망하게 됨	일단 결과를 개선할 수 있는지 노력하고 개선할 수 없다면 결과를 그대로 받아들이고 이 경험을 전화위복의 계기로 삼음
나는 어떤 일이나 행동을 할 때 실수를 해서는 안 됨	나는 완벽하지 못하지만 최선을 다하는 가운데 배우고 성장할 것임
좋아하는 사람, 상사, 부모님 선생님들로부터 나는 항상 칭찬과 인정을 받아야만 함	나를 희생하면서 사랑과 인정을 받기 위해 노력하기 보다 내가 먼저 사랑을 베풀고 창조적인 사람이 되기 위해 노력함으로써 사랑과 인정을 받음
나는 능력이 모자라기 때문에 아무것도 할 수가 없음	나뿐만 아니라 이 세상에 존재하는 모든 것은 나름대로 존재하는 가치가 있음
내 권리를 주장하다가 다른 사람과 갈등을 일으키는 것보다 참는 것이 인간관계에 금이 가지 않게 함	내 마음 속에 있는 문제나 갈등을 억지로 참는 것보다는 표현할 때 상대에게 불쾌감을 갖지 않고 앞으로 진정한 인간관계를 수립할 수 있음

4 적극적인 자기주장의 구성요소

(1) 언어적 주장행동

① 자기 표현적 주장행동 **중요** ★★

　㉠ 하고 싶은 말하기

　　ⓐ 자신이 하고 싶은 말을 참지 않고 분명하게 표현한다.

　　ⓑ 상대방에 대한 칭찬, 애정, 친밀감 등을 표시하는 것, 상대방에게 먼저 대화를 시작하는 것, 대화를 유지하는 것 등이 포함된다.

　　ⓒ 수용하고 싶지 않은 상대방의 요구를 거절하는 것, 상대방과 다른 의견을 제시하는 것, 상대방의 어떤 행동 때문에 당연히 나타날 수 있는 괴로움, 불쾌감, 노여움 등의 감정을 표현하는 것 등이 포함된다.

　　ⓓ 상대방의 어떤 언행으로 인해 나타날 수 있는 불쾌감이나 노여움을 적절하게 표현하는 것이 포함된다.

　　ⓔ 부정적인 느낌은 '나-메시지'를 써서 표현하는 것이 바람직하다.

　㉡ 솔직하게 말하기

　　ⓐ 마음에 있는 대로 솔직하게 말하는 것이다

　　ⓑ 마음에 없는 지나친 사과나 변명, 빈정거림, 농담, 이유달기, 긴 설명, 투덜댐 등의 행동은 주장행동이 아니다.

　　ⓒ 솔직하지 못할 경우 상대방에게 불쾌감을 주게 되며 서로의 관계가 멀어지게 된다.

　㉢ 대화 초반에 말하기

　　ⓐ 하고 싶은 말이 있으면 대화의 초반에 말한다.

　　ⓑ 상대방의 요청이나 부탁을 거절할 때는 대화의 초반에 자신의 의견을 분명하게 말함으로써 시간을 절약하고 발생할 수 있는 괴로움을 줄일 수 있다.

　㉣ 직접 말하기

　　ⓐ 다른 사람을 통하지 않고 상대방에게 직접 말한다.

　　ⓑ 상대방에게 직접 말할 때 내 자신의 주장을 받아들일 가능성이 높아진다.

② 상대방 고려적 주장행동

　㉠ 예절

　　ⓐ 상대방의 나이 등에 맞게 예절을 지키면서 말한다.

　　ⓑ 상대방에게 복종하라는 의미가 아니라 예절을 지킴으로써 존중하고 있다는 것을 전달할 수 있다.

　㉡ 경청

　　ⓐ 상대방의 말을 주의 깊게 들어주는 것이다.

　　ⓑ 경청은 상대방이 자신의 의견을 제시할 수 있는 기회를 제공해 준다.

　㉢ 공감

　　ⓐ 상대방의 말에 이해나 공감을 표시해 준다.

ⓑ 자신의 말이나 행동에 대해 상대방이 가질 수 있는 느낌을 인지하고 있다는 것을 알려주는 것이다.

ⓔ 나-전달법(I-Message) **중요** ★

ⓐ 자신의 말이 '진리'인 것처럼 말하지 않고 단지 자신의 입장에서 말한다.

ⓑ '제가 들은 바로는', '제가 보기에는', '제 생각에는'과 같이 자신의 관점에서 말하는 방법이다.

ⓒ '너는… 해서는 안 된다', '당신은 …를 하시오'와 같은 지시나 자신의 말이 진리인 것처럼 말하는 것은 너-전달법이다.

ⓜ 감정예견

ⓐ 자신의 말에 대해 상대방이 가질 수 있는 생각이나 느낌을 사전에 말해준다.

ⓑ '내가 거절해서 서운하겠지만', '이런 부탁을 드려서 부담되시겠지만' 등의 말을 활용할 수 있다.

ⓗ 이유 설명

ⓐ 자신의 의견에 대한 이유를 간단히 설명한다.

ⓑ 상대방의 요구를 거절할 경우 거절하는 이유나 상대방에게 부탁하는 이유를 간단히 말해 상호 간에 발생할 수 있는 오해의 소지를 줄인다.

ⓢ 타협

ⓐ 서로의 입장이 다르면 타협해 보려고 노력한다.

ⓑ 자신의 의견이나 생각이 합리적이라고 여길지라도 상대방과 의견의 차이가 있으면 대화를 통해 서로 타협점을 찾는다.

(2) 비언어적 주장행동

① 음성적 요소

㉠ 단호한 음성 : 단호한 음성으로 말해야 하며 말할 때 음성이 떨리면 소극적 행동이 된다.

㉡ 또렷한 음성 : 중얼거림 없이 또렷하게 말할 때 상대방이 받아들일 수 있는 가능성이 높아진다.

㉢ 생동감 있는 자연스러운 억양 : 생동감 있는 자연스러운 억양으로 말해야 상대방에게 말하는 사람의 자신감을 전달할 수 있다.

㉣ 적당한 목소리 크기 : 상대방이 알아들을 수 있을 크기의 목소리로 말한다. 음성이 지나치게 크면 공격적 행동이 되고 지나치게 작으면 소극적 행동이 될 수 있다.

㉤ '음' 등 사용하지 않기 : '음…', '에…', '어…' 등으로 대화가 끊어지지 않도록 한다.

② 체언적 요소

㉠ 거리유지 : 말할 때 상대방과 적절한 거리(50~100cm)를 유지한다.

㉡ 주저하거나 서두르지 않기 : 말하기 전에 주저하지 않고 말하는 도중에 서두르지 않는다.

ⓒ 시선접촉 : 말하는 동안 상대방과 적절하게 눈을 마주친다. 정감 있는 눈으로 상대방과 시선을 자주 마주칠 때 자신이 나타내고자 하는 바를 상대방에게 잘 전달할 수 있다.

ⓓ 내용과 일치하는 표정과 몸짓 : 자신이 의도하는 바를 상대방에게 잘 전달하기 위해서 말하고 있는 내용과 일치하는 얼굴 표정이나 몸짓을 취한다.

ⓔ 자연스러운 자세와 몸짓 : 자신의 주장을 내세울 때 몸이 굳어 있지 않고 편안하게 유지하며 표현하고자 하는 내용에 따라 자연스러운 몸짓과 손짓을 한다.

5 적극적인 자기주장이 간호의 미래에 미치는 영향

(1) 공적인 간호이미지의 변화

① 적극적인 간호사는 부정확한 고정된 이미지를 변화시키기 위해 자신의 능력을 이용함으로써 더 긍정적인 대중적 이미지를 고양시키고 발전시킨다.

② 간호사의 입지를 분명히 하는 일은 전문적인 서비스 조직, 공적인 관계 집단들, 상호 관련이 있는 전문직들의 위원회 같은 것들을 통해서 또는 출판물을 저작하는 것을 통해서 성취될 수 있다.

(2) 법적인 영향

① 협동적인 지도력에 의해 잘 관리된 개개인들의 정치적 영향력은 간호라는 전문직의 세력을 크게 확대시킬 수 있다.

② 정치적인 무대는 간호사들이 더 정치적으로 적극적이 되고, 간호집단의 잠재적인 힘을 모아 그 결과 적극적으로 입법에 영향을 미칠 수 있는 수많은 기회들을 제공한다.

(3) 건강관리 시스템의 영향

① 간호전문직은 질환에 대한 초점에서 건강에 대한 초점으로의 이동을 건강관리 시스템 내에서 도모할 수 있다.

② 간호사는 다양한 정책결정위원회(즉 병원, 지역건강부서, 가정건강기관, 건강계획협회, 그리고 다른 민간 서비스 기관 위원회)에 참여함으로써 직접적인 서비스 조직의 주변에서 건강관리 방향에 영향을 미칠 수 있다.

제 3 절   인간관계와 사람다루기

1   기본적인 기술

(1) 인간관계 관리

① 인간관계(human relation)란 집단 내의 휴머니즘에 기초를 두고 목표지향적인 협동관계를 구축하는 방법과 기술이다.

② 조직에서의 인간관계는 조직구성원의 근무의욕을 향상시키고 동시에 협력체계를 확립함으로써 궁극적으로 조직의 성과를 향상시키는데 그 의의가 있다.

③ 병원 환경은 대상자인 인간의 신체적, 심리적, 사회적 요구를 충족시켜 주어야 하는 환경인만큼 인적환경을 관리하는 것이 중요하다.

(2) 간호직 수행의 인간관계 관리 중요 ★

① 간호사-대상자 간의 관계

    ㉠ 간호사와 간호 대상자의 관계는 건강문제의 해결이라는 특별한 목적을 가진 관계이다.

    ㉡ 간호사-환자 관계의 개념에는 두 사람이 포함되는데 한 사람은 다른 사람의 불편을 덜어 주는 능력을 갖춘 전문적 요원(간호사)이며 다른 한 사람은 질병상태로부터 건강을 회복하고자 하는 사람(환자)이다.

    ㉢ 서로에게 학습경험이 되며 약한 사람이 두려움이나 위협 없이 성장할 수 있도록 지지해주는 관계, 즉 조력관계가 되어야 한다.

② 동료 간의 관계

    ㉠ 동료 간 관계에서 중요한 것은 협동이며 환자에게 질적 간호를 제공하기 위해 능동적으로 참여하고 간호를 계획하기 위해 협력하여 다른 간호사와 상호 관계를 맺는 것이다.

    ㉡ 서로가 돕고 모르는 것을 알려주며 친밀하게 행동하되 지나친 애정의 표시나 무례한 언사는 삼간다.

    ㉢ 그릇된 행동이 반복 될 때 진심으로 조용히 충고하고 필요할 때는 간호 관리 책임자에게만 조심스럽게 건설적으로 보고한다.

    ㉣ 제3자인 동료에게 목적 없는 잡담을 삼가고 의견 충돌이 있을시 환자나 보호자 앞에서는 일절 불미스러운 언동을 하지 말고 흥분이 가라앉은 후에 상대방의 입장에서 생각해본다.

③ 수간호사-간호사 간의 관계

    ㉠ 수간호사는 함께 일하는 직원들을 대할 때 신체적 차이, 지능적 차이, 감정상의 차이 또는 사회적인 환경에서 오는 차이 등 인간에게 기본적인 차이점이 있음을 고려해야 한다.

    ㉡ 직원들의 차이점을 파악하는 것은 업무 분담, 지도 훈련, 업무상의 통제, 업무평정에 참고가 되며 만족감과 공평한 대우를 도모하는데 도움이 된다.

ⓒ 간호단위 관리자는 직원 간의 인화(화합)를 위해서 다음과 같은 노력을 기울여야 한다.
ⓐ 말씨를 정중하게 하고 불필요한 말로 다른 사람의 분노나 원망을 사지 않도록 한다.
ⓑ 직원의 잘못을 견책하고 시정해 줄 때 흥분하거나 상대방에게 굴욕감을 주지 않도록 한다.
ⓒ 늘 유쾌한 기분과 유머를 풍기는 여유 있는 태도로 매사에 임하여 상대방에게 긴장감을 주지 않도록 유도한다.
ⓓ 직원이 어려움이나 위급한 일을 당할 때는 성심껏 도와주며 관심을 표시한다.
ⓔ 가능한 직원의 욕구만족을 위하여 노력한다.
ⓕ 직원에게 신뢰감을 얻도록 노력한다.
ⓖ 언제나 상대방을 존중해준다.
ⓗ 자신의 실책이나 과오에 대하여 남을 탓하지 않는다.
ⓘ 상대방의 단점을 비판하지 않는다.
ⓙ 상대방에게 업적이나 성공이 있을 때 축하하고 의지한다.
ⓚ 업무를 위한 제의가 있을 때는 일단 기쁘게 받아들인다.
④ 간호사와 의사와의 관계
㉠ 간호사와 의사는 환자의 건강을 회복하고 유지하도록 도와주는 동일한 목적을 가지고 일한다.
㉡ 각자 직업의 한계를 지키면서 늘 상대방을 이해하고 협조적인 태도를 유지하는 것이 필요하다.
㉢ 간호사는 자신의 역할을 책임감 있게 수행하기 위해 처방에 대한 의문이 있을 때는 반드시 확인하고 환자의 증상 변화와 약물이나 실시된 치료에 대한 반응을 제 때 보고한다.
㉣ 환자와 의사 사이에서 모든 일에 정확하고 세심한 전달의 역할도 해야 한다.
⑤ 타 부서 직원과의 관계
㉠ 병원, 기타 의료보건 기관 내에는 의사와 간호사 외에 영양사, 약사, 물리요법사, 검사원, 의료사회사업가, 사무직원, 잡무원 등 여러 종류와 계층의 직원들이 있고 환자가 독립적으로 기능할 수 있도록 하는 목표에 대한 합의와 상호작용 관계에 있다.
㉡ 상대방의 업무를 경시하거나 적당히 대하는 무례를 범하지 않도록 하고 상대방의 일을 이해하려 하고 편리를 도모하는 동시에 간호사 입장도 이해시켜 협조를 받도록 해야 한다.

2 호감을 갖게 하는 방법

① 순수한 관심을 보인다.
② 이름을 기억한다.
③ 상대방의 관심을 끈다.

④ 미소를 짓는다.

⑤ 상대방의 이야기를 경청한다.

⑥ 아낌없이 칭찬한다.

3 자신을 따르도록 하는 방법

① 논쟁하지 않는다.

② 실수를 지적하지 않는다.

③ 자신의 실수를 인정한다.

④ 공손하게 말한다.

⑤ 답이 '예스'인 이야기부터 시작한다.

⑥ 상대가 이야기하도록 시작한다.

⑦ 상대가 생각해내도록 한다.

⑧ 상대방의 입장을 생각한다.

⑨ 상대방에게 동정을 표시한다.

⑩ 숭고한 마음에 호소한다.

⑪ 경쟁 심리를 자극한다.

4 반발 없이 부하를 교정하는 방법(문제 직원의 관리)

(1) 문제 직원 관리의 의의 [중요] ★

① 직원 훈육 혹은 징계란 직원이 조직의 규칙이나 규정을 준수하도록 교육하고 이를 위반하지 않도록 통제하며 기대에 어긋나는 직원을 징계하는 인적자원관리의 한 형태이다.

② 직원훈육은 다음과 같은 효과가 있다.

예방효과	훈육방침과 규정을 명확히 하고 위반행동이 발생하지 않도록 사전에 충분한 고지와 주의를 촉구함으로써 이의 발생을 사전에 예방하는 효과가 있음
개선효과	직원 훈육은 규칙을 위반하는 행동을 하거나 그러한 증상을 보이는 직원에게 훈육 규정을 중심으로 상담, 지도, 자기반성의 기회를 제공함으로써 직원의 행동을 바람직한 방향으로 개선하는 효과를 가져 옴
처벌효과	예방효과나 개선효과가 불가능하다고 판단할 때에 최종적으로 위반행동을 중단시키거나 재발을 방지할 목적으로 벌칙을 적용하여 강력한 제재조치를 강구함

(2) 문제 직원 관리의 진행단계 중요 ★

① 면담

관리자는 간호사와 개별적으로 비공식적인 면담을 한다.

② 구두견책

간호사에게서 규칙을 위반하는 행동이 또다시 발견되는 경우 간호 관리자는 그 간호사에게 구두로 견책을 한다.

③ 서면견책

간호사의 잘못된 행동이 수정되지 않고 반복될 때에 서면견책을 시행한다.

④ 정직 처분

면담과 견책에도 불구하고 간호사가 바람직하지 못한 행동을 계속한다면 간호사에게 수일 또는 수 주간의 정직 처분을 내린다.

⑤ 해고

여러 노력에도 불구하고 간호사의 행동이 개선되지 않으면 해고한다.

(3) 문제 직원 관리의 원칙

① 긍정적인 태도를 취한다.

② 신중하게 조사한다.

③ 신속하게 대처한다.

④ 비밀을 보장한다.

⑤ 행동에 초점을 맞춘다.

⑥ 규칙을 일관성 있게 적용한다.

⑦ 융통성이 있어야 한다.

⑧ 추후관리를 한다.

5 간호지도자의 사례와 특성(주장행동사례)

사례

11호실 A 환자가 낙상한 것을 수간호사는 환자를 통해 아침 순회 시 알게 되었다. 환자는 외상이나 특별한 문제는 없었으나 나이트 근무번 간호사는 전혀 이 사실을 모르고 있었다.

① 수간호사(소극적 행동) : 김○○ 간호사, 어젯밤에 환자가 낙상을 했다는데 업무 중에 라운딩을 제대로 하긴 했나요?

② 수간호사(주장행동) : 김○○ 간호사, 나이트 근무를 혼자서 하느라 수고가 항상 많죠? 그런데 어제 환자가 낙상을 하는 일이 있었다고 했는데 이런 사고를 방지하려면 어떻게 해야 할지 우리 논의 해볼까요?

③ 수간호사(공격적 행동) : 김○○ 간호사, 도대체 제대로 하는 일이 뭐예요? 지난주에는 투약에러를 내더니 이번에는 또 낙상사고를 내나요?

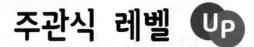

주관식 레벨 **Up**

01 간호사의 직무 스트레스 관리에 대한 설명이다. 다음 빈칸을 채우시오.

- 스트레스 (㉠)하기: 스트레스를 인생의 한 부분으로 (㉠)하며 스트레스를 해결해야 할 문제로 보고 현실적으로 반응함으로써 스트레스를 효과적으로 다룰 수 있다.
- 스트레스에 대한 자기인식의 확대: 과도한 스트레스를 받을 때 자신에게 나타나는 스트레스 신호와 징후를 알아 이러한 신호들이 나타나면 스트레스를 감소시킴으로써 적정 스트레스 수준을 유지할 수 있다.
- 신체돌보기: 적절한 휴식과 충분한 영양을 섭취하며 근육이완요법, 명상, 요가 등을 실시하여 심신을 이완시키고 규칙적 운동과 활동 등을 통해 간호사 자신의 신체를 잘 돌본다.
- 완전히 벗어나기: 휴가나 산책 등으로 스트레스 상황을 피하거나 취미활동 등과 같이 즐겁게 몰두할 수 있는 활동을 함으로써 스트레스에서 벗어날 수 있다.
- (㉡): 자신은 한계를 가지고 있고 실수할 수도 있다는 사실을 받아들이고 자신을 긍정적으로 생각하면 많은 스트레스를 감소시킬 수 있다.
- 사회적 지지 추구: 친구나 가족이 보여주는 진정한 걱정, 존경, 관심은 스트레스 사건에 대한 반응이나 해석을 조정하여 질병 발생에 대한 완충작용을 한다.
- 과도한 (㉢) 감소: 주변의 기대와 (㉢)가 과도하여 경험하게 되는 스트레스를 감소시키기 위해서 (㉢)를 감소시키는 노력을 해야 한다. 과도하거나 비합리적인 (㉢)는 정중하고 분명하게 거절하고 다른 사람에게 적절히 업무를 분담한다.
- (㉣)에 대한 계획: 현재의 스트레스 수준이 높거나 해야 할 일이 많을 때 생활사건의 (㉣)를 최소화시킴으로써 스트레스를 감소시킬 수 있다.

정답 ㉠ 수용 ㉡ 긍정적 자기 지각 ㉢ 요구 ㉣ 변화

해설 간호사의 직무 스트레스 관리는 개인 차원의 스트레스 관리 방안과 조직 차원의 스트레스 관리 방안이 있다. 위의 내용은 개인 차원의 스트레스 관리 방안에 대한 설명이다. 조직 차원의 스트레스 관리 방안에는 간호사 개인의 스트레스 수준 파악과 적정 수준 유지, 스트레스 수용능력 개발, 직무분석과 직무설계, 능력개발과 성장의 기회 제공이 있다.

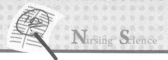

02 다음 빈칸을 알맞은 용어로 채우시오.

- (㉠) : 의사소통과정에서 상대방의 권리를 침해하거나 상대방에게 불쾌감을 주지 않으면서 자신의 권리, 욕구, 의견, 생각, 느낌 등을 솔직하게 나타내는 행동을 의미한다.
- (㉡) : 자신의 의견, 감정, 권리를 솔직하게 표현하지 못함으로써 타인으로 하여금 자신의 감정과 권리를 침해하도록 허용하는 행동이다.
- (㉢) : 상대방의 감정을 손상시키거나 권리를 침해하면서 자신의 감정이나 권리를 표현하는 행동이다.

정답 ㉠ 주장행동 ㉡ 소극적 행동 ㉢ 공격적 행동

해설 ㉠~㉢은 주장행동과 비주장행동의 소극적 행동 및 공격적 행동에 대한 서술이다. 주장행동은 자신의 욕구나 권리를 자유롭게 직접적으로 표현하고 자신의 권리뿐만 아니라 타인의 권리도 존중하는 것을 말한다. 비주장행동은 소극적 행동과 공격적 행동이 있으며 자신의 의견, 감정, 권리를 솔직하게 표현하지 못함으로써 타인으로 하여금 자신의 감정과 권리를 침해하도록 허용하는 행동은 소극적 행동, 상대방의 감정을 손상시키거나 권리를 침해하면서 자신의 감정이나 권리를 표현하는 행동은 공격적 행동이다.

03 다음 서술을 읽고 주장행동을 해야 할 경우를 A, 주장행동을 하지 말아야 할 경우를 B로 쓰시오.

① 어떤 사람에 대한 분노, 불만, 애정 혹은 특정 장면이 머리에서 사라지지 않는다. (   )
② 상대방에게 불만을 직접 표현하지 못하고 다른 사람에게 말한다. (   )
③ 상대방에게 솔직하게 물어보지 못하고 돌려서 말하거나 간접적으로 묻는다. (   )
④ 주장행동을 하기에는 모험이 너무 크거나 주장행동을 해도 얻는 것이 별로 없는 것 같다. (   )

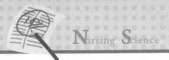

해설 [주장행동을 해야 할 경우]

- 어떤 사람에 대한 분노, 불만, 애정 혹은 특정 장면이 머리에서 사라지지 않는다.
- 어떤 사람을 만나려고 하면 불안해지거나 분노가 생겨서 만나기 싫거나 혹은 그 사람을 대하면 위축된다.
- 상대방에게 불만을 직접 표현하지 못하고 다른 사람에게 말한다.
- 상대방에게 솔직하게 물어보지 못하고 돌려서 말하거나 간접적으로 묻는다.
- 상대방에게 자신의 행동을 정당화하기 위해 거짓말을 하거나 위선적 행동을 한다.
- 상대방에게 욕설을 한다.

[주장행동을 삼가야 할 상황]

- 주장행동을 하기에는 모험이 너무 크거나 주장행동을 해도 얻는 것이 별로 없는 것 같다.
- 상대방이 개인적 문제로 어려움을 겪고 있거나 매우 예민해 있어서 지지가 필요하다.
- 내가 극도로 감정이 상해 있어서 상대방을 공격할 것 같다.

제12장

실제예상문제

01 다음 중 스트레스에 대한 설명으로 틀린 것은?

① 스트레스는 환경의 요구가 지나쳐서 개인의 능력을 벗어날 때 개인과 환경 간의 부조화에 의해 나타나는 반응이다.

② A유형 성격의 사람은 스트레스를 받을 확률이 더 높다.

③ 통제 위치가 내재론자인 경우 외재론자보다 스트레스가 더욱 크다.

④ 개인의 능력과 욕구가 자신이 수행하고 있는 과업의 요구와 일치하지 않을수록 스트레스를 많이 받는다.

02 다음 중 직무 스트레스의 요인과 원인이 잘못 짝지어진 것은?

① 개인요인 – 역할모호성

② 개인요인 – 지위, 신분상의 문제

③ 조직요인 – 경영관리 스타일

④ 집단요인 – 집단응집력 결여

03 다음은 간호사의 직무 스트레스 요인 중 의료조직과 관련된 요인으로 이에 해당되지 않는 것은?

① 과중한 업무량과 간호사 부족

② 불합리한 인사제도

③ 대상자와의 대인관계 갈등

④ 의료의 한계에 대한 심리적 부담

해설 & 정답 checkpoint

01 외재론자(external)는 기회, 운, 외적요인 등이 자신의 운명에 결정적 역할을 한다고 믿는다. 반대로 내재론자인 경우 자신의 행위가 자신의 운명을 결정하는데 중요한 역할을 한다고 믿는다.
통제 위치가 외재론자인 경우 내재론자보다 스트레스가 크다.

02 직무 스트레스의 요인은 개인요인과 집단요인, 조직요인으로 나누어 설명할 수 있다.
개인요인에는 역할 과중, 역할 모호성 등이 속하며 집단요인으로는 집단 응집력 결여, 집단 갈등, 조직요인에는 조직 분위기, 기술 수준 등이 속한다. 지위 신분상의 문제는 개인요인이 아닌 집단요인에 해당한다.

03 간호사의 직무 스트레스 요인으로는 간호직무의 특성과 관련된 요인, 의료조직과 관련된 요인, 사회문화적 요인, 개인적 요인이 있다.
의료의 한계에 대한 심리적 부담은 의료조직과 관련된 요인이 아니라 간호직무 특성과 관련된 요인이다.

정답 01③ 02② 03④

04 ③은 스트레스 수용 능력 개발의 설명이다. 직무분석과 직무설계는 간호사들이 담당하는 직무에 대해 직급별, 전문분야별 과학적인 직무분석을 실시하여 간호사에 대한 분명한 역할기대를 제시하고, 간호사, 의사 간의 위임한계를 명확히 규정함으로써 의사와의 업무상 갈등으로 인한 스트레스를 감소시킨다. 또, 직무확대와 직무충실화 등의 직무설계를 통해 간호직무 자체에 대한 흥미, 자율성, 책임감, 성취기회를 증진시킨다.

04 다음은 간호사의 직무 스트레스 관리 중 조직차원의 스트레스 관리 방안을 서술한 것이다. <u>잘못</u> 서술된 것은?

① 간호사 개인의 스트레스 수준 파악과 적정 수준 유지 : 매년 간호사의 신체검진과 더불어 스트레스 수준을 정기적으로 평가하고 스트레스 완화 프로그램을 지원하거나 주선한다.

② 스트레스 수용능력 개발 : 간호사들에게 직무 스트레스 관리 방법에 대한 교육훈련과 상담을 제공하고 신체적, 정신적 건강관리를 위한 행동변화를 유도한다.

③ 직무분석과 직무설계 : 직무수행에서 겪는 어려움이나 부딪히는 문제에 대한 새로운 관점과 해결방법을 습득하게 함으로써 직무 스트레스를 수용할 수 있는 기본적인 능력을 길러 줄 수 있다.

④ 능력개발과 성장 기회제공 : 능력을 개발하고 성장할 수 있는 기회를 제공한다.

05 주장행동의 목적에는 의사소통 증진과 인간관계 개선, 정신건강 증진, 능력개발, 간호업무 향상이 있다. ③의 설명은 능력개발과 관련이 있으며 직무충실화와는 무관하다.

05 다음 중 주장행동의 목적을 서술한 것으로 <u>잘못된</u> 것은?

① 의사소통 증진과 인간관계 개선 : 주장행동 훈련은 상대방의 권리나 감정을 상하게 하지 않으면서 자신의 권리나 욕구를 솔직하게 나타냄으로써 다른 사람과의 적극적인 상호작용을 하게하고 건전한 의사소통을 증진시킨다.

② 정신건강 증진 : 주장행동 훈련은 타인과의 의사소통과 대인관계에서 불안, 좌절감, 불만 등 억압된 부정적인 감정을 감소시키고 편안함과 만족감을 증가시켜 준다.

③ 직무충실화 : 주장행동 훈련은 상대방과의 긍정적인 인간관계를 수립하도록 하며 이러한 인간관계의 지속을 통해 자신의 능력을 최대한 발휘할 수 있게 하는 자기 성장의 터전을 마련해 준다.

④ 간호업무 향상 : 주장행동 훈련을 통해 간호사는 자신과 타인의 권리를 존중하여 긍정적이고 협조적인 인간관계를 수립하고 확신을 가지고 간호업무를 수행하며 목표달성을 위해 자발적인 노력을 기울여 간호업무를 향상시키게 된다.

06 비주장 행동 중 소극적 행동에 대한 설명으로 <u>틀린</u> 것은?

① 소극적인 간호사는 동료 간호사나 의사와 갈등이 생겼을 때 자신의 권리를 포기하며 상대방과 부딪히는 것을 피하고 대화를 회피한다.

② 자신이 원하는 것을 이룰 수는 있지만 상대방의 권리를 침해하거나 감정을 상하게 하므로 다른 사람들과 장기적으로 좋은 인간관계를 형성하기 어렵다.

③ 소극적 행동을 하면 상대방과의 갈등 유발을 피할 수 있지만 상처를 받았다는 느낌이나 자존심의 손상 및 여러 가지 불쾌한 감정을 경험할 수 있다.

④ 소극적 행동은 자신의 의견, 감정, 권리를 솔직하게 표현하지 못함으로써 타인으로 하여금 자신의 감정과 권리를 침해하도록 허용하는 행동이다.

06 비주장 행동에는 소극적 행동과 공격적 행동이 있다. ②는 공격적 행동에 대한 설명으로 공격적 행동은 상대방의 권리를 침해하고 감정을 상하게 하므로 다른 사람들과 장기적으로 좋은 인간관계를 형성하기 어렵다.

07 주장행동을 해야 할 경우에 대한 설명으로 옳지 <u>않은</u> 것은?

① 어떤 사람에 대한 분노, 불만, 애정 혹은 특정 장면이 머리에서 사라지지 않는 경우

② 어떤 사람을 만나려고 하면 불안해지거나 분노가 생겨서 만나기 싫은 경우

③ 상대방에게 불만을 직접 표현하는 경우

④ 상대방에게 자신의 행동을 정당화하기 위해 거짓말을 하거나 위선적 행동을 하는 경우

07 상대방에게 불만을 직접 표현하지 못하고 다른 상대에게 말하게 되는 경우 주장행동이 필요하다.

정답 06 ② 07 ③

08 '나는 어떤 일이나 행동을 할 때 실수를 해서는 안 된다.'는 비합리적인 사고는 '완벽하지 못하지만 최선을 다하는 가운데 배우고 성장할 것이다.'의 합리적인 사고로 변경할 수 있다.

09 상대방의 요청이나 부탁을 거절할 때 대화의 초반에 자신의 의견을 분명하게 말하는 것은 대화 초반에 말하기이다.

08 비합리적 사고를 합리적 사고로 전환한 것으로 잘못된 것은?

① 내가 한 일이나 행동으로 인해 나쁜 결과가 나타난다면 나는 망하게 된다. → 결과를 개선할 수 있는지 노력해보고 개선할 수 없다면 결과를 수용하고 경험을 전화위복의 계기로 삼자.

② 좋아하는 사람, 상사, 부모님 선생님들로부터 나는 항상 칭찬과 인정을 받아야만 한다. → 나를 무조건 희생하면서 사랑과 인정을 받기 위해 노력하기보다 사랑을 베풀고 창조적인 사람이 되기 위해 노력하자.

③ 나는 어떤 일이나 행동을 할 때 실수를 해서는 안 된다. → 실수를 하지 않기 위해 체크리스트를 점검해야 한다.

④ 나는 능력이 모자라기 때문에 아무것도 할 수가 없다. → 나를 포함해 이 세상에 존재하는 모든 것은 나름대로 존재의 가치가 있다.

09 다음 언어적 주장행동 중 자기 표현적 주장행동에 대해 설명한 것이다. 잘못 짝지어진 것은?

① 하고 싶은 말하기 : 자신이 하고 싶은 말을 참지 않고 분명하게 표현한다.

② 솔직하게 말하기 : 마음에 없는 지나친 사과나 변명, 빈정거림, 농담, 이유달기, 긴 설명, 투덜댐 등의 행동은 주장행동이 아니다.

③ 대화 초반에 말하기 : 하고 싶은 말이 있으면 대화의 초반에 말한다.

④ 직접 말하기 : 상대방의 요청이나 부탁을 거절할 때는 대화의 초반에 자신의 의견을 분명하게 말한다.

정답 08 ③ 09 ④

10 다음 중 상대방 고려적 주장행동에 대한 설명으로 옳은 것은?

> ㉠ 경청은 상대방이 자신의 의견을 제시할 수 있는 기회를 제공해 준다.
> ㉡ 타협은 자신의 의견이나 생각이 합리적이라고 여길지라도 상대방과 의견의 차이가 있으면 대화를 통해 서로 타협점을 찾는 것이다.
> ㉢ 공감은 자신의 말이나 행동에 대해 상대방이 가질 수 있는 느낌을 인지하고 있다는 것을 알려주는 것이다.
> ㉣ '너는 …해서는 안 된다', '당신은 …를 하시오'와 같은 지시나 자신의 말이 진리인 것처럼 말하는 것은 소극적 주장이다.

① ㉠, ㉡
② ㉠, ㉡, ㉢
③ ㉠, ㉡, ㉢, ㉣
④ ㉠, ㉢

11 간호직 수행의 인간관계 관리에 대한 설명 중 간호사-대상자 간의 관계에 대한 내용으로 틀린 것은?

① 간호사와 간호 대상자의 관계는 건강문제의 해결이라는 특별한 목적을 가진 관계이다.
② 간호사-환자 관계의 개념에는 다른 사람의 불편을 덜어 주는 능력을 갖춘 전문적 요원인 간호사와 다른 한 사람은 질병상태로부터 건강을 회복하고자 하는 사람인 환자이다.
③ 서로에게 학습경험이 되며 약한 사람이 두려움이나 위협 없이 성장할 수 있도록 지지해주는 조력관계가 바람직하다.
④ 그릇된 행동이 반복될 때 진심으로 조용히 충고하고 필요할 때는 간호관리 책임자에게만 조심스럽게 건설적으로 보고한다.

checkpoint 해설 & 정답

12 직원 훈육의 효과는 예방효과, 개선효과, 처벌 효과가 있으며 각성효과는 해당사항에 없다.

12 다음 중 직원 훈육의 효과가 <u>아닌</u> 것은?

① 예방효과
② 개선효과
③ 각성효과
④ 처벌효과

✏️ 주관식 문제

01

[정답] 문제직원 관리시 진행단계는 면담 → 구두견책 → 서면견책 → 정직처분 → 해고의 순서이다.

[교수님 코칭]

직원 훈육 혹은 징계란 직원이 조직의 규칙이나 규정을 준수하도록 교육하고 이를 위반하지 않도록 통제하며 기대에 어긋나는 직원을 징계하는 인적자원관리의 한 형태이다. 직원훈육은 예방효과, 개선효과, 처벌효과가 있음을 잊지 말자!

01 문제 직원 관리의 진행단계를 5단계로 쓰시오.

[해설] ① 먼저 관리자는 간호사와 개별적으로 비공식적인 면담을 한다.
② 간호사에게서 규칙을 위반하는 행동이 또다시 발견되는 경우 간호관리자는 그 간호사에게 구두로 견책을 한다.
③ 간호사의 잘못된 행동이 수정되지 않고 반복될 때에 서면견책을 시행한다.
④ 면담과 견책에도 불구하고 간호사가 바람직하지 못한 행동을 계속한다면 간호사에게 수 일 또는 수 주간의 정직 처분을 내린다.
⑤ 여러 노력에도 불구하고 간호사의 행동이 개선되지 않으면 해고한다.

[정답] 12 ③

02 자기주장 전략에서 상대방 고려적 측면에서의 전략을 5가지 이상 쓰시오.

02

정답 예절, 경청, 공감, 나-전달법, 감정 예견, 이유 설명, 타협

교수님 코칭!
자기 표현적 주장행동에는 하고 싶은 말하기, 솔직하게 말하기, 대화 초반에 말하기, 직접 말하기가 있음을 기억하자!

해설 〈자기주장 전략에서 상대방 고려적 측면에서의 전략〉
• 상대방을 배려하여 예의를 지키며 말한다.
• 상대방의 말을 경청한다.
• 상대에 대한 이해와 공감을 표시한다.
• 자신의 말에 대한 상대방의 생각이나 느낌을 사전에 말해준다.
• 서로 입장이 다를 경우 타협해 보도록 한다.

03 간호단위관리자가 직원 간의 인화를 위해 기울일 수 있는 노력을 3가지 이상 서술하시오.

03

정답
• 말씨를 정중하게 하고 불필요한 말로 다른 사람의 분노나 원망을 사지 않도록 한다.
• 직원의 잘못을 견책하고 시정해 줄 때 흥분하거나 상대방에게 굴욕감을 주지 않도록 한다.
• 늘 유쾌한 기분과 유머를 풍기는 여유 있는 태도로 매사에 임하여 상대방에게 긴장감을 주지 않도록 유도한다.
• 직원이 어려움이나 위급한 일을 당할 때는 성심껏 도와주며 관심을 표시한다.
• 가능한 직원의 욕구만족을 위하여 노력한다.
• 직원에게 신뢰감을 얻도록 노력하고 언제나 상대방을 존중해준다.
• 상대방에게 업적이나 성공이 있을 때 축하하고 의지한다.

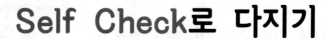

Self Check로 다지기

➡ 스트레스의 기본개념

스트레스는 환경의 요구가 지나쳐서 개인의 능력을 벗어날 때 개인과 환경 간의 부조화에 의해 나타나는 반응으로 스트레스를 유발하는 요인으로는 생활 사건의 변화, A유형 성격, 통제의 위치, 통제의 위치, 능력과 욕구, 기타 요인들이 있다.

➡ 간호사의 직무 스트레스 요인

간호사의 직무 스트레스 요인은 간호직무의 특성과 관련된 요인과 의료조직과 관련된 요인이 있으며 간호사의 직무 스트레스는 개인 혹은 조직 차원에서 관리가 필요하다.

➡ 주장행동 VS 소극적 행동 VS 공격적 행동

주장행동은 의사소통과정에서 상대방의 권리를 침해하거나 상대방에게 불쾌감을 주지 않으면서 자신의 권리, 욕구, 의견, 생각, 느낌 등을 솔직하게 나타내는 행동을 의미한다. 반면 소극적 행동은 자신의 의견, 감정, 권리를 솔직하게 표현하지 못함으로써 타인으로 하여금 자신의 감정과 권리를 침해하도록 허용하는 행동이다. 공격적 행동은 상대방의 감정을 손상시키거나 권리를 침해하면서 자신의 감정이나 권리를 표현하는 행동이다.

➡ 주장행동의 목적

주장행동의 목적은 의사소통 증진과 인간관계 개선, 정신건강 증진, 능력개발, 간호업무 향상이며 간호사의 주장행동은 효과적인 의사소통 기술과 간호행위에 책임지는 태도를 활성화시킨다.

➡ 언어적 주장행동 VS 비언어적 주장행동

적극적인 자기주장의 구성요소에는 언어적 주장행동과 비언어적 주장행동으로 나뉘며 언어적 주장행동에는 자기 표현적 주장행동, 상대방 고려적 주장행동이 속한다.

➡ 적극적인 자기주장이 간호의 미래에 미치는 영향은 공적인 간호이미지의 변화, 법적인 영향, 건강관리시스템의 영향으로 세분할 수 있다.

➡ 간호직 수행의 인간관계 관리는 간호사–대상자 간의 관계, 동료 간의 관계, 수간호사–간호사 간의 관계, 간호사와 의사와의 관계, 타 부서 직원과의 관계를 포함한다.

➡ 직원 훈육 및 징계

직원 훈육 혹은 징계란 직원이 조직의 규칙이나 규정을 준수하도록 교육하고 이를 위반하지 않도록 통제하며 기대에 어긋나는 직원을 징계하는 인적자원관리의 한 형태로 문제 직원 관리의 진행단계는 면담, 구두견책, 서면견책, 정직 처분, 해고의 순서로 이루어진다.

제 **13** 장

–

간호단위 관리

–

I wish you the best of luck!

13
CHAPTER

간호단위 관리

제 1 절 **환경관리**

1 간호단위 환경관리

(1) 환경관리의 정의와 의의 중요 ★

① 간호단위 환경은 간호단위를 둘러싸고 있으며 간호단위 관리에 영향을 미치는 일체의 상황을 의미한다.

② 환경과 조직은 상호의존적이며 환경의 모든 부분이 연속적으로 결합되어 조직에 복합적으로 영향을 준다.

③ 환경은 크게 외부 환경과 내부 환경으로 나눈다.

　㉠ 내부 환경 : 특정조직의 성격을 나타내주는 내부 속성으로 토지, 건물, 기계 등 물적 요소와 가치, 신념과 같은 비물적 요소를 포함한다.

　㉡ 외부 환경 : 한 조직에 직접적인 영향을 미치는 과업 환경과 모든 조직에 공통적인 영향을 미치는 일반 환경이다.

④ 병원의 환경은 환자의 요구를 충족시키는 기본적 요소이며 최적의 환경 조성은 환자의 기본적인 요구 충족 뿐 아니라 직원의 업무 능률을 향상시키는데 필수적이다.

⑤ 환자의 건강증진을 위해 깨끗하고 위생적이며 아름다운 심미적 환경을 조성해야 하고 안전하고 사생활이 유지되는 안정된 분위기를 제공하는 것이 간호의 중요한 기능 중 하나이다.

(2) 환경관리의 요소

① 환자 및 보호자, 근무자에게 적정 공조(환기, 습도, 온도), 조명, 소음, 청결상태를 유지하여 대상자의 안정 및 치료적 환경을 조성한다.

② 공기정화 설비, 화재, 전기, 의료가스공급설비, 의료폐기물은 별도의 관리지침을 마련하고 적용해야 한다.

③ 중환자실, 수술실, 응급실 등 특수부서는 시설관리계획을 미리 수립하여 안전사고를 예방한다.

2 환경관리의 실체 중요 ★★

(1) 안전한 환경

① 낙상예방

㉠ 낙상이란 비의도적인 하방 이동으로 인하여 신체 일부가 바닥면에 닿은 경우이다.

㉡ 간호사는 낙상예방 관리지침에 따라 환자의 낙상위험요인을 사정하고 낙상예방 중재를 계획 및 시행한다.

㉢ 낙상 위험도구는 신뢰도와 타당도가 입증된 평가도구를 사용해야 하며 의료기관에서 정한 기준에 따라 주기적으로 평가한다.

㉣ 낙상예방관리로 입원환자를 대상으로 낙상 위험군 사정도구를 이용하여 낙상위험을 사정하여 기록한다.

㉤ 낙상고위험대상자의 낙상예방활동은 수면 전 화장실에 다녀오도록 하기, 낙상 위험대상자에 대한 직원 간 정보공유, 대상자 및 보호자, 직원의 낙상 예방법에 대한 교육, 환경 및 시설관리를 포함한다.

㉥ 낙상 발생 건수, 낙상으로 인한 상해의 심각성 등의 성과 지표로 낙상예방활동을 관리하며 낙상예방활동 성과를 경영진에게 보고하고 관련 직원과 공유한다.

㉦ 낙상 고위험군에 대한 간호기록은 매 근무조마다 1회 이상 하는 것을 권장한다.

㉧ 낙상 발생 시 환자 상태를 정확히 사정하고 응급조치를 취한 후 담당의사 또는 당직의에 즉시 보고한다.

㉨ 낙상사고예방을 위한 간호제공과 환자 상태에 대해 상세히 간호 기록지에 기록하고 안전사고보고체계에 따라 낙상보고서를 작성한다.

② 화재예방

㉠ 의료기관에서 화재는 다양한 원인에 의해 발생할 수 있으므로 화재예방 지침을 마련하고 화재 시 대응방법의 숙지를 철저히 해야 한다.

㉡ 간호단위 내 소화전과 소화기의 위치를 파악하고 사용방법을 숙지한다.

㉢ 간호단위 내 비상구는 유도등을 설치하고 의료용 가스 및 위험성 약물에 대한 안전 수칙 안내문을 부착한다.

㉣ 환자 또는 보호자에게 입원할 때 화재예방 및 발생 시 대처방안에 대한 안내를 한다.

㉤ 직원에게 화재예방과 화재발생 시 행동요령에 대해 교육하고 직원들은 화재예방에 관한 주의사항을 준수하고 화재발생 시 관리지침을 따른다.

㉥ 화재 시 대응방법은 신고 및 전파, 소화, 피난유도의 3단계로 진행된다.

③ 화상예방

㉠ 열이나 불꽃, 뜨거운 물, 전기, 화학 물질과 레이저 등에 과도하게 노출이 되었을 때 발생하는 상처로 화상을 일으킬 수 있는 위험 요인을 사전에 파악하고 예방할 수 있도록 한다.

    ⓒ 열성화상 : 화상의 가장 흔한 형태로 피부가 단백질을 응고시킬 만한 열과 접촉 시 발생한다.

        ⓐ 온장고 온도는 70도 이하로 유지한다.

        ⓑ heat lamp 적용 시 30cm 이상의 간격을 유지하고 15 ~ 20분이 넘지 않도록 한다.

        ⓒ warm bag 적용 시 환자에게 안전교육을 한다.

    ⓒ 전기적 화상 : 전류에 감전되어 조직손상을 입히는 화상이다.

        ⓐ 콘센트, 플러그, 코드의 안전 여부를 확인하고 사용할 수 있도록 한다.

        ⓑ 제세동기 사용 시 화상을 줄이기 위해 규정된 젤을 사용하고 감전의 위험을 방지하기 위해 의료진은 환자 피부에 접촉되지 않게 안전거리를 유지한다.

④ **자살예방**

    ㉠ 자살과 같은 자기 파괴적인 행동을 예측하고 발생하지 않도록 예방한다.

    ㉡ 환자 안전을 위해 주기적인 순회를 하여 환자상태를 점검하고 자살 고위험 대상자는 더욱 주의를 기울인다.

    ㉢ 환자 주변에 유리컵, 과도, 벨트 등과 같은 위험한 물건을 두지 않고 필요시 보호자를 상주시킨다.

    ㉣ 자살시도자 발견 시 경동맥 맥박상태, 호흡상태, 의식상태 등을 확인 후 응급처치를 시행한다. 담당의와 간호관리자에 보고하고 발견 시 상황, 발견 후 조치내용 등을 간호기록한다.

⑤ **약품관리 및 투약안전관리**

    ㉠ 일반 약품관리

        ⓐ 입원 환자에게 발행되는 처방에는 정규처방, 응급 및 추가처방, p.r.n 처방, 퇴원처방으로 구분되며 수액제, 제제약 등은 청구하여 사용한다.

        ⓑ 단위에서 사용하는 약품의 적절성과 비품 수량을 일정기간마다 조사하여 투약오류 요인을 차단해야 한다.

        ⓒ 경구약이나 주사약을 환자 개인별로 보관하여 투약사고를 예방한다.

        ⓓ 정기적으로 약물의 보관상태, 약품내용, 라벨 부착 여부, 유효기간, 경고문 부착 여부를 점검하고 선입선출을 점검하도록 한다.

        ⓔ 약품은 정규약, 추가약, 응급약, 퇴원약, 항암제, 마약 등으로 구분하여 각 간호단위로 공급되고 마약과 고가약품은 인편으로, 약 반납은 병원에서 정한 규정에 따라 시행한다.

    ㉡ 고위험 및 고주의성 약물관리

        ⓐ 투약오류 발생 시 환자에게 심각한 상황을 초래할 수 있는 고위험 약품(heparine, KCL 등)은 다른 약물과 분리하여 경고문구가 부착된 지정된 장소에 보관한다.

        ⓑ 유사발음 약품, 유사모양 약품, 유사코드 약품 등 처방, 조제 및 투약오류 발생가능성이 높은 약물은 다른 약품과 분리 보관한다.

ⓒ 마약류관리

　　ⓐ 주사, 경구, 패치를 포함한 모든 마약은 '이중잠금장치'가 있는 마약장에 보관한다.

　　ⓑ 모든 향정신성의약품과 Midazolam 등 응급약물은 잠금장치가 있는 장에 보관한다.

　　ⓒ 마약류의 수령은 인편으로 사용 직전에 하며 비품약을 사용한 경우 가능한 한 해당 근무에 채워 놓는다.

　　ⓓ 간호단위의 마약관리는 투약기록, 잔량반납, 비품수량, 보관상태, 기록방법 등을 매일 평가한다.

ⓔ 투약안전관리

　　ⓐ 투약오류는 환자의 생명에 위협을 줄 수 있어 체계적인 안전관리가 요구되며 의료기관은 투약 규정을 정하고 지속적인 교육, 평가 및 업무개선을 해야 한다.

　　ⓑ 투약안전관리를 위한 일반적인 원칙으로 약물은 투여직전에 준비하며 환자명, 등록번호, 약물명, 투여경로, 용량, 투여횟수, 투여시간이 포함된 라벨을 준비한다.

　　ⓒ 약물투여 시 5 right(정확한 약품명, 환자, 용량, 투약경로, 시간)을 정확하게 지킨다.

　　ⓓ 투약오류를 예방하기 위해 근접오류를 포함한 모든 사항을 보고하고 문제를 분석하여 개선안을 마련한다.

(2) 위생적인 환경

① 환기

　ㄱ 신선한 공기를 유지하기 위해 시행하는 환기는 환자를 편안하게 해주고 건강을 증진시킨다.

　ㄴ 환기 방법에는 중앙조절 환기방법을 이용한다. 입원실 창문은 일반상황에서는 열리지 않도록 하고 정화된 공기가 시간당 4회 이상 유입되는 방식이다.

　ㄷ 중환자실 환기는 깨끗한 공기를 유지하기 위해 HEPA(High Efficiency Particulate Air)필터를 통해 공기가 순환되도록 하여야 하며 환기 횟수는 시간당 6회 이상을 유지한다.

　ㄹ 수술실 환기는 수술실 안이 오염되는 것이 인체에서 발생되는 미생물 숫자와 실내로 들어오는 공기량에 크게 영향을 받으므로 출입자를 최소한으로 제한한다.

② 청결

　ㄱ 병원 내 환경은 다른 곳보다 미생물에 오염되었을 가능성이 높고 병원성 세균이 많으므로 청소지침에 따라 정기적으로 청소를 해야 한다.

　ㄴ 환자로부터의 체액이나 혈액에 의한 오염은 즉시 제거한다.

　ㄷ 청소 시 중환자실, 격리실, 수술실 같은 특수부서나 병실, 검사실, 화장실, 식당, 세탁실 등은 소독제를 사용하고 사무실이나 복도, 일반 휴게실 등과 같이 환자와 접촉이 적어 질병전파의 가능성이 낮은 지역 등은 일반 세제를 이용한다.

③ 감염관리

㉠ 의료관련감염은 의료 기관에서 시행하는 여러 가지 시술이나 치료과정에서 발생하는 감염을 말하며 입원 당시 없었던 혹은 잠복하고 있지 않았던 감염이 입원기간 중 발생한 것으로 환자 뿐 아니라 병원에서 발생하는 직원들의 감염도 이에 포함될 수 있다.

㉡ 질병관리본부에서 제시한 의료관련감염관리 항목은 다음과 같다.

감염관리 항목	세부내용
표준주의 지침	손 씻기, 개인보호구(장갑, 마스크, 보안경, 가운 등) 착용
감시	감염발생 감시, 다제내성균 보유 감시
기구관련 감염관리	인공호흡기 관련 폐렴, 중심정맥관 관련 혈류감염, 도뇨관 관련 요로감염
다제내성 균주관리	MRSA, VRE, 다제내성 그람 음성균
격리	격리실 시설 기준, 격리실 환경관리(청소 및 소독, 환기 등), 격리 시 일반 지침, 전파 경로별 격리 및 관리지침
환경관리	시설 구비 기준, 침대 간격, 차단막, 격리 병실 비율 등, 환경 청소 및 소독, 환기, 인력배치 출입 인원 관리, 환경 배양 검사
항생제 조절 프로그램	환자의 항생제 사용원칙, 항생제 감시 및 제한
물품 관리	감염 발생 위험에 따른 멸균 및 소독
근무자 관리	직원 감염관리 프로그램, 예방접종, 노출 후 관리

㉢ 물품은 사용 후 바로 물과 세제 혹은 중성세제로 세척한다.

㉣ 소독은 물체의 표면에 있는 세균의 아포를 제외한 미생물을 사멸하는 방법으로 각 단계별 물품과 소독제 종류 및 희석방법 침전시간, 소독제 교환 주기 등 규정을 숙지하고 적용해야 한다.

㉤ 모든 종류의 미생물과 아포를 완전히 사멸할 수 있는 것은 멸균으로 고위험기구, 준위험 기구, 비위험 기구에 따라 맞는 소독과 멸균 방법을 선택하여 적용한다.

㉥ 다제내성균주, 결핵, SARS, 조류독감 및 신종인플루엔자 등 감염예방을 위해 표준화된 격리 관리가 필요하며 감염상태별 격리 유형은 다음과 같다.

구분		대상질병
호흡기주의	공기전파주의	홍역, 수두, 활동성 결핵
	비말전파주의	디프테리아, 백일해, 풍진, 유행성 이하선염, 유행성 감기, 수막알균감염, 성홍열
접촉주의		VRSA, VRE, 세균성 이질, 장출혈성 대장균 감염증
혈액(체액)주의		Hepatitis B, Hepatitis C, VDRL
		HIV/AIDS
완전주의		CJD(크로이츠펠트-야콥병)

㉦ 감염예방을 위해서는 직원들의 정기적인 건강검진과 예방접종을 통해 직원 자신도 보호하고 환자도 보호할 필요가 있다.

(3) 안정적인 환경

① 온도와 습도

ㄱ 온도와 습도는 환경의 쾌적함과 환경오염에 영향을 주며 환자의 정신적, 신체적 안녕을 위해 중요한 요소이다.

ㄴ 근무자의 안전과 업무의 효율성을 위해 적정온도와 습도를 유지할 필요가 있다.

ㄷ 일반적으로 인체에 쾌적한 온도는 18 ~ 20℃, 습도는 40 ~ 60% 내외이며 각 단위마다 특수성을 고려하여 세분화된 기준을 설정한다.

입원실	실내온도 18 ~ 24℃, 습도 40 ~ 60%
중환자실	실내온도 25 ~ 27℃, 습도 50 ~ 60%
신생아중환자실과 신생아실	실내온도 26 ~ 28℃, 습도 40 ~ 60%
수술장	실내온도 18 ~ 24℃, 습도 50 ~ 55%
응급실	실내온도 동절기 : 22 ~ 24℃, 환절기 : 23 ~ 25℃, 하절기 : 24 ~ 26℃

② 조명

ㄱ 부적절한 조명은 눈의 피로감, 긴장감, 권태감, 불안감 등을 야기하므로 환자의 안정과 눈의 피로를 예방하기 위해 적절한 조명을 유지해야 한다.

ㄴ 조명의 조절은 광선과 전등을 이용하며 가급적 자연 햇빛을 이용하되 직접적인 강한 광선을 피해야 한다.

ㄷ 입원실의 조도는 100룩스를 유지하며 처치등을 켰을 때 200룩스가 적절하다. 일반병동의 처치실과 중환자실을 400룩스를 기준으로 하나 처치가 끝나면 안정된 환경을 위해 조도를 낮추어야 한다.

ㄹ 일반적인 조명의 원칙은 시선보다 조명이 위에 있어야 하고 밝은 빛의 근원은 시선으로부터 차단되어야 한다. 그러므로 누워 있는 환자를 위해 침상 위쪽 벽으로부터 간접조명이 좋다.

③ 소음

ㄱ 소음은 신경계통을 자극하므로 환자를 불쾌하게 하고 안정 및 수면을 방해할 뿐 아니라 피로를 과중시킨다.

ㄴ 소음 수준에 따른 분류

50 ~ 60 데시벨	위액 분비 증가, 혈압 상승, 맥박 상승, 호흡 증가, 근긴장도 증가 및 산화효소 증가
40 ~ 60 데시벨	보통의 대화소리
40 데시벨 이하	간호사실, 준비실, 처치실
30 ~ 35 데시벨 이하	중환자실
30 데시벨 이하	입원실

ⓒ 소음감소 방법
　　ⓐ 방문객을 최소화하고 공공장소를 만들어 전화, 면회, 대중매체 이용 등을 입원실 밖으로 유도한다.
　　ⓑ 의료진들의 대화소리나 신발 끄는 소리를 줄인다.
　　ⓒ 시설부분에서 준비실, 처치실 및 주방 싱크대 사용 시 소음을 줄이고 병실바닥은 고무, 리놀륨 등을 사용하고 소음이 많은 장소는 방음장치를 설치한다.
　　ⓓ 장비는 구입 시에 소음적도를 고려하고 주기적으로 소음측정 및 관리를 한다.
　　ⓔ 직원, 환자 및 보호자에게 소음 방지에 대한 교육을 한다.

(4) 아름답고 편리한 환경

① 심미적 환경
　ㄱ 색상은 정신생리학적 반응을 일으킬 수 있으며 심미적, 상징적 의미를 준다. 붉은 색이나 주황색 같은 따뜻한 색은 회복기 환자에게, 차가운 색상은 만성 환자에게 더 적합하다.
　ㄴ 명도는 직접적으로 시각기능을 돕고 간접적으로 정신신경계와 정서적 반응과도 관계가 깊다.
　ㄷ 간호사 유니폼도 단독의 멋보다는 병동의 구조, 색깔, 환자복과 조화를 이루는 색상과 업무상 불편하지 않는 디자인 등을 고려해야 한다.
　ㄹ 환자의 심리적인 안정을 위해 병원 내 전시실, 음악회 등이 효과적으로 이용된다.
② 편의성
　ㄱ 병동에는 보행 가능한 대상자의 기분전환을 할 수 있는 담화 및 휴게장소가 필요하다.
　ㄴ 환자 및 보호자에게 편의성을 제공하기 위한 시설은 휴게실 이외에도 산책로, 정원 등이 있다.

제 2 절　물품관리

1　물품관리의 의의

① 물품관리란 조직의 목적달성을 위한 사업 수행에 소요되는 물품의 원활한 지원과 효율적인 활용을 위한 제반관리를 말한다.
② 효율적인 물품관리는 단위의 환자관리에 필요한 모든 물품의 기능이 정상으로 유지되고 안전한 상태로 확보하여 즉시 사용할 수 있도록 하는 것이다.
③ 물품의 중요도, 사용빈도 및 동선을 고려한 물품의 배치, 물품 표시, 공급방법의 표준화는 재고량을 최소화하여 재고자산을 줄이는 효과를 얻는다.

④ 자원을 절감하고 물품의 파손, 낭비, 오용이 없도록 관리해야 하나 자원의 절감 시에는 환자관리 효과성과 효율성이 고려되어야 한다.

2 물품의 종류

① 물품 **중요** ★

병원 내에서 소비되거나 사용되는 모든 유형의 자산으로 고정자산, 재고자산, 기타 일반관리 소모성 자산으로 구분한다.

고정자산	의료기기, 기계설비, 일반비품
재고자산	약품, 진료재료, 의료소모품, 급식재료 등
기타 일반관리 소모성 자산	사무용품, 유류, 기타 소모품

② 장기적으로 반복 사용할 수 있는 물품은 비품으로 분류하며 병동자산으로 설정하여 관리 및 유지한다.
③ 일회 사용물품은 소모성으로 분류되며 정수량을 정하고 재고 및 공급체계를 관리한다.

3 물품관리과정

(1) 물품의 기준량 설정

① 물품의 기준량은 침상 수와 병상가동률에 따라 일정기간 사용빈도 및 소모량을 근거로 정한다.
② 침상 수, 병상가동률, 환자중증도, 환자의 연령, 성별, 간호요구도, 처치의 종류, 의료진의 업무 수준, 물품의 기능, 물품의 가격, 물품공급방법 및 기간 등을 고려하여 정한다.

(2) 물품의 청구 및 공급체계

① 장비 및 비품 : 신규구매와 폐기대체구매로 구분한다.

신규구매	장비 및 비품의 수요를 검토하여 예산을 수립 후 구매과정이 이루어짐
폐기대체구매	사용 중인 장비나 비품이 사용이 불가할 때 폐품 처리서에 의해 구매가 진행됨

② 진료소모품이나 소독물품 린넨류 등의 공급방법은 정수교환, 정수보충, 청구(추가/응급), 처방서 청구 및 구매의뢰 등이 있다.

(3) 물품보관

① 물품은 완전성, 안전성, 유용성, 청결성이 보장되어야 한다.

② 물품 입고 시 반드시 용도 및 수량을 확인하고 간호단위 내 물품관리 장부를 비치하여 사용이 용이하도록 하며 효율적이고 과학적으로 관리한다.

③ 물품보관은 물품의 사용빈도, 중요도, 동선 및 편리성을 고려하여 배치하여 업무의 효과성을 높인다.

④ 간호단위 내 물품, 즉 진료재료, 약품류(수액, 제제약, 비품약, 응급약품, 검사시약), 검체 튜브 및 기타 물품에 대해 유효기간 관리를 해야 하며 유효기간이 경과한 것은 즉시 폐기한다. 물품의 유효기간 관리를 위해 선입선출 방법을 적용한다.

(4) 재고관리

① 재고조사

재고목록에 따라 물품의 상태 및 수량을 확인하는 것이다.

② 재고조사의 목적

기준량 확보, 소모량 파악, 불필요한 물품 파악 및 유효기간 관리이다.

③ 재고목록

물품명, 물품번호, 크기나 규격, 기준수량 및 청구수량을 포함한다.

④ 재고조사 빈도

물품의 공급일정에 따라 매일, 매주, 매월 또는 연중 정기적으로 실시한다.

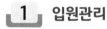 **입·퇴원관리**

1 입원관리

(1) 병실 입원환자관리

① 입원 시 간호정보조사는 사생활 보호를 위해 독립된 면담실을 이용한다.

② 간호관리자는 입원환자를 방문하여 병동의 관리자임을 알리고 정서적 안정과 신뢰감을 주도록 한다.

③ 병실 내 침상, 옷장, 탁자, 냉장고 및 가습기 등의 청결상태를 확인하고 환기 및 시설을 점검한다.

④ 환의, 입원생활안내문, 간호정보조사지, 안전 관리 사정도구, 통증사정 도구 및 교육자료 등 물품을 준비한다.

⑤ 환자 중증도나 특성에 따라 환자모니터, 산소주입기, 흡인기 등을 준비한다.

(2) 중환자실 입원환자관리

　① 중환자실 입실은 환자 사정을 통해 입실 적정성 여부를 판단 후 결정하여야 한다.

　② 중환자실 입원 결정은 우선순위 모델, 진단명 모델 및 객관적 변수 모델과 같은 여러 가지 모델에 근거하여 이루어질 수 있다.

2 퇴원관리

① 퇴원 후 일상생활이 가능할 수 있도록 환자의 간호요구를 파악하여 교육을 실시한다.

② 간호사는 '퇴원절차 안내문'을 이용하여 퇴원 예정시간과 퇴원 절차를 환자 및 가족에게 설명하고 필요서류를 확인한다.

③ 퇴원간호기록은 퇴원시간, 퇴원 시 환자 상태, 퇴원 후 주의사항, 외래방문 등의 교육내용을 포함한다.

④ 환자나 보호자가 병원의 치료계획에 동의하지 않고 퇴원을 원할 경우 자퇴서약서를 이용하여 설명한 후 환자와 보호자의 서명된 기록을 보관한다.

제 4 절　간호기록관리

1 간호기록의 정의

① 간호기록이란 환자의 입원 시 사정에서부터 퇴원 시의 평가에 이르기까지 계속되는 간호과정의 타당성 및 그 결과를 입증할 수 있는 정확하고 완전한 내용을 조직적이고 체계적으로 기록한 문서다.

② 전문적, 조직적, 법적, 윤리적 원칙의 범주 안에서 환자와 의료진 간, 의료직 간의 상호작용에 대한 기록이다.

③ 정확하게 기록되고 보고된 간호의 내용은 간호사의 간호행위를 타인에게 설명할 수 있는 객관적 자료이며 법적 문제가 야기되는 경우에 증거자료가 될 수 있다.

2 간호기록의 목적 중요 ★★

(1) 의사소통

　① 의료팀 간에 환자정보를 정확하게 교환할 수 있는 의사소통의 수단으로 기록은 간호의 일관성과 연속성에 필요한 방법을 제시한다.

② 기록에 담긴 정보를 바탕으로 환자사정, 간호진단, 간호중재를 시행하고 간호에 대한 환자의 반응을 평가한다.

③ 환자기록은 치료계획을 위한 의료진 간의 논의에서 중요한 자료로 활용되며 중재, 평가 등이 포함된다.

(2) 간호계획

① 환자의 입원 시 수집한 간호력이나 신체사정을 통해 정보를 얻을 수 있고 환자가 시행한 간호계획에 어떻게 반응하는지를 알 수 있다.

② 다른 건강요원들도 기록을 통해 정보를 얻고 치료계획을 세울 수 있다.

(3) 법적 증거

① 법적으로 기록은 관찰, 중재, 평가를 기록한 특별한 의사소통의 형태로 법정에서 증거로 채택될 수 있다.

② 간호기록 시 날짜와 시간의 정확성은 매우 중요하여 기록사건이 발생된 실제시간을 기록해야 한다.

(4) 교육

유사한 의학적 문제가 있는 대상자들에게서 일정 형태의 정보를 확인할 수 있기 때문에 질병의 특성과 그에 대한 반응을 배우는 효과적인 방법이 의무기록을 읽는 것이 될 수 있다.

(5) 질 향상

① 간호사는 기록을 통해 환자가 받은 간호내용을 모니터하여 어떤 질적 개선이 되고 있는지에 대해 표준에 근거해 간호감사를 실시하고 확인된 간호문제를 인지하여 질적인 간호를 제공한다.

② 간호실무 표준 설정 시 질환이 동일한 환자의 의무기록을 분석하여 자료로 사용할 수 있다.

(6) 통계 및 연구

① 임상질환, 합병증, 특별한 의학적 및 간호학적 치료의 적용, 사망, 질병으로부터의 회복 등의 빈도와 관련된 통계학적 자료를 대상자의 기록에서 수집할 수 있다.

② 통계자료는 병원 행정이나 국가보건정책에 반영되기도 하고 연구에 활용될 수도 있다.

(7) 감사

간호감사에는 설정된 기준에 의해 간호사의 판단, 지식 등 간호수행의 내용이 감사되고 평가된다.

3 간호기록의 원칙 ★★

(1) 정확성

기록의 표기가 올바르고 정확해야 함으로 사실 또는 관찰한 것을 적어야 하며 의견이나 관찰 내용을 해석해서 기록하지 않는다.

㉮ '환자가 비협조적이다'(의견)라고 기록하기보다는 '환자가 투약을 거부했다'(사실)라고 기록한다.

(2) 적합성

환자의 건강문제와 간호에 관계되는 정보를 객관성 있게 기록해야 한다.

㉮ 환자가 매춘을 했거나 마리화나를 피웠다는 사실이 환자의 건강 문제에 직접적인 영향이 없는 것이면 기록하지 말아야 한다.

(3) 완전성

기록된 정보는 완전하고 환자, 의사, 타 간호사 그리고 다른 건강 요원들에게 도움을 줄 수 있어야 한다.

(4) 간결성

기록은 완전해야 할 뿐 아니라 의사소통의 시간을 절약하기 위해 간결해야 한다.

(5) 적시성

각 기록은 간호행위가 일어난 직후에 해야 하며 사전에 기록하지 않는다.

4 간호기록의 체계

(1) 정보 중심 기록체계(source-oriented medical record)

정보 중심 기록은 건강요원들이 대상자에 대한 자료를 자신들의 영역별로 각각 분리하여 기록하는 것이다.

(2) 문제 중심 기록체계(problem-oriented medical record)

문제 중심 기록은 미리 확인된 문제에 따라 기록하는 방법으로 기초자료, 문제목록, 치료계획, 경과기록의 4가지 요소를 포함한다.

5 간호기록의 형식 중요 ★

(1) 서술 기록

시간의 경과에 따라 정보를 서술하는 방법으로 정보중심 기록과 관계가 있다.
예 PM 2:00, X-ray 촬영하고 옴

(2) SOAP 기록

주관적 자료(Subjective data), 객관적 자료(Objective data), 사정(Assessment), 계획(Planing)을 의미한다. 문제 중심 기록에서 비롯된 것이다. 간호진단은 사정 부분에 진술될 수 있다.

(3) PIE 기록

간호과정의 문제(Problem), 중재(Intervention), 평가(Evaluation)를 의미하는데 대상자 간호사정의 상례기록과 경과기록으로 구성되어 있다. 환자문제에 따른 정보를 구조화하며 기록을 단순화하기 위해 고안하는 것이다.

(4) Focus 기록

자료(Data), 활동(Action), 반응(Response)으로 이루어지며 간호초점(Focus)에 따라 계획된 간호활동을 DAR 표준진술문을 선택하여 기록한다.

(5) 카덱스 기록

대상과의 정보를 체계적으로 요약한 기록으로 의료팀이 환자의 경과를 쉽게 파악하기 위해 이용되는 의사소통 방법으로서 인수인계 시 가장 많이 활용된다.

6 간호기록 작성법

(1) 간호기록의 내용 및 빈도

환자의 현재 상태, 치료에 대한 반응, 정상에서 벗어난 상태나 행동의 변화를 기록한다.

① 간호기록이 필수적인 경우
  ㉠ 입원 및 퇴원 시 등 환자의 초기사정 직후
  ㉡ 수술 후, 처치 후
  ㉢ 근무조 정규 순회 후
  ㉣ 특별한 투약 후
  ㉤ 환자의 현 상태를 기록할 필요가 있는 경우
  ㉥ 기타 상태 기록 필요시

② 상황에 따라 간호기록이 필요한 경우
ㄱ 환자의 건강력
ㄴ 간호사에 의해 수행된 의사처방
ㄷ 제공된 간호행위
ㄹ 환자의 간호요구 및 수행된 간호중재
ㅁ 간호와 치료에 대한 환자의 반응
ㅂ 육체적 증상이나 징후 및 반응에 대한 관찰 내용
ㅅ 신체기능의 변화
ㅇ 수술 및 시술 전후의 간호중재
ㅈ 검사시간 및 전후 상태
ㅊ 새롭게 관찰된 문제, 상태 악화, 기존 문제의 해결 정도
ㅋ 환자가 사용하고 있는 의료장비의 모니터링 결과
ㅌ 보고된 내용

(2) 간호기록의 종류

① 간호정보조사지

환자의 일반적인 개인정보(이름, 등록번호, 성별, 나이, 연락처), 상병명, 주증상, 입원목적, 병력, 생활습관, 가계도/가족력, 통증, 퇴원계획 등을 조사한 결과와 전신적인 신체사정에 대한 초기 평가 자료로 24시간 이내에 작성한다.

② 임상관찰기록지

환자의 객관적인 일일 변화상태를 한눈에 파악할 수 있는 항목을 기록하는 것으로 입원기간, 수술 후 경과 기간, 활력징후, 체중, 섭취, 배설량 등을 기록한다.

③ 간호기록

간호사의 업무수행과 대상자의 상태와 과정을 어떻게 효과적으로 의사소통했는지 증명해주는 것이다.

④ 전동일지

병동 간 전과, 전동 시 환자의 진료정보를 작성하여 의사소통한다.

⑤ 퇴원 후 건강계획지

퇴원 후 환자의 치료계획 및 일상생활 관리를 작성하여 환자에게 제공한다.

⑥ 수술간호기록지

수술 전 과정 동안 수행한 환자 사정 및 간호수행에 대해 정확하고 체계적으로 기록한다.

1 간호인력관리제도

(1) 경력개발의 개념

① 경력

조직체의 조직구성원이 장기적으로 여러 종류의 직무활동을 경험하는 것으로서 특정 개인의 생애에 계속성, 질서, 의미를 부여하는 것이다.

② 경력개발(career development) 중요 ★

개인의 경력목표를 설정하고 이를 달성하기 위한 경력계획을 수립하여 조직의 욕구와 개인의 욕구가 합치될 수 있도록 각 개인의 경력을 개발하는 활동이다.

③ 간호조직은 경력개발제도를 통해 간호사들을 병원조직의 중요한 인적 자원 요소로 간주하여 육성, 개발하여 경쟁력 있는 간호사들을 보유하고 간호실무의 탁월성을 증진시킴으로써 간호 조직의 성과를 높일 수 있다.

(2) 경력개발의 목적

① 개인이 추구하는 목적
   ㉠ 일을 통한 성장욕구 충족
   ㉡ 능력개발의 기회를 통한 전문화
   ㉢ 직무충실과 직무만족
② 조직이 추구하는 목적
   ㉠ 조직구성원의 역할 향상을 통한 조직의 활성화
   ㉡ 인력효율의 향상
   ㉢ 인재육성을 통한 조직의 역량강화
   ㉣ 긍정적 이미지 부각으로 유능한 인력의 수급 및 보유

(3) 경력개발의 단계

① 경력목표

개인이 자신의 적성, 관심, 소질을 고려하여 도달하고 싶은 미래의 직위를 설정한다.

② 경력계획

경력목표를 달성하기 위한 경력 경로(career path)를 구체적으로 선택한다.

③ 경력활동

개인적인 경력계획을 달성하기 위해 개인 또는 조직이 실제적으로 참여하는 활동이다.

④ 경력평가

작성된 경력계획에 따라 활동한 다음 그 결과를 평가하는 단계로서 주기적인 상담을 통해 관리자와 개인이 함께 평가하고 피드백한다.

(4) 간호조직 내의 경력개발제도

① 임상경력개발제도(clinical ladder system) 중요 ★

    ㉠ 간호사들의 간호능력을 개발하고 지원하는 동시에 간호실무능력을 평가하는 시스템이다.

    ㉡ 짐머(M. Zimmer, 1972)는 실무의 수월성에 초점을 맞춰 간호사의 성과를 인정하는 임상승진제도의 실행도구라고 하였다.

    ㉢ Benner(1984)는 임상기술능력의 향상에 초점을 두고 그의 이론에서 간호사의 실무능력 단계별로 필요한 기술과 역량에 따라 초보자, 진전된 초보자, 적임자, 숙련가, 전문가의 5단계로 나누어 임상간호사의 발전단계를 설명하였다.

    ㉣ 부칸(J. Buchan, 1997)은 간호현장 내에서 임상간호실무나 관리, 교육 및 연구 역할과 관련하여 기술과 능력의 수준들을 구별하는 등급구조라고 하였다.

    ㉤ 간호사의 개인적 성취를 인정하고 보상하여 임상적 능력이 있는 간호사들이 임상현장에 계속 남아 있도록 하면서 환자간호의 질과 간호사의 사기 및 직업만족도를 향상시키며 전문적 성장의 기회를 제공한다.

② 간호 조직 인력관리를 위한 경력개발시스템 도입 전략

    ㉠ 간호사들의 경력개발요구를 파악해야 하며 간호관리자들에게 경력개발 및 관리의 전반적인 이해와 확산을 위한 경력관리에 관한 교육을 실시한다.

    ㉡ 간호조직이 추구하는 비전과 목적이 무엇이며 이를 실현하기 위한 수단의 하나로서 인적자원개발 차원의 전략을 수립하고 이를 간호사의 경력개발과 연계시켜야 한다.

    ㉢ 간호사의 임상 능력에 따른 경력개발제도에 관해 병원조직 차원의 이점을 효과적으로 설득하고 이해시킴으로써 병원 경영진의 적극적인 지원과 의사들의 협력을 이끌어 내야 한다.

    ㉣ 간호업무의 표준과 기본적 및 전문적 간호행위에 관한 프로토콜을 지속적으로 개발해 나가야 한다.

    ㉤ 각각의 병원에 적합한 임상등급(clinical ladder)에 따른 직위기술서를 작성하고 그에 맞는 책임, 수행업무, 자격 및 승진요건, 보상체계 등을 도출해야 한다.

    ㉥ 임상등급에 따른 간호사들의 능력개발을 지원하기 위해 교육훈련 프로그램을 계획하고 제공한다.

2 교육훈련

(1) 교육훈련의 의의

① 교육훈련이란 일반 직원, 중간관리층, 경영층 등을 대상으로 직원의 행동, 지식, 동기를 변화시키는 체계적인 과정이다.

② 교육훈련의 목적은 경영자 측에서는 인재 육성에 있고 직원 측에서는 자기 계발에 있다.

③ 교육훈련은 간호지식과 간호기술의 습득을 통한 간호사의 전문적 능력 향상 이외에 태도의 변화를 통한 간호사들의 성취동기를 형성시켜 근로 의욕을 증진시키며 조직의 활성화를 촉진시킨다.

④ 간호관리자는 간호사들의 교육훈련개발에 책임이 있음을 인식하고 인적자본에 투자함으로써 계속적으로 장기적으로 성장할 수 있게 해야 한다.

⑤ 간호사는 훈련이 자기이익, 자기계발이라는 점을 인식하여 새로운 것을 배우고 활용하는 데 대한 저항을 없애야 한다.

(2) 교육훈련의 체계

① 교육훈련의 필요성 분석

조직수준	조직전반에 걸친 경제적 지표(매출액, 시장점유율, 수익성 등)뿐 아니라 직원의 의식 측면, 즉 조직문화의 변화나 조직의 유연성제고 등의 측면에서 필요성을 분석함
직무수준	조직구조를 변화시키고 직무에 필요한 직무수행자의 자격요건의 변화를 가져올 때 직무수준에서의 교육훈련 필요성이 나타남
개인수준	직원 개개인별 교육훈련이 현재 필요한가를 파악하는 것으로 직원이 보유한 능력이나 욕구의 개인차를 고려한 교육훈련 프로그램 도입에 중요한 역할을 함

② 교육훈련 프로그램

㉠ 대상자에 의한 분류

신입자 교육훈련	입직훈련, 일선감독자 훈련, 중간관리자 훈련, 경영자 훈련
재직자 교육훈련	일선직원 훈련, 일선감독자 훈련, 중간관리자 훈련, 경영자 훈련
자기계발	평생교육

㉡ 장소에 의한 분류

직장 내 교육훈련	일을 하는 과정에서 직무에 관한 구체적인 지식과 기술을 습득케 하는 방식으로 직속상사가 부하 직원에게 직접적으로 개별지도를 하고 교육훈련을 시키는 방식
직장 외 교육훈련	직원을 직무에서 분리시켜 일정 기간 오로지 교육에만 전념하는 것으로 교육훈련을 담당하는 전문스태프의 책임 아래 이루어짐

　　　ⓒ 내용에 의한 분류
　　　　ⓐ 전문지식 및 기술교육
　　　　ⓑ 노사관계에 관한 교육
　　　　ⓒ 교양교육
③ 교육훈련의 방법 　중요　★
　　　㉠ 지시적 방법 : 주로 기능이나 개념, 정보 등을 강의나 다른 매체를 통해 학습하는 방법
　　　　이다. 강의, 시범, 시청각 교육방법, 직무순환방법, 프로그램식 학습, 컴퓨터 보조학습
　　　　이 포함된다.
　　　㉡ 시뮬레이션 방법 : 관리자의 문제해결능력을 향상시키기 위한 방법으로서 주로 실무적
　　　　인 문제를 모형화하여 개발시키는 방식이다.

인바스켓 기법	관리자의 의사결정능력을 향상시키기 위한 방법으로서 교육훈련상황을 실제상황과 비슷하게 설정한 후 주로 문제해결능력이나 계획능력을 향상시키고자 하는 방법
사례연구	주제에 관한 실제 사례를 작성하여 배부하고 토론함으로써 피교육자의 판단과 분석능력을 기르고 경영, 관리문제에 대한 자질을 갖추는 것
비즈니스 게임법	조직 내 의사결정과 관련된 중요한 부분을 더 간단한 형식으로 표현함으로써 훈련참가자들이 쉽게 조직상황을 이해하고 올바른 의사결정을 할 수 있는 조직관리 모의 연습

　　　㉢ 경험적 방법

역할연기법	관리자뿐 아니라 일반 직원을 대상으로 인간관계에 대한 태도 개선과 인간관계기술을 제고시키기 위한 기법
행동모델법	관리자 및 일반 직원에게 어떤 상황에 대한 가장 이상적인 행동을 제시하고 피훈련자가 이 행동을 이해하고 그대로 모방하게 하는 것
감수성훈련	T-그룹 훈련이라고도 하며 타인이 생각하고 느끼는 것을 정확하게 감지하는 능력과 이 능력에 입각하여 적절하고 유연한 태도와 행동을 취할 수 있는 능력을 갖게 하는 것
교류분석	모든 사람이 공유하는 세 가지 자아상태를 이해하고 이런 상태에서의 대인교류를 분석하며 피훈련자들은 자아상태에서의 자신과 타인과의 관계를 분석하는 것을 배우게 됨

④ 교육훈련의 평가
　　　㉠ 반응평가

목적	교육 내용이나 강사, 교재, 교육방법, 시설 등 교육 전반에 대한 학습자의 만족도나 의견 등을 측정해 향후 교육과정과 운영상의 문제점을 개선하는 데 있음
자료수집방법	질문지, 인터뷰, 관찰 등

   ⓛ 학습평가
     ⓐ 학업성취도 평가라고도 하며 교육 직후 학습 내용 이해정도, 학습목표를 달성한 정도를 확인하는 평가이다.
     ⓑ 인지적 영역의 평가는 지필 평가와 사례연구를 이용하고 정의적 영역은 지필검사, 사례연구, 역할연기, 직무 시뮬레이션, 상호평가방법을 통해서 이루어진다.
  ⓒ 행동평가
     ⓐ 현업적응도 평가라고도 하며 교육에서 얻은 것을 현장 직무 수행 시 얼마만큼 활용하는가를 평가하며 교육 후 2 ~ 3개월 뒤에 실시한다.
     ⓑ 직무관련 행동, 안전도, 작업량, 결근율, 시간 단축, 업무의 질 등이 측정대상이 된다.
  ⓔ 결과평가
     ⓐ 교육의 투자효과를 조직의 차원에서 평가하는 것으로 투자회수효과라고도 한다.
     ⓑ 교육으로 수행문제가 해결됨에 따라 얼마나 경영상의 성과를 얻었는가를 평가하며 비용효과분석과 비용편익분석으로 성과를 측정한다.

주관식 레벨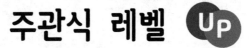

01 다음은 병원의 안전한 환경관리를 위한 낙상 예방 방안을 서술한 것이다. 빈칸을 〈보기〉에서 골라 채우시오.

① 간호사는 낙상예방 관리지침에 따라 환자의 (　　　)을 사정하고 낙상예방 중재를 계획 및 시행한다.
② 낙상예방관리로 입원환자를 대상으로 (　　　)도구를 이용하여 낙상위험을 사정하여 기록한다.
③ 정기적으로 (　　　)를 실시해 환자상태를 관찰하고 필요한 도움은 미리 예견하여 제공한다.
④ 낙상 고위험군에 대한 (　　　)을(를) 매 근무조마다 1회 이상 하는 것을 권장한다.

| 보 기 |

㉠ 간호기록　　　　　　　　　　㉡ 낙상 위험군 사정
㉢ 병실 순회　　　　　　　　　　㉣ 낙상 위험 요인

정답 ①-㉣ 낙상 위험 요인, ②-㉡ 낙상 위험군 사정, ③-㉢ 병실 순회, ④-㉠ 간호기록

해설 간호사는 낙상예방 관리지침에 따라 환자의 낙상 위험 요인을 사정하고 낙상 예방 중재를 계획 및 시행한다. 입원환자를 대상으로 낙상 위험군 사정도구를 활용하여 낙상 위험을 사정하고 정기적으로 병실 순회를 실시해 환자 상태를 관찰하고 필요한 도움을 준다. 낙상 고위험군은 간호기록을 매 근무조마다 1회 이상 하는 것이 권장된다.

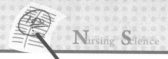

02 다음은 약품관리 및 투약 안전 관리에 관한 설명이다. 빈칸을 〈보기〉에서 채워 완성하시오.

---

① ( )과 고가약품은 인편으로, 약 반납은 병원에서 정한 규정에 따라 시행한다.

② 잘못 투약시 환자에게 심각한 위해를 초래할 수 있는 ( )은 다른 약물과 분리하여 경고 문구가 부착된 지정된 장소에 보관한다.

③ 약물투여시 5 right, 즉 정확한 약품명, 환자, ( ), 투약경로, 시간을 정확하게 지킨다.

④ 모든 ( )은 잠금장치가 있는 장에 보관한다.

┤ 보 기 ├

㉠ 용량   ㉡ 마약   ㉢ 고위험 약품   ㉣ 향정신성의약품

정답 ①-㉡ 마약, ②-㉢ 고위험 약품, ③-㉠ 용량, ④-㉣ 향정신성의약품

해설 마약과 고가약품은 분실의 우려가 있으므로 인편으로 수령하며 모든 향정신성의약품은 잠금장치가 있는 장에 보관한다. 마약의 경우 이중잠금장치가 있는 장에 보관해야 한다. 투약오류시 환자에게 심각한 위해를 초래할 수 있는 고위험 약품은 경고문구가 부착된 지정된 장소에 보관하여 주의 깊게 다루도록 한다. 모든 약물 투약시 5 right을 지키는 것이 무엇보다 중요하며 5 right는 약품명, 환자, 용량, 투약경로, 시간을 말한다.

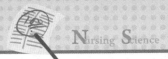

03 다음은 간호기록의 원칙에 대한 설명이다. 각 설명에 해당하는 것이 무엇인지 쓰시오.

---

① (　　　) : 기록의 표기가 올바르고 정확히 하도록 하고 사실 또는 관찰한 것을 기록한다.
② (　　　) : 기록된 정보는 완전하고 환자, 의사, 타 간호사 그리고 다른 건강 요원들에게 도움을 줄 수 있어야 한다.
③ (　　　) : 기록은 완전해야 할 뿐 아니라 의사소통의 시간을 절약하기 위해 간결해야 한다.
④ (　　　) : 각 기록은 간호행위가 일어난 직후에 해야 하며 사전에 기록하지 않는다.

정답 ① 정확성, ② 완전성, ③ 간결성, ④ 적시성

해설 간호기록의 원칙에는 정확성, 적합성, 완전성, 간결성, 적시성이 있다.
정확성은 간호 기록의 표기가 올바르고 정확해야 하고 간호사 개인 의견이나 관찰 내용을 해석해서 기록하지 않아야 한다는 것이다. 기록된 정보는 완전하고 환자, 의사, 타 간호사 그리고 다른 건강 요원들에게 도움을 줄 수 있어야 한다는 것은 완전성에 대한 설명이며 간호기록은 완전해야 할 뿐 아니라 의사소통의 시간을 절약하기 위해 간결해야 한다. 각 기록은 간호행위가 일어난 직후에 해야 하며 사전에 기록하지 않는 원칙은 적시성에 대한 설명이다.

실제예상문제

01 다음 중 환경관리의 정의와 의의에 관한 설명으로 **틀린** 것은?

① 환경과 조직은 상호의존적이며 환경의 모든 부분이 연속적으로 결합되어 조직에 복합적으로 영향을 준다.

② 내부 환경은 가치, 신념과 같은 비물적 요소를 말하며 토지, 건물, 기계 등 물적 요소는 포함되지 않는다.

③ 외부 환경은 과업 환경과 일반 환경을 포함한다.

④ 최적의 환경 조성은 환자의 기본적인 요구 충족 뿐 아니라 직원의 업무 능률을 향상시키는데 필수적이다.

01 내부 환경은 특정조직의 성격을 나타내주는 내부 속성으로 토지, 건물, 기계 등 물적 요소와 가치, 신념과 같은 비물적 요소를 포함한다. 그러므로 물적 요소는 포함되지 않는다는 내용은 틀린 설명이다.

02 다음 중 간호단위에서 화재를 예방하기 위한 방안을 서술한 것으로 **틀린** 것은?

① 간호단위 내 소화전과 소화기의 위치를 파악하고 사용방법을 숙지한다.

② 간호단위 내 비상구는 유도등을 설치하고 의료용 가스 및 위험성 약물에 대한 안전수칙 안내문을 부착한다.

③ 환자 또는 보호자에게 입원할 때 화재예방 및 발생 시 대처방안에 대한 안내를 한다.

④ 화재 시 대응방법은 신고, 전파, 소화의 3단계로 진행된다.

02 화재 시 대응방법은 신고 및 전파, 소화, 피난유도의 3단계로 진행된다.

정답 01 ② 02 ④

03 ㉡ Heat lamp 적용 시 30cm 이상의 간격을 유지하고 15 ~ 20분이 넘지 않도록 해야 한다.

04 자살을 시사하는 행동을 보일 때는 담당의사와 간호관리자에게 보고하고 보호자를 상주시켜 자리를 비우지 않도록 한다.

03 다음은 화상예방과 관련한 서술이다. 이 중 내용이 맞는 것을 모두 고르시오.

> ㉠ Warm bag 적용 시 환자에게 안전교육을 한다.
> ㉡ Heat lamp는 30cm 이상의 간격을 유지하고 30분간 적용하는 것이 원칙이다.
> ㉢ 온장고 온도는 70도 이하로 유지한다.
> ㉣ 제세동기 사용 시 화상을 줄이기 위해 규정된 젤을 사용한다.

① ㉠, ㉡, ㉢
② ㉠, ㉢
③ ㉠, ㉢, ㉣
④ ㉠, ㉡, ㉢, ㉣

04 다음 중 자살예방에 대한 서술로 틀린 것은?

① 환자 안전을 위해 주기적인 순회를 하여 환자상태를 점검하고 자살 고위험 대상자는 더욱 주의를 기울인다.
② 환자 주변에 유리컵, 과도, 벨트 등과 같은 위험한 물건을 두지 않는다.
③ 자살시도자 발견 시 경동맥 맥박상태, 호흡상태, 의식상태 등을 확인 후 응급처치를 시행한다.
④ 평소 아끼는 물건을 정리하는 등 자살을 시사하는 행동을 보일 때 안정이 필요하므로 혼자 있도록 한다.

정답 03 ③ 04 ④

05 약품관리 중 마약류 관리에 대한 설명으로 틀린 것은?

① 주사, 경구, 패치를 포함한 모든 마약은 '이중잠금장치'가 있는 마약장에 보관한다.

② 모든 향정신성의약품과 Midazolam 등 응급약물은 잠금장치가 있는 장에 보관한다.

③ 마약류의 수령은 인편으로 사용 직전에 하며 비품약을 사용한 경우 가능한 한 해당 근무에 채워 놓는다.

④ 간호단위의 마약관리는 투약기록, 잔량반납, 비품수량, 보관상태, 기록방법 등을 매주 평가한다.

06 다음 중 질병관리본부에서 제시한 의료관련감염관리 항목이 아닌 것은?

① 표준주의 지침 : 손씻기, 개인보호구 착용

② 격리 : 시설 구비 기준, 침대 간격, 차단막, 격리 병실 비율 등, 환경 청소 및 소독, 환기, 인력배치 출입 인원 관리, 환경 배양 검사

③ 다제내성 균주관리 : MRSA, VRE, 다제내성 그람 음성균

④ 근무자 관리 : 직원 감염관리 프로그램, 예방접종, 노출 후 관리

07 감염상태별 격리유형을 설명한 것으로 잘못 짝지어진 것은?

① 공기전파주의 : 홍역

② 비말전파주의 : 백일해

③ 혈액(체액)주의 : VRE

④ 완전주의 : 크로이츠펠트-야콥병

05 간호단위의 마약관리는 투약기록, 잔량반납, 비품수량, 보관상태, 기록방법 등을 매일 평가하고 기록은 2년간 보존한다.

06 시설 구비 기준, 침대 간격, 차단막, 격리 병실 비율 등, 환경 청소 및 소독, 환기, 인력배치 출입 인원 관리, 환경 배양 검사는 환경관리에 해당한다.
격리는 격리실 시설 기준, 격리실 환경관리(청소 및 소독, 환기 등), 격리 시 일반 지침, 전파 경로별 격리 및 관리지침이 해당항목이다.

07 VRE는 접촉주의가 필요하다. 혈액(체액)주의는 Hepatitis B, Hepatitis C, VDRL, HIV/AIDS에 해당한다.

정답 05 ④ 06 ② 07 ③

08 소음수준이 50~60 데시벨일 때 위액 분비 증가, 혈압 상승, 맥박 상승, 호흡 증가가 나타난다. 소음 수준이 30 데시벨 이하는 입원실의 환경이다.

08 다음은 안정적인 환경 유지에 대한 설명이다. 이 중 옳은 것을 모두 고르시오.

> ㉠ 일반적으로 인체에 쾌적한 온도는 18~20℃, 습도는 40~60% 내외이다.
> ㉡ 입원실의 조도는 100룩스, 처치등은 200룩스가 적절하다.
> ㉢ 소음수준이 30~40 데시벨일 때 위액 분비 증가, 혈압 상승, 맥박 상승, 호흡 증가가 나타난다.
> ㉣ 붉은 색이나 주황색 같은 따뜻한 색은 회복기 환자에게, 차가운 색상은 만성 환자에게 더 적합하다.

① ㉠, ㉡
② ㉠, ㉡, ㉣
③ ㉠, ㉢
④ ㉠, ㉡, ㉢

09 병원 내에서 소비되거나 사용되는 모든 유형의 자산으로 고정자산, 재고자산, 기타 일반관리 소모성 자산으로 구분하며 장기적으로 반복 사용할 수 있는 물품은 비품으로 분류하며 병동자산으로 설정하여 관리 및 유지한다.
재고자산에 약품, 진료재료, 의료소모품, 급식재료 등이 속한다.

09 물품의 종류에 관한 설명으로 잘못 짝지어진 것은?

① 고정자산 : 의료기기, 기계설비, 일반비품
② 병동자산 : 약품, 진료재료
③ 기타 일반관리 소모성 자산 : 사무용품, 유류, 기타 소모품
④ 재고자산 : 의료소모품, 급식재료

10 물품의 기준량은 병상 수와 병상가동률에 따라 일정기간 사용빈도 및 소모량을 근거로 정한다.

10 다음 중 물품 관리과정에 대한 설명으로 틀린 것은?

① 물품의 기준량은 환자 입원 기간과 병상가동률에 따라 일정 기간 사용빈도 및 소모량을 근거로 정한다.
② 사용 중인 장비나 비품이 사용이 불가할 때 폐품처리서에 의해 구매가 진행된다.
③ 진료재료, 약품류, 검체튜브 및 기타 물품은 유효기간이 경과 시 즉시 폐기한다.
④ 재고조사의 목적은 기준량 확보, 소모량 파악, 불필요한 물품 파악 및 유효기간 관리이다.

정답 08 ② 09 ② 10 ①

11 다음은 병실 환자의 입원관리에 대한 설명이다. 이 중 옳은 것을 모두 고르시오.

> ㉠ A 간호사는 입원환자의 간호정보 조사 시 사생활 보호를 위해 독립된 면담실을 이용하였다.
> ㉡ B 간호관리자는 입원환자가 부담스러워 할 것을 염두에 두어 되도록 병동 담당간호사가 환자를 응대하도록 하였다.
> ㉢ A 간호사는 병실 내 침상, 옷장, 탁자, 냉장고 및 가습기 등의 청결상태를 확인하고 환기 및 시설을 점검하였다.
> ㉣ A 간호사는 환의, 입원생활안내문, 간호정보조사지, 안전 관리 사정도구, 통증사정 도구 및 교육자료 등 물품을 준비하였다.

① ㉠, ㉡, ㉢
② ㉠, ㉢, ㉣
③ ㉠, ㉢
④ ㉠, ㉡, ㉢, ㉣

11 간호관리자는 입원환자를 방문하여 병동의 관리자임을 알리고 정서적 안정과 신뢰감을 주도록 해야 한다. 그러므로 입원환자가 부담스러워 할까봐 병동 담당 간호사가 주로 환자를 응대하도록 한다는 것은 틀린 설명이다.

12 다음 중 퇴원관리에 대한 설명으로 <u>틀린</u> 것은?

① 간호사는 퇴원 후 일상생활에 대해 교육을 실시한다.
② 간호사는 '퇴원절차 안내문'을 이용하여 퇴원 예정시간과 퇴원 절차를 환자 및 가족에게 설명하고 필요서류를 확인한다.
③ 퇴원간호기록은 퇴원시간, 퇴원 시 환자 상태, 퇴원 후 주의사항, 외래방문 등의 교육내용을 포함한다.
④ 환자나 보호자가 병원의 치료계획에 동의하지 않고 퇴원을 원할 경우 지정의와 주치의의 오더를 받는다.

12 환자나 보호자가 병원의 치료계획에 동의하지 않고 응급으로 퇴원하게 되는 경우 자퇴서약서를 받고 환자와 보호자의 서명된 기록을 보관해야 한다.

13 간호기록은 관찰, 중재, 평가를 기록한 특별한 의사소통의 형태로 법정에서 증거로 채택될 수 있다. 간호기록 시 날짜와 시간의 정확성은 매우 중요하여 기록사건이 발생된 실제시간을 기록해야 한다. 의료진에 유리하도록 기록하는 것은 위법이다.

13 다음은 간호사들이 신규 간호사에게 간호기록의 목적에 대해 교육한 것이다. 이 중 옳은 것을 모두 고르시오.

> ㉠ A 간호사 : 환자기록은 치료계획을 위한 의료진 간의 논의에서 중요한 자료예요. 중재, 평가 등이 포함되어야 합니다.
> ㉡ B 간호사 : 간호기록이 법정 증거로 채택될 수 있기 때문에 가능한 의료진에 유리하도록 서술하는 것이 중요합니다.
> ㉢ C 간호사 : 간호사는 기록을 통해 환자가 받은 간호내용을 모니터할 수 있고 표준에 근거해 간호감사를 실시해 확인된 간호문제를 인지하여 질적인 간호를 제공할 수 있습니다.
> ㉣ D 간호사 : 다른 건강요원들도 간호기록을 통해 정보를 얻고 치료계획을 세울 수 있기 때문에 간호기록은 매우 중요합니다.

① ㉠, ㉢
② ㉠, ㉣
③ ㉠, ㉢, ㉣
④ ㉠, ㉡, ㉢, ㉣

14 PIE 기록은 간호과정의 문제(Problem), 중재(Intervention), 평가(Evaluation)를 말하며 대상자 간호사정의 상례기록과 경과기록으로 구성되어 있다. DAR 표준진술문을 선택하여 기록하는 것은 포커스(Focus) 기록이다.

14 다음 중 간호기록의 형식에 대한 설명으로 틀린 것은?

① 서술기록은 시간의 경과에 따라 정보를 서술하는 방법이다.
② SOAP 기록은 문제 중심 기록이다.
③ PIE 기록은 간호활동을 DAR 표준 진술문을 선택하여 기록한다.
④ Focus 기록은 간호초점에 따라 계획된 간호과정의 문제, 중재, 평가를 의미하며 대상자 간호사정의 상례기록과 경과기록으로 구성되어 있다.

15 간호 조직 인력관리를 위한 경력개발시스템 도입 전략에 대한 설명으로 틀린 것은?

① 간호사들의 경력개발요구를 파악하고 간호관리자들에게 경력개발 및 관리의 전반적인 이해와 경력관리에 관한 교육을 실시한다.

② 간호업무의 표준과 기본적 및 전문적 간호행위에 관한 프로토콜을 지속적으로 개발해 나가야 한다.

③ 각각의 병원에 적합한 임상등급(clinical ladder)에 따른 직위기술서를 작성하고 그에 맞는 책임, 수행업무, 자격 및 승진요건, 보상체계 등을 도출해야 한다.

④ 임상등급에 따른 간호사들의 능력개발은 개인의 역량에 맡긴다.

16 다음은 교육훈련에 대해 서술한 것으로 이 중 옳은 설명을 모두 고르시오.

> ㉠ 교육훈련은 일반 직원, 중간관리층, 경영층까지도 대상으로 할 수 있다.
> ㉡ 교육훈련의 목적은 경영자 측에서는 인재 육성이며 직원 측에서는 자기 계발이다.
> ㉢ 간호사는 교육훈련이 자기이익, 자기계발이라는 점을 인식하여 새로운 것을 배우고 활용하는 데 대한 저항을 없애야 한다.
> ㉣ 간호관리자는 간호사들의 교육훈련개발에 책임이 있음을 인식하고 단기적 인적자본에 투자함으로써 시간대비 효율을 달성하도록 노력한다.

① ㉠, ㉡

② ㉠, ㉡, ㉢

③ ㉠, ㉡, ㉣

④ ㉠, ㉡, ㉢, ㉣

정답 15 ④ 16 ②

해설 & 정답

17 역할연기법은 경험적 방법, 직무순환방법은 지시적 방법에 속한다.

18 행동평가는 현업적응도 평가라고도 하며 현장 직무 수행 시 교육활용도를 평가하는 것이다.

17 다음 중 교육훈련 프로그램의 방법에 따른 분류로 **틀린** 것은?

① 지시적 방법 : 강의, 시범, 시청각 교육
② 시뮬레이션 방법 : 인바스켓 기법, 사례연구, 비즈니스 게임법
③ 시뮬레이션 방법 : 역할연기법, 직무순환방법
④ 경험적 방법 : 행동모델법, 감수성훈련, 교류분석

18 교육훈련 프로그램의 평가에 대한 설명으로 옳은 것은?

> • 현업적응도 평가라고도 하며 교육에서 얻은 것을 현장 직무 수행 시 얼마만큼 활용하는가를 평가하며 교육 후 2 ~ 3개월 뒤에 실시한다.
> • 직무관련 행동, 안전도, 작업량, 결근율, 시간 단축, 업무의 질 등이 측정대상이 된다.

① 반응평가
② 학습평가
③ 행동평가
④ 결과평가

정답 17 ③ 18 ③

주관식 문제

01 약물투약안전관리를 위한 5 right을 쓰시오.

해설 투약안전관리를 위한 일반적인 원칙으로 약물은 투여직전에 준비하며 환자명, 등록번호, 약물명, 투여경로, 용량, 투여횟수, 투여시간이 포함된 라벨은 준비한다. 약물투여시 5 right(정확한 약품명, 환자, 용량, 투약경로, 시간)을 정확하게 지킨다. 투약오류를 예방하기 위해 근접오류를 포함한 모든 사항을 보고하고 문제를 분석하여 개선안을 마련한다. 투약오류는 환자의 생명에 위협을 줄 수 있어 체계적인 안전관리가 요구되며 의료기관은 투약 규정을 정하고 지속적인 교육, 평가 및 업무개선을 해야 한다.

02 간호기록의 목적을 3가지 이상 쓰고 간략히 서술하시오.

해설 간호기록은 의사소통, 간호계획, 법적증거, 교육, 질 향상, 통계 및 연구, 감사에 활용될 수 있다. 유사한 의학적 문제가 있는 대상자들에게서 일정 형태의 정보를 확인할 수 있도록 하는 교육적 목적이 될 수 있다. 간호기록을 통해 환자가 받은 간호내용을 모니터하여 어떤 질적 개선이 되고 있는지에 대해 표준에 근거해 간호감사를 실시하고 확인된 간호문제를 인지하여 질적인 간호를 제공할 수 있는 질 향상의 목적에 대해서도 서술 가능하다.

01
정답 정확한 약품명, 환자, 용량, 투약경로, 시간

02
정답 ① 의사소통 : 간호기록은 치료계획을 위한 의료진 간의 논의에서 중요한 자료로 활용되며 중재, 평가 등이 포함된다.
② 간호계획 : 환자의 입원 시 수집한 간호력이나 신체사정을 통해 정보를 얻을 수 있고 환자가 시행한 간호계획에 어떻게 반응하는지를 알 수 있다.
③ 법적 증거 : 법적으로 기록은 관찰, 중재, 평가를 기록한 특별한 의사소통의 형태로 법정에서 증거로 채택될 수 있다.

교수님 코칭!
간호기록은 의사소통, 간호계획, 법적증거, 교육, 질 향상, 통계 및 연구, 감사에 활용될 수 있음을 기억하자!

03

정답 초보자, 진전된 초보자, 적임자, 숙련가, 전문가

04

정답 경력개발은 경력목표 → 경력계획 → 경력활동 → 경력평가의 4단계에 걸쳐 수행된다.
경력목표 : 개인이 자신의 적성, 관심, 소질을 고려하여 도달하고 싶은 미래의 직위를 설정하는 것이다.
경력계획 : 경력목표를 달성하기 위한 경력경로(career path)를 구체적으로 선택하는 것이다.
경력활동 : 개인적인 경력계획을 달성하기 위해 개인 또는 조직이 실제적으로 참여하는 활동이다.
경력평가 : 작성된 경력계획에 따라 활동한 다음 그 결과를 평가하는 단계로서 주기적인 상담을 통해 관리자와 개인이 함께 평가하고 피드백한다.

교수님 코칭!
경력개발의 4단계는 경력목표 → 경력계획 → 경력활동 → 경력평가임을 꼭 기억하자!

03 간호조직 내의 경력 개발 제도인 임상경력개발제도(clinical ladder system)에서 임상간호사의 발전단계 5단계를 쓰시오.

해설 임상경력개발제도(clinical ladder system)는 간호사들의 간호능력을 개발하고 지원하는 동시에 간호실무능력을 평가하는 시스템이다. 짐머(M. Zimmer, 1972)는 교육자나 관리자로 승진하지 못하고 동기부여 받지 못하는 간호사들의 경력만족을 위해 임상등급(clinical ladder)라는 개념을 최초로 제시하였다.
Benner(1984)는 임상기술능력의 향상에 초점을 두고 그의 이론에서 간호사의 실무능력단계별로 필요한 기술과 역량에 따라 초보자, 진전된 초보자, 적임자, 숙련가, 전문가의 5단계로 나누어 임상간호사의 발전단계를 설명하였다. 이러한 Benner의 모형은 간호사의 개인적 성취를 인정하고 보상하여 환자간호의 질과 간호사의 사기 및 직업만족도를 향상시키며 전문적 성장의 기회를 제공한다.

04 경력개발의 4단계에 대해 쓰고 간략히 서술하시오.

해설 경력개발은 직원 개인과 조직이 공동으로 참여하는 과정으로 개인의 경력목표를 함께 계획하고 확인하여 조직 전체의 관점에서 경력활동과 교육의 기회를 제공하고 지원해야 한다.

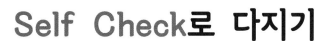

Self Check로 다지기

→ **간호단위 환경의 의미**

간호단위 환경은 간호단위 관리에 영향을 미치는 일체의 상황이다. 환자의 건강증진을 위해 깨끗하고 위생적이며 아름다운 심미적 환경의 조성, 안전하고 사생활이 유지되는 안정된 분위기를 제공하는 것은 간호의 중요한 기능 중 하나이다.

→ 간호단위의 안전한 환경관리를 위해 낙상예방, 화재예방, 화상예방, 자살예방, 약품관리 및 투약 안전 관리가 필요하다.

→ 간호단위의 위생적인 환경관리를 위해 환기, 청결, 감염관리가 필요하다.

→ 간호단위의 안정적인 환경을 위해서 온도와 습도, 조명, 소음의 관리가 필요하다.

→ 간호단위의 심미적 환경을 위해 색상이나 명도의 고려가 필요하며 환자의 심리적인 안정을 위해 전시실, 음악회 등을 활용할 수 있다. 편의성을 제공하기 위한 시설로 휴게실, 산책로, 정원 등이 활용될 수 있다.

→ **물품관리**

물품관리란 조직의 목적달성을 위한 사업 수행에 소요되는 물품의 원활한 지원과 효율적인 활용을 위한 제반관리를 말한다.

→ **간호기록**

간호기록이란 환자의 입원 시 사정에서부터 퇴원 시의 평가에 이르기까지 계속되는 간호과정의 타당성 및 그 결과를 입증할 수 있는 정확하고 완전한 내용을 조직적이고 체계적으로 기록한 문서다.

→ 간호기록의 목적은 의사소통, 간호계획, 법적증거, 교육, 질 향상, 통계 및 연구, 감사이다.

→ 간호기록의 원칙은 정확성, 적합성, 완전성, 간결성, 적시성이다.

→ **경력개발**

경력개발은 개인의 경력목표를 설정하고 이를 달성하기 위한 경력계획을 수립하여 조직의 욕구와 개인의 욕구가 합치될 수 있도록 각 개인의 경력을 개발하는 활동이다.

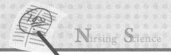

경력개발제도

간호조직은 경력개발제도를 통해 간호사들을 병원조직의 중요한 인적 자원 요소로 간주하여 육성, 개발하여 경쟁력 있는 간호사들을 보유하고 간호실무의 탁월성을 증진시킴으로써 간호 조직의 성과를 높일 수 있다.

교육훈련

교육훈련은 간호지식과 간호기술의 습득을 통한 간호사의 전문적 능력 향상 이외에 태도의 변화를 통한 간호사들의 성취동기를 형성시켜 근로 의욕을 증진시키며 조직의 활성화를 촉진시킨다.

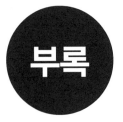

최종모의고사

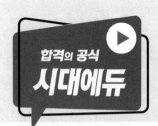

잠깐!

혼자 공부하기 힘드시다면 방법이 있습니다.
시대에듀의 동영상강의를 이용하시면 됩니다.
www.sdedu.co.kr → 회원가입(로그인) → 강의 살펴보기

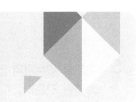

최종모의고사 | 간호지도자론

제한시간: 50분 | 시작 ___시 ___분 − 종료 ___시 ___분

정답 및 해설 438p

01 다음 중 루시 켈리의 간호전문직의 특성에 대한 설명으로 옳은 것을 모두 고르시오.

> ㉠ 하급교육기관이 실무자의 교육을 담당한다.
> ㉡ 연구를 통해 지속적으로 확장되는 특별한 전문지식체가 있다.
> ㉢ 제공되는 서비스가 인류와 사회의 안녕에 필수적인 것이다.
> ㉣ 실무자들은 봉사에 대한 동기부여가 되어 있다.

① ㉠, ㉡, ㉢
② ㉡, ㉢, ㉣
③ ㉠, ㉢, ㉣
④ ㉠, ㉡, ㉢, ㉣

02 민츠버그가 제시한 관리자의 역할에 대한 예에서 다음은 어떤 역할을 말하고 있는가?

> ○○ 병동 수간호사는 오늘 아침 미국에서 병원 견학을 온 방문객을 접견했다. 주말에는 간호직원의 돌잔치에 참여할 예정이다.

① 감독자   ② 섭외자
③ 지도자   ④ 대표자

03 다음 중 관리격자이론의 리더십 행동 유형에 대한 설명으로 틀린 것은?

① 갑은 자신의 직분을 유지하는 데 필요한 최소한의 노력만 기울인다. − (1.1) 무관심형
② 을은 생산에 대한 관심은 매우 낮고 인간에 대한 관심은 매우 높으며 구성원들과 친밀하고 만족스러운 분위기 조성에 힘쓴다. − (5.5) 타협형
③ 병은 생산에 대한 관심은 매우 높으나 구성원들에 대한 관심은 매우 낮다. − (9.1) 과업형
④ 정은 구성원에 대한 관심과 생산에 대한 관심이 둘다 매우 높다. − (9.9) 팀형

04 허쉬와 블랜차드의 성숙도 이론에 대한 설명으로 틀린 것은?

① 성숙도 이론에 따르면 구성원의 성숙도 정도에 따라 리더십 유형을 달리해야 한다.
② 성숙도 이론의 상황 변수는 구성원의 성숙도다.
③ 지시형은 높은 지시−높은 지원의 행동 유형이며 쌍방적 의사소통이 이루어진다.
④ 구성원들의 능력과 의지가 완전히 성숙했다면 위임형이 효과적인 리더십이다.

05 다음 중 알더퍼의 ERG이론에 대한 설명으로 틀린 것은?

① 욕구의 진행 방향이 상향 또는 하향으로 출현할 수 있다.
② 인간의 욕구를 존재욕구, 관계욕구, 성장욕구로 보았다.
③ 존재욕구는 조직에서 임금이나 쾌적한 물리적 작업조건에 대한 욕구다.
④ 어떤 행동을 일으키는 욕구는 단계적이며 두 가지 이상의 욕구는 동시에 일어날 수 없다.

06 다음의 예와 관련 있는 이론은 무엇인가?

병원에서 20년 이상 근속한 간호사 A는 근무연한에 따라 보상이 이루어져야 한다고 생각하고 근무연한이 5년인 간호사는 근무연한보다는 노력의 정도에 따라 보상이 달라져야 한다고 생각할 수 있다.

① 맥그리거의 X, Y이론
② 아담스의 공정성이론
③ 브룸의 기대이론
③ 허츠버그의 동기-위생이론

07 리더십 개발 방법에 대한 예에서 다음과 관련 있는 것은?

리더의 역량개발을 위해서는 팔로워의 생각, 의견, 아이디어, 조언을 들어보고 반영하는 일이 매우 중요하다. 이 방법은 여러 명의 자문관을 두는 효과를 가져올 수 있다.

① 롤모델링　　② 역멘토링
③ 사례훈련　　④ 코칭

08 다음 내용에 해당하는 직무설계의 방법은?

허츠버그의 2요인이론을 기반으로 관리기능 중에서 실행 영역뿐만 아니라 계획, 통제영역까지도 위임하여 자아 성취감과 보람 등 동기를 유발할 수 있도록 한다. 이것은 수직적 직무확대이며 직무의 질적 개선 및 개인의 능력신장을 가져올 수 있다.

① 직무순환
② 직무확대
③ 직무단순화
④ 직무충실화

09 다음의 내용과 관련 있는 권력은 무엇인가?

간호관리자는 원하지 않는 직무할당, 공식적 징계주기, 파괴적인 행동을 하는 간호사의 사직을 권할 수도 있다.

① 보상적 권력　　② 강압적 권력
③ 합법적 권력　　④ 준거적 권력

10 다음 중 임파워먼트에 대한 설명으로 틀린 것은?

① 임파워먼트는 구성원들에게 중요한 일을 할 수 있는 힘이나 능력이 있다는 확신을 심어주는 과정이다.
② 업무 의욕과 성취감을 높이고 고객에 대한 서비스를 향상시키며 환경변화에 신속히 대응할 수 있도록 한다.
③ 집단 수준에서 전문적 역량을 향상시키고 자기효능감과 책임감, 문제해결능력을 기대한다.
④ 구성원들에게 조직의 규제나 통제에 의해 속박된 파워를 풀어주는 것이다.

11 다음 중 카네기 모형에 대한 설명으로 옳은 것을 고르시오.

> ⊙ 세력집단은 조직의 이해관계자 집단으로서 문제해결과 대안선택에 다각도로 영향을 미친다.
> ⓒ 세력집단은 조직의 목표가 불분명하고 일관성이 없을 때 현안 문제를 중심으로 관리자들이 집단의 조직 목표를 명확히 하는 역할을 한다.
> ⓒ 조직에서의 의사결정은 많은 관리자가 관여하게 되며 최종적 선택은 이들 관리자의 연합인 세력집단에 의해 행해진다.
> ② 세력 집단들은 상호정보를 교환하여 최선의 대안을 선택하고자 한다.

① ㉠, ㉡, ㉢
② ㉡, ㉢, ㉣
③ ㉠, ㉢, ㉣
④ ㉠, ㉡, ㉢, ㉣

12 다음 중 집단 의사결정의 장점으로 거리가 먼 것은?

① 의사소통의 기능을 수행한다.
② 과업의 분업화가 가능하다.
③ 결정에 대해 조직구성원의 만족과 지지를 쉽게 얻는다.
④ 많은 지식, 사실, 관점들을 이용하여 더 좋은 아이디어의 수집이 가능하다.

13 의사소통 네트워크 유형에서 사슬형에 대한 설명 중 틀린 것은?

① 정보의 전달이 공식적인 명령계통과 수직적인 경로를 통해 위아래로만 이루어진다.
② 사슬형을 이용하여 단순한 내용을 전달할 경우 의사소통의 신속성과 효율성이 비교적 높다.
③ 최고관리자의 지시나 명령이 일원화된 경로를 통해 말단 구성원에게까지 전달된다.
④ 다른 부서나 집단에 속한 사람들이 서로 의사소통하기 위해 조정자가 필요한 경우 사용한다.

14 병원조직에서의 의사소통전략에 대한 설명 중 옳은 것을 모두 고르시오.

> ㉠ 상급자와의 의사소통 시 상급자의 조직 내 위상, 개인적 성향, 문제를 대하는 성향 등을 파악하는 것이 필요하다.
> ㉡ 하위직과의 의사소통 시 긍정적인 마음가짐으로 집중하여 경청하고 말하는 정보의 배경을 설명해주고 정당성을 입증해준다.
> ㉢ 다른 직종과의 의사소통 시 전문용어의 사용이 중요하다.
> ㉣ 동료 간의 의사소통은 격려와 힘이 되는 동시에 서로 경쟁 관계가 될 수 있음도 알아야 한다.

① ㉠, ㉡, ㉢
② ㉡, ㉢, ㉣
③ ㉠, ㉡, ㉣
④ ㉠, ㉡, ㉢, ㉣

15 다음 중 라인-스태프 조직에 대한 설명으로 틀린 것은?

① 스태프는 라인 업무를 용이하게 하기 위한 지원 활동을 중심으로 한다.

② 스태프의 기능에는 조언 조력 기능, 정책 및 통제 기능도 있다.

③ 효과적으로 조정, 통합하기 위해 개인적 통제가 실시된다.

④ 이 조직의 특징은 명령 통일의 원칙과 전문화의 원칙을 조화시켜 조직의 대규모화 즉, 경영관리기능의 복잡화에 대응할 수 있도록 한다.

16 다음 중 집단에서의 리더의 역할 중 집단기능에 대한 설명으로 틀린 것은?

① 집단 감정의 표현 : 집단 내 감정이나 분위기를 감지하고 다른 구성원과 자신의 느낌을 함께 나눈다.

② 격려 : 다른 사람에게 따뜻하고 우호적으로 대하며 집단 구성원의 기여를 수용하고 인식할 수 있는 기회를 주고 배려한다.

③ 참여촉진 : 의사소통 경로는 개방적으로 유지하고 타인의 참여를 촉진시키며 모든 구성원이 집단 문제에 대한 토의에 참여할 수 있는 절차를 마련한다.

④ 평가 : 집단기능과 생산성을 평가하고 집단이 달성해야 할 표준을 제시하며 동기를 부여한다.

17 다음 중 간호전문직의 갈등에 대한 설명으로 틀린 것은?

① 의료기관에는 여러 전문직 집단이 존재하며 각기 시각과 입장이 다르므로 항상 집단 갈등의 소지가 있다.

② 간호전문직에 기대하던 역할과 실제로 수행하는 역할의 차이를 인식할 때 윤리적 갈등을 느낀다.

③ 윤리적 갈등은 간호 인력의 부족, 의료진과 상호비협조적인 관계, 간호사의 지식 부족과 관련한 문제, 환자의 생명 연장과 회생이 어려운 환자의 문제 등이 있을 때 빚어진다.

④ 간호사들이 업무의 과중으로 간호다운 간호를 할 수 없다고 느낄 때 역할 갈등이 빚어진다.

18 간호사의 변화 수행에 대해 서술한 것 중 다음과 관련 있는 것은?

> • 공개적이고 정직하게 변화에 반대하는 직원들과 대화를 나눈다.
> • 직원들이 변화에 저항하더라도 그들에 대한 지지와 확신을 가진다.
> • 변화를 시작하면서 생길 수 있는 긍정적인 결과들을 강조한다.
> • 변화에 따른 장애물들인 문제들을 해결할 방법을 찾는다.

① 변화로의 이행관리

② 변화계획

③ 변화집행

④ 변화를 선도하고 관리하기

19 변화의 저항요인에 대한 설명 중 다음은 무엇에 대한 설명인가?

> 조직 내에서 어떤 변화가 일어날 때 조직 구성원들이 자기 부서에 영향을 주는 사안에만 개인적으로 관심을 보이고 변화로 인한 혜택이 줄어들 때 더 큰 저항을 보인다.

① 선택적 지각
② 지위손실에 대한 위협감
③ 인지적 편차
④ 무관심한 태도와 안일함

20 다음 중 시간 낭비의 외적, 내적 요인에 대한 설명으로 **틀린** 것은?

① 외적 요소는 외부인과 외부사건에 의한 것으로 대부분 우리가 통제할 수 없는 것들이다.
② 내적 요소는 자신의 내부 즉 심리적인 요인에서 발생하는 것으로 분명하게 파악하기도 힘들고 극복하기도 어려운 요소를 말한다.
③ 내적 요소에는 무결정과 연기하는 것이 포함된다.
④ 계획의 결핍, 거절하지 못함, 타성에 젖어 행동하는 것 등은 외적 요소이다.

21 다음 중 간호단위에서 우선순위에 대한 설명으로 **틀린** 것은?

① 1번째 우선순위는 생명이 위급한 상황의 업무와 관련 있다.
② 2번째 우선순위는 안전에 필수적인 업무이다.
③ 1번째 우선순위 업무에는 간호대상자의 기도, 호흡, 순환을 사정하는 일이 포함된다.
④ 환자 상태를 모니터하고 투약하며 대상자를 감염이나 낙상으로부터 보호하는 업무는 3번째 우선순위에 해당한다.

22 간호사의 직무 스트레스 관리 중 조직 차원의 스트레스 관리 방안을 서술한 것으로 **틀린** 것은?

① 능력개발과 성장 기회제공 : 능력을 개발하고 성장할 수 있는 기회를 제공한다.
② 직무분석과 직무설계 : 직무수행에서 겪는 어려움이나 부딪히는 문제에 대한 새로운 관점과 해결방법을 습득하게 함으로써 직무 스트레스를 수용할 수 있는 기본적인 능력을 길러줄 수 있다.
③ 스트레스 수용 능력 개발 : 간호사들에게 직무 스트레스 관리 방법에 대한 교육 훈련과 상담을 제공하고 신체적, 정신적 건강관리를 위한 행동변화를 유도한다.
④ 간호사 개인의 스트레스 수준 파악과 적정 수준 유지 : 매년 간호사의 신체검진과 더불어 스트레스 수준을 정기적으로 평가하며 스트레스 완화 프로그램을 지원하거나 주선한다.

23 다음 중 간호기록의 형식에 대한 설명으로 틀린 것은?

① 서술기록은 시간의 경과에 따라 정보를 서술하는 방법이다.

② SOAP 기록은 문제 중심 기록을 의미한다.

③ Focus 기록은 간호초점에 따라 계획된 간호과정의 문제, 중재, 평가를 의미한다.

④ PIE 기록은 간호활동을 DAR 표준 진술문을 선택하여 기록한다.

24 간호조직 인력관리를 위한 경력개발시스템 도입 전략에 관한 내용으로 틀린 것은?

① 간호사들의 경력개발요구를 파악하고 간호관리자들에게 경력개발 및 관리의 전반적인 이해와 경력관리에 관한 교육을 실시한다.

② 간호업무의 표준과 기본적 및 전문적 간호행위에 관한 프로토콜을 지속적으로 개발해 나가야 한다.

③ 임상등급에 따른 간호사들의 능력개발은 개인의 역량에 맡긴다.

④ 각 병원에 적합한 임상등급(clinical ladder)에 따른 직위기술서를 작성하고 그에 맞는 책임이나 수행업무, 자격 및 승진 요건, 보상체계 등을 마련해야 한다.

주관식 문제

01 레윈의 변화모형 3단계에 대한 설명에서 알맞은 내용을 다음 빈칸에 채우시오.

- (①) : 조직변화를 위한 준비단계로 구성원이 갖고 있는 고정관념과 가치의식을 녹이는 과정이다.
- 변화기 : 변화 영역에 실제로 변화를 주입시키는 단계이다.
- (②) : 변화에 의해 새로 형성된 가치관과 행동이 계속 반복되고 강화됨으로써 영구적인 행동 패턴으로 정착되도록 하는 과정이다.

02 간호기록의 원칙에 대한 설명 중 빈칸에 알맞은 용어를 채우시오.

- (①) : 기록된 정보는 완전하고 환자, 의사, 타 간호사, 그리고 다른 건강 요원들에게 도움을 줄 수 있어야 한다.
- (②) : 각 기록은 간호행위가 일어난 직후에 해야 하며 사전에 기록하지 않는다.

03 브룸의 기대이론을 적용한 예에서 다음 빈 칸에 들어갈 말을 〈보기〉에서 골라 적절히 채우시오.

> A 간호사가 승진을 원할 때 (①)
> – 자신의 능력에 대한 확신이 없는 경우 (②)
> – 자신의 능력에 대해 자신감을 갖고 있으나 (③) 자신의 성과가 승진으로 이어지지 않는다고 믿는 경우 (④)

┤ 보 기 ├

- 낮은 기대감
- 높은 유의성
- 높은 기대감
- 낮은 수단성
- 높은 수단성

04 간호관리 과정을 체계이론 관점에서 본 길리스(Gillis, 1994)의 간호관리 과정에 대한 설명 중 다음 내용을 빈칸에 채우시오.

- (①) : 목표를 달성하기 위해 필요한 특정 자원을 말한다.
- (②) : 산출이 합당한지 확인하고 이에 따른 변화를 위한 정보의 환류로 되돌리는 과정이다.

정답 및 해설 | 간호지도자론

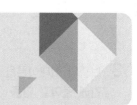

정답

01	02	03	04	05	06	07	08	09	10	11	12
②	④	②	③	④	②	②	④	②	③	①	②

13	14	15	16	17	18	19	20	21	22	23	24
④	③	③	④	②	④	①	④	④	②	④	③

주관식 정답	
01	① 해빙기 ② 재동결기
02	① 완전성 ② 적시성
03	① 높은 유의성 ② 낮은 기대감 ③ 높은 기대감 ④ 낮은 수단성
04	① 투입 ② 피드백

01 정답 ②

루시 켈리(Lucie Kelly)는 8가지 간호전문직의 특성을 규명했으며 간호전문직의 특성으로 상급교육기관이 실무자의 교육을 담당한다고 하였다.

02 정답 ④

민츠버그는 간호관리자의 역할 중 대인관계역할로 대표자, 지도자, 섭외자를 들었다. 예시는 대표자의 역할과 관계가 있다.

03 정답 ②

관리격자이론은 리더의 행동을 생산에 대한 관심과 인간에 대한 관심의 두 차원으로 나누고 각 차원을 9등분 해 81가지의 리더십 유형이 나타난다고 하

였다. ②의 설명은 (1.9) 인기형에 해당한다.

04 정답 ③

허쉬와 블랜차드의 성숙도 이론에서 지시형(directing style : S1)의 리더십 유형은 높은 지시-낮은 지원의 행동 유형이며 일방적 의사소통이 이루어진다.

05 정답 ④

ERG이론에서 욕구는 단계적으로 나타나는 것이 아니며 두 가지 이상의 욕구가 동시에 일어날 수도 있다고 보았다.

06 정답 ②

동기부여이론 중 과정이론에 속하는 아담스의 공정성이론은 타인과의 관계에서 공정성을 유지하는 쪽으로 동기가 부여된다고 하였다.

07 정답 ②

역멘토링은 후배가 선배에게 혹은 부하가 상사에게 조언이나 지원을 해주는 행동이다.

08 정답 ④

조직 직무설계의 방법은 직무단순화, 직무순환, 직무확대, 직무충실화가 있다. 해당 내용의 설명은 직무충실화에 대한 내용이다.

09 정답 ②

강압적 권력에 대한 설명이다. 강압적 권력은 보상적 권력과는 반대로 위협, 처벌, 감봉, 해고 등을 사용하여 구성원을 통제하고자 한다.

10 정답 ③

임파워먼트의 유형은 개인, 집단, 조직 수준의 임파워먼트가 있으며 집단 수준에서 임파워링된 집단은 효과적인 팀워크를 발휘하고 개방적인 의사소통을 하며 사기가 증대된다. ③의 설명은 개인 수준의 임파워먼트에 대한 설명이다.

11 정답 ①

카네기 모형에서 세력 집단의 활동은 다양한 이해관계자들을 최대로 만족시킬 수 있는 대안을 선택하는 것이다.

12 정답 ②

집단 의사결정의 장점은 과업의 분업화가 아니라 전문화가 가능하다는 것이다.

13 정답 ④

다른 부서나 집단에 속한 사람들이 서로 의사소통하기 위해 조정자가 필요한 경우 Y형 의사소통 네트워크를 사용하게 된다.

14 정답 ③

다른 직종과의 의사소통 시 의사소통에 걸림돌이 되는 용어를 피하고 관계형성과 관계촉진을 위한 용어와 표현을 사용한다.

15 정답 ③

라인-스태프 조직에서는 효과적 조정 통합을 위해 공식적인 통제를 실시한다.

16 정답 ④

평가는 결과를 측정하고 집단 몰입 정도를 평가하는 것이다.

17 정답 ②

간호전문직에 기대하던 역할과 실제로 수행하는 역할의 차이를 인식할 때는 역할 갈등을 느끼게 된다.

18 정답 ④

간호사의 변화 수행은 변화계획, 변화로의 이행관리, 변화를 선도하고 관리하기가 해당된다. 해당 서술 내용은 변화를 선도하고 관리하기의 내용이다.

19 정답 ①

변화의 개인적인 저항요인에는 인지적 편차, 선택적 지각, 고용안정에 대한 위협감, 지위손실에 대한 위협감, 무관심한 태도와 안일감이 있다. 조직 내에서 어떤 변화가 일어날 때 자기 부서에 영향을 주는 사안에만 개인적으로 관심을 보이거나 변화 시 자신들의 혜택이 줄어들 때 더 큰 저항을 하게 되는 것을 선택적 지각이라고 한다.

20 정답 ④

시간 낭비에는 외적인 요소와 내적인 요소가 있으며 내적 요소에는 무결정, 연기하는 것, 계획의 결핍, 거절하지 못함, 타성에 젖어 행동하는 것이 있다.

21 정답 ④

대상자를 감염이나 낙상으로부터 보호하는 업무는 2번째 우선순위에 해당한다.

22 정답 ②

직무분석과 직무설계는 스트레스 수용 능력개발과 관련이 있다.

23 정답 ④

PIE 기록은 간호과정의 문제, 중재, 평가를 말하며 대상자 간호사정의 상례 기록과 경과 기록으로 구성되어 있다. DAR 표준 진술문을 채택하는 것은 Focus 기록이다.

24 정답 ③

임상등급에 따른 간호사들의 능력개발을 위해 교육훈련 프로그램을 계획하고 지원해야 한다.

주관식 해설

01 정답 ① 해빙기 ② 재동결기

해설 레윈은 변화의 3단계를 해빙단계 – 변화단계 – 재동결 단계로 설명했다. 해빙단계는 개인들이 변화 욕구를 의식하는 과정이며 변화단계는 기존의 상태에서 새로운 상태로 바뀌는 것으로 새 기계와 새 제도의 도입과정이다. 재동결단계는 추진력과 저항력 사이에 새로운 균형이 생김으로서 변화가 바람직한 상태로 정착되는 것을 말한다.

02 정답 ① 완전성 ② 적시성

해설 간호기록의 원칙에는 정확성, 적합성, 완전성, 간결성, 적시성이 있다.

03 정답 ① 높은 유의성 ② 낮은 기대감
③ 높은 기대감 ④ 낮은 수단성

해설 기대이론은 기대에 따라 동기부여가 이루어진다고 보는 이론으로 개인의 동기부여를 결정하는 요인을 기대감, 수단성, 유의성으로 보았다.

04 정답 ① 투입 ② 피드백

해설 길리스는 간호관리과정을 체계이론의 관점으로 보고 투입, 전환과정, 산출, 피드백의 기전을 가진다고 하였다. 각각의 다음 설명에 부합하는 것은 투입과 피드백이다.

년도 학위취득과정인정시험 답안지(객관식)

★ 수험생은 수험번호와 응시과목 코드번호를 표기(마킹)한 후 일치여부를 반드시 확인할 것.

전공분야

성 명

(1)

수 험 번 호

4		–		–			–			
①	①		①		①	①		①	①	①
②	②		②		②	②		②	②	②
③	③		③		③	③		③	③	③
④	④		④		④	④		④	④	④
⑤	⑤		⑤		⑤	⑤		⑤	⑤	⑤
⑥	⑥		⑥		⑥	⑥		⑥	⑥	⑥
⑦	⑦		⑦		⑦	⑦		⑦	⑦	⑦
⑧	⑧		⑧		⑧	⑧		⑧	⑧	⑧
⑨	⑨		⑨		⑨	⑨		⑨	⑨	⑨
⓪	⓪		⓪		⓪	⓪		⓪	⓪	⓪

(2) ① ② ③ ●

※ 감독관 확인란

(인)

관 리 번 호
(응시자수)

확인란
(결번)

과목코드 / 응시과목

교시코드 ① ② ③ ④

	과목코드	응시과목	
		1 ① ② ③ ④	14 ① ② ③ ④
		2 ① ② ③ ④	15 ① ② ③ ④
		3 ① ② ③ ④	16 ① ② ③ ④
		4 ① ② ③ ④	17 ① ② ③ ④
		5 ① ② ③ ④	18 ① ② ③ ④
		6 ① ② ③ ④	19 ① ② ③ ④
		7 ① ② ③ ④	20 ① ② ③ ④
		8 ① ② ③ ④	21 ① ② ③ ④
		9 ① ② ③ ④	22 ① ② ③ ④
		10 ① ② ③ ④	23 ① ② ③ ④
		11 ① ② ③ ④	24 ① ② ③ ④
		12 ① ② ③ ④	
		13 ① ② ③ ④	

(과목코드: ① ② ③ ④ ⑤ ⑥ ⑦ ⑧ ⑨ ⓪)

답안지 작성시 유의사항

1. 답안지는 반드시 컴퓨터용 사인펜을 사용하여 다음 *보기*와 같이 표기할 것.
   보기 잘된 표기: ●
   잘못된 표기: ⊘ ⊗ ⦶ ◑ ◐ ○○ ⬤

2. 수험번호 (1)에는 아라비아 숫자로 쓰고, (2)에는 "●"와 같이 표기할 것.

3. 과목코드는 응시과목명을 한글로 기재할 것.

4. 교시코드는 문제지 전면의 교시를 해당란에 "●"와 같이 표기할 것.

5. 한번 표기한 답은 긁거나 수정액 및 스티커 등 어떠한 방법으로도 고쳐서는 아니되고, 고친 문항은 "0"점 처리함.

과목코드 / 응시과목

	과목코드	응시과목	
		1 ① ② ③ ④	14 ① ② ③ ④
		2 ① ② ③ ④	15 ① ② ③ ④
		3 ① ② ③ ④	16 ① ② ③ ④
		4 ① ② ③ ④	17 ① ② ③ ④
		5 ① ② ③ ④	18 ① ② ③ ④
		6 ① ② ③ ④	19 ① ② ③ ④
		7 ① ② ③ ④	20 ① ② ③ ④
		8 ① ② ③ ④	21 ① ② ③ ④
		9 ① ② ③ ④	22 ① ② ③ ④
		10 ① ② ③ ④	23 ① ② ③ ④
		11 ① ② ③ ④	24 ① ② ③ ④
		12 ① ② ③ ④	
		13 ① ② ③ ④	

(과목코드: ① ② ③ ④ ⑤ ⑥ ⑦ ⑧ ⑨ ⓪)

년도 학위취득과정 인정시험 답안지(주관식)

★ 수험생은 수험번호와 응시과목 코드번호를 표기(마킹)한 후 일치여부를 반드시 확인할 것.

전공분야

성명

교시코드: ① ② ③ ④

과목코드

※1차 점수	※1차 채점	※1차확인	응시과목	※2차확인	※2차 채점	※2차 점수	번호
⓪①②③④⑤ ⑥⑦⑧⑨⑩						⓪①②③④⑤ ⑥⑦⑧⑨⑩	1
⓪①②③④⑤ ⑥⑦⑧⑨⑩						⓪①②③④⑤ ⑥⑦⑧⑨⑩	2
⓪①②③④⑤ ⑥⑦⑧⑨⑩						⓪①②③④⑤ ⑥⑦⑧⑨⑩	3
⓪①②③④⑤ ⑥⑦⑧⑨⑩						⓪①②③④⑤ ⑥⑦⑧⑨⑩	4
⓪①②③④⑤ ⑥⑦⑧⑨⑩						⓪①②③④⑤ ⑥⑦⑧⑨⑩	5

답안지 작성시 유의사항

1. ※란은 표기하지 말 것.
2. 수험번호 (2)란, 과목코드, 교시코드 표기는 반드시 컴퓨터용 싸인펜으로 표기할 것
3. 교시코드는 문제지 전면 의 교시를 해당란에 컴퓨터용 싸인펜으로 표기할 것.
4. 답란은 반드시 흑·청색 볼펜 또는 만년필을 사용할 것. (연필 또는 적색 필기구 사용불가)
5. 답안을 수정할 때에는 두줄(=)을 긋고 수정할 것.
6. 답란이 부족하면 해당답란에 "뒷면기재"라고 쓰고 뒷면 '추가답란'에 문제번호를 기재한 후 답안을 작성할 것.
7. 기타 유의사항은 객관식 답안지의 유의사항과 동일함.

※ 감독관 확인란

(인)

년도 학위취득과정인정시험 답안지(객관식)

★ 수험생은 수험번호와 응시과목 코드번호를 표기(마킹)한 후 일치여부를 반드시 확인할 것.

전공분야

성명

수험번호

(1)	4

과목코드	응시과목

| 교시코드 | |
| ① ② ③ ④ | |

응시과목	
1 ① ② ③ ④	14 ① ② ③ ④
2 ① ② ③ ④	15 ① ② ③ ④
3 ① ② ③ ④	16 ① ② ③ ④
4 ① ② ③ ④	17 ① ② ③ ④
5 ① ② ③ ④	18 ① ② ③ ④
6 ① ② ③ ④	19 ① ② ③ ④
7 ① ② ③ ④	20 ① ② ③ ④
8 ① ② ③ ④	21 ① ② ③ ④
9 ① ② ③ ④	22 ① ② ③ ④
10 ① ② ③ ④	23 ① ② ③ ④
11 ① ② ③ ④	24 ① ② ③ ④
12 ① ② ③ ④	
13 ① ② ③ ④	

과목코드	응시과목

응시과목	
1 ① ② ③ ④	14 ① ② ③ ④
2 ① ② ③ ④	15 ① ② ③ ④
3 ① ② ③ ④	16 ① ② ③ ④
4 ① ② ③ ④	17 ① ② ③ ④
5 ① ② ③ ④	18 ① ② ③ ④
6 ① ② ③ ④	19 ① ② ③ ④
7 ① ② ③ ④	20 ① ② ③ ④
8 ① ② ③ ④	21 ① ② ③ ④
9 ① ② ③ ④	22 ① ② ③ ④
10 ① ② ③ ④	23 ① ② ③ ④
11 ① ② ③ ④	24 ① ② ③ ④
12 ① ② ③ ④	
13 ① ② ③ ④	

답안지 작성시 유의사항

1. 답안지는 반드시 컴퓨터용 사인펜을 사용하여 다음 보기와 같이 표기할 것.
   보기 잘된 표기: ●
   잘못된 표기: ⊗ ⊙ ◑ ●

2. 수험번호 (1)에는 아라비아 숫자로 쓰고, (2)에는 " ● "와 같이 표기할 것.

3. 과목코드는 뒷면 "과목코드번호"를 보고 해당과목의 코드번호를 찾아 표기하고,
   응시과목란에는 응시과목명을 한글로 기재할 것.

4. 교시코드는 문제지 전면 의 교시를 해당란에 " ● "와 같이 표기할 것.

5. 한번 표기한 답은 긁거나 수정액 및 스티커 등 어떠한 방법으로도 고쳐서는
   아니되고, 고친 문항은 "0"점 처리함.

※ 감독관 확인란

(인)

결	(연번)
리	
번	
호	
(응시자수)	

년도 학위취득과정 인정시험 답안지(주관식)

전공분야

성명

★ 수험생은 수험번호와 응시과목 코드번호를 표기(마킹)한 후 일치여부를 반드시 확인할 것.

과목코드

교시코드

수험번호

답안지 작성시 유의사항

1. ※란은 표기하지 말 것.
2. 수험번호 (2란), 과목코드, 교시코드 표기는 반드시 컴퓨터용 싸인펜으로 표기할 것
3. 교시코드는 문제지 전면 의 교시를 해당란에 컴퓨터용 싸인펜으로 표기할 것.
4. 답란은 반드시 흑·청색 볼펜 또는 만년필을 사용할 것. (연필 또는 적색 필기구 사용불가)
5. 답안을 수정할 때에는 두줄(=)을 긋고 수정할 것.
6. 답란이 부족하면 해당답란에 "뒷면기재"라고 쓰고 뒷면 '추가답란'에 문제번호를 기재한 후 답안을 작성할 것.
7. 기타 유의사항은 객관식 답안지의 유의사항과 동일함.

※ 감독관 확인란

(인)

[이 답안지는 마킹연습용 모의답안지입니다.]

참고문헌

1. 강윤숙 외, 『효과적인 리더십과 간호관리』, 포널스출판사, 2015.

2. 곽윤경 외, 『인간관계와 의사소통』, 의학서원, 2017.

3. 김남현, 『리더십 이론과 실제』, 경문사, 2018.

4. 김태열·이덕로, 『현대사회와 리더십』, 문영사, 2014.

5. 도복늠, 『인간관계와 커뮤니케이션』, 정담미디어, 2016.

6. 박성애 외, 『간호관리학』, 군자출판사, 2010.

7. 박영배, 『경영관리론』, 청람, 2018.

8. 변상우·최수형, 『조직행동론』, 피앤씨미디어, 2019.

9. 유성은·유미현, 『성공하는 사람들의 시간관리습관』, 중앙경제평론사, 2019.

10. 윤대혁·윤정현·최찬기·김대수, 『경영조직론』, 탑북스, 2019.

11. 이병숙 외, 『간호관리학』, 학지사메디컬, 2019.

12. 이병숙, 『간호학개론』, 학지사메디컬, 2019.

13. 염영희 옮김, 『간호학개론』, 현문사, 2018.

14. 임창희, 『조직행동』, 비엔엠북스, 2018.

15. 임창희, 『리더십』, 비엔엠북스, 2019.

16. 하미승, 『리더십』, 윤성사, 2018.

17. 정면숙 외, 『간호관리학』, 현문사, 2018.

18. 서운경애 외, 『간호관리학』, 현문사, 2018.

19. 김인숙 외, 『최신 간호관리학』, 현문사, 2018.

20. 강정애, 『리더십론』, 시그마프레스, 2016.

21. 유선이 옮김, 『간호사 리더십』, 한언, 2013.

22. 장금성 외, 『실천 중심 간호리더십』, 2018.

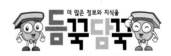

여기서 멈출 거예요? 고지가 바로 눈앞에 있어요.
마지막 한 걸음까지 시대에듀가 함께할게요!

좋은 책을 만드는 길
독자님과 함께하겠습니다.

도서나 동영상에 궁금한 점, 아쉬운 점, 만족스러운 점이
있으시다면 어떤 의견이라도 말씀해 주세요.
시대고시기획은 독자님의 의견을 모아 더 좋은 책으로 보답하겠습니다.

www.sidaegosi.com

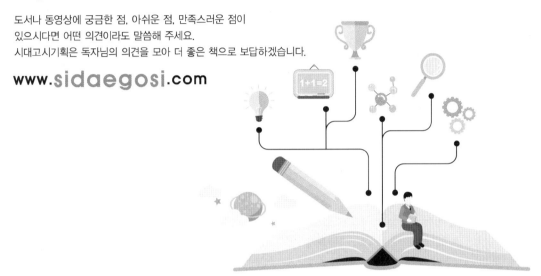

시대에듀 독학사 간호학과 4단계 간호지도자론

개정1판1쇄 발행	2021년 09월 24일 (인쇄 2021년 05월 04일)
초 판 발 행	2020년 03월 20일 (인쇄 2019년 12월 30일)
발 행 인	박영일
책 임 편 집	이해욱
저 자	편보경
편 집 진 행	송영진
표 지 디 자 인	박종우
편 집 디 자 인	김경원·박서희
발 행 처	(주)시대고시기획
출 판 등 록	제10-1521호
주 소	서울시 마포구 큰우물로 75 [도화동 538 성지 B/D] 9F
전 화	1600-3600
팩 스	02-701-8823
홈 페 이 지	www.sidaegosi.com
I S B N	979-11-254-9899-5 (13510)
정 가	29,000원

합격의 공식 시대에듀

시험장에 가져가는

독학사
핵심요약집

편보경 편저

간호학과 4단계

간호지도자론

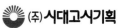
(주)시대고시기획

핵심요약집! 120% 활용 방안

교수님 코칭! ✩

독학사 시험은 매년 정해진 평가영역에서 개념 위주의 문항이 출제됩니다. 결코 어렵게 출제되는 것이 아니기에 기본적인 사항 위주로 개념을 잘 정리해 둔다면 충분히 합격점수인 60점 이상을 획득할 수 있습니다.

정리되지 않은 학습은 기울인 노력 대비 좋은 결과를 낳지 못합니다. 본서에 있는 핵심요약집은 각 단원별로 중요한 내용을 기본서의 순서에 맞춰 다시 한 번 정리한 것으로 다음과 같이 학습하면 시간 대비 효과면에서 충분히 원하는 성과를 낼 것이라 예상합니다.

01 동영상 강의 수강 시 큰 그림을 그리는 정리 노트로 활용!

먼저 동영상 강의를 수강할 때 해당 파트의 중요한 내용을 한 번 더 정리할 수 있는 정리 노트로 활용합니다. 핵심요약집은 기본서 단원별로 정리되어 있기에 해당파트 수강 시 중요부분을 체크, 정리하기 쉽고 나만의 단권화 노트를 수월하게 만들 수 있습니다.

02 예습보다는 복습에 중점을!

새로운 내용을 파악할 때 예습의 효과보다는 복습의 효과가 더 큽니다. 기본서를 공부한 후 복습을 할 때 핵심요약집을 보며 기본서 수업 내용을 리마인드 하면 보다 효과적으로 강약을 조절하며 정리할 수 있을 것입니다.

03 가벼운 마음으로 중요내용을 틈틈이 보자!

바쁜 일상에서 공부할 시간을 따로 내는 것은 어려운 일입니다. 지하철이나 버스로 이동 중일 때 등 자투리 시간을 활용하여 정리된 요약집으로 틈틈이 공부한다면 짧은 시간을 모아 효과적인 학습 시간을 확보할 수 있을 것입니다.

04 시험직전 1회독이 중요하다!

시험 직전에 많은 과목을 빠른 시간에 반복하려면 평소의 정리와 준비가 필수적입니다. 핵심요약집은 이러한 부분을 효율적으로 할 수 있게 합니다. 시험 직전에 한 번 더 핵심 부분을 파악한다면 충분히 원하는 점수를 얻을 수 있을 것입니다.

핵심
요약집

간호지도자론

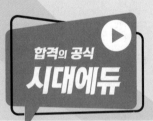

합격의 공식
시대에듀

잠깐!

혼자 공부하기 힘드시다면 방법이 있습니다.
시대에듀의 동영상강의를 이용하시면 됩니다.
www.sdedu.co.kr → 회원가입(로그인) → 강의 살펴보기

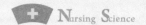

간호지도자론 핵심요약집

제1장 간호관리의 이해

제1절 간호전문직과 리더십

1. 전문직의 특성

① 전문직은 자체적인 교육훈련 기준을 결정한다.

② 전문직 지망학생은 다른 과정 학생보다 엄격한 수련과정을 거친다.

③ 전문직 기술은 면허제도의 형태로 법적으로 유지된다.

④ 면허 및 구성원 자격은 전문직 구성원에 의해 유지된다.

⑤ 전문직과 관련된 모든 입법은 그 전문직에 의해 유지된다.

⑥ 전문직은 높은 소득, 권력, 위세를 얻게 되며, 재능 있는 학생을 필요로 한다.

⑦ 전문직은 문외한의 평가와 통제로부터 상대적으로 자유롭다.

⑧ 전문직에 의해 부과된 실천규범은 법적 통제보다 엄격하다.

⑨ 전문직 구성은 다른 직업 구성원보다 직업적 결속이 강하다.

⑩ 전문직은 최종 직업이 되는 경향이 있다.

2. 간호전문직의 특성(루시 켈리, Lucie Kelly)

① 제공되는 서비스가 인류와 사회의 안녕에 필수적인 것이다.

② 연구를 통해 지속적으로 확장되는 특별한 전문지식체가 있다.

③ 제공되는 서비스에는 지적활동과 그에 대한 개별적 책무가 수반된다.

④ 상급교육기관이 실무자의 교육을 담당한다.

⑤ 실무자들은 상대적으로 독립적이며 자신들의 정책과 활동을 통제한다.

⑥ 실무자들은 봉사에 대한 동기부여가 되어 있고 자신의 일을 인생의 중요한 부분으로 여긴다.

⑦ 실무자들의 의사결정과 수행에 지침이 되는 윤리강령이 있다.

⑧ 우수한 실무 표준을 제시하고 이를 지지하는 조직체가 있다.

3. 간호전문직과 리더십

① 간호사가 인정받고 경쟁력을 발휘하기 위해서는 간호 리더십과 관리기술이 개발되어야 하며 이는 간호사가 전문성을 확보하는 데 중요한 기여 요인이다.

② 리더십의 관리기술에는 기술적 전문성, 인간적 기술, 개념적 기술, 진단적 기술, 코칭과 멘토링 기술이 포함된다.

③ 새로운 간호 리더십에서 가장 중요한 과제는 현재의 시스템에 대한 지속적 비판을 통해 간호사의 의식을 일깨우는 것과 간호가 건강관리 과정에서 수행하고 있는 중심 역할과 간호의 가치를 기반으로 한 근본적인 변화에 대한 철학적·실무적 근거를 제공하는 것이다.

제 2 절   간호관리와 간호지도자

1. 간호 관리자의 역할

민츠버그(Mintzberg)는 관리자의 역할을 대인관계역할, 정보관리 역할, 의사결정자 역할 등 3개의 주요범주로 개념화 하고 수행할 작업 역할 10가지를 제시했다.

(1) 대인 관계 역할

다른 사람과의 관계를 의미하며 대표자, 지도자, 섭외자의 역할이다.

① 대표자

관리자는 조직의 얼굴이며 상징적인 기능에서 조직을 대표한다. 조직의 의식이나 법률적, 사교적, 정형적인 임무를 수행한다. 간호단위의 장으로서 관리자는 방문객의 접견, 부하직원의 결혼식 참여, 그룹의 오찬 주관 등을 담당한다.

② 지도자

지도자로서 관리자는 부하직원들의 동기유발, 고용, 훈련, 승진, 해고 등을 책임지며 효과적으로 조직의 목표를 성취할 수 있게 조직의 분위기를 조성하는 역할을 한다. 환경을 조성하고 직원의 생산성을 높이며 갈등을 감소시키고 피드백을 제공하여 개인의 성장을 돕고 격려한다.

③ 섭외자

연결자의 역할로 경쟁자 및 조직 외부의 사람들을 다루는 일이다. 즉, 다른 부서의 관리자나 전문가, 타부서의 직원, 물품 공급자, 환자와 상호작용하고 교량 역할을 한다.

(2) 정보관리 역할

① 감독자(모니터)

계속적으로 주변 환경을 모니터하면서 직·간접적으로 정보를 수집하고 조직과 외부적 환경에 대한 완전한 지식을 얻도록 해야 한다. 또한, 부하직원과의 의사소통, 조직의 순찰을 통해 조직 내에서 일어나고 있는 일에 대한 정확한 정보를 갖고 모니터 역할을 수행한다.

② 전달자

외부로부터 얻은 사실이나 해석이 포함된 정보를 조직 내부에 전달하는 것이다. 부하직원들이 일상적으로 접할 수 없는 정보 또한 전달해 준다.

③ 대변인

조직 외부의 사람들에게 그 조직의 공식 입장에 대한 정보를 제공하는 것이다. 또한, 부서를 외부 사람에게 대변해주고 상사에게 알리거나 조직 밖의 사람들과 의사소통을 한다.

(3) 의사결정자 역할

① 기업가
기존 상황을 개선할 기회를 포착하고 통제된 범위에서 변화를 창출하고 시도한다.

② 고충처리자
관리자는 스케줄 문제, 장비 문제, 파업, 실패한 협상 건 및 생산성을 감소시키는 작업환경 문제, 계약 위반, 각종 민원들을 다루기 때문에 문제해결자이다. 조직이 당면한 중요한 문제해결을 모색하고 조직 내외에 발생하는 분쟁들을 해결한다.

③ 자원분배자
관리자는 돈, 설비, 장비, 관리자와의 접근성과 같은 자원을 누구에게 어떻게 배분할 것인가를 결정한다.

④ 중재자
중재자로서의 관리자는 직원들에 대한 노동계약 중재 노사 협정에 관한 동의, 중간관리자가 상사에게 예산의 정당성을 인정받기 위해 중재하는 역할을 한다. 또 물품 공급업자와의 계약, 조직 내에서 자원에 대한 교환에 대해서도 중재한다.

제3절 기본적인 관리기술

관리의 기술은 katz에 의해 실무적·기술적 기술, 인간적 기술, 개념적 기술로 구분한다.

1. 관리의 기술

(1) 실무적·기술적 기술(Technical skill)
① 이 기술은 교육 훈련 및 경험을 통해 습득되는 것으로 일선관리자에게 주로 요구되는 부분이다.
② 조직의 정책과 절차를 잘 알고 각 직원의 임상 수행 능력과 기술을 알아 적절히 업무를 위임하고 감독한다. 직원을 적절히 훈련시키고 가르치는 일도 포함된다.
③ 임상적 문제에 있어 상담가로 행동하고 필요하면 환자를 사정하고 조언하는 역할을 한다.

(2) 인간적 기술(Human skill)
① 인간적 기술은 모든 계층의 관리자에게 공통적으로 요구되는 기술이다.
② 업무와 인간관계에서 정직과 성실을 유지해야 하고 신뢰는 지도자와 관리자에게 가장 중요한 부분이다.

(3) 개념적 기술(Conceptual skill)
개념적 기술은 관리자가 조직을 전체로 보고 각각의 부서가 어떻게 연결되어 있고 어떻게 의존되는지를 이해하는 능력으로 비정형적 의사결정이 중심적 역할인 최고관리자에게 가장 필요한 기술이다.

제4절 간호관리 기능의 과정

1. 간호관리의 순환과정

(1) 투입

① 목표를 달성하기 위해 필요한 특정자원을 말하며 산출을 위한 물자(장비, 공급품, 테크놀로지), 인력, 자금, 시설, 건물설계(건물디자인, 건물크기), 정보 등을 들 수 있다.

② 투입요소를 크게 소비자 투입요소와 생산자 투입요소로 나누어 볼 때 소비자 투입 요소에는 환자의 중증도(상태)나 환자간호 강도지표(간호요구도)가 속하며 생산자 투입요소로는 간호직원의 기술, 경험, 태도, 교육 등을 들 수 있다.

(2) 전환과정

① 전환과정은 투입이 사회적, 기술적 상호작용을 통하여 조직의 산출로 전환되는 것을 말한다.

② 전환과정에는 자료수집과 함께 기획, 조직, 인사, 지휘, 통제의 단계가 속하며 동시에 각 단계에서는 의사결정, 지도성, 권력과 권한, 의사소통, 동기부여, 시간관리, 갈등관리, 정보관리 등의 관리지원 기능들이 요구된다.

(3) 산출

① 투입 요소들의 관리과정에 의한 상호작용으로 조직의 산출을 말한다.

② 환자 측면에서의 질적 간호로 간호서비스의 양(간호시간), 질(우수성의 정도), 환자만족, 사망률, 합병증 발생률 등을 들 수 있다.

③ 간호직원 측면에서의 산출로 직원만족, 이직률, 결근율, 인력개발 등이 해당된다.

④ 간호생산성의 향상, 연구 결과 등도 산출에 포함된다.

(4) 피드백

① 산출이 합당한지 확인하고 이에 따른 변화를 위한 정보의 환류로 되돌리는 과정이다.

② 되돌아가는 곳은 투입과 과정의 각 필요단계이며 추가적인 투입과 교정행동으로서 관리과정이 필요하게 된다.

2. 간호관리 과정

(1) 기획관리

기획은 목표정하기, 현재 상황을 평가하고 미래의 경향과 상황을 예견하기, 계획 진술(방법) 정하기, 계획된 행동으로 전환하기의 4단계 과정이다.

(2) 조직관리

① 조직의 목적을 달성하기 위해 공식적 조직을 만드는 단계이다.

② 간호 관리자는 수행되어져야 할 직무내용을 분석, 평가하여 인력, 물자, 시간을 조정하고 책임과 의무를 적절히 배분, 부여하여 타부서와의 관계를 설정, 조정하여 공식적 조직기구를 만든다.

(3) 인사관리

① 조직 내 인적 자원을 관리하는 단계로 조직에 필요한 인력을 산정하여 필요인력을 모집, 선발, 채용하여 오리엔테이션과 배치를 하고 조직구성원의 인력 개발과 보상을 한다.
② 간호 관리자는 대상자의 간호요구도와 필요시간에 따라 인력을 배분하고 간호사의 능력에 기초한 간호업무를 분담시킨다. 간호생산성과 간호직원의 직업 만족을 높임과 동시에 질적인 간호를 대상자에게 제공할 수 있도록 한다.

(4) 지휘관리

① 조직의 목표를 달성하기 위해 조직구성원에게 영향을 미치는 단계로 업무를 지시하고 감독하며 조정하는 것이다.
② 간호 관리자는 효과적인 리더십을 발휘하고 간호직원들에게 동기를 부여하며 구성원 간에 의사소통을 효과적으로 발휘할 수 있게 하며 갈등을 적절히 관리해야 한다.

(5) 통제관리

① 통제결과를 다시 기획에 반영시키기 위한 단계로 조직의 목표를 달성함에 있어 질을 유지하고 향상시키는 것이다.
② 간호관리자는 간호업무표준을 설정하고 간호업무의 성과나 결과를 측정하여 표준과 비교한다. 간호업무성과를 위한 교정활동을 함으로써 기획의 목표달성을 보장하려는 노력을 한다.

제 2 장　리더십이론

제 1 절　리더십의 개념

1. 리더십

(1) 공식적 리더십

① 조직에서 부여하는 합법적 권위나 직업에 의해 주어지는 것이다(예 간호관리자, 감독관, 조정자, 사례관리자).
② 조직 내의 권위와 직위에 의해 힘을 갖게 된다.
③ 통찰력 있는 공식 지도자들은 자신이 행하는 비공식적 지휘 활동 뿐 아니라 자신의 일과 관련 있는 다른 지도자의 비공식적 지도력의 중요성도 인정한다.

(2) 비공식적 리더십

① 관리자가 아닌 구성원이 지도력을 행사할 때 나타난다(예 경력 간호사, 질 관리 담당자, 교육자, 의료 감독관).

② 주로 전문지식과 지위 및 타인을 설득하고 지도하는 대인관계 기술에 따라 영향을 받게 된다.

③ 일선간호사가 사려 깊고 확신에 찬 아이디어로 일의 흐름을 효율적으로 이끌고 있다면 비공식적 리더십을 잘 행사하는 것이다.

제 2 절 리더십 이론의 여러 관점과 발달과정

1. 전통적 이론

(1) 특성이론(trait theory : 1930~1950년대)

① 어떤 특성을 지닌 사람들이 리더가 될 가능성이 높은지에 근거하여 그 특성들과 기술들을 찾아내려는 이론으로 자질론이라고도 한다.

② 이 이론에서 리더십 특성을 요약하면 지능(intelligence), 자신감(self-confidence), 결단력 (determination), 성실성(integrity), 사교성(sociability)의 5가지 특성으로 정리할 수 있다.

(2) 행동 이론(behavioral theory : 1950~1960년대)

① 개인의 특성은 단지 리더십의 기본일 뿐이고 진정한 리더십은 교육, 훈련, 생활 경험을 통해 이루어진다는 것이다.

② 의사결정과정에서 나타나는 리더의 행동에 따라 독재적, 민주적, 자유방임적 리더십으로 분류하기도 하고 리더의 행동유형을 과업 중심적 스타일과 구성원 중심적 리더십으로 분류한다.

(3) 상황이론(contingency theory : 1970~1980년대)

① 여러 상황에 적용 가능한 보편적 리더십의 특성과 행위를 설명하는 데 어려움을 겪자 리더십 과정에 적용하는 여러 상황에 관심을 갖는 상황이론이 대두되었다.

② 리더와 추종자의 상호작용에 영향을 미치는 환경적 요인을 규명하거나 리더가 지닌 특성이나 리더가 행하는 행동의 유효성이 상황적 요인에 따라 어떻게 다른가를 규명하는 이론이다.

2. 현대적 이론(1980년대 이후)

① 조직을 둘러싼 외적환경은 1980년대에 들어서면서 급변하기 시작하여 기존의 안정적 환경을 전제로 정립되었던 전통적 리더십 이론들이 그 타당성을 잃기 시작하였다. 이에 현상을 유지하고 기대되는 성과를 요구하던 리더십 이론들이 한계에 부딪히고 변화를 주도하고 이끌어 나갈 수 있는 리더십을 요구하게 되었다.

② 새로운 형태의 리더십 이론들은 변혁적 리더십, 셀프 리더십, 슈퍼 리더십, 서번트 리더십 등이 있다.

제3절 리더십 이론들

1. 특성이론

(1) 특성이론의 개념과 리더십 특징

① 리더십 연구 중에서 가장 먼저 시작된 연구로 어떤 특성을 지닌 사람들이 리더가 될 가능성이 높은지에 근거하여 그 특성들과 기술들을 찾아내려는 이론이다. 대표적인 학자는 스토그딜((R.M Stogdil)이다.

② 리더십 특성 : 지능(intelligence), 자신감(self-confidence), 결단력(determination), 성실성(integrity), 사교성(sociability)

2. 행동이론

(1) 행동이론 리더십의 주요연구

① 독재적-민주적-자유방임적 리더십

아이오와 대학교 리더십 연구로 리더가 자기의 권한을 어떻게 사용하는가에 근거하여 리더를 독재적 리더(autocratic leader), 민주적 리더(democratic leader), 자유방임적 리더(lasissez-faire leader)의 유형으로 분류하고 있다.

② 배려-구조주도 리더십

구조주도는 리더가 목표 달성을 위해 자신의 역할과 구성원의 역할을 정의하고 구조화하는 정도를 말한다. 1유형 : 고 구조주도-저 배려형, 2유형 : 고 구조주도-고 배려형, 3유형 : 저 구조주도-고 배려형, 4유형 : 저 구조주도-저 배려형의 4가지 리더십 유형을 제시했다.

③ 직무 중심적-구성원 중심적 리더십

㉠ 직무 중심적 리더십 유형 : 과업을 중요시하고 생산 방법과 절차 세부사항에 관심을 가지며 공식적 권한에 의존하여 구성원들을 치밀하게 감독한다.

㉡ 구성원 중심적 리더십 : 구성원과의 관계와 욕구충족에 관심을 가지며 구성원에게 권한을 위임하고 자유재량을 많이 주는 유형이다.

④ 관리격자 이론

리더십 행동의 차원을 '사람에 대한 관심'과 '생산에 대한 관심' 차원에 근거한 리더의 행동 유형을 관리격자(managerial grid) 이론으로 제시했다. 각 축을 9개로 나누어 81개 유형의 리더십 유형을 제시한 것으로 리더가 목적을 달성하는데 중요하다고 생각하는 요인이 무엇인지를 보여준다.

3. 상황이론

(1) 상황이론의 개념

리더십 상황이론이란 리더가 구성원에게 주는 영향력이나 효과는 상황에 따라 상이하다는 개념에 기초한다. 즉, 리더에게 초점을 두는 것이 아니라, 리더와 구성원 그리고 조직이 처해 있는 상황에 초점을 두는 것이다.

(2) 상황이론 리더십의 주요연구

① 피들러의 상황적합이론
  ㉠ 리더적합이론(leasder-match theory)이라고도 하며 리더의 특성과 리더십 상황의 호의성 간의 적합 정도에 따라 리더십의 효과가 달라진다고 하였다.
  ㉡ 피들러(Fiedler)는 리더 유형을 측정하기 위해 LPC척도를 개발했으며 이는 리더가 가장 싫어하는 구성원을 평가할 수 있는 기법이다.
  ㉢ 조직상황이 리더에게 호의적인가 비호의적인가를 결정하는 변수로 리더-구성원 관계(leader-member relation), 과업구조(task structure), 지위권력(position power)의 세 가지 요인을 제시했다.

② 허쉬와 블랜차드의 성숙도이론(SLII 모형)
  ㉠ 허쉬(Hersy)와 블랜차드(Blenchard)의 성숙도이론은 구성원의 성숙도 정도에 따라 리더십 유형을 달리 해야 한다는 이론이다.
  ㉡ 성숙도 이론은 리더십 유형과 구성원의 발달수준으로 나누어 설명한다. 리더십 유형을 과업지향 행동과 관계지향 행동의 두 축을 중심으로 지시형, 코치형, 지원형, 위임형으로 나눈다.
  ㉢ 허쉬와 블랜차드의 상황요인은 구성원의 발달수준(maturity, readiness) 즉, 성숙도이며 유능성(competence)과 헌신성(commitment)의 정도로 측정한다.

③ 하우스의 경로-목표 이론
  ㉠ 하우스(House)의 경로-목표 이론(path-goal theory)은 어떻게 리더가 구성원들을 동기 유발시켜 설정된 목표에 도달하도록 할 것인가에 관한 이론으로 목표와 보상에 이르는 경로를 다루고 있다고 하여 경로-목표 이론이라고도 한다.
  ㉡ 하우스는 리더십 유형을 지시적, 지원적, 참여적, 성취지향적의 4가지로 구분하고 구성원 특성, 과업환경의 두 가지 상황적 요인을 결합시켜 리더십의 효과성을 결정짓는 경로 모형을 제시했다.

④ 리더십 의사결정이론
  ㉠ 브룸(V. Vroom)과 예튼(P. Yetton)의 리더십 의사결정이론은 리더가 어떤 의사결정방법을 선택해야 효과적인 결정을 할 수 있는 지를 설명하는 이론이다.
  ㉡ 어떤 한 가지 의사결정방법이 항상 효과적일 수는 없고 리더의 상황 특성에 따라 적합한 의사결정방법을 선택해야 한다고 주장하고 있는 점에서 상황이론의 범주에 속한다.
  ㉢ 리더가 의사 결정에 구성원들을 참여시키는 정도에 따라 5가지 유형(독재 1형, 독재 2형, 상담 1형, 상담 2형, 집단 2형)으로 구분한다.

제4절 새로운 접근

1. 거래적 리더십

거래적 리더십은 리더가 조건적 보상을 근거로 하여 구성원에게 영향력을 행사하는 과정이다.

2. 변혁적 리더십

변혁적 리더십은 구성원들로 하여금 개인적 이해관계를 넘어서서 기대 이상의 성과를 달성하도록 하는 과정이다. 구성원들이 인식한 특정하고 이상적인 목표, 가치와 중요성을 높이고 구성원들이 자신의 조직과 집단을 위해 개인의 이익을 초월하도록 하며 성취 욕구를 만족시켜 더 높은 차원의 욕구에 관심을 갖도록 하는 것이다.

3. 섬기는 리더십(servant leadership)

그린리프(Greenleaf)는 섬기는 리더십의 개념을 최초로 제시했으며 리더가 타인을 위한 봉사에 초점을 두고 구성원, 고객, 지역사회를 우선으로 여기고 그들의 욕구를 만족시키기 위해 헌신하는 역할을 하는 것이다.

4. 기타

(1) 셀프 리더십

개인 스스로 자신의 생각과 행동을 변화시켜 자신에게 영향력을 발휘하는 리더십을 발하는 것이다.

(2) 슈퍼 리더십

셀프 리더십에 대한 새로운 개념의 리더십으로 슈퍼 리더십이란 자신뿐만 아니라 구성원의 능력을 스스로 이끌어 내고 리드해 갈 수 있도록 도움을 주는 리더십의 개념이다.

(3) 팔로워십 이론

팔로워가 조직의 목표달성을 위해 역량을 키워나가고 적극적인 참여를 통해 주어진 역할에 최선을 다하는 과정이다. 모범형, 소외형, 순응형, 실무형, 수동형의 다섯 가지 유형이다.

제3장 동기부여와 리더십

제1절 동기부여의 개념

1. 동기부여

① 개인의 목표지향적인 행동에 영향을 미치는 과정을 말한다.

② 조직 관리에서 동기부여란 조직구성원으로 하여금 조직에서 바라는 결과를 산출하기 위해 자발적이고 지속적인 노력을 하도록 유도하는 관리활동을 지칭한다.

2. 병원 조직에서의 동기부여

① 동기부여는 간호사에게 활력과 힘을 불어 넣어줌으로써 자신감을 가지고 자발적으로 업무를 수행하도록 하며 간호사의 능력을 개발시켜주고 직무만족도를 높여주며 성과를 향상시킨다.

② 동기부여는 간호사의 직무만족 증진과 능력개발을 위해서도 중요하지만 조직의 성과와 관련성 때문에 중요하다.

제2절 동기부여 이론

1. 동기부여의 내용이론

(1) 욕구단계이론

매슬로우(A, Maslow)는 인간의 동기를 유발할 수 있는 욕구는 생리적 욕구, 안전욕구, 소속 및 애정욕구, 존경욕구, 자아실현욕구의 다섯 가지의 욕구이며 이들 욕구는 계층적 구조를 이루고 있어 하위단계부터 상위단계 욕구로 순차적으로 발전한다고 하였다.

(2) ERG 이론

알더퍼(C.P Alderfr)가 발표한 이론으로 인간의 욕구를 존재욕구(Existence), 관계욕구 (Relatedness), 성장욕구(Growth)의 세 가지로 분류하였다.

(3) 성취동기이론

맥클랜드(D.C. McClelland)는 매슬로우의 다섯 가지 욕구 중 상위욕구가 인간 행동의 80%를 차지한다고 설명하면서 인간의 상위욕구를 친교욕구, 권력욕구, 성취욕구로 나누었다.

(4) 동기-위생이론(2요인 이론)

심리학자 허츠버그(F. Herzberg)는 만족과 불만족이 별개의 차원이며 각 차원에 작용하는 요인도 별개임을 주장하였다. 구성원의 동기부여를 위해서는 위생요인보다 동기요인에 초점을 둔 관리가 필요하다.

(5) X, Y이론

맥그리거(D. McGregor)는 전통적 인간관인 X이론의 인간관을 지양하고 Y이론의 인간관에 따라 관리방식을 바꿀 것을 주장하였다. Y이론 인간관의 관리방식은 구성원을 자율적으로 행동하고 자기 통제가 가능하다고 보고 구성원들이 목표를 달성할 수 있는 여건을 마련해 주고 성취기회를 제공한다.

2. 동기부여의 과정이론

(1) 기대이론

기대이론은 기대에 따라 동기부여가 이루어진다는 이론으로 브룸(V. Vroom)은 이러한 기대이론을 업무 상황에 체계적으로 제시하였다. 기대이론에서 개인의 동기부여 정도를 결정하는 요인은 기대감(expectancy), 수단성(instrumentality), 유의성(valence) 세 가지이다.

(2) 공정성이론

아담스(J.S. Adams)의 공정성이론은 동기부여가 자신이 보상받은 보상의 크기에도 달려있지만 동시에 비슷한 상황에 있는 타인들과 비교하여 자신이 공정하게 대우받는다고 생각할 때 동기부여가 된다는 것이다.

(3) 목표설정이론

로크(E. Locke)는 목표설정이론에서 목표가 어떻게 설정되고 목표달성이 어떻게 추구되느냐에 따라 구성원의 동기행동이 달라지고 이를 통해 과업의 성과가 달라진다고 하였다.

제 3 절 간호 리더십

1. 간호리더십의 개념과 속성

(1) 간호리더십의 개념분석

① 개인의 성장 : 스스로 자기 자신에게 영향을 미치기 위해 사용되는 사고 및 행동전략의 일체를 의미한다.

② 협력 : 고객에 대하여 다학제 간 상호 각 전문직의 독자성과 고유성을 존중하고 적절한 의사소통과 조정을 도모한 팀 활동을 통해 조직의 목적 달성을 의미한다.

③ 간호탁월성 : 간호탁월성은 일반적인 전문지식, 전문적 임상지식 및 임상 수행 능력을 기반으로 상급간호 실무를 수행하여 간호 및 의료의 질 향상과 대상자의 건강증진을 위한 역할모델로서 사회발전에 기여하는 고도의 전문화된 간호를 제공하는 것이다.

④ 창의적 문제해결 : 다양한 간호문제에 대해 스스로 역할 인식을 하고 비판적 사고와 다양한 정보를 활용하여 창의적이고 혁신적인 간호업무를 수행하는 것이다.

⑤ 영향력 : 복잡하고 특정한 목적을 달성하기 위하여 한 사람의 리더가 여러 사람의 추종자에게 영향을 미치는 다차원적인 과정으로 특정한 행동적 인지적 전략을 적용해 개인이 높은 성과를 올리도록 이끌어주는 자율적인 힘이다.

(2) 간호사의 간호리더십

간호사의 간호리더십은 간호사 자신을 스스로 이해하고 전문간호인의 역량을 함양하기 위한 노력과 긍정적인 전문직업관이 형성됨으로써 성취된다.

(3) 간호직책에 따른 간호리더십

① 간호부서장의 간호리더십

자신의 직위에 부여된 공식적인 권한을 활용하여 영향력을 발휘할 뿐 아니라 개인의 업무 지식, 경험, 가치, 인격 또는 행동스타일 등을 활용하여 비공식적인 영향력을 행사할 필요가 있다.

② 중간간호관리자의 간호리더십

중간간호관리자는 부서장과 간호단위를 연계하는 중간 조정자로 간호부서의 발전과 목표 달성을 위한 전략과 정책을 수립하고 조직구성원들이 공유하고 참여할 수 있도록 해야 한다.

③ 일선간호관리자의 간호리더십

일선간호관리자는 간호현장에서 조직의 목적, 정책, 계획을 구체적인 상황에 적용하여 실행에 옮기는 중요한 위치에 있다. 근거 기반 실무표준을 개발 및 적용하고 좋은 실무사례를 공유함으로써 안전하고 표준화된 간호가 제공되는 간호문화를 형성해야 한다.

제4장 지도자의 책임

제1절 지도자의 자가진단

1. 지도자의 자가진단

(1) 자가진단 : 자기역량 프로파일

품성과 역량 부문에서 적극성, 친화성, 개방성, 자기 모니터링, 온후함과 냉철함의 성격요소와 전문성, 판단력, 추진력, 인간적 감화력, 맥락 조절력의 역량요소로 평가한다.

(2) 자신의 SWOT 분석

- S : 자신의 강점(Strengths)
- W : 자기의 약점(Weaknesses)
- O : 환경으로부터 주어지는 기회(Opportunities)
- T : 환경으로부터 가해지는 위협(Threats)

(3) 다면평가 : 360도 평가

자신의 리더십을 진단하고 강화함에 있어 자기 스스로의 평가만으로는 부족하며 주변사람들에 의한 객관적인 평가를 받아야 한다.

(4) 리더십 개발 기법

① 롤 모델링(role modeling)

본받을 만한 사람, 즉 모방의 대상을 롤 모델(role model)이라고 하며 모범적 행동을 관찰, 모방하는 학습과정이다.

② 사례토의 또는 사례훈련

좋은 리더십 사례를 통해 리더십에 대한 마인드와 역량을 개발하는 방법이다.

③ 경영게임, 시뮬레이션, 역할연기

경영게임이나 모의훈련은 가상적인 기업의 사업문제나 정부의 정책과제를 놓고 학습자들이 참여하여 실질적인 업무수행처럼 역할연기를 하면서 문제를 풀어가거나 이해관계를 조정해 나가는 실습을 하는 것이다.

④ 평가센터(assessment center)

평가센터는 전문적 평가자가 조직의 리더를 대상으로 리더십 개발과정 참여자에 대하여 전문적으로 설정한 평가항목을 가지고 리더십 역량을 측정하고 그 개선 방향을 도출하는 방법이다.

⑤ 코칭과 역 멘토링(reverse mentoring)

코칭(coaching)은 리더십 역량을 개발하고자 하는 사람을 선배, 전문가, 상사 등이 직접적 또는 간접적 방법으로 지도해 주는 것을 말한다. 역 멘토링(reverse mentoring)은 후배가 선배에 대해 또는 부하가 상사에 대해 조언이나 지원을 해주는 행동이다.

⑥ 경험과 교훈

스스로 리더 역할을 수행하면서 익히고 습득한 노하우와 실전이 유능한 리더십의 살아있는 자산이기 때문에 좋은 리더로 성장하려는 조직원들은 가급적 리더의 역할을 많이 경험해 보는 것이 좋다.

2. 리더십 역량연구

① **역량 모형** : 리더의 효과적인 업적을 가능하게 하는 저변의 요인들이 무엇인지를 설명한다.

② 리더역량모형의 5가지 요소(Mumford 연구팀, 2000)는 역량, 개인 속성, 리더십 성과, 경력 상의 경험, 환경의 영향이다.

3. 간호관리자의 관리 역량

(1) 간호관리 역량

간호관리 역량(nursing managerial competency)은 간호관리 상황에서 간호관리 업무를 적절히 수행하기 위해 요구되는 지식과 기술, 태도, 감각 역량, 행위 등을 의미한다.

(2) 다섯 가지 영역의 간호관리자 역량은 의사소통과 관계 형성 구축, 보건의료환경에 대한 지식, 리더십, 전문직관, 경영기술이다.

제2절 시스템 진단과 지도자의 행동유형 결정

1. 시스템 진단

(1) 시스템의 개념

하나의 부분들로 결합된 또는 구성된 전체를 말하며 하나의 큰 시스템은 여러 개의 하위 시스템으로 구성된다. 시스템 개념은 자연과학, 생물과학, 사회과학에 모두 응용할 수 있으며 현대 과학을 연구하는 데 있어 하나의 기본적인 준거체계(frame of reference)로 볼 수 있다.

(2) 시스템 진단과 지도자

시스템 진단의 목적은 시스템 목표능력 수준의 파악과 문제를 해결하는 시스템의 능력을 판별하기 위해서이다. 지도자의 행동은 시스템 진단에 의존하므로 시스템진단은 지도자의 주요한 평가이다.

2. 지도자의 행동유형 결정

(1) 상황이론과 지도자의 행동유형

상황이론은 조직 내 전체 시스템과 하위 시스템 간의 관계와 조직을 둘러싼 환경이 조직의 유효성을 결정한다는 이론이다. 지도자는 시스템적인 관점에서 조직 외부의 어떤 환경이 조직 시스템과 그 하위 시스템에 영향을 미치며 어떤 관계를 이룰 때 조직의 유효성이 높아지는 지를 파악해야 한다.

(2) 시스템 진단과 리더십 행위의 연속성

간호관리자는 시스템 진단 시 맥그리거(D. McMgregor)의 XY이론을 하나의 연속체로 사용할 수 있다.

(3) 리더십 행위의 연속성

관리자의 의사결정과정에 있어 관리자 중심일 때 독재적이고 지시적이며 일방적으로 결정을 내리고 통치하며 직원중심일 때 직원들이 스스로 목표를 정하고 주어진 범위 내에서 작업하도록 한다.

(4) 리더십의 유효성

문제해결에서 리더십의 유효성을 평가하는데 사용되는 변수로 원인변수, 매개변수, 결과변수가 있다.

제3절 작업진단

1. 직무설계

직무설계(job design)란 직무를 관찰하고 기록하며 분석해서 조직 전체의 비용을 절감하고 작업하는 사람에게 의미와 만족도를 높이는 동시에 조직목표의 효과적 달성을 위하여 작업하는 군(群)과 부서단위에서 작업할 직무내용 및 작업방법을 설계하는 활동을 의미한다.

2. 직무분석

직무분석(job analysis)이란 특정직무의 내용과 이를 수행하는데 필요한 수행자의 행동, 육체적, 정신적 능력을 밝히는 체계적인 활동이다.

3. 직무평가

직무평가(job evaluation)는 직무분석의 결과로 작성된 직무기술서나 직무명세서를 기초로 조직 내 각종 직무의 중요성, 직무수행상의 곤란도, 복잡성, 위험도, 책임의 정도 등을 비교, 평가함으로써 직무 간의 상대적인 가치를 체계적으로 결정하는 과정으로 직무급제도의 기초가 된다.

제5장 권력과 임파워먼트

제1절 권력의 개념, 수단, 이용

1. 권력의 개념

(1) 권력

권력이란 자신의 의지와 뜻을 상대방에게 관철할 수 있는 잠재적·실재적 힘 또는 능력이다. 권력은 권한이나 영향력과 개념적으로 서로 밀접한 관련이 있다.

(2) 권한

권한(authority)은 한 개인이 조직 내에서 차지하는 위치로 인해 갖게 되는 공식적인 힘으로 직위에 바탕을 둔 합법적인 권력이다.

(3) 영향력

영향력(influence)은 한사람이 다른 사람의 태도, 가치관, 지각, 행동 등에 변화를 가져오도록 움직일 수 있는 힘이다.

2. 권력의 속성

(1) 본능

권력은 타인을 향한 공격과 지배를 자아내는데 공격과 지배를 함으로써 자아에게 삶의 존재 능력이 있음을 확신시킬 수 있기 때문이다.

(2) 쌍방성

리더가 부하에게 권력을 발휘하려면 능력이 있어야 한다. 능력 있는 리더가 아니고는 부하의 잘못에 대해 지적할 수 있는 권력이 약해진다.

(3) 상대성

특정인이 권력을 가졌다고 하더라도 모두에 대해 권력을 가졌다고 말할 수는 없으며 권력의 크기는 상대방이 누구냐에 따라서 시시각각 변화한다.

(4) 가변성

권력은 원천이 변할 수 있기 때문에 원천을 소유한 권력자도 이 사람에서 저 사람으로 이동할 수 있다. 중세시대에는 땅, 산업사회에는 돈, 정보사회에는 정보와 지식이 권력의 원천이다.

3. 권력의 기반

(1) 5가지 권력기반

보상, 강제력, 법, 전문적 능력, 개인적 매력이 이에 속한다.

(2) 조직적 권력(공식적 권력)

조직 내의 직위에 따라 그 직위를 가지고 있는 개인에게 부여하는 권력으로 보상적 권력, 강압적 권력, 합법적 권력이 속한다.

(3) 개인적 권력

개인의 직위와 무관하게 개인의 능력, 독점적 정보, 가치관, 성품, 인격 등의 개인적 특성에서 나오는 권력으로 준거적 권력과 전문적 권력이 이에 속한다.

4. 권력의 사용과 반응

(1) 권력의 사용

① 선의로서의 권력 : 권력은 자연스럽고 바람직하다는 신념으로 보상적, 합법적, 전문적 권력에 대해 긍정적인 태도를 가지며 가능한 한 권력의 이용을 강화한다.
② 자원 의존성으로서의 권력 : 권력은 지식이나 정보 같은 자원의 소유에 달려 있다는 신념이다.

③ **본능적 경향으로서의 권력** : 권력에 대한 욕망이 학습된다기보다 내재적이라는 신념을 갖는다. 이러한 지도자는 준거적 권력과 개인적 영향력을 사용한다.

④ **절대적인 신적 존재로 보는 권력** : 권력을 절대적인 신적 존대로 보며 특정 지위에 대한 실제적인 자격이 아니라 개인 매력에 근거하여 지도자를 선출하도록 할 수 있다.

⑤ **정책으로서의 권력** : 권력을 하나의 체계로서 성공적으로 협상할 수 있는 능력과 연결하는 신념으로서 준거적 권력과 관계적 권력을 이용한다.

⑥ **통제와 자율성으로서의 권력** : 권력이 다른 사람을 통제하는 것에 달려있다는 신념으로 이러한 지도자는 강압과 정보, 관계적 권력을 같이 사용한다.

(2) 권력의 반응

① 권력의 수용과정

ㄱ 복종(compliance) : 복종은 권력의 수용자가 보상을 받거나 처벌을 피하기 위해서 하는 행동이다.

ㄴ 동일화(identification) : 타인과의 관계를 갖거나 유지하기 위해서 지시에 복종하는 경우를 말한다.

ㄷ 내면화(internalization) : 보상이나 관계보다도 권력의 행사에 따른 행동의 내용이 권력수용자의 가치관과 일치하기 때문에 발생하는 것이다.

5. 권력의 위임

(1) 권력위임의 의의

조직이 위기에 처해 있거나 역동적인 환경에 놓여 있을 때 조직혁신을 위해서 권력위임에 의한 현장위주의 관리와 유연성이 필요하다.

(2) 권력위임의 중요성

상하 간에 긍정적 상호관계를 갖게 함으로써 조직이나 집단의 권한이 효율적으로 행사되도록 하며 조직유효성을 높인다.

제 2 절 권력과 간호전문직

1. 간호전문직

(1) 전문직으로서의 간호(간호전문직의 특성)

① **간호 교육체계** : 간호는 특화된 지식체계, 훈련과 교육에 있어서의 권한과 권위 및 고등교육기관 내에서의 정식교육으로서의 전문직 특성에 부합한다.

② **간호 자격 체계** : 간호사는 면허제도가 있으므로 자격등록체계를 가지고 있다.

③ **전문직 간호실무모델** : 간호는 확고한 근거에 기반하여 환자의 안전과 간호서비스의 질을 보장하기 위해 실무에서의 전문직 간호범위와 실무표준, 간호윤리강령, 전문자격증을 토

대로 간호사의 실무활동과 규칙과 규정 그리고 제도적 정책과 절차를 통해 자기결정권을 가지고 실무를 해나가는 활동으로 규정하고 있다.

④ **간호의 이타성** : 이타적인 서비스로서의 간호는 돌봄이라는 간호의 본질을 통한 직업적 이타성을 확보하고 있다.

⑤ **확고한 간호의 윤리강령** : 간호전문직은 확고한 윤리강령을 기반으로 하며 우리나라의 경우 1972년 '한국 간호사 윤리강령'을 제정한 이후 총 4차 개정을 통해 현재에 이른다.

⑥ **간호협회활동** : 직업에 대한 오랜 사회화 과정과 자율성에 대해서는 간호협회활동으로 설명할 수 있다.

(2) 간호전문직관

간호전문직관은 간호를 바라보는 관점과 간호의 가치를 직업관과 결합시킨 개념으로 전인간호의 실천 핵심이며 간호에 대한 가치관과 직결된다. 간호전문직관의 구성요소에는 간호사로서의 신념, 간호업무에 대한 실무능력, 직업에 대한 전문성, 간호사의 자율성, 직업에 대한 정체성이 해당한다.

(3) 간호전문직과 관련된 권력

Benner(1984)는 임상간호 우수성에 대한 연구에서 간호사가 사용하는 6가지 권력에 대해 기술하였다. 변혁적 권력, 통합적 권력, 옹호 권력, 치유 권력, 참여적·긍정적 권력, 문제해결 권력이 있다.

제 3 절 간호직의 권력 신장을 위한 전략

(1) 전문직으로서의 권력신장의 방법으로 새로운 간호 이미지 창출, 고유한 지식과 기술의 개발, 자기표현기술, 개인, 조직, 사회에 대한 구체적인 기여, 간호와 관련된 정책형성과 의사결정에 참여, 출판활동, 직업개발이 있다.

(2) 간호와 정치적 활동

능동적인 정치적 활동을 위해 간호와 헬스케어에 영향을 미치는 입법부에 프로포잘과 같은 정치적인 부분에서 현재 정책에 대해 알고 있어야 한다.

제 4 절 임파워먼트

(1) 임파워먼트의 정의

임파워먼트는 권력의 배분보다 양쪽 모두의 권력을 증대시킬 수 있다는 전제하에 조직을 위해 중요한 일을 할 수 있는 힘이나 능력이 있다는 확신을 구성원들에게 심어주는 과정이다.

(2) 임파워먼트의 의의

임파워먼트는 구성원들로 하여금 자신이 하고 있는 일이 조직의 목표달성에 중요하다는 사명의식을 갖도록 해준다. 개인의 역량을 향상시키며 자신이 담당하는 일에 대한 통제감을 높이고 무력감을 해소해준다.

(3) 임파워먼트의 구성요소

① 의미성 : 일 자체가 주는 내적동기로 임파워먼트의 핵심이다. 일에 대해서 느끼는 가치로 자신이 하고 있는 일에 아무 의미를 느끼지 못하는 구성원은 임파워먼트가 없는 상태이다.
② 역량감 : 자신의 일을 효과적으로 수행하는 데 필요한 능력에 대한 개인적 믿음이다.
③ 자기결정력 : 구성원 개인이 자기 판단과 결정에 따라 행동할 수 있는 정도를 의미한다.
④ 영향력 : 개인이 조직 목표 달성에 기여할 수 있다고 느끼는 정도이다.

(4) 임파워먼트의 유형

① 개인, 집단, 조직수준의 임파워먼트
　㉠ 개인수준 : 전문직 역량을 향상시키고 자기효능감과 책임감, 문제해결능력을 기대한다.
　㉡ 집단수준 : 임파워링이 된 집단은 효과적인 팀워크를 발휘하고 개방적인 의사소통을 하며 사기가 증대된다.
　㉢ 조직수준 : 학습조직으로 변화하고 긍정적 조직문화의 형성이 나타난다.
② 구조적 임파워먼트와 심리적 임파워먼트
　㉠ 구조적 임파워먼트 : 직무수행을 향상시키기 위해 실제적인 권력, 권한, 의사결정을 위임하여 권력을 분산하는 것이다.
　㉡ 심리적 임파워먼트 : 자신감을 불어 넣는 동기부여방식의 임파워먼트이다.
③ 현장 실무에서의 임파워먼트
　㉠ 간호사는 간호가 추구하는 가치와 성과를 얻기 위해 권력을 키워야 함을 인식해야 한다.
　㉡ 간호사는 자율성을 가진 전문직으로서 관리자가 지시하는 것 보다는 임파워먼트를 통해 간호사가 스스로 결정하도록 도와야 한다.

(5) 간호관리자의 임파워먼트 실천 전략으로는 정보공개, 참여유도, 혁신활동 지원, 책임부여, 내적 보상 제공, 개인적 관심 증대가 있다.

제6장 의사결정

제1절 의사결정과 의사결정의 유형

1. 의사결정의 개념

의사결정(decision making)이란 둘 이상의 문제해결 대안 중에서 의사결정자가 목적을 달성하는 데 가장 좋은 대안이라고 생각되는 것을 선택하는 행위를 말한다.

2. 의사결정의 유형

(1) 문제의 적용수준에 따른 유형

① 전략적 의사결정(strategic decision making)

장기계획을 수립하기 위해 조직의 최고 의사결정자가 수행하는 의사결정으로 대부분 비정형적이고 비구조적인 의사결정이다.

② 관리적 의사결정(administrative decision making)

조직의 중간관리자 층에서 수행하는 중기계획 혹은 전술적 기획과 관련된 의사결정을 말한다.

③ 운영적 의사결정(operating decision making)

조직의 하위관리자층에서 수행하는 단기적이고 일시적이며 반복적인 의사결정을 말한다.

(2) 문제의 구조화 정도에 따른 유형

① 정형적 의사결정

일상적이고 반복적이며 잘 구조화된 문제에 대하여 해결안을 찾는 일정한 절차와 방법이 사전에 결정되어 있어 프로그램화가 가능한 의사결정이다.

② 비정형적 의사결정

비반복적이며 항상 새로우며 구조화가 제대로 되지 않은 문제에 대하여 해결안을 찾는 의사결정이다.

(3) 결과의 예측 정도에 따른 의사결정 유형

① 확실성(certainty) 상황의 의사결정 : 미래에 발생할 상황과 의사결정의 결과를 확실하게 예측할 수 있는 의사결정이다.

② 위험 상황의 의사결정 : 결과에 대한 객관적인 확률이 주어지는 상황의 의사결정이며 조직의 의사결정은 대부분 여기에 해당된다.

③ 불확실성 상황의 의사결정 : 미래 상황에 대한 예측이나 확률적 계산이 불가능하여 관리자의 직관이나 창의성에 의존할 수밖에 없는 의사결정이다.

(4) 의사결정 주체에 따른 의사결정 유형

① 개인 의사결정 : 특정한 개인이 문제를 인식하고 해결방안을 탐색하여 선택하는 과정을 전담하는 것을 말한다.

② 집단 의사결정 : 여러 사람들 간에 의견, 아이디어, 지식을 교환하는 집단적 상호작용을 통해 문제를 인식하고 대안을 선택하는 과정을 말한다.

3. 조직의 다양한 의사결정방식들

(1) 경영과학적 모형

제2차 세계대전 중에 등장한 개념으로 합리적 의사결정과 유사하며 기업경영에 사용되고 있는 수리적 모형들과 관련되어 있다.

(2) 카네기 모형

조직에서의 의사결정은 많은 관리자들이 관여하게 되며 최종적 선택은 이들 관리자들의 연합인 세력집단에 의해 행해진다는 모형이다.

(3) 점진적 모형

점진적 의사결정 모형은 조직의 중요한 결정은 한 번에 되는 것이 아니라 일련의 작은 결정들의 연속적인 조합으로 이루어진다는 것이다.

(4) 쓰레기통 모형

현대 조직 환경이 급변하고 있기 때문에 조직들이 앞에서 배운 전형적인 의사결정의 단계를 거쳐 의사결정을 하는 것이 아니라 중구난방식의 결정을 하고 있다는 것이다.

4. 의사결정 모형의 선택

(1) 문제의 본질에 대한 인식 수준

합리적인 의사결정과 적정한 모형의 선택에서 가장 중요한 것은 의사결정자들이 문제의 본질을 정확하게 파악하고 있는지의 여부이다.

(2) 해결방안에 대한 의견일치

의사결정자들이 문제해결을 위한 대안을 잘 이해하고 실행능력이 충분하다면 가장 좋은 대안을 선택하여 쉽게 해결할 수 있을 것이다.

(3) 모형 선택의 적합성 분석

① 상황 Ⅰ : 문제인식에 대한 의견일치가 이루어졌고 해결방안에 대한 합의도 이루어진 상황이다.

② **상황 Ⅱ** : 해결방안은 많지만 문제의 본질을 이해하고 정의하는데 있어 의견일치를 보지 못하고 있는 상황이기 때문에 교섭과 타협이 필요하다.

③ **상황 Ⅲ** : 경영진들 간에는 문제의 본질에 대한 일치된 생각을 가지고 있으나 해결책을 찾지 못하는 경우이다.

④ **상황 Ⅳ** : 문제의 본질에 대한 의견일치나 해결방안에 대한 합의가 모두 불확실한 상황이다.

제 2 절 의사결정의 수준

1. 개인 의사결정

개인의 의사결정은 개인이 혼자 판단, 선택, 결정하는 것이며 사안에 따라 의사결정에 필요한 정보를 얻기 위해 다른 사람에게 질문하거나 의견을 묻는 것 까지를 개인 의사결정 범주에 포함시킬 수 있다. 개인 의사 결정에 영향을 주는 것은 인지구조, 창의력, 정보처리능력, 성격, 가치관 등이 있다.

2. 집단 의사결정

집단 의사결정이란 집단 내의 구성원들 간의 의견, 아이디어 및 지식의 교환과 같은 집단적 상호작용을 거쳐 문제를 인식하고 이를 해결할 수 있는 대안을 선택하는 과정이다. 오늘날의 조직은 의사결정의 범위가 넓고 결정할 문제들이 점점 복잡해져가고 있기 때문에 집단 의사 결정을 사용하는 비중이 높다.

3. 집단 의사결정의 문제점

(1) 집단사고

응집력이 높은 집단에서 구성원들 간의 합의에 대한 요구가 지나치게 커서 현실적인 다른 대안의 모색을 저해하는 현상이다.

(2) 집단이동(group shift)

개인이 집단에 들어오기 전에 가졌던 경향성이 집단에 들어온 후 더욱 강하고 확고하게 변질되는 현상이다.

(3) 애쉬효과

사람들이 심리적으로 다른 사람의 의견을 따라가는 성향이 있다는 것을 말한다. 즉 다수가 공유하는 틀린 생각 때문에 한 개인의 옳은 판단이 영향을 받는 것을 말한다.

(4) 로스구이 현상

조직에서 문제의 본질을 깨닫지 못하고 더 간단하고 효과적인 대안 대신 어렵고 값비싼 대안을 선택하여 큰 대가를 치르는 경우를 말한다.

4. 효과적인 집단 의사결정 기법

(1) 브레인스토밍

브레인스토밍은 적절한 수의 사람들이 모여서 집단의 리더가 제기한 문제에 대하여 자발적으로 아이디어를 제시하고 유용한 아이디어를 가능한 많이 도출하여 문제의 해결책을 찾는 방법이다.

(2) 명목집단법

명목집단법(Nomal Group Technique, N, G, T)은 조직구성원들 상호 간의 대화나 토론 없이 각자 서면으로 아이디어를 제출하고 토론 후 표결로 의사 결정하는 기법이다.

(3) 델파이법

델파이법(Delphi method)은 조직구성원이 모인 자리에서 토론을 거쳐 결정하는 것이 아니라 설문지를 통해서 각자의 전문적인 의견을 제시하고 다른 사람들이 제시한 의견을 반영하여 설문지를 수정한 후 이를 이용하여 다시 의견을 제시하는 일련의 절차를 반복하면서 최종 결정을 내리는 방법이다.

(4) 변증법적 토의

헤겔의 변증법적 사고방식에 기초한 토의방법으로서 특정 사안에 대하여 찬성과 반대 그룹으로 나누어 상호 토론하게 함으로써 각 대안이 갖고 있는 모든 장·단점을 표출시키고 토의하게 하는 방법이다.

제 7 장   의사소통

제1절   의사소통의 중요성

1. 의사소통의 이해

(1) 의사소통의 구성요소

전달자, 전달내용, 전달매체, 수신자, 피드백, 잡음이 있다.

(2) 의사소통의 원칙

① 일관성(consistency) : 전달되는 메시지의 내용이 논리적인지를 사전에 충분히 검토해야 한다.

② 명료성(clarity) : 전달하고자 하는 내용은 수신자가 쉽고 정확하게 이해할 수 있도록 표시되어야 한다. 용어 선정의 정확성, 문맥의 명료성 등이 고려되어야 한다.

③ **적시성(timeliness)** : 필요한 정보는 필요한 시기에 적절하게 입수되어야 한다. 메시지 전달을 위한 적절한 시기를 파악하는 것도 중요하다.

④ **적정성(adequacy)** : 전달하고자 하는 내용은 그 양이나 그 규모면에서 적절해야 한다. 즉, 수신자의 능력을 벗어난 과중한 정보와 지시는 의사소통의 효과를 감소시킨다.

⑤ **분배성(distribution)** : 전달하고자 하는 내용은 극비사항을 제외하고는 모든 사람들에게 가능한 한 널리 알려지도록 해야 한다.

⑥ **적응성(adaptibility)** : 전달내용은 구체적 상황과 시기에 따라 적절히 대응할 수 있도록 융통성과 신축성을 지녀야 한다.

제2절 네트워킹 기술

1. 의사소통 네트워크

의사소통 네트워크(의사소통망, communication network)란 조직구성원 간의 반복적인 상호작용 패턴으로 의사소통 경로의 구조를 의미한다.

2. 네트워크 유형

(1) 사슬형

사슬형(chain type)은 공식적인 명령계통과 수직적인 경로를 통해서 정보의 전달이 위아래로만 이루어지는 형태이다.

(2) Y형

Y형은 집단 내에 특정 리더가 있는 것은 아니지만 집단을 대표할 수 있는 인물이 있는 경우에 나타나는 의사소통 네트워크이다.

(3) 수레바퀴형

수레바퀴형(wheel type)은 집단 내에 특정한 리더가 있을 때 나타난다.

(4) 원형

원형(circle type)은 위원회나 태스크포스 팀과 같이 공식적 리더나 팀장은 있지만 권력의 집중이나 지위나 신분의 서열이 뚜렷하지 않고 특정 문제 해결을 위해서 구성된 조직구조에서 흔히 나타나는 의사소통 네트워크이다.

(5) 완전연결형

완전연결형(상호연결형, all-channel type)은 구성원 전체가 서로의 의견이나 정보를 자유스럽게 교환하는 형태로 활발한 의사소통이 이루어진다.

3. 공식적, 비공식적 네트워킹

(1) 공식적 의사소통

공식적 의사소통은 조직 내에서 이루어지는 의사소통이다. 조직의 업무와 관련된 공식적 의사소통은 수직적, 수평적, 대각적 의사소통으로 나눌 수 있으며 조직 계층의 상하 간에 이루어지는 수직적 의사소통은 다시 하향적 의사소통과 상향적 의사소통으로 구분된다.

(2) 비공식적 의사소통

그레이프바인(grapevine) : 간호사의 인사이동 즈음하여 발생하는 여러 소문이나 동료 상사에 대한 입바른 평가 혹은 불평 등이 속한다.

제3절 의사소통의 장애요인

1. 구조적 요소에 따른 의사소통 과정의 문제

송신자(giver)가 일으키는 문제, 메시지(message)가 일으키는 문제, 수신자(receiver)가 일으키는 문제, 피드백(feedback)하는 과정에서의 문제, 맥락(context)의 문제

2. 면담자와 대상자에 따른 의사소통 과정의 문제

(1) 면담자 측 방해요인

의사소통 기법의 미숙, 선입견과 고정관념, 내적 갈등, 평가적이며 판단적인 태도, 다른 직무로부터의 압박, 언어의 장애, 방어적인 태도, 잠재적 의도, 역전이 감정

(2) 대상자 측 방해요인

과거의 경험과 전이, 선입견과 고정관념, '지금과 여기'의 의미 결여, 지각의 장애, 표현능력의 부족, 이해능력의 부족, 방어기전

제4절 효과적인 의사소통

1. 효과적인 의사소통을 위한 이론

조하리 창(Johari window) : 느낌, 행동, 동기의 의식을 기초로 하고 있으며 영역 I 이 클수록 효과적인 의사소통이 가능해진다.

영역 I	공개적 또는 개방적 영역으로 행동, 느낌, 동기가 자신이나 타인에게 알려진 영역
영역 II	맹목적 또는 보이지 않는 영역으로 행동, 느낌, 동기가 타인에게 알려졌으나 본인은 알지 못하는 영역
영역 III	비공개적 또는 숨겨진 영역으로 본인은 알고 있으나 타인은 알지 못하는 영역
영역 IV	미지적 또는 아무도 모르는 영역으로 행동, 느낌, 동기가 본인이나 타인에게 알려지지 않은 영역

2. 효율적 의사소통 기법

경청하기, 수용하기, 침묵하기, 정보제공하기, 개방적 질문하기, 반영하기, 명료화하기, 초점 맞추기, 직면하기, 의심을 표현하기, 해석하기, 관찰한 바를 말하기, 현실감을 제공하기, 인식하고 있음을 알리기, 자신을 제공하기, 말문을 열게 하기, 대화의 주도권을 허용하기, 사건을 시간이나 순서대로 나열하기, 지각한 바를 묘사하도록 격려하기, 실행에 대한 계획을 명확히 세우도록 격려하기, 요약하기

3. 병원조직에서의 의사소통전략

① **하위직과의 효과적인 의사소통전략** : 지시할 때 언제까지, 누가, 무엇을 어떤 단계로 할지 명확히 한다.

② **상위직과의 효과적인 의사소통전략** : 상급자에게 의견을 전할 때에는 요구를 명확히 하고 요구하는 근거를 설명해야하며 조직에 미치는 긍정적인 효과를 강조하고 조직 채널에 따라 소통한다.

③ **동료 간의 효과적인 의사소통전략** : 협력자로서 친절하게 자존심을 지켜주고 좋은 점을 인정하고 칭찬해주며 의견대립이 있을시 객관적인 의견을 말해준다.

④ **의료전문인과의 효과적인 의사소통전략** : 간호사-의사는 대상자의 건강회복이라는 공동의 목표를 달성하기 위해 효과적인 의사소통이 필요하다.

⑤ **다른 직종과의 효과적인 의사소통전략** : 의사소통에 걸림돌이 되는 용어를 피하고 관계형성과 관계촉진을 위한 용어와 표현을 사용한다.

제 8 장 집단리더로서의 간호사

제1절 집단 역동

1. 집단의 이해

(1) 집단의 기본 개념

집단이란 두 사람 이상이 모여 어떤 공동목표를 달성하기 위해 공통의 규범, 서로의 역할과 신분을 인정하면서 상호작용하며, 유기적인 관계를 형성하고 있는 개인들의 집합체를 말한다.

(2) 집단의 특성 : 지속적인 상호작용, 역할 및 규범, 가치관과 목표의 공유, 동기와 욕구충족, 사회적 단위, 시너지 효과, 공식집단 및 비공식적 집단의 포함

(3) 집단의 유형

① **공식 집단** : 공식 집단은 조직 내에 지위, 부서, 계층 등을 가지고 형성된 집단으로 조직의 특정한 과업을 수행하기 위하여 이루어진 집단이다. 공식 집단은 명령집단과 과업집단으로 구성된다.

② 비공식 집단 : 조직 내에서 공식목표나 과업에 관계없이 자연적으로 형성된 집단으로 조직 전체의 만족보다는 구성원 개개인의 만족을 위하여 구성된다. 이익집단과 우호집단이 있다.

2. 집단에서 리더의 역할
① 과업기능 : 구조화, 정보수집, 정보제공, 명확화, 요약, 합의확인
② 집단기능 : 격려, 집단 감정의 표현, 조화, 수정, 참여촉진, 평가

3. 집단행동과 성과의 영향요인
집단 유지의 핵심이 되고 집단행동과 성과에 영향을 주는 요소는 크게 집단의 규모, 집단 구성원의 특성, 지위와 역할, 규범, 집단 응집력, 리더십의 6개로 나뉜다.

4. 집단 의사결정
문제해결이나 의사결정과정에 집단이 참여할 때 더 높은 질의 의사결정이 내려질 수 있다. 집단적 문제해결은 조직의 지속적인 발전을 위해 필수적인 요소이다.

제2절 간호집단

1. 조직구조의 유형
(1) 라인조직과 라인-스태프 조직
① 라인조직(line organization)
  ㉠ 일명 직계조직, 계선조직이라고 불리는 것으로 과업의 분화 혹은 부문화가 진전되지 않은 매우 단순하고 초보적인 조직형태이다.
  ㉡ 라인조직의 목표는 비용절감과 같은 효율성의 제고 및 생산성 향상에 있다.
② 라인-스태프 조직(line-staff organization)
  ㉠ 일명 계선-막료 조직이라고도 하며 이 조직의 특징은 명령통일의 원칙과 전문화의 원칙을 조화시켜 조직의 대규모화, 즉 경영관리기능의 복잡화에 대응할 수 있도록 한다.
  ㉡ 규모화되는 초기 상황, 관리환경의 안정적이고 확실성이 높은 상황에서 효과적인 조직형태이다.

(2) 직능 조직
① 직능 조직(functional organization)은 조직구조의 가장 핵심적인 구조로서 조직이 최대의 성과를 달성하기 위해 '해야 할 일'을 구성원의 능력에 맞춰 형성시킨 결합체이다.
② 직능조직은 그 특성에 따라 기능별, 목적별 직능 조직으로 나뉜다.

(3) 매트릭스 조직

① 매트릭스 조직(matrix organization)은 전통적인 직능부제 조직과 프로젝트 조직을 통합한 형태로 프로젝트 조직이 직능조직의 단위에 첨가되어 있을 때의 형태이다.

② 개인의 입장에서는 종적 계열로 형성된 원래의 조직 일원임과 동시에 횡적 계열을 따르는 매트릭스 조직의 일원으로서의 임무도 함께 수행한다.

(4) 프로젝트 조직

① 어떤 특수한 과업을 수행하기 위하여 조직 내에 장기적으로 유지할 필요가 없는 공식부문을 특별히 설치해야 할 경우 사용할 수 있다.

② 일반적으로 다른 부문들과는 독립적으로 최고관리자의 밑에 설치되어 한 사람의 전문적인 프로젝트 관리자 책임 아래 관리된다.

(5) 위원회 조직

① 조직의 문제를 처리하는 데 개인의 경험과 능력을 결합, 기능적인 면을 초월하여 구성된 구조가 위원회구조이다.

② 특정한 정책 결정이나 과제의 합리적인 해결을 목적으로 조직의 각 계층에서 관련된 개인들을 선출하여 위원으로 정하여 그들이 모인 집단을 조직 내에서 공식적인 제도로 인정하고 활용하는 조직 구조를 말한다.

(6) 미래지향적 조직

① 팀 조직 : 업무수행 방식에 있어 팀 조직과 전통적 조직과의 차이점은 전통적 조직에서 사고, 계획, 통제, 실행이 분리되어 있는데 반해 팀 조직에서는 모든 사람이 사고, 계획, 통제, 실행을 동시에 한다.

② 학습조직 : 학습은 '새로운 형태의 노동'으로서 무한경쟁, 지식경영시대에서 생산성의 핵심으로 글로벌 경쟁력의 원천인 지속적 형식 및 개선은 조직학습(learning organization)을 통해서 가능하다.

③ 프로세스 조직 : 안정적이고 뚜렷한 프로세스가 존재하고 기존의 업무처리 방식이나 조직 시스템을 근본적으로 재설계할 때 나타난다. 판매계획, 생산계획, 구매자 재발주가 하나의 시스템으로 연결되어 있다.

④ 네트워크 조직 : 네트워크 조직은 전통적 조직의 경계를 초월해 수평적 조정과 협력의 개념을 확장한 구조로 환경에서 야기되는 복잡한 문제를 해결하기 위해 공식적인 조직경계를 뛰어 넘는 통합 메커니즘을 갖춘 조직이다.

제3절 **효과적인 간호집단과 지도자의 자질**

1. 효과적인 집단 지도자의 자질

① 자신감 : 자신감을 갖는 것이 실질적으로 리더에게 가장 중요하다.

② 자기주장 : 적극적인 자기주장과 나 전달법을 적절히 활용한다.

③ 신뢰성 : 정직하고 성실한 모습을 보이는 리더는 집단구성원들에게 신뢰를 쌓을 수 있다.

④ 감정 다스리기 : 감정이 불안정한 관리자와 일하는 구성원들은 관리자의 불안에 따라 더 큰 불안을 느끼게 되므로 관리자는 자신의 감정을 다스릴 줄 알아야 한다.

⑤ 유머감각 : 유머러스한 리더는 긴장을 해소하고 분쟁을 없애는데 도움을 준다.

⑥ 인식능력 : 리더는 구성원들이 건설적으로 변화할 수 있고 창조적으로 문제를 해결할 수 있도록 영감을 주기 위해 인식능력이 필요하다.

⑦ 리더의 객관성 : 리더는 자신의 장점과 한계를 인식하고 장점은 개발하고 약점은 극복해야 한다. 또 객관적인 판단력을 향상시키고 다른 사람의 피드백을 수용할 수 있어야 한다.

제4절 **효과적인 집단과 비효과적인 집단의 특성**

1. 효과적인 집단과 비효과적인 집단의 특성

(1) 효과적인 집단

① 목표를 수정할 수 있다.

② 개인의 목표를 집단의 목표와 조화시킬 수 있다.

③ 의사소통이 분명하며 개방적이고 직접적이다.

④ 힘과 리더십을 모든 구성원들과 공유한다.

(2) 비효과적인 집단

① 목표가 불분명하다.

② 의사소통이 일방적이다.

③ 리더십은 특권과 권위에 바탕을 두며 구성원들의 참여가 불공평하다.

④ 집단이 무관심하게 방치되며 주어진 임무에 대해 경쟁이 조장된다.

(3) 효과적인 집단을 만들기 위한 지도자의 역할

① 집단의 임무를 분명히 한다.

② 개인의 목표와 집단의 목표를 조화시키도록 집단의 임무를 변화시킨다.

③ 협동과 협조를 촉진시킨다.

④ 안정성, 신뢰, 지지, 창조성을 독려한다.

⑤ 건설적 논쟁을 활성화시킨다.

⑥ 집단에서의 지도력과 책임감을 공유하도록 그룹 구성원들을 교육시킨다.

⑦ 집단구성원들에게 문제해결 방법과 집단의 기능 및 결과적 성과를 평가시키는 법을 교육시킨다.

⑧ 집단 구성원들에게 바람직하지 못한 습관을 확인시키고 수정하는 방법을 가르쳐 줄 수 있다.

2. 집단 문제 해결 과정

(1) 문제 확인

문제를 진단하는 원칙은 사실을 아는 것, 해석으로부터 사실을 분리하는 것, 객관적이고 서술적인 것, 문제의 범위를 결정하는 것이다.

(2) 정보수집

문제해결에 참여하는 개인은 정보에 접근이 가능해야 하고 일관된 결정을 위해 적절한 정보를 가지고 있어야 한다.

(3) 자료분석

문제를 더 세분화하고 가능한 대안을 확인하기 위해 수집된 자료를 분석한다.

(4) 해결책 탐색

가능한 한 많은 대안을 찾는다. 해결책 탐색에 도움을 주는 질문을 해본다.

(5) 해결책 선택

각각의 대안에 따른 위험과 긍정적, 부정적 결과를 예상해 본다. 평가지표는 비용, 효과, 시간, 법적, 윤리적 문제 등이며 목적이나 목표를 달성할 수 있는 가능성에 따라 순위를 매긴다.

(6) 해결책 수행

해결책 수행 시 부정적인 결과를 초래할 가능성에 대비해 대책을 세운다.

(7) 결과평가

실수에 대해 준비하고 실수로부터 학습하여 다음 행동에 경험으로 활용한다.

제9장 갈등관리

제1절 갈등의 개념과 유형

1. 갈등의 개념

갈등이란 어떤 개인이나 집단이 다른 사람이나 집단과의 상호작용이나 활동에 대해 상대적 손실을 지각한 결과 대립, 다툼, 적대감이 발생하는 행동의 과정이다.

2. 갈등의 유형과 수준, 종류

(1) 갈등의 유형

갈등의 원천에 따른 유형 : 목표 갈등(goal conflict), 인지 갈등(cognitive conflict), 감정 갈등(affective conflict), 행동 갈등(behavioral conflict)

(2) 갈등의 수준

개인 내 갈등(개인적 갈등, intrapersonal conflict), 개인 간 갈등(대인적 갈등, interpersonal conflict), 집단 간 갈등(intergroup conflict), 조직 간 갈등(inter-organizational conflict) ·

(3) 갈등의 종류

① 수직적 갈등(vertical conflict) : 조직의 상하, 계층 간에 발생하는 갈등으로 상위조직이 하위조직의 자율성에 지나치게 통제하거나 하위조직이 상위조직의 지시에 불응하는 경우 등에서 발생할 수 있다.

② 수평적 갈등(horizontal conflict) : 조직 내 동일한 계층의 개인이나 집단 간에 발생하는 갈등으로 두 개 이상의 각 집단이 자신의 입장과 자신의 원리를 우선시하는 과정에서 각 집단의 입장과 권리를 침해하게 되는 경우 발생할 수 있다.

③ 라인-스태프 갈등(line-staff conflict) : 조직에서 명령 계통인 라인과 조언관계인 스태프 양측이 상대방의 업무활동 범위를 명확히 이해하지 못하고 각자의 영역을 침범하거나 상대방이 침범하는 것으로 인식해 방어적인 태도를 취하거나 상대방의 활동을 방해할 때 발생한다.

④ 역할 갈등(role conflict) : 여러 가지의 역할이 각각 양립할 수 없이 대립될 때 발생하는 갈등이다.

⑤ 기능적 갈등(functional conflict) : 한 조직 내에서 서로 기능이 다른 두 개 이상의 집단이 각자의 과업을 수행하는 과정에서 다른 집단의 간섭이나 방해를 받았을 때 발생한다.

⑥ 경쟁적 갈등(competitive conflict) : 기능적 갈등과 달리 한 조직 내에 있는 두 개 이상의 집단이 서로 유사한 기능을 가지거나 업무 영역에 중복이 존재할 때 발생할 수 있다.

3. 갈등의 발전과정

　(1) 제1단계 : 원인발생(잠재적 대립) 단계

　　갈등이 발생하는 여러 조건들이 존재하는 상태이다.

　(2) 제2단계 : 갈등인지 단계

　　갈등원인을 인지하게 되어 불쾌감이나 적대감을 느끼게 되는 단계이다.

　(3) 제3단계 : 해결의도 단계

　　일정한 방식으로 갈등을 해결하려고 의도하는 단계로서 사람들이 갈등에 대하여 지각하고 감정이 유발된 상태에서 그 갈등에 대해 공공연한 행동을 전개하려고 하는 단계다.

　(4) 제4단계 : 해결행동 단계

　　갈등이 표면화되면서 실제 행동으로 반응하는 단계이다.

4. 갈등의 과정(허스트와 키니 Hurst & Kinney, 1989)

　(1) 좌절

　　개인이나 집단에서 목표가 차단되면 좌절을 느끼게 된다.

　(2) 개념화

　　갈등 발생에 대해 개인적인 해석을 하게 되는데 이러한 해석은 개인의 관점, 가치관, 신념, 문화에 따라 다르게 나타난다.

　(3) 행위

　　목적, 전략, 계획 및 행동은 개념화가 표출이 되어 나타나는 것이다.

　(4) 결과

　　갈등은 두 사람 또는 그 이상의 사람들의 목표가 포기되지 않고 통합되는 새로운 계획에 의해 해결될 수 있다.

제 2 절 　갈등의 원인

1. 개인 간 갈등

　개인 간 갈등의 원인 : 개인적 요인, 업무적 요인, 조직적 요인

2. 집단 간 갈등

집단 간 갈등의 원인 : 업무흐름의 상호의존성, 영역 모호성, 권력, 지위의 불균형, 가치의 차이, 자원의 부족과 분배의 불일치, 부문화의 정도

3. 의료 보건 조직 갈등과정 모델

① **갈등 증가 상황** : 양립 불가능한 목표, 역할갈등, 구조적 갈등, 자원에 대한 경쟁, 가치관과 신념

② **지각 및 감지된 갈등** : 서로 직위를 잘못 이해할 때, 지식이 부족할 때, 서로 다른 관점에서 상황이나 문제를 볼 때

③ **갈등행위** : 관계자의 지각과 감지된 갈등에서 기인함

④ **갈등 해결 혹은 억압** : 갈등 과정의 다음 단계에서 갈등은 해결되거나 억압됨

⑤ **결과** : 결과가 갈등에 영향을 미칠 수 있으며 최상의 해결책은 양쪽 관계자가 자신을 승자라고 생각하고 문제를 해결하는 방향으로 유도하여 문제를 관리하는 것

제 3 절 간호전문직과 갈등의 형태

1. 윤리적 갈등

간호사는 주로 환자를 위한 최선의 간호와 의사결정을 하기 어려운 상황에서 윤리적 갈등을 경험하게 된다.

2. 역할 갈등

① 간호사들이 업무의 과중으로 간호다운 간호를 할 수 없다고 느낄 때

② 간호전문직에 기대하던 역할과 실제로 수행하는 역할의 차이를 인식할 때

③ 간호 업무의 범위와 내용이 명확하지 못하여 역할의 모호성을 느낄 때

④ 자신의 역할에 대한 확고한 신념이 부족한 경우

⑤ 간호업무는 의사, 보조원, 행정요원들의 업무와 경계가 명확하지 않으며 가시적이지 못한 특성으로 인하여 간호사는 역할의 모호성을 느끼고 역할 갈등을 경험하게 됨

3. 집단 갈등

의료 기관에는 여러 전문직 집단이 존재하며 각기 시각과 입장이 다르므로 항상 갈등의 소지가 있다.

제4절 갈등의 순기능과 역기능

1. 갈등의 폐해

① **집단 내적 변화** : 독재적 리더십의 조장, 과업주도형 리더 출현, 획일성의 강조, 공식화, 비방과 모함
② **집단 외적 변화** : 오해, 커뮤니케이션 감소, 감시와 경계

2. 갈등의 순기능과 역기능

① **집단 간 갈등의 순기능** : 문제인식의 기회, 해결방안의 모색과 선택, 긍정적인 변화
② **집단 간 갈등의 역기능** : 집단 응집력 증가, 독재적 리더의 출현, 과업 지향성 강화, 집단 의식 고조, 부정적인 태도와 적대감, 집단 간 의사소통의 감소

제5절 갈등해결과 사례

1. 갈등해결

(1) 갈등해결 모델

(존슨과 존슨 Johnson & Johnson, 1997; 토마스와 킬만 Thomas & Kilmann, 1973)

① **회피** : 자신의 요구나 목표, 관심사를 즉각적으로 주장하지 않고, 다른 사람들도 돕지 않기 때문에 자기주장이 거의 없는 것을 말한다.
② **조정** : 조정을 할 때 다른 사람의 요구나 목표, 관심을 만족시키기 위해 노력하는 반면, 자신의 요구나 목표는 소홀히 한다.
③ **경쟁** : 경쟁은 자신의 권리를 위해 서로 다투거나 제한된 자원을 사용하기 위하여 경쟁할 때 중요한 원칙을 주장하는 형태로 나타날 수 있다.
④ **협상과 타협** : 협상은 다른 사람과의 관계에서 자기주장과 협력을 포함하고 성숙과 신뢰를 필요로 한다. 타협은 모든 사람들이 아주 빈번하게 사용할 수 있는 중간 정도의 양보이다.
⑤ **협력** : 가장 창조적인 방법으로서 회피나 경쟁과는 반대의 해결방법이다.

2. 개인 갈등 관리

(1) 루블(Ruble)과 토마스(K.W Thomas)의 갈등해결방법

① **강요(forcing)** : 상대방을 압도함으로써 갈등을 즉각적으로 끝내기 위해 자기주장을 관철시키는 방법이다.
② **순응(accommodtion)** : 상대방의 주장을 수용하는 것으로 비주장적이고 대체로 협력적인 방법을 의미한다.
③ **타협(compromising)** : 상호양보를 통하여 약간의 자기만족을 꾀하는 것이다.
④ **협력(collaboration)** : 서로의 관심사를 모두 만족시키려는 것이다.

⑤ 회피(avoidance) : 관계자들이 갈등 현장을 떠남으로써 자신과 상대방의 관심사를 모두 무시하는 것이다.

(2) 루탄스(Fred Luthans)의 갈등해결방법

① win-lose 전략(승-패 전략) : 이 전략에서 한쪽은 항상 권위적인 권력에 의해 지배하고 다른 쪽은 복종하고 패한다.

② lose-lose 전력(패-패 전략) : 이 전략은 양쪽 모두가 지는 것으로 해결이 양쪽 모두에게 불만족스럽게 된 것이다. 회피하기, 철회하기, 흐리기, 타협하기가 속한다.

③ win-win 전략(승-승 전략) : 이 전략은 목표에 중점을 두고 양쪽 관련자들의 요구를 충족시키기도 한다. 합의과정은 문제 중심, 사실의 집합, 갈등의 유용한 측면 수용, 자기중심적인 행동의 회피를 요구한다.

3. 집단 갈등의 해결

(1) 갈등의 해결 방법

① 대면을 통한 문제해결 : 갈등을 겪고 있는 집단들이 직접적으로 대면하여 서로의 입장을 밝히고 갈등의 원인을 규명하며 해결하려는 방법이다.

② 상위목표의 설정 : 집단 간 갈등을 초월해서 두 집단이 서로 협조해야만 달성할 수 있는 상위목표를 설정하여 집단 간의 단합을 조성하는 방법이다.

③ 자원의 확충 : 집단 간 갈등이 자원의 제한성 때문에 발생하는 경우가 많기 때문에 자원의 공급을 늘려서 자원 분배에 대한 집단 간의 과도한 경쟁을 감소시킨다.

④ 제도화 : 규율과 절차, 업무범위, 책임한계가 뚜렷하지 않아 집단 간에 분쟁과 갈등이 발생할 경우 직무분석에 의해 합리적 업무를 분담하고 공식적인 규정과 절차를 만들 경우 갈등을 줄일 수 있다.

⑤ 권한 사용 : 갈등을 겪는 집단들의 소속부서가 같은 경우 두 집단을 관리하는 상급관리자가 자신에게 주어진 권한을 발휘하여 갈등을 신속하게 해결하는 방법이다.

⑥ 의사소통의 활성화 : 집단 간에 의사소통이 잘 이루어지면 발생한 갈등을 협상과 타협을 통해 해결할 수 있다.

⑦ 조직구조의 혁신 : 업무의 흐름에 따라 업무를 수행하는 순서를 바꾸거나 근무부서 이동을 통해 갈등부서끼리 직원을 교환한다.

(2) 집단 갈등의 조장방법

① 외부인사의 영입 : 조직구성원들과 직무경험, 능력이나 문제해결방법이 매우 다른 외부인사를 고용함으로써 구성원들에게 자극을 주는 것이다.

② 조직구조의 변화 : 집단의 역기능적 갈등을 해소하는 방법이 되기도 하며 집단 간의 순기능적인 갈등을 유발하는 계기도 된다.

③ 경쟁 심리의 자극 : 의도적 자극을 통해 경쟁을 유발하는 방법이다.

④ 의사소통의 변화 : 의사소통의 공식적인 경로를 이탈하여 다른 경로를 통해 정보를 제공하거나 의도적으로 많은 양의 정보를 제공하여 갈등을 조장할 수 있다.

4. 갈등의 예방 전략

① 갈등은 예방이 가능하므로 갈등원인에 초점을 두고 문제 교정이 가능한 시기에 갈등으로 발전하는 것을 막는 것이 중요하다.

② 갈등을 예방하는 장기적인 전략은 분명한 의사소통 및 역할과 책임의 설정이다.

제 10 장 변화관리

제1절 환경 및 간호조직의 변화

1. 환경변화

(1) 보건 의료 환경의 변화

① 건강문제 및 대상자의 요구 변화

② 과학 및 의학기술의 발달

③ 비용-효과의 강조

④ 의료문화의 변화

2. 변화의 필요성

(1) 변화의 정의와 필요성

변화는 원래 있던 것에서 새로운 것을 만들어 내는 과정으로 변화를 선도한다는 것은 빠르게 진화하는 건강관리시스템에서 간절히 요구되는 기술이다.

(2) 변화의 주체로서의 간호사

변화의 주체는 변화에 따른 긍정적인 결과들, 향상된 환자관리를 증진시킴으로써 다른 이들을 위한 역할 모델이 될 수 있다.

(3) 변화와 간호사의 역할

변화의 선도와 변화수행을 한다.

(4) 변화 전략

① 권력적-강제적 전략 : 합법적인 권위, 경제적 제제, 또는 정치적 권력에 따라 힘을 적용하는데 기반한다.

② **경험적-합리적 모델** : 지식을 가지고 있는 변화의 주체는 전문가적인 힘을 가지고 그들에게 혜택을 줄 변화에 대해 이성적으로 이해시킬 수 있다는 가정이 필요하다.

③ **규범적-재교육적 전략** : 사람들은 사회규범과 가치에 따라서 행동하기 때문에 변화의 주체는 행동의 비인지적인 결정요인들에 집중해야만 한다.

제2절 변화에 대한 저항

1. 변화에 대한 저항요소

   ① **개인 수준에서의 저항** : 인지적 편차, 선택적 지각, 고용안정에 대한 위협감, 지위손실에 대한 위협감, 무관심한 태도와 안일함

   ② **집단 수준에서의 저항** : 집단 규범, 집단 응집력, 집단사고

   ③ **조직수준에서의 저항** : 조직구조, 조직문화

2. 변화 및 저항 관리방법

   교육과 의사소통, 참여, 조장과 지원, 협상, 조작, 호선(포섭), 강압적 방법이 있다.

제3절 변화방법

1. 조직변화의 뜻과 변화요인

   (1) 조직변화의 정의

   적응적 혹은 인위적으로 조직의 구조와 기술과 사람을 변화시키는 것이라고 정의할 수 있다.

   (2) 변화의 대상

   조직구조의 변화, 기술의 변화, 구성원의 변화가 있다.

   (3) 변화요인

   ① **외부적 변화요인** : 경쟁조직의 압력, 경제적, 정치적, 범세계적 압력, 사회적 압력, 윤리적 압력

   ② **내부적 변화요인** : 조직의 구성원들의 개선과 변화의 건의, 조직 목표의 변화 및 새로운 전략, 노동력의 변화, 작업 기술이나 설비의 변화, 구성원들의 태도 변화

2. 조직변화의 과정

   (1) 레윈의 3단계 변화 모형

   ① **해빙단계** : 무관심한 사람들에게 변화 욕구를 불러일으켜 변화에 저항하지 않고 오히려 협조할 수 있도록 하는 것이다.

② **변화단계** : 기존의 상태에서 새로운 상태로 바뀌는 것으로 새 기계와 새 제도의 도입과정 이다.

③ **재동결단계** : 재동결은 추진력과 저항력 사이에 새로운 균형이 이룩됨으로써 변화가 바람 직한 상태로 정착되는 것을 말한다.

(2) 조직변화의 기법

구조적 접근방법, 관리기술적 접근방법, 인간행태적 접근방법, 과업적 접근방법이 있다.

3. 계획적 조직변화

(1) 계획적 조직변화의 개념

외부환경에 탄력적으로 적응할 수 있도록 행동이 개입되기 전에 미리 계획을 수립하고 피드 백하면서 변화를 이루어가는 과정이다.

(2) 계획적 조직변화의 과정

① 계획적 변화는 기본적으로 문제를 진단하고 전략을 세우며 계획을 수행하고 결과를 평가 하는 단계를 거친다.

② 문제를 진단할 때 변화담당자는 상층 경영자와 토의하면서 자료를 수집하고 집단에게는 피드백을 주면서 문제를 진단한다.

③ 계획을 수립할 때는 집단토의과정을 거쳐서 공동계획을 세우고 목표와 방법을 선정한다.

④ 계획이 수행되고 성과가 측정되는 과정에서는 집단에게 피드백을 주는 것이 중요하다.

(3) 계획적 조직변화를 위한 전략

① **경험적-합리적 전략**(empirical-rational strategy) : 사람들은 변화로 인해서 어떤 이득을 가질 수 있을지 알 수 있고 확신할 수 있을 때 변화한다.

② **규범적-재교육적 전략**(normative-reeducative strategy) : 사람은 사회문화적 규범에 따 라서 행동하는 존재로 가정한다.

③ **권력-강제적 전략**(power-coercive strategy) : 이 전략에서 사람은 자기보다 권력-강제 력이 많은 사람의 지시와 계획을 따르는 존재로 가정된다.

④ **동지적 전략**(followship strategy) : 모든 구성원을 동등하게 대해주고 서로 잘 알도록 하 여 집단 결속력을 증진시키려는 전략이다.

⑤ **정책적 전략**(political strategy) : 권력구조를 확인하여 변화를 위한 정책을 결정하고 이 를 실행에 옮기는 영향력 있는 사람을 이용하여 변화를 유도한다.

⑥ **경제적 전략**(economic strategy) : 이 전략은 물품이나 자원, 자본, 금전적 보수 등과 같 은 경제적 요소를 활용하여 변화를 시도한다.

⑦ **학문적 전략**(academic strategy) : 지식 추구와 같은 학문적 요소가 일차적인 요소가 되 어 변화를 유도하는 전략이다.

⑧ 공학기술적 전략 : 병실 구조를 바꾸어 간호사가 대상자 옆에 더 오래 머물게 함으로써 간호사의 직접 간호시간을 늘리고 우수한 질적 간호가 제공되도록 하는 방법과 같다.

4. 조직문화와 변화전략

(1) 조직문화의 정의

조직문화란 조직에서의 인간관계, 인간 본질, 시간과 공간의 본질 등과 관련된 구성원들의 공통된 신념과 가치관이다.

(2) 조직문화의 기능

사고의 틀, 정감패턴, 구성원의 일체감, 통제체제, 조직문화의 성과가 있다.

(3) 조직문화의 구성요소(7S)

공유가치(shared value), 전략(strategy), 구조(structure), 관리시스템(system), 구성원(staff), 관리 기술(skill), 리더십 스타일(style)

(4) 간호조직 문화의 구성요소

① 가시적 수준 : 표면적으로 나타나는 물질적, 상징적, 행동적 인공창조물이다. 간호조직문화에서는 간호기술, 간호서비스 내용, 간호인적 자원관리정책, 간호전달체계 등을 말한다.
② 인지적 수준 : 조직구성들이 소중히 여기고 그들의 의식적인 행동지침으로 작용하는 요소들이다. 개인에 대한 존중, 창의성에 대한 중요성, 개방적 의사소통, 합의에 대한 중요성을 말한다. 간호조직문화에서는 간호조직, 간호단위관리자, 간호사의 가치관이 해당된다.
③ 잠재적 수준 : 인지적 수준과 밀접히 관련되어 있으나 조직 구성원들이 일반적으로 인식하지 못하고 있는 잠재적, 선의식적 가치관(preconscious value)이다.

(5) 간호조직문화의 유형

① 관계지향 문화 : 조직 내 인간관계 유지에 중점을 둔다.
② 혁신지향 문화 : 조직의 외부환경에 대한 적응성에 역점을 둔다.
③ 위계지향 문화 : 안정적인 기반위에서 조직 내부의 효율성을 추구한다.

제 4 절 조직개발

1. 조직개발의 정의

조직개발(organization development)은 조직체의 경쟁력 강화와 장기적인 조직효율성 및 조직성과향상을 목적으로 조직구조와 경영과정, 구성원의 행동과 조직문화의 개선을 가져오는 체계적인 변화과정이다.

2. 조직 유효성의 개념

조직 유효성이란 조직의 성과를 평가하는 기준으로 조직이 얼마나 잘 운영되고 있는가를 표시하는 개념이다.

3. 조직 유효성의 3가지 관점과 그 원인

조직의 유효성은 여러 원인에 의해서도 영향을 받는데 개인 유효성, 집단 유효성, 조직 유효성의 3가지 변수로 분류한다. 조직 유효성은 집단의 유효성에 의존하고 집단의 유효성은 개인의 유효성에 의존한다.

4. 조직 유효성을 평가하는 다양한 접근법

(1) 목적-달성적 접근법(goal-attainment approach)

수단보다는 목적 달성에 의해서 조직의 유효성을 측정, 평가하는 방법이다.

(2) 시스템적 접근법(system approach)

조직을 투입물을 획득하여 변화과정을 거쳐 산출물을 창출해 내는 일종의 시스템으로 보고 조직의 투입물 획득능력, 변화과정의 능률성, 산출물의 유통능력 및 조작안정과 균형 유지력 등을 함께 평가하는 것이다.

(3) 전략-환경요소적 접근법(strategic-constituencies approach)

조직 환경의 모든 요소를 고려하는 것이 아니라 조직의 생존에 직접적으로 위협을 가하는 환경요소만 고려하는 것이다.

(4) 경합-가치적 접근법(competing-values approach)

조직의 융통성 정도와 통제 정도에 초점을 맞춘 유연성-통제 기준, 조직 구성원들의 복지 및 발전을 강조하여 조직의 번영과 발전을 강조하는 조직 기준, 조직의 최종목표에 달성하는 과정과 목표달성 자체를 강조하는 수단-목표 기준이라는 세 가지의 조직유효성을 측정하는 기준을 통하여 조직유효성을 통합적으로 측정하는 접근법이다.

5. 조직 유효성과 조직변화와의 관계

(1) 조직 유효성이 높은 조직의 특징

조직구조가 분명하여 구성원이 자신이 속한 부서와 지원 부서를 명확히 구분할 수 있다. 조직 목적이 분명하고 목적변화가 적으며 목적달성을 위한 관리단계도 최소화함으로 조직 내의 알력, 스트레스, 타성 등을 제거한다.

(2) 조직변화에서 관리자의 역할

현 조직의 문제점을 규명하고 구성원의 조직변화에 대한 동기화나 능력을 사정하여 조직이 선택할 수 있는 대안을 확인한다. 조직변화의 각 단계를 인식하고 이를 통합하여 구성원을 이끌어 나갈 수 있는 뚜렷한 철학과 신념을 가지고 있어야 한다.

6. 조직개발의 과정

(1) 문제 진단

계획적 변화의 첫 번째 과정은 문제증상이 지각되어 변화 담당자의 연구, 조사를 거쳐 문제를 진단하는 것이다.

(2) 변화전략 수립

문제의 요인을 구성원의 행동 측면에서 분석하고 조직체에 존재하는 여러 공식적 또는 관습적 제약 조건을 고려하여 실행 가능한 변화전략과 방법을 설정하는 것이다.

(3) 변화집행

실제로 변화를 집행하는 단계로 이 과정에는 시스템의 구조적 변화는 물론 교육훈련, 감수성 훈련, 팀구축, 목표관리, 관리 그리드 등의 여러 가지 조직 개발 기법이 적용될 수 있다.

제11장 시간관리

제1절 시간철학

1. 시간

(1) 시간의 정의

누구에게나 공평하게 주어지며 저장하거나 양도할 수 없고 사용하지 않으면 자연 소멸되는 무형의 자원이다.

(2) 시간의 특성

① 시간은 신비하다.
② 시간은 귀중하다.
③ 시간은 제한된 자원이며 누구에게나 동일하게 주어진다.
④ 시간은 계속 흘러간다.
⑤ 시간은 일회적이다.
⑥ 시간은 기회다.
⑦ 시간은 힘이 세다.
⑧ 시간은 결과를 가져온다.

(3) 크로노스와 카이로스

① 크로노스(Cronos) : 시계와 달력으로 잴 수 있는 모든 단위의 시간을 의미하며 보편적인 시간 개념이다.

② 카이로스(Kairos) : 질적인 시간을 의미한다.

2. 시간관리 개념

(1) 시간관리의 정의

시간관리(time management)는 시간을 가장 효과적이고 생산적으로 사용하도록 돕는 기술이다.

(2) 가장 좋은 시간관리 방식의 3가지 요소

① 자신이 살고 있는 문화에 저촉되지 않아야 한다.

② 자신이 다스릴 수 있고 거부감을 느끼지 않아야 한다.

③ 일의 효율성을 최고로 높일 수 있는 방식이어야 한다.

(3) 시간관리 매트릭스

① 제1상한 : 제1상한에 속하는 것은 모두 급하고 중요한 것들로 즉각적인 처리가 요구되고 결과도 중대한 사안들을 다루는 것이다.

② 제3, 4상한 : 제3, 4상한에 속하는 일들은 중요하지 않은 일을 말한다.

③ 제2상한 : 제2상한은 효과적인 자기관리의 심장부로 급하지 않으나 중요한 사안들이 이 영역에 포함된다.

(4) 시간관리 도구의 준거

일치성, 균형유지, 제2상한 위주, 사람 위주, 융통성, 휴대가능성이 있다.

제 2 절 시간관리 과정

1. 시간관리 과정

(1) 시간관리의 3단계 순환과정

① 1단계 : 계획을 세우기 위한 시간 할당, 우선순위의 결정

② 2단계 : 우선순위에 따른 업무수행

③ 3단계 : 정보수집, 남은 업무의 우선순위 재조정

2. 조직적인 시간계획

(1) 목표설정

① 시간계획은 목표설정에서부터 시작된다.

② 좋은 목표의 설정

    ㉠ S : Specific(구체적인)

    ㉡ M : Measurable(측정할 수 있는)

    ㉢ A : Attainable(얻을 수 있는) 혹은 achievable(달성 가능한)

    ㉣ R : Result-oriented(결과 지향적인)

    ㉤ T : Time-bounded(시간이 정해져 있는)

(2) 시간관리와 우선순위의 결정

시간관리에서 우선순위 결정방법 : 우선순위 분류표 사용(Covey, Merrill & Merrill, 1994)

① A : 꼭 해야 될 일이고 매우 중요한 것

② B : 해야 될 일이나 다소 중요한 것

③ C : 시간이 있으면 할 수도 있으나 별로 중요하지 않은 것

④ D : 중요하지도 긴급하지도 않은 일

제 3 절　시간관리 과정 / 시테크

1. 시간관리 실패

시간낭비는 목표를 성취하거나 업무를 성취함에 있어 사람을 방해하는 주요 요인 중 하나이다.

2. 방해 통제하기

방해의 예에 따른 구체적 통제의 방법은 다음과 같다.

① **전화 계획하기** : 전화를 계획하여 하는 것은 전화한 사람을 포함하여 다른 사람의 시간을 낭비하지 않게 된다. 전화를 걸기 전에 논의할 주제를 적고 잊어버리면 안 되는 질문이나 중요한 요점을 미리 생각한다.

② 이메일은 시간관리를 증가시킬 수 있거나 시간 낭비자가 될 수 있다.

③ **문서업무** : 간호관리자는 새로운 치료와 약물요법, 자료분석, 업무과정 전산화 등 증가하는 문서작업에 대처해야 하는 상황에 놓여있다.

④ **불시방문객** : 방문자가 다른 사람에 대해 언급하거나 방문자의 문제해결 노력을 재조정하기 위한 방문은 자제하도록 한다.

3. 시간관리의 지침

(1) 시간 분석

① 시간분석의 단계

㉠ 첫 번째 단계 : 시간을 어떻게 사용하는지 분석한다.

㉡ 두 번째 단계 : 시간을 사용하는데 있어 자신의 역할이 적절한지를 결정하는 것이다.

② 업무재설계 : 시간을 현명하게 사용하는지, 개인에게 업무가 정확하게 책임 할당되어 있는지를 확실하게 하는 것이다.

③ 활동시간표 : 전형적으로 30분에서 60분 간격으로 구성되고 실제시간이 다양한 활동에 사용되어졌는지 분석하는데 유용하다.

(2) 파레토 법칙과 시간관리

파레토 법칙(Pareto law) : 전체원인의 20%가 결과의 80%를 발생시킨다는 개념으로 2대 8의 법칙이라고도 한다.

(3) 시간관리지침/시테크

시간낭비요소의 확인, 활동분석, 효과적인 시간 관리의 원칙 세우기, 일하는 방법의 개발, 좋은 시간과 나쁜 시간 관리, 자투리 시간의 활용, 나쁜 습관 고치기, 중도에 포기하지 않기

4. 간호단위에서의 시간관리

(1) 간호단위 우선순위

① 1번째 우선순위 : 생명이 위급한 상황의 업무로서 간호대상자의 기도, 호흡, 순환을 사정하고 간호대상자의 전반적 상태와 의식변화, 혈압, 심박동수, 호흡, 산소포화도, 소변량 등을 민감하게 모니터링 하는 업무가 해당된다.

② 2번째 우선순위 : 안전에 필수적인 업무로서 환자상태를 모니터하고 투약하고 대상자를 감염이나 낙상으로부터 보호하는 업무가 해당된다.

③ 3번째 우선순위 : 증상을 완화하고 치료를 돕는 업무로서, 대상자의 통증, 오심 등의 증상을 완화시키고, 영양, 운동, 자세, 투약 등으로 치료를 촉진하고 교육하는 업무가 해당된다.

(2) 긴급성과 중요도를 기준으로 업무 우선순위 결정하기(Steven Covey, 1994)

긴급하고 중요한 업무를 가장 우선적으로 처리하고 중요하지도 긴급하지도 않은 업무를 가장 나중 순서로 처리하도록 계획을 세울 수 있다. 중요하지도 긴급하지도 않은 업무는 가장 낮은 우선순위에 해당된다.

(3) 현장실무에서의 시간관리와 관리자의 역할

① 보건의료조직에서 간호사가 부족하고 환자 중증도가 높아짐에 따라 간호사들이 업무에 쫓기며 일하고 있으므로 적절한 시간관리를 통해 스트레스를 줄일 수 있도록 한다.

② 간호사는 혼자 일하지 않기 때문에 동료들로부터 기대되는 것이 무엇인지, 이전 근무조에서 어떤 일이 발생했는지, 간호단위에서 어떤 일이 발생하고 있는지 알아야 한다.

③ 관리자의 시간 : 일반간호사의 지위에서 리더십 지위로 승진할 경우 조직 기술뿐 아니라 시간관리 능력을 발달시켜야 한다.

④ 관리자는 부하 직원들에게 시간관리 모델로서의 역할을 해야 한다.

제 12 장 리더십 함양을 위한 전략들

제 1 절 스트레스 관리

1. 스트레스

(1) 스트레스의 기본개념

스트레스(stress)란 환경의 요구가 지나쳐서 개인의 능력을 벗어날 때 개인과 환경 간의 부조화에 의해 나타나는 반응이다.

(2) 스트레스를 유발하는 요인

생활 사건의 변화, A유형 성격, 통제의 위치, 능력과 욕구, 기타의 스트레스 요인

(3) 스트레스 반응과 증상

① 스트레스의 초기에는 업무수행도가 증가할 수 있으나 업무수행이 정점으로 도달한 뒤 추가되는 스트레스가 있을 때 업무수행이 감소될 수 있다.

② 동기와 민감성을 증가시켜 좀 더 능률적으로 만드는 긍정적 스트레스도 있지만 디스트레스(distress)는 업무성취도 저하, 불쾌감, 질병을 초래한다.

③ 과도한 스트레스가 지속되면 더 이상 적응적으로 대처하기 어렵고 여러 가지 신체적, 정신적, 정서적 증상이 나타날 수 있다.

2. 직무 스트레스

(1) 직무 스트레스의 개념

유럽위원회 '직무관련 스트레스 안내서(European Commission, 2002)'의 정의 : 직무내용, 직무 조직 및 작업환경의 해롭거나 불건전한 측면에 대한 정서적, 인지적, 행동적 및 생리적 반응 패턴으로 고도의 각성 및 걱정, 극복이 안 되는 느낌을 보이는 상태

(2) 직무 스트레스의 요인과 원인

스트레스의 요인을 개인, 집단, 조직 차원에서 살펴볼 수 있다.

개인요인	집단요인	조직요인
• 역할 과중 • 역할 모호성 • 역할 갈등 • 역할 과소 • 책임감	• 집단응집력 결여 • 집단 내 갈등 • 지위, 신분상의 문제	• 조직분위기 • 기술 수준 • 경영관리 스타일 • 조직구조 및 설계 • 인사 정책 및 보상제도 • 업무환경 및 조건

(3) 간호사의 직무 스트레스 요인

① **직무관련요인** : 간호직무의 특성과 관련된 요인, 의료조직과 관련된 요인

② **사회문화적 요인** : 성역할 기대, 의료환경의 변화

③ **개인적 요인** : 특정 사건들, A유형 성격의 사람

(4) 간호사의 직무 스트레스 관리

① **개인 차원의 스트레스 관리방안** : 스트레스 수용하기, 스트레스에 대한 자기인식의 확대, 신체돌보기, 완전히 벗어나기, 긍정적 자기지각, 사회적 지지 추구, 과도한 요구 감소, 변화에 대한 계획

② **조직 차원의 스트레스 관리 방안** : 간호사 개인의 스트레스 수준 파악과 적정 수준 유지, 스트레스 수용능력 개발, 직무분석과 직무설계, 능력개발과 성장의 기회 제공

제 2 절 적극적인 자기주장

1. 적극적인 자기주장이란?

(1) 주장행동

주장행동(assertive behavior)이란 의사소통과정에서 상대방의 권리를 침해하거나 상대방에게 불쾌감을 주지 않으면서 자신의 권리, 욕구, 의견, 생각, 느낌 등을 솔직하게 나타내는 행동을 의미한다.

(2) 비주장 행동

① **소극적 행동** : 소극적 행동(passive behavior)이란 자신의 의견, 감정, 권리를 솔직하게 표현하지 못함으로써 타인으로 하여금 자신의 감정과 권리를 침해하도록 허용하는 행동이다.

② **공격적 행동** : 공격적 행동(aggressive behavior)이란 상대방의 감정을 손상시키거나 권리를 침해하면서 자신의 감정이나 권리를 표현하는 행동이다.

(3) 주장행동의 목적

의사소통 증진과 인간관계 개선, 정신건강 증진, 능력개발, 간호업무 향상에 있다.

2. 간호사의 적극적인 자기주장

(1) 주장행동을 해야 할 경우

① 어떤 사람에 대한 분노, 불만, 애정 혹은 특정 장면이 머리에서 사라지지 않을 때
② 어떤 사람을 만나려고 하면 불안해지거나 분노가 생겨서 만나기 싫거나 혹은 그 사람을 대하면 위축될 때
③ 상대방에게 불만을 직접 표현하지 못하고 다른 사람에게 말하게 될 때
④ 상대방에게 솔직하게 물어보지 못하고 돌려서 말하거나 간접적으로 묻게 될 때
⑤ 상대방에게 자신의 행동을 정당화하기 위해 거짓말을 하거나 위선적 행동을 하게 될 때
⑥ 상대방에게 욕설을 하게 되는 경우

(2) 주장행동을 삼가야 할 상황

① 주장행동을 하기에는 모험이 너무 크거나 주장행동을 해도 얻는 것이 별로 없을 때
② 상대방이 개인적 문제로 어려움을 겪고 있거나 매우 예민해 있어서 지지가 필요한 경우
③ 내가 극도로 감정이 상해 있어서 상대방을 공격할 것 같은 경우

3. 비합리적 생각의 유형

(1) 비합리적 생각의 일반적 유형

① 계획했던 일이나 행동 또는 말이 원하는 결과를 가져오지 못한 것은 파멸이다.
② 무엇이든 완전무결해야 한다.
③ 항상 칭찬과 인정을 받아야 한다.
④ 나는 부족한 사람이기 때문에 아무것도 할 수가 없다.
⑤ 인간관계에서는 무조건 참는 것이 능사이다.
⑥ 문제나 갈등을 억지로 참는 것 보다는 무조건 표현하여 해소하는 것이 옳다.

(2) 비합리적 사고 합리적 사고로 전환하기

주장행동을 방해하는 비합리적 사고를 합리적 사고로 변화 시켜야만 주장행동이 가능해진다.

4. 적극적인 자기주장의 구성요소

(1) 언어적 주장행동

① 자기 표현적 주장행동 : 하고 싶은 말하기, 솔직하게 말하기, 대화 초반에 말하기, 직접 말하기
② 상대방 고려적 주장행동 : 예절, 경청, 공감, 나-전달법(I-Message), 감정예견, 이유설명, 타협

(2) 비언어적 주장행동

음성적 요소, 체언적 요소

5. 적극적인 자기주장이 간호의 미래에 미치는 영향

(1) 공적인 간호이미지의 변화

적극적인 간호사는 부정확한 고정된 이미지를 변화시키기 위해 자신의 능력을 이용함으로써 보다 긍정적인 대중적 이미지를 고양시키고 발전시킨다.

(2) 법적인 영향

협동적인 지도력에 의해 잘 관리된 개개인들의 정치적 영향력은 간호라는 전문직의 세력을 크게 확대시킬 수 있다.

(3) 건강관리 시스템의 영향

간호전문직은 질환에 대한 초점에서 건강에 대한 초점으로의 이동을 건강관리 시스템 내에서 도모할 수 있다.

제3절 인간관계와 사람다루기

1. 기본적인 기술

(1) 인간관계 관리

인간관계(human relation)란 집단 내의 휴머니즘에 기초를 두고 목표지향적인 협동관계를 구축하는 방법과 기술이다.

(2) 간호직 수행의 인간관계 관리

① 간호사-대상자 간의 관계

간호사-환자 관계의 개념에는 두 사람이 포함되는데 한 사람은 다른 사람의 불편을 덜어주는 능력을 갖춘 전문적 요원(간호사)이며 다른 한 사람은 질병상태로부터 건강을 회복하고자 하는 사람(환자)이다.

② 동료 간의 관계

동료 간 관계에서 중요한 것은 협동이며 환자에게 질적 간호를 제공하기 위해 능동적으로 참여하고 간호를 계획하기 위해 협력하여 다른 간호사와 상호 관계를 맺는 것이다.

③ 수간호사-간호사 간의 관계

수간호사는 함께 일하는 직원들을 대할 때 신체적 차이, 지능적 차이, 감정상의 차이 또는 사회적인 환경에서 오는 차이 등 인간에게 기본적인 차이점이 있음을 고려해야 한다.

④ 간호사와 의사와의 관계

각자 직업의 한계를 지키면서 늘 상대방을 이해하고 협조적인 태도를 유지하는 것이 필요하다.

⑤ 타 부서 직원과의 관계

병원, 기타 의료보건 기관 내에는 의사와 간호사 외에 영양사, 약사, 물리요법사, 검사원,

의료사회사업가, 사무직원, 잡무원 등 여러 종류와 계층의 직원들이 있고 환자가 독립적으로 기능할 수 있도록 하는 목표에 대한 합의와 상호작용 관계에 있다.

2. 반발 없이 부하를 교정하는 방법(문제 직원의 관리)

(1) 문제 직원 관리의 의의

직원 훈육 혹은 징계란 직원이 조직의 규칙이나 규정을 준수하도록 교육하고 이를 위반하지 않도록 통제하며 기대에 어긋나는 직원을 징계하는 인적자원관리의 한 형태이다.

(2) 문제 직원 관리의 진행단계

① 면담 : 관리자는 간호사와 개별적으로 비공식적인 면담을 한다.
② 구두견책 : 간호사에게서 규칙을 위반하는 행동이 또다시 발견되는 경우 간호관리자는 그 간호사에게 구두로 견책을 한다.
③ 서면견책 : 간호사의 잘못된 행동이 수정되지 않고 반복될 때에 서면견책을 시행한다.
④ 정직 처분 : 면담과 견책에도 불구하고 간호사가 바라직하지 못한 행동을 계속한다면 간호사에게 수 일 또는 수 주간의 정직 처분을 내린다.
⑤ 해고 : 여러 노력에도 불구하고 간호사의 행동이 개선되지 않으면 해고한다.

(3) 문제 직원 관리의 원칙

① 긍정적인 태도를 취한다.
② 신중하게 조사한다.
③ 신속하게 대처한다.
④ 비밀을 보장한다.
⑤ 행동에 초점을 맞춘다.
⑥ 규칙을 일관성 있게 적용한다.
⑦ 융통성이 있어야 한다.
⑧ 추후관리를 한다.

제13장 간호단위 관리

제1절 환경관리

1. 간호단위 환경관리

간호단위 환경은 간호단위를 둘러싸고 있으며 간호단위 관리에 영향을 미치는 일체의 상황을 의미한다.

① **내부환경** : 특정조직의 성격을 나타내주는 내부속성으로 토지, 건물, 기계 등 물적 요소와 가치, 신념과 같은 비물적 요소를 포함한다.

② **외부환경** : 한 조직에 직접적인 영향을 미치는 과업환경과 모든 조직에 공통적인 영향을 미치는 일반 환경이다.

2. 환경관리의 실체

(1) 안전한 환경

① **낙상예방** : 간호사는 낙상예방 관리지침에 따라 환자의 낙상위험요인을 사정하고 낙상예방 중재를 계획 및 시행한다.

② **화재예방** : 의료기관에서 화재는 다양한 원인에 의해 발생할 수 있으므로 화재예방 지침을 마련하고 화재 시 대응방법의 숙지를 철저히 해야 한다.

③ **화상예방** : 열이나 불꽃, 뜨거운 물, 전기, 화학 물질과 레이저 등에 과도하게 노출이 되었을 때 발생하는 상처로 화상을 일으킬 수 있는 위험 요인을 사전에 파악하고 예방할 수 있도록 한다.

④ **자살예방** : 자살과 같은 자기 파괴적인 행동을 예측하고 발생하지 않도록 예방한다.

⑤ **약품관리 및 투약 안전 관리**

㉠ 일반 약품 관리 : 입원 환자에게 발행되는 처방에는 정규처방, 응급 및 추가처방, p.r.n 처방, 퇴원처방으로 구분되며 수액제, 제제약 등은 청구하여 사용한다.

㉡ 고위험 및 고주의성 약물관리 : 투약 오류 발생 시 환자에게 심각한 상황을 초래할 수 있는 고위험 약품(heparine, KCL 등)은 다른 약물과 분리하여 경고문구가 부착된 지정된 장소에 보관한다.

㉢ 마약류관리 : 주사, 경구, 패치를 포함한 모든 마약은 '이중 잠금장치'가 있는 마약장에 보관한다. 간호단위의 마약관리는 투약기록, 잔량반납, 비품수량, 보관상태, 기록방법 등을 매일 평가한다.

㉣ 투약안전관리 : 투약오류는 환자의 생명에 위협을 줄 수 있어 체계적인 안전관리가 요구되며 의료기관은 투약 규정을 정하고 지속적인 교육, 평가 및 업무개선을 해야 한다. 약물투여 시 5 right(정확한 약품명, 환자, 용량, 투약경로, 시간)을 정확하게 지킨다.

(2) 위생적인 환경

① **환기** : 신선한 공기를 유지하기 위해 시행하는 환기는 환자를 편안하게 해주고 건강을 증진시킨다.

② **청결** : 병원 내 환경은 다른 곳보다 미생물에 오염되었을 가능성이 높고 병원성 세균이 많으므로 청소지침에 따라 정기적으로 청소를 해야 한다.

③ **감염관리** : 의료관련감염은 의료 기관에서 시행하는 여러 가지 시술이나 치료과정에서 발생하는 감염을 말하며 입원 당시 없었던 혹은 잠복하고 있지 않았던 감염이 입원기간 중 발생한 것으로 환자 뿐 아니라 병원에서 발생하는 직원들의 감염도 이에 포함될 수 있다.

(3) 안정적인 환경

① 온도와 습도 : 온도와 습도는 환경의 쾌적함과 환경오염에 영향을 주며 환자의 정신적, 신체적 안녕을 위해 중요한 요소이다.

② 조명 : 부적절한 조명은 눈의 피로감, 긴장감, 권태감, 불안감 등을 야기하므로 환자의 안정과 눈의 피로를 예방하기 위해 적절한 조명을 유지해야 한다.

③ 소음 : 소음은 신경계통을 자극하므로 환자를 불쾌하게 하고 안정 및 수면을 방해할 뿐 아니라 피로를 과중시킨다.

(4) 아름답고 편리한 환경

① 심미적 환경 : 색상은 정신생리학적 반응을 일으킬 수 있으며 심미적, 상징적 의미를 준다. 붉은 색이나 주황색 같은 따뜻한 색은 회복기 환자에게, 차가운 색상은 만성 환자에게 더 적합하다.

② 편의성 : 환자 및 보호자에게 편의성을 제공하기 위한 시설은 휴게실 이외에도 산책로, 정원 등이 있다.

제 2 절 물품관리

1. 물품관리의 의의

물품관리란 조직의 목적달성을 위한 사업 수행에 소요되는 물품의 원활한 지원과 효율적인 활용을 위한 제반관리를 말한다.

2. 물품의 종류

병원 내에서 소비되거나 사용되는 모든 유형의 자산으로 고정자산, 재고자산, 기타 일반관리 소모성 자산으로 구분한다.

3. 물품관리과정

물품의 기준량 설정, 물품의 청구 및 공급체계 관리, 물품 보관, 재고관리의 과정이 있다.

제 3 절 입·퇴원관리

1. 입원관리

① 병실 입원환자 관리 : 환의, 입원생활안내문, 간호정보조사지, 안전관리 사정도구, 통증사정 도구 및 교육자료 등 물품을 준비한다.

② 중환자실 입원환자관리 : 중환자실 입실은 환자 사정을 통해 입실 적정성 여부를 판단 후 결정하여야 한다.

2. 퇴원관리

퇴원 후 일상생활이 가능할 수 있도록 환자의 간호요구를 파악하여 교육을 실시한다. 간호사는 '퇴원절차 안내문'을 이용하여 퇴원 예정시간과 퇴원 절차를 환자 및 가족에게 설명하고 필요 서류를 확인한다.

제4절 간호기록관리

1. 간호기록의 정의

간호기록이란 환자의 입원 시 사정에서부터 퇴원 시의 평가에 이르기까지 계속되는 간호과정의 타당성 및 그 결과를 입적할 수 있는 정확하고 완전한 내용을 조직적이고 체계적으로 기록한 문서다.

2. 간호기록의 목적

① **의사소통** : 의료팀 간에 환자정보를 정확하게 교환할 수 있는 의사소통의 수단으로 기록은 간호의 일관성과 연속성에 필요한 방법을 제시한다.

② **간호계획** : 환자의 입원 시 수집한 간호력이나 신체사정을 통해 정보를 얻을 수 있고 환자가 시행한 간호계획에 어떻게 반응하는지를 알 수 있다.

③ **법적 증거** : 법적으로 기록은 관찰, 중재, 평가를 기록한 특별한 의사소통의 형태로 법정에서 증거로 채택될 수 있다.

④ **교육** : 유사한 의학적 문제가 있는 대상자들에게서 일정 형태의 정보를 확인할 수 있기 때문에 질병의 특성과 그에 대한 반응을 배우는 효과적인 방법이 의무기록을 읽는 것이 될 수 있다.

⑤ **질 향상** : 간호사는 기록을 통해 환자가 받은 간호내용을 모니터하여 어떤 질적 개선이 되고 있는지에 대해 표준에 근거해 간호감사를 실시하고 확인된 간호문제를 인지하여 질적인 간호를 제공한다.

⑥ **통계 및 연구** : 임상질환, 합병증, 특별한 의학적 및 간호학적 치료의 적용, 사망, 질병으로부터의 회복 등의 빈도와 관련된 통계학적 자료를 대상자의 기록에서 수집할 수 있다.

⑦ **감사** : 간호감사에는 설정된 기준에 의해 간호사의 판단, 지식 등 간호수행의 내용이 감사되고 평가된다.

3. 간호기록의 원칙

정확성, 적합성, 완전성, 간결성, 적시성이 있다.

4. 간호기록의 체계

정보 중심 기록체계(Source-oriented medical record), 문제 중심 기록체계(problem-oriented medical record)가 있다.

5. 간호기록의 형식

서술기록, SOAP 기록, PIE기록, Focus기록, 카덱스 기록이 있다.

6. 간호기록 작성법

① **간호기록의 내용 및 빈도** : 환자의 현재 상태, 치료에 대한 반응, 정상에서 벗어난 상태나 행동의 변화를 기록한다.
② **간호기록의 종류** : 간호정보조사지, 임상관찰기록지, 간호기록, 전동일지, 퇴원 후 건강계획지, 수술간호기록지

제5절 간호직원관리

1. 간호인력관리제도

(1) 경력개발의 개념

① **경력개발(career development)** : 개인의 경력목표를 설정하고 이를 달성하기 위한 경력계획을 수립하여 조직의 욕구와 개인의 욕구가 합치될 수 있도록 각 개인의 경력을 개발하는 활동이다.
② 간호조직은 경력개발제도를 통해 간호사들을 병원조직의 중요한 인적 자원 요소로 간주하여 육성, 개발하여 경쟁력 있는 간호사들을 보유하고 간호실무의 탁월성을 증진시킴으로써 간호 조직의 성과를 높일 수 있다.

(2) 경력개발의 단계

① **경력목표** : 개인이 자신의 적성, 관심, 소질을 고려하여 도달하고 싶은 미래의 직위를 설정한다.
② **경력계획** : 경력목표를 달성하기 위한 경력경로(career path)를 구체적으로 선택한다.
③ **경력활동** : 개인적인 경력계획을 달성하기 위해 개인 또는 조직이 실제적으로 참여하는 활동이다.
④ **경력평가** : 작성된 경력계획에 따라 활동한 다음 그 결과를 평가하는 단계로서 주기적인 상담을 통해 관리자와 개인이 함께 평가하고 피드백한다.

(3) 간호조직 내의 경력 개발 제도

① **임상경력개발제도(clinical ladder system)** : 간호사들의 간호능력을 개발하고 지원하는 동시에 간호실무능력을 평가하는 시스템이다.
　㉠ Benner(1984)는 임상기술능력의 향상에 초점을 두고 그의 이론에서 간호사의 실무능력단계별로 필요한 기술과 역량에 따라 초보자, 진전된 초보자, 적임자, 숙련가, 전문가의 5단계로 나누어 임상간호사의 발전단계를 설명하였다.

ⓛ 간호사의 개인적 성취를 인정하고 보상하여 임상적 능력이 있는 간호사들이 임상현장에 계속 남아 있게 하면서 환자간호의 질과 간호사의 사기 및 직업만족도를 향상시키며 전문적 성장의 기회를 제공한다.

② 간호 조직 인력관리를 위한 경력개발시스템 도입 전략 : 임상등급(clinical ladder)에 따른 간호사들의 능력개발을 지원하기 위해 교육훈련 프로그램을 계획하고 제공한다.

2. 교육훈련

(1) 교육훈련의 의의

교육훈련이란 일반 직원, 중간관리층, 경영층 등을 대상으로 직원의 행동, 지식, 동기를 변화시키는 체계적인 과정이다.

(2) 교육훈련의 체계

① 교육훈련의 필요성 분석 : 조직수준, 개인수준, 직무수준
② 교육훈련 프로그램
  ㉠ 대상자에 의한 분류 : 신입자 교육 훈련, 재직자 교육훈련, 자기계발
  ㉡ 장소에 의한 분류 : 직장 내 교육훈련, 직장 외 교육훈련
  ㉢ 내용에 의한 분류 : 전문지식 및 기술교육, 노사관계에 관한 교육, 교양교육훈련의 방법

(3) 교육훈련의 방법

① 지시적 방법 : 주로 기능이나 개념, 정보 등을 강의나 다른 매체를 통해 학습하는 방법이다.
  예 강의, 시범, 시청각 교육방법, 직무순환방법, 프로그램식 학습, 컴퓨터 보조학습
② 시뮬레이션 방법 : 관리자의 문제해결능력을 향상시키기 위한 방법으로서 주로 실무적인 문제를 모형화하여 개발시키는 방식이다.
  예 인바스켓 기법, 사례 연구, 비즈니스 게임법
③ 경험적 방법 : 역할연기법, 행동모델법, 감수성훈련, 교류분석

(4) 교육훈련의 평가

반응평가, 학습평가, 행동평가, 결과평가가 있다.

시대에듀

명품 독학사

한번에

Pass!

독학사 학위취득 끝판왕!

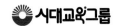

시험장에 가져가는

독학사 핵심요약집
간호학과 4단계 간호지도자론

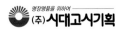

대영역	중영역	소영역	자기주도적 진도 Check
1. 간호의 법적 측면	가. 법적 이슈와 용어	① 의료행위 ★	/
		② 의료분쟁 ★	/
		③ 간호사고와 관련된 법적 용어 ★★	/
	나. 간호과오	① 환자와 법률관계 ★	/
		② 간호사의 주의의무 ★★	/
		③ 간호과실의 유형 ★★	/
		④ 간호과오 소송에 있어서의 책임 ★	/
		⑤ 간호과오의 민사책임 ★	/
	다. 간호사의 설명 및 동의의 의무	① 설명 및 동의의무의 의의 ★	/
		② 설명 및 동의의무의 법적 윤리적 근거 ★★	/
		③ 설명의무의 범위 및 한계 ★	/
		④ 설명의무 위반에 대한 입증 문제 ★	/
	라. 간호과오에 있어서 손해배상	① 손해배상의 종류와 범위 ★	/
		② 손해배상액의 산정 ★	/

대영역	중영역	소영역	자기주도적 진도 Check
1. 간호의 법적 측면	마. 간호과실과 법적 책임	① 부적절한 관찰, 의사소통 및 기록 ★	/
		② 투약사고 및 수혈사고 ★	/
		③ 부적절한 간호처치 ★	/
		④ 병원 감염 ★	/
		⑤ 환자 안전사고: 낙상, 장비사고 등 ★	/
		⑥ 기타 ★	/
	바. AIDS의 법률문제		/
	사. 뇌사와 장기이식의 법적 측면	① 뇌사의 법적 문제 ★	/
		② 장기이식의 법적 문제 ★★	/
	아. 안락사/존엄사	① 안락사의 개념 및 분류 ★★	/
		② 안락사의 윤리적 문제 ★★	/
		③ 안락사의 형법상 문제 ★	/
		④ 존엄사 ★	/
		⑤ 심폐소생술 금지 ★	/

대영역	중영역	소영역	자기주도적 진도 Check
2. 간호의 윤리적 측면	가. 간호윤리의 이해	① 건강관리체계의 변화 ★	/
		② 윤리적 접근법 ★★	/
		③ 윤리의 원리 ★★	/
		④ 간호전문과 윤리 ★★	/
		⑤ 간호행위와 윤리적 개념 ★	/
		⑥ 전문직의 윤리강령 ★	/
	나. 간호사의 역할	① 간호사의 역할 ★	/
		② 대상자의 자율성 ★	/
		③ 간호사의 자율성과 윤리적 의사결정 ★	/
		④ 간호사의 자율성과 성숙도 ★	/
		⑤ 간호사의 윤리적 책임 ★★	/
	다. 간호사의 윤리적 갈등 및 윤리적 의사결정	① 간호사와 대상자 ★	/
		② 간호사의 실무 ★	/
		③ 간호사와 사회 ★	/
		④ 간호사와 협력자들 ★	/
		⑤ 간호사와 연구 ★	/

독학사
간호학과 4단계

간호윤리와 법 평가영역 및 중요도 check!

독학사 시험은 매년 정해진 평가영역에서 개념 위주의 문항이 출제됩니다. 결코 어렵게 출제되는 것이 아니기에 기본적인 사항 위주로 개념을 잘 정리해 둔다면 충분히 합격점수인 60점 이상을 획득할 수 있습니다.

본 자료는 간호윤리와 법 과목의 평가영역을 바탕으로 중요도를 ★표시로 분석한 것입니다. 영역별 중요도를 확인하고 전체적인 학습 진도를 체크할 수 있도록 만들었습니다. 절취선에 맞게 절단한 후 책갈피 및 학습 진도 〈표〉로 사용하실 수 있습니다.

독자 여러분의 합격을 기원합니다!

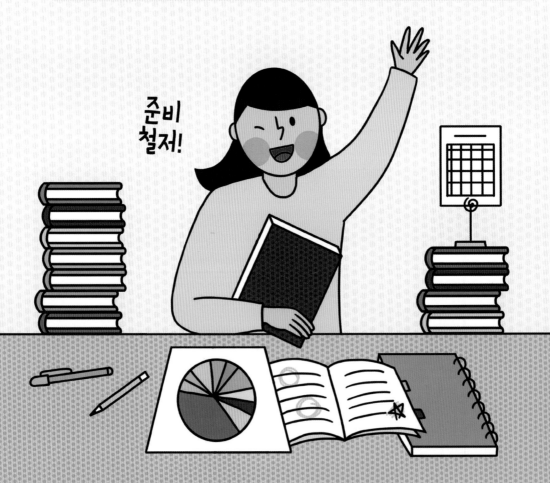

준비 철저!

핵심
요약집

간호윤리와 법

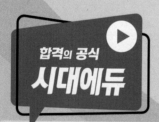

합격의 공식 시대에듀

잠깐!

혼자 공부하기 힘드시다면 방법이 있습니다.
시대에듀의 동영상강의를 이용하시면 됩니다.
www.sdedu.co.kr → 회원가입(로그인) → 강의 살펴보기

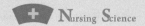

■ [제1편] 간호의 법적 측면

제1장 법적 이슈와 용어

제1절 제1절 의료행위

1. 의료행위의 정의
   ① 의료행위는 의료인의 의학적 판단과 기술로써 질병의 예방이나 치료를 행하는 것 또는 의료인이 행하지 아니하면 보건위생상 위해를 발생시킬 우려가 있는 행위를 말한다.
   ② 구체적으로 문진, 타진, 청진, 검사에 따른 질병의 진단, 주사, 투약, 약물의 도포, 수술, 치료, 재활 등의 예후적 치료, 질병의 예방 내지는 공중위생을 위한 처치 등을 모두 포함한다.
   ③ 침, 쑥침 등의 시술행위, 문신시술행위, 단순지압을 넘어서는 안마나 지압, 마사지 등까지도 의료행위의 영역에 속한다.
   ③ 보험가입을 위한 건강검진, 인공수정, 체외시험관수정, 대리모 등 인공적인 임신, 장기이식, 유전자 검사 등도 의료행위로 인정된다.

2. 의료행위의 특성
   (1) 예측 불가능성
   대상자 모두에게 일괄 적용할 수 없고 대상자의 협력 정도가 의료행위 결과에 영향을 미치므로 의료행위 결과를 예측하기가 어렵다.

   (2) 위험 내재성
   의료행위가 환자의 신체에 물리적, 화학적 침습을 동반하기 때문에 합병증과 부작용이 나타날 가능성이 항상 내재되어 있다.

   (3) 재량성
   자유재량의 범위는 윤리적 문제로 대상자에 대한 위험과 이익을 잘 가늠해 보아 대상자의 생명과 건강에 유익이 되도록 행사해야 한다.

(4) 비공개성

의료행위의 전문성과 의료행위가 이루어지는 특수적인 상황 때문에 일반인이 모두 파악하거나 이해하기는 어렵다.

제2절 의료분쟁

1. 의료분쟁의 정의

의료사고를 주원인으로 한 환자 측과 의료인 측 간의 다툼이 있는 경우를 말하며 의료분쟁은 일반적인 의료인의 과실, 설명의무위반, 의료용구의 결함 등에 의해 발생할 수 있다.

2. 의료분쟁의 증가 요인

(1) 의료수요의 양적 증가

1989년에 전국민 건강보험이 실시된 이래로 의료서비스 수요자가 급격히 많아져 의료사고도 증가하게 되었다.

(2) 국민의 권리의식 신장

국민의 생활수준이 향상되고 건강에 대한 국민의 관심과 권리가 높아졌을 뿐만 아니라 환자와 의료진이 대등한 입장에서 자신의 진료 및 처치 과정에서 의사결정에 참여할 권리를 갖게 되었다.

(3) 과학적이고 객관적인 치료방법의 발전

환자를 전인적으로 보기보다는 질병을 인간과 분리하여 하나의 사물로 취급하는 결과를 낳았다.

(4) 의료기관의 대형화로 인한 경쟁

의료진의 윤리의식을 약화시키게 되었다.

(5) 의료진의 상대적인 법률지식 부족

의료진의 법적 부담이 많아지는 오늘날의 환경 속에서 의료진의 법률지식이 무지할 때 의료분쟁을 증가시킬 수 있다.

(6) 사회적 보상제도의 부재

의료인의 과오 때문이 아니면서 환자에게 예측 불가능한 유해한 결과가 나타난 경우 이를 보상해 줄 사회적 보장제도가 없다.

3. 의료소송의 특성

(1) 장기화

의료의 전문성과 비공개성이 의료과오에 대한 법관의 판단을 어렵게 하여 소송이 장기화되는 경향이 많다.

(2) 낮은 승소율

현행법에서는 환자가 의료과오를 입증해야 하기 때문에 전문지식이 없는 환자는 의료과오에 대한 증거를 대기가 쉽지 않아 승소율이 저조하다.

(3) 높은 합의율

대부분의 의료과오에 대한 쟁점은 환자 측이 의료진을 위협하는 수단으로 시작하는 경우가 많으므로 합의나 화해로 끝나는 경우가 많다.

(4) 다른 유사 의료사고에 미치는 영향력

의료소송에 대한 판결은 당해 사건에 있어서의 책임의 유무에 관한 판단의 결론임과 동시에 유사한 의료행위 및 의료사고 처리에 미치는 영향이 매우 크다.

4. 간호업무와 법적 중요성

기본적인 환자관리에 직접적으로 관여를 많이 하는 간호사의 의무가 강조되며 간호업무 수행의 법적 중요성이 커지고 있다. 또 최근 의료분쟁의 많은 경우 병원이 직접 나서서 손해배상을 책임지는 민사소송보다 형사소송으로 번지는 경향이 늘고 있어 간호사가 피고인으로 법정에 서야 할 경우를 대비해야 한다.

제 3 절 간호사고와 관련된 법적 용어

1. 법적 용어

(1) 의료사고

의료사고란 의료가 제공되는 전 과정에서 모든 의료기관이나 장소에서 환자를 피해 대상자로 하여 발생하는 인신사고 일체를 포괄하는 것이다.

(2) 간호사고

간호사고란 간호사의 간호업무 수행 중에 발생되는 모든 불의의 사고를 말한다. 간호사고는 불법행위, 업무상 과실, 주의의무 태만, 부정행위, 전단적(專斷的) 의료행위와 밀접한 관계를 가지고 있다.

(3) 간호과오

간호과오란 간호사가 업무를 수행함에 있어서 주의를 하면 결과의 예측이 가능하고 회피가 가능했음에도 불구하고 주의를 게을리 했기 때문에 발생한 것으로서 간호과오가 있었다는 것이 객관적으로 인정되어 법적 판단을 받으면 간호과실이 된다.

(4) 주의의무 태만

주의의무 태만이란 책임과 의무를 이행해야 할 사람이 책임과 의무를 이행해야 할 상황에서 할 일을 하지 않거나 또는 하지 말아야 할 일을 함으로써 남에게 손해를 입히는 것을 말한다.

(5) 불법행위

과실, 고의에 의한 위법한 행위로 타인에게 정신적·신체적·재산적인 손해를 끼치는 경우 민사상의 책임을 부과한다. 고의에 의한 불법행위와 과실에 의한 불법행위 등으로 구분할 수 있다.

(6) 범죄적 과실

대상자의 안전·생명·안녕에 개의치 않는 악의적 과실이다. 민사상의 주의의무보다 기준이 엄격하여 과실치상·과실치사·공해법 등이 해당된다.

(7) 실무표준

일반적으로 환자를 관리하는 많은 기관에서 실제로 관찰될 수 있는 실무를 말한다. 민사사례에서 과실이나 과오 여부를 결정하는 법적 기준이 될 수 있다.

(8) 손해배상

잘못된 행동으로 손해를 입힌 자에게 법원이 지불하도록 명령한 금전적 보상이다. 손해배상에는 징벌적 손해배상과 보상적 손해배상이 있다.

(9) 책임

간호업무를 수행함에 가지는 법적인 책임을 말한다. 의료법 및 각 병원의 업무기술서와 간호방법 지침서에 제시된 각급 직원의 임무 및 업무내용이다.

(10) 전단적 의료

의료인이 어떤 위험성이 있는 의료행위를 실시하기 전에 환자의 동의 없이 의료행위를 시행한 것이다. 전단적 의료행위는 불법이므로 형사 및 민사상의 모든 책임을 지게 된다.

제4절 간호사와 법

1. 법의 개념

사회질서를 유지하기 위하여 지켜야 할 인간 행위의 최저 수준이며 이 수준이 지켜지지 않을 때 법적 권위를 발휘하는 형식적 규정이다. 인간의 사회적 행위를 통제하는 인간이 만든 표준으로 법은 헌법을 기본으로 공법, 민사법, 형사법, 사회경제법 등으로 나누어진다.

2. 법의 위계

(1) 헌법

우리나라 조직과 통치에 관한 근본법이자 최고의 법규이다.

(2) 법률

국회가 헌법상 입법절차에 따라 제정한 법률이다.

(3) 명령

국회 이외의 국가 권력에 의해 제정되는 법규정으로 법규명령과 행정명령으로 구분한다.

(4) 법규명령

행정부가 소관사무에 관하여 상위법의 위임을 받거나 직권으로 필요한 사항을 제정하는 것이다.

(5) 행정명령

행정부가 내부의 규율과 지침 등을 정할 목적으로 제정한다.

(6) 자치법규

지방자치단체가 제정하는 법령을 말한다.

(7) 조약

국제법상 국가 간의 문서에 의한 합의로 국내법과 같은 효력이 있다.

3. 간호실무와 관련된 법

(1) 헌법

제36조 제3항에서 국민의 건강권을 「헌법」상 보호받아야 할 기본권으로 선언하였으며 「헌법」의 건강권 규정은 건강관리자의 존재 의미와 가치를 규정하는 가장 최상위법이다.

(2) 형법

환자에게 심각한 손상 및 사망을 야기한 간호사는 현업에 의한 업무상 과실치상 또는 업무상 과실치사죄가 적용이 된다.

(3) 민법

간호사의 불법행위로 환자가 피해를 입었을 경우 환자가 그 피해 배상을 민사법정에 청구할 수 있다. 채무불이행과 손해배상, 이행보조자의 고의 및 과실, 불법행위의 책임, 손해배상의 범위 등이 관련 있다.

(4) 의료법

의료인의 자격정지나 면허취소 등 행정상의 징벌처분에 적용되는 법규이다.

(5) 의료나 간호행위를 규정하는 유형의 법

의료행위나 간호행위의 정의 규정은 국민의 건강 요구를 충족하고자 행위를 구분하여 역할과 기능을 제한하려는 것이다. 독점권, 행정, 형사상 처벌의 문제가 있다.

(6) 기타

「학교보건법」, 「산업안전보건법」, 「모자보건법」, 「농어촌 보건의료를 위한 특별조치법」, 「정신보건법」, 「노인장기요양 보험법」, 「국민건강증진법」 등

제 2 장 간호과오

제 1 절 환자와 법률관계

1. 의료계약과 그 의의

환자가 의사에게 진료를 의뢰하고 의사가 환자의 요청에 응하여 치료행위를 하게 되는 경우 의사와 환자 사이에는 일정한 법률관계가 성립하며 의사와 환자 사이의 계약은 의료계약 또는 의사계약이라고 하기도 한다.

2. 의료계약의 특성

의료계약은 묵계형식의 계약이 이루어지며, 계약체결의 최종목적만 뚜렷할 뿐 가능성 유무, 이를 달성하기 위한 방법 등 계약의 내용은 명확하지 않다. 의료인은 정당한 이유 없이 의료행위를 거부하지 못하며, 응급환자에 대해서 최선의 처치를 해야 할 의무를 부담한다.

3. 의료계약의 당사자

① 의료기관에서 지정 진료 시에는 병원과의 의료계약 이외에 환자와 지정의 사이에 별도의 의료계약이 성립한다.

② 미성년자의 경우 의료계약의 당사자가 될 수 없기 때문에 미성년자인 환자 자신이 아니라 그 법정대리인이 대리하여 체결하여야 한다.

③ 교통사고나 자살기도 같은 사고에 의하여 의식불명환자에게 가족, 친지 등 동반자가 없는 경우는 의사와 환자 사이에 의료계약적 법률관계가 성립할 수 없다. 그러나 응급환자에 대하여 당연히 응급처치를 하여야 한다(응급의료에 관한 법률 제4조).

4. 의료계약의 내용

(1) 의료인의 의무(간호사의 법적 의무)

① 의료법상 간호사의 의무

ㄱ 의료법상 간호사의 의무에는 기본임무수행의 의무, 품위유지의 의무, 신고 및 보수교육 이수의무, 요양방법의 지도의무, 기록 작성 및 보존의무 등이 있다.

ㄴ 충분한 조치를 다해야 할 의무를 부담할 뿐이지 완벽한 치유를 요구하는 것은 아니다. 의료안전 사고의 경우 의료인은 채무불이행이나 불법행위의 책임을 진다.

ㄷ 의료인은 「의료법」에 의거하여 정당한 이유 없이 의료행위를 거부하지 못하며, 응급환자에 대해서는 「응급의료에 관한 법률」에 따라 최선의 처치를 해야 할 의무를 부담한다.

② 주의의무

간호사는 환자를 돌봄에 최선의 주의를 기울여야 할 의무가 있으며, 간호행위를 위임했을 경우는 간호의 내용 및 그 행위가 정확하게 이루어지는지 확인해야 할 의무가 있다. 주의의무는 결과예견의무와 결과회피의무로 구성되고, 주의의무와 확인의무를 소홀히 하여 환자에게 손해가 발생하면 이것이 간호과오가 되어 그에 대한 책임을 지게 된다.

결과예견의무	간호사가 지식 부족으로 위험을 예견할 수 없는 경우에도 주의의무 위반이 됨
결과회피의무	예견 가능한 위험이 발생하는 경우에 이를 회피시킬 수 있는 수단을 강구하여야 할 의무

③ 설명 및 동의의 의무

환자의 수술 같이 신체를 침해하는 진료행위를 하는 경우 당해 환자가 필요성이나 위험성을 충분히 비교하고 진료행위를 받을지 여부를 선택하게 함으로써 진료행위 관한 동의를 받아야 한다. 동의는 참된 동의여야 하며 동의의 종류에는 묵시동의, 명시동의 및 동의상해가 있다.

④ 확인의무

㉠ 의약품 및 기자재 사용 시의 확인

의약품 및 기자재 사용 시 확인의무	• 간호사는 피 투여자의 확인, 투여 또는 사용의 필요성 및 시기의 확인, 의 약품의 확인(용량, 부위, 방법), 의약품 변질 여부를 확인하여야 함 • 단, 변색이나 혼탁, 침전물 및 점조도의 변화, 악취 또는 비정상적적인 냄 새 등 눈이나 코로 확인할 수 있는 정도
의료기구 및 장비사용 전 확인의무	• 의료인은 의료기구 및 장비를 사용하기에 앞서 안전성 및 정상 가동여부 를 반드시 확인하여야 함 • 단, 잠재적 결함이 사고의 원인이었다면 이는 병원 당국이나 제조자에 책 임을 묻게 될 수 있음

㉡ 간호보조행위에 대한 확인 : 간호의 주체는 간호사이기 때문에 간호조무사나 보조 인
력에게 위임한 모든 간호보조행위도 간호사가 확인하여야 한다.

⑤ 비밀유지의 의무

법은 의료인이 환자의 비밀을 유지하도록 의무화하고 있으며 개인의 사생활, 프라이버시
보호는「헌법」상 보호되며(헌법 제10조), 업무상 알게 된 다른 사람의 비밀을 누설한 자는
「형법」에서 처벌하고 있다(형법 제317조).

(2) 환자의 의무

① 진료협력과 고지의무

의료인이 치료하기 위해 환자에게 요구하는 행위에 환자는 협력해야 하는 의무가 있다.
질병의 증상, 기왕의 치료, 특이체질 등 해당 치료에 도움이 되는 사항을 의료인에게 고지
해야 하는 의무도 부담한다.

② 진료비 지급의 의무

의료인의 의료행위에 대한 반대급부로서 환자는 진료비를 지급해야 할 의무가 있다.

③ 진료권을 보호할 의무

의료인은 진료권을 보호받고, 이를 침해하는 경우 관련법 등에 의해 형사적 책임은 물론
「민법」상 손해배상청구를 할 수가 있다.

5. 의료계약의 종료

의료계약은 환자의 질병이 치료되거나 환자가 사망하면 종료된다.

제 2 절 간호사의 주의의무

1. 주의의무의 정의와 구조

(1) 주의의무의 정의

의료인의 주의의무는 의료행위 시, 일반적인 의료인 수준의 지식과 능력을 갖춘 의료인으로
서 통상 베풀어야 할 주의의무를 말한다.

(2) 주의의무의 구조

주의의무는 유해한 결과 발생을 예견할 수 있어야 하는 결과예견의무와 예견 가능한 위험을 피할 수 있는 수단을 강구해야 하는 결과회피의무로 구성된다.

2. 환자간호에서 주의의무

(1) 주의의무의 판단기준

① 객관적, 일반적 기준

주의의무의 위반, 즉 과실은 전문간호업무에 종사하는 사람을 기준으로 하는 것이고 간호사라면 누구나 할 수 있는 주의의 정도를 표준으로 하여 과실 유무를 판단한다.

② 주관적, 구체적 기준

객관적 기준을 현실 상황에 그대로 적용하면 위축진료 내지 방어적 진료의 경향이 유발되므로 현실적으로 판단기준에 적절한 수정이 필요하다. 환자의 이익을 도모하고 의사와의 갈등을 해소하기 위해 일어난 과실 시 긴급 혹은 특수 상황의 적극적 참작 또한 요청된다.

제3절 간호과실의 유형

1. 간호사고, 과오, 과실

(1) 간호사고

환자가 간호사로부터 간호서비스를 제공받음에 있어 간호행위가 개시되어 종료까지의 과정이나 그 종료 후 당해 간호행위로 인하여 발생한 예상하지 못하고 원하지 않았던 인신상의 불상사가 발생한 경우를 말한다.

(2) 간호과오

간호과오는 간호사가 간호행위를 행함에 있어서 전문직으로서의 표준 행위를 충족하지 못하고 평균 수준의 간호사에게 요구되는 업무상의 주의의무를 게을리하여 환자에게 인신상의 손해를 발생하게 한 것이다.

(3) 간호과실

환자에 대한 간호사의 의무, 환자에 대한 의무의 태만, 위험의 예견가능성, 의무 태만과 결과와의 인과관계, 손상, 상해, 손해의 발생 등 구성요건이 갖추어져 간호과오로 인한 책임에 있어 인과관계가 입증된 것이다.

2. 간호과오의 예방 방안

(1) 간호사고의 예방 방안

① 개인적 예방 방안

대상자와의 좋은 인간관계, 신뢰관계를 형성하고, 사소한 내용이라도 환자 및 보호자의 호소를 가볍게 넘기지 않는다. 간호실무표준을 기초로 최선의 간호를 수행한다.

② 조직적 예방 방안

사건보고 및 의사소통체계를 마련한다. 사건보고와 인사고과를 분리시켜 불이익에 대한 두려움 때문에 간호사고를 숨기지 않도록 하여야 한다. 조직적으로 위험관리를 위한 전담 자를 양성하여 체계적으로 위험을 분석 및 예방 전략을 수립한다.

(2) 간호사고 시 대응 방안

① 개인적 대응 방안

간호기록 및 기타 자료를 확보하고 진행과정을 철저히 검토하며, 간호사가 과오를 숨기기 위해 기록 위조 또는 변조, 증거를 인멸하거나 대상자에게 거짓말 등의 기만행위를 한 경 우 과실이 추정되므로 절대 삼간다. 피해를 당한 환자 및 보호자 등에서 사과할 경우 진심 을 다한다.

② 조직적 대응 방안

간호과오 발생 시 간호사를 비난하거나 벌하기보다는 문제의 원인을 발견하기 위하여 적 극적으로 자료를 수집하고 원인을 분석하며 과오사례를 서로 공유하여 똑같은 실수가 두 번 다시 일어나지 않도록 개선하여야 한다.

제 4 절 간호과오 소송에 있어서의 책임

1. 의료소송

(1) 의료소송의 정의

법률 의료인이 환자에게 의료행위를 수행할 때, 의학지식이나 의료기술의 원칙에 준하는 업 무상 주의의무를 가지는데, 이러한 의무를 게을리하여 환자에게 적절하지 못한 결과가 나타 난 것으로 의심되는 경우에 일어나는 소송이다.

(2) 간호과오의 입증책임(의료사고 소송의 성립)

의료사고 소송 시 의무, 의무위반, 원인, 피해 등이 있어야 하며 환자 측은 직무태만의 4가지 요소를 입증해야 한다. 입증되지 않으면 환자 측은 피해에 대한 보상을 받을 수가 없다.

2. 의료소송 과정

(1) 의료소송의 법적과정

① 소장접수 및 심사 : 피해자 측이 피해나 불만사항에 대한 탄원이 원고에 의해 제기된다.

② 진료기록의 제출 및 번역 : 진료기록은 요건사실에 입증책임을 지는 원고 측이 제출하여야 한다.

③ 신체감정의 실시 : 신체의 상태, 질병의 유무, 진단의 적정성, 치료방법, 경과, 후유증 등 의사의 의료과오에 대한 전체사실을 확정할 수 있을 뿐 아니라 직접적인 과실을 밝힐 수 있다.

④ 사실조회 신청 : 법원이 필요한 조사를 공무소, 학교, 기타 단체에 촉탁하고 공무소 등이 이에 응하여 회신서를 제출하는 증거수집의 절차이다. 연구소, 대학병원 급의 종합병원 등에 대해 조회하게 된다.

⑤ 진료기록 감정 의뢰 : 대학 부속병원, 국립·공립 종합병원 등에 감정을 촉탁하는 방법으로 감정이 시행된다.

(2) 의료과실 소송에 대한 변호

의료소송에서 변호에 포함될 수 있는 내용은 시효법, 동의서, 불가피한 사건, 기여과실과 비교과실, 변호가 포함된다.

기여과실	환자가 어떤 식으로든 자신이 입은 상해에 기여한 바가 있다면 원고는 보상을 받는 것이 허용되지 않음 예 의사가 약용량을 잘못 처방했다 해도 원고가 처방한 약용량을 의심하지 않고 투여하여 피해가 증가되었다면 원고는 그 피해에 기여한 것이 됨
비교과실	원고와 피고 측 둘 다에 과실이 있을 경우 과실의 비율에 바탕을 두고 보상을 결정함

3. 의료소송을 피하기 위한 방어적 간호실무

간호실무표준과 지침을 마련하고 간호사의 실무관련 법적 의무에 대한 교육을 강화한다. 효과적인 사건보고 및 의사소통체계를 마련한다. 조직적 위험관리를 제도화하고 간호과오의 근본적인 원인해결을 위하여 필요하다면 병원의 구조적 변화를 요청한다.

4. 간호과오 소송에 있어서의 책임

(1) 간호과오의 민사책임

의료인의 과오로 인하여 발생된 손해를 가해자로 하여금 배상하게 함으로써 피해자를 구제하는 것을 목적으로 한다.

(2) 간호과오의 형사책임

의료인이 업무상 과실로 인하여 환자에게 사망, 상해 등이 발생한 경우 민사책임과 별도로 형사책임을 부담하게 된다.

(3) 간호과오 책임의 종류

① **채무불이행 책임** : 「민법」 제390조의 규정에 의하여 계약을 근거로 발생하는 당사자 관계에서 간호사가 진료 또는 간호, 설명, 확인, 주의의무를 다하지 못하여 발생한 것이다.

② **불법행위 책임** : 간호사가 업무상의 주의의무를 다하지 않아 환자에게 손해를 가하게 되면 「민법」 제750조의 불법행위 책임을 진다.

③ **이행보조자 과실책임과 사용배상책임** : 「민법」 제391조에 채무자의 법정대리인 또는 이행보조자의 고의나 과실은 채무자의 고의나 과실로 본다고 규정하고 있다.

④ **업무상 과실치사상죄** : 업무상 과실치사상죄란 업무상의 과실로 인하여 사람을 사망에 이르게 하거나 사람의 신체를 상해하는 것을 내용으로 하는 범죄(형법 제268조)다.

(4) 보건의료관련법상의 제재

보건의료관련법에는 간호사의 법적 의무를 규정하고 있으며, 이를 위반하는 경우 일정한 행정상의 제재가 따른다. 민형사상의 책임과 달리 책임의 귀속 주체를 밝히기 위함이 아니라 행정상 의무이행을 확보하기 위한 수단으로 사용되며 면허 및 자격을 제한할 때 근거다.

제5절 간호과오의 민사책임

1. 민법상의 간호과오의 책임

의료계약은 환자 측이 의료행위에 대한 사무 처리를 위탁하고 병원이나 의료인 등이 이를 승낙함으로써 성립하는 것으로 일종의 위임이라 할 수 있다. 계약이 성립하면 선관주의의무라는 법적의무가 따르며 이를 이행하지 않으면 채무불이행에 따른 손해배상책임을 지게 된다.

2. 채무불이행 책임

채무불이행 책임이란 「민법」 제390조의 규정에 의해 계약을 근거로 발생하는 당사자 관계에서, 채무자(간호사)에게 책임 있는 사유로 말미암아 채무의 내용에 따른 급부를 실현하지 않은 것이다. 의료계약에 있어 급부는 통상의 의료인이 갖는 주의의무로서, 진료 또는 간호·확인·설명·주의의무를 다하여야 하는 것인데, 이를 하지 못한 것이다.

3. 불법행위 책임

불법행위 책임이란 「민법」 제750조에 의해 아무런 특별한 관계가 없는 사람 사이의 가해행위에 대해 정의를 확립하기 위한 측면에서 피해자가 입은 손해를 전보한다는 점에 있어 채무불이행 책임과 차이가 있다.

4. 채무불이행 책임과 불법행위 책임의 비교

간호과오를 불법행위로 구성하려면 간호사에게 간호상 과오가 있었음을 전제로 하게 되고, 간호계약에 의한 채무불이행책임을 지게 하려면 간호사의 간호행위가 불완전한 것임을 전제로 한다.

제6절 간호분쟁의 해결과정과 조정 및 보상제도

1. 간호분쟁의 해결과정(해결형태)

우리나라 의료분쟁의 경우 환자 등은 의사에 강력하게 항의하는 경우와 소비자 단체에 호소하는 경우가 가장 많으며 변호사의 상담, 민사소송의 제기, 경찰서에 고소 등으로도 대처하고 있다.

2. 조정 및 보상제도

(1) 민사조정제도

민사조정이란 민사에 관한 분쟁을 법관 또는 법원에 설치된 조정위원회가 간이한 절차에 따라 당사자의 각자 주장을 듣고 관계자료를 검토한 후 여러 사정을 참작하여 당사자들이 서로 양보하고 타협하여 합의를 주선, 권고함으로써 종국적으로 화해에 이르게 하는 법적 절차이다.

(2) 한국의료분쟁조정중재원의 조정

환자 및 의료인의 조정신청에 따라 조정위원회가 사실조사에 따른 조정안을 작성하여 양측에 권고함으로써 분쟁해결을 도모하며 당사자가 조정결정에 동의하여 조정조서를 작성한 경우 재판상 화해가 성립하며 중재합의에 따른 중재결정 시 확정판결의 효력이 발생한다.

(3) 보상제도와 간호사 배상책임보험

의료인이 민사상의 손해배상청구를 받은 경우 손해배상의 실현을 위한 제도로서 보험제도, 공제제도, 공탁 등을 들 수 있다.

제3장 간호사의 설명 및 동의의 의무

제1절 설명 및 동의의 의의

1. 의료현장에서의 설명과 동의

현재 환자의 상태가 어떠하며 앞으로 어떤 방식으로 치료하려고 하는지, 치료의 효과와 부작용은 어떤 것이 있는지를 설명하여 환자가 그 필요성이나 위험성을 충분히 비교하도록 하고 그 의료행위를 받을 것인지 선택하도록 한다.

2. 설명 및 동의의무의 의의

(1) 설명 및 동의의무

설명 및 동의의무는 의료행위에 대한 환자의 자기결정권을 보호하는 취지로 우리나라에서는 인간의 존엄성과 행복추구권(헌법 제10조)에 근거를 두고 있다. 의료행위가 정당성을 갖기 위하여 의사의 설명의무는 필요조건이 되고 환자의 자기결정권 및 승낙의무는 충분조건이 된다. 만일 대상자의 동의를 얻지 않으면 전단적 의료가 된다.

(2) 설명 및 동의의무와 자기결정권

의료행위를 외형적으로만 관찰하면 자기 보전권에 대한 침습행위로서 형법상으로는 상해에 해당되며 민법상으로는 권리(신체권)의 침해에 해당된다. 그러므로 의료행위가 합법적 행위로 인정되기 위해서는 환자의 자기결정권, 즉 동의가 필요하다.

제 2 절 설명 및 동의의무의 법적·윤리적 근거

1. 법적 근거와 의의

설명의무의 법적 근거는 「헌법」 제10조와 「민법」 제683조에 있다.

2. 윤리적 근거

(1) 설명의무와 윤리적 근거

설명의무는 간호윤리원칙의 하나인 자율성의 원칙에 근거가 있다.

(2) 동의의무의 윤리적 근거

동의의무의 윤리적 근거로는 사전동의, 동의능력의 정도와 자발성 여부(문지방 요소), 환자가 동의하는 데 필요한 3가지 본질적 요소인 정보요소(정보의 내용, 정보의 양, 정보의 이해), 대리결정할 때 3가지 기준(대리 판단 표준, 순수 자율성 표준, 환자의 최선이익 표준)이 있다.

제 3 절 설명의무의 범위 및 한계

1. 설명의무

(1) 설명의무의 범위와 내용

설명의무의 범위와 내용에는 고지 설명, 조언 설명, 안전 설명, 자기결정권 설명, 처치거부 시 설명이 있다.

(2) 설명의 시기

의료인의 설명은 환자의 자기결정권을 보장하기 위하여 적절한 시기, 침습에 의한 의사형성을 위한 충분한 숙려기간이 있는 시점에서 이루어져야 할 것이다.

(3) 설명의 정도와 방법

설명방법은 의사가 직접 환자에게 해야 함이 원칙이고 설명은 대리할 수 없으며 제3자에 의한 설명으로 의사의 설명을 대체할 수 없다. 대상자가 설명을 이해하고 자기표현을 할 능력을 가지고 있어야 할 것이며, 그렇지 못한 경우 법적 대리인이나 부모에게 동의를 구해야 하고, 서명하는 과정에서 부당함이나 협박은 없어야 하며, 충분한 설명을 들을 수 있어야만 동의서가 법적인 효력을 갖는다.

(4) 설명의무의 면제 상황

환자가 이미 위험을 알고 있었을 경우나 환자에게 발생할 위험이 매우 비전형적이고 발생개연성이 적을 경우, 설명을 하였다 하더라도 환자가 승낙할 것임을 입증할 경우, 환자에게 악영향을 미칠 가능성이 없는 경우, 환자가 설명청취를 포기한 경우, 위험이 중대하거나 시간적으로 급한 경우 등이다.

(5) 설명의무의 효과

의료인이 설명을 하지 않고 치료한 경우 환자는 자기결정권 침해에 따른 정신적 고통에 대한 위자료를 청구할 수가 있다. 발생한 모든 손해에 대해 설명의무에 대한 배상청구를 하기 위해서는 그 손해와 설명의무 위반사이에 인과관계가 있어야 할 것이다.

(6) 설명의무의 한계(환자의 설명포기)

환자가 설명을 필요로 하는 사항을 전혀 알려고 하지 않거나, 충분한 설명을 들으려고 하지 않는 것이 아니라, 의료행위에 대한 자신의 결정의 전부나 일부를 의사에게 위임하려는 환자의 명시적·추상적인 의사표시로 정의된다.

2. 동의의 의무

(1) 동의의 종류

① **묵시동의** : 환자가 병원에 올 때 시행되는 진단을 위한 물리적인 진찰과 각종 임상병리검사 및 방사선 검사 등과 일반적으로 이루어지는 초보적인 의료에는 이미 동의한 묵시성이 포함되어 있다.

② **명시동의** : 의료에 앞서 환자에게 충분히 설명한 후에 그 시행 여부를 환자 스스로 결정하도록 하여 동의를 얻는 것이다.

③ **동의상해** : 상해가 문화적, 윤리적 목적에 봉사하는 취지의 행위라면 사회적 상당행위로서 적법화된다는 것이다.

(2) 동의의 범위

의료행위가 환자의 생명 및 신체에 상당한 침해가 야기될 위험성이 있는 경우에는 반드시 자세한 설명을 하여 동의를 얻어야 한다. 단, 응급을 요하는 환자의 경우 환자 또는 그 법정대리인으로부터 동의나 의뢰를 받을 시간적인 여유가 없기 때문에 동의가 없다 하여 의료인이 의료를 보류할 수는 없다. 행정상의 강제성을 지닌 경우에는 동의 없이 의료행위를 할 수 있다.

(3) 동의의 효과

동의를 얻은 의료행위라 하여 의료인의 모든 책임이 면제되는 것은 아니다. 의료인의 과오 또는 부주의에 기인된 의료과실이 성립되었을 때에는 의료인의 손해배상책임을 면할 수 없다.

3. 동의서

(1) 동의서가 법적 효력을 발휘하기 위해 갖추어야 할 조건

환자가 자기표현을 충분히 할 수 있는 수준이어야 하며 자신이 받게 될 처치에 대해 충분한 설명을 들을 수 있어야 한다. 환자가 동의서에 서명하는 과정에 강요나 부당함이 없어야 한다.

(2) 동의서를 받을 수 없는 경우

미성년자, 내용을 제대로 이해하지 못한 환자, 강압적인 분위기에 처해 있는 환자, 충분한 설명을 듣지 못한 환자, 심한 통증을 겪고 있거나 심한 진정상태의 환자, 기타 자발적으로 동의서에 서명할 수 없는 환자

(3) 동의를 요하지 않는 경우

응급처치, 동의로만 행할 수 없는 경우, 행정상의 강제성을 띤 예방접종 및 격리, 인공임신중절, 안락사 등(동의만으로 행할 수 없고 법적 요건에 적합해야 함)

(4) 환자가 거부권을 행사할 경우

환자가 거부하는데도 처치하여 문제가 제기될 경우 시술자는 법적인 책임을 진다. 환자가 시술을 거부하였을 경우 시술하지 않음으로써 올 수 있는 위험성을 반드시 설명해야 한다.

4. 설명 및 동의의 의무와 관련된 간호사고의 예방지침

(1) 동의서와 관련한 지침

충분한 설명 없이 시술을 수행한 경우는 과실의 책임이, 동의 없이 수행한 처치는 폭행의 책임이 부과될 수 있음을 인지하고 현장에서 설명 및 동의의 과정이 제대로 이루어지고 있는지 관찰, 감독한다.

(2) 간호사가 환자에게 시술을 수행하는 경우

간호사가 환자에게 시술을 수행하는 경우, 환자의 수준에 맞는 쉬운 말로 설명해 주고 서면

동의서를 받기 전에 반드시 환자가 그 설명을 완전히 이해하였는지 확인한다. 서면 동의서에 환자가 서명했더라도 설명을 들은 내용을 이해하여 말로 표현할 수 없다면 그 서명은 법적으로 유효하지 않는 것으로 간주된다.

제4절 설명의무 위반에 대한 입증 문제

1. 설명의무 위반의 책임

(1) 위자료설

의료인이 의술의 준칙에 부합하는 의료행위를 했지만 설명의무를 위반하였다면 피해자는 그것만으로 자기결정권 침해에 따른 정신적 고통에 대한 위자료를 청구할 수 있다.

(2) 전손해설

의료침습은 그 자체로 위법하고 환자의 승낙이 있어야만 위법성이 조각되므로 의학적 기본에 적합한 치료행위를 하였더라도 설명의무 위반이 있으면 구성요건상 신체침해에 해당하여 전손해를 배상하여야 한다.

제4장 간호과오에 있어서 손해배상

제1절 손해배상의 종류와 범위

1. 손해배상의 정의

손해는 법익에 관하여 입은 불이익을 말한다. 즉, 위법행위(채무불이행 또는 불법행위)가 없었더라면 존재하였을 상태와 위법행위가 있는 현재의 이익 상태와의 차이이다. 손해배상은 위법한 행위에 의하여 타인에게 끼친 손해를 전보(塡補)하여 손해가 없었던 것과 동일한 상태로 복구시키는 일이다.

2. 손해배상의 분류

(1) 재산상의 손해

① 적극적 손해

기존 재산의 멸실이나 감소를 준 것으로 의료사고 때문에 직접 치르게 된 것이다. 치료비, 개호비(간병비), 장례비가 있다.

② 소극적 손해

장래에 얻을 수 있던 이익을 얻지 못해 발생한 손해를 말한다.

㉠ 일실수입 : 일실수입이란 사고가 발생하지 않았을 경우를 가정하여 피해자가 장래에 얻을 수 있었을 것이라고 예측되는 이익 또는 소득을 의미한다.

ⓒ 휴업보상 : 의료과오로 인해 환자가 수입을 얻을 수 없거나 감소된 경우 일실이익의 일 종으로 휴업보상비 배상을 청구할 수 있다.

(2) 비재산적 손해(위자료)

피해자가 재산 이외에 생명, 자유, 신체, 명예 등 인격적 이익을 침해당한 경우 가해자에 대 하여 비재산적 손해(정신적 손해)에 배상을 청구할 수 있다. 이와 같은 정신적 손해를 금전으 로 배상하는 것이 위자료이다.

3. 손해배상의 발생과 범위

(1) 손해배상청구원의 발생

① 법률행위에 의해 발생하는 경우 : 보험 계약과 같이 계약 당사자 사이에 일정한 사유가 발생하면 일방이 타방에 대하여 손해를 배상하도록 하는 약정 등이다.

② 법률의 규정에 의하여 발생하는 경우 : 민법 등 각종 법률의 규정에 따라 발생하게 되는 손해배상책임을 말한다.

(2) 손해배상의 일반법

① 채무불이행 책임과 불법행위 책임

ⓒ 채무불이행 : 「민법」 제390조의 규정에 의하여 채권, 채무관계를 전제로 채무자가 그 귀책사유로 인하여 채무를 이행하지 않아 발생한 채권자의 손해를 배상하는 것

ⓒ 불법행위 : 「민법」 제750조에 의해 위법행위로 인하여 타인(피해자)에게 손해를 가한 경우 그 책임을 묻는 것

② 채무불이행과 불법행위로 인한 손해배상 범위

ⓒ 통상손해 : 채무불이행 또는 불법 행위가 있으면 통상적으로 발생하는 것

ⓒ 특별손해 : 피해자에게만 존재하는 특별한 사정에 기초하여 발생하는 손해를 말하는 것

③ 손해배상청구권의 성질

ⓒ 손해배상청구권 소멸시효 : 채무불이행에 기한 손해배상청구권은 10년의 소멸시효가 적용된다. 불법행위로 인한 청구권은 피해자나 법정대리인이 손해 및 가해자를 안 날 로부터 3년간 이를 행사하지 않거나 불법행위를 한 날로부터 10년 내에 행사하지 않으 면 시효가 소멸된다.

ⓒ 불법행위로 인한 손해배상청구권 : 환자의 배우자나 부모, 형제자매 등에게도 피해환자 와는 별도로 고유의 위자료 청구권이 인정되나 채무불이행의 손해배상청구권의 경우 는 인정되지 않는다.

4. 간호사고의 법적 책임과 손해배상

(1) 채무불이행 책임

의료계약에 있어 급부를 실현하지 않은 것은 통상의 의료인이 갖는 주의의무로서 진료 또는 간호, 설명, 확인, 주의의무를 다하여야 하는 것인데 이를 다하지 못한 것을 말한다.

(2) 불법행위 책임

불법행위로 보는 견해는 간호사의 간호과오를 계약책임으로 물을 경우 또는 간호사의 과실로 계약 당사자 이외의 자가 손해를 입었을 경우 불법행위로 보는 견해가 있다.

(3) 채무불이행 책임과 불법행위 책임의 비교

① 채무불이행에는 이행이 가능함에도 채무를 이행하지 않는 이행지체, 이행을 하기로 한 변제기에 이행이 불가능한 경우, 이행은 있었으나 불완전하게 이행함으로써 그 침해 정도가 큰 적극적 채권침해가 있다. 간호는 주로 불완전한 이행과 관련이 있다.

② 불법행위 책임은 간호사로서 하여야 할 간호를 다하지 못한 것이 과실로 인정되어 불법행위를 구성하는 것이다. 과실을 환자가 입증해야 할 경우 의료 및 간호행위의 전문성, 밀폐성, 폐쇄성 등으로 그 과실점을 찾아내기가 힘들다.

(4) 손해배상 범위

① 채무불이행으로 인한 손해배상은 통상의 손해를 그 한도로 하고 특별한 사정으로 인한 손해는 채무자인 간호사가 그 사정을 알았거나 알 수 있었을 때에 한하여 배상책임을 부담한다.

② 불법행위인 경우 재산 이외의 손해에 대한 배상책임과 재산상의 손해가 없는 경우의 손해배상책임인 위자료 청구가 인정된다.

제 2 절 손해배상액의 산정

1. 손해배상액의 산정방법

(1) 손해배상의 금전 배상 원칙

손해배상은 금전으로 배상하는 것이 원칙이므로 배상되어야 할 손해를 금전으로 평가하는 작업이 필요하다.

(2) 손해배상액의 기준가격

① 재산적 손해의 배상액 : 재산적 가치의 평가액이다.

② 비재산적 손해의 배상액 : 법원이 가해 당시의 상황, 피해자의 인격·사회적 지위, 쌍방 당사자의 재산상태, 쌍방 간의 관계 등을 종합적으로 고려하여 산정한다.

(3) 현재가치의 측정

① 의료사고 또는 교통사고 등의 사고 등으로 사망한 경우 : 장래의 수입에 대해 일시금으로 배상하는 것이 원칙이기 때문에 피해자가 과실(이자)을 얻게 되어 실제보다 더 많은 배상을 받게 된다. 그러므로 장래의 수입에 대해 일시금으로 지급받게 되는 경우 중간이자를 공제한다.

② 중간이자 공제방식 : 단리계산방법인 호프만식과 복리계산방법인 라이프니츠식이 있다.

2. 손익상계

(1) 손익상계의 정의

채무불이행 또는 불법행위로 인하여 손해를 받은 자가 동일한 원인으로 이익을 얻은 경우 그 손해배상액에서 그 이익을 공제해야 한다는 원칙을 말한다.

(2) 손익상계에 있어서 공제될 이익

손익상계에 있어서 공제될 이익은 손해배상원인과 상당인과관계가 있는 것에 한정되므로 채무불이행 및 불법행위와 무관하거나 채무불이행 및 불법행위 외의 계약원인 등에 의하여 얻은 이익은 공제되지 않는다.

3. 과실상계

(1) 과실상계의 정의

과실상계란 채무불이행이나 불법행위에 있어 채권자(피해자, 환자)에게 과실이 있는 때에는 법원은 손해배상의 책임 및 그 금액산정에 있어 채권자의 과실을 참작하는 제도다.

(2) 간호과오로 인한 손해 발생이나 확대 원인에서의 과실상계

간호과오로 인한 손해 발생이나 확대 원인에 환자 측의 거짓말·침묵·비협력 등 과실이 기재되었다면, 그 손해에 대해 합리적으로 분담시키는 과실상계를 고려해야 한다.

(3) 피해자(환자 측) 과실범위와 유형

① 과실상계를 위해서는 채권자 또는 피해자의 과실이 있어야 한다. 환자에게 과실이 있는 경우 과실상계를 할 수 있다.

② 환자 외에 이와 동일시할 수 있는 제3자(친권자, 후견인, 보호감독의무)의 과실이 손해 발생 또는 확대에 기여한 경우 제3자의 과실도 고려 대상에 포함된다.

③ 피해자(환자 측) 과실 유형에는 주요사항 불고지와 지시사항 등 불이행이 있다.

4. 기타 책임

(1) 공동불법행위 책임

의료행위는 일련의 과정을 거치므로 각 과정에서 여러 사람이 관련되어 의료사고가 발생하는 경우가 있다. 복수의 사람이 손해 발생의 원인에 공동으로 관여된 경우에는 공동불법행위 책임을 부담하여야 한다.

(2) 국가에 대한 손해배상청구

공무원의 직무상 불법행위로 인한 손해배상책임(국가배상책임)이 성립하려면 공무원의 행위여야 하고 공무원의 직무집행행위여야 하며 직무상 불법행위로 타인에 대한 손해가 발생한 것과 공무원의 가해행위 사이에 인과관계가 있어야 한다.

제5장 간호과실과 법적 책임

제1절 부적절한 관찰, 의사소통 및 기록

1. 의료인의 경과 관찰의무

(1) 환자에 대한 관찰의무

의사와 간호사 모두에게 적용되는 환자에 대한 관찰의무는 환자 개개인의 상태에 따라서 관찰의 내용과 방법이 달라지지만 간호에서 환자관찰의 가장 기본적인 방법은 활력징후를 측정하는 것이다.

(2) 특별히 주의하여 관찰을 해야 하는 경우

간호사가 특히 주의하여 관찰해야 하는 경우는 마취 후의 회복실(수술 후 환자)이나 응급환자, 중환자, 분만징후가 나타나는 산모 등이다.

(3) 자기파괴 경향이 있는 환자의 경우

간호사는 자기파괴 경향이 있는 환자들이나 약에 대한 심각한 반응이 예상되는 환자를 세심히 관찰해야 할 의무가 있다.

(4) 자살의도가 있거나 자살을 수행하려는 환자의 관찰

특히 자살의도가 있거나 자살을 수행하려는 환자를 관찰, 감시하는 활동은 의사의 처방지시에 상관없이 간호사의 독자적인 판단 아래 수행해야 할 의무로 인정하고 있음을 판례 결과로 알 수 있다.

2. 간호사의 보고 및 알림 의무와 의사소통

의사소통에서의 실패는 환자에게 심각한 결과를 가져올 수 있고 간호사의 책임을 묻게 되는 결과를 가져올 수 있다. 의사소통과 관련된 소송은 마땅히 보고해야 할 사항을 보고하지 않은 경우 이외에도 해당 기관의 정책에서 정한 명령체계를 따르지 않는 경우를 포함한다.

3. 부적절한 관찰, 의사소통으로 인한 간호사고의 예방

(1) 관찰 소홀로 인한 간호사고 예방지침

① 아무리 사소한 내용이라도 환자 및 보호자의 호소를 가볍게 넘기지 않는다. 이에 대한 불만을 느끼는 경우 법적인 투쟁에 들어가는 경우가 많다.

② 환자의 상태에 대한 경과의 관찰은 간호사의 전문적인 판단을 필요로 하는 자율적인 간호 영역임을 명심하고 있어야 한다.

③ 소송이 발생했을 때 기준을 제시할 수 있는 간호실무표준이 있어야 한다.

(2) 자살 고위험환자 관찰 소홀로 인한 간호사고 예방지침

① 자살기도의 과거력이나 자살의도가 있는 환자의 행동·사고·기분 등은 상세하고 정확하게 관찰·기록한다.

② 투약할 때 약을 모두 복용한 것을 확인하도록 한다.

③ 자살 고위험환자에 대한 철저한 관찰이 이루어질 수 있도록 인력을 충분히 확보한다.

(3) 부적절한 의사소통의 예방지침

① 환자가 불편을 호소하면 망설이지 말고 의사에게 알려야 한다.

② 환자가 의사를 불러 달라고 요청할 경우, 우선적으로 환자 상태를 직접 관찰하고 의사에게 관찰한 내용과 환자가 말한 내용을 알려야 한다.

③ 상황이 파악되는 대로 즉시 의사에게 알리고 환자의 상태를 알린 시각과 알린 내용 등을 상세하게 기록하도록 한다.

④ 원활한 의사소통이 이루어질 수 있도록 평소 함께 일하는 동료들(의사 포함)과 원만한 인간관계를 형성하도록 한다.

⑤ 담당의사와 연락이 되지 않거나 반응이 없을 경우 병원 내의 정책에 따라 다른 보고 계통으로 보고하고 기록한다.

4. 법적인 측면에서 간호기록

(1) 기록의 「의료법」상 규정

① 간호기록부에는 체온, 맥박, 호흡, 혈압과 투약에 대한 사항, 섭취 및 배설물, 처치와 간호에 대한 사항이 기록되어야 한다.

② 조산기록부와 간호기록부에는 해당 사항을 한글과 한자로 기재하되, 다만 질환명, 검사명, 환자명, 약제명 등 의학용어는 외국어로 기재할 수 있고 보존기간은 5년이다.

(2) 간호기록의 정의와 중요성

① 간호기록이란 환자의 입원 시 사정에서부터 퇴원 시의 평가에 이르기까지 계속되는 간호과정의 타당성 및 결과를 확인할 수 있는 정확하고 완전한 내용을 조직적이고 체계적으로 기록한 문서다.

② 기록은 정확한 내용과 필수적인 정보를 제공할 수 있는 도구이며 법적 문제가 야기되는 경우에는 증거자료가 된다.

(3) 간호기록의 목적

① 의료인 간의 의사소통 수단

기록은 의료팀 간에 환자정보를 정확하게 교환할 수 있는 의사소통의 수단이 된다. 간호의 일관성과 연속성에 필요한 방법을 제시한다.

② 간호계획

간호사들은 간호기록을 통해 대상자의 입원 시 수집한 간호력이나 신체사정을 통해 정보를 얻을 수 있고, 대상자가 시행한 간호계획에 어떻게 반응하는지를 알 수가 있으며, 잘못된 계획은 기록된 자료에 의해 수정할 수 있다.

③ 법적 증거

환자기록은 환자의 치료를 위한 전문적인 판단과 결정 및 환자에게 제공되는 서비스의 질 평가를 위한 근거자료로서 이용된다.

(4) 간호기록의 원칙

① **정확성** : 기록의 표기가 올바르고 정확해야 한다는 것이다. 사실 또는 관찰한 것만 적어야 하며, 의견이나 관찰내용을 해석하여 기록하면 안 된다.

② **적합성** : 환자의 건강문제와 간호에 관계되는 정보만을 기록해야 하며 환자의 다른 개인적인 정보는 기록하기에 부적합하다. 부적절한 정보를 기록한다면 환자의 사생활에 대한 침범이거나 명예훼손에 해당한다.

③ **완전성** : 기록된 정보는 완전하고 환자, 의사, 타 간호사나 다른 건강요원에게 도움을 줄 수가 있어야 한다. 불완전한 기록은 법정에서 환자가 기준미달의 간호제공 증거로 사용할 수가 있다.

④ **간결성** : 기록은 의사소통의 시간을 절약하기 위해 간결해야 한다.

⑤ **적시성** : 기록을 남기지 않은 것은 직무유기로 볼 수 있다. 각 기록은 간호행위가 일어난 직후에 해야 하며, 사전에 해서는 안 된다.

(5) 일반적인 간호기록 작성법

간호기록은 완전무결하고 정직해야 하며 빈칸을 남겨두거나 전술한 정보가 누락되지 않도록 주의한다. 일단 기록한 내용은 수정하지 않도록 하는 것이 법적 분쟁 시 방어에 도움이 된다.

(6) 간호기록 관련 법적 소송을 피할 수 있는 방법

① 의사의 처방지시에 의문이 있거나 읽을 수 없을 때, 이해할 수 없을 때, 의사의 처방지시가 환자에게 위해를 가져올 수 있다고 판단될 때는 반드시 의사에게 문의하도록 한다.

② 간호진단을 내리고 이에 근거한 간호수행을 제공하는 데 간호학적 지식을 최대한 활용하도록 한다.

③ 간호업무의 위임은 현명하게 처리하도록 하고 위임받은 직원들이 자신의 업무한계에서 그 일을 수행하는지 면밀히 관찰하고 지도해야 한다.

제 2 절 투약사고 및 수혈사고

1. 투약사고

(1) 투약사고의 유형

① 잘못된 약을 투여하는 경우 : 잘 모르는 약을 확인 없이 스스로 판단하여 투여한 경우, 약명을 제대로 확인하지 않고 약을 준비한 경우, 의심이 가는 의사 처방을 확인하지 않고 투약한 경우

② 환자를 잘못 알고 투여한 경우

③ 약 용량, 투약방법, 투여시간을 잘못 알고 투여한 경우

④ 투약의 필요성, 주의사항, 약의 종류, 부작용, 투여방법 등을 환자에게 충분히 설명하지 않은 경우

(2) 투약사고 예방지침

① 간호사는 투약의 5원칙(5R) 및 정확한 설명, 정확한 기록을 지켜야 한다.

② 투약 전뿐만 아니라 투약 후에도 대상자의 상태를 주의 깊게 관찰하여 투약으로 인한 다양한 부작용과 합병증 등을 조기에 사정하고 사전에 예방해야 한다.

③ 약은 투약시간 직전에 준비하며, 단위와 약어를 정확히 알고 준비한다.

④ 1회 용량이 상용량 이상인 경우는 처방전을 확인하고 필요할 때 의사와 협의해야 한다.

⑤ 약물의 색깔, 냄새 등이 변한 약과 유효기간이 경과한 약, 라벨이 불분명할 때에는 사용하지 않는다.

⑥ 투여하는 약의 작용과 부작용, 특성을 잘 알고 있어야 한다.

2. 수혈사고

(1) 수혈사고에 대한 의료인의 주의의무

① 수혈혈액의 적합성 : 의료인은 혈액형의 일치 여부는 물론이고 완전하고 깨끗한 혈액을 환자에게 수혈할 주의의무가 있다.

② 수혈량의 적정성 : 환자의 질병상태를 잘 판단하여 수혈하는 혈액의 양이 과소해서도 안 되고, 과량의 수혈로 환자의 상태를 악화시켜도 안 된다.

③ 수혈방법의 적정성 : 수혈은 정맥혈관을 통하여 주입하는데 올바른 방법으로 주입해야한다.

④ 수혈시기의 적정성 : 의료인은 환자에게 꼭 필요한 시기에 혈액을 수혈해야 한다.

⑤ 수혈기록의 적정성 : 환자가 수혈 후 부작용이 발생했다고 변호사를 찾은 경우에는, 환자의 혈액형과 같은 혈액형이 수혈되었고 모든 정책과 절차에 맞게 수행된 것이 확실하더라도 다른 기록이 부실하면 수혈과 직접적인 관련이 없어도 그러한 요소를 근거로 소송이 제기될 수 있다.

제3절 부적절한 간호처치

1. 부적절한 간호처치와 예방지침

(1) 간호사의 간호처치

간호사의 활동은 의사의 처방에 따른 간호중재와 간호사의 독자적인 간호계획에 따른 간호중재의 두 범주로 나뉜다. 간호사의 독자적 간호계획에 의한 간호처치의 책임은 간호사에게 있으며 의사의 처방에 의하는 경우라도 처치행위 자체에 대한 책임을 진다.

(2) 간호처치의 과오 예방지침

① 병동 내 간호활동 프로토콜이나 간호실무표준에 제시된 절차와 방법을 준수한다.

② 병동마다 간호실무표준을 개발하여 간호활동의 수준을 동일하게 유지시키고 법적인 소송 발생 시 간호활동의 근거자료로 제시한다.

③ 모든 간호처치는 항상 원칙을 준수해야 한다.

제4절 병원감염

1. 병원감염의 특징과 지침

(1) 병원감염의 정의

병원감염은 입원 당시에는 감염의 증상이나 잠복상태도 아니었던 사람에게 입원 후 또는 퇴원 후에 발생하는 경우를 말하는 것으로, 병원서비스의 질과 직결되는 영역이다.

(2) 병원감염의 원인

① 처치 및 시술 과정의 불결

② 기구의 부적절한 소독의 결과

③ 의료인들에 의해 옮겨진 균

④ 의료기관과 이를 둘러싸고 있는 제도적인 문제와 정책의 부재

(3) 감염관리 전문간호사의 역할과 간호사의 감염관리 이점

① 감염관리 전문간호사의 역할 : 감염관리 전문간호사는 병원 내 감염을 예방하고 관리하기 위해 감염 여부를 조사하고 예방계획을 수립, 실시하며 감염관리 규정, 지침, 정책 등을 마련한다.

② 간호사의 감염관리 이점 : 환자의 건강 유지와 의료비용의 감소를 가져오며 병원의 감염률 저하로 불필요한 지출을 줄여주어 병원감염관리를 통해 병원의 이윤창출에 기여한다. 국가적 차원에서 국가 전체 의료비를 절감시킨다.

(4) 병원감염 관리 및 감염과 관련된 법적 소송예방을 위한 지침

① 의료인 개개인의 철저한 손 씻기가 제일 중요하다.

② 환자에게 수행하는 중재마다 필요한 소독술 및 무균술을 준수하도록 한다.

③ 환자의 이상 증상을 철저하게 살핀다.

④ 감염방지 활동들에 대해 정확하고 자세하게 기록하도록 한다.

⑤ 병원감염 조사를 실시하여 병원감염의 실상 파악 뒤 우선순위를 결정하도록 한다.

⑥ 병원감염 관리사업이나 교육을 진행하는 등의 병원감염발생 감시체계를 구축한다.

⑦ 전담하는 감염관리 전문간호사를 배치하여 병원감염의 감시와 감염관리에 대한 교육을 담당하도록 한다.

제 5 절 환자의 안전사고 : 낙상, 장비사고 등

1. 낙상

(1) 낙상과 간호관리

① 낙상은 넘어지거나 떨어져서 몸을 다치는 것으로 노인들에게 특히 많이 일어나는 사고이며 간호사고의 70%를 차지할 만큼 큰 비중을 차지하고 있다.

② 약물을 투여 받고 있는 환자이거나 의식이 혼미한 환자, 캐스트 등으로 장기간 누워 있었다가 일어날 때 갑작스러운 어지럼증을 예상 하지 못하는 경우, 낯선 환경에서의 혼돈을 느끼는 경우 간호사는 환자를 잘 보호해야 한다.

(2) 낙상예방을 위한 지침

생활공간의 정비, 적절한 의복 및 신발 착용, 조명조절, 화장실환경 관리, 신체보호대 사용이 있다.

2. 장비사고

① 간호사의 의무에는 올바른 장비를 선택·유지·사용해야 한다는 의무가 포함된다.

② 새로운 장비나 새로 수선한 장비를 사용하는 사람은 적절한 사용방법에 관한 교육을 받아야 한다.

③ 대부분 장비로 인한 피해는 무지에서 보다는 성급함, 부주의, 사용방법의 오류 등에서 비롯되므로 세심하게 주의를 기울인다.

④ 기관 측에서 허락한 경우가 아니라면 장비 수선을 해서는 안 되며 본래의 사용용도대로 이용해야 한다.

⑤ 환자 간호에 참여하는 모든 간호사는 병동 내 시설점검이나 장치나 기구의 자동 상태와 적합성 여부를 관찰해야 한다.

3. 안전사고

기타 화상예방, 화재예방, 자살예방, 도난예방의 주의를 기울인다.

제 6 장 AIDS의 법률문제

제1절 AIDS의 정의와 특징 및 치료

1. AIDS의 정의와 특징

(1) AIDS의 정의

에이즈(AIDS)는 '후천성면역결핍증'으로 병원체인 HIV, 즉 '인간면역결핍바이러스'에 감염돼 체내의 면역 기능이 저하되어 사망에까지 이르는 일종의 전염병이다.

(2) HIV 감염증의 경로와 특징

HIV 감염의 주된 경로는 성행위(구강성교 포함), HIV에 오염된 혈액의 수혈, HIV 감염 모친이 신생아를 감염시키는 모자감염이다.

2. AIDS 환자의 치료와 간호

① 대상자가 HIV 감염사실을 모르고 있을 때 구체적인 간호사정을 통하여 조기에 문제를 파악하고 간호문제를 확인한다.

② HIV 감염관련 간호진단에 따른 간호중재는 대상자로 하여금 약물처방을 고수하도록 하고 기회감염질환을 예방하며 HIV 감염으로부터 다른 사람들을 보호하게 할 뿐만 아니라 건강하고 지지적인 관계를 유지·발전시키도록 한다.

제 2 절 **AIDS의 의료법상 법률문제**

1. 신고와 보고 : 의사 또는 의료기관의 신고

① 감염인을 진단하거나 감염인의 사체를 검안한 의사 또는 의료기관은 24시간 이내에 진단, 검안한 사실을 관할 보건소장에게 신고하고 감염인과 그 배우자(사실혼 포함) 및 성 접촉자에게 후천성면역결핍증 전파 방지에 필요한 사항을 알리고 이를 준수하도록 지도하여야 한다.

② 감염인이 사망한 경우 이를 처리한 의사 또는 의료기관은 24시간 이내에 관할 보건소장에게 신고하여야 한다.

2. 검진

(1) 필수검진과 임의적 검진

① 군중과 접촉이 많은 업소에 종사하는 사람으로서 감염인의 배우자 및 성접촉자, 그밖에 후천성면역결핍증의 예방을 위하여 보건복지부장관이 필요하다고 인정하는 사람에 대하여 정기 또는 수시검진을 실시하여야 하며 1년에 2회 시행한다.

② 후천성면역결핍증에 감염되었다고 판단되는 충분한 사유가 있는 자 또는 후천성면역결핍증에 감염되기 쉬운 환경에 있는 사람은 검진을 실시할 수 있다.

(2) 익명검진

① 후천성면역결핍증에 관한 검진을 하는 자는 검진 전에 검진대상자에게 이름, 주민등록번호, 주소 등을 밝히지 아니하거나 가명을 사용하여 검진할 수 있다는 사실을 알려준다.

② 검진결과 감염인으로 밝혀진 경우에도 감염인의 정보는 익명으로 관리한다.

3. 감염인의 보호 및 지원

(1) 진료기관 및 요양시설 등의 설치와 치료권고

① 보건복지부장관은 후천성면역결핍증의 예방, 관리와 그 감염인의 보호, 지원 또는 치료를 위하여 필요한 전문진료기관 또는 연구기관을 설치·운영할 수 있다.

② 보건복지부장관 또는 시·도지사는 감염인의 요양 및 치료 등을 위한 시설과 감염인에 대한 정보제공, 상담 및 자활 등을 위한 시설을 설치·운영할 수 있다.

③ 검진결과 감염인으로 판명된 자로서 검진을 받아야 할 업소에 종사하거나 종사할 가능성이 높은 감염인, 주의능력과 주위환경 등으로 보아 타인에게 감염시킬 우려가 있다고 인정되는 감염인, 생계유지능력이 없고 타인에 의하여 부양 또는 보호를 받고 있지 아니한 감염인에 대해 전문진료기관 또는 요양시설에서 치료 또는 요양을 받도록 권고할 수 있도록 하였다.

(2) 예방치료기술 확보

보건복지부장관은 후천성면역결핍증의 예방과 치료를 위한 의약품 및 기술을 확보하기 위하여 노력하여야 한다.

4. AIDS와 관련한 비밀유지와 진료의무

(1) HIV 감염에 대한 비밀유지의무

① 법에 따라 본인의 동의가 있는 경우를 제외하고는 재직 중에는 물론 퇴직 후에도 감염인에 대하여 업무상 알게 된 비밀이라도 누설하여서는 안 된다.

② 환자의 동의가 있으면 비밀누설금지 의무가 면제된다(형법 제24조).

③ 공공의 건강윤리증진을 위하여 비밀누설 금지의무가 면제될 수 있다.

④ 간호사는 그 업무상 알게 된 사실로서 타인의 비밀에 관한 것은 증언을 거부할 수 있다.

(2) HIV 감염자 진료의무

① 의료인이 AIDS 환자로부터 전염될 위험이 없지 않으나, 이러한 위험은 AIDS뿐 아니라 결핵이나 B형 간염 같은 질병에서도 존재하므로 의료인의 직업상 위험하다는 이유로 AIDS 환자의 진료를 거부하는 것은 허용될 수 없다.

② AIDS나 HIV 감염증의 치료를 요구하는 환자에 대해서 그 분야의 비전문의는 HIV 감염증을 치료할 수 있는 전문의에게 의뢰해야 한다.

5. 감염인의 행위규제

(1) 전파매개행위금지

① HIV 감염은 수혈, 수직감염, 혈액 노출 등 의료행위, 성행위 등을 통해 이루어지기 때문에 AIDS 예방법은 HIV가 혈액이나 성적 접촉 등을 통해 감염되는 것을 방지하기 위해 감염인의 전파매개 행위를 직접 규율하는 규정을 두고 있다(AIDS 예방법 제19조).

② 전파매개행위 위반시 형법적 제재의 대상으로 3년 이하의 징역에 처해진다.

(2) 혈액관리법과 AIDS

① 혈액원은 보건복지부령으로 정하는 바에 따라 채혈전에 헌혈자에 대하여 신원 확인 및 건강진단을 하여야 한다(제7조 제1항).

② 혈액원은 보건복지부령으로 정하는 감염병 환자 및 건강기준에 미달하는 사람으로부터 채혈을 하여서는 아니 된다(제7조 제2항).

③ 보건복지부장관은 보건복지부령으로 정하는 바에 따라 채혈금지 대상자의 명부를 작성, 관리할 수 있다(제7조의 2, 제1항).

④ 보건복지부장관은 채혈금지대상자 명부에 있는 사람에게 명부의 기재 사항 등을 대통령령으로 정하는 바에 따라 개별적으로 알릴 수 있다(제7조의 2, 제3항).

⑤ 채혈금지대상자의 명부를 작성, 관리하는 업무에 종사하는 사람 또는 종사하였던 사람은 업무상 알게 된 비밀을 정당한 사유없이 누설하여서는 아니 된다(제7조의 2, 제5항).

6. AIDS와 법률상의 문제

(1) AIDS와 「헌법」상의 문제

① AIDS 확산을 방지하기 위한 의료적, 사회 강제적 조치가 필요하나 이는 AIDS 환자나 고도위험계층의 헌법상의 권리를 침해할 수 있으며 AIDS 환자의 개인적인 권리를 제한하는 경우 헌법상으로 문제될 수 있다.

② 「후천성면역결핍증예방법」 제14조에서 AIDS의 감염을 방지하기 위해 HIV 감염자를 특정한 장소에서 격리보호하고 치료받도록 규정하고 있다. 그러나 격리치료는 헌법이 보장하는 신체의 자유나 인간의 존엄과 가치가 무시될 수 있으므로 각별히 주의를 기울여야 한다.

(2) AIDS와 「형법」상의 문제

① AIDS 환자가 예방조치 없이 성행위 등에 의해 타인에게 HIV를 감염시키는 행위는 「형법」상 상해죄, 살인죄가 성립된다.

② 임산부 또는 배우자가 HIV에 감염된 경우 인공임신중절이 허용이 되므로 「형법」상 낙태죄는 성립이 되지 않는다.

(3) AIDS와 「민법」상의 문제

① HIV는 배우자와 그 출생자에게 전염시킬 수 있으므로 경우에 따라서 HIV의 감염은 혼인을 계속하기 어려운 중대한 사유에 해당되어 재판상 이혼의 원인 가능성이 될 수 있다.

② AIDS를 이유로 이혼을 할 경우 부모의 일방이 AIDS 환자라고 하여 무조건 면접교섭권을 배제하여서는 안 된다.

③ HIV에 감염된 부부가 이혼을 하는 경우 자녀에 대한 양육권은 HIV 감염이라는 사실보다는 자녀의 최선 이익이나 부모에 대한 자녀의 결합 정도를 고려하여 결정하여야 한다.

④ HIV 감염자의 고의, 과실로 인한 위법행위로 타인에게 HIV를 감염시켜 손해가 발생할 경우 불법행위책임이 성립될 수 있다.

제 7 장 뇌사와 장기이식의 법적 측면

제1절 뇌사의 법적 문제

1. 뇌사의 정의

(1) 뇌사

사고 또는 질환으로 뇌간을 포함한 뇌 전체가 비가역적으로 손상을 받아 모든 기능이 상실되어 어떤 의료적 시술 및 치료를 하더라도 회복이 불가한 경우를 말한다.

(2) 뇌사진단의 필수전제조건

① 급성의 심각한 비가역적 뇌손상을 일으키는 원인이 병력, 진찰, 혈액검사, 뇌 영상검사에서 확인되어야 한다.

② 전제조건이 충족된 상태에서 혼수, 뇌간(숨골, 뇌줄기)에서 기원하는 모든 반사의 소실, 무호흡 증상이 모두 확인될 때 뇌사를 진단할 수 있다.

③ 깊은 혼수상태로서 자발 호흡이 없고 인공호흡기로 호흡이 유지되고 있어야 한다.

④ 치료 가능한 급성 약물 중독(마취제, 수면제, 진정제, 근육이완제 등), 또는 뇌사상태와 비슷한 증상을 유발할 수 있는 각종 대사성 또는 내분비성 질환(저체온증, 간성혼수, 저혈당성 뇌증 등)이 없어야 한다.

(3) 뇌사판정의 기준

① 외부자극에 전혀 반응이 없는 깊은 혼수상태

② 자발호흡의 불가역적 소실

③ 양안 동공의 확대고정

④ 뇌간반사의 완전 소실 : 광반사, 각막반사, 안구-두부반사, 전정-안구반사, 모양체-척수반사, 구역반사, 기침반사의 7가지 소실이 나타난다.

광반사 소실	양쪽 눈에 강한 빛을 가하여 동공의 반사(축소여부)를 확인한다. 뇌간 기능이 없을시 외부의 빛과 같은 자극에도 동공의 크기가 변화하지 않는다.
각막반사 소실	각막은 가벼운 깃털로 자극을 해도 반사적으로 눈꺼풀을 덮게 되는데 뇌사 시에는 눈을 깜빡이지 않는다.
안구-두부반사 소실	눈꺼풀을 열고 머리를 좌우상로 흔들면 인형의 눈같이 눈동자가 반대로 움직여야 하지만 뇌사 시에는 이런 반응이 없고 머리의 움직임과 함께 있어 고정된 것처럼 보인다.
전정-안구반사 소실	냉각수를 귀의 고막에 주입하여 전정기관을 자극하면 정상적으로는 찬물을 넣은 쪽으로 눈이 움직였다가 즉시 정상위치로 돌리려는 안구의 이동이 심하게 나타난다. 뇌사 시에는 이런 이동이 없다.
모양체-척수반사 소실	얼굴이나 목 부위를 심하게 압박하면 같은 쪽의 동공이 커지지만 뇌사 시에는 변화가 없다.

구역반사 소실	설압자로 목의 안 부분을 자극했을 때 정상인에게 나타나는 구역질 반응이 없다.
기침반사 소실	솜털로 콧구멍 안을 자극하면 기침이 나는데 뇌사 시는 이런 반응이 일어나지 않는다.

⑤ 자발운동, 제뇌강직, 제피질강직, 경련 등이 나타나지 않는다.

⑥ **뇌파검사** : 뇌파 검사 시 뇌파가 30분 이상 평탄한 것을 확인한다.

⑦ ①~⑥의 검사를 실시하고 6시간 경과 후 재확인한다.

2. 뇌사의 입법 배경

① 1967년 남아프리카 공화국의 외과의사 크리스천 버나드 박사가 교통사고로 뇌사상태에 빠진 사람의 심장을 이식하여 장기이식의 새 장을 열었다.

② 미국의 하버드 대학교 의과대학은 1969년 특별위원회를 만들고 장기이식을 가능하게 하는 뇌사 기준을 정의하였다.

③ 우리나라는 뇌사를 인정하고 장기이식을 합법화하는 「장기 등 이식에 관한 법률」을 1999년 제정하여 2000년부터 뇌사자로부터 장기를 공여받는 합법적인 장기이식이 가능해졌다.

3. 뇌사와 법률문제

(1) 뇌사자의 장기적출 요건

① 뇌사자의 장기적출은 본인의 뇌사 또는 사망 전에 장기 등의 적출에 동의한 경우 가능하며 가족이나 유족이 거부한 경우 불가능하다.

② 본인이 뇌사나 사망 전에 장기 등의 적출에 동의 또는 반대했다는 사실이 확인되지 않는 경우 가족이나 유족이 동의한 때에 장기기증을 승낙할 수 있는 유족의 범위와 순위는 1순위 배우자, 2순위 성인인 직계비속, 3순위 직계존속, 4순위 성인인 형제자매이다.

③ 본인이 16세 미만인 경우에는 부모가 장기 등의 적출에 동의한 때에만 적출이 가능하다.

제 2 절 장기이식의 법적 문제

1. 장기이식의 정의 및 현황

이식이란 신체 조직이나 장기의 한 부분, 또는 전부를 절제하여 자신이나 다른 개체의 체표면이나 체내에 옮겨주는 것을 말한다. 장기 또는 조직을 주는 쪽을 공여자라 하며 장기제공 상태에 따라 공여자가 생체일 때를 생체 공여자, 사체일 때를 사체 공여자라고 한다.

2. 장기이식과 관련된 용어와 종류 및 제한

(1) 장기이식 관련 용어

① **자가이식** : 본인이 자기조직을 스스로 몸에 이식하는 것을 지칭하는 것이다.
　　예 자가조혈모세포, 자가피부이식, 자가골이식

② **동조직이식** : 자신의 조직이나 장기는 아니지만 유전적으로 일치하는 장기나 조직을 이식하는 것이다.
　　예 일란성 쌍생아의 장기나 조직을 이식하는 것

③ **이종이식** : 다른 종의 장기나 조직을 이식하는 것이다.
　　예 동물의 장기를 사람에게 이식하는 것

④ **동종이식** : 같은 종이지만 유전학적으로는 일치하지 않는 타인의 장기나 조직을 이식하는 것이다.
　　예 생체이식, 뇌사자 이식

(2) 장기기증의 종류

① **뇌사기증** : 뇌혈관질환·교통사고 등으로 인한 뇌사자의 장기를 가족 또는 유족의 신청에 의하여 기증하는 경우이다.

② **사후기증** : 사망한 후 안구기증을 할 수 있다.

③ **살아있는 자의 장기기증** : 살아있는 사람의 장기기증은 신장은 정상적인 것 2개 중 1개, 간장, 골수, 췌장, 췌도 및 소장은 의학적으로 인정되는 범위 안에서 그 일부를 기증할 수 있다.

(3) 장기기증을 할 수 없거나 제한되는 경우

① 16세 미만인 사람(골수 예외)

② 임신한 여성과 해산한 날로부터 3개월이 지나지 않은 자

③ 정신질환자와 지적장애인(단, 정신건강의학과 전문의가 본인 동의 능력을 증명한 경우 제외)

④ 마약, 대마 또는 항정신성의약품에 중독된 사람

3. 장기기증 절차와 방법

(1) 뇌사자의 장기기증 절차법

① 뇌사자는 뇌사상태에 빠지기 전에 자신이 뇌사자가 되면 장기기증을 하겠다는 장기기증희망 등록을 할 수 있다.

② 「장기이식에 관한 법률」 제15조 및 제22조 제3항 1조에서 뇌사자 본인이 뇌사 전에 장기기증에 동의하여 장기기증희망등록을 한 경우 그 가족이 거부하지 않으면 뇌사판정 후 장기를 적출할 수 있다.

(2) 사후기증 절차

장기기증자 본인은 자신이 사망하면 장기기증을 희망한다는 서약을 하는 장기기증희망 등록을 할 수 있으며 사망 후 안구기증을 할 수 있다.

(3) 살아있는 자의 장기기능 절차

살아있는 사람은 본인이 장기기증에 동의하여 장기기증 등록을 하면 장기기증을 할 수 있다.

4. 장기적출 시 주의사항과 장기이식 코디네이터의 역할

(1) 장기 등의 적출 시 의사가 준수해야 할 사항

① 장기기증의 동의사실을 반드시 확인해야 한다.
② 장기기증자의 건강상태를 설명해야 한다.
③ 장기 등 적출수술의 내용과 건강에 미치는 영향, 장기적출 수술 전에 행해지는 검사에 수반하는 위험, 수혜자에 대한 거부반응 여부를 확인하기 위한 면역학적 검사 등 검사목적, 검사방법 및 검사수반 방법 등 상세한 설명과 정기적출 수술 자체의 위험에 대한 설명이 반드시 필요하다.
④ 적출 후 치료계획, 장기적출 수술 후에 발생하는 위험 및 장기제거로 인한 위험에 대한 설명을 제공해야 한다.
⑤ 사전에 적출과 관련된 사항을 충분히 설명해야만 한다.

(2) 장기이식 코디네이터의 역할

장기이식 코디네이터는 장기이식의 전 과정이 원활하게 이루어지도록 기증자와 수혜자 및 가족에게 이식에 관한 정보와 직접적인 간호 및 교육, 상담, 지지를 제공하고 그 제반 절차를 중재, 조정하여 국민을 대상으로 장기기능의 활성화를 위한 역할을 하는 전문간호사이다.

5. 장기이식 관련 윤리적 문제

(1) 충분한 정보에 의한 동의

기증자에게 기증과정과 기증 이후의 상태 및 환자의 상태 등에 관하여 충분한 정보가 제공되어야 하며 기증자나 기증자 가족은 강제 또는 강압이 없는 상태에서 자발적으로 동의한 것이어야 한다.

(2) 기증자의 의사 방식(옵트 인 방식과 옵트 아웃 방식)

기증을 하려는 자가 생전에 분명히 자신의 의사표시를 하여 놓은 경우에 한하여 기증을 할 수 있도록 하는 것이 옵트 인 방식이며 사후에 장기기증을 하지 않겠다고 분명하게 의사표시를 한 경우를 제외하고 장기기증이 가능하도록 하는 것이 옵트 아웃 방식이다. 옵트 아웃 방식의 경우 기증자 본인의 자율적 결정이 아닐 수 있다.

(3) 미성년자 및 의사무능력자 기증에 대한 동의

장기기증과 관련된 의사결정을 부모 또는 법적 대리권자가 대리로 결정하게 하는 것은 미성년자나 의사무능력자에게 해악을 일으킬 가능성이 있다.

(4) 장기 등의 매매행위 금지조항

① 「인체조직안전 및 관리 등에 관한 법률」 제5조 제1항에서는 "누구든지 금전 또는 재산상의 이익, 기타 반대급부를 주고받거나 주고받을 것을 약속하는 행위를 해서는 안 된다."라고 규정하여 장기의 상업화를 막고 있다.

② 특히 뇌사자 또는 사망한 사람의 조직을 제3자에게 주거나 제3자에게 주려고 받는 행위나 이를 약속한 행위, 자신의 장기를 타인에게 주거나 타인의 장기 등을 자신에게 이식하기 위해 받는 행위 혹은 약속하는 행위도 금지하고 있다.

(5) 공정한 분배

사체에서 받은 장기를 한 사람이 받을 때는 큰 문제가 없지만 혈액형 또는 조직적합반응 검사상 두 사람 이상 유사한 결과가 나왔을 때는 어느 환자를 우선적으로 선택할 것인가 하는 문제가 간단하지는 않다.

(6) 장기이식과 의사의 태도

장기이식을 둘러싼 윤리적 상황에서 의사의 태도는 중요한 영향요인이다.

6. 뇌사와 장기이식의 기록 작성 및 보존

① 진료기록부, 간호기록부, 조산기록부 등을 비치하여 의료행위에 관한 사항과 소견을 상세하게 기록·서명해야 한다. 또한, 기록부를 5년간 보존해야 하며 뇌사판정과 장기적출 및 장기이식의 결과에 대하여 기록을 남기는 것은 중요하다.

② 뇌사판정과 장기적출 및 장기이식에 관한 기록은 15년간 보존하게 되어 있다.

제 8 장 안락사·존엄사

제1절 안락사의 개념 및 분류

1. 안락사의 개념

(1) 정의

극도의 고통을 종식시키기 위함이거나 가족과 사회에 너무 무거워 짐을 지울 수도 있는 정실질환 및 불치병에 걸린 인간에게 비참한 생명의 연장을 중단하기 위해서 행하는 안락 살해를 흔히 안락사라는 말로 사용하고 있다.

(2) 안락사와 관련된 개념

① **무의미한 치료** : 무의미한 치료란 의학적으로 환자의 예후나 삶의 질에 도움이 되지 않는 치료들을 말한다.

② **가망 없는 퇴원** : 가망 없는 퇴원이란 치료를 계속해도 환자에게 더 이상 도움을 줄 수 없다는 판단을 내리고 환자를 퇴원시키는 것으로 의사, 환자 본인, 보호자가 결정한다.

2. 안락사의 분류

(1) 생명주체 의사에 따른 분류

① **자의적 안락사** : 생명주체의 자발적 의사에 따르는 안락사를 말한다.

　㉠ **의뢰적 안락사** : 어떤 생명주체의 명령, 의뢰 또는 신청 등의 적극적 요구에 의하여 이루어지는 것

　㉡ **승인적 안락사** : 적극적으로 원하는 것은 아니나 안락사를 승낙하여 이루어지는 경우

② **비임의적 안락사** : 생명주체가 의사를 표시할 수 없거나 그 결정이 불가능한 경우 또는 표현이 가능하다 할지라도 외부에서 이를 이해할 수 없을 때 시행되는 것을 말하며 다음의 경우에 해당한다.

　㉠ 신생아와 중증의 정신불구자로 안락사에 동의할 수 있는 능력이 처음부터 없는 사람들

　㉡ 혼수상태에 빠져서 의사소통이 불가능한 사람들

(2) 행위자의 행동에 따른 분류

① **소극적 안락사** : 생명체가 어떤 원인으로 죽음의 과정에 들어선 것이 확실할 때 시행자가 그 진행을 일시적이나마 저지하거나 지연시킬 수 있음에도 불구하고 이를 방관하는 것이다.

② **간접적 안락사** : 의도적 행위가 죽음을 초래하는 것을 알면서도 이를 행하여 죽음이 야기되는 것으로 일명 결과적 안락사라고 표현한다.

③ **적극적 안락사** : 행위자가 어떤 생명주체의 죽음을 단축시킬 것을 처음부터 목적하여 이루어지는 것이다.

(3) 생존의 윤리성에 따른 분류

① **자비적 안락사** : 고통을 견디어 나가는 것이 일과의 전부가 되는 상태에서의 생명이란 무의미하기 때문에 이 경우의 생명은 단축시키는 것이 오히려 자비로운 행위라는 것이다.

② **존엄적 안락사** : 비이성적인 즉, 의식이 없어 정신적인 활동이 전혀 불가능한 '산송장'으로서의 인간은 그 생존이 의미가 없으므로 인격의 존엄을 지키기 위해서라도 생명을 단축시켜야 한다는 것이다.

③ **도태적 안락사** : 사회 집단의 한 구성원인 어떤 생명체가 때로는 질병이나 사고로 심신의 상태가 극도로 약화되어 집단에게 많은 부담이 되며 공동체가 그 희생을 더 인내할 수 없는 경우로 포기적 안락사라고도 한다.

3. 안락사에 대한 논쟁

(1) 자의적·자발적 안락사

당사자가 생명권을 포기할 경우 본인이 스스로 간절하게 요청하기 때문인지 혹은 주변의 엄청난 압력을 받기 때문에 요청한 것인지를 구분할 필요가 있다.

(2) 비임의적 안락사

인간이 날 때부터 불구이거나 결격사항이 있으며 자발적인 의지를 가지지 못하는 경우와 질병이나 사고에 의해 자유의지를 잃는 경우이다.

(3) 타의적 안락사

시행자의 행위로 분류할 때는 적극적 안락사로 불리며 행위자가 어떤 생명주체의 죽음을 단축시킬 것을 처음부터 의도하여 이루어지는 것을 말한다. 직접적으로 약물주입을 하거나 치료를 중단하여 직접적인 죽음을 초래하게 하는 것으로 본인의 의사와는 무관하게 이루어지는 형태이다.

4. 안락사와 각 국가의 입장

(1) 안락사를 법으로 허용하는 국가들

① **네덜란드** : 네덜란드 대법원에서는 1984년 이후 안락사를 용인하고 있으며, 2006년에 안락사를 합법화 하는 법안을 승인했고, 수행할 수 있는 방향을 설정해 놓고 있다.

② **미국 오리건 주** : 1997년 존엄사법을 통해 '의사 조력자살'을 허용함으로써 미국 지방정부 최초로 안락사를 허용했다. 오리건 주의 존엄사법은 6개월 이내에 사망할 수 있다는 진단을 받은 불치병 환자에게 기준 범주에 해당하는 경우 안락사를 허용한다.

③ **호주** : 1996년 9월 노던 준주(Northern Territory)에서 세계 최초로 적극적 안락사를 합법화했다. 2013년에는 VEP(Voluntary Euthanasia Party)라는 안락사 정당이 창당되었으며 2017년 11월 호주 빅토리아 주는 안락사 법을 제정했다.

④ **기타 국가** : 영국은 1935년 시작된 'EXIT'라는 협회가 있고, 오스트레일리아에 4개, 벨기에 2개, 인도에 1개의 모임을 비롯하여 20개 국가에 30개 이상의 자발적인 안락사 협회가 있어 활발한 모임을 가지며 법적으로 안락사가 허용될 수 있도록 많은 로비활동을 하고 있다. 특히 스위스의 경우 외국인 조력자살을 허용하고 있다.

(2) 안락사를 반대하거나 일부 허용하는 국가들

① **미국** : 주 별로 차이는 있으나 소극적 안락사는 일반적으로 인정하는 편이며 적극적 안락사나 조력자살의 경우 오리건 주에서만 허용이 되고 다른 주에서는 금지되어 있다.

② **일본** : 적극적인 안락사를 인정하지 않는다. 1962년 나고야 판결에서는 적극적인 안락사를 인정할 수 있는 6가지 요건을 들었다.

③ **독일** : 어떤 이유에서도 사람을 죽일 수 없다고 형법에 명시되어 있으며 고의로 안락사를 시행할 경우 최고 종신형까지 처벌할 수 있다. 단, 소극적 안락사의 경우에는 환자의 자기결정권에 근거해 예외적으로 처벌을 부정한다.

④ **우리나라** : 우리나라에서도 안락사는 허용되고 있지 않으며 환자의 촉탁을 받아 고통을 경감시키기 위해 생명을 단축시키는 행위를 하게 되면 촉탁살인죄나 자살방조죄로 형사처벌을 받게 된다.

제2절 안락사의 윤리적 문제

1. 안락사 찬성입장

(1) 결과주의 윤리설과 안락사

결과주의는 어떠한 행동의 도덕성을 그 행동이 추구하는 결과에 따라 판단해야 한다고 본다. 그러므로 어떤 환자에게 죽음이 최선의 결과가 될 수 있다는 점을 인정한다.

(2) 자발성과 선택의 권리

자발성이란 어떤 선택이 비록 실수처럼 보인다 해도 그것을 존중해 주어야 한다는 것이다. 선택의 권리에는 죽음을 선택할 권리, 즉 죽을 권리도 포함되어 있다고 주장하며 타인이 그 사람의 결정에 대해 방해하지 말아야 한다고 본다.

(3) 존엄성의 상실과 존엄성을 유지할 권리

환자들은 지속적인 고통 속에서 자아존중감이 침해받기 쉬우며 자신이 다른 사람의 짐이 된다는 것에 자존감이 저하됨을 느낀다. 이러한 상황에서 죽음을 선택하도록 허락되지 않는다는 것은 미개하고 비인간적인 처사라고 본다.

(4) 고통의 감소

환자의 고통이 매우 심하여 참을 수 없는 정도이고 치유되기 어려운 경우 죽음은 고통으로부터 해방되기 위한 수단으로 안락사는 정당화될 수 있다.

2. 안락사 반대입장

(1) 의무론적 윤리설과 안락사

의무론적 윤리설은 절대적인 규칙과 의무를 기반으로 사회가 유지되고 있다는 것을 기본 전제로 한다. 의무론자는 '생명중시'의 관점을 가지고 있으며 의사는 언제나 환자에게 최선을 다해야 하며(선행의 원칙) 환자에게 해가 되는 행위를 하지 말아야 한다(해악 금지의 원칙). 그러므로 의사는 항상 환자를 살리기 위해 치료해야 한다.

(2) 미끄러운 비탈길 이론

안락사를 일단 허용하게 되면 미끄러운 비탈길 이론이 적용되어 남용으로 이어지게 된다고 주장한다. 아무리 제한적인 상황에서만 안락사를 허용한다고 하여도 자칫 나치 치하의 독일처럼 집단 학살을 불러 올 수도 있다.

(3) 삶의 존엄성

삶은 신성하고 불가침한 것이므로 참을 수 없고 치유할 수 없는 고통을 포함한 그 어떤 이유로도 안락사를 정당화할 수 없다고 주장한다.

(4) 회복 가능성

의사들이 실수나 오류를 범할 수 있으며 환자들이 지속적으로 혹은 새로운 치료방법의 개발 등으로 회복될 수 있는 가능성이 있다.

(5) 남용과 차별의 위험

장애인 사회운동에 적극적인 사람들은 안락사를 법적으로 허용하거나 용인하는 데 반대한다. 불가피한 개인적 사례를 제외하고 노인, 빈자 및 장애자 등의 취약 인구에 대한 조력자살이 남용될 가능성이 높다.

(6) 비이성적이거나 경솔한 선택

안락사를 요구하는 사람들 중의 일부는 이성적이고 신중한 선택을 하는 것이 아니므로 안락사에 대한 요구를 수용해서는 안 된다는 것이다.

(7) 완화 치료법의 발전

완화 치료법은 회복보다는 고통을 덜어주고 삶의 질을 향상시키는 데 중점을 두고 있다. 완화 치료법의 목적은 환자가 편안하게 생활할 수 있게 도와주면서 가족이 환자의 죽음을 준비할 수 있도록 한다.

제3절 안락사의 형법상 문제

1. 법적 개념

(1) 법적 개념에서 안락사의 분류

① 적극적 안락사 : 불치의 병으로 극심한 고통을 받고 있는 환자가 고통 제거를 위해 환자의 생명을 단절시키는 것이다.

② 간접적 안락사 : 생명을 단축시킬 염려가 있음에도 불구하고 고통완화 목적의 처치를 한 결과 의도하지 않았으나 예상된 부작용으로 인해 환자가 사망하는 것을 의미한다.

③ 소극적 안락사 : 죽음에 직면한 환자가 죽도록 내버려 두는 것을 말한다.

(2) 안락사 개념의 불일치

안락사의 법적 개념은 안락사의 일상적 개념 또는 의료실무적 개념과는 일치하지 않는다. 의료실무에서는 소극적 안락사의 개념 범위가 법적 안락사의 개념보다 더 확장되어 있다.

2. 이익형량적 사고와 절차적 정당화

(1) 이익형량적 사고

법적 안락사의 유형별로 현행법 적용 시 환자의 자기결정권이나 환자가족의 이익을 환자의 생명이나 의사의 생명유지의무와 형량하여 그 정당화 여부를 결정한다.

(2) 절차적 정당화의 요청

법은 안락사 시술의 실체적 요건을 말하는 것이 아니라 관련 당사자들이 서로의 관점을 교환하고 성찰하면서 합리적 결정을 내릴 수 있는 의사소통의 통로를 마련해 주는 역할을 해야 한다.

3. 관련 법률

(1) 적극적 안락사

우리나라 「형법」은 살인의 죄에 관한 장에서 자연적인 죽음 이전에 죽음을 앞당기는 행위를 금지하고 있다.

(2) 소극적 안락사

① 구성요건 조각설 : 연명치료중단은 더 이상 치료방법이 없어서 치료를 중단하는 것이기 때문에 단순 부작위든 작위를 통한 부작위든 간에 의사에게는 더 이상의 치료의무가 존재하지 않으므로 의사에게는 보증인 지위가 없고 이로 인해 구성요건 해당성의 행위주체에 해당하지 않는다고 한다.

② 위법성 조각설 : 환자는 의료행위에 있어 대상이 아닌 주체로서 치료의 방법, 내용, 범위 등을 스스로 결정할 권리가 있고 이러한 환자의 자기결정권의 범위 내에 속하는 결정은 의사가 존중할 필요가 있기 때문에 의사에게 그 책임을 귀속시킬 수 없다는 것이다.

제 4 절   존엄사

1. 존엄사와 임종과정의 환자 간호 및 형법상 문제

(1) 존엄사의 정의

존엄사란 최선의 의학적 치료를 다하였음에도 회복 불가능한 사망의 단계에 이르렀을 때, 질병의 호전을 목적으로 하는 것이 아니라 오로지 현 상태를 유지하기 위하여 이루어지는 무의미한 연명치료(기계호흡, 심폐소생술 등)를 중단하고 질병에 의한 자연적 죽음을 받아들임으로써 인간으로서 지녀야 할 최소한의 품위를 지키며 생을 마감하도록 하는 것이다.

(2) 존엄사와 임종과정의 환자 간호

① 간호사는 임종과정에 있는 간호대상자에게 안위를 제공하고 동반자 역할을 수행함으로써 간호대상자의 존엄성을 유지하도록 한다.
② 간호사는 임종과정에 있는 간호대상자에게도 수분과 영양공급 등 생명유지에 필요한 통상적인 간호는 제공하여야 한다.
③ 간호사는 연명의료를 결정한 간호대상자나 가족, 대리인이 호스피스, 완화 간호를 요구할 때 이를 제공하여야 한다.

2. 연명의료 중단

(1) 연명의료의 정의

연명의료(LST)란 의학적으로 죽음을 초래하는 질환을 회복시키지 못한 채 생명 현상만을 유지해 인위적으로 생명을 연장하는 의료적 조치를 말한다.

(2) 연명의료의 대상

연명의료를 적용해야 하는 대상은 2명 이상의 의사가 회복 가능성이 없다고 판단한 말기 환자 또는 지속적 식물상태의 환자이다.

3. 연명의료 결정 방법

① 의식이 있을 때
  ㉠ 연명의료계획서 : 환자와 담당의사가 함께 작성하여야 하며 환자에게 질병상태와 진행과정이 어떤지, 의료행위를 어떻게 할 것인지, 진료의 효과가 어떻게 나타날 수 있는지 등을 설명할 수 있고 환자는 담당의사에게 원하는 것을 말할 수 있다.
  ㉡ 사전의료의향서 : 죽음이 임박하였을 때 치료여부 의사를 미리 밝혀두는 문서다.
② 의식이 없을 때
  ㉠ 사전의료의향서가 있을 경우 : 환자가 회복 불가능한 단계에 이르렀을 경우 자신의 연명의료 거부 내지 중단에 관한 의사를 밝혔다면 자기결정권을 행사한 것으로 간주한다.

ⓛ 사전의료의향서가 없는 경우 : 가족(배우자, 직계비속, 직계존속에 한함) 2인 이상이 환자의 평상시 의사(과거 행적, 소신 등)에 대하여 일치하는 진술을 하고 이를 1명의 담당의사와 1명의 해당분야 전문의가 판단 후 환자의 의사를 추정하여 인정할 수 있다.

ⓒ 의사추정이 불가할 때 : 법정대리인이나 성년 후견인 등 적법한 대리인 그리고 가족(배우자, 직계비속, 직계존속에 한함) 전원이 합의하여 대리결정하고 1명의 담당의사와 1명의 해당분야 전문의가 결정이 합리적인지 확인한다.

4. 연명의료의 유보, 중지 절차

① 연명의료 중지에 관한 지침

　　㉠ 연명치료 중지에 관한 지침(연명치료 중지에 관한 지침 제정 특별위원회, 2009.10.13.)은 회복 가능성이 없는 환자 본인의 결정과 의사의 의학적 판단에 의하여 무의미한 연명의료를 중지할 수 있으며 환자의 자기결정권에 따른 결정을 의료인이 존중해야 한다고 기술하고 있다.

　　㉡ 의도적으로 환자의 생명을 단축하거나 환자의 자살을 돕는 행위는 허용하지 않는다.

　　㉢ 담당의사는 연명의료의 적용 여부와 범위, 의료 내용의 변경 등을 환자와 그 가족에게 설명하고 협의하여야 하고 연명의료에 관한 의학적 판단은 반드시 다른 전문의사 또는 병원윤리위원회에 자문하도록 규정하고 있다.

② 연명의료 중단대상과 결정주체

군	회복가능성	사례	본인의사 결정능력	결정주체
1군	없음	뇌사 혹은 임종환자	없음	환자 가족과 의료진
2군	없음	말기환자	있거나 없음	환자, 환자가족, 의료진
3군	없음	지속식물상태로서 특수연명의료가 필요하거나 받는 환자	없음	병원윤리위원회
4군	없음	일반 연명의료로서 유지되는 지속식물상태 환자로서 특별한 가족의 요청이 있는 경우	없음	법원

③ 연명의료 중단 시 고려할 점

　　㉠ 환자와 환자 가족 : 환자나 환자의 가족은 환자의 상태, 치료 방법과 효과, 예후, 연명치료 등에 대하여 담당의사에게 자세한 정보를 받고 설명을 들을 권리가 존재한다.

　　㉡ 담당 의료진 : 담당 의료진은 환자가 합리적으로 결정할 수 있도록 도와야 하며 그 결정을 명시적으로 남기도록 환자에게 권유한다.

제 5 절 심폐소생술 금지

1. 심폐소생술 금지와 윤리적 문제

   (1) 심폐소생술 금지의 정의와 배경

   심폐소생술 금지(DNR)는 환자의 요구로 호흡정지 등 위급한 상황이 와도 심폐소생술 등의 조치를 취하지 않는 것을 말한다. 이는 환자가 무의미한 생명연장을 거부할 수 있는 권리이다.

   (2) DNR 환자 간호 시 간호사가 윤리적으로 고려해야 할 사항

   환자의 상태를 가장 정확히 파악하고 있는 의료진에 의하여 판단되어야 하며, 심정지가 발생되기 전에 환자의 DNR 결정이 의학적, 도덕적으로 적합한지를 검증하여야 한다.

■ [제2편] 간호의 윤리적 측면

제 1 장 간호윤리의 이해

제 1 절 건강관리체계의 변화

1. 건강관리체계

   (1) 건강관리체계의 개념과 유형

   ① 건강관리체계란 각 의료기관 간에 확실하고 구체적인 기능의 분담을 전제로 모든 국민에게 동등한 수준의 의료를 동등한 기회에 구체적으로 제공하기 위한 일련의 조치로 가용 의료자원을 더 효율적으로 활용함으로써 필요한 때에 적시 적절한 의료기관에서 적합한 의료인에게 정적 서비스를 받도록 제도화하는 것이다.

   ② 우리나라의 보건의료체계는 보건의료제도, 국가보건체계, 보건체계, 보건의료전달체계, 의료전달체계, 지역사회보건체계, 건강관리전달체계 등으로 불린다.

   ③ 크렉즈코브스키의 국가보건 체계모형 : 세계보건기구가 제시한 것으로 국가의 건강관리 전달체계 구성요소를 보건의료자원의 개발, 자원의 조직화, 보건의료의 전달, 경제적 지원, 관리의 다섯 가지 하부 구성요소로 보았다.

2. 건강관리 환경의 변화

   (1) 저출산, 고령화 사회

   저출산과 고령화는 이미 세계최고 수준에 도달하여 보건의료 및 사회 전반적으로 매우 심각한 문제와 영향을 미칠 수 있다.

(2) 질병 양상의 변화와 건강 위해 요인의 증가

사회구조 및 생활환경이 다양화됨에 따라 건강 위해 요인이 증가하고 흡연, 음주, 결핵 등 전통적 건강 위해 요인뿐만 아니라 신종 감염병, 환경질환 등 새로운 건강 위해요인이 빠르게 증가하고 있다.

(3) 의료보장성 강화

최근 10년간 건강보험 보장률이 60% 초반 수준에서 정체하고 있어 국민이 직접 부담하는 의료비가 OECD 평균대비 1.9배(2014년 기준)로 높아 의료보장성 강화가 필요했다.

(4) 병원 중심에서 지역사회 중심으로 변화

건강관리 중심이 병원 중심의료제도보다 1차 건강관리(건강유지 및 증진, 질병예방 1차 진료)를 중심으로 전환되고 3차 건강관리를 강화하는 사업으로 변화될 것이다.

(5) 건강불평등 해소

직업별로는 관리, 전문직군이 건강수혜집단이며 저소득, 저학력, 낮은 직업적 위치에 있는 인구집단과 여성, 노인, 아동 등의 취약계층은 낮은 기대여명과 높은 유병률을 보이고 있어 사회계층에 따른 맞춤형 건강 증진 정책 추진과 건강불평등 해소 정책을 시행해야 한다.

(6) 첨단의료기술의 발달과 4차 산업혁명

사물인터넷, 빅데이터 등을 활용한 인공지능으로 대표되는 4차 산업혁명은 진단부터 치료에 이르는 모든 단계의 데이터를 다각도로 분석해 질병에 대한 예방과 예측, 개인별 맞춤 치료를 제공하게 된다.

(7) 보건의료서비스 국제협력

의료서비스의 국가 간 교역을 확대하여 우수한 인적 자원과 높은 기술력을 지닌 Medical Korea 글로벌화를 촉진하고 있다.

3. 새로운 건강관리체계

(1) 건강 패러다임의 변화

보건의료환경의 변화와 더불어 20세기 초기의 의료 패러다임을 거쳐 21세기에는 사회 환경적 패러다임으로 변화하고 있다. 이 패러다임의 중심철학은 건강문제와 경제, 환경문제 간의 중요한 관계이다.

(2) 건강관리체계의 변화와 간호사의 역할

① 간호사는 보건의료환경과 건강관리체계의 변화로 과거 어느 때 보다도 다양한 장소에서 전문간호사, 교육자, 연구자, 연구자로서 상담, 교육, 간호를 제공하는 확대된 역할을 제공해야 하며 보건정책 개발과 보건의료의 질 관리를 담당하게 될 것이다.

② 간호의 수준은 기능적 간호의 수준을 넘어 사례관리와 같은 개인적 특성을 중요시 하는 전인적인 간호로 이행해야 한다.

제 2 절 윤리적 접근법

1. 윤리학의 기본개념

(1) 윤리의 정의

① 윤리는 사람이 이 세상을 사는데 마땅히 하여야 할 도리를 뜻하며 인도, 도의, 인의, 예의 등으로 구성된다.

② 도덕은 사람이 사람으로서 행하여야 할 기본이자 그것을 자각하여 실천하는 행위다.

(2) 윤리와 관련개념

① 도덕적인 & 부도덕한(moral & immoral)

   ㉠ 도덕적(moral)이라는 것은 '올바른, 도덕적 기준이나 규범에 맞는'이라는 의미이다. 그 반대어는 부도덕한, 또는 비도덕적(immoral)이며 '올바르지 않은, 도덕적 기준이나 규범에 맞지 않는'이라는 의미이다.

   ㉡ '도덕관념이 없는(amoral)'이라는 것은 '옳고 그름을 인식하지 못하는'이라는 의미이다.

   ㉢ '도덕과 무관한(nonmoral)'이란 도덕적인 가치판단과 무관한 것을 말한다.

② 옳음 & 그름(right & wrong) : 옳음은 행위, 과정, 태도 등이 객관적으로 완성된 일정한 원리, 규칙, 규범 등과 일치하는 경우에 부여되는 가치이다.

③ 좋음 & 나쁨(good & bad) : '좋다'는 말은 도구적 선으로 쓰일 경우와 본래적 뜻으로 쓰일 경우가 있으며 본래적 의미로 좋은 것은 유덕한 의향 및 유덕한 행동, 쾌락, 유덕한 자에게는 기쁨이, 부덕한자에게는 괴로움이 각각 분배되고 지식 및 올바른 의견의 4가지다.

④ 권리와 의무(right & duty) : 권리에 근거한 이론들에서 자연권 이론에 의하면 인간은 실정법을 초월하는 자연법에 따라 생명, 자유, 재산에 대한 권리를 갖는다.

⑤ 도덕적 딜레마(ethical dilemma) : 윤리적 딜레마 혹은 도덕적 딜레마는 도덕적인 이유와 갈등이 내재해 있는 상황에서 그 이유가 도덕적일 때 도덕적 갈등이 된다.

2. 도덕발달이론

(1) 콜버그의 도덕발달이론

콜버그(Kohlberg, 1971)는 도덕적 옳음과 그름을 이해하는 서로 다른 방식들에 의해 특징지어지는 '단계를 통한 이동'으로서 도덕발달을 해석하고 있다. 이에 따라 그는 인간의 도덕발달에 있어서 3수준과 6단계 이론을 제시하고 있다.

(2) 길리건의 도덕발달이론

남성과 여성들은 본질적으로 서로 다른 도덕적 지향으로부터 삶의 도덕적 문제들을 해석하고 판단한다고 보았다. 길리건은 도덕성이 정의와 따뜻한 돌봄이라는 두 가지 상호의존적인 요소들로 이루어져 있다고 보았으며 여성의 도덕발달 단계를 3수준과 2과도기로 설명하고 있다.

제3절 윤리이론

1. 윤리이론

(1) 공리주의

① 결과 이전의 원인이나 의도보다는 결과적으로 나타난 선의 유무가 윤리행동의 척도가 된다는 것으로 공리주의자들은 결과론자들이다. 어떤 것도 그 자체로서 옳거나 그 자체로서 그르지 않다고 믿으며, 수단은 중요시되지 않고 행위의 결과만이 중요하다고 생각한다.

② 공리주의에는 선호 공리주의, 행위 공리주의, 규칙 공리주의가 있다.

(2) 의무론

① **칸트의 의무론** : 칸트의 의무론은 윤리적인 문제를 초래하는 상황에서는 반드시 존중되고 지켜져야 할 절대가치가 있다고 보고 행위의 결과보다는 행동의 형태나 본질을 더 중요하게 보는 이론이다.

② **로스의 의무론** : 로스는 조건부 의무론을 제시하여 칸트의 이론체계와 공리주의가 결합된 양상을 띤다. 옳고 그름이 행위의 결과에 따라 결정지어지지 않는다는 점은 칸트와 비슷하나 도덕적 사고에 결과를 배제시킬 수 없음을 인정함으로써 칸트와 구별이 된다.

(3) 덕 윤리

덕 윤리는 행위의 결과나 의무와 관련하여 옳고 그름이 무엇인지 판단하는 것에 관심을 두기보다는 사람의 성품, 어떤 종류의 사람이 되길 원하는 지에 주목한다.

2. 윤리의 원리

간호윤리 분야에서 윤리적 의사결정을 할 때 가장 많이 적용하는 윤리원칙은 자율성 존중의 원칙, 악행금지의 원칙, 선행의 원칙, 정의의 원칙이다.

3. 윤리규칙

윤리규칙에는 정직, 신의, 성실이 있다.

4. 윤리적 의사결정

윤리적 의사결정 모형에는 결의론적 모형과 분석적 모형이 있다.

5. 윤리적 사고의 단계

윤리적 사고의 4단계는 윤리적 판단과 행동 → 윤리규칙 → 윤리원칙 → 윤리이론이다.

제4절 간호전문과 윤리

1. 간호전문직과 간호윤리의 변천

(1) 간호전문직과 윤리

간호전문직은 그 직업적 목적과 기능, 이념이 인간을 중심으로 이루어지는 만큼 역사적으로 볼 때 어느 직업보다 직업윤리가 강조되어 왔다.

(2) 간호윤리 변천사

21세기의 '좋은 간호사'에는 협력, 책무, 돌봄에 옹호의 개념이 추가된다. 옹호의 개념은 간호대상자들이 경험하게 되는 다양하고 복잡한 쟁점을 다루는 과정에서 간호대상자 편에 서서 지지하고 돕는 역할이다.

2. 간호윤리학

(1) 간호윤리의 정의와 개념

간호윤리는 간호사들이 도덕적으로 문제를 직면할 때, 어떤 행동을 해야 하는가의 기준이 되는 것이다. 이때의 도덕적 문제들은 건강, 치유, 돌봄과 같은 간호의 기본개념들과 관련된 문제들을 말하는 것이다.

(2) 윤리학과 간호윤리학의 관계

간호윤리학은 응용규범 윤리학에 속하며 이는 사회의 특정 분야에 적용할 수 있는 윤리적 분석방법 및 대안, 행동규범 등을 제시하는 분야를 말한다.

(3) 간호윤리의 중요성

간호윤리는 간호의 규범체계에서 가장 기본적인 역할을 해왔으며 특정 간호 상황에서 간호행위가 윤리적으로 근거가 확실한 선한 행위가 되도록 안내하고 이를 평가하기 위한 일반적인 원칙이 되며 전문적인 간호와 관련된 책임을 수행할 수 있도록 기본적인 틀을 제공한다.

(4) 간호윤리가 새롭게 강조되는 이유

새로운 과학기술의 발전으로 많은 윤리적 딜레마에 직면하게 되었고 그에 따라 윤리적 갈등을 표출시키고 있다. 현대 사회는 간호 전문성을 더욱 인정함에 따라 전문직 간호사에게 책임지는 행동을 요구한다.

3. 간호와 실무에서의 윤리

(1) 간호사와 대상자 사이의 윤리

① 임신중절과 윤리문제 : 임신중절에 윤리적 논쟁들은 태아의 생명권과 여성의 자기결정권을 중심으로 대립되고 있다. 태아의 생명권 수호를 주장하는 보수주의적 입장, 여성의 권리가 태아의 생명보다 중요하다는 입장인 진보주의적 입장, 비극적이고 손실이 뒤따르는 경우에만 임신중절을 허용하는 절충주의적 입장이 있다.

② 생명공학과 관련된 윤리문제 : 인간 복제나 인간 장기의 생산은 과학적인 문제로 유전자의 다양성을 지속시키기 어려우므로 다양한 자손을 남길 수 없고 유전병 등을 증가시킬 수 있다. 또한, 비정상적인 사람을 생산할 가능성이 있으며 윤리·신학적으로 부모의 가치와 결혼의 의미, 가족이 의미에 대한 문제들이 대두될 수 있다.

③ 안락사와 관련된 윤리문제 : 무의미한 생명연장에 대한 거부와 인간답게 죽겠다는 요구가 대두되고 있으나 안락사는 찬·반론이 여전히 팽팽하게 맞서고 있는 실정이며 안락사에 대한 각 나라의 인식과 추이에도 차이가 있다.

④ 뇌사 및 장기이식과 관련된 윤리문제 : 뇌사를 죽음으로 인정하는 것은 많은 사회적, 윤리적 문제를 내포하고 있으며 환자의 장기이식과 관련된 행위들을 정당화하는 원칙은 자율성의 원칙, 악행금지의 원칙, 선행의 원칙, 정의의 원칙 등 4가지 윤리원칙에 의해 고려되어지고 있다.

⑤ 연구와 관련된 윤리문제 : 제2차 세계대전 중 나치와 일본군들이 전쟁포로들을 대상으로 비인간적이고 잔혹한 생체실험을 진행하였고 이를 계기로 인체실험대상자의 권리에 대한 논란이 발생하였다. 다시는 이와 같은 일이 재발되지 않기 위한 노력으로 뉘른베르크 강령, 헬싱키 선언, 벨몬트 보고서 등이 만들어졌다.

(2) 간호사와 협력자 사이의 윤리

① 간호사와 의사 사이의 윤리적 갈등

   ㉠ 간호사와 의사와의 관계는 환자 간호의 질을 결정짓는 중요한 요소이며 간호사와 의사의 업무는 상호 보완적이며 상승작용을 유발해야 한다.

   ㉡ 의료행위에 기술적인 측면이 부족하거나 비윤리적인 불법행위가 행해질 때 간호사는 그 처방 수행을 거부할 의무가 있으며 관계윤리를 준수하여 의사와의 협력관계를 유지하는 것이 필요하다.

② 간호사와 간호사 사이의 윤리적 갈등

   ㉠ 간호사는 독립적으로 업무수행을 함과 동시에 팀으로서 함께 일하기 때문에 다른 간호사를 감독하거나 혹은 감독을 받기도 하면서 간호사 간 관계갈등을 경험한다.

   ㉡ 간호사는 다른 보건의료인들과 상호 비방, 모함, 사생활 공개, 폭력 등의 언행을 삼가고 갈등 해소를 위해 노력해야 하며 상호 존중하고 신뢰하는 분위기를 형성해야 한다.

③ 간호사와 타 직종 구성원의 관계윤리

    ⊙ 이해상충(COI)은 개인의 사적인 이해관계가 자신이 맡고 있는 업무 또는 공공이나 타인의 이익과 서로 상충되는 상황을 뜻한다.

    ⓒ 이해관계의 갈등을 겪는 것 자체를 비윤리적이라고 할 수 없으나 이해상충의 갈등 상황에서 정당하지 못한 방식으로 행동할 때 비윤리적이 된다.

4. 간호 상황에서의 윤리적 딜레마

(1) 윤리적 딜레마

똑같이 비중 있는 대안 중에서 만족할 만한 해결책을 찾을 수 없는 상황으로, 간호사가 직면하는 문제의 윤리적인 측면으로 간호사가 전문가로서 지켜야 하는 윤리적 의무 혹은 책무가 서로 충돌하고 있어 어떠한 실천 행동을 선택하는 것이 윤리적으로 올바른 것인지 판단하기 힘든 상태를 뜻한다.

(2) 윤리적 의사결정

4가지 주제 모델(The Four Topics) : 존슨, 싱글레어, 윈슬레이드(Jonsen, Siegler와 Winslade, 2010)는 임상사례의 본질적인 구조를 형성하는 4가지 주제, 즉 의학적 적응, 환자의 선호, 삶의 질, 배경요인을 제시하였다.

제5절 간호행위와 윤리적 개념

1. 간호행위와 관련된 주요 4가지 윤리적 개념

간호행위에서 간호사가 윤리적 의사결정을 하는데 중요시되는 윤리적 개념으로는 옹호, 책임, 협동, 돌봄 등이 있으며 이것은 간호실무에서의 중요한 의미를 갖는다.

옹호	간호사와 대상 간의 긍정적 관계에서 발생하며, 환자의 권리를 알리고 이해하도록 하는 일
책임	간호사의 기본 책임 : 건강증진, 질병예방, 건강회복, 고통경감
협동	의료에서 팀원 간의 협동은 환자의 이해를 위해 필수적
돌봄	인간의 특성으로서의 돌봄, 도덕적 명령이나 이상으로서의 돌봄, 대인관계로서의 돌봄, 정서로서의 돌봄, 치료중재로서의 돌봄

제6절 전문직의 윤리강령

1. 전문직 윤리강령

전문직은 해당 분야의 전문조직을 갖추고, 일반 대중에 대한 봉사 신념, 자기 규제, 소명 의식, 전문적 자율성, 특수한 능력과 기법, 실천, 서비스 개발 등에 관심을 가지며 전문가로서의 개인적 책임을 지는 직업이다. 윤리선언은 해당 전문직의 높은 윤리성을 사회적으로 선언하는 것이고 윤리강령은 전문직 종사자들이 갖추어야 하는 행동의 윤리적 책임을 명시한다.

2. 간호사 윤리강령

간호전문직은 그 직업적 목적과 기능, 이념이 인간을 중심으로 이루어지는 만큼 어느 직업보다 윤리적 측면이 강조되어 왔으며 간호의 전문성, 권한, 책임감, 자율성의 특징을 갖추고 인류와 사회에 봉사해야 하므로 간호사 윤리강령이 제정된 것이다. 1953년 국제 간호사 윤리강령을 토대로 1972년 한국 간호사 윤리강령이 제정되었다.

제 2 장　간호사의 역할

제 1 절　간호사의 역할

1. 간호개념의 변천과 간호사의 역할

(1) 간호개념의 변천

간호개념은 간호를 구성하고 있는 가장 필수적이고 기본적인 요소이며 시대와 사회 문화적 변천, 건강에 대한 사회적 요청 및 간호이론의 발달에 따라 변화되어 왔다. 간호이론이 탄생한 이후 '갖도록 하다(to have), 제공해 주다(to provide)'의 능동적인 개념으로 진화했으며 현대간호는 간호 대상자의 범위나 도움을 주는 목적 그리고 간호활동의 특징 면에서 포괄적으로 확대되었다.

(2) 간호사의 역할과 윤리

21세기의 간호전문가의 역할에는 협력, 책무, 돌봄에 옹호라는 개념이 추가되었으며, 간호사의 전문적 지식과 기술을 바탕으로 한 비판적 사고와 윤리적 의사결정의 능력이 필수적인 역량으로 인식되고 있다.

2. 전문직으로서의 간호사

(1) 전문직의 정의

전문직은 전문가, 자율성, 권한, 책임감의 특징을 갖추고 높은 수준의 교육과 훈련 등을 통해 획득한 고도의 지식 및 기술적 차원의 능력을 갖추고 합리성에 근거한 업무수행을 통해 사회에 공헌한다.

(2) 전문직의 특성 및 분류기준

전문직 특성에 관한 사회학적 관점은 크게 속성 접근, 과정 접근, 권력 접근의 3가지로 구분할 수 있다. 속성 접근은 전문직의 고유한 속성을 통해 일반직업과 전문직으로 구분하는 것이며 과정 접근은 직업이 전문직으로 발전되는 과정에 중점을 두는 접근법이다. 권력 접근은 전문직이 갖는 권력과 특권에 초점을 맞추고 있는 접근법이다.

(3) 전문직의 기준

전문직의 특성을 설명한 학자는 구드, 라이저, 홀 등이 있으며 이들이 제시한 전문직의 기준은 지식, 전문적 권위, 비표준화된 업무, 윤리규범, 전문직 문화, 전문직 특권에 대한 사회의 인정이다.

(4) 전문직으로서의 간호

① 간호의 전문직 특성

　㉠ 지식, 지식체 : 지식은 전문직 수행의 근거를 제공하며 전문성의 핵심요소이다.

　㉡ 탐구정신 : 탐구는 이미 알려진 것들을 이해하고 검토하며 도구를 이용하여 데이터를 모으고 해석하며 해답을 제시하고 설명하는 과정이다.

　㉢ 책무 : 자신이 수행한 행위에 대한 응답적 책임 또는 이에 대해 책임지려는 능력과 의지를 말한다.

　㉣ 자율성 : 자율적 행위는 독립적으로 일하는 것, 그리고 실무의 범위 안에서 의사결정할 수 있는 것을 의미하며 대상자의 이익을 옹호하기 위해 실무의 표준, 윤리강령, 조직의 정책 체계 안에서 적절한 행동을 할 수 있는 능력을 포함한다.

　㉤ 옹호 : 옹호는 어떠한 선택을 해야 하는 환자에게 선택할 수 있는 그들의 권리를 존중하고 의사결정 과정과 결과들을 통해 그들을 지지하기 위한 정보를 제공하는 것이다.

　㉥ 혁신과 미래지향 : 자율성과 독립성, 질적 간호를 가능하게 하는 간호환경, 능숙한 임상 수행을 가능하게 하는 업무환경, 관리 구조와 혁신을 촉진시키는 프로세스, 간호사의 경력발전과 전문직에 대한 인식을 포함한다.

　㉦ 동료와의 협력 : 간호사와 다른 건강 전문가들 간의 협력은 환자 결과에 긍정적인 영향을 미친다. 간호조직의 한 부분을 담당하는 것, 멘토링, 롤 모델링, 연구자를 돕는 것과 같은 동료들과의 협력 관계는 중요한 전문직 자질이다.

　㉧ 윤리와 가치 : 간호윤리는 개인적 수준에서의 실무와 관련되며 간호윤리의 범위와 지식은 실무적 윤리 차원에 대한 이해를 필요로 하며 간호사의 윤리적 행위는 태도, 가치, 정책, 동료들의 행위로부터 영향을 받는다.

② 간호전문직관

간호전문직관은 간호의 가치에 직업관을 결합시킨 것으로 전문직으로서의 간호와 간호를 담당하는 간호사의 간호활동 과정 자체에 대한 직업의식적인 견해를 말한다. 간호전문직관에 영향을 주는 요인들에는 사회와 요인, 사고와 신념, 전문직 이미지, 전문직 자아개념, 행위가 있으며 인식과정과 행동과정으로 나눈다.

제2절 대상자의 자율성

1. 대상자의 자율성과 윤리

(1) 자율성 존중의 원리

자율성이란 자신이 선택한 계획에 따라 자신이 행동을 결정할 수 있는 자기결정권과 개인적 자유가 허용되어야 함을 의미한다.

(2) 대상자의 권리

무엇에 대해 권리가 있다는 것은 그 무엇을 이행하도록 요구할 수 있다는 것을 의미하며 권리는 크게 법적 권리, 개연적 법적 권리, 인권의 세 가지 유형으로 나눠진다.

(3) 대상자의 권리 보호

환자는 진료를 받을 권리, 알권리 및 자기결정권, 비밀을 보호받을 권리, 상담, 조정을 신청할 권리가 있다.

2. 대상자의 자율성과 윤리적 갈등

(1) 동등한 간호의 제공

간호사는 대상자의 국적이나 인종, 종교, 사상, 사회경제적 배경, 질병의 종류를 불문하고 동등한 간호를 제공할 의무를 가지나 간호사는 자신이 고용된 기관의 정책을 준수하여야 하고, 환자에게는 전문인으로서 책임을 다해야 하기 때문에 갈등하게 된다.

(2) 대상자의 자율성 존중

간호사는 어떤 환자도 고통이나 죽음을 원하지는 않을 것이라는 가정에서 즉, 좋은 뜻에서 타인의 행동을 간섭하게 되는 데 이를 선의의 간섭주의라고 한다. 강제성의 정도에 따라 강한 선의의 간섭주의와 약한 선의의 간섭주의로 나뉜다. 그밖에 대상자의 자율성 존중에는 충분한 정보제공에 의거한 사전 동의, 사실대로 말하기와 기만, 대상자의 간호거부 권리, 신의, 대리결정, 이중효과의 원칙이 포함된다.

(3) 자율성 존중의 원칙을 제한을 받는 경우

환자의 내외적인 제약에 따른 제한 : 환자의 내외적인 제약은 다양하며 이로 인해 자율성이 제한을 받을 수 있다. 환자의 내적 제약은 정신능력, 의식수준, 연령, 질병 상태 등이며 환자의 외적 제약은 병원환경, 자원의 이용가능성, 의사결정을 위해 제공되는 정보의 양, 금전적 자원 등이다.

제3절 간호사의 자율성과 윤리적 의사결정

1. 간호사의 자율성과 윤리

간호전문직의 자율성이란 간호행위에 대한 자율적 의사결정과 자신의 행동에 대해 윤리적 책임을 질 수 있어야 하는 것이다.

2. 윤리적 의사결정

① 톰슨과 톰슨은 윤리적 의사결정의 10단계를 제시했다.
② 카메론의 '가치, 존재, 행동 윤리적 의사결정 모델'은 덕 윤리, 윤리원칙에 근거한 사고, 윤리적 돌봄을 토대로 개발된 것으로 옹호, 선행, 돌봄, 정의와 같은 윤리적 원칙들이 윤리적 문제 해결에 사용되며 윤리적 문제와 관련하여 가치, 존재, 행동에 대한 질문을 던진다.
③ 버그만(Bergman, 1873) 등은 딜레마 상황의 윤리적 의사결정 모형을 통해 실제 의사결정을 하기 위해 거치는 과정을 단계별로 제시하였다.

제4절 간호사의 자율성과 성숙도

1. 간호사의 자율성과 간호윤리

전문직의 특성으로 자율성은 전문직업인이 직무수행과정에서 그들 자신이 업무기능을 스스로 통제한다는 것을 의미한다.

2. 간호사의 성숙도

(1) 자아개념의 발달

자아에 대한 인식은 자아개념의 기초로서 자아개념은 개인의 행위가 일정한 양상으로 발달하는 동안 조직되고 그것을 실현하기 위해 노력하게 된다.

(2) 전문적 자아개념의 발달과 윤리의식

전문적 자아는 개인적 자아개념의 직접적인 반영이며 자아의 이해와 자아를 긍정적으로 보는 관점은 더 생산적인 전문적 자아개념의 형성을 유도한다. 부정적 자아개념은 전문적 역할을 성공적으로 수행하는 데 장애요인이 된다.

제5절 간호사의 윤리적 책임

1. 간호윤리의 발전과 간호임무에 따른 윤리적 책임

(1) 간호윤리의 발전과 중요성

시대가 변화하면서 급격한 사회변화와 과학기술의 발전은 인간의 신념이나 삶의 가치 또는 직업적 신념에도 많은 변화를 초래하여 인간생명의 존엄성과 인간에 대한 가치를 변화시키고 윤리적 가치와 생명 윤리에도 변화를 가져왔다. 간호사는 도덕적 판단이 요구되는 심각한 상황에 자주 놓이게 되었고 이에 따른 법적 책임과 윤리적 책임을 분별하여 의사결정을 해야 하는 일에 자주 직면하게 된다.

(2) 간호사의 임무에 따른 윤리적 책임

ICN 간호윤리강령(1973)에 따르면 간호사는 건강증진, 질병예방, 건강회복, 고통경감에 대한 주요 임무를 가진다고 하였다. 이러한 책임을 수행하고 달성하는 과정에서 간호사는 윤리적 갈등을 경험할 수 있고 자신의 윤리적 지식을 상황에 적용하여 행동을 결정하게 된다.

(3) 그 외의 윤리적 쟁점

간호사는 그 역할과 체계의 변화에서 수많은 윤리적 갈등에 부딪히게 되는데, 동료 및 협력자 간의 윤리문제나 연구와 관련된 윤리문제에서도 바람직한 윤리적 의사결정을 해야 한다. 도덕성을 견지하기 위해 노력하고 전문직 윤리관을 확립하고 실천해야 한다.

제3장 간호사의 윤리적 갈등 및 의사결정

제1절 간호사와 대상자

1. 낙태 및 관련법의 법적·생명윤리적 쟁점

(1) 낙태에 대한 입장

① 낙태에 대한 윤리적 정당성과 법적 허용에 관한 찬반 논쟁은 태아의 기본적 권리인 생명권 보호와 프라이버시 및 선택의 권리를 지키기 위한 양측의 입장이 첨예하게 대립하고 있다.

② 낙태에 대한 견해는 보수주의적 입장인 생명우선론과 자유주의적인 입장인 선택우선론이 있으며 온건주의적 입장이 있다.

(2) 낙태의 생명윤리적 쟁점

① 인격성 논쟁 : 낙태와 관련된 맥락에서 철학자들 특히 여성 철학자들은 인격체와 인간존 재를 구분하며 태아는 인격체가 아니기 때문에 생명권을 갖지 않는다고 주장한다.

② 체외생존 가능성 논쟁 : 체외생존 가능성은 태아가 산모의 자궁 밖에서 생존할 수 있는 시 기를 낙태 허용여부의 구분선으로 삼는 것이다.

③ 경계사례 논증 : 경계사례 논증은 낙태시킬 수 있거나 시킬 수 없는 태아를 구분하는 선을 어디에 그을 것인가의 문제이다.

④ 페미니즘 논쟁 : 페미니즘은 자기 스스로 선택할 수 있는 여성의 권리, 즉 여성의 삶이 남 성의 지배 아래 있는 것이 아니라 남성과 동등한 위치에서 자신의 삶을 영위하고 있는 것 을 의미한다.

⑤ 응급피임논쟁 : 처방전 없이 사후 피임약을 살 수 있도록 한다면 원하지 않는 임신을 막아 낙태를 줄일 수 있고 청소년들의 불행을 막을 수 있다는 주장도 있다.

(3) 낙태 반대와 찬성의 생명윤리적 쟁점

① 낙태반대론자의 견해 : 낙태는 무고한 생명을 죽이는 살인이며 임신 중에 있는 태아는 보 통 성인과 마찬가지로 인간이다. 낙태는 인간 생명에 대한 경시풍조를 확산시키고 미끄러 운 경사길 논리를 피해갈 수 없다.

② 낙태찬성론자들의 견해 : 태아는 과연 성인과 동등한 자격과 권리를 갖춘 인간인가에 대 한 물음을 제기하며 여성의 삶의 질, 여성의 생식과 관련된 자기결정권을 우선으로 존중 받아야 한다고 본다.

(4) 낙태 관련법의 윤리적 쟁점

「모자보건법」 제14조에는 타고난 생물학적 조건이나 사회적 조건에 따라 생명의 가치가 구분 되고 기존 사회구성원들의 이익을 위해 태아의 생명이 희생되는 것이 정당화된다는 차별적 이념이 내포되어 있다.

2. 영유아 간호와 윤리적 쟁점

(1) 유전성 대사질환 신생아의 선별검사와 관련된 윤리적 문제

① 윤리적 쟁점 : 유전자 질환 검사결과는 다른 진단 검사와는 달리 검사 대상자와 가족에게 검사와 결과에 대한 정보제공과정에서 가족 상호관계에 영향을 줄 수 있다.

② 간호사는 신생아 선별검사와 관련하여 부모에게 충분한 정보를 제공하고 동의를 얻어야 하며 관련된 지식을 습득하고 대상자의 불필요한 불안 감소를 위해 필요로 되는 정보를 효과적으로 전달할 수 있는 의사소통역량을 갖추어야 한다.

(2) 예방접종과 관련된 윤리적 문제

① 예방접종을 거부하는 부모는 과거 경제적, 지리적, 시간적 이유로 자녀의 예방접종을 미뤘던 부모들과는 달리 예방접종의 안정성과 그 효과가 낮다고 인식하는 사회심리적인 문제로 인해 거부하고 있다.

② 간호사의 역할 : 간호사는 부모의 의견을 존중하고 부모가 예방접종에 대해 어떤 생각을 가지는지, 정보를 어디에서 얻게 되었는지에 대한 사정을 통해 구체적인 중재안을 가지고 접근해야 한다. 예방접종이 단순히 개인의 건강을 지키기 위한 개별 활동으로 국한되지 않으며 공공의 이익과도 관련된 윤리적 문제라는 대중의 인식을 높이는 것도 필요하다.

(3) 학대받는 아동

① 윤리적 쟁점 : 아동학대란 보호자를 포함한 성인이 아동의 건강 또는 복지를 해치거나 정상적 발달을 저해할 수 있는 신체적, 정신적, 성적 폭력이나 가혹행위를 하는 것과 아동을 유기하거나 방임하는 것을 의미한다.

② 간호사의 역할

　㉠ 간호사는 아동 학대 및 방임에 대한 전문적 지식을 가지는 것이 필요하다.

　㉡ 학대를 받았다고 의심되는 아동을 보호하기 위해 적절한 방법으로 신고할 책임이 있다.

　㉢ 아동학대 및 방임 방지를 위한 프로그램을 개발하고 피해 아동을 지지하고 효과적으로 보호하기 위한 간호중재법을 익히고 적용할 수 있어야 한다.

　㉣ 학대는 의심만으로도 신고할 수 있으므로 지체 없이 신고해야 한다.

(4) 다문화 가정의 어린이들

① 윤리적 쟁점 : 다문화 가정의 아동은 많은 경우에 사회경제적으로 낮은 생활수준과 법적 절차의 미흡으로 의료사각지대에 놓이게 된다.

② 간호사의 역할

　㉠ 소수자에 대한 차별을 없애고 인간에 대한 존엄성을 바탕으로 사회정의 실현을 위해 다양한 문화에 대한 이해와 수용, 배려의 자세가 요구된다.

　㉡ 보건의료 형평성, 건강한 미래세대 양성, 장래의 질병예방이라는 측면에서 다문화 가정이 보건의료에 미치는 영향력에 대한 검토와 적극적 접근이 필요하다.

3. 청소년 간호와 윤리적 쟁점(비밀유지, 사생활 보호, 신뢰)

① 비밀유지는 간호사나 의사에게 제공된 정보를 동의 없이 제3자와 공유할 수 없음을 의미한다.

② 간호사가 청소년과 돌봄의 관계형성을 시작할 때 비밀유지에 대한 확신을 줄 필요가 있으나 잠재적 해악이 있을 경우 청소년 스스로가 적절한 방법으로 관여된 이들에게 정보를 밝힐 수 있도록 기회를 제공해야 한다.

4. 성인간호와 윤리

(1) 응급환자 간호와 윤리적 쟁점

응급실 간호사는 자신이 해야 할 옳은 일을 알고 있음에도 기관의 제약이나 상사로 인해 선택할 수 없을 때 윤리적, 정서적 고뇌에 빠지게 된다.

(2) 간호사의 역할

응급실처럼 급박한 상황에서 윤리적 의사결정을 하고 이에 따른 행동을 하는 것이 어려운 일일지라도 환자나 보호자의 사생활 보호 및 비밀이 보장되어야 하며 진실말하기와 충분한 설명에 근거한 동의가 응급실에서도 중요한 윤리적 간호라는 것을 알고 있어야 한다.

(3) 만성질환자 간호와 윤리적 쟁점

만성질환자 및 가족과 관련된 윤리적 딜레마는 부적당한 통증관리, 노인이나 중증 장애 환자에 대한 학대와 방임, 초기 치매 환자의 의사결정 문제, 말기 환자의 치료 및 간호에 대한 의사결정 문제들이 있다.

5. 노인 대상자와 관련된 윤리적 쟁점

(1) 노인학대

'노인학대'는 노인에 대하여 신체적·정서적·성적 폭력 및 경제적 착취 또는 가혹행위를 하거나 유기 또는 방임하는 것을 말한다.

(2) 치매 노인의 인권

① 치매 노인 대상자의 자율성을 최대한 옹호하면서 윤리적으로 간호하기 위하여, 치매 노인을 돌보는 간호사 및 간호보조 인력에게 치매 증상, 치매 노인과 의사소통하는 방법을 교육해야 한다.

② 치매노인의 욕구를 최대한 잘 이해하고 충족시키도록 노력한다. 가족에게 치매 노인 대상자가 치매에 걸리기 전에 좋아하거나 중요시 여긴 가치에 대해 이야기를 듣고 반영하는 방법이 있다.

6. 정신건강문제 대상자와 윤리적 문제

(1) 강제입원

정신건강문제 대상자의 입·퇴원 관리는 관할 정신보건기관 소관이며 관할 정신보건기관은 입·퇴원 관리 실태를 수시 또는 정기 점검하고 위법사항 적발 시 관련 법령에 의거 조치하도록 되어 있다.

(2) 강제처치

정신과 환자에게 실시되는 대표적인 강제적 처치는 신체보호대 적용, 보호실 격리, 강제 투약 등이며 이러한 강제적 처치는 정신건강문제 대상자의 인권 및 자율성 침해와 직결된다. 그러므로 자해나 타해 위험이 매우 높아서 신체적 제한 외의 방법으로는 그 위험을 회피하기가 어렵다는 판단이 분명할 때, 대상자 본인의 치료 또는 보호를 도모하는 목적으로 행해져야 한다.

제2절 간호사의 실무

1. 전문직 간호실무 윤리

(1) 간호실무표준 이행 관련문제 : 간호기록

① 간호사는 간호 표준을 준수하여 간호를 수행하고 자신의 전문적인 판단과 의사결정에 의해 수행한 간호에 대해 그 정당성을 설명하고 책임질 수 있어야 한다.

② 간호사는 환자를 보살피는 옹호자로서 의료행위를 수행하며 법적 책임과 경영상의 어려움을 근거로 의료진의 잘못된 행위를 숨겨서는 안 된다.

(2) 간호실무 지식 및 의무이행 문제

① 간호사는 선의를 가지고 성실하게 간호대상자를 간호하여야 하며 어떤 상황에서도 간호대상자에게 최선의 간호를 제공하기 위한 노력을 해야 한다.

② 간호가 필요한 상황에서 어떠한 경우라도 간호대상자를 떠나거나 방치해서는 안 되며, 간호할 때 소홀함, 부주의, 고의, 악의, 잘못된 정보제공 등으로 간호대상자에게 해를 끼쳐서는 안 된다.

제3절 간호사와 사회

1. 간호 사회화 과정

사회화 과정은 같은 역할을 수행하는 사람들과 비슷한 방법으로 사고하고 행동하는 것을 배우는 것으로 지식, 태도, 가치관, 기술의 변화를 일으키는 것을 포함한다. 전문직 간호에 대한 사회화 과정은 간호사 역할수행에 적합한 자기정체성을 내면화하고, 요구되는 기술과 자질을 학습하는 과정이다.

(1) 간호의 일차적 사회화

직업사회화 과정과 교육사회화 과정이 있다.

(2) 업무상황에 대한 재사회화

간호사가 된 후 취업상황에서 새롭게 사회화가 일어난다. 간호사는 일차적으로 관료적 조직

사회에서 간호전문직의 가치관을 구체적으로 정의할 필요를 느낀다. 달톤의 4단계 모형이나 베너의 5단계 모형은 이를 설명하고 있다.

2. 간호사와 사회윤리

(1) 기관정책과 간호윤리갈등

간호사들이 소속기관의 특정사항을 이행하는데 부응하면서 환자 중심적이고 윤리적인 간호를 제공해야 할 때 도덕적 고뇌를 경험하고 윤리적 갈등을 겪게 된다.

(2) 간호사의 단체행동(파업)과 윤리문제

간호사는 양질의 건강관리에 대한 사회적 요구에 부응하기 위해 집단적 협상이나 파업까지 가담하게 될 수 있으며 상황을 바꾸어 보려는 목적으로 취한 간호사의 단체행동이 윤리적으로 정당화 될 수 있는지가 중요한 쟁점이다. 목적론과 공리주의적 관점과 의무론적 입장이 있다.

제4절 간호사와 협력자들

1. 간호사와 의사의 관계윤리

(1) 윤리적 쟁점

의사와 간호사의 관계에 있어 업무의 기능적 차이는 존재하지만 업무의 성질이나 인간관계는 수평적이고 대등한 관계로 바뀌어 가면서 두 직종 간의 갈등은 오히려 빈번해지고 있다.

(2) 간호사의 역할

① 간호사는 항상 대상자의 안전을 최우선으로 생각하고 관계윤리를 준수하여 의사와의 협력관계를 유지하는 것이 필요하다.
② 간호사와 의사가 대상자의 건강증진의 공통적 의무를 다하기 위하여 상호 보완적인 관계가 되어야 하며 이를 위해 원활한 의사소통이 필요하다.

2. 동료 간호사와의 관계윤리

(1) 윤리적 쟁점

간호사는 독립적으로 업무수행을 함과 동시에 팀으로서 함께 일하고 다른 간호사를 감독하거나 혹은 감독을 받기도 하면서 간호사 간 관계갈등을 경험한다. 직장 내 괴롭힘에 대한 잘못된 대처와 인식은 부정적인 행동을 개선시킬 수 없게 하고 간호사의 소진과 이직을 증가시키는 요인이 된다.

(2) 간호사의 역할

직장 내 괴롭힘의 피해자는 참거나 회피하는 등의 수동적인 대응에서 벗어나 정서적 반응을 조절하고 문제 중심의 대처를 사용하여 적극적으로 문제를 해결한다.

3. 간호사와 타 직종 구성원의 관계윤리

(1) 윤리적 쟁점

의료인은 연구자, 교육자, 시설운영자 등 여러 역할을 수행하며 사회 관계망 안에 존재하는 연구기관의 행정가, 제약회사 관계자 등 관련 종사자들과 다양한 관계를 맺으며 이해상충을 경험하게 된다. 이 때 비윤리적인 상황에 당면할 수 있다.

(2) 이해상충의 윤리적 보호방안

업체로부터 부당한 재정적 지원을 받는 행위는 2007년 리베이트 쌍벌제의 법규를 개정하여 기존에 부과되던 행정처분을 강화함과 동시에 형사처벌을 신설하여 리베이트를 받은 자에 대한 처벌이 강화되었다.

제5절 간호사와 연구

1. 연구윤리 개요

(1) 연구윤리의 정의

연구윤리란 연구자가 정직하고 정확하며 성실한 태도로 바람직하고 책임 있는 연구를 수행하기 위해 지녀야 할 윤리적 원칙 또는 행동 양식으로 협의적 연구윤리와 광의적 연구윤리가 있다.

(2) 생명의료연구윤리의 논의

제2차 세계대전 중 독일군과 일본군에 의해 자행된 반인권적인 인체실험에 대한 교훈으로 연구대상자의 자발적 동의 등을 주요 내용으로 하는 뉘른베르크 강령과 헬싱키 선언이 발표되었다. 20세기 중반 이후 과학기술의 산업화 및 연구환경의 경쟁 심화 등에 따른 연구윤리의 변질, 또 연구부정행위 증가 등의 문제점이 발생되면서 벨몬트 보고서가 작성되었다.

2. 연구대상자 보호

(1) 인체연구윤리의 쟁점

① 인권보호 : 제2차 세계대전 때 자행된 인체실험에 관여한 자들을 심판하기 위한 뉘른베르크 재판에서 최초로 10개 조항의 뉘른베르크 강령이 제정되어 인권보호의 지침이 되었다.

② **인간 대상 연구 시 의료진의 지침** : 헬싱키 선언에서는 건강한 연구대상자에 대한 실험에서 지켜야 할 윤리적 원칙을 환자를 대상으로 하는 실험에서도 준수해야 한다는 점을 명시했다.

③ **인간 대상 연구 수행 시 윤리적인 지침** : 벨몬트 보고서에서 제시된 벨몬트 원칙은 인간 존중의 원칙, 선행의 원칙, 정의의 원칙이 있다.

(2) 연구대상자 보호 관련법

① 2004년 「생명윤리 및 안전에 관한 법률」이 제정되어 일부 기관에 한하여 기관생명윤리위원회(IRB) 설치가 의무화 되었다.

② 2012년 생명윤리법이 전부 개정되어 인간 대상 연구와 인체 유래물 연구 전체가 법적 규율의 대상으로 확대되었다.

(3) 연구윤리와 간호

간호사는 연구수행에 있어 연구내용의 정직성과 수행과정에서의 정확성을 확보하여 연구의 진실성을 가짐으로서 책임 있는 연구수행을 하도록 한다.

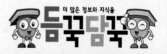

여기서 멈출 거예요? 고지가 바로 눈앞에 있어요.
마지막 한 걸음까지 시대에듀가 함께할게요!

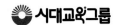

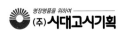

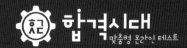
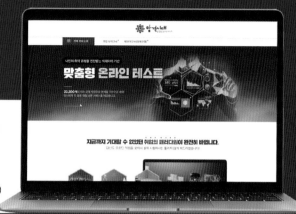
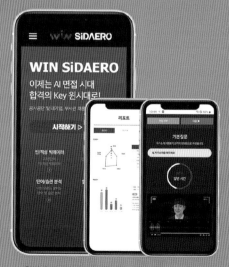

시대에듀

명품 독학사

한번에

Pass!

독학사 학위취득 끝판왕!

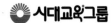
시대교육그룹

(주)시대고시기획 시대교육(주)	고득점 합격 노하우를 집약한 최고의 전략 수험서 **www.sidaegosi.com**
시대에듀	자격증 · 공무원 · 취업까지 분야별 BEST 온라인 강의 **www.sdedu.co.kr**
이슈&시사상식	한 달간의 주요 시사이슈 논술 · 면접 등 취업 필독서 **매달 25일 발간**
	외국어 · IT · 취미 · 요리 생활 밀착형 교육 연구 **실용서 전문 브랜드**

꿈을 지원하는 행복…

여러분이 구입해 주신 도서 판매수익금의 일부가
국군장병 1인 1자격 취득 및 학점취득 지원사업과
낙도 도서관 지원사업에 쓰이고 있습니다.

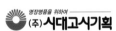
명장명품을 위하여
(주)시대고시기획

발행일 2021년 9월 24일(초판인쇄일 2020 · 2 · 10)
발행인 박영일
책임편집 이해욱
편저 편보경
발행처 (주)시대고시기획
등록번호 제10-1521호
주소 서울시 마포구 큰우물로 75 [도화동 538 성지B/D] 9F
대표전화 1600-3600
팩스 (02)701-8823
학습문의 www.sidaegosi.com

정가 28,000원
ISBN
979-11-254-9906-0

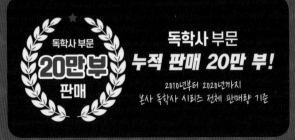

독학사 학위취득을 위한
최적의 교재!

최종모의고사 & 시험장에
가져가는 핵심요약집 수록!

합격의 공식 시대에듀

시대에듀

독학사
4단계

간호학과

편보경 편저

한 권에 모두 다 담았다!

핵심이론 &
실제예상문제　+　최종모의고사　+　핵심요약집

간호지도자론

◀ 합격의 모든 것

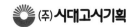
(주)시대고시기획

시대에듀 독학사 연구소
집필진 및 강사진

4·단·계·간·호·학·과·편·저·자·약·력

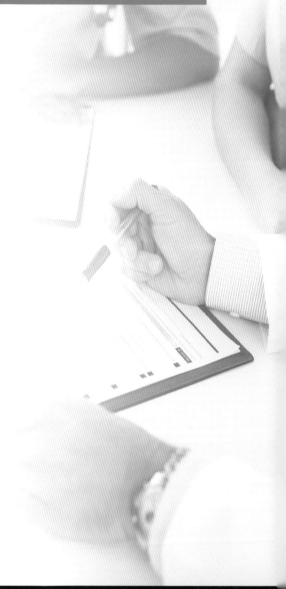

• 편보경

〈간호지도자론 / 간호과정론 / 간호윤리와 법 / 적중예상문제집〉

서울대학교 간호대학 및 동대학원 석사 졸
서울대학교 간호대학원 박사 과정 중
(現) 분당서울대병원 간호사
(現) 시대에듀 독학사 간호학과 강의

[논문 및 학회발표]
• 「입원 중인 노인 우울 환자에 적용한 이야기치료 기반 회상요법의 효과」,
  (2018)
• 「하지거상과 테이핑 요법이 정신과 환자의 하지 불편감 및 피로도, 부종,
  혈압변화에 미치는 효과」의 연구 참여_임상연구논문 발표회 우수논문 장
  려상 수상 (2018)
• 2019 12th INC 석사논문 초록 포스터발표_[한국간호과학회 주관] (2019)

• 유형주

〈간호윤리와 법 / 적중예상문제집〉

서울대학교 간호대학 박사수료
(現) 서울대학교 간호대학 소비자건강정보학교실 연구원
(前) 서울대학교병원 간호사
(前) 국군의무사령부 간호장교

[논문 및 학회발표]
Evaluation of New Defense Medical Information System User
Experience, (2019)
Possibility of Gamified ICT Applications for Young Elderly, (2017)
Comparison of Human-Robot Interaction of Robot for Children's
Hospital Life Adaptation, (2018)
Development of Robot-Linked Serious Game to Help Children's
Adaptation to Hospital Life, (2018)

합격을 위한 최고의 선택 시대에듀 | www.sdedu.co.kr

Book Master :

 시대 고시 기획

도서 및 동영상 강의 문의
1600-3600

책 출간 이후에도 끝까지 최선을 다하는 시대고시기획!
도서 출간 이후에 발견되는 오류와 바뀌는 시험정보, 기출문제, 도서 업데이트 자료 등을 홈페이지 자료실 및 시대북
통합서비스 앱을 통해 알려 드리고 있습니다. 또한, 도서가 파본인 경우에는 구입하신 곳에서 교환해 드립니다.

편집진행 송영진 | 표지디자인 박종우 | 본문디자인 김경원·박서희

합격의 공식 **시대에듀**